管理栄養士
栄養士
必携

2024年版

データ・資料集

公益社団法人 日本栄養士会 編

第一出版

管理栄養士・栄養士倫理綱領

本倫理綱領は，すべての人びとの「自己実現をめざし，健やかによりよく生きる」とのニーズに応え，管理栄養士・栄養士が，「栄養の指導」を実践する専門職としての使命1）と責務2）を自覚し，その職能3）の発揮に努めることを社会に対して明示するものである

制定　平成14年4月27日
改訂　平成26年6月23日

1.　管理栄養士・栄養士は，保健，医療，福祉及び教育等の分野において，専門職として，この職業の尊厳と責任を自覚し，科学的根拠に裏づけられかつ高度な技術をもって行う「栄養の指導」を実践し，公衆衛生の向上に尽くす。

2.　管理栄養士・栄養士は，人びとの人権・人格を尊重し，良心と愛情をもって接するとともに，「栄養の指導」についてよく説明し，信頼を得るように努める。また，互いに尊敬し，同僚及び他の関係者とともに協働してすべての人びとのニーズに応える。

3.　管理栄養士・栄養士は，その免許によって「栄養の指導」を実践する権限を与えられた者であり，法規範の遵守及び法秩序の形成に努め，常に自らを律し，職能の発揮に努める。また，生涯にわたり高い知識と技術の水準を維持・向上するよう積極的に研鑽し，人格を高める。

管理栄養士・栄養士倫理綱領注釈

1）管理栄養士・栄養士の使命

管理栄養士・栄養士は，日本栄養士会に所属し，すべての人びとの「自己実現をめざし，健やかによりよく生きる」とのニーズに応え，保健，医療，福祉及び教育等の分野において，専門職として，この職業の尊厳と責任を自覚し，科学的根拠に裏づけられ，かつ高度な技術をもって行う「栄養の指導」を実践し，もって，公衆衛生の向上に寄与することを使命としている。

2）管理栄養士・栄養士の責務

管理栄養士・栄養士は，その免許によって「栄養の指導」を実践する権限を与えられた者であり，実践にあたっては，人びとの生きる権利，尊厳を保つ権利，等しく支援を受ける権利などの人権を尊重することが求められる。また，人びとの自己決定権とインフォームド・コンセントを尊重するとともに，科学的根拠に裏づけられた望ましい基準を設定し，持てる限りのより質の高い「栄養の指導」を行い，生命環境の問題について社会に貢献する。社会の期待と信頼に応えるため，自らの心身の健康の保持・増進に努め，常に人格の陶冶及び関係法を遵守する。さらに，生涯にわたり高い知識と技術の水準を維持するよう積極的に研鑽するとともに，先人の業績を顕彰し，後進の育成に努める。職務遂行にあたって，品位と信用を損なう行為，信義にもとる行為をしてはならない。また，職務上知り得た個人情報の保護に努め，守秘義務を遵守しなければならない。

3）管理栄養士・栄養士の職能（栄養の指導）

管理栄養士・栄養士の固有の業務は，「栄養の指導」である。「栄養の指導」は，健康の維持・増進，疾病の予防・治療・重症化予防及び介護予防・虚弱支援を実践するための基本となるものであり，個人及び集団を対象とし，栄養の評価・診断・計画に基づいた栄養食事療法・情報提供・食環境整備・食育活動等により，生涯をとおしてその人らしく生を全うできるように支援することである。

(付則)

本綱領の変更は，理事会の承認を得なければならない。

序

「栄養の指導」を業とする管理栄養士・栄養士は，それぞれの知識・技術によって幅広く栄養・食事の側面から人々の健康づくりを支援する専門職です。

「栄養の指導」業務は，多岐にわたり，職務ごとに栄養の科学に関する高度の専門的な知識や技術が必要です。一方，業務の推進には，栄養状態の評価・判定，介入計画，実施，再評価からなる栄養ケアのマネジメント技能が必要となります。また，保健，医療，福祉等の分野の専門職相互が連携した活動が健康づくりに重要となっています。

本書『管理栄養士・栄養士必携―データ・資料集―』は，管理栄養士・栄養士の日常業務に関連する法令・通知等と各種項目についての内容とデータを更新し，さらに毎年の改訂で新しい内容を追加し，もれなく収録してあります。健康日本21（第二次）最終評価報告および次期プランに向けた課題の概要を加えました。また，年々深刻化する食品ロスが引き起こす問題についても，より詳しく解説しました。有効にご活用下さい。

今年版より，新年度より管理栄養士・栄養士として働く皆様に最新の資料をお届けするべく，刊行日を12月に改めました。また，管理栄養士・栄養士を目指す学生にとっては，「栄養の指導」活動の幅広い領域を学習する動機づけとなるでしょう。

皆様方のご活用を期待すると共に，次年度の編集にあたり，ご意見，ご要望をお寄せ下さい。

2023年12月1日

公益社団法人　日本栄養士会
代表理事会長　中　村　丁　次

本書の特徴

●毎年の改訂で新しい情報を収載

管理栄養士・栄養士を取り巻く状況の変化は，著しいものがあります。

本書は，できる限り新しい情報を掲載するため，統計調査結果，法規，栄養・食品・健康に関わる最近の話題や用語などの情報を，毎年更新しています。

●学習に役立つ内容

養成施設に通う学生にとって，日々の学習の一助として，また国家試験に必要不可欠な参考書として役立ちます。研究者にとっては，情報収集の効率化が図れます。

●実務に役立つ内容

管理栄養士・栄養士業務の中で必要な情報を，図表を中心にコンパクトにまとめています。厚生労働省や関係省庁からの通知や指針，各学会から出されたガイドラインなども豊富に掲載しています。

目次
CONTENTS

5　栄養指導・栄養教育

6　栄養生理・生化学

7　母子栄養

10　食品の成分・表示

11　食品衛生・食品安全

12　給食経営管理

16　その他の関連資料

1

食事摂取基準

日本人の食事摂取基準

日本人の食事摂取基準の活用範囲

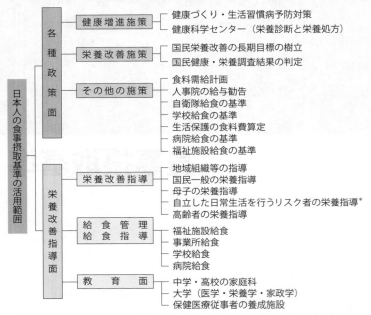

- 日本人の食事摂取基準の活用範囲
  - 各種政策面
    - 健康増進施策
      - 健康づくり・生活習慣病予防対策
      - 健康科学センター（栄養診断と栄養処方）
    - 栄養改善施策
      - 国民栄養改善の長期目標の樹立
      - 国民健康・栄養調査結果の判定
    - その他の施策
      - 食料需給計画
      - 人事院の給与勧告
      - 自衛隊給食の基準
      - 学校給食の基準
      - 生活保護の食料費算定
      - 病院給食の基準
      - 福祉施設給食の基準
  - 栄養改善指導面
    - 栄養改善指導
      - 地域組織等の指導
      - 国民一般の栄養指導
      - 母子の栄養指導
      - 自立した日常生活を行うリスク者の栄養指導*
      - 高齢者の栄養指導
    - 給食管理 給食指導
      - 福祉施設給食
      - 事業所給食
      - 学校給食
      - 病院給食
    - 教育面
      - 中学・高校の家庭科
      - 大学（医学・栄養学・家政学）
      - 保健医療従事者の養成施設

注）*高血圧，脂質異常，高血糖，腎機能低下に関するリスクを有していても自立した日常生活を営んでいる者の栄養指導。

日本人の栄養所要量，食事摂取基準の改定経緯

	使用期間	答申・告示
日本人の栄養所要量		
初回策定	昭和 45 年 4 月～ 50 年 3 月	昭和 44 年 8 月　栄養審議会答申
第一次策定	昭和 50 年 4 月～ 55 年 3 月	昭和 50 年 3 月　栄養審議会答申
第二次策定	昭和 55 年 4 月～ 60 年 3 月	昭和 54 年 8 月　公衆衛生審議会答申
第三次策定	昭和 60 年 4 月～ 65 年（平成 2 年）3 月	昭和 59 年 8 月　公衆衛生審議会答申
第四次策定	平成 2 年 4 月～ 7 年 3 月	平成元年 9 月　公衆衛生審議会答申
第五次策定	平成 7 年 4 月～ 12 年 3 月	平成 6 年 3 月　公衆衛生審議会答申
第六次策定	平成 12 年 4 月～ 17 年 3 月	平成 11 年 6 月　公衆衛生審議会答申
日本人の食事摂取基準		
2005 年版	平成 17 年 4 月～ 22 年 3 月	平成 16 年 12 月　健発第1228001号 健康局長通知
2010 年版	平成 22 年 4 月～ 27 年 3 月	平成 22 年 3 月　厚生労働省告示第 86 号
2015 年版	平成 27 年 4 月～ 32 年 3 月	平成 27 年 3 月　厚生労働省告示第 199 号
2020 年版	令和 2 年 4 月～ 6 年 3 月	令和 2 年 1 月　厚生労働省告示第 10 号

日本人の食事摂取基準（2020年版）について

日本人の食事摂取基準とは

日本人の食事摂取基準は，健康な個人並びに集団を対象として，国民の健康の保持・増進，生活習慣病の予防のために参照するエネルギー及び栄養素の摂取量の基準を示すものである。

主な改定のポイント

2015年版を基本としつつ，「社会生活を営むために必要な機能の維持および向上」を策定方針に加え，これまでの生活習慣病（高血圧症，脂質異常症，糖尿病，慢性腎臓病）の発症予防，重症化予防に加え，高齢者の低栄養，フレイル予防を視野に入れて検討。

・全体の構成において，2015年版は「対象特性」「生活習慣病とエネルギー・栄養素との関連」は「参考資料」としていたが，2020年版では，各論の一部として構成（**図**）。
・高齢者については65歳以上とし，年齢区分を2つに区分。
・フレイル予防の観点から高齢者のたんぱく質の目標量を見直し。
・生活習慣病における発症予防の観点から食塩の目標量引き下げ。
・重症化予防を目的として食塩やコレステロール量を新たに記載。

①高齢者の年齢区分
2015年版：50～69歳，70歳以上
2020年版：50～64歳，65～74歳，75歳以上

② 50歳以上のたんぱく質の目標量の下限値を男女ともに引き上げ
2015年版：13～20% E
2020年版：50～64歳 14～20% E，65歳以上 15～20% E

③ビタミンDの目安量を1歳以上の男女に各年齢層で引き上げ
2015年版：18歳以上 5.5μg / 日
2020年版：8.5μg / 日

④ナトリウムの食塩相当量の目標量引き下げ
2015年版：18歳以上男性 8.0 g / 日未満，女性 7.0 g / 日未満
2020年版：男性 7.5 g / 日未満，女性 6.5 g / 日未満
※高血圧および慢性腎臓病（CKD）の重症化予防のための食塩相当量は男女とも6.0g/ 日未満

⑤クロムに関する成人の耐用上限量を新たに設定
2020年版：18歳以上 500μg / 日
※目安量は 10μg / 日

図　各論の基本構造

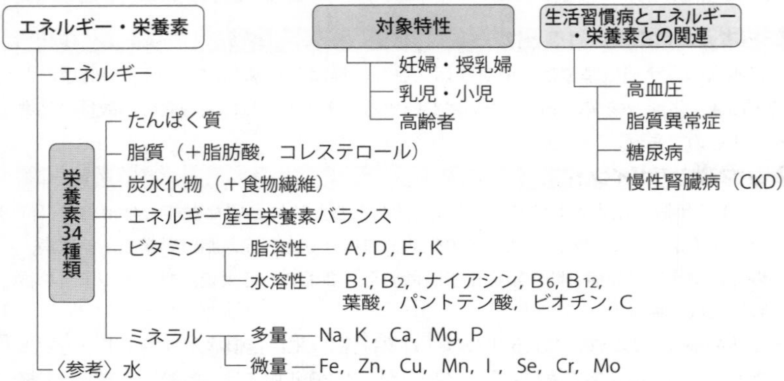

日本人の食事摂取基準（2020年版）の概要（厚生労働省，令和元年12月）

図表番号については，概要および報告書の通りとする。

1. **策定の目的**：日本人の食事摂取基準は，健康増進法（平成14年法律第103号）第16条の2に基づき厚生労働大臣が定めるものとされ，国民の健康の保持・増進を図る上で摂取することが望ましいエネルギーおよび栄養素の量の基準を示すものである。
2. **使用期間**：令和2（2020）年度から令和6（2024）年度の5年間である。
3. **策定方針**
   - 日本人の食事摂取基準（2020年版）では，更なる高齢化の進展や糖尿病等有病者数の増加等から踏まえ，栄養に関連した身体・代謝機能の低下の回避の観点から，健康の保持・増進，生活習慣病の発症予防および重症化予防に加え，高齢者の低栄養予防やフレイル予防も視野にいれた（**図1**）。
   - 対象については，健康な個人および集団とし，生活習慣病等や，高齢者においてはフレイルに関する危険因子を有していても，おおむね自立した日常生活を営んでいる者までを含むものとした。
   - 科学的根拠に基づく策定を行うことを基本とし，現時点で根拠は十分ではないが，重要な課題については，研究課題の整理も行うこととした。
4. **策定の基本的事項**

1)　指標

●エネルギーの指標

エネルギーの摂取量及び消費量のバランス（エネルギー収支バランス）の維持を示す指標として，「体格（BMI：body mass index）」を用いた。

$$\mathrm{BMI} = \text{体重}(\mathrm{kg}) / [\text{身長}(\mathrm{m})]^2$$

●栄養素の指標

栄養素の指標は，従前のとおり，3つの目的から成る5つの指標で構成した（**図2**）。

摂取不足の回避を目的として，「推定平均必要量」（estimated average requirement：EAR）を設定した。推定平均必要量は，半数の人が必要量を満たす量である。推定平均必要量を補助する目的で「推奨量」（recommended dietary allowance：RDA）を設定した。推奨量はほとんどの人が充足している量である。

十分な科学的根拠が得られず，推定平均必要量と推奨量が設定できない場合は，「目安量」（adequate intake：AI）を設定した。一定の栄養状態を維持するのに十分な量であり，目安量以上を摂取している場合は不足のリスクはほとんどない。

過剰摂取による健康障害の回避を目的として，「耐容上限量」（tolerable upper intake level：UL）を設定した。

生活習慣病の発症予防を目的に，「生活習慣病の発症予防のために現在の日本人が当面の目標とすべき摂取量」として「目標量」（tentative dietary goal for preventing life-style related diseases：DG）を設定した。なお，生活習慣病の重症化予防およびフレイル予防を目的として摂取量の基準を設定できる栄養素については，発症予防を目的とした量（目標量）とは区別して設定し，食事摂取基準の各表の脚注に示した。

1歳以上について基準を策定した栄養素と指標を**表1**に示した。

2）レビューの方法，基準改定の採択方針

- エネルギーおよび栄養素の基本的なレビューでは，前回の食事摂取基準（2015年版）の策定において課題となっていた部分について重点的にレビューを行った。
- また，エネルギーおよび栄養素と生活習慣病（高血圧，脂質異常症，糖尿病，慢性腎臓病）の発症予防・重症化予防との関係についてのレビューを行った。
- 基準改定の採択方針を明確に記述した。なお，生活習慣病の重症化予防およびフレイル予防を目的として摂取量の基準を設定できる栄養素については，発症予防を目的とした量（目標量）とは区別して設定し，食事摂取基準の各表の脚注に示した。

3）年齢区分

- 高齢者については，65歳以上とし，年齢区分については，65～74歳，75歳以上の2つの区分を設けた。（**表2**「年齢等」参照）。

4）参照体位

- 従前は，基準体位と表現していたが，望ましい体位ということではなく，日本人の平均的な体位であることから，その表現を参照体位と改めた。

5. 活用に関する基本的事項

- 健康な個人または集団を対象として，健康の保持・増進，生活習慣病の発症予防および重症化予防のための食事改善に，食事摂取基準を活用する場合は，

図1　日本人の食事摂取基準（2020年版）策定の方向性

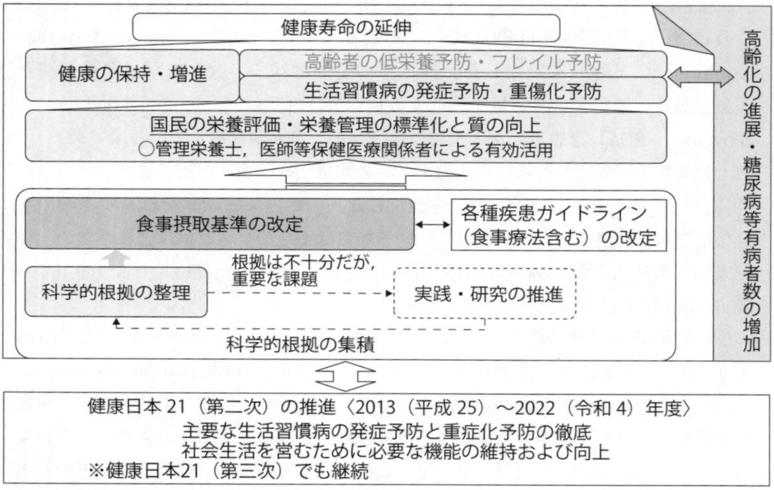

図2　栄養素の指標の目的と種類

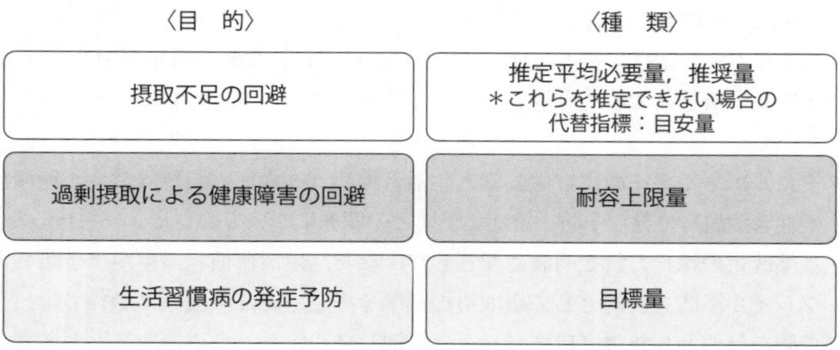

〈目　的〉
〈種　類〉
摂取不足の回避
推定平均必要量，推奨量
＊これらを推定できない場合の
代替指標：目安量
過剰摂取による健康障害の回避
耐容上限量
生活習慣病の発症予防
目標量

表1　基準を策定した栄養素と指標*1（1歳以上）

栄養素			推定平均必要量 (EAR)	推奨量 (RDA)	目安量 (AI)	耐容上限量 (UL)	目標量 (DG)
たんぱく質*2			○$_b$	○$_b$	—	—	○*3
脂質		脂質	—	—	—	—	○*3
		飽和脂肪酸*4	—	—	—	—	○*3
		n–6 系脂肪酸	—	—	○	—	—
		n–3 系脂肪酸	—	—	○	—	—
		コレステロール*5	—	—	—	—	—
炭水化物		炭水化物	—	—	—	—	○*3
		食物繊維	—	—	—	—	○
		糖類	—	—	—	—	—
主要栄養素バランス*2			—	—	—	—	○*3
ビタミン	脂溶性	ビタミンA	○$_a$	○$_a$	—	○	—
		ビタミンD*2	—	—	○	○	—
		ビタミンE	—	—	○	○	—
		ビタミンK	—	—	○	—	—
	水溶性	ビタミンB_1	○$_c$	○$_c$	—	—	—
		ビタミンB_2	○$_c$	○$_c$	—	—	—
		ナイアシン	○$_a$	○$_a$	—	○	—
		ビタミンB_6	○$_b$	○$_b$	—	○	—
		ビタミンB_{12}	○$_a$	○$_a$	—	—	—
		葉酸	○$_a$	○$_a$	—	○*7	—
		パントテン酸	—	—	○	—	—
		ビオチン	—	—	○	—	—
		ビタミンC	○$_x$	○$_x$	—	—	—
ミネラル	多量	ナトリウム*6	○$_a$	—	—	—	○
		カリウム	—	—	○	—	○
		カルシウム	○$_b$	○$_b$	—	○	—
		マグネシウム	○$_b$	○$_b$	—	○*7	—
		リン	—	—	○	○	—
	微量	鉄	○$_x$	○$_x$	—	○	—
		亜鉛	○$_b$	○$_b$	—	○	—
		銅	○$_b$	○$_b$	—	○	—
		マンガン	—	—	○	○	—
		ヨウ素	○$_a$	○$_a$	—	○	—
		セレン	○$_a$	○$_a$	—	○	—
		クロム	—	—	○	○	—
		モリブデン	○$_b$	○$_b$	—	○	—

注）*1 一部の年齢区分についてだけ設定した場合も含む。
*2 フレイル予防を図る上での留意事項を表の脚注として記載。
*3 総エネルギー摂取量に占めるべき割合（%エネルギー）。
*4 脂質異常症の重症化予防を目的としたコレステロールの量と，トランス脂肪酸の摂取に関する参考情報を表の脚注として記載。
*5 脂質異常症の重症化予防を目的とした量を飽和脂肪酸の表の脚注に記載。
*6 高血圧および慢性腎臓病（CKD）の重症化予防を目的とした量を表の脚注として記載。
*7 通常の食品以外の食品からの摂取について定めた。
a 集団内の半数の者に不足または欠乏の症状が現れ得る摂取量をもって推定平均必要量とした栄養素。
b 集団内の半数の者で体内量が維持される摂取量をもって推定平均必要量とした栄養素。
c 集団内の半数の者で体内量が飽和している摂取量をもって推定平均必要量とした栄養素。
x 上記以外の方法で推定平均必要量が定められた栄養素。

表 2　参照体位（参照身長，参照体重）*1

性別	男　性		女　性*2	
年齢等	参照身長 (cm)	参照体重 (kg)	参照身長 (cm)	参照体重 (kg)
0 ～ 5（月）	61.5	6.3	60.1	5.9
6 ～ 11（月）	71.6	8.8	70.2	8.1
6 ～ 8（月）	69.8	8.4	68.3	7.8
9 ～ 11（月）	73.2	9.1	71.9	8.4
1 ～ 2（歳）	85.8	11.5	84.6	11.0
3 ～ 5（歳）	103.6	16.5	103.2	16.1
6 ～ 7（歳）	119.5	22.2	118.3	21.9
8 ～ 9（歳）	130.4	28.0	130.4	27.4
10 ～ 11（歳）	142.0	35.6	144.0	36.3
12 ～ 14（歳）	160.5	49.0	155.1	47.5
15 ～ 17（歳）	170.1	59.7	157.7	51.9
18 ～ 29（歳）	171.0	64.5	158.0	50.3
30 ～ 49（歳）	171.0	68.1	158.0	53.0
50 ～ 64（歳）	169.0	68.0	155.8	53.8
65 ～ 74（歳）	165.2	65.0	152.0	52.1
75 以上（歳）	160.8	59.6	148.0	48.8

注）*1 0 ～ 17 歳は，日本小児内分泌学会・日本成長学会合同標準値委員会による小児の体格評価に用いる身長，体重の標準値を基に，年齢区分に応じて，当該月齢および年齢区分の中央時点における中央値を引用した。ただし，公表数値が年齢区分と合致しない場合は，同様の方法で算出した値を用いた。18 歳以上は，平成 28 年国民健康・栄養調査における当該の性および年齢区分における身長・体重の中央値を用いた。
*2 妊婦，授乳婦を除く。

PDCA サイクルに基づく活用を基本とし（**図 3**），各プロセスの実際について分かりやすく図で示した。特に活用においては，食事摂取状況のアセスメントに基づき評価を行うこととし，活用上の留意点についての詳細を示した。

6. 対象特性，生活習慣病とエネルギー・栄養素との関連

- 妊婦・授乳婦，乳児・小児，高齢者については，その特性上，特に着目すべき事項について整理し，各論の一部として構成。
- 高齢者については，過栄養だけではなく，低栄養，栄養欠乏の問題の重要性を鑑み，フレイル（虚弱）やサルコペニア（加齢に伴う筋力の減少）および認知機能などとエネルギー・栄養素との関連を重点的にレビューし，最新の知見をまとめた。

7. 策定した食事摂取基準

エネルギー

- エネルギーの摂取量及び消費量のバランス（エネルギー出納バランス）の維持を示す指標として，BMI を採用した。このため，成人において，特に 65 歳以上では，総死亡率が最も低かった BMI と実態との乖離が見られるため，フレイルおよび生活習慣病の発症予防の両方に配慮する必要がある。
- また，エネルギー必要量を推定するためには，体重が一定の条件下で，その摂取量を推定する方法とその消費量を推定する方法の 2 つに大別される（**図 4**）。今

回，参考表として示した推定エネルギー必要量は，エネルギー消費量から接近する方法の１つとして算出された値となる。これに対してエネルギー出納の結果は，体重の変化やBMIとして現れることを考えると，体重の変化やBMIを把握すれば，エネルギー出納の概要を知ることができる。なお，体重の変化もBMIもエネルギー出納の結果を示すものの１つであり，エネルギー必要量を示すものではないことに留意すべきである。

図３　食事摂取基準の活用とPDCAサイクル

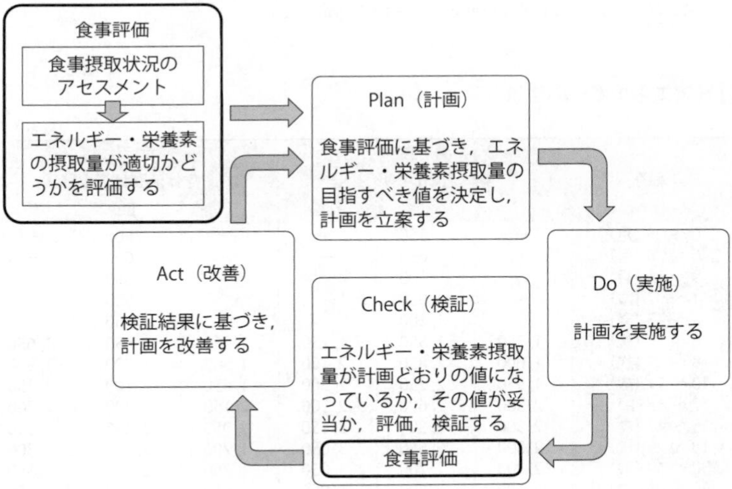

図４　エネルギー必要量を推定するための測定法と体重変化，体格（BMI），推定エネルギー必要量との関連

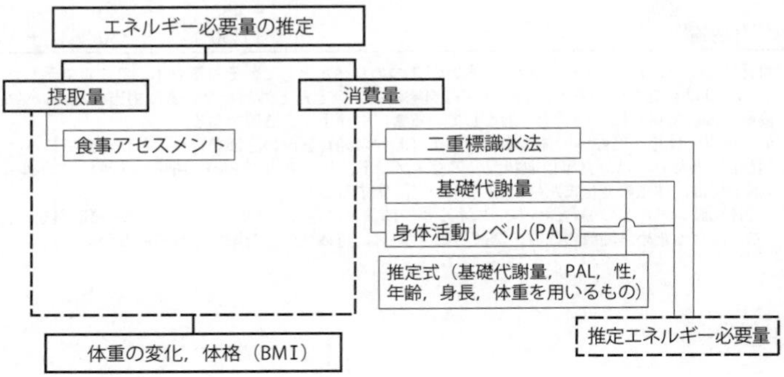

目標とするBMIの範囲（18歳以上）*1,2

年齢（歳）	目標とするBMI（kg/m^2）
18～49	18.5～24.9
50～64	20.0～24.9
65～74*3	21.5～24.9
75以上*3	21.5～24.9

注）*1男女共通。あくまでも参考として使用すべきである。
*2観察疫学研究において報告された総死亡率が最も低かったBMIを基に，疾患別の発症率とBMIの関連，死因とBMIとの関連，喫煙や疾患の合併によるBMIや死亡リスクへの影響，日本人のBMIの実態に配慮し，総合的に判断し目標とする範囲を設定。
*3高齢者では，フレイルの予防および生活習慣病の発症予防の両者に配慮する必要があることも踏まえ，当面目標とするBMIの範囲を21.5～24.9kg/m^2とした。

推定エネルギー必要量

（kcal / 日）

年齢等	男性			女性		
	身体活動レベル*1			身体活動レベル*1		
	Ⅰ	Ⅱ	Ⅲ	Ⅰ	Ⅱ	Ⅲ
0～5（月）	—	550	—	—	500	—
6～8（月）	—	650	—	—	600	—
9～11（月）	—	700	—	—	650	—
1～2（歳）	—	950	—	—	900	—
3～5（歳）	—	1,300	—	—	1,250	—
6～7（歳）	1,350	1,550	1,750	1,250	1,450	1,650
8～9（歳）	1,600	1,850	2,100	1,500	1,700	1,900
10～11（歳）	1,950	2,250	2,500	1,850	2,100	2,350
12～14（歳）	2,300	2,600	2,900	2,150	2,400	2,700
15～17（歳）	2,500	2,800	3,150	2,050	2,300	2,550
18～29（歳）	2,300	2,650	3,050	1,700	2,000	2,300
30～49（歳）	2,300	2,700	3,050	1,750	2,050	2,350
50～64（歳）	2,200	2,600	2,950	1,650	1,950	2,250
65～74（歳）	2,050	2,400	2,750	1,550	1,850	2,100
75以上（歳）*2	1,800	2,100	—	1,400	1,650	—
妊婦（付加量）*3初期				＋50	＋50	＋50
中期				＋250	＋250	＋250
後期				＋450	＋450	＋450
授乳婦（付加量）				＋350	＋350	＋350

注）*1身体活動レベルは，低い，ふつう，高いの３つのレベルとして，それぞれⅠ，Ⅱ，Ⅲで示した。
*2レベルⅡは自立している者，レベルⅠは自宅にいてほとんど外出しない者に相当する。レベルⅠは高齢者施設で自立に近い状態で過ごしている者にも適用できる値である。
*3妊婦個々の体格や妊娠中の体重増加量および胎児の発育状況の評価を行うことが必要である。
1. 活用に当たっては，食事摂取状況のアセスメント，体重およびBMIの把握を行い，エネルギーの過不足は，体重の変化またはBMIを用いて評価すること。
2. 身体活動レベルⅠの場合，少ないエネルギー消費量に見合った少ないエネルギー摂取量を維持することになるため，健康の保持・増進の観点からは，身体活動量を増加させる必要がある。

たんぱく質の食事摂取基準

年齢等	男性 推定平均必要量（g/日）	男性 推奨量（g/日）	男性 目安量（g/日）	男性 目標量*1（%エネルギー）	女性 推定平均必要量（g/日）	女性 推奨量（g/日）	女性 目安量（g/日）	女性 目標量*1（%エネルギー）
0 〜 5（月）	—	—	10	—	—	—	10	—
6 〜 8（月）	—	—	15	—	—	—	15	—
9 〜 11（月）	—	—	25	—	—	—	25	—
1 〜 2（歳）	15	20	—	13 〜 20	15	20	—	13 〜 20
3 〜 5（歳）	20	25	—	13 〜 20	20	25	—	13 〜 20
6 〜 7（歳）	25	30	—	13 〜 20	25	30	—	13 〜 20
8 〜 9（歳）	30	40	—	13 〜 20	30	40	—	13 〜 20
10 〜 11（歳）	40	45	—	13 〜 20	40	50	—	13 〜 20
12 〜 14（歳）	50	60	—	13 〜 20	45	55	—	13 〜 20
15 〜 17（歳）	50	65	—	13 〜 20	45	55	—	13 〜 20
18 〜 29（歳）	50	65	—	13 〜 20	40	50	—	13 〜 20
30 〜 49（歳）	50	65	—	13 〜 20	40	50	—	13 〜 20
50 〜 64（歳）	50	65	—	14 〜 20	40	50	—	14 〜 20
65 〜 74（歳）*2	50	60	—	15 〜 20	40	50	—	15 〜 20
75 以上（歳）*2	50	60	—	15 〜 20	40	50	—	15 〜 20
妊婦（付加量）初期					＋0	＋0	—	—*3
中期					＋5	＋5	—	—*3
後期					＋20	＋25	—	—*4
授乳婦（付加量）					＋15	＋20	—	—*4

注）*1範囲に関しては，おおむねの値を示したものであり，弾力的に運用すること。
*2 65歳以上の高齢者について，フレイル予防を目的とした量を定めることは難しいが，身長・体重が参照体位に比べて小さい者や，特に75歳以上であって加齢に伴い身体活動量が大きく低下した者など，必要エネルギー摂取量が低い者では，下限が推奨量を下回る場合があり得る。この場合でも，下限は推奨量以上とすることが望ましい。
*3妊婦（初期・中期）の目標量は，13 〜 20%エネルギーとした。
*4妊婦（後期）および授乳婦の目標量は，15 〜 20%エネルギーとした。

脂質の食事摂取基準

年齢等	脂質（%エネルギー）				飽和脂肪酸（%エネルギー）[*2,3]	
	男性		女性		男性	女性
	目安量	目標量[*1]	目安量	目標量[*1]	目標量	目標量
0～5（月）	50	—	50	—	—	—
6～11（月）	40	—	40	—	—	—
1～2（歳）	—	20～30	—	20～30	—	—
3～5（歳）	—	20～30	—	20～30	10以下	10以下
6～7（歳）	—	20～30	—	20～30	10以下	10以下
8～9（歳）	—	20～30	—	20～30	10以下	10以下
10～11（歳）	—	20～30	—	20～30	10以下	10以下
12～14（歳）	—	20～30	—	20～30	10以下	10以下
15～17（歳）	—	20～30	—	20～30	8以下	8以下
18～29（歳）	—	20～30	—	20～30	7以下	7以下
30～49（歳）	—	20～30	—	20～30	7以下	7以下
50～64（歳）	—	20～30	—	20～30	7以下	7以下
65～74（歳）	—	20～30	—	20～30	7以下	7以下
75以上（歳）	—	20～30	—	20～30	7以下	7以下
妊婦			—	20～30		7以下
授乳婦			—	20～30		7以下

注）[*1]範囲については，おおむねの値を示したものである。

[*2]飽和脂肪酸と同じく，脂質異常症および循環器疾患に関与する栄養素としてコレステロールがある。コレステロールに目標量は設定しないが，これは許容される摂取量に上限が存在しないことを保証するものではない。また，脂質異常症の重症化予防の目的からは，200mg/日未満に留めることが望ましい。

[*3]飽和脂肪酸と同じく，冠動脈疾患に関与する栄養素としてトランス脂肪酸がある。日本人の大多数は，トランス脂肪酸に関する世界保健機関（WHO）の目標（1%エネルギー未満）を下回っており，トランス脂肪酸の摂取による健康への影響は，飽和脂肪酸の摂取によるものと比べて小さいと考えられる。ただし，脂質に偏った食事をしている者では，留意する必要がある。トランス脂肪酸は人体にとって不可欠な栄養素ではなく，健康の保持・増進を図る上で積極的な摂取は勧められないことから，その摂取量は1%エネルギー未満に留めることが望ましく，1%エネルギー未満でもできるだけ低く留めることが望ましい。

年齢等	*n*-6系脂肪酸（g/日）		*n*-3系脂肪酸（g/日）	
	男性	女性	男性	女性
	目安量	目安量	目安量	目安量
0～5（月）	4	4	0.9	0.9
6～11（月）	4	4	0.8	0.8
1～2（歳）	4	4	0.7	0.8
3～5（歳）	6	6	1.1	1.0
6～7（歳）	8	7	1.5	1.3
8～9（歳）	8	7	1.5	1.3
10～11（歳）	10	8	1.6	1.6
12～14（歳）	11	9	1.9	1.6
15～17（歳）	13	9	2.1	1.6
18～29（歳）	11	8	2.0	1.6
30～49（歳）	10	8	2.0	1.6
50～64（歳）	10	8	2.2	1.9
65～74（歳）	9	8	2.2	2.0
75以上（歳）	8	7	2.1	1.8
妊婦		9		1.6
授乳婦		10		1.8

炭水化物・食物繊維の食事摂取基準

年齢等	炭水化物（%エネルギー）		食物繊維（g / 日）	
	男 性	女 性	男 性	女 性
	目標量*1,2	目標量*1,2	目標量	目標量
0 ～ 5 （月）	—	—	—	—
6 ～ 11 （月）	—	—	—	—
1 ～ 2 （歳）	50 ～ 65	50 ～ 65	—	—
3 ～ 5 （歳）	50 ～ 65	50 ～ 65	8 以上	8 以上
6 ～ 7 （歳）	50 ～ 65	50 ～ 65	10 以上	10 以上
8 ～ 9 （歳）	50 ～ 65	50 ～ 65	11 以上	11 以上
10 ～ 11 （歳）	50 ～ 65	50 ～ 65	13 以上	13 以上
12 ～ 14 （歳）	50 ～ 65	50 ～ 65	17 以上	17 以上
15 ～ 17 （歳）	50 ～ 65	50 ～ 65	19 以上	18 以上
18 ～ 29 （歳）	50 ～ 65	50 ～ 65	21 以上	18 以上
30 ～ 49 （歳）	50 ～ 65	50 ～ 65	21 以上	18 以上
50 ～ 64 （歳）	50 ～ 65	50 ～ 65	21 以上	18 以上
65 ～ 74 （歳）	50 ～ 65	50 ～ 65	20 以上	17 以上
75 以上 （歳）	50 ～ 65	50 ～ 65	20 以上	17 以上
妊婦		50 ～ 65		18 以上
授乳婦		50 ～ 65		18 以上

注）*1範囲に関しては，おおむねの値を示したものである。
*2アルコールを含む。ただし，アルコールの摂取を勧めるものではない。

脂溶性ビタミンの食事摂取基準

年齢等	ビタミンA（μgRAE / 日）*1							
	男 性				女 性			
	推定平均必要量*2	推奨量*2	目安量*3	耐容上限量*3	推定平均必要量*2	推奨量*2	目安量*3	耐容上限量*3
0 ～ 5 （月）	—	—	300	600	—	—	300	600
6 ～ 11 （月）	—	—	400	600	—	—	400	600
1 ～ 2 （歳）	300	400	—	600	250	350	—	600
3 ～ 5 （歳）	350	450	—	700	350	500	—	850
6 ～ 7 （歳）	300	400	—	950	300	400	—	1, 200
8 ～ 9 （歳）	350	500	—	1, 200	350	500	—	1, 500
10 ～ 11 （歳）	450	600	—	1, 500	400	600	—	1, 900
12 ～ 14 （歳）	550	800	—	2, 100	500	700	—	2, 500
15 ～ 17 （歳）	650	900	—	2, 500	500	650	—	2, 800
18 ～ 29 （歳）	600	850	—	2, 700	450	650	—	2, 700
30 ～ 49 （歳）	650	900	—	2, 700	500	700	—	2, 700
50 ～ 64 （歳）	650	900	—	2, 700	500	700	—	2, 700
65 ～ 74 （歳）	600	850	—	2, 700	500	700	—	2, 700
75 以上 （歳）	550	800	—	2, 700	450	650	—	2, 700
妊婦（付加量） 初期					＋ 0	＋ 0	—	—
中期					＋ 0	＋ 0	—	—
後期					＋ 60	＋ 80	—	—
授乳婦（付加量）					＋ 300	＋ 450	—	—

注）*1レチノール活性当量（μgRAE）＝レチノール(μg)＋β-カロテン(μg)×1/12＋α-カロテン(μg)×1/24
＋β-クリプトキサンチン(μg)×1/24
＋その他のプロビタミンAカロテノイド(μg)×1/24
*2プロビタミンAカロテノイドを含む。
*3プロビタミンAカロテノイドを含まない。

年齢等	ビタミンD（μg / 日）*1			
	男性		女性	
	目安量	耐容上限量	目安量	耐容上限量
0～5（月）	5.0	25	5.0	25
6～11（月）	5.0	25	5.0	25
1～2（歳）	3.0	20	3.5	20
3～5（歳）	3.5	30	4.0	30
6～7（歳）	4.5	30	5.0	30
8～9（歳）	5.0	40	6.0	40
10～11（歳）	6.5	60	8.0	60
12～14（歳）	8.0	80	9.5	80
15～17（歳）	9.0	90	8.5	90
18～29（歳）	8.5	100	8.5	100
30～49（歳）	8.5	100	8.5	100
50～64（歳）	8.5	100	8.5	100
65～74（歳）	8.5	100	8.5	100
75以上（歳）	8.5	100	8.5	100
妊婦			8.5	—
授乳婦			8.5	—

*1 日照により皮膚でビタミンDが産生されることを踏まえ，フレイル予防を図る者はもとより，全年齢区分を通じて，日常生活において可能な範囲内での適度な日光浴を心掛けるとともに，ビタミンDの摂取については，日照時間を考慮に入れることが重要である。

年齢等	ビタミンE（mg / 日）*1				ビタミンK（μg / 日）	
	男性		女性		男性	女性
	目安量	耐容上限量	目安量	耐容上限量	目安量	目安量
0～5（月）	3.0	—	3.0	—	4	4
6～11（月）	4.0	—	4.0	—	7	7
1～2（歳）	3.0	150	3.0	150	50	60
3～5（歳）	4.0	200	4.0	200	60	70
6～7（歳）	5.0	300	5.0	300	80	90
8～9（歳）	5.0	350	5.0	350	90	110
10～11（歳）	5.5	450	5.5	450	110	140
12～14（歳）	6.5	650	6.0	600	140	170
15～17（歳）	7.0	750	5.5	650	160	150
18～29（歳）	6.0	850	5.0	650	150	150
30～49（歳）	6.0	900	5.5	700	150	150
50～64（歳）	7.0	850	6.0	700	150	150
65～74（歳）	7.0	850	6.5	650	150	150
75以上（歳）	6.5	750	6.5	650	150	150
妊婦			6.5	—		150
授乳婦			7.0	—		150

注）*1 α-トコフェロールについて算定した。α-トコフェロール以外のビタミンEは含んでいない。

水溶性ビタミンの食事摂取基準

年齢等	ビタミン B_1（mg / 日）[*1,2]					
	男性			女性		
	推定平均必要量	推奨量	目安量	推定平均必要量	推奨量	目安量
0 ～ 5（月）	—	—	0.1	—	—	0.1
6 ～ 11（月）	—	—	0.2	—	—	0.2
1 ～ 2（歳）	0.4	0.5	—	0.4	0.5	—
3 ～ 5（歳）	0.6	0.7	—	0.6	0.7	—
6 ～ 7（歳）	0.7	0.8	—	0.7	0.8	—
8 ～ 9（歳）	0.8	1.0	—	0.8	0.9	—
10 ～ 11（歳）	1.0	1.2	—	0.9	1.1	—
12 ～ 14（歳）	1.2	1.4	—	1.1	1.3	—
15 ～ 17（歳）	1.3	1.5	—	1.0	1.2	—
18 ～ 29（歳）	1.2	1.4	—	0.9	1.1	—
30 ～ 49（歳）	1.2	1.4	—	0.9	1.1	—
50 ～ 64（歳）	1.1	1.3	—	0.9	1.1	—
65 ～ 74（歳）	1.1	1.3	—	0.9	1.1	—
75 以上（歳）	1.0	1.2	—	0.8	0.9	—
妊婦（付加量）				＋0.2	＋0.2	—
授乳婦（付加量）				＋0.2	＋0.2	—

注）[*1] チアミン塩化物塩酸塩（分子量＝ 337.3）の重量として示した。
[*2] 身体活動レベルⅡの推定エネルギー必要量を用いて算定した。
特記事項：推定平均必要量は，ビタミン B_1 の欠乏症である脚気を予防するに足る最小必要量からではなく，尿中にビタミン B_1 の排泄量が増大し始める摂取量（体内飽和量）から算定。

年齢等	ビタミン B_2（mg / 日）[*1]					
	男性			女性		
	推定平均必要量	推奨量	目安量	推定平均必要量	推奨量	目安量
0 ～ 5（月）	—	—	0.3	—	—	0.3
6 ～ 11（月）	—	—	0.4	—	—	0.4
1 ～ 2（歳）	0.5	0.6	—	0.5	0.5	—
3 ～ 5（歳）	0.7	0.8	—	0.6	0.8	—
6 ～ 7（歳）	0.8	0.9	—	0.7	0.9	—
8 ～ 9（歳）	0.9	1.1	—	0.9	1.0	—
10 ～ 11（歳）	1.1	1.4	—	1.0	1.3	—
12 ～ 14（歳）	1.3	1.6	—	1.2	1.4	—
15 ～ 17（歳）	1.4	1.7	—	1.2	1.4	—
18 ～ 29（歳）	1.3	1.6	—	1.0	1.2	—
30 ～ 49（歳）	1.3	1.6	—	1.0	1.2	—
50 ～ 64（歳）	1.2	1.5	—	1.0	1.2	—
65 ～ 74（歳）	1.2	1.5	—	1.0	1.2	—
75 以上（歳）	1.1	1.3	—	0.9	1.0	—
妊婦（付加量）				＋0.2	＋0.3	—
授乳婦（付加量）				＋0.5	＋0.6	—

注）[*1] 身体活動レベルⅡの推定エネルギー必要量を用いて算定した。
特記事項：推定平均必要量は，ビタミン B_2 の欠乏症である口唇炎，口角炎，舌炎などの皮膚炎を予防するに足る最小量からではなく，尿中にビタミン B_2 の排泄量が増大し始める摂取量（体内飽和量）から算定。

年齢等	ナイアシン（mgNE / 日）*1,2							
	男性				女性			
	推定平均必要量	推奨量	目安量	耐容上限量*3	推定平均必要量	推奨量	目安量	耐容上限量*3
0 ～ 5（月）*4	—	—	2	—	—	—	2	—
6 ～ 11（月）	—	—	3	—	—	—	3	—
1 ～ 2（歳）	5	6	—	60 (15)	4	5	—	60 (15)
3 ～ 5（歳）	6	8	—	80 (20)	6	7	—	80 (20)
6 ～ 7（歳）	7	9	—	100 (30)	7	8	—	100 (30)
8 ～ 9（歳）	9	11	—	150 (35)	8	10	—	150 (35)
10 ～ 11（歳）	11	13	—	200 (45)	10	10	—	150 (45)
12 ～ 14（歳）	12	15	—	250 (60)	12	14	—	250 (60)
15 ～ 17（歳）	14	17	—	300 (70)	11	13	—	250 (65)
18 ～ 29（歳）	13	15	—	300 (80)	9	11	—	250 (65)
30 ～ 49（歳）	13	15	—	350 (85)	10	12	—	250 (65)
50 ～ 64（歳）	12	14	—	350 (85)	9	11	—	250 (65)
65 ～ 74（歳）	12	14	—	300 (80)	9	11	—	250 (65)
75 以上（歳）	11	13	—	300 (75)	9	10	—	250 (60)
妊婦（付加量）					＋0	＋0	—	—
授乳婦（付加量）					＋3	＋3	—	—

注）*1ナイアシン当量（NE）＝ナイアシン＋ 1/60 トリプトファンで示した。
*2 身体活動レベルⅡの推定エネルギー必要量を用いて算定した。
*3ニコチンアミドの重量（mg/ 日），（ ）内はニコチン酸の重量（mg/ 日）。
*4単位は mg / 日。

年齢等	ビタミン B_6（mg / 日）*1							
	男性				女性			
	推定平均必要量	推奨量	目安量	耐容上限量*2	推定平均必要量	推奨量	目安量	耐容上限量*2
0 ～ 5（月）	—	—	0.2	—	—	—	0.2	—
6 ～ 11（月）	—	—	0.3	—	—	—	0.3	—
1 ～ 2（歳）	0.4	0.5	—	10	0.4	0.5	—	10
3 ～ 5（歳）	0.5	0.6	—	15	0.5	0.6	—	15
6 ～ 7（歳）	0.7	0.8	—	20	0.6	0.7	—	20
8 ～ 9（歳）	0.8	0.9	—	25	0.8	0.9	—	25
10 ～ 11（歳）	1.0	1.1	—	30	1.0	1.1	—	30
12 ～ 14（歳）	1.2	1.4	—	40	1.0	1.3	—	40
15 ～ 17（歳）	1.2	1.5	—	50	1.0	1.3	—	45
18 ～ 29（歳）	1.1	1.4	—	55	1.0	1.1	—	45
30 ～ 49（歳）	1.1	1.4	—	60	1.0	1.1	—	45
50 ～ 64（歳）	1.1	1.4	—	55	1.0	1.1	—	45
65 ～ 74（歳）	1.1	1.4	—	50	1.0	1.1	—	40
75 以上（歳）	1.1	1.4	—	50	1.0	1.1	—	40
妊婦（付加量）					＋0.2	＋0.2	—	—
授乳婦（付加量）					＋0.3	＋0.3	—	—

注）*1たんぱく質の推奨量を用いて算定した（妊婦・授乳婦の付加量は除く）。
*2ピリドキシン（分子量＝ 169.2）の重量として示した。

年齢等	ビタミン B_{12}（μg / 日）*1					
	男性			女性		
	推定平均必要量	推奨量	目安量	推定平均必要量	推奨量	目安量
0 ～ 5（月）	—	—	0.4	—	—	0.4
6 ～ 11（月）	—	—	0.5	—	—	0.5
1 ～ 2（歳）	0.8	0.9	—	0.8	0.9	—
3 ～ 5（歳）	0.9	1.1	—	0.9	1.1	—
6 ～ 7（歳）	1.1	1.3	—	1.1	1.3	—
8 ～ 9（歳）	1.3	1.6	—	1.3	1.6	—
10 ～ 11（歳）	1.6	1.9	—	1.6	1.9	—
12 ～ 14（歳）	2.0	2.4	—	2.0	2.4	—
15 ～ 17（歳）	2.0	2.4	—	2.0	2.4	—
18 ～ 29（歳）	2.0	2.4	—	2.0	2.4	—
30 ～ 49（歳）	2.0	2.4	—	2.0	2.4	—
50 ～ 64（歳）	2.0	2.4	—	2.0	2.4	—
65 ～ 74（歳）	2.0	2.4	—	2.0	2.4	—
75 以上（歳）	2.0	2.4	—	2.0	2.4	—
妊婦（付加量）				＋0.3	＋0.4	—
授乳婦（付加量）				＋0.7	＋0.8	—

注）*1 シアノコバラミン（分子量＝1,355.37）の重量として示した。

年齢等	葉酸（μg / 日）*1							
	男性				女性			
	推定平均必要量	推奨量	目安量	耐容上限量*2	推定平均必要量	推奨量	目安量	耐容上限量*2
0 ～ 5（月）	—	—	40	—	—	—	40	—
6 ～ 11（月）	—	—	60	—	—	—	60	—
1 ～ 2（歳）	80	90	—	200	90	90	—	200
3 ～ 5（歳）	90	110	—	300	90	110	—	300
6 ～ 7（歳）	110	140	—	400	110	140	—	400
8 ～ 9（歳）	130	160	—	500	130	160	—	500
10 ～ 11（歳）	160	190	—	700	160	190	—	700
12 ～ 14（歳）	200	240	—	900	200	240	—	900
15 ～ 17（歳）	220	240	—	900	200	240	—	900
18 ～ 29（歳）	200	240	—	900	200	240	—	900
30 ～ 49（歳）	200	240	—	1,000	200	240	—	1,000
50 ～ 64（歳）	200	240	—	1,000	200	240	—	1,000
65 ～ 74（歳）	200	240	—	900	200	240	—	900
75 以上（歳）	200	240	—	900	200	240	—	900
妊婦（付加量）*3,4					＋200	＋240	—	—
授乳婦（付加量）					＋80	＋100	—	—

注）*1 プテロイルモノグルタミン酸（分子量＝441.40）の重量として示した。
*2 通常の食品以外の食品に含まれる葉酸（狭義の葉酸）に適用する。
*3 妊娠を計画している女性，妊娠の可能性がある女性および妊娠初期の妊婦は，胎児の神経管閉鎖障害のリスク低減のために，通常の食品以外の食品に含まれる葉酸（狭義の葉酸）を 400 μg/ 日摂取することが望まれる。
*4 付加量は，中期および後期にのみ設定した。

年齢等	パントテン酸（mg / 日）		ビオチン（μg / 日）	
	男　性	女　性	男　性	女　性
	目安量	目安量	目安量	目安量
0 ～ 5（月）	4	4	4	4
6 ～11（月）	5	5	5	5
1 ～ 2（歳）	3	4	20	20
3 ～ 5（歳）	4	4	20	20
6 ～ 7（歳）	5	5	30	30
8 ～ 9（歳）	6	5	30	30
10～11（歳）	6	6	40	40
12～14（歳）	7	6	50	50
15～17（歳）	7	6	50	50
18～29（歳）	5	5	50	50
30～49（歳）	5	5	50	50
50～64（歳）	6	5	50	50
65～74（歳）	6	5	50	50
75 以上（歳）	6	5	50	50
妊婦		5		50
授乳婦		6		50

年齢等	ビタミンC（mg / 日）*1					
	男　性			女　性		
	推定平均必要量	推奨量	目安量	推定平均必要量	推奨量	目安量
0 ～ 5（月）	—	—	40	—	—	40
6 ～11（月）	—	—	40	—	—	40
1 ～ 2（歳）	35	40	—	35	40	—
3 ～ 5（歳）	40	50	—	40	50	—
6 ～ 7（歳）	50	60	—	50	60	—
8 ～ 9（歳）	60	70	—	60	70	—
10～11（歳）	70	85	—	70	85	—
12～14（歳）	85	100	—	85	100	—
15～17（歳）	85	100	—	85	100	—
18～29（歳）	85	100	—	85	100	—
30～49（歳）	85	100	—	85	100	—
50～64（歳）	85	100	—	85	100	—
65～74（歳）	80	100	—	80	100	—
75 以上（歳）	80	100	—	80	100	—
妊婦（付加量）				＋10	＋10	—
授乳婦（付加量）				＋40	＋45	—

注）*1 L- アスコルビン酸（分子量＝ 176.12）の重量で示した。
特記事項：推定平均必要量は，ビタミン C の欠乏症である壊血病を予防するに足る最小量からではなく，心臓血管系の疾病予防効果および抗酸化作用の観点から算定。

多量ミネラルの食事摂取基準

年齢等	ナトリウム（mg / 日），（　）は食塩相当量（g / 日）[*1]					
	男性			女性		
	推定平均必要量	目安量	目標量	推定平均必要量	目安量	目標量
0 ～ 5（月）	—	100（0.3）	—	—	100（0.3）	—
6 ～ 11（月）	—	600（1.5）	—	—	600（1.5）	—
1 ～ 2（歳）	—	—	（3.0未満）	—	—	（3.0未満）
3 ～ 5（歳）	—	—	（3.5未満）	—	—	（3.5未満）
6 ～ 7（歳）	—	—	（4.5未満）	—	—	（4.5未満）
8 ～ 9（歳）	—	—	（5.0未満）	—	—	（5.0未満）
10 ～ 11（歳）	—	—	（6.0未満）	—	—	（6.0未満）
12 ～ 14（歳）	—	—	（7.0未満）	—	—	（6.5未満）
15 ～ 17（歳）	—	—	（7.5未満）	—	—	（6.5未満）
18 ～ 29（歳）	600（1.5）	—	（7.5未満）	600（1.5）	—	（6.5未満）
30 ～ 49（歳）	600（1.5）	—	（7.5未満）	600（1.5）	—	（6.5未満）
50 ～ 64（歳）	600（1.5）	—	（7.5未満）	600（1.5）	—	（6.5未満）
65 ～ 74（歳）	600（1.5）	—	（7.5未満）	600（1.5）	—	（6.5未満）
75 以上（歳）	600（1.5）	—	（7.5未満）	600（1.5）	—	（6.5未満）
妊婦				600（1.5）	—	（6.5未満）
授乳婦				600（1.5）	—	（6.5未満）

注）[*1] 高血圧および慢性腎臓病（CKD）の重症化予防のための食塩相当量の量は，男女とも 6.0g / 日未満とした。

年齢等	カリウム（mg / 日）			
	男性		女性	
	目安量	目標量	目安量	目標量
0 ～ 5（月）	400	—	400	—
6 ～ 11（月）	700	—	700	—
1 ～ 2（歳）	900	—	900	—
3 ～ 5（歳）	1,000	1,400 以上	1,000	1,400 以上
6 ～ 7（歳）	1,300	1,800 以上	1,200	1,800 以上
8 ～ 9（歳）	1,500	2,000 以上	1,500	2,000 以上
10 ～ 11（歳）	1,800	2,200 以上	1,800	2,000 以上
12 ～ 14（歳）	2,300	2,400 以上	1,900	2,400 以上
15 ～ 17（歳）	2,700	3,000 以上	2,000	2,600 以上
18 ～ 29（歳）	2,500	3,000 以上	2,000	2,600 以上
30 ～ 49（歳）	2,500	3,000 以上	2,000	2,600 以上
50 ～ 64（歳）	2,500	3,000 以上	2,000	2,600 以上
65 ～ 74（歳）	2,500	3,000 以上	2,000	2,600 以上
75 以上（歳）	2,500	3,000 以上	2,000	2,600 以上
妊婦			2,000	2,600 以上
授乳婦			2,200	2,600 以上

年齢等	カルシウム（mg / 日）							
	男　性				女　性			
	推定平均必要量	推奨量	目安量	耐容上限量	推定平均必要量	推奨量	目安量	耐容上限量
0 ～ 5 （月）	—	—	200	—	—	—	200	—
6 ～ 11 （月）	—	—	250	—	—	—	250	—
1 ～ 2 （歳）	350	450	—	—	350	400	—	—
3 ～ 5 （歳）	500	600	—	—	450	550	—	—
6 ～ 7 （歳）	500	600	—	—	450	550	—	—
8 ～ 9 （歳）	550	650	—	—	600	750	—	—
10 ～ 11 （歳）	600	700	—	—	600	750	—	—
12 ～ 14 （歳）	850	1,000	—	—	700	800	—	—
15 ～ 17 （歳）	650	800	—	—	550	650	—	—
18 ～ 29 （歳）	650	800	—	2, 500	550	650	—	2, 500
30 ～ 49 （歳）	600	750	—	2, 500	550	650	—	2, 500
50 ～ 64 （歳）	600	750	—	2, 500	550	650	—	2, 500
65 ～ 74 （歳）	600	750	—	2, 500	550	650	—	2, 500
75 以上 （歳）	600	700	—	2, 500	500	600	—	2, 500
妊婦（付加量）					＋0	＋0	—	—
授乳婦（付加量）					＋0	＋0	—	—

年齢等	マグネシウム（mg / 日）							
	男　性				女　性			
	推定平均必要量	推奨量	目安量	耐容上限量*[1]	推定平均必要量	推奨量	目安量	耐容上限量*[1]
0 ～ 5 （月）	—	—	20	—	—	—	20	—
6 ～ 11 （月）	—	—	60	—	—	—	60	—
1 ～ 2 （歳）	60	70	—	—	60	70	—	—
3 ～ 5 （歳）	80	100	—	—	80	100	—	—
6 ～ 7 （歳）	110	130	—	—	110	130	—	—
8 ～ 9 （歳）	140	170	—	—	140	160	—	—
10 ～ 11 （歳）	180	210	—	—	180	220	—	—
12 ～ 14 （歳）	250	290	—	—	240	290	—	—
15 ～ 17 （歳）	300	360	—	—	260	310	—	—
18 ～ 29 （歳）	280	340	—	—	230	270	—	—
30 ～ 49 （歳）	310	370	—	—	240	290	—	—
50 ～ 64 （歳）	310	370	—	—	240	290	—	—
65 ～ 74 （歳）	290	350	—	—	230	280	—	—
75 以上 （歳）	270	320	—	—	220	260	—	—
妊婦（付加量）					＋30	＋40	—	—
授乳婦（付加量）					＋0	＋0	—	—

注）*[1]通常の食品以外からの摂取量の耐容上限量は，成人の場合 350mg / 日，小児では 5mg / kg 体重 / 日とした。それ以外の通常の食品からの摂取の場合，耐容上限量は設定しない。

年齢等	リン（mg/日）			
	男性		女性	
	目安量	耐容上限量	目安量	耐容上限量
0 ～ 5（月）	120	—	120	—
6 ～ 11（月）	260	—	260	—
1 ～ 2（歳）	500	—	500	—
3 ～ 5（歳）	700	—	700	—
6 ～ 7（歳）	900	—	800	—
8 ～ 9（歳）	1,000	—	1,000	—
10 ～ 11（歳）	1,100	—	1,000	—
12 ～ 14（歳）	1,200	—	1,000	—
15 ～ 17（歳）	1,200	—	900	—
18 ～ 29（歳）	1,000	3,000	800	3,000
30 ～ 49（歳）	1,000	3,000	800	3,000
50 ～ 64（歳）	1,000	3,000	800	3,000
65 ～ 74（歳）	1,000	3,000	800	3,000
75 以上（歳）	1,000	3,000	800	3,000
妊婦			800	—
授乳婦			800	—

微量ミネラルの食事摂取基準

年齢等	鉄（mg/日）									
	男性				女性					
					月経なし		月経あり			
	推定平均必要量	推奨量	目安量	耐容上限量	推定平均必要量	推奨量	推定平均必要量	推奨量	目安量	耐容上限量
0 ～ 5（月）	—	—	0.5	—	—	—	—	—	0.5	—
6 ～ 11（月）	3.5	5.0	—	—	3.5	4.5	—	—	—	—
1 ～ 2（歳）	3.0	4.5	—	25	3.0	4.5	—	—	—	20
3 ～ 5（歳）	4.0	5.5	—	25	4.0	5.5	—	—	—	25
6 ～ 7（歳）	5.0	5.5	—	30	4.5	5.5	—	—	—	30
8 ～ 9（歳）	6.0	7.0	—	35	6.0	7.5	—	—	—	35
10 ～ 11（歳）	7.0	8.5	—	35	7.0	8.5	10.0	12.0	—	35
12 ～ 14（歳）	8.0	10.0	—	40	7.0	8.5	10.0	12.0	—	40
15 ～ 17（歳）	8.0	10.0	—	50	5.5	7.0	8.5	10.5	—	40
18 ～ 29（歳）	6.5	7.5	—	50	5.5	6.5	8.5	10.5	—	40
30 ～ 49（歳）	6.5	7.5	—	50	5.5	6.5	9.0	10.5	—	40
50 ～ 64（歳）	6.5	7.5	—	50	5.5	6.5	9.0	11.0	—	40
65 ～ 74（歳）	6.0	7.5	—	50	5.0	6.0	—	—	—	40
75 以上（歳）	6.0	7.0	—	50	5.0	6.0	—	—	—	40
妊婦（付加量）										
初期					＋2.0	＋2.5	—	—	—	—
中期・後期					＋8.0	＋9.5	—	—	—	—
授乳婦（付加量）					＋2.0	＋2.5	—	—	—	—

年齢等	亜鉛（mg / 日）							
	男性				女性			
	推定平均必要量	推奨量	目安量	耐容上限量	推定平均必要量	推奨量	目安量	耐容上限量
0 ～ 5（月）	—	—	2	—	—	—	2	—
6 ～ 11（月）	—	—	3	—	—	—	3	—
1 ～ 2（歳）	3	3	—	—	2	3	—	—
3 ～ 5（歳）	3	4	—	—	3	3	—	—
6 ～ 7（歳）	4	5	—	—	3	4	—	—
8 ～ 9（歳）	5	6	—	—	4	5	—	—
10 ～ 11（歳）	6	7	—	—	5	6	—	—
12 ～ 14（歳）	9	10	—	—	7	8	—	—
15 ～ 17（歳）	10	12	—	—	7	8	—	—
18 ～ 29（歳）	9	11	—	40	7	8	—	35
30 ～ 49（歳）	9	11	—	45	7	8	—	35
50 ～ 64（歳）	9	11	—	45	7	8	—	35
65 ～ 74（歳）	9	11	—	40	7	8	—	35
75 以上（歳）	9	10	—	40	6	8	—	30
妊婦（付加量）					＋1	＋2	—	—
授乳婦（付加量）					＋3	＋4	—	—

年齢等	銅（mg / 日）							
	男性				女性			
	推定平均必要量	推奨量	目安量	耐容上限量	推定平均必要量	推奨量	目安量	耐容上限量
0 ～ 5（月）	—	—	0.3	—	—	—	0.3	—
6 ～ 11（月）	—	—	0.3	—	—	—	0.3	—
1 ～ 2（歳）	0.3	0.3	—	—	0.2	0.3	—	—
3 ～ 5（歳）	0.3	0.4	—	—	0.3	0.3	—	—
6 ～ 7（歳）	0.4	0.4	—	—	0.4	0.4	—	—
8 ～ 9（歳）	0.4	0.5	—	—	0.4	0.5	—	—
10 ～ 11（歳）	0.5	0.6	—	—	0.5	0.6	—	—
12 ～ 14（歳）	0.7	0.8	—	—	0.6	0.8	—	—
15 ～ 17（歳）	0.8	0.9	—	—	0.6	0.7	—	—
18 ～ 29（歳）	0.7	0.9	—	7	0.6	0.7	—	7
30 ～ 49（歳）	0.7	0.9	—	7	0.6	0.7	—	7
50 ～ 64（歳）	0.7	0.9	—	7	0.6	0.7	—	7
65 ～ 74（歳）	0.7	0.9	—	7	0.6	0.7	—	7
75 以上（歳）	0.7	0.8	—	7	0.6	0.7	—	7
妊婦（付加量）					＋0.1	＋0.1	—	—
授乳婦（付加量）					＋0.5	＋0.6	—	—

年齢等	マンガン（mg / 日）			
	男性		女性	
	目安量	耐容上限量	目安量	耐容上限量
0 ～ 5（月）	0.01	—	0.01	—
6 ～ 11（月）	0.5	—	0.5	—
1 ～ 2（歳）	1.5	—	1.5	—
3 ～ 5（歳）	1.5	—	1.5	—
6 ～ 7（歳）	2.0	—	2.0	—
8 ～ 9（歳）	2.5	—	2.5	—
10 ～ 11（歳）	3.0	—	3.0	—
12 ～ 14（歳）	4.0	—	4.0	—
15 ～ 17（歳）	4.5	—	3.5	—
18 ～ 29（歳）	4.0	11	3.5	11
30 ～ 49（歳）	4.0	11	3.5	11
50 ～ 64（歳）	4.0	11	3.5	11
65 ～ 74（歳）	4.0	11	3.5	11
75 以上（歳）	4.0	11	3.5	11
妊婦			3.5	—
授乳婦			3.5	—

年齢等	ヨウ素（μg / 日）							
	男性				女性			
	推定平均必要量	推奨量	目安量	耐容上限量	推定平均必要量	推奨量	目安量	耐容上限量
0 ～ 5（月）	—	—	100	250	—	—	100	250
6 ～ 11（月）	—	—	130	250	—	—	130	250
1 ～ 2（歳）	35	50	—	300	35	50	—	300
3 ～ 5（歳）	45	60	—	400	45	60	—	400
6 ～ 7（歳）	55	75	—	550	55	75	—	550
8 ～ 9（歳）	65	90	—	700	65	90	—	700
10 ～ 11（歳）	80	110	—	900	80	110	—	900
12 ～ 14（歳）	95	140	—	2,000	95	140	—	2,000
15 ～ 17（歳）	100	140	—	3,000	100	140	—	3,000
18 ～ 29（歳）	95	130	—	3,000	95	130	—	3,000
30 ～ 49（歳）	95	130	—	3,000	95	130	—	3,000
50 ～ 64（歳）	95	130	—	3,000	95	130	—	3,000
65 ～ 74（歳）	95	130	—	3,000	95	130	—	3,000
75 以上（歳）	95	130	—	3,000	95	130	—	3,000
妊婦（付加量）					＋75	＋110	—	—*1
授乳婦（付加量）					＋100	＋140	—	—*1

注）*1 妊婦および授乳婦の耐容上限量は，2,000μg / 日とした。

年齢等	セレン（μg / 日）							
	男　性				女　性			
	推定平均必要量	推奨量	目安量	耐容上限量	推定平均必要量	推奨量	目安量	耐容上限量
0 ～ 5 （月）	—	—	15	—	—	—	15	—
6 ～ 11 （月）	—	—	15	—	—	—	15	—
1 ～ 2 （歳）	10	10	—	100	10	10	—	100
3 ～ 5 （歳）	10	15	—	100	10	10	—	100
6 ～ 7 （歳）	15	15	—	150	15	15	—	150
8 ～ 9 （歳）	15	20	—	200	15	20	—	200
10 ～ 11 （歳）	20	25	—	250	20	25	—	250
12 ～ 14 （歳）	25	30	—	350	25	30	—	300
15 ～ 17 （歳）	30	35	—	400	20	25	—	350
18 ～ 29 （歳）	25	30	—	450	20	25	—	350
30 ～ 49 （歳）	25	30	—	450	20	25	—	350
50 ～ 64 （歳）	25	30	—	450	20	25	—	350
65 ～ 74 （歳）	25	30	—	450	20	25	—	350
75 以上（歳）	25	30	—	400	20	25	—	350
妊婦（付加量）					＋ 5	＋ 5	—	—
授乳婦（付加量）					＋ 15	＋ 20	—	—

年齢等	クロム（μg / 日）			
	男　性		女　性	
	目安量	耐容上限量	目安量	耐容上限量
0 ～ 5 （月）	0.8	—	0.8	—
6 ～ 11 （月）	1.0	—	1.0	—
1 ～ 2 （歳）	—	—	—	—
3 ～ 5 （歳）	—	—	—	—
6 ～ 7 （歳）	—	—	—	—
8 ～ 9 （歳）	—	—	—	—
10 ～ 11 （歳）	—	—	—	—
12 ～ 14 （歳）	—	—	—	—
15 ～ 17 （歳）	—	—	—	—
18 ～ 29 （歳）	10	500	10	500
30 ～ 49 （歳）	10	500	10	500
50 ～ 64 （歳）	10	500	10	500
65 ～ 74 （歳）	10	500	10	500
75 以上（歳）	10	500	10	500
妊婦			10	—
授乳婦			10	—

年齢等	モリブデン（μg / 日）							
	男　性				女　性			
	推定平均必要量	推奨量	目安量	耐容上限量	推定平均必要量	推奨量	目安量	耐容上限量
0 ～ 5 （月）	—	—	2	—	—	—	2	—
6 ～ 11 （月）	—	—	5	—	—	—	5	—
1 ～ 2 （歳）	10	10	—	—	10	10	—	—
3 ～ 5 （歳）	10	10	—	—	10	10	—	—
6 ～ 7 （歳）	10	15	—	—	10	15	—	—
8 ～ 9 （歳）	15	20	—	—	15	15	—	—
10 ～ 11 （歳）	15	20	—	—	15	20	—	—
12 ～ 14 （歳）	20	25	—	—	20	25	—	—
15 ～ 17 （歳）	25	30	—	—	20	25	—	—
18 ～ 29 （歳）	20	30	—	600	20	25	—	500
30 ～ 49 （歳）	25	30	—	600	20	25	—	500
50 ～ 64 （歳）	25	30	—	600	20	25	—	500
65 ～ 74 （歳）	20	30	—	600	20	25	—	500
75 以上（歳）	20	25	—	600	20	25	—	500
妊婦（付加量）					＋0	＋0	—	—
授乳婦（付加量）					＋3	＋3	—	—

参考1　食事摂取基準の各指標を理解するための概念

推定平均必要量や耐容上限量などの指標を理解するための概念図を下記に示す。この図は，習慣的な摂取量と摂取不足または過剰摂取に由来する健康障害のリスク，すなわち，健康障害が生じる確率との関係を概念的に示している。この概念を集団に当てはめると，摂取不足を生じる者の割合または過剰摂取によって健康障害を生じる者の割合を示す図として理解することもできる。

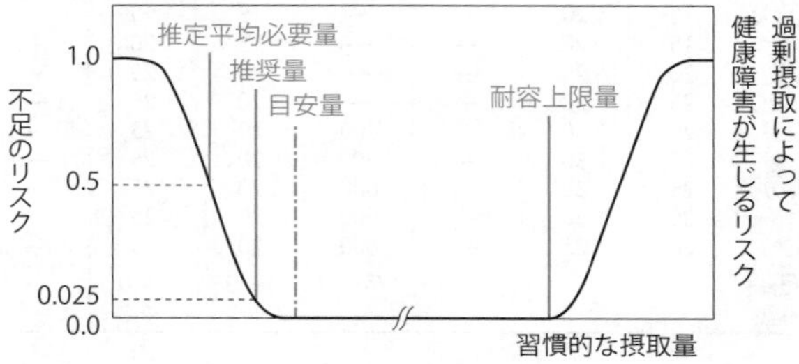

縦軸は，個人の場合は不足または過剰によって健康障害が生じる確率を，集団の場合は不足状態にある者または過剰摂取によって健康障害を生じる者の割合を示す。

不足の確率が推定平均必要量では 0.5（50％）あり，推奨量では 0.02 ～ 0.03（中間値として 0.025）（2 ～ 3％または 2.5％）あることを示す。耐容上限量以上の量を摂取した場合には過剰摂取による健康障害が生じる潜在的なリスクが存在することを示す。そして，推奨量と耐容上限量との間の摂取量では，不足のリスク，過剰摂取による健康障害が生じるリスクともに 0（ゼロ）に近いことを示す。

目安量については，推定平均必要量および推奨量と一定の関係を持たない。しかし，推奨量と目安量を同時に算定することが可能であれば，目安量は推奨量よりも大きい（図では右方）と考えられるため，参考として付記した。

目標量は，ここに示す概念や方法とは異なる性質のものであることから，ここには図示できない。

資料）厚生労働省：日本人の食事摂取基準（2020 年版）策定検討会報告書，p.7（2019）

参考 2　栄養素の指標の概念と特徴

栄養素の 5 種類の指標の概念とその特徴を値の算定根拠となる研究の特徴，値を考慮するポイントおよび摂取源と健康障害との関係という観点から整理し，それぞれ表にまとめた。

●栄養素の指標の概念と特徴 ― 値の算定根拠となる研究の特徴 ―

	推定平均必要量（EAR） 推奨量（RDA） 〔目安量（AI）〕	耐容上限量（UL）	目標量（DG）
値の算定根拠となる主な研究方法	実験研究，疫学研究（介入研究を含む）	症例報告	疫学研究（介入研究を含む）
対象とする健康障害に関する今までの報告数	極めて少ない～多い	極めて少ない～少ない	多い

●栄養素の指標の概念と特徴 ― 値を考慮するポイント ―

	推定平均必要量（EAR） 推奨量（RDA） 〔目安量（AI）〕	耐容上限量（UL）	目標量（DG）
算定された値を考慮する必要性	可能な限り考慮する（回避したい程度によって異なる）	必ず考慮する	関連する様々な要因を検討して考慮する
対象とする健康障害における特定の栄養素の重要度	重要	重要	他に関連する環境要因が多数あるため一定ではない
健康障害が生じるまでの典型的な摂取期間	数か月間	数か月間	数年～数十年間
算定された値を考慮した場合に対象とする健康障害が生じる可能性	推奨量付近，目安量付近であれば，可能性は低い	耐容上限量未満であれば，可能性はほとんどないが，完全には否定できない	ある（他の関連要因によっても生じるため）

資料）厚生労働省：日本人の食事摂取基準（2020 年版）策定検討会報告書，p.18（2019）

食事摂取基準を，個人の食事改善の目的で活用する場合（**表3**），集団の食事改善の目的で使用する場合（**表4**）の基本的事項を示す。

また，参照体重における基礎代謝量（**表5**），身体活動レベル別の活動内容・時間（代表例）（**表6**）を示す。

表3　個人の食事改善を目的として食事摂取基準を活用する場合の基本的事項

目　的	用いる指標	食事摂取状況のアセスメント	食事改善の計画と実施
エネルギー摂取の過不足の評価	体重変化量 BMI	・体重変化量を測定 ・測定されたBMIが，目標とするBMIの範囲を下回っていれば「不足」，上回っていれば「過剰」のおそれがないか，他の要因も含め，総合的に判断	・BMIが目標とする範囲内に留まること，またはその方向に体重が改善することを目的として立案 〔留意点〕おおむね4週間ごとに体重を計測記録し，16週間以上フォローを行う
栄養素の摂取不足の評価	推定平均必要量 推奨量 目安量	・測定された摂取量と推定平均必要量および推奨量から不足の可能性とその確率を推定 ・目安量を用いる場合は，測定された摂取量と目安量を比較し，不足していないことを確認	・推奨量よりも摂取量が少ない場合は，推奨量を目指す計画を立案 ・摂取量が目安量付近かそれ以上であれば，その量を維持する計画を立案 〔留意点〕測定された摂取量が目安量を下回っている場合は，不足の有無やその程度を判断できない
栄養素の過剰摂取の評価	耐容上限量	・測定された摂取量と耐容上限量から過剰摂取の可能性の有無を推定	・耐容上限量を超えて摂取している場合は耐容上限量未満になるための計画を立案 〔留意点〕耐容上限量を超えた摂取は避けるべきであり，それを超えて摂取していることが明らかになった場合は，問題を解決するために速やかに計画を修正，実施
生活習慣病の発症予防を目的とした評価	目標量	・測定された摂取量と目標量を比較。ただし，発症予防を目的としている生活習慣病が関連する他の栄養関連因子および非栄養性の関連因子の存在とその程度も測定し，これらを総合的に考慮した上で評価	・摂取量が目標量の範囲に入ることを目的とした計画を立案 〔留意点〕発症予防を目的としている生活習慣病が関連する他の栄養関連因子および非栄養性の関連因子の存在と程度を明らかにし，これらを総合的に考慮した上で，対象とする栄養素の摂取量の改善の程度を判断。また，生活習慣病の特徴から考えて，長い年月にわたって実施可能な改善計画の立案と実施が望ましい

資料）厚生労働省：日本人の食事摂取基準（2020年版）策定検討会報告書，p.40（2019）

表 4　集団の食事改善を目的として食事摂取基準を活用する場合の基本的事項

目　的	用いる指標	食事摂取状況のアセスメント	食事改善の計画と実施
エネルギー摂取の過不足の評価	体重変化量 BMI	・体重変化量を測定 ・測定された BMI の分布から，BMI が目標とする BMI の範囲を下回っている，あるいは上回っている者の割合を算出	・BMI が目標とする範囲内に留まっている者の割合を増やすことを目的として計画を立案 〔留意点〕一定期間をおいて 2 回以上の評価を行い，その結果に基づいて計画を変更し，実施
栄養素の摂取不足の評価	推定平均必要量 目安量	・測定された摂取量の分布と推定平均必要量から，推定平均必要量を下回る者の割合を算出 ・目安量を用いる場合は，摂取量の中央値と目安量を比較し，不足していないことを確認	・推定平均必要量では，推定平均必要量を下回って摂取している者の集団内における割合をできるだけ少なくするための計画を立案 ・目安量では，摂取量の中央値が目安量付近かそれ以上であれば，その量を維持するための計画を立案 〔留意点〕摂取量の中央値が目安量を下回っている場合，不足状態にあるかどうかは判断できない
栄養素の過剰摂取の評価	耐容上限量	・測定された摂取量の分布と耐容上限量から，過剰摂取の可能性を有する者の割合を算出	・集団全員の摂取量が耐容上限量未満になるための計画を立案 〔留意点〕耐容上限量を超えた摂取は避けるべきであり，超えて摂取している者がいることが明らかになった場合は，問題を解決するために速やかに計画を修正，実施
生活習慣病の発症予防を目的とした評価	目標量	・測定された摂取量の分布と目標量から，目標量の範囲を逸脱する者の割合を算出する。ただし，発症予防を目的としている生活習慣病が関連する他の栄養関連因子および非栄養性の関連因子の存在と程度も測定し，これらを総合的に考慮した上で評価	・摂取量が目標量の範囲内に入る者または近づく者の割合を増やすことを目的とした計画を立案 〔留意点〕発症予防を目的としている生活習慣病が関連する他の栄養関連因子および非栄養性の関連因子の存在とその程度を明らかにし，これらを総合的に考慮した上で，対象とする栄養素の摂取量の改善の程度を判断。また，生活習慣病の特徴から考え，長い年月にわたって実施可能な改善計画の立案と実施が望ましい

資料）厚生労働省：日本人の食事摂取基準（2020 年版）策定検討会報告書，p.45（2019）

表5　参照体重における基礎代謝量

年齢（歳）	男性 基礎代謝基準値（kcal/kg 体重/日）	男性 参照体重（kg）	男性 基礎代謝量（kcal/日）	女性 基礎代謝基準値（kcal/kg 体重/日）	女性 参照体重（kg）	女性 基礎代謝量（kcal/日）
1～2	61.0	11.5	700	59.7	11.0	660
3～5	54.8	16.5	900	52.2	16.1	840
6～7	44.3	22.2	980	41.9	21.9	920
8～9	40.8	28.0	1,140	38.3	27.4	1,050
10～11	37.4	35.6	1,330	34.8	36.3	1,260
12～14	31.0	49.0	1,520	29.6	47.5	1,410
15～17	27.0	59.7	1,610	25.3	51.9	1,310
18～29	23.7	64.5	1,530	22.1	50.3	1,110
30～49	22.5	68.1	1,530	21.9	53.0	1,160
50～64	21.8	68.0	1,480	20.7	53.8	1,110
65～74	21.6	65.0	1,400	20.7	52.1	1,080
75以上	21.5	59.6	1,280	20.7	48.8	1,010

資料）厚生労働省：日本人の食事摂取基準（2020年版）策定検討会報告書，p.74（2019）

表6　身体活動レベル別にみた活動内容と活動時間の代表例

身体活動レベル*1	低い（Ⅰ） 1.50 （1.40～1.60）	ふつう（Ⅱ） 1.75 （1.60～1.90）	高い（Ⅲ） 2.00 （1.90～2.20）
日常生活の内容*2	生活の大部分が座位で，静的な活動が中心の場合	座位中心の仕事だが，職場内での移動や立位での作業・接客等，通勤・買い物での歩行，家事，軽いスポーツ，のいずれかを含む場合	移動や立位の多い仕事への従事者，あるいは，スポーツ等余暇における活発な運動習慣を持っている場合
中程度の強度（3.0～5.9メッツ）の身体活動の1日当たりの合計時間（時間/日）*3	1.65	2.06	2.53
仕事での1日当たりの合計歩行時間（時間/日）*3	0.25	0.54	1.00

注）*1 代表値。（　）内はおよその範囲。
*2 Black, et al., Ishikawa-Takata, et al. を参考に，身体活動レベル（PAL）に及ぼす仕事時間中の労作の影響が大きいことを考慮して作成。
*3 Ishikawa-Takata, et al. による。

資料）厚生労働省：日本人の食事摂取基準（2020年版）策定検討会報告書，p.76（2019）

参考

2020 年版には掲載されていないが，参考に 2010 年の「身体活動の分類例」を下記に示す。

身体活動の分類例

身体活動の分類（メッツ値[*1]の範囲）	身体活動の例
睡眠（0.9）	睡眠
座位または立位の静的な活動（1.0 ～ 1.9）	テレビ・読書・電話・会話など（座位または立位），食事，運転，デスクワーク，縫物，入浴（座位），動物の世話（座位，軽度）
ゆっくりした歩行や家事など低強度の活動（2.0 ～ 2.9）	ゆっくりした歩行，身支度，炊事，洗濯，料理や食材の準備，片付け（歩行），植物への水やり，軽い掃除，コピー，ストレッチング，ヨガ，キャッチボール，ギター・ピアノなどの楽器演奏
長時間持続可能な運動・労働など中強度の活動（普通歩行を含む）（3.0 ～ 5.9）	ふつう歩行～速歩，床掃除，荷造り，自転車（ふつうの速さ），大工仕事，車の荷物の積み下ろし，苗木の植栽，階段を下りる，子どもと遊ぶ，動物の世話（歩く / 走る，ややきつい），ギター：ロック（立位），体操，バレーボール，ボーリング，バドミントン
頻繁に休みが必要な運動・労働など高強度の活動（6.0 以上）	家財道具の移動・運搬，雪かき，階段を上る，山登り，エアロビクス，ランニング，テニス，サッカー，水泳，縄跳び，スキー，スケート，柔道，空手

注）[*1]メッツ値（metabolic equivalent，MET：単数形，METs：複数形）は，Ainsworth, et al. による。いずれの身体活動でも活動実施中における平均値に基づき，休憩・中断中は除く。

資料）厚生労働省：日本人の食事摂取基準（2010 年版）策定検討会報告書，各論：エネルギー・栄養素；エネルギー，p.54（2009）

幼児，児童または生徒１人１回当たりの学校給食摂取基準

	児童（6～7歳）の場合	児童（8～9歳）の場合	児童（10～11歳）の場合	生徒（12～14歳）の場合	夜間課程を置く高等学校の生徒の場合	特別支援学校	
						幼児	生徒
エネルギー (kcal)	530	650	780	830	860	490	860
たんぱく質 (%)	学校給食による摂取エネルギー全体の 13 ～ 20%						
脂　質 (%)	学校給食による摂取エネルギー全体の 20 ～ 30%						
ナトリウム（食塩相当量） (g)	1.5 未満	2 未満	2 未満	2.5 未満	2.5 未満	1.5 未満	2.5 未満
カルシウム (mg)	290	350	360	450	360	290	360
マグネシウム (mg)	40	50	70	120	130	30	130
鉄 (mg)	2	3	3.5	4.5	4	2	4
ビタミン A (μgRAE)	160	200	240	300	310	190	310
ビタミン B_1 (mg)	0.3	0.4	0.5	0.5	0.5	0.3	0.5
ビタミン B_2 (mg)	0.4	0.4	0.5	0.6	0.6	0.3	0.6
ビタミン C (mg)	20	25	30	35	35	15	35
食物繊維 (g)	4 以上	4.5 以上	5 以上	7 以上	7.5 以上	3 以上	7.5 以上

注）1. 表に掲げるもののほか，次に掲げるものについても示した摂取について配慮すること。
亜　　鉛…児童（6 ～ 7 歳）2mg，児童（8 ～ 9 歳）2mg，児童（10 ～ 11 歳）2mg，生徒（12 ～ 14 歳）3mg
2. この摂取基準は，全国的な平均値を示したものであるから，適用に当たっては，個々の健康および生活活動等の実態並びに地域の実情等に十分配慮し，弾力的に運用すること。
3. 献立の作成に当たっては，多様な食品を組み合わせるよう配慮すること。
4. 学校給食の食事内容の充実について（抜粋）
その他詳細については p.561 の「学校給食実施基準の一部改正について（抄）」を参照。
資料）文部科学省：学校給食実施基準（告示第 10 号），夜間学校給食実施基準（告示第 12 号），特別支援学校の幼稚部及び高等部における学校給食摂取基準（告示第 11 号）（令和 3 年 2 月 12 日）

参考

児童福祉施設における「食事摂取基準」を活用した食事計画について

（令和２年３月31日子母発0331第１号）

「食事による栄養摂取量の基準」（令和２年１月21日厚生労働省告示第10号。以下「食事摂取基準」という。）が改正され令和２年４月１日から適用されることに伴い，「児童福祉施設における食事の提供に関する援助及び指導について」（令和２年３月31日子発0331第１号・障発0331第８号厚生労働省子ども家庭局長・社会・援護局障害保健福祉部長連名通知）を発出したところであるが，児童福祉施設における食事の提供の基本となる食事計画について，下記の事項に留意の上，効果的に実施されるよう，貴管内児童福祉施設への周知方よろしく御配意願いたい。

なお，本通知の施行に伴い，平成27年３月31日雇児母発0330第１号本職通知「児童福祉施設における「食事摂取基準」を活用した食事計画について」は令和２年３月31日をもって廃止する。

また，本通知は，地方自治法（昭和22年法律第67号）第245条の４第１項の規定に基づく技術的助言である。

記

1　児童福祉施設における「食事摂取基準」を活用した食事計画の基本的考え方

(1)「食事摂取基準」は，エネルギーについて，成人においては「ボディ・マス・インデックス（BMI）」，参考として「推定エネルギー必要量」，栄養素については「推定平均必要量」「推奨量」「目安量」「耐容上限量」「目標量」といった複数の設定指標により構成されていることから，各栄養素および指標の特徴を十分理解して活用すること。

(2)「食事摂取基準」は，健康な個人及び集団を対象とし，国民の健康の保持・増進，生活習慣病の予防を目的とし，エネルギーおよび各栄養素の摂取量の基準を示すものである。よって，児童福祉施設において，障害や疾患を有するなど身体状況や生活状況等が個人によって著しく異なる場合には，一律の適用が困難であることから，個々人の発育・発達状況，栄養状態，生活状況等に基づいた食事計画を立てること。

(3) 子どもの健康状態および栄養状態に応じて，必要な栄養素について考慮すること。子どもの健康状態および栄養状態に特に問題がないと判断される場合であっても，基本的にエネルギー，たんぱく質，脂質，ビタミンA，ビタミンB_1，ビタミンB_2，ビタミンC，カルシウム，鉄，ナトリウム（食塩），カリウムおよび食物繊維について考慮するのが望ましい。

(4) 食事計画を目的として「食事摂取基準」を活用する場合には，集団特性を把握し，それに見合った食事計画を決定した上で，献立の作成および品質管理を行った食事の提供を行い，一定期間ごとに摂取量調査や対象者特性の再調査を行い，得られた情報等を活かして食事計画の見直しに努めること。その際，管理栄養士等による適切な活用を図ること。

2　児童福祉施設における「食事摂取基準」を活用した食事計画の策定に当たっての留意点

（1）子どもの性，年齢，発育・発達状況，栄養状態，生活状況等を把握・評価し，提供することが適当なエネルギーおよび栄養素の量（以下「給与栄養量」という。）の目標を設定するよう努めること。なお，給与栄養量の目標は，子どもの発育・発達状況，栄養状態等の状況を踏まえ，定期的に見直すように努めること。

（2）エネルギー摂取量の計画に当たっては，参考として示される推定エネルギー必要量を用いても差し支えないが，健全な発育・発達を促すために必要なエネルギー量を摂取することが基本となることから，定期的に身長および体重を計測し，成長曲線に照らし合わせるなど，個々人の成長の程度を観察し，評価すること。

（3）たんぱく質，脂質，炭水化物の総エネルギーに占める割合（エネルギー産生栄養素バランス）については，三大栄養素が適正な割合によって構成されることが求められることから，たんぱく質については 13% ～ 20%，脂質については 20% ～ 30%，炭水化物については 50% ～ 65% の範囲を目安とすること。

（4）1 日のうち特定の食事（例えば昼食）を提供する場合は，対象となる子どもの生活状況や栄養摂取状況を把握，評価した上で，1 日全体の食事に占める特定の食事から摂取することが適当とされる給与栄養量の割合を勘案し，その目標を設定するよう努めること。

（5）給与栄養量が確保できるように，献立作成を行うこと。

（6）献立作成に当たっては，季節感や地域性等を考慮し，品質が良く，幅広い種類の食品を取り入れるように努めること。また，子どもの咀嚼（そしゃく）や嚥下（えんげ）機能，食具使用の発達状況等を観察し，その発達を促すことができるよう，食品の種類や調理方法に配慮するとともに，子どもの食に関する嗜好や体験が広がりかつ深まるよう，多様な食品や料理の組み合わせにも配慮すること。また，特に，小規模グループケアやグループホーム化を実施している児童養護施設や乳児院においては留意すること。

3　児童福祉施設における食事計画の実施上の留意点

（1）子どもの健全な発育・発達を目指し，子どもの身体活動等を含めた生活状況や，子どもの栄養状態，摂食量，残食量等の把握により，給与栄養量の目標の達成度を評価し，その後の食事計画の改善に努めること。

（2）献立作成，調理，盛りつけ・配膳，喫食等各場面を通して関係する職員が多岐にわたることから，定期的に施設長を含む関係職員による情報の共有を図り，食事の計画・評価を行うこと。

（3）日々提供される食事が子どもの心身の健全育成にとって重要であることに鑑み，施設や子どもの特性に応じて，将来を見据えた食を通じた自立支援にもつながる「食育」の実践に努めること。

（4）食事の提供に係る業務が衛生的かつ安全に行われるよう，食事の提供に関係する職員の健康診断及び定期検便，食品の衛生的取扱い並びに消毒等保健衛生に万全に期し，食中毒や感染症の発生防止に努めること。

2

健康づくり対策

健康の考え方

健康の定義（WHO）

WHO 憲章（1948 年発効）において，「健康とは，身体的，精神的並びに社会的に完全に良好な状態であって，単に疾病や虚弱でないというだけではない」と定義づけられている。

プライマリー・ヘルス・ケアとヘルスプロモーションの概念

	プライマリー・ヘルス・ケア	ヘルスプロモーション
宣　言	アルマ・アタ宣言（1978 年）	オタワ憲章（1986 年）
考え方	健康支援（保健医療福祉活動）のための基本的指針で，住民の主体性をもって，健康問題を総合的かつ平等に解決していくアプローチ	人々が自らの健康をコントロールし，改善することができるようにするプロセス。QOL の改善を最終目標とする
ポイント	・一次予防から三次予防までを含む ・地域の実情に応じた住民参加 ・連携・協働，懇切・丁寧の重視 ・消費者ニーズの重視	・一次予防を重視 ・住民参加と支援的環境整備 ・個人技術の強化 ・健康的な公共政策づくり ・コミュニティーヘルスの推進

ヘルスプロモーションのためのプリシード・プロシードモデル

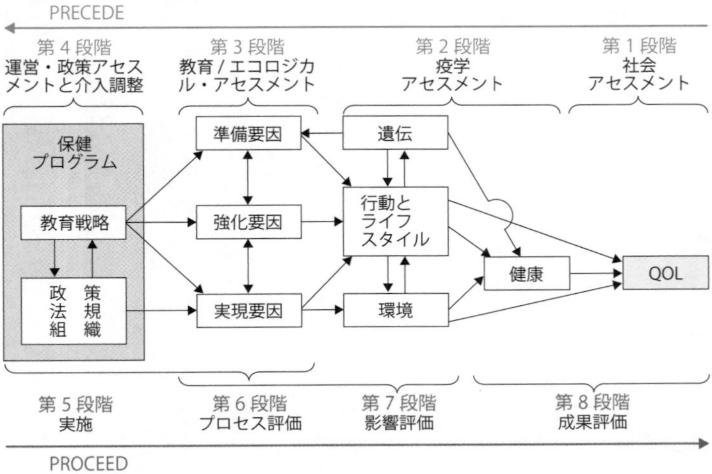

注）ここにはプログラム・インプットと健康の決定要因から始まり，結果に至るまでの因果関係を矢印線で示してある。最初の 4 つの段階は実施と評価に先立つ企画とプログラム開発の段階である。これは上の矢印とは逆に進む。システム理論や社会科学理論を用いたモデルではフィードバック・プロセスがよく強調される。しかし，この図にそのプロセスは含まれていない。

資料）Green, L. W. and Kreuter, M. W.：実践ヘルスプロモーション / 神馬征峰訳，医学書院（2005）

健康づくり対策

健康づくり対策の変遷

第1次国民健康づくり対策（昭和53～63年度）	第2次国民健康づくり対策（昭和63～平成11年度） （アクティブ80ヘルスプラン）
基本的考え方 1. 生涯を通じる健康づくりの推進 〔成人病予防のための一次予防の推進〕 2. 健康づくりの3要素（栄養，運動，休養）の健康増進事業の推進（栄養に重点）	基本的考え方 1. 生涯を通じる健康づくりの推進 2. 栄養，運動，休養のうち遅れていた運動習慣の普及に重点を置いた，健康増進事業の推進
施策の概要 ①生涯を通じる健康づくりの推進 ・乳幼児から老人に至るまでの健康診査・保健指導体制の確立 ②健康づくりの基盤整備等 ・健康増進センター，市町村保健センター等の整備 ・保健婦，栄養士等のマンパワーの確保 ③健康づくりの啓発・普及 ・市町村健康づくり推進協議会の設置 ・栄養所要量の普及 ・加工食品の栄養成分表示 ・健康づくりに関する研究の実施　等	施策の概要 ①生涯を通じる健康づくりの推進 ・乳幼児から老人に至るまでの健康診査・保健指導体制の充実 ②健康づくりの基盤整備等 ・健康科学センター，市町村保健センター，健康増進施設等の整備 ・健康運動指導者，管理栄養士，保健婦等のマンパワーの確保 ③健康づくりの啓発・普及 ・栄養所要量の普及・改定 ・運動所要量の普及 ・健康増進施設認定制度の普及 ・たばこ行動計画の普及 ・外食栄養成分表示の普及 ・健康文化都市及び健康保養地の推進 ・健康づくりに関する研究の実施　等
指針等 ・健康づくりのための食生活指針（昭和60年） ・加工食品の栄養成分表示に関する報告（昭和61年） ・肥満とやせの判定表・図の発表（昭和61年） ・喫煙と健康問題に関する報告書（昭和62年）	指針等 ・健康づくりのための食生活指針（対象特性別：平成2年） ・外食栄養成分表示ガイドライン策定（平成2年） ・喫煙と健康問題に関する報告書（改定）（平成5年） ・健康づくりのための運動指針（平成5年） ・健康づくりのための休養指針（平成6年） ・たばこ行動計画検討会報告書（平成7年） ・公共の場所における分煙のあり方検討会報告書（平成8年） ・年齢対象別身体活動指針（平成9年）

第3次国民健康づくり対策（平成12～24年度） 〔21世紀における国民健康づくり運動（健康日本21）〕	第4次国民健康づくり対策（平成25年度～） 〔21世紀における国民健康づくり運動（健康日本21（第二次）〕
基本的考え方 1. 生涯を通じる健康づくりの推進 （「一次予防」の重視と健康寿命の延伸，生活の質の向上） 2. 国民の保健医療水準の指標となる具体的目標の設定及び評価に基づく健康増進事業の推進 3. 個人の健康づくりを支援する社会環境づくり	基本的考え方 1. 健康寿命の延伸・健康格差の縮小 2. 生涯を通じる健康づくりの推進 （生活習慣病の発症予防・重症化予防，社会生活機能の維持・向上，社会環境の整備） 3. 生活習慣病の改善とともに社会環境の改善 4. 国民の保健医療水準の指標となる具体的な数値目標の設定及び評価に基づく健康増進事業の推進
施策の概要 ①健康づくりの国民運動化 ・効果的なプログラムやツールの普及啓発，定期的な見直し ・メタボリックシンドロームに着目した，運動習慣の定着，食生活の改善等に向けた普及啓発の徹底 ②効果的な健診・保健指導の実施 ・医療保険者による40歳以上の被保険者・被扶養者に対するメタボリックシンドロームに着目した健診・保健指導の着実な実施（平成20年度より） ③産業界との連携 ・産業界の自主的取り組みとの一層の連携 ④人材育成（医療関係者の資質向上） ・国，都道府県，医療関係者団体，医療保険者	施策の概要 ①健康寿命の延伸と健康格差の縮小 ・生活習慣病予防対策の総合的な推進，医療や介護などの分野における支援等の取り組みを推進 ②生活習慣病の発症予防と重症化予防の徹底 〔NCD（非感染性疾患）の予防〕 ・がん，循環器疾患，糖尿病，COPDの一次予防とともに重症化予防に重点を置いた対策を推進 ③社会生活を営むために必要な機能の維持及び向上 ・こころの健康，次世代の健康，高齢者の健康を推進 ④健康を支え，守るための社会環境の整備 ・健康づくりに自発的に取り組む企業等の活動に対する情報提供や，当該取り組みの評価等を推進

団体等が連携した人材養成のための研修等の充実 ⑤エビデンスに基づいた施策の展開 ・アウトカム評価を可能とするデータの把握手法の見直し　等	⑤栄養・食生活，身体活動・運動，休養，飲酒，喫煙，歯・口腔の健康に関する生活習慣の改善及び社会環境の改善 ・上記項目に関する基準や指針の策定・見直し，正しい知識の普及啓発，企業や民間団体との協働による体制整備を推進　等
指針等 ・食生活指針（平成 12 年） ・分煙効果判定基準策定検討会報告書（平成 14 年） ・健康づくりのための睡眠指針（平成 15 年） ・健康診査の実施等に関する指針（平成 16 年） ・日本人の食事摂取基準（2005 年版）（平成 16 年） ・食事バランスガイド（平成 17 年） ・禁煙支援マニュアル（平成 18 年） ・健康づくりのための運動基準 2006（平成 18 年） ・健康づくりのための運動指針 2006（エクササイズガイド 2006）（平成 18 年） ・日本人の食事摂取基準（2010 年版）（平成 21 年）	指針等 ・健康づくりのための身体活動基準 2013（平成 25 年） ・アクティブガイド― 健康づくりのための身体活動指針 ―（平成 25 年） ・禁煙支援マニュアル（第 2 版）（平成 25 年） ・健康づくりのための睡眠指針 2014（平成 26 年） ・日本人の食事摂取基準（2015 年版）（平成 26 年）

資料）厚生労働省：平成 28 年版厚生労働白書

健康日本 21（第二次）

（厚生労働省：健康日本 21（第二次）最終評価報告書（令和 4 年 10 月）より）

健康日本 21（第二次）の概要

日本では，近年の社会経済変化とともに，急激な少子高齢化が進む中で，10 年後の日本の目指す姿を「全ての国民が共に支え合い，健康で幸せに暮らせる社会」とし，「目指す姿」の実現に向けて平成 25（2013）年 4 月より「健康日本 21（第二次）」を開始した。健康日本 21（第二次）においては，個人の生活習慣の改善および個人を取り巻く社会環境の改善を通じて，生活習慣病の発症予防・重症化予防，社会生活機能低下の低減による生活の質の向上，健康のための資源へのアクセスの改善と公平性の確保，社会参加の機会の増加による社会環境の質の向上を図り，結果として健康寿命の延伸・健康格差の縮小を実現するという考えのもと，①健康寿命の延伸と健康格差の縮小，②生活習慣病の発症予防と重症化予防の徹底（ＮＣＤの予防），③社会生活を営むために必要な機能の維持および向上，④健康を支え，守るための社会環境の整備，⑤栄養・食生活，身体活動・運動，休養，飲酒，喫煙および歯・口腔の健康に関する生活習慣および社会環境の改善，の 5 つの基本的な方向を定めた。

また，平成 25（2013）年度から令和 4（2022）年度までを運動期間とし，基本的な 5 つの方向性に基づいた具体的な目標 53 項目をおおむね 10 年間を目途として設定した。さらに，健康日本 21（第二次）の開始に際しては，厚生労働省ホームページにおいて，健康日本 21（第二次）に関する大臣告示や局長通知，参考資料（全文）を掲載するとともに，普及啓発用に作成した資料もあわせて公表する等，掲載情報の充実を図った。健康日本 21（第二次）では個人や企業の「健康意識」と「動機付け」の醸成・向上を図り，社会全体としての国民運動に発展させるため，健康づくりに取り組む企業・団体・自治体を支援する「スマート・ライフ・プロジェクト」の参画団体数を目標項目の 1 つとして定め，推進してきた。また，健康日本 21（第二次）の進捗を確認し着実に推進することを目的として，平成26（2014）年7月より厚生科学審議会地域保健健康増進栄養部会に「健康日本21（第二次）推進専門委員会」を設置した。専門委員会において，健康日本21（第二次）の進捗状況や目標の在り方等に関する事項や，その他の健康日本21（第二次）の推進に関する事項について，定期的に検討を行ってきた。平成30（2018）年には中間評価報告書を取りまとめ，中間評価の結果も踏まえてそれぞれの取り組みを引き続き推進してきた。令和3（2021）年8月には，関連する他の計画と計画期間を一致させるため，健康日本21（第二次）の計画期間を1年延長し，令和5（2023）年度末までの11年間とした（令和3（2021）年8月4日告示）。

最終評価の結果概要

平成25年から開始した「健康日本21（第二次）」については，目標設定後10年を目途に最終評価を行うこととされていることを踏まえ，令和3年6月から「厚生科学審議会地域保健健康増進栄養部会」および「健康日本21（第二次）推進専門委員会」において，「健康日本21（第二次）」の最終評価を行った。

健康日本21（第二次）においては，53項目の目標が設定されており，最終評価の結果は表のとおりである。「A. 目標値に達した」と「B. 現時点で目標値に達していないが，改善傾向にある」が合わせて28項目（約5割）である一方，「C. 変わらない」と「D. 悪化している」が18項目（約3割）となっている。

評価区分（策定時*の値と直近値を比較）	該当項目数（割合）
A．目標値に達した	8項目（15.1%）
B．目標値に達していないが改善傾向にある	20項目（37.7%）
C．変わらない	14項目（26.4%）
D．悪化している	4項目（7.5%）
E．評価困難	7項目（13.2%）
合　計	53項目（100.0%）

注）1）Eのうち6項目は，新型コロナウイルス感染症の影響でデータソースとなる調査が中止となった項目。
2）%表示の小数第2位を四捨五入しているため，合計が100%にならない。

自治体等の取り組み状況

調査は，健康日本21（第二次）策定時および中間評価時に設定された目標について関連する自治体等の取り組みの状況を評価するとともに，次期健康づくり運動プラン策定に向け，健康増進に取り組む上での問題や課題を明らかにすることを目的として，全国の都道府県，市区町村，健康日本21推進全国連絡協議会加入団体に対して悉皆で実施し，都道府県の100%，市区町村の78.7%，団体の62.0%から回答を得た。

その結果，庁内に部局横断的な組織体制があると回答した割合は，都道府

最終報告における目標達成状況の概要

項　目	評　価
1．健康寿命の延伸と健康格差の縮小の実現に関する目標	
①健康寿命の延伸（日常生活に制限のない期間の平均の延伸）	A
②健康格差の縮小（日常生活に制限のない期間の平均の都道府県格差の縮小）	C
2．主要な生活習慣病の発症予防と重症化予防の徹底に関する目標	
（1）がん	
① 75 歳未満のがんの年齢調整死亡率の減少（10 万人当たり）	A
②がん検診の受診率の向上	B
（2）循環器疾患	
①脳血管疾患・虚血性心疾患の年齢調整死亡率の減少（10 万人当たり）	A
②高血圧の改善（収縮期血圧の平均値の低下）	B*
③脂質異常症の減少	C
④メタボリックシンドロームの該当者及び予備群の減少	D
⑤特定健康診査・特定保健指導の実施率の向上	B*
（3）糖尿病	
①合併症（糖尿病腎症による年間新規透析導入患者数）の減少	C
②治療継続者の割合の増加	C
③血糖コントロール指標におけるコントロール不良者の割合の減少（HbA1c がＪＤＳ値 8.0%（ＮＧＳＰ値 8.4%）以上の者の割合の減少）	A
④糖尿病有病者の増加の抑制	E ※（参考 B*）
⑤メタボリックシンドロームの該当者及び予備群の減少（再掲）	D
⑥特定健康診査・特定保健指導の実施率の向上（再掲）	B*
（4）ＣＯＰＤ	
①ＣＯＰＤの認知度の向上	C
3．社会生活を営むために必要な機能の維持・向上に関する目標	
（1）こころの健康	
①自殺者の減少（人口 10 万人当たり）	B
②気分障害・不安障害に相当する心理的苦痛を感じている者の割合の減少	C
③メンタルヘルスに関する措置を受けられる職場の割合の増加	B*
④小児人口 10 万人当たりの小児科医・児童精神科医師の割合の増加	A
（2）次世代の健康	
①健康な生活習慣（栄養・食生活，運動）を有する子どもの割合の増加	C
ア　朝・昼・夕の三食を必ず食べることに気をつけて食事をしている子どもの割合の増加	
イ　運動やスポーツを習慣的に行っていない子どもの割合の減少	
②適正体重の子どもの増加	D
ア　全出生数中の低出生体重児の割合の減少	
イ　肥満傾向にある子どもの割合の減少	

注）※は，新型コロナウイルス感染症の影響でデータソースとなる調査が中止となった項目。

項　目	評　価
（3）高齢者の健康	
①介護保険サービス利用者の増加の抑制	B*
②認知症サポーター数の増加	A
③ロコモティブシンドローム（運動器症候群）を認知している国民の割合の増加	C
④低栄養傾向（ＢＭＩ 20 以下）の高齢者の割合の増加の抑制	A
⑤足腰に痛みのある高齢者の割合の減少（1,000 人当たり）	B*
⑥高齢者の社会参加の促進（就業又は何らかの地域活動をしている高齢者の割合の増加）	E ※（参考 B*）
4．健康を支え，守るための社会環境の整備に関する目標	
①地域のつながりの強化（居住地域でお互いに助け合っていると思う国民の割合の増加）	C
②健康づくりを目的とした活動に主体的に関わっている国民の割合の増加	E ※
③健康づくりに関する活動に取り組み，自発的に情報発信を行う企業等登録数の増加	B
④健康づくりに関して身近で専門的な支援・相談が受けられる民間団体の活動拠点数の増加	E ※（参考 B*）
⑤健康格差対策に取り組む自治体の増加（課題となる健康格差の実態を把握し，健康づくりが不利な集団への対策を実施している都道府県の数）	B
5．栄養・食生活，身体活動・運動，休養，飲酒，喫煙及び歯・口腔の健康に関する生活習慣及び社会環境の改善に関する目標	
（1）栄養・食生活	
①適正体重を維持している者の増加（肥満（ＢＭＩ 25 以上），やせ（ＢＭＩ 18.5 未満）の減少）	C
②適切な量と質の食事をとる者の増加	C
ア　主食・主菜・副菜を組み合わせた食事が１日２回以上の日がほぼ毎日の者の割合の増加	
イ　食塩摂取量の減少	
ウ　野菜と果物の摂取量の増加	
③共食の増加（食事を１人で食べる子どもの割合の減少）	A
④食品中の食塩や脂肪の低減に取り組む食品企業及び飲食店の登録数の増加	B*
⑤利用者に応じた食事の計画，調理及び栄養の評価，改善を実施している特定給食施設の割合の増加	B*
（2）身体活動・運動	
①日常生活における歩数の増加	C
②運動習慣者の割合の増加	C
③住民が運動しやすいまちづくり・環境整備に取り組む自治体数の増加	B*
（3）休養	
①睡眠による休養を十分とれていない者の割合の減少	D
②週労働時間 60 時間以上の雇用者の割合の減少	B*

注）※は，新型コロナウイルス感染症の影響でデータソースとなる調査が中止となった項目。

項　目	評　価
（4）飲酒	
①生活習慣病のリスクを高める量を飲酒している者（1日当たりの純アルコール摂取量が男性 40g 以上，女性 20g 以上の者）の割合の減少	D
②未成年者の飲酒をなくす	B
③妊娠中の飲酒をなくす	B
（5）喫煙	
①成人の喫煙率の減少（喫煙をやめたい者がやめる）	B*
②未成年者の喫煙をなくす	B
③妊娠中の喫煙をなくす	B*
④受動喫煙（家庭・職場・飲食店・行政機関・医療機関）の機会を有する者の割合の減少	B*
（6）歯・口腔の健康	
①口腔機能の維持・向上（60 歳代における咀嚼良好者の割合の増加）	C
②歯の喪失防止	E ※（参考 B*）
ア　80 歳で 20 歯以上の自分の歯を有する者の割合の増加	
イ　60 歳で 24 歯以上の自分の歯を有する者の割合の増加	
ウ　40 歳で喪失歯のない者の割合の増加	
③歯周病を有する者の割合の減少	E ※
ア　20 歳代における歯肉に炎症所見を有する者の割合の減少	
イ　40 歳代における進行した歯周炎を有する者の割合の減少	
ウ　60 歳代における進行した歯周炎を有する者の割合の減少	
④乳幼児・学齢期のう蝕のない者の増加	B
ア　3歳児でう蝕がない者の割合が 80%以上である都道府県の増加	
イ　12 歳児の1人平均う歯数が 1.0 歯未満である都道府県の増加	
⑤過去1年間に歯科検診を受診した者の割合の増加	E ※

注）※は，新型コロナウイルス感染症の影響でデータソースとなる調査が中止となった項目。

県，市区町村とも約 60％で，健康日本 21 最終評価時点から増加した。また，関連団体，民間企業，住民組織が参加した協議会・連絡回答の体制があると回答した割合は，都道府県で 97.9％，市区町村で 83.7％と，特に市区町村では健康日本 21 最終評価時点から増加した。

今後重点的に取り組みたい領域

都道府県，市区町村いずれにおいても，重点的に取り組みたい領域として循環器疾患，栄養・食生活と回答した割合が高かった。そのほか，都道府県においては，健康寿命の延伸と健康格差の縮小の実現，身体活動・運動と回答した割合が高く，市区町村においては，糖尿病と回答した割合が高かった。

20 年間の評価のまとめ

健康日本 21 の開始，健康増進法施行などにより基本的な法制度の整備・枠組みの構築が進み，健康づくりに対する機運の醸成などに貢献した。健康日本 21（第一次）

では，「一次予防の重視」等を基本方針とし，健康日本21（第二次）では，「健康寿命の延伸と健康格差の縮小」を最終的な目標とし，国民の健康づくりを推進した。「持続可能な達成目標（SDGs）」においても「すべての人に健康と福祉を」が目標の1つとされており，国際的にも健康づくりの重要性がより認識された。

自治体においては，健康増進事業に加え，介護保険制度，医療保険制度，生活保護制度におけるなど各分野において健康づくりの取り組みを推進した。加えて，保険者，企業等による健康づくりの広まりがみられた。こうした各主体の取り組みを通じて，健康寿命は着実に延伸した。直近では，ＩＣＴの発展，データヘルス改革の進展，スマホ等の普及に伴い，健康づくり分野においても 最新のテクノロジーを活用する動きなどである。

「健康寿命延伸プラン」においては，「自然に健康になれる環境づくり」や「行動変容を促す仕掛け」など新たな手法も活用して健康寿命延伸に向けた取り組みを進めることとされている。

健康日本21（第二次）においても健康格差の縮小が目標とされているが，新型コロナウイルス感染症を機に，格差が拡大しているとの指摘もある。

健康日本21（第二次）の概念図

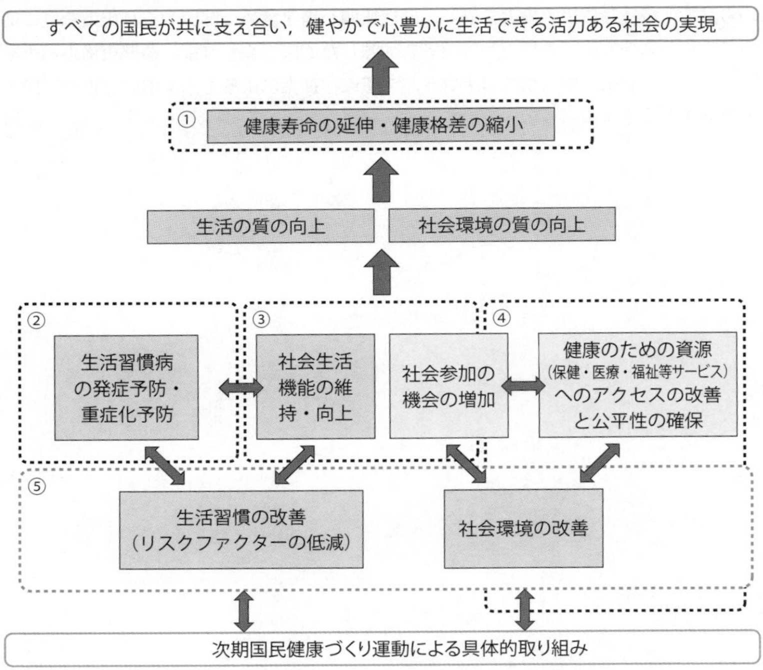

次期プランに向けた課題

【プランの在り方】

●次期プランとして打ち出すビジョン　●次期プランの計画期間。それと併せた，中間評価および最終評価の時期　●次期プランにおける主目標および「基本的な方向」　●他計画との整合性・調和・連携

【指標】

●指標，データソースの設定。モニタリングの在り方　●中間評価および最終評価における指標の評価方法　●指標の設定にとどまらない，目標達成のための方策

【自治体による取り組み】

●自治体において，住民に対して，効果的に介入する体制。自治体内の各部門の連携を進める方策　●都道府県と市町村の役割分担。都道府県が司令塔として，より機能するための方策　●自治体と大学や企業，保険者，民間団体などとが協力・連携を深めるための方策

【その他】

●データを利活用してより効果的に住民の行動変容を促すための方策　●住民や健康づくりに携わる職員に対して，エビデンスや最新の知見を伝えるための情報発信・職員の人材育成方法　●健康づくり分野におけるコミュニティの力をより向上させるための方策　●社会環境整備等を通じ，健康無関心層を含めた健康づくり施策を更に進めていくための方策　●性差や年齢等も加味した健康づくり施策　●健康格差縮小を進めるための方策　●新型コロナウイルス感染症拡大による生活習慣の変化等を踏まえた健康づくり施策

（国立研究開発法人医薬基盤・健康・栄養研究所：健康日本 21（第二次）最終評価報告書より）

（ ）は年齢調整値

別表第一　健康寿命の延伸と健康格差の縮小の実現に関する目標

	項　目		最終評価*	目　標**
①健康寿命の延伸	日常生活に制限のない期間の平均の延伸	男性 女性	72.68 年 75.38 年	平均寿命の増加分を上回る健康寿命の増加
②健康格差の縮小	日常生活に制限のない期間の平均の都道府県格差の縮小	男性 女性	2.33 年 3.90 年	都道府県格差の縮小
	* 令和元年：厚生労働行政推進調査推進事業費補助金「健康日本 21（第二次）の総合的評価と次期健康づくり運動に向けた研究」（研究代表者 辻一郎）（平成 22 年：厚生労働科学研究費補助金「健康寿命における将来予測と生活習慣病対策の費用対効果に関する研究」（研究代表者 橋本修二），平成 28 年：厚生労働科学研究費補助金「健康寿命及び地域格差の要因分析と健康増進対策の効果検証に関する研究」（研究代表者 辻一郎）） ** 令和 4 年度目標 ◎国民生活基礎調査をもとに算定			

別表第二　主要な生活習慣病の発症予防と重症化予防の徹底に関する目標

（1）がん

	項　目			最終評価*	目　標**
① 75 歳未満のがんの年齢調整死亡率の減少	75 歳未満のがんの年齢調整死亡率の減少（10 万人当たり）			70.0	減少傾向へ
	* 令和元年：国立がん研究センターがん対策情報センター「がん統計」 ** 令和 4 年目標				
②がん検診受診率の向上	がん検診の受診率の向上	胃がん	男性 女性	48.0% 37.1%	50%
		肺がん	男性 女性	53.4% 45.6%	
		大腸がん	男性 女性	47.8% 40.9%	
		子宮頸がん	女性	43.7%	
		乳がん	女性	47.4%	
	* 令和元年：国民生活基礎調査 ** 令和 4 年度目標 ◎がん検診の受療率の算定に当たっては，40 歳から 69 歳まで（子宮頸がんは 20 歳から 69 歳まで）を対象とする。				

（2）循環器疾患

	項　目			最終評価*	目　標**
①脳血管疾患・虚血性心疾患の死亡率の減少	脳血管疾患・虚血性心疾患の年齢調整死亡率の減少（10 万人当たり）	脳血管疾患	男性 女性	33.2 18.0	41.6 24.7
		虚血性心疾患	男性 女性	27.8 9.8	31.8 13.7
	* 令和元年：人口動態統計 ** 令和 4 年度目標				
②高血圧の改善	高血圧の改善（収縮期血圧の平均値の低下）	男性		137mmHg (137mmHg)**	134mmHg***
		女性		131mmHg (130mmHg)***	129mmHg***
	* 平成 30 年：国民健康・栄養調査（40 ～ 89 歳，服薬者含む） ** 令和 4 年度目標 *** 年齢調整値				

	項　目			最終評価*	目　標**
③脂質異常症の減少	脂質異常症の減少	総コレステロール240mg/dL 以上の割合	男性 女性	14.2%(14.8%) 25.0%(26.0%)	10% 17%
		LDL コレステロール160mg/dL 以上の割合	男性 女性	9.8%(10.0%) 13.1%(13.7%)	6.2% 8.8%
	* 令和元年：国民健康・栄養調査（40 ～ 79 歳，服薬者含む） ** 令和 4 年度目標				
④メタボリックシンドロームの該当者及び予備群の減少	メタボリックシンドロームの該当者及び予備群の減少（40 ～ 74 歳）			約 1,516 万人	平成20年度と比べて 25% 減少
	* 令和元年度：特定健康診査・特定保健指導の実施状況 ** 令和 4 年度目標				
⑤特定健康診査・特定保健指導の実施率の向上	特定健康診査・特定保健指導の実施率の向上（40 ～ 74 歳）	特定健康診査の実施率		55.6%	70% 以上
		特定保健指導の実施率		23.2%	45% 以上
	* 令和元年度：特定健康診査・特定保健指導の実施状況 ** 令和 5 年度目標				

（3）糖尿病

	項　目	最終評価*	目　標**
①糖尿病腎症による年間新規透析導入患者数の減少	合併症（糖尿病腎症による年間新規透析導入患者数）の減少	16,019 人	15,000 人
	* 令和元年：日本透析医学会「わが国の慢性透析療法の現況」 ** 令和 4 年度目標		
②治療継続者の割合の増加	治療継続者の割合の増加（20 歳以上）	67.6%(64.9%)	75%
	* 令和元年：国民健康・栄養調査 ** 令和 4 年度目標		
③血糖コントロール指標におけるコントロール不良者の割合の減少	血糖コントロール指標におけるコントロール不良者の割合の減少〔HbA1c が JDS 値 8.0% (NGSP 値 8.4%) 以上の者の割合の減少〕（40 ～ 74 歳）	0.94%	1.0%
	* 令和元年度：NDB オープンデータ（平成 21 年度：特定健康診査・特定保健指導メタボリックシンドロームの状況，平成 26 年度：NDB オープンデータ） ** 令和 4 年度目標		
④糖尿病有病者の増加の抑制	糖尿病有病者の増加の抑制（20 歳以上）	1150 万人	1000 万人
	* 令和元年（参考値）：厚生労働科学研究費補助金「糖尿病の実態把握と環境整備のための研究」（研究代表者 山内敏正）において推計（平成 28 年：国民健康・栄養調査　結果の概要） ** 令和 4 年度目標		
⑤メタボリックシンドロームの当該者及び予備群の減少（再掲）	（2）　循環器疾患④参照		
⑥特定健康診査・特定保健指導の実施率の向上（再掲）	（2）　循環器疾患⑤参照		

（4）COPD

	項　目	最終評価*	目　標**
① COPD の認知度の向上	COPD の認知度の向上（20 歳以上）	28.0%	80%
	* 令和元年：一般社団法人 GOLD 日本委員会「COPD 認知度把握調査」 ** 令和 4 年度目標		

別表第三　社会生活を営むために必要な機能の維持・向上に関する目標

（1）こころの健康

	項　目		最終評価*	目　標**
①自殺者の減少	自殺者の減少（全年齢）	人口10万人当たり	15.7	13.0以下
	*　令和元年：人口動態統計 **　令和8年度目標			
②気分障害・不安障害に相当する心理的苦痛を感じている者の割合の減少	気分障害・不安障害に相当する心理的苦痛を感じている者の割合の減少（20歳以上）		10.3%	9.4%
	*　令和元年：国民生活基礎調査 **　令和4年度目標 ◎ 20歳以上で，こころの状態に関する6項目の質問（K6）の合計点（0～24点）における10点以上			
③メンタルヘルスに関する措置を受けられる職場の割合の増加	メンタルヘルスに関する措置を受けられる職場の割合の増加		59.2%（平成30年）	100%
	*　平成24年以前：厚生労働省「労働者健康状況調査」，平成25年以降：厚生労働省「労働安全衛生調査（実態調査）」 **　令和2年目標			
④小児人口10万人当たりの小児科医・児童精神科医師の割合	小児人口10万人当たりの小児科医・児童精神科医師の割合の増加	小児科医***	112.4	増加傾向へ
		児童精神科医****	17.3（令和元年度）	
	**　令和4年度目標 ***　平成30年：医師・歯科医師・薬剤師統計（平成22年，平成28年：医師・歯科医師・薬剤師調査，平成30年：医師・歯科医師・薬剤師統計） ****　平成28年以前：日本児童青年精神医学会による算出（計算方法非公開），令和元年以降児童精神科医：日本児童青年精神医学会調べ ◎小児人口：0歳から14歳（総務省「人口推計（10月1日現在）」）			

（2）次世代の健康

	項　目			最終評価*	目　標**
①健康な生活習慣（栄養・食生活，運動）を有する子どもの割合の増加	ア 朝・昼・夕の3食を必ず食べることに気をつけて食事をしている子どもの割合の増加	小学5年生		93.1%	100%に近づける
	*　令和3年度：科学技術振興機構戦略的国際共同プログラム「新型コロナウイルス感染症（COVID-19）による青少年の生活および健康への影響およびその関連因子に関する日欧比較研究」（平成22年：（独）日本スポーツ振興センター「児童生徒の食生活等実態調査」，平成26年：厚生労働科学研究費補助金「食事摂取基準を用いた食生活改善に資するエビデンスの構築に関する研究」） **　令和4年度目標				
	イ 運動やスポーツを習慣的にしている子どもの割合の増加（小学5年生）（評価指標を変更）	（参考値）週に3日以上***	男子 女子	－ －	－
	イ（変更後）運動やスポーツを習慣的に行っていない子どもの割合の減少（小学5年生）	1週間の総運動時間が60分未満の子どもの割合****	男子 女子	7.6% 13.0%	減少傾向へ
	**　令和4年度目標 ***　文部科学省「全国体力・運動能力，運動習慣等調査」 ****　令和元年度：文部科学省「全国体力・運動能力，運動習慣等調査」				

②適正体重の子どもの増加	ア 全出生数中の低出生体重児の割合の減少			9.4% *	減少傾向へ **
	* 令和元年：人口動態調査 ** 令和４年目標				
	肥満傾向にある子どもの割合の減少	小学５年生の中等度・高度肥満傾向児の割合	男子 女子	(7.02%) (4.11%) (令和２年)	参考値とする
		小学５年生の肥満傾向児の割合		9.57% *	児童・生徒における肥満傾向児の割合 7.0% ***
	* 令和元年度：文部科学省「学校保健統計調査」 ** 令和４年目標 *** 令和６年度目標				

（３）高齢者の健康

	項　目		最終評価*	目　標**
①介護保険サービス利用者の増加の抑制	介護保険サービス利用者の増加の抑制		567 万人	657 万人
	* 令和元年度：介護保険事業状況報告（平成 27 年度も同様） ** 令和７年度目標			
②認知機能低下ハイリスク高齢者の把握率の向上	認知機能低下ハイリスク高齢者の把握率の向上（項目を変更）		−	−
	* 平成 21 年：介護予防事業報告，平成 26 年：介護予防事業及び介護予防・日常生活支援総合事業報告 ◎平成 27（2015）年度介護保険制度改正により、基本チェックリストを使用した介護予防事業は基本的には実施しない方針となり、認知機能低下ハイリスク高齢者の把握率は把握不可能となった。このため中間評価時に指標変更			
	（変更後）認知症サポーターの増加		1264 万人	1200 万人
	* 令和元年度：介護保険事業費補助金（認知症サポーター等推進事業）実績報告 ** 令和２年度目標			
③ロコモティブシンドローム（運動器症候群）を認知している国民の割合の増加	ロコモティブシンドローム（運動器症候群）を認知している国民の割合の増加		44.8%	80%
	* 令和元年：日本整形外科学会によるインターネット調査 ** 令和４年度目標 ◎インターネット調査で「言葉も意味もよく知っていた」,「言葉も知っていたし，意味も大体知っていた」,「言葉は知っていたが，意味はあまり知らなかった」または「言葉は聞いたことがあるが，意味は知らなかった」と回答した者の割合 ◎策定時のベースラインが平成 27 年「運動器の 10 年・日本協会」におるインターネット調査に変更			
④低栄養傾向（BMI20 以下）の高齢者の割合の増加の抑制	低栄養傾向（BMI20以下）の高齢者の割合の増加の抑制（65歳以上）		16.8%	22%
	* 令和元年：国民健康・栄養調査 ** 令和４年度目標			
⑤足腰に痛みのある高齢者の割合の減少（1,000人当たり）	足腰に痛みのある高齢者の割合の減少（1,000 人当たり）	男性 女性	206 人 255 人	200 人 260 人
	* 令和元年：国民生活基礎調査 ** 令和４年度目標			
⑥高齢者の社会参加の促進（就業または何らかの地域活動をしている高齢者の割合の増加）	何らかの地域活動をしている高齢者の割合（60 歳以上）***（評価指標を変更）	男性 女性	− −	−
	（変更後）高齢者の社会参加の状況（60 歳以上）	男性 女性	− −	80%
	* 国民健康・栄養調査 ** 令和４年度目標 *** 内閣府「高齢者の地域社会への参加に関する意識調査」			

別表第四　健康を支え，守るための社会環境の整備に関する目標

	項　目	最終評価*	目　標**
①地域のつながりの強化（居住地域でお互いに助け合っていると思う国民の割合の増加）	自分と地域のつながりが強い方だと思う割合***（評価指標を変更）	―	―
	（変更後）居住地域でお互いに助け合っていると思う国民の割合	50.1% （49.1%）	65%
	*　令和元年：国民健康・栄養調査 **　令和４年度目標 ***　内閣府「少子化対策と家族・地域のきずなに関する意識調査」（20 歳以上）		
②健康づくりを目的とした活動に主体的に関わっている国民の割合の増加	健康や医療サービスに関係したボランティア活動をしている割合***（評価指標を変更）	―	25%
	（変更後）健康づくりに関係したボランティア活動への参加割合****	―	35%
	**　令和４年度目標 ***　総務省「社会生活基本調査」（20 歳以上） ****　国民健康・栄養調査		
③健康づくりに関する活動に取り組み，自発的に情報発信を行う企業登録数の増加	健康づくりに関する活動に取り組み，自発的に情報発信を行う企業登録数の増加*（評価指標を変更）	―	―
	*　厚生労働省健康局健康課による把握（Smart Life Project の参画企業数）		
③（変更後）	参画企業数	4,182 社	3,000 社
	参画団体数	5,476 団体	7,000 団体
	*　令和元年度：厚生労働省健康局健康課による把握（Smart Life Project の参画企業・団体数） **　令和４年度目標		
④健康づくりに関して身近で専門的な支援・相談が受けられる民間団体の活動拠点数の増加	民間団体から報告のあった活動拠点数（参考値）	―	15,000
	*　各民間団体からの報告 **　令和４年度目標		
⑤健康格差対策に取り組む自治体の増加	健康格差対策に取り組む自治体（課題となる健康格差の実態を把握し，健康づくりが不利な集団への対策を実施している都道府県の数）	41	47
	*　令和元年：厚生労働省健康局健康課による把握（都道府県へのアンケート調査により把握） **　令和４年度目標		

別表第五　栄養・食生活，身体活動・運動，休養，飲酒，喫煙及び歯・口腔の健康に関する生活習慣病及び社会環境の改善に関する目標

<table>
<tr><th colspan="6">（1）栄養・食生活</th></tr>
<tr><th></th><th colspan="3">項　目</th><th>最終評価*</th><th>目　標**</th></tr>
<tr><td rowspan="4">①適正体重を維持している者の増加（肥満，やせの減少）</td><td rowspan="3">適正体重を維持している者の増加〔肥満（BMI25以上），やせ（BMI18.5未満）の減少〕</td><td colspan="2">20～60歳代男性の肥満者の割合</td><td>35.1%
(34.7%)</td><td>28%</td></tr>
<tr><td colspan="2">40～60歳代女性の肥満者の割合</td><td>22.5%
(22.7%)</td><td>19%</td></tr>
<tr><td colspan="2">20歳代女性のやせの者の割合</td><td>20.7%</td><td>20%</td></tr>
<tr><td colspan="5">*　令和元年：国民健康・栄養調査
**　令和4年度目標</td></tr>
<tr><td rowspan="7">②適切な量と質の食事をとる者の増加</td><td colspan="3">ア　主食・主菜・副菜を組み合わせた食事が1日2回以上の日がほぼ毎日の者の割合の増加</td><td>56.1%
(令和元年度)</td><td>80%</td></tr>
<tr><td colspan="5">*　平成23年度：内閣府「平成23年度 食育に関する意識調査」，平成28年度以降：農林水産省「食育に関する意識調査」（20歳以上）
**　令和4年度目標</td></tr>
<tr><td colspan="3">イ　食塩摂取量の減少</td><td>10.1g
(10.0g)</td><td>8g</td></tr>
<tr><td colspan="5">*　令和元年：国民健康・栄養調査（20歳以上）
**　令和4年度目標</td></tr>
<tr><td rowspan="2">ウ　野菜と果物の摂取量の増加</td><td colspan="2">野菜摂取量の平均値</td><td>281g
(275g)</td><td>350g</td></tr>
<tr><td colspan="2">果物摂取量100g未満の者の割合</td><td>63.3%
(66.5%)</td><td>30%</td></tr>
<tr><td colspan="5">*　令和元年：国民健康・栄養調査（20歳以上）
**　令和4年度目標</td></tr>
<tr><td rowspan="3">③共食の増加（食事を1人で食べる子どもの割合の減少）</td><td rowspan="2">共食の増加（食事を1人で食べる子どもの割合の減少）</td><td>朝食</td><td>小学5年生
中学2年生</td><td>12.1%
28.8%</td><td rowspan="2">減少傾向へ</td></tr>
<tr><td>夕食</td><td>小学5年生
中学2年生</td><td>1.6%
4.3%</td></tr>
<tr><td colspan="5">*　令和3年度：科学技術振興機構戦略的国際共同プログラム「新型コロナウイルス感染症（COVID-19）による青少年の生活および健康への影響およびその関連因子に関する日欧比較研究」（平成22年：（独）日本スポーツ振興センター「児童生徒の食生活等実態調査」，平成26年：厚生労働科学研究費補助金「食事摂取基準を用いた食生活改善に資するエビデンスの構築に関する研究」）
**　令和4年度目標</td></tr>
<tr><td rowspan="3">④食品中の食塩や脂肪の低減に取り組む食品企業及び飲食店の登録数の増加</td><td rowspan="2">食品中の食塩や脂肪の低減に取り組む食品企業及び飲食店の登録数の増加</td><td colspan="2">（a）食品企業登録数</td><td>117社以上
(令和3年度)</td><td>100社
(令和4年度)</td></tr>
<tr><td colspan="2">（b）飲食店登録数</td><td>24,441店舗
(令和元年)</td><td>30,000店舗
(令和4年度)</td></tr>
<tr><td colspan="5">厚生労働省健康局健康課による把握
（a）食品企業：食品中の食塩や脂肪の低減に取り組み，Smart Life Projectに登録のあった企業数
（b）飲食店：自治体からの報告（エネルギーや塩分控えめ，野菜たっぷり・食物繊維たっぷりといったヘルシーメニューの提供に取り組む店舗数）</td></tr>
</table>

⑤利用者に応じた食事の計画，調理及び栄養の評価，改善を実施している特定給食施設の割合の増加	管理栄養士・栄養士を配置している施設の割合	特定給食施設	74.7% *	80% **
	* 令和元年度：衛生行政報告例 ** 令和4年度目標			

（2）身体活動・運動

項　目				最終評価*	目　標**
①日常生活における歩数の増加	日常生活における歩数の増加	20～64歳	男性 女性	7,864歩 （7,887歩） 6,685歩 （6,671歩）	9,000歩 8,500歩
		65歳以上	男性 女性	5,396歩 （5,403歩） 4,656歩 （4,674歩）	7,000歩 6,000歩
	* 令和元年：国民健康・栄養調査 ** 令和4年度目標				
②運動習慣者の割合の増加	運動習慣者の割合の増加	20～64歳	男性 女性	23.5% （24.1%） 16.9% （16.5%）	36% 33%
		65歳以上	男性 女性	41.9% （41.5%） 33.9% （33,8%）	58% 48%
	* 令和元年：国民健康・栄養調査 ** 令和4年度目標				
③住民が運動しやすいまちづくり・環境整備に取り組む自治体数の増加	住民が運動しやすいまちづくり・環境整備に取り組む自治体数の増加			34都道府県	47都道府県
	* 令和元年：厚生労働省健康局健康課による把握（都道府県へのアンケート調査により把握） ** 令和4年度目標				

（3）休養

項　目		最終評価*	目　標**
①睡眠による休養を十分とれていない者の割合の減少	睡眠による休養を十分にとれていない者の割合の減少	21.7%（22.6%）	15%
	* 平成30年：国民健康・栄養調査（20歳以上）（平成25年：「国民生活基礎調査」） ** 令和4年度目標		
②週労働時間60時間以上の雇用者の割合の減少	週労働時間60時間以上の雇用者の割合の減少	6.5%	5.0%
	* 令和元年：総務省「労働力調査」（15歳以上） ** 令和2年目標		

（4）飲酒

項　目			最終評価*	目　標**
①生活習慣病のリスクを高める量を飲酒している者の割合の減少	生活習慣病のリスクを高める量を飲酒している者（1日当たりの純アルコール摂取量が男性40g以上，女性20g以上の者）の割合の減少	男性 女性	14.9% （15.2%） 9.1% （9.6%）	13% 6.4%
	* 令和元年：国民健康・栄養調査（20歳以上）（平成25年：「国民生活基礎調査」） ** 令和4年度目標			

（　）は年齢調整値

②未成年者の飲酒をなくす	未成年者の飲酒をなくす	中学 3 年生	男子 女子	3.8% * 2.7% *	0 %
		高校 3 年生	男子 女子	10.7% * 8.1% *	
	* 平成 29 年：「飲酒や喫煙等の実態調査と生活習慣病予防のための減酒の効果的な介入方法の開発に関する研究」（研究代表者 尾崎米厚）平成 29 年報告書（平成 22 年：「未成年者の喫煙・飲酒状況に関する実態調査研究」（研究代表者 大井田隆）平成 23 年報告書，平成 26 年：「未成年者の健康課題および生活習慣に関する実態調査研究」（研究代表者 大井田隆）平成 27 年報告書，令和 3 年：「喫煙，飲酒等生活習慣の実態把握及び生活習慣の改善に向けた研究」（研究代表者 尾崎米厚）令和 3 年報告書） ** 令和 4 年度目標				
③妊娠中の飲酒をなくす	妊娠中の飲酒をなくす			1.0% （令和元年）	0 %
	* 厚生労働省「乳幼児身体発育調査」，厚生労働科学研究費「「健やか親子 21」の最終評価・課題分析及び次期国民健康運動の推進に関する研究」，令和元年：厚生労働省 母子保健課調査 ** 令和 4 年度目標				

（5）喫煙

	項　目			最終評価*	目　標**
①成人の喫煙率の減少	成人の喫煙率の減少（喫煙をやめたい者がやめる）			16.7%（17.5%）	12%
	* 令和元年：国民健康・栄養調査（20 歳以上） ** 令和 4 年度目標				
②未成年者の喫煙をなくす	未成年者の喫煙をなくす	中学 1 年生	男子 女子	0.5% 0.5%	0 %
		高校 3 年生	男子 女子	3.1% 1.3%	
	* 平成 29 年：「飲酒や喫煙等の実態調査と生活習慣病予防のための減酒の効果的な介入方法の開発に関する研究」（研究代表者 尾崎米厚）平成 29 年報告書（平成 22 年：「未成年者の喫煙・飲酒状況に関する実態調査研究」（研究代表者 大井田隆）平成 23 年報告書，平成 26 年：「未成年者の健康課題および生活習慣に関する実態調査研究」（研究代表者 大井田隆）平成 27 年報告書，令和 3 年：「喫煙，飲酒等生活習慣の実態把握及び生活習慣の改善に向けた研究」（研究代表者 尾崎米厚）令和 3 年報告書） ** 令和 4 年度目標				
③妊娠中の喫煙をなくす	妊娠中の喫煙をなくす			2.3% （令和元年）	0 %
	* 厚生労働省「乳幼児身体発育調査」，厚生労働科学研究費「「健やか親子 21」の最終評価・課題分析及び次期国民健康運動の推進に関する研究」，令和元年：厚生労働省 母子保健課調査 ** 令和 4 年度目標				
④受動喫煙の機会を有する者の割合の減少	受動喫煙（家庭・職場・飲食店・行政機関・医療機関）の機会を有する者の割合の減少	（a）行政機関		4.1%（4.0%）	望まない受動喫煙のない社会の実現
		（b）医療機関		2.9%（2.8%）	
		（c）職場		71.8%	
		（d）家庭		6.9%（7.1%）	
		（e）飲食店		29.6%（31.3%）	
	* （a），（b），（d），（e）令和元年：国民健康・栄養調査（20 歳以上），（c）平成 30 年：労働安全衛生調査（実態調査） ** 令和 4 年度目標				

（6）歯・口腔の健康				
	項　目		最終評価*	目　標**
①口腔機能の維持・向上	60歳代における咀嚼良好者の割合の増加		71.5%	80%
	*　令和元年：国民健康・栄養調査 **　令和4年度目標			
②歯の喪失防止	ア 80歳で20歯以上の自分の歯を有する者の割合の増加	80歳 (75〜84歳)	42.6	60%
	イ 60歳で24歯以上の自分の歯を有する者の割合の増加	60歳 (55〜64歳)	69.0	80%
	ウ 40歳で喪失歯のない者の割合の増加	40歳 (35〜44歳)	65.5	75%
	*　令和元年：第9回歯科口腔保健の推進に関する専門委員会資料 **　令和4年度目標			
③歯周病を有する者の割合の減少	ア 20歳代における歯肉に炎症所見を有する者の割合の減少	20歳代	21.1%	25%
	*　平成30年：国民健康・栄養調査 **　令和4年度目標			
	イ 40歳代における進行した歯周炎を有する者の割合の減少	40歳代	−	25%
	ウ 60歳代における進行した歯周炎を有する者の割合の減少	60歳代	−	45%
	**　令和4年度目標			
④乳幼児・学齢期のう蝕のない者の増加	ア 3歳児でう蝕がない者の割合が80%以上である都道府県の増加		44都道府県	47都道府県
	*　平成30年：「地域保健・健康増進医療報告」 **　令和4年度目標			
	イ 12歳児の1人平均う歯数が1.0歯未満である都道府県の増加		37都道府県	47都道府県
	*　令和元年度：文部科学省「学校保健統計調査」 **　令和4年度目標			
⑤歯科検診の受診者の増加	過去1年間に歯科検診を受診した者の割合の増加	20歳以上	−	65%
	**　令和4年度目標			

栄養・食生活の目標設定の考え方

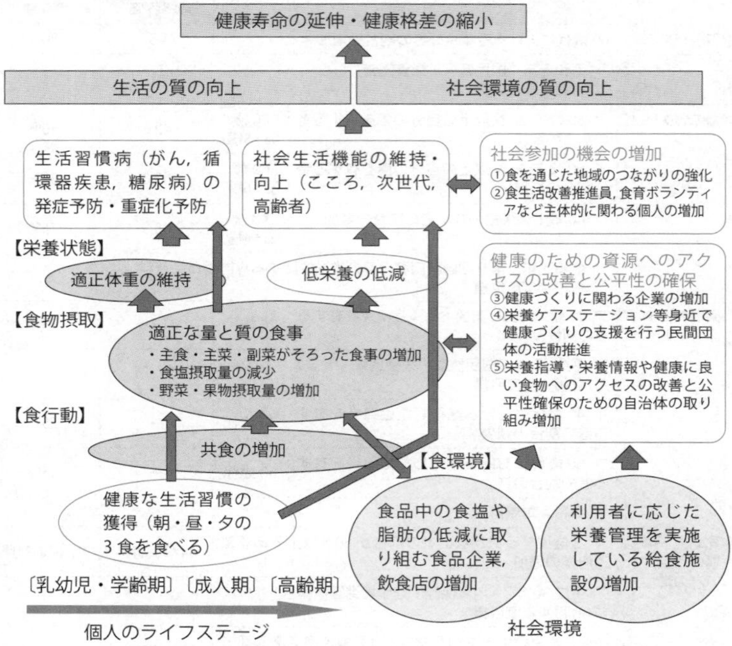

資料）健康日本 21（第二次）の推進に関する参考資料

生活習慣病などと栄養・食生活の目標の関連

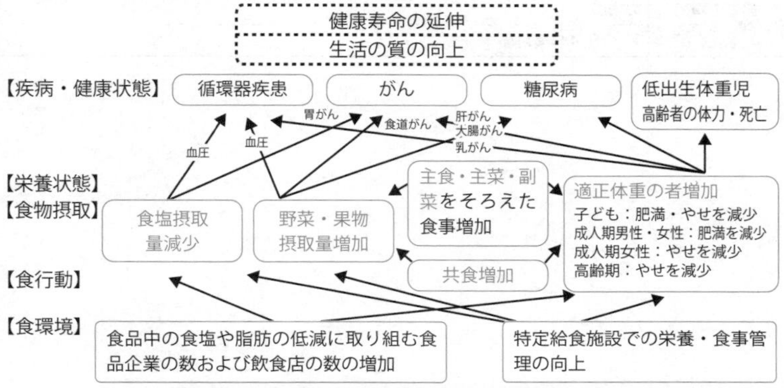

資料）健康日本 21（第二次）の推進に関する参考資料

新健康フロンティア戦略（概要）

新健康フロンティア戦略とは

国民の健康寿命の延伸に向け，国民自らがそれぞれの立場などに応じ，予防を重視した健康づくりを行うことを国民運動として展開するとともに，家庭の役割の見直しや地域コミュニティの強化，技術と提供体制の両面からのイノベーション（刷新）を通じて，病気を患った人，障害のある人および年をとった人も持っている能力をフルに活用して，充実した人生を送ることができるよう支援する。2007 ～ 2016 年度の10 年間に実施された。

戦略の具体的内容

「国民自らが行う健康対策」（①子どもを守り育てる健康対策，②女性を応援する健康プログラム，③メタボリックシンドローム対策の一層の推進，④がん対策の一層の推進，⑤こころの健康づくり，⑥介護予防対策の一層の推進，⑦歯の健康づくり，⑧食育の推進，⑨運動・スポーツの振興）と，「戦略を支援する体制」（①健康を家庭・地域全体で支援，②人間の活動領域の拡張に向けた取り組み，③医療・福祉技術のイノベーション）で，指標となる項目を選定，ポイント化して示し，戦略の進捗状況を表現することになっている。

※詳細は新健康フロンティア戦略～健康国家への挑戦～（https://www.mhlw.go.jp/shingi/2007/06/dl/s0626-10e.pdf）を参照。

健康フロンティア戦略（概要）

健康フロンティア戦略とは

国民の「健康寿命（健康で自立して暮らすことができる期間）」を伸ばすことを基本目標に置き，「生活習慣病対策の推進」と「介護予防の推進」の２つのアプローチにより政策を展開するものである。平成 17（2005）～平成 26（2014）年の 10 年間に実施された。

戦略の目標

下記数値目標の達成を図ることで，健康寿命を２年程度伸ばすことを目指す。

(1) 疾病の罹患と死亡を減らす「生活習慣病対策の推進」

がん対策…5 年生存率を 20％改善

心疾患対策…死亡率を 25％改善

脳卒中対策…死亡率を 25％改善

糖尿病対策…発生率を 20％改善

(2) 要介護になることを防ぐ「介護予防の推進」

軽度者（要支援・要介護 1）の要介護２以上への移行を 10％防止

要支援・要介護への移行を 20％防止

各関係主体による生活習慣病対策の推進

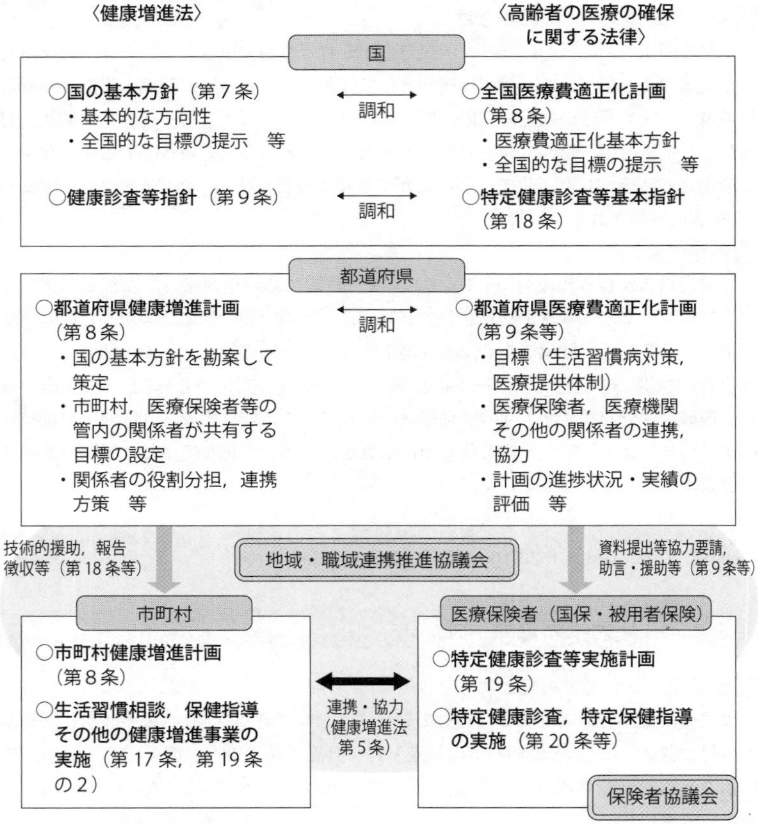

資料）厚生労働省保険局：特定健康診査・特定保健指導の円滑な実施に向けた手引き Ver1.8（平成 19 年 7 月，最終更新：2023 年 3 月 31 日，第 4 版）

標準的な健診・保健指導プログラム

メタボリックシンドローム（内臓脂肪症候群）等の該当者・予備群に対する保健指導を徹底するため，平成20年4月から健診・保健指導の仕組みが改正された。

医療保険者（国保・被用者保険）においては，40歳以上の被保険者・被扶養者を対象とする，内臓脂肪型肥満に着目した健診および保健指導の事業実施が義務づけられている。

この健診・保健指導の担い手として位置づけられている医師・保健師・管理栄養士が効果的・効率的な健診・保健指導を実施するために，標準的な健診・保健指導プログラム，健診・保健指導データの管理方策，健診・保健指導の委託基準等の在り方などをまとめ，「標準的な健診・保健指導プログラム」として平成18年7月に暫定版が公表された。いくつかの都道府県での先行準備事業において実施・評価がなされ，平成19年4月には確定版が策定された。

平成25年4月からは，新たな国民健康づくり対策である健康日本21（第二次）の立ち上げに合わせる形で改訂がなされた。健診や保健指導の実施率向上を図りつつ，関係データの分析に基づく取り組みを実施することは，健康日本21（第二次）を着実に推進し，社会保障制度を持続可能なものとするために重要である。一連の取り組みは，高血圧の改善，糖尿病有病者の増加の抑制や脂質異常症の減少，さらに，虚血性心疾患・脳血管疾患の年齢調節死亡率の減少，糖尿病腎症による新規透析導入の減少に結びつけていくことも可能であり，未受診者への受診勧奨などを通じ，健康格差の縮小に寄与することも期待されている。

令和4年からは，健康日本21（第二次）の最終評価等を踏まえつつ，令和6年度より開始予定の次期国民健康づくり運動（健康日本21（第三次）について，策定に向けた議論が開始された。健康日本21（第二次）と同様に，健康寿命の延伸を目指し，51項目の目標項目を設定する予定であるが，特定健診・特定保健指導に関連する目標項目についても継続して設定される予定である。

●プログラムの特徴

①糖尿病等の生活習慣病有病者・予備群の減少という観点から，メタボリックシンドロームの概念を導入

②科学的根拠に基づいた健診項目の見直し

③生活習慣病発症・重症化の危険因子の保有状況により対象者を階層化，適切な指導の実施

④③のための標準的な判定基準の導入

⑤個々人の生活習慣の改善に主眼を置いた保健指導の重点的な実施

標準的な健診・保健指導プログラム【改訂版】（令和６年４月）：第１編　標準的な健診・保健指導プログラムの考え方

内臓脂肪の蓄積に着目した生活習慣病予防のための健診・保健指導の基本的な考え方について

	かつての健診・保健指導		現在の健診・保健指導
健診・保健指導の関係	健診に付加した保健指導		内臓脂肪の蓄積に着目した生活習慣病予防のための保健指導を必要とする者を抽出する健診
特　徴	プロセス（過程）重視の保健指導	最新の科学的知識と，課題抽出のための分析	結果を出す保健指導
目　的	個別疾患の早期発見・早期治療		内臓脂肪の蓄積に着目した早期介入・行動変容 リスクの重複がある対象者に対し，医師，保健師，管理栄養士等が早期に介入し，生活習慣の改善につながる保健指導を行う
内　容	健診結果の伝達，理想的な生活習慣に係る一般的な情報提供		自己選択と行動変容 対象者が代謝等の身体のメカニズムと生活習慣との関係を理解し，生活習慣の改善を自らが選択し，行動変容につなげる
保健指導の対象者	健診結果で「要指導」と指摘された者	➡	健診受診者全員に対し情報提供，必要度に応じ，階層化された保健指導を提供 リスクに基づく優先順位をつけ，保健指導の必要性に応じて「動機づけ支援」，「積極的支援」を行う
方　法	主に健診結果に基づく保健指導 画一的な保健指導	行動変容を促す手法	健診結果の経年変化および将来予測を踏まえた保健指導 データ分析等を通じて集団としての健康課題を設定し，目標に沿った保健指導を計画的に実施 個人の健診結果を読み解くとともに，ライフスタイルを考慮した保健指導
評　価	アウトプット（事業実施量）評価を重視		アウトプット評価に加え，ストラクチャー評価，プロセス評価，アウトカム評価を含めた総合的な評価
実施主体	市町村		保険者

資料）厚生労働省健康局：標準的な健診・保健指導プログラム（令和６年度版）p.1-18（2023）

生活習慣病予防のための標準的な健診・保健指導計画の流れ（イメージ）

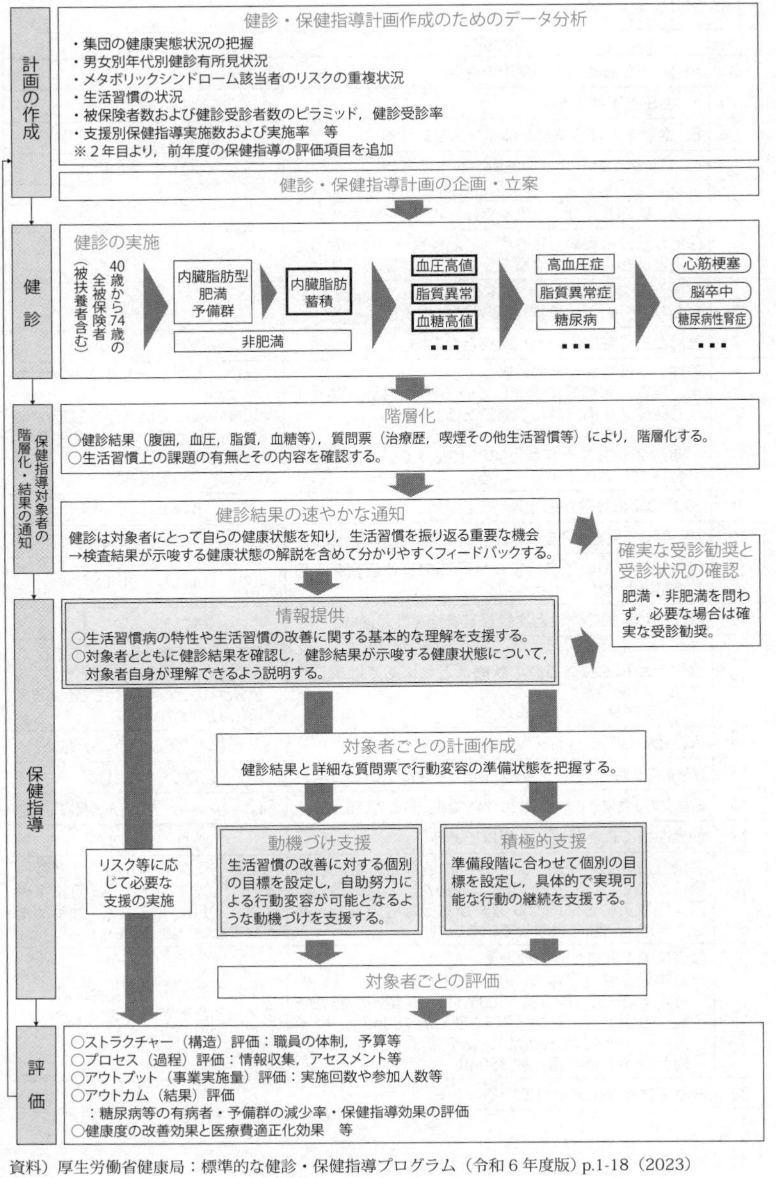

資料）厚生労働省健康局：標準的な健診・保健指導プログラム（令和６年度版）p.1-18（2023）

標準的な健診・保健指導プログラム【改訂版】(令和６年４月)：第２編　健診

標準的な質問票

		質問項目	回　答
1-3		現在，a から c の薬の使用の有無*	
	1	a.　血圧を下げる薬	①はい　②いいえ
	2	b.　血糖を下げる薬またはインスリン注射	①はい　②いいえ
	3	c.　コレステロールや中性脂肪を下げる薬	①はい　②いいえ
4		医師から，脳卒中（脳出血，脳梗塞等）にかかっているといわれたり，治療を受けたことがありますか。	①はい　②いいえ
5		医師から，心臓病（狭心症，心筋梗塞等）にかかっているといわれたり，治療を受けたことがありますか。	①はい　②いいえ
6		医師から，慢性腎臓病や腎不全にかかっているといわれたり，治療（人工透析）を受けていますか。	①はい　②いいえ
7		医師から，貧血といわれたことがある。	①はい　②いいえ
8		現在，たばこを習慣的に吸っていますか。 ※「現在，習慣的に喫煙している者」とは，「条件１と条件２を両方満たす者である。 条件１：最近１か月間吸っている 条件２：生涯で６か月間以上吸っている，または合計 100 本以上吸っている)	①はい（条件１と条件２を両方満たす） ②以前は吸っていたが，最近１か月間は吸っていない（条件２のみ満たす） ③いいえ（①②以外）
9		20 歳の時の体重から 10kg 以上増加している。	①はい　②いいえ
10		1回30分以上の軽く汗をかく運動を週２日以上，1年以上実施。	①はい　②いいえ
11		日常生活において歩行または同等の身体活動を１日１時間以上実施。	①はい　②いいえ
12		ほぼ同じ年齢の同性と比較して歩く速度が速い。	①はい　②いいえ
13		食事をかんで食べる時の状態はどれにあてはまりますか。	①何でもかんで食べることができる ②歯や歯ぐき，かみあわせなど気になる部分があり，かみにくいことがある ③ほとんどかめない
14		人と比較して食べる速度が速い。	①速い　②ふつう　③遅い
15		就寝前の２時間以内に夕食をとることが週に３回以上ある。	①はい　②いいえ
16		朝昼夕の3食以外に間食や甘い飲み物を摂取していますか。	①はい　②時々　③ほとんど摂取しない
17		朝食を抜くことが週に３回以上ある。	①はい　②いいえ
18		お酒（日本酒，焼酎，ビール，洋酒など）を飲む頻度はどのくらいですか。（※「やめた」とは，過去に月１回以上の習慣的な飲酒歴があった者のうち，最近１年以上酒類を摂取していない者）	①毎日　②週５～６日　③週３～４日　④週１～２日　⑤月に１～３日　⑥月に１日未満　⑦やめた　⑧飲まない（飲めない）
19		飲酒日の１日当たりの飲酒量 ※日本酒１合（アルコール度数 15 度・180ｍL）の目安：ビール（同５度・500ｍL），焼酎（同 25 度・約 110mL），ワイン（同 14 度・約 180mL），ウイスキー（同 43 度・60mL），缶チューハイ（同５度・約 500mL，同７度・約 350mL）	①１合未満　②１～２合未満 ③２～３合未満　④３～５合以上 ⑤５合以上
20		睡眠で休養が十分とれている。	①はい　②いいえ

21	運動や食生活等の生活習慣を改善してみようと思いますか。	①改善するつもりはない ②改善するつもりである（概ね6か月以内） ③近いうちに（概ね1か月以内）改善するつもりであり，少しずつ始めている ④既に改善に取り組んでいる（6か月未満） ⑤既に改善に取り組んでいる（6か月以上）
22	生活習慣の改善について，これまでに特定保健指導を受けたことがありますか。	①はい　②いいえ

注）*医師の診断・治療のもとで服薬中のものを指す。
資料）厚生労働省健康局：標準的な健診・保健指導プログラム（令和6年度版）p.77-78（2023）

血圧高値に関するフィードバック文例集

健診判定と対応の分類

健診判定			対応	
			肥満者の場合	非肥満者の場合
異常 ↑	受診勧奨判定値を超えるレベル	収縮期血圧≧160mmHg または拡張期血圧≧100mmHg	①すぐに医療機関の受診を	
	受診勧奨判定値を超えるレベル	140mmHg≦収縮期血圧＜160mmHg または90mmHg≦拡張期血圧＜100mmHg	②生活習慣を改善する努力をしたうえで，数値が改善しないなら医療機関の受診を	
	保健指導判定値を超えるレベル	130mmHg≦収縮期血圧＜140mmHg または85mmHg≦拡張期血圧＜90mmHg	③特定保健指導の積極的な活用と生活習慣の改善を	④生活習慣の改善を
↓ 正常	保健指導判定値未満のレベル	収縮期血圧＜130mmHg かつ拡張期血圧＜85mmHg	⑤今後も継続して健診受診を	

資料）厚生労働省健康局：標準的な健診・保健指導プログラム（令和6年度版）p.128（2023）

脂質異常に関するフィードバック文例集

健診判定と対応の分類

健診判定			対応	
			肥満者の場合	非肥満者の場合
異常 ↑	受診勧奨判定値を超えるレベル	LDL-C≧180mg/dL またはTG≧500mg/dL （空腹時，随時を問わない）	①早期に医療機関の受診を	
	受診勧奨判定値を超えるレベル	140mg/dL≦LDL-C＜180mg/dL または300mg/dL≦TG＜500mg/dL （空腹時，随時を問わない）	②生活習慣を改善する努力をしたうえで，医療機関の受診を	
	保健指導判定値を超えるレベル	120mg/dL≦LDL-C＜140mg/dL または空腹時150mg/dL（随時175mg/dL）≦TG＜300mg/dL またはHDL-C＜40mg/dL	③特定保健指導の積極的な活用と生活習慣の改善を	④生活習慣の改善を
↓ 正常	基準範囲内	LDL-C＜120mg/dL かつTG＜空腹時150mg/dL（随時175mg/dL） かつHDL-C≧40mg/dL	⑤今後も継続して健診受診を	

資料）厚生労働省健康局：標準的な健診・保健指導プログラム（令和6年度版）p.133（2023）

血糖高値に関するフィードバック文例集

健診判定と対応の分類

<table>
<tr><th colspan="4">健診判定</th><th colspan="4">対 応</th></tr>
<tr><th rowspan="2"></th><th rowspan="2"></th><th rowspan="2">空腹時血糖
随時血糖
(mg/dL)</th><th rowspan="2">HbA1c
(NGSP)
(%)</th><th colspan="2">肥満者の場合</th><th colspan="2">非肥満者の場合</th></tr>
<tr><th>糖尿病
治療中*</th><th>糖尿病
未治療*</th><th>糖尿病
治療中*</th><th>糖尿病
未治療*</th></tr>
<tr><td rowspan="4">異常
↑
↓
正常</td><td>受診勧奨判定値を超えるレベル</td><td>126～</td><td>6.5～</td><td>①受診継続，血糖コントロールについて確認・相談を</td><td>②定期的に医療機関を受診していなければすぐに医療機関受診を</td><td>③受診継続，血糖マネジメントについて確認・相談を</td><td>②定期的に医療機関を受診していなければすぐに医療機関受診を</td></tr>
<tr><td rowspan="2">保健指導判定値を超えるレベル</td><td>110～125</td><td>6.0～6.4</td><td rowspan="3">④受診継続</td><td rowspan="2">⑤特定保健指導の積極的な活用と生活習慣の改善を，また，精密検査を推奨</td><td rowspan="3">⑥受診継続</td><td>⑦生活習慣の改善を。ぜひ精密検査を</td></tr>
<tr><td>100～109</td><td>5.6～5.9</td><td>⑧生活習慣の改善を，リスクの重複等あれば精密検査を</td></tr>
<tr><td>基準範囲内</td><td>～99</td><td>～5.5</td><td>⑨肥満改善と健診継続を</td><td>⑩今後も継続して健診受診を</td></tr>
</table>

*「標準的な質問票」の「2b．血糖を下げる薬又はインスリン注射の使用の有無」に対する回答による。

<u>いずれの場合も下記に留意する。</u>

○治療中・未治療に関わらず，肥満者は肥満の改善が必要である。
○治療中・未治療に関わらず食事療法，運動療法は重要であり，継続して取り組むことを勧める。
○治療中の場合，低血糖症状の有無に注意する必要がある。
○既に治療中の場合や治療を開始した後も，健診の受診を継続する。

資料）厚生労働省健康局：標準的な健診・保健指導プログラム（令和６年度版）p.139（2023）

生活習慣病予備群（保健指導レベル）の対象者に対して保健指導の一環としての運動指導の可否を判断する際の考え方

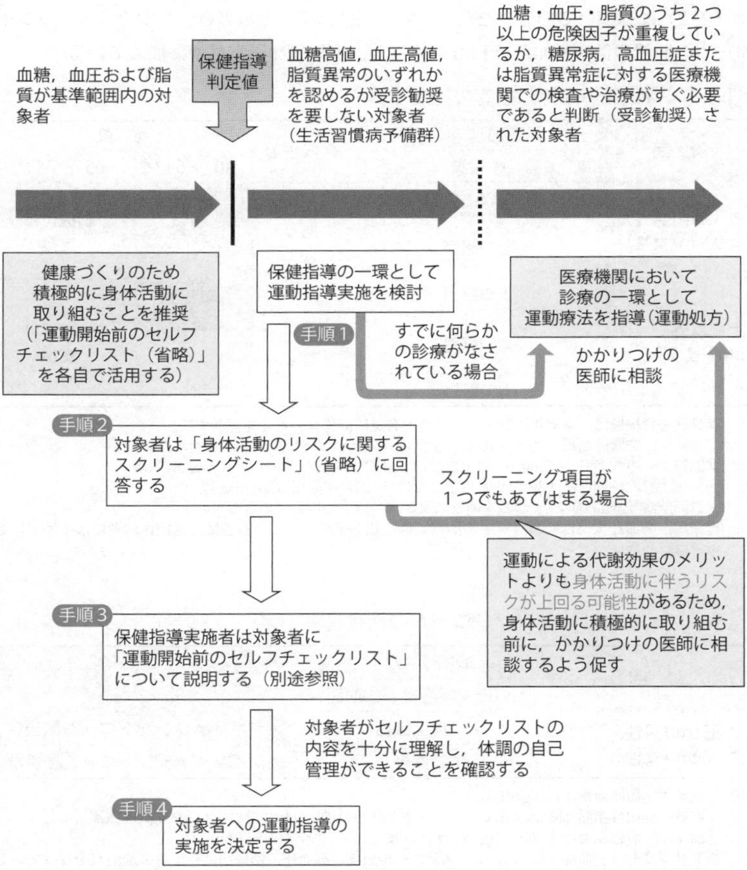

資料）厚生労働省健康局：運動基準・運動指針の改定に関する検討会 報告書（平成 25 年３月）

メタボリックシンドロームと特定保健指導対象者の関係

特定保健指導の対象者の選定基準（**表1**）は，メタボリックシンドロームの判定基準（**表2**）に基づいている。ただし，特定保健指導の対象者は，メタボリックシンドロームの腹囲の基準に加えてBMIを勘案し，喫煙歴を選定基準に加えている。

表1　特定保健指導対象者の選定基準

<table>
<tr><th rowspan="2">腹　囲</th><th>追加リスク</th><th rowspan="2">④喫煙歴</th><th colspan="2">対　象</th></tr>
<tr><th>①血糖　②脂質　③血圧</th><th>40～64歳</th><th>65～74歳</th></tr>
<tr><td rowspan="3">≧85cm（男性）
≧90cm（女性）</td><td>2つ以上該当</td><td></td><td rowspan="2">積極的支援</td><td rowspan="3">動機付け支援</td></tr>
<tr><td rowspan="2">1つ該当</td><td>あり</td></tr>
<tr><td>なし</td><td></td></tr>
<tr><td rowspan="4">上記以外で
BMI ≧ 25</td><td>3つ該当</td><td></td><td rowspan="2">積極的支援</td><td rowspan="4">動機付け支援</td></tr>
<tr><td rowspan="2">2つ該当</td><td>あり</td></tr>
<tr><td>なし</td><td></td></tr>
<tr><td>1つ該当</td><td></td><td></td></tr>
</table>

注）喫煙歴の斜線欄は，階層化の判定が喫煙歴の有無に関係ないことを意味する。
①血糖：a 空腹時血糖100mg/dL以上または b HbA1c（NGSP値）の場合5.6％以上
②脂質：a 中性脂肪150mg/dL以上または b HDLコレステロール40mg/dL未満
③血圧：a 収縮期血圧130mmHg以上または b 拡張期血圧85mmHg以上
④質問票 喫煙歴あり：（①から③のリスクが1つ以上の場合にのみカウント）
糖尿病，高血圧または脂質異常症の治療に係る薬剤を服用している者は，医療保険者による特定保健指導は行わない。

表2　メタボリックシンドロームの判定基準

<table>
<tr><th rowspan="2">腹　囲</th><th>追加リスク</th><th rowspan="2"></th></tr>
<tr><th>①血糖　②脂質　③血圧</th></tr>
<tr><td rowspan="2">≧85cm（男性）
≧90cm（女性）</td><td>2つ以上該当</td><td>メタボリックシンドローム該当者</td></tr>
<tr><td>1つ該当</td><td>メタボリックシンドローム予備群</td></tr>
</table>

注）①血糖：空腹時血糖110mg/dL以上
②脂質：a 中性脂肪150mg/dL以上かつ・または b HDLコレステロール40mg/dL未満
③血圧：a 収縮期血圧130mmHg以上かつ・または b 拡張期血圧85mmHg以上
高トリグリセリド血症，低HDLコレステロール血症，高血圧，糖尿病に対する薬剤治療を受けている場合は，それぞれの項目に含める。
資料）厚生労働省保険局：特定健康診査・特定保健指導の実施状況について（2020）

特定健康診査・特定保健指導の実施目標

全国目標

第 3 期の変更点

○見直しのポイント

①特定保健指導の実績評価期間：現行 6 か月後→ 3 か月後でも可
②初回面接と実績評価の同一機関要件の廃止
③健診当日に結果が揃わなくても，初回面接の分割実施が可能
④ 2 年連続して積極的支援に該当した場合，1 年目に比べて 2 年目の状態が改善していれば，2 年目の特定保健指導は，動機づけ支援相当で可
⑤積極的支援の対象者への柔軟な運用でのモデル実施の導入
⑥通信技術を活用した初回面接（遠隔面接）の事前届出を廃止

○特定健診の項目の追加

①糖尿病性腎症の重症化予防を推進するため，詳細健診（医師が必要と認める場合に実施）に「血清クレアチニン検査」を追加
②歯科口腔の保健指導や受診勧奨の端緒となるよう，質問票に「食事を噛んで食べる時の状態」に関する質問を追加

○その他の運用の改善

①かかりつけ医で実施された検査データを，本人同意のもと特定健診データとして活用できるようルールの整備
②被用者保険から市町村国保に，特定健診・保健指導の実施を委託できるよう，保険者間の再委託の手続き等を提示
③初回面接のグループ支援の運用緩和：現行 1 グループ 8 人以下→おおむね 8 人以下，80 分以上→おおむね 80 分以上

保険者の実施目標

保険者種別	実施率	
	特定健診	特定保健指導
全国目標	70%以上	45%以上
市町村国保	60%以上	60%以上
国保組合	70%以上	30%以上
全国健康保険協会〈船保〉	65%以上〈65%以上〉	35%以上〈30%以上〉
単一健保	90%以上	55%以上
総合健保・私学共済	85%以上	30%以上
共済組合（私学共済除く）	90%以上	45%以上

資料）厚生労働省保険局：第 3 期特定健康診査等実施計画期間における特定健診・特定保健指導の運用の見直しについて（2017）

特定健康診査・特定保健指導の実施状況（2021 年度）

（厚生労働省保険局：特定健康診査・特定保健指導の実施状況についてより）

特定健康診査の実施率（全体）

対象者数[*1]	受診者数[*2]	特定健康診査実施率
53,801,976 人	30,389,789 人	56.5%

注）[*1]対象者数：当該年度の 4 月 1 日における加入者であって，当該年度において 40 歳以上 74 歳以下に達する者のうち，年度途中における異動者（加入，脱退）および平成 20 年厚生労働省告示第 3 号に規定する各項のいずれかに該当する者（妊産婦等）と保険者が確認できた者を除いた者の数。
[*2]受診者数：特定健康診査における基本的な健診項目をすべて実施した者の数。

特定健康診査の実施率（性・年齢階級別）

	40～74 歳	40～44 歳	45～49 歳	50～54 歳	55～59 歳	60～64 歳	65～69 歳	70～74 歳
全体	56.5%	62.2%	62.8%	62.5%	61.9%	55.8%	46.4%	43.1%
男性	61.5%	68.7%	69.1%	68.5%	68.3%	61.7%	48.5%	42.9%
女性	51.5%	55.3%	56.2%	56.2%	55.4%	50.1%	44.4%	43.3%

特定保健指導の対象者の割合および特定保健指導実施率（全体）

	人　数	割合・実施率
特定保健指導の対象者	5,262,034 人	17.3%
特定保健指導の終了者	1,294,289 人	24.6%

特定保健指導実施率（性・年齢階級別）

	40～74 歳	40～44 歳	45～49 歳	50～54 歳	55～59 歳	60～64 歳	65～69 歳	70～74 歳
全体	24.6%	21.8%	24.0%	25.1%	26.1%	23.8%	25.4%	29.3%
男性	25.0%	22.5%	24.7%	25.8%	27.0%	24.2%	24.7%	28.4%
女性	23.3%	19.2%	21.5%	23.0%	23.5%	22.7%	27.2%	31.2%

メタボリックシンドロームの該当者および予備群の減少率（2008 年度比）

	特定健診受信者のうちのメタボリックシンドローム該当者及び予備群の減少率	メタボリックシンドロームの該当者及び予備群の減少率
2021 年度（対 2008 年度比）	8.4%	－13.8%

注）推移の表記は，－（マイナス）を含めて値を表記している。－をとると，減少率になる。

食育基本法

食育基本法（15 章，p.525）は，近年の国民の食生活をめぐる環境の変化等から「食育」の重要性が叫ばれ，家庭や学校，地域を通じて食生活に関する適切な知識判断力を身につける「食育」の普及に向けて，平成17年6月議員立法により成立したものである。

基本理念としては，次の通り。

①国民の心身の健康の増進と豊かな人間形成（第 2 条関係）
②食に関する感謝の念と理解（第 3 条関係）
③食育推進運動の展開（第 4 条関係）
④子どもの食育における保護者，教育関係者等の役割（第 5 条関係）
⑤食に関する体験活動と食育推進活動の実践（第 6 条関係）
⑥伝統的な食文化，環境と調和した生産等への配意及び農山漁村の活性化と食料自給率の向上への貢献（第 7 条関係）
⑦食品の安全性の確保等における食育の役割（第 8 条関係）

食育推進基本計画

食育推進基本計画

「国民が生涯にわたって健全な心身を培い，豊かな人間性をはぐくむ」（食育基本法第 1 条）ことを目的として，平成 17 年 6 月に食育基本法が制定された。その後，同法に基づき食育推進基本計画（平成 18 ～ 22 年度まで），第 2 次食育推進基本計画（平成 23 ～ 27 年度まで）および第 3 次食育推進基本計画（平成 28 ～令和 2 年度まで）を作成し，国は 15 年にわたり，都道府県，市町村，関係機関・団体など多様な関係者とともに食育を推進してきた。

食育推進評価専門委員会によって，第 3 次基本計画に掲げられた 15 の目標のうち，改善が見られない等の 9 目標の進捗状況と背景・要因について分析・評価を行い，これを基に，平成 31 年 4 月 1 日，中間的な取りまとめを行った。若い世代（20 ～ 30 歳代）を対象とした食習慣に関するアンケート調査結果等も踏まえつつ，第 3 次基本計画に掲げられたすべての目標について，進捗状況と背景・要因を分析・評価するとともに，食育推進施策の進捗状況も評価した。

これらの分析・評価の結果に基づいて，令和 3 年 3 月 31 日に農林水産省より，「第 4 次食育推進基本計画」が公表された。国民の健全な食生活の実現と，環境や食文化を意識した持続可能な社会の実現のために，SDGs の考え方を踏まえながら，多様な相互の理解を深め，連携・協働し，国民運動として食育を推進することとしている。

第4次食育推進基本計画で推進する内容

1. 家庭における食育の推進：
・乳幼児期からの基本的な生活習慣の形成
・在宅時間を活用した食育の推進

2. 学校，保育所等における食育の推進：
・栄養教諭の一層の配置促進
・学校給食の地場産物利用促進へ連携・協働

3. 地域における食育の推進：
・健康寿命の延伸につながる食育の推進
・地域における共食の推進
・日本型食生活の実践の推進
・貧困等の状況にある子供に対する食育の推進

4. 食育推進運動の展開：
・食育活動表彰，全国食育推進ネットワークの活用，デジタル化への対応

5. 生産者と消費者との交流促進，環境と調和のとれた農林漁業の活性化等：
・農林漁業体験や地産地消の推進
・持続可能な食につながる環境に配慮した消費 の推進
・食品ロス削減を目指した国民運動の展開

6. 食文化の継承のための活動への支援等：
・中核的な人材の育成や郷土料理のデータベース化や国内外への情報発信など，地域の多様な食文化の継承につながる食育の推進
・学校給食等においても，郷土料理の歴史やゆかり，食材などを学ぶ取組を推進

7. 食品の安全性，栄養その他の食生活に関する調査，研究，情報の提供及び国際交流の推進：
・食品の安全性や栄養等に関する情報提供
・食品表示の理解促進

第4次食育推進基本計画の概要

国民の健康や食を取り巻く環境の変化，社会のデジタル化など，食育をめぐる状況を踏まえ，第4次食育推進基本計画では，基本的な方針として以下の３つを重点事項とし，総合的に推進する。また，計画期間を令和３年度からおおむね５年間として，食育を国民運動として推進するための定量的な目標を掲げている。

〈重点事項〉
重点事項１　生涯を通じた心身の健康を支える食育の推進（国民の健康の視点）
重点事項２　持続可能な食を支える食育の推進（社会・環境・文化の視点）
重点事項３「新たな日常」やデジタル化に対応した食育の推進（横断的な視点）
〈食育推進の目標：16の目標と24の目標値〉
追加，見直しを行った主な項目
栄養バランスに配慮した食生活を実践する国民の増加
学校給食での地場産物を活用した取組等の増加
産地や生産者を意識して農林水産物・食品を選ぶ国民の増加
環境に配慮した農林水産物・食品を選ぶ国民の増加　等

※SDGs（Sustainable Development Goals）とは，持続可能な開発目標を指し，2015年9月の国連サミットで採択された2030年までの国際目標である。貧困を撲滅し，持続可能な世界を実現するために，17のゴールならびに169のターゲットからなる持続可能な開発目標を掲げている。

第４次食育推進基本計画における食育の推進に当たっての目標

目標 具体的な目標値	現状値 令和２ (2020)年度	目標値 令和７ (2025)年度
1. 食育に関心を持っている国民を増やす　—国民の割合	83.2%	90%以上
2. 朝食または夕食を家族と一緒に食べる「共食」の回数を増やす　—回数	週 9.6 回	週 11 回以上
3. 地域等で共食したいと思う人が共食する割合を増やす　—割合	70.7%	75%以上
4. 朝食を欠食する国民を減らす　—子供の割合	4.6%*	0%
—若い世代の割合	21.5%	15%以下
5. 学校給食における地場産物を活用した取組等を増やす　—栄養教諭による指導の平均取り組み回数	月 9.1 回*	月 12 回以上
—地場産物を使用する割合（金額ベース）を現状値（令和元年度）から維持・向上した都道府県の割合	—	90%以上
—国産食材を使用する割合（金額ベース）を現状値（令和元年度）から維持・向上した都道府県の割合	—	90%以上
6. 栄養バランスに配慮した食生活を実践する国民を増やす　—国民の割合	36.4%	50%以上
—国民の割合	27.4%	40%以上
—１日当たりの食塩摂取量の平均値	10.1g*	8g 以下
—１日当たりの野菜摂取量の平均値	280.5g*	350g 以上
—１日当たりの果物摂取量 100g 未満の者の割合	61.6%*	30%以下
7. 生活習慣病の予防や改善のために，ふだんから適正体重の維持や減塩等に気をつけた食生活を実践する国民を増やす　—国民の割合	64.3%	75%以上
8. ゆっくりよく噛んで食べる国民を増やす　—国民の割合	47.3%	55%以上
9. 食育の推進に関わるボランティアの数を増やす　—国民の数	36.2 万人*	37 万人以上
10. 農林漁業体験を経験した国民を増やす　—国民（世帯）の割合	65.7%	70%以上
11. 産地や生産者を意識して農林水産物・食品を選ぶ国民を増やす　—国民の割合	73.5%	80%以上
12. 環境に配慮した農林水産物・食品を選ぶ国民を増やす　—国民の割合	67.1%	75%以上
13. 食品ロス削減のために何らかの行動をしている国民を増やす　—国民の割合	76.5%*	80%以上
14. 地域や家庭で受け継がれてきた伝統的な料理や作法等を継承し，伝えている国民を増やす　—国民の割合	50.4%	55%以上
—郷土料理や伝統料理を月１回以上食べている国民の割合	44.6%	50%以上
15. 食品の安全性について基礎的な知識を持ち，自ら判断する国民を増やす　—国民の割合	75.2%	80%以上
16. 推進計画を作成・実施している市町村を増やす　—市町村の割合	87.5%*	100%

注）*は令和元年度の数値

学校給食における使用食材の割合（金額ベース，令和元年度）の全国平均は，地場産物 52.7%，国産食材 87%となっている。

資料）農林水産省：新たな「食育推進計画」の公表について（令和３年３月）

食生活指針

食生活指針

●食事を楽しみましょう。
- 毎日の食事で，健康寿命をのばしましょう。
- おいしい食事を，味わいながらゆっくりよく噛んで食べましょう。
- 家族の団らんや人との交流を大切に，また，食事づくりに参加しましょう。

●１日の食事のリズムから，健やかな生活リズムを。
- 朝食で，いきいきした１日を始めましょう。
- 夜食や間食はとりすぎないようにしましょう。
- 飲酒はほどほどにしましょう。

●適度な運動とバランスのよい食事で，適正体重の維持を。
- 普段から体重を量り，食事量に気をつけましょう。
- 普段から意識して体を動かすようにしましょう。
- 無理な減量はやめましょう。
- 特に若い女性のやせ，高齢者の低栄養にも気をつけましょう。

●主食，主菜，副菜を基本に，食事のバランスを。
- 多様な食品を組み合わせましょう。
- 調理方法が偏らないようにしましょう。
- 手作りと外食や加工食品・調理食品を上手に組み合わせましょう。

●ごはんなどの穀類をしっかりと。
- 穀類を毎食とって，糖質からのエネルギー摂取を適正に保ちましょう。
- 日本の気候・風土に適している米などの穀類を利用しましょう。

●野菜・果物，牛乳・乳製品，豆類，魚なども組み合わせて。
- たっぷり野菜と毎日の果物で，ビタミン，ミネラル，食物繊維をとりましょう。
- 牛乳・乳製品，緑黄色野菜，豆類，小魚などで，カルシウムを十分にとりましょう。

●食塩は控えめに，脂肪は質と量を考えて。
- 食塩の多い食品や料理を控えめにしましょう。食塩摂取量の目標量は，男性で１日８ｇ未満，女性で７ｇ未満とされています。
- 動物，植物，魚由来の脂肪をバランスよくとりましょう。
- 栄養成分表示を見て，食品や外食を選ぶ習慣を身につけましょう。

●日本の食文化や地域の産物を活かし，郷土の味の継承を。
- 「和食」をはじめとした日本の食文化を大切にして，日々の食生活に生かしましょう。
- 地域の産物や旬の素材を使うとともに，行事食を取り入れながら，自然の恵みや四季の変化を楽しみましょう。
- 食材に関する知識や料理技術を身につけましょう。
- 地域や家庭で受け継がれてきた料理や作法を伝えていきましょう。

●食料資源を大切に，無駄や廃棄の少ない食生活を。
- まだ食べられるのに廃棄されている食品ロスを減らしましょう。
- 調理や保存を上手にして，食べ残しのない適量を心がけましょう。
- 賞味期限や消費期限を考えて利用しましょう。

●「食」に関する理解を深め，食生活を見直してみましょう。
- 子供のころから，食生活を大切にしましょう。
- 家庭や学校，地域で，食品の安全性を含めた「食」に関する知識や理解を深め，望ましい習慣を身につけましょう。
- 家族や仲間と，食生活を考えたり，話し合ったりしてみましょう。
- 自分たちの健康目標をつくり，よりよい食生活を目指しましょう。

（小項目は，食生活指針の実践のためのもの）

資料）文部省・厚生省・農林水産省（2016）一部改正

健康づくりのための食生活指針（対象特性別）

【1】成人病（生活習慣病）予防のための食生活指針

1. いろいろ食べて成人病（生活習慣病）予防
　―主食，主菜，副菜をそろえ，目標は一日 30 食品
　―いろいろ食べても，食べ過ぎないように
2. 日常生活は食事と運動のバランスで
　―食事はいつも腹八分目
　―運動十分で食事を楽しもう
3. 減塩で高血圧と胃がん予防
　―塩からい食品を避け，食塩摂取は一日 10 グラム以下
　―調理の工夫で，無理なく減塩
4. 脂肪を減らして心臓病予防
　―脂肪とコレステロール摂取を控えめに
　―動物性脂肪，植物油，魚油をバランス良く
5. 生野菜，緑黄色野菜でがん予防
　―生野菜，緑黄色野菜を毎食の食卓に
6. 食物繊維で便秘・大腸がんを予防
　―野菜，海藻をたっぷりと
7. カルシウムを十分とって丈夫な骨づくり
　―骨粗しょう症の予防は青壮年期から
　―カルシウムに富む牛乳，小魚，海藻を
8. 甘い物は程々に
　―糖分を控えて肥満を予防
9. 禁煙，節酒で健康長寿
　―禁煙は百益あっても一害なし
　―百薬の長アルコールも飲み方次第

【2】成長期のための食生活指針

1. 子どもと親を結ぶ絆（きずな）としての食事
　―乳児期―
　①食事を通してのスキンシップを大切に
　②母乳で育つ赤ちゃん，元気
　③離乳の完了，満 1 歳
　④いつでも活用，母子健康手帳
2. 食習慣の基礎づくりとしての食事
　―幼児期―
　①食事のリズム大切，規則的に
　②何でも食べられる元気な子
　③うす味と和風料理に慣れさせよう
　④与えよう，牛乳・乳製品を十分に
　⑤一家そろって食べる食事の楽しさを
　⑥心掛けよう，手作りおやつの素晴らしさ
　⑦保育所や幼稚園での食事にも関心を
　⑧外遊び，親子そろって習慣に
3. 食習慣の完成期としての食事
　―学童期―
　①一日 3 食規則的，バランスとれた良い食事
　②飲もう，食べよう，牛乳・乳製品
　③十分に食べる習慣，野菜と果物
　④食べ過ぎや偏食なしの習慣を
　⑤おやつには，いろんな食品や量に気配りを
　⑥加工食品，インスタント食品の正しい利用
　⑦楽しもう，一家団らんおいしい食事
　⑧考えよう，学校給食のねらいと内容
　⑨つけさせよう，外に出て体を動かす習慣を
4. 食習慣の自立期としての食事
　―思春期―
　①朝，昼，晩，いつもバランス良い食事
　②進んでとろう，牛乳・乳製品を
　③十分に食べて健康，野菜と果物
　④食べ過ぎ，偏食，ダイエットにはご用心

⑤偏らない，加工食品，インスタント食品に
⑥気を付けて，夜食の内容，病気のもと
⑦楽しく食べよう，みんなで食事
⑧気を配ろう，適度な運動，健康づくり

【3】女性（母性を含む）のための食生活指針

1. 食生活は健康と美のみなもと
①上手に食べて体の内から美しく
②無茶な減量，貧血のもと
③豊富な野菜で便秘を予防
2. 新しい生命と母に良い栄養
①しっかり食べて，一人二役
②日常の仕事，買い物，良い運動
③酒とたばこの害から胎児を守ろう
3. 次の世代に賢い食習慣を
①うす味のおいしさを，愛児の舌にすり込もう
②自然な生活リズムを幼いときから
③よく噛んで，よーく味わう習慣を
4. 食事に愛とふれ合いを
①買ってきた加工食品にも手のぬくもりを
②朝食はみんなの努力で勢ぞろい
③食卓は「いただきます」で始まる今日の出来ごと報告会
5. 家族の食事，主婦はドライバー
①食卓で，家族の顔見て健康管理
②栄養バランスは，主婦のメニューで安全運転
③調理自慢，味と見栄えに安全チェック
6. 働く女性は正しい食事で元気はつらつ
①体が資本，食で健康投資
②外食は新しい料理を知る良い機会
③食事づくりに趣味を見つけてストレス解消
7. 「伝統」と「創造」で新しい食文化を
①「伝統」に「創造」を和えて，我が家の食文化
②新しい生活の知恵で環境の変化に適応
③食文化，あなたとわたしの積み重ね

【4】高齢者のための食生活指針

1. 低栄養に気を付けよう
―体重低下は黄信号
2. 調理の工夫で多様な食生活を
―何でも食べよう，だが食べ過ぎに気を付けて
3. 副食から食べよう
―年をとったらおかずが大切
4. 食生活をリズムに乗せよう
―食事はゆっくり欠かさずに
5. よく体を動かそう
―空腹感は最高の味付け
6. 食生活の知恵を身につけよう
―食生活の知恵は若さと健康づくりの羅針盤
7. おいしく，楽しく，食事をとろう
―豊かな心が育む健やかな高齢期

資料）厚生省（1990）

食事バランスガイド

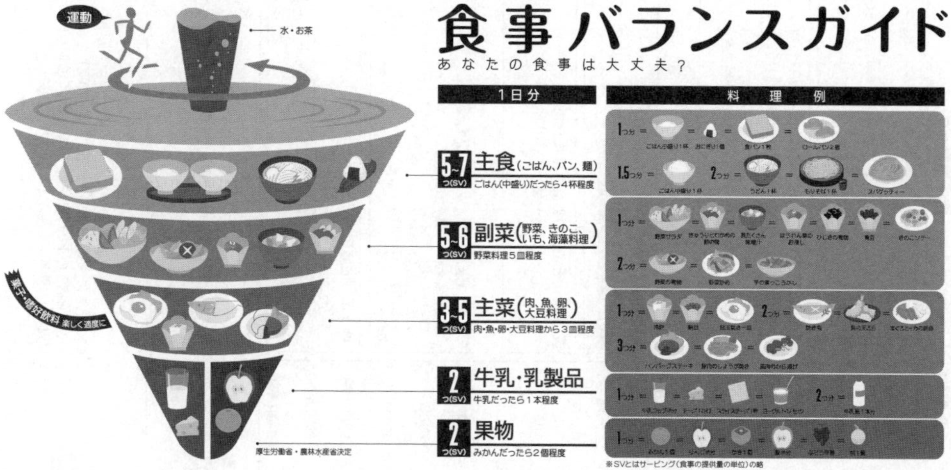

「食事バランスガイド」は，食事の望ましい組み合わせとおおよその量をイラストで示したものです。

●日本で古くから親しまれている「コマ」をイメージして描き，食事のバランスが悪くなると倒れてしまうということ，回転（運動）することによって初めて安定するということを表しています。水・お茶といった水分を軸として，食事の中で欠かせない存在であることも強調しています。

●コマの中では，1日分の料理・食品の例を示しています。これは，ほとんど1日座って仕事をしている運動習慣のない男性にとっての適量を示しています（このイラストの料理例を合わせると，おおよそ2,200kcal）。まずは，自分の食事の内容とコマの中の料理を見比べてみてください。

●コマの中のイラストは，あくまで一例です。実際にとっている料理の数を数える場合には，右側の『料理例』を参考に，いくつ（SV）とっているかを確かめることにより，1日にとる目安の数値と比べることができます。

資料）フードガイド（仮称）検討会報告書（2005）

食事バランスガイドにおける栄養素，食品，食事等の関連について

栄養教育に用いられる要素	エネルギー栄養素	食品～食品群		
		食品成分表	6つの基礎食品	3色分類
内容	エネルギー 炭水化物 たんぱく質 脂質 ビタミン ビタミンA ビタミンB_1 ビタミンB_2 ナイアシン ビタミンB_6 葉酸 ビタミンB_{12} ビオチン パントテン酸 ビタミンC ビタミンD ビタミンE ビタミンK ミネラル，電解質 マグネシウム カルシウム リン クロム モリブデン マンガン 鉄 銅 亜鉛 セレン ヨウ素 ナトリウム カリウム	穀類 いも及びでん粉類 砂糖及び甘味類 豆類 種実類 野菜類 果実類 きのこ類 藻類 魚介類 肉類 卵類 乳類 油脂類 菓子類 し好飲料類 調味料及び香辛料類 調理加工食品類	第1類（魚，肉，卵，大豆） 良質たんぱく質の給源となるもので，毎日の食事で主菜となるもの。 副次的にとれる栄養素として，脂肪，カルシウム，鉄，ビタミンA，ビタミンB_1，ビタミンB_2。	赤
			第2類（牛乳，乳製品，骨ごと食べられる魚） 牛乳，乳製品は，比較的多種の栄養成分を含むが，特にカルシウムの給源として重要である。 その他，良質たんぱく質，ビタミンB_2の給源。 小魚類は，たんぱく質，カルシウムを多く含み，また鉄，ビタミンB_2の給源。	赤
			第3類（緑黄色野菜） 主としてカロテンの給源となる野菜。ビタミンCおよびカルシウム，鉄，ビタミンB_2の給源。	緑
			第4類（その他の野菜，果物） 主としてビタミンCの給源。 その他，カルシウム，ビタミンB_1，ビタミンB_2の給源。	緑
			第5類（米，パン，めん，いも） 糖質性エネルギー源となる食品。 この類に分類されるものとしては，大麦や小麦などの穀類とその加工品および砂糖類，菓子類などがある。 いも類は，糖質のほかにビタミンB_1，ビタミンCなども比較的多く含まれる。	黄
			第6類（油脂類） 脂肪性エネルギー源となる食品。 大豆油，米油などの植物油およびマーガリン並びにバター，ラードなどの動物脂およびマヨネーズ，ドレッシングなどの多脂性食品が含まれる。	黄
食べる者の量的把握 （一般人の場合）	目に見えない（栄養成分表示がされているものは含有量がわかる）	料理の中に分散しているので重量の把握が難しい		
つくる者の量的把握 （一般家庭の場合，および外食，中食業者の場合）	食品成分表や分析結果から把握できる（一般の家庭では難しい）	つくるときに，食材の重量を計量すれば，把握できる 一般飲食店での正しい把握は，管理栄養士の援助なしには難しい（健康づくり協力店の実施状況から）		
健康の維持等の観点から望ましい**摂取量の目安**	食事摂取基準	食事摂取基準に基づく 食品構成		

資料）フードガイド（仮称）検討会報告書（2005）

具体的な料理	食事バランスガイドでの区分(料理区分)	
ごはん パン 麺	ごはん，パン，麺，パスタなどを主材料とする料理 (主に炭水化物の供給源)	主食
焼き魚 ハンバーグ 卵焼き 冷や奴	肉，魚，卵，大豆製品などを主材料とする料理 (主にたんぱく質の供給源)	主菜
サラダ 煮物	野菜，いも，豆類，きのこ，海藻などを主材料とする料理 (主にビタミン，ミネラル，食物繊維の供給源)	副菜
牛乳 ヨーグルト	牛乳・乳製品 (主にカルシウムの供給源)	牛乳・乳製品
りんご みかん	果物 (主にビタミンC，カリウムの供給源)	果物
チョコレート ケーキ ジュース	菓子・嗜好飲料 (楽しく適度にとりたいもの)	菓子・嗜好飲料
揚げ物 佃煮	油脂・調味料 (調理形態によってはとり過ぎに注意)	油脂・調味料

食卓，外食，惣菜など食べるときに見ている状態のもの。
1回の食事で食べる量を，料理区分別に標準的な量〔つ（SV）〕と比較することにより，適量か否かをおおよそ把握できる。
生活の中で繰り返し，こうした情報に触れることで，特別の学習をしなくても，感覚的にわかって使えるようになる可能性大

1料理の提供量を標準的な量〔つ（SV）〕と比較することにより，適切な量の提供ができる。
食材の細かい部分の違いは捨象して使うことができるので，一般飲食店が表示をする場合にも，その日の食材の仕入れ状況に対応したメニュー変更が容易にできる。（栄養成分表示では，これが難しいため普及しにくいという課題がある）

食事バランスガイド
食事摂取基準，食品構成等を踏まえた，料理区分ごとの摂取の目安を示す数値〔つ（SV）〕で示される

食事バランスガイドによる食事の組み立て方

●1日分の適量を把握する

※性・年齢・体位と活動量から，1日に何をどれだけ食べたらよいのか考える。

対象特性別，料理区分における摂取の目安

対象者	エネルギー（kcal）	主食	副菜	主菜	牛乳・乳製品	果物
・6～9歳男女 ・10～11歳女子 ・身体活動量の低い12～69歳女性 ・70歳以上女性 ・身体活動量の低い70歳以上男性	1,400 1,600 1,800 2,000	4～5	5～6	3～4	2	2
・10～11歳男子 ・身体活動量の低い12～69歳男性 ・身体活動量ふつう以上の12～69歳女性 ・身体活動量ふつう以上の70歳以上男性	2,000 2,200 2,400	5～7	5～6	3～5	2	2
・身体活動量ふつう以上の12～69歳男性	2,400 2,600 2,800 3,000	6～8	6～7	4～6	2～3	2～3

・1日分の食事量は，活動（エネルギー）量に応じて，各料理区分における摂取の目安〔つ（SV）〕を参考にする。
・2,200±200kcalの場合，副菜〔5～6つ（SV）〕，主菜〔3～5つ（SV）〕，牛乳・乳製品〔2つ（SV）〕，果物〔2つ（SV）〕は同じだが，主食の量と，主菜の内容（食材や調理法）や量を加減して，バランスの良い食事にする。
・成長期で，身体活動レベルが特に高い場合は，主食，副菜，主菜について，必要に応じてSV数を増加させることで適宜対応する。

●食事の目的と好みを考えて料理を選ぶ

下表を参考とし，さらに料理の内容（主材料・調理法・味付け等）を考えて，バランス良く料理を組み合わせる。

各料理区分における摂取の目安〔つ（SV）〕の活用

主食（ごはん・パン・麺など）〔5～7つ（SV）〕

毎食，主食は欠かせない。主菜，副菜との組合せで，適宜，ごはん，パン，麺を組み合わせる。3食で摂れない場合は，間食時に不足分を補う。

副菜（野菜・いも・豆・海藻など）〔5～6つ（SV）〕

日常の食生活の中では，どうしても主菜に偏り，副菜が不足しがちである。従って，主菜の倍程度〔毎食1～2つ（SV）〕を目安に，意識的に十分な摂取を心がける。

主菜（肉・魚・卵料理・大豆食品など）〔3～5つ（SV）〕

多くならないように注意する。特に油料理を多くとり過ぎると，脂質及びエネルギーが過剰に傾き易くなる。

牛乳・乳製品〔2つ（SV）〕

毎日コップ1杯の牛乳を目安に摂取する。

果物〔2つ（SV）〕

毎日，適量を欠かさずとるように心がける。

資料）フードガイド（仮称）検討会報告書（2005，2010年一部変更）

食事バランスガイドの単位

主　食	炭水化物等の供給源。炭水化物約 40g が 1 つ（SV）。
副　菜	ビタミン，ミネラル，食物繊維等の供給源。主材料の重量が約 70g を 1 つ（SV）。
主　菜	たんぱく質等の供給源。主材料由来のたんぱく質約 6g が 1 つ（SV）。
牛乳・乳製品	カルシウム等の供給源。主材料由来のカルシウム約 100mg が 1 つ（SV）。
果　物	ビタミン C，カリウム等の供給源。主材料の重量が約 100g を 1 つ（SV）。

注）菓子パンは，菓子・嗜好飲料に分類される。

食事バランスガイドを利用した朝昼夕の食事例（2,200kcal）

朝食：主食 2 つ（SV）＝ごはん軽く 2 杯，主菜 1 つ（SV）＝目玉焼き，副菜 1 つ（SV）＝ひじきの煮物，果物 1 つ（SV）＝みかん 1 個，（味噌汁，緑茶）

昼食：主食 2 つ（SV）＝ごはん軽く 2 杯，主菜 1.5 つ（SV）＝ハンバーグ 1/2 個，牛乳・乳製品 1 つ（SV）＝チーズ，副菜 1 つ（SV）＝野菜スープ，副菜 1 つ（SV）＝野菜サラダ，牛乳・乳製品 1 つ（SV）＝ミルクコーヒー（牛乳 1/2 杯使用）

夕食：主食 2 つ（SV）＝ごはん軽く 2 杯，主菜 1 つ（SV）＝サンマ塩焼き 1/2 切，主菜 1 つ（SV）＝冷奴，副菜 2 つ（SV）＝筑前煮，副菜 1 つ（SV）＝ほうれん草のお浸し，果物 1 つ（SV）＝りんご 1/2 個，（緑茶）

注）下記のイラストのように，卵・魚・肉・大豆料理を色々と，少しずつ食べるような献立。

食事別，各料理区分における摂取の目安

食事	主食		副菜		主菜		牛乳・乳製品		果物	
朝食	ご飯・L	2	小松菜の含め煮	1	目玉焼き	1	ヨーグルト	1	みかん 1 個	1
昼食	ご飯・L	2	きのこのバター炒め 茹でブロッコリーのサラダ	1 1	ビーフステーキ 1/2	2.5				
間食	ぶどうパン 1 個	1					ミルクコーヒー	1		
夕食	ご飯・L	2	じゃがいものみそ汁 枝豆 切り干し大根の煮物	1 1 1	刺身	2			柿 1/2 個	1
合計		7		6		5.5		2		2

〔朝食〕

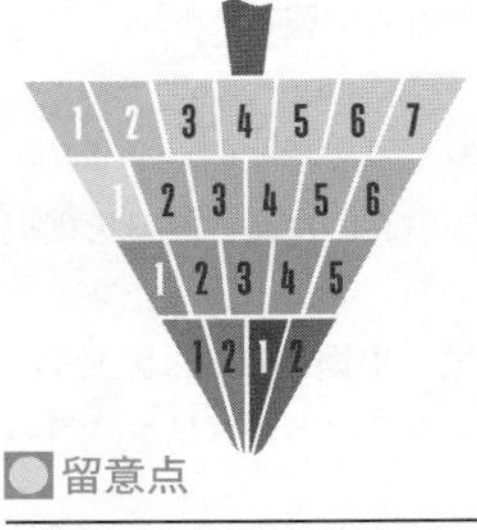

〔昼食〕

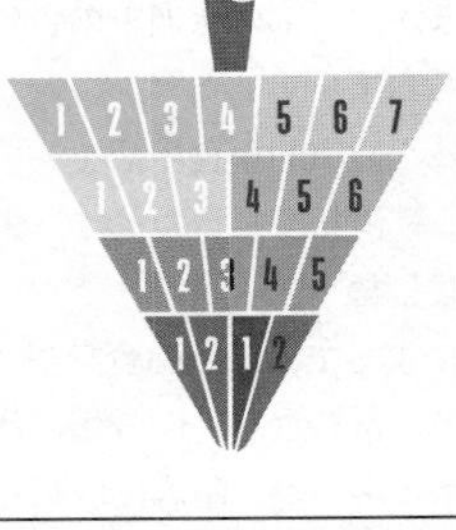

〔夕食〕

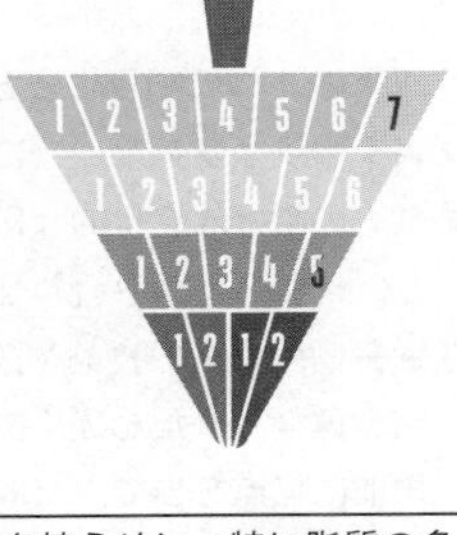

留意点

- 肉料理が主菜のほぼ半分に当たるので，他の食事では主菜を控えめに，特に脂質の多い料理に注意する。
- 主菜と副菜をしっかり摂り，ノンオイルドレッシングを使用するなど，油脂類の使用に注意することで，バランスのよい食事になっている。
- アルコールについては，夕食の主食（ご飯）の量を減らし，摂りすぎないように留意して楽しむ程度に。
- 料理に含まれる脂質やエネルギー，食塩等の量は，使用する主材料の種類や油脂・調味料によって異なるので注意する。

資料）日本栄養士会監修：「食事バランスガイド」を活用した栄養教育・食育実践マニュアル第3版，第一出版（2020）

外国の健康政策

ヘルシーピープル，食生活指針 2020-2025（アメリカ）

ヘルシーピープル 2030 は，2021 年から第 5 期として推進している。その主な内容は，2011 年からの 10 年間，米国民の健康増進法と疾病予防を導くために設計した目標と重点領域である。その目標としてこれまでの計画の進捗状況や科学的根拠に基づくコア目標（主な健康目標）として 355 項目が設定されている。また、科学的根拠にまで至らない重要な項目（開発目標）も示されている。目標には各種疾病，感染症，薬物，食料など幅広い項目の目標が設定されているが，栄養に関する項目として，「カルシウム消費量を増やす」，「ナトリウムの消費を減らす」，「野菜や果物の消費量を増やす」などの項目のほか，栄養と関係のある疾病，肥満，飲酒，乳幼児に関する項目も設定されている。

食生活指針 2020-2025 は，2020 年 6 月，米国食生活指針諮問委員会から政府に対して答申され，公開討論や意見聴取を経た報告書をもとに策定されている。食生活指針 2020-2025 では，アメリカにおける公衆衛生の課題との関連性について次のように述べられている。

これまで，アメリカの食事における栄養摂取状況は，食生活指針が推奨する水準のはるかに下にとどまり，心血管疾患，2 型糖尿病，肥満などの食事関連の慢性疾患が，アメリカ人にとって主要な公衆衛生上の問題を引き起こしていることがより明らかになった。このため，食生活指針 2020-2025 では一般の健康な人々だけではなく，過体重や肥満の人々，慢性疾患のリスクがある人などにも焦点を当てているのが特徴である。食生活指針 2020-2025 では，「2 歳未満の乳幼児の推奨摂取量を初めて設定」，「栄養素密度の高い食品群（野菜，果物，穀類，牛乳・乳製品，たんぱく質食品）からの摂取の推奨」のほか，一部には過去の食生活指針も踏襲しながら，大きく以下の 4 つの項目にまとめられている。

①各々のライフステージに合った健康的な食生活を心掛ける
②個人の嗜好，文化的な伝統，経済状況に合わせて，栄養価の高い食品と飲料を選択し，それらの組み合わせを楽しむ
③栄養密度の高い食品や飲料によって，5 つの食品群（野菜・果物・穀類・乳製品・肉や魚などのたんぱく質を多く含む食品）に分類される栄養価の高い食品や飲料の摂取に焦点を当て，摂取エネルギー量制限内に収める
④添加された糖類，飽和脂肪酸，ナトリウムをより多く含む食品・飲料やアルコール飲料の摂取を控える

資料）全国栄養士養成施設協会，日本栄養士会監修：サクセス管理栄養士・栄養士養成講座 公衆栄養学，第一出版（2022）を一部改変

日本人の長寿を支える「健康な食事」の普及について
―食を通じた社会環境の整備に向けて通知を発出―

日本人の長寿を支える「健康な食事」について，国民や社会の理解を深め，取り組みやすい環境の整備が重要であることから，厚生労働省は，平成 25 年 6 月から「健康な食事」のあり方に関する検討を重ね，平成 26 年 10 月に検討会報告書を取りまとめた。

この検討会報告書を踏まえ，今般，「『健康な食事』の普及について」および「生活習慣病予防その他の健康増進を目的として提供する食事の目安の普及について」の通知を自治体および関係団体宛てに発出した（平成 27 年 9 月 9 日）。

この通知による取り組みは，国民健康づくり運動である「健康日本 21（第二次）」に基本的な方向として掲げる健康寿命の延伸に向けて，個人の食生活の改善と社会環境の整備を推進することを目的としたものである。今後，効果的な取り組みが推進されることが期待される。

「健康な食事」の普及について

厚生労働省では，「健康な食事」の捉え方を踏まえ，健康な心身の維持・増進に必要とされる栄養バランスを確保する観点から，主食・主菜・副菜を組み合わせた食事の更なる推奨を図るよう，シンボルマークを作成し，マークの使用規約を定めた。

日本人の長寿を支える「健康な食事」の捉え方

「健康な食事」とは，健康な心身の維持・増進に必要とされる栄養バランスを基本とする食生活が，無理なく持続している状態を意味する。

「健康な食事」の実現のためには，日本の食文化の良さを引き継ぐとともに，おいしさや楽しみを伴っていることが大切である。おいしさや楽しみは，食材の調理の工夫，食嗜好や食事観の形成，食の場面の選択など，幅広い要素から構成される。

「健康な食事」が広く社会に定着するためには，信頼できる情報のもとで，国民が適切な食物に日常的にアクセスすることが可能な社会的・経済的・文化的な条件が整っていなければならない。

社会全体での「健康な食事」は，地域の特性を生かした食料の安定供給の確保や食生活に関する教育・体験活動などの取り組みと，国民 1 人 1 人の日々の実践とが相乗的に作用することで実現し，食をめぐる地域力の維持・向上とともに，国民の健康と QOL の維持・向上に着実に貢献する。

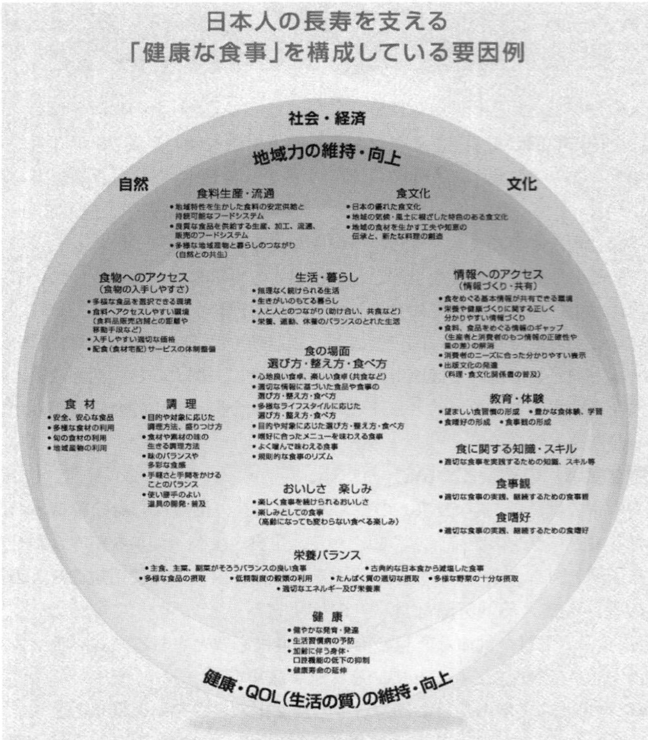
日本人の長寿を支える
「健康な食事」を構成している要因例
社会・経済
地域力の維持・向上
自然
文化
食料生産・流通
•地域特性を生かした食料の安定供給と持続可能なフードシステム
•良質な食品を供給する生産、加工、流通、販売のフードシステム
•多様な地域産物と暮らしのつながり（自然との共生）
食文化
•日本の優れた食文化
•地域の気候・風土に根ざした特色のある食文化
•地域の食材を生かす工夫や知恵の伝承と、新たな料理の創造
食物へのアクセス
（食物の入手しやすさ）
•多様な食品を選択できる環境
•食料へアクセスしやすい環境（食料品販売店舗との距離や移動手段など）
•入手しやすい適切な価格
•配食（食材宅配）サービスの体制整備
生活・暮らし
•無理なく続けられる生活
•生きがいのもてる暮らし
•人と人とのつながり（助け合い、共食など）
•栄養、運動、休養のバランスのとれた生活
情報へのアクセス
（情報づくり・共有）
•食をめぐる基本情報が共有できる環境
•栄養や健康づくりに関する正しく分かりやすい情報づくり
•食料、食品をめぐる情報のギャップ（生産者と消費者のもつ情報の正確性や量の差）の解消
•消費者のニーズに合った分かりやすい表示
•出版文化の発達（料理・食文化関係書の普及）
食の場面
選び方・整え方・食べ方
•心地良い食卓、楽しい食卓（共食など）
•適切な情報に基づいた食品や食事の選び方・整え方・食べ方
•多様なライフスタイルに応じた選び方・整え方・食べ方
•目的や対象に応じた選び方・整え方・食べ方
•嗜好に合ったメニューを味わえる食事
•よく噛んで味わえる食事
•規則的な食事のリズム
食 材
•安全、安心な食品
•多様な食材の利用
•旬の食材の利用
•地域産物の利用
調 理
•目的や対象に応じた調理方法、盛りつけ方
•食材や素材の味の生きる調理方法
•味のバランスや多彩な食感
•手軽さと手間をかけることのバランス
•使い勝手のよい道具の開発・普及
教育・体験
•望ましい食習慣の形成 •豊かな食体験、学習
•食嗜好の形成 •食事観の形成
食に関する知識・スキル
•適切な食事を実践するための知識、スキル等
おいしさ 楽しみ
•楽しく食事を続けられるおいしさ
•楽しみとしての食事（高齢になっても変わらない食べる楽しみ）
食事観
•適切な食事の実践、継続するための食事観
食嗜好
•適切な食事の実践、継続するための食嗜好
栄養バランス
•主食、主菜、副菜がそろうバランスの良い食事
•古典的な日本食から減塩した食事
•多様な食品の摂取
•低精製度の穀類の利用
•たんぱく質の適切な摂取
•多様な野菜の十分な摂取
•適切なエネルギー及び栄養素
健 康
•健やかな発育・発達
•生活習慣病の予防
•加齢に伴う身体・口腔機能の低下の抑制
•健康寿命の延伸
健康・QOL（生活の質）の維持・向上

資料）厚生労働省：日本人の長寿を支える「健康な食事」リーフレットより抜粋

主食・主菜・副菜を組み合わせた食事推奨のシンボルマーク使用マニュアル

「主食・主菜・副菜」は，1食単位の基本となる料理の組合せである。食品には多種類の栄養素が含まれていて，それぞれの食品に含まれる栄養素の種類は食品によって異なる。このため，私たちは，多様な食品を組み合わせて，必要な栄養素をとることになる。主食，主菜，副菜を基本とすることで，多様な食品から，必要な栄養素をバランスよくとることができる。

シンボルマークのデザインは，円を三分割してシンプルな線や面で，主食・主菜・副菜の３つの料理を表現し，黄色が「主食」，赤色が「主菜」，緑色が「副菜」で，主食，主菜，副菜の組合せを意味する。

※シンボルマークについては，使用禁止例などの細かい規定が示されているため，随時，厚生労働省ホームページを確認すること。

生活習慣病予防その他の健康増進を目的として提供する食事について（目安）

	一般女性や中高年男性で，生活習慣病の予防に取り組みたい人向け 650kcal 未満	一般男性や身体活動量の高い女性で，生活習慣病の予防に取り組みたい人向け 650 ～ 850kcal
主食 （料理Ⅰ） の目安	穀類由来の炭水化物は 40 ～ 70g	穀類由来の炭水化物は 70 ～ 95g
主菜 （料理Ⅱ） の目安	魚介類，肉類，卵類，大豆・大豆製品由来のたんぱく質は 10 ～ 17g	魚介類，肉類，卵類，大豆・大豆製品由来のたんぱく質は 17 ～ 28g
副菜 （料理Ⅲ） の目安	緑黄色野菜を含む 2 種類以上の野菜（いも類，きのこ類・海藻類も含む）は 120 ～ 200g	緑黄色野菜を含む 2 種類以上の野菜（いも類，きのこ類・海藻類も含む）は 120 ～ 200g
牛乳・乳製品，果物の目安	牛乳・乳製品および果物は，容器入りあるいは丸ごとで提供される場合の 1 回提供量を目安とする。 ●牛乳・乳製品：100 ～ 200g または mL（エネルギー 150kcal 未満 *） ●果物：100 ～ 200g（エネルギー 100kcal 未満 *） * これらのエネルギー量は，650kcal 未満，または 650 ～ 850kcal に含めない。	
料理全体の目安	〔エネルギー〕 ●料理Ⅰ，Ⅱ，Ⅲを組み合わせる場合のエネルギー量は 650kcal 未満 ●単品の場合は，料理Ⅰ：300kcal 未満，料理Ⅱ：250kcal 未満，料理Ⅲ：150kcal 未満 〔食塩〕 ●料理Ⅰ，Ⅱ，Ⅲを組み合わせる場合の食塩含有量（食塩相当量）は 3 g 未満（当面 3 g を超える場合は，従来品と比べ 10% 以上の低減） ●単品の場合は，食塩の使用を控えめにすること（当面 1 g を超える場合は，従来品と比べ 10% 以上の低減） ※1　エネルギー，食塩相当量について，見えやすいところにわかりやすく情報提供すること ※2　不足しがちな食物繊維など栄養バランスを確保する観点から，精製度の低い穀類や野菜類，いも類，きのこ類，海藻類など多様な食材を利用することが望ましい	〔エネルギー〕 ●料理Ⅰ，Ⅱ，Ⅲを組み合わせる場合のエネルギー量は 650 ～ 850kcal 未満 ●単品の場合は，料理Ⅰ：400kcal 未満，料理Ⅱ：300kcal 未満，料理Ⅲ：150kcal 未満 〔食塩〕 ●料理Ⅰ，Ⅱ，Ⅲを組み合わせる場合の食塩含有量（食塩相当量）は 3.5g 未満（当面 3.5g を超える場合は，従来品と比べ 10% 以上の低減） ●単品の場合は，食塩の使用を控えめにすること（当面 1 g を超える場合は，従来品と比べ 10% 以上の低減） ※1　エネルギー，食塩相当量について，見えやすいところにわかりやすく情報提供すること ※2　当該商品を提供する際には，「しっかりと身体を動かし，しっかり食べる」ことについて情報提供すること

「健康づくりのための身体活動基準 2013」および「健康づくりのための身体活動指針（アクティブガイド）」（概要）

（厚生労働省：「健康づくりのための身体活動基準 2013」および「健康づくりのための身体活動指針（アクティブガイド）」について（平成 25 年 3 月 18 日））

身体活動・運動分野における国民の健康づくりのための取り組みについては，平成 18 年に「健康づくりのための運動基準 2006」および「健康づくりのための運動指針 2006〈エクササイズガイド 2006〉」が策定され，健康日本 21 に係る取り組みの一環として，これらの基準等を活用して身体活動・運動に関する普及啓発等が取り組まれた。

上記の基準等の策定から 6 年以上が経過し，身体活動・運動に関する科学的知見が蓄積されていること，また，平成 25 年度から健康日本 21（第二次）が開始されることから，新たな科学的知見に基づき改定が行われ，「健康づくりのための身体活動基準 2013」及び「健康づくりのための身体活動指針（アクティブガイド）」として取りまとめられた。

健康づくりのための身体活動基準 2013

<table>
<tr><th colspan="2">血糖・血圧・脂質に関する状況</th><th colspan="2">身体活動（生活活動・運動）*1</th><th colspan="2">運動</th><th>体力（うち全身持久力）</th></tr>
<tr><td rowspan="3">健診結果が基準範囲内</td><td>65 歳以上</td><td>強度を問わず，身体活動を毎日 40 分（＝10 メッツ・時 / 週）</td><td rowspan="3">今より少しでも増やす（例えば10分多く歩く）*4</td><td>—</td><td rowspan="3">運動習慣をもつようにする（30分以上・週2日以上）*4</td><td>—</td></tr>
<tr><td>18 ～ 64 歳</td><td>3 メッツ以上の強度の身体活動*2を毎日 60 分（＝23メッツ・時 / 週）</td><td>3 メッツ以上の強度の運動*3を毎週 60 分（＝4 メッツ・時 / 週）</td><td>性・年代別に示した強度での運動を約 3 分間継続可能</td></tr>
<tr><td>18 歳未満</td><td>—</td><td>—</td><td>—</td></tr>
<tr><td colspan="2">血糖・血圧・脂質のいずれかが保健指導レベルの者</td><td colspan="5">医療機関にかかっておらず，「身体活動のリスクに関するスクリーニングシート」でリスクがないことを確認できれば，対象者が運動開始前・実施中に自ら体調確認ができるよう支援したうえで，保健指導の一環としての運動指導を積極的に行う。</td></tr>
<tr><td colspan="2">リスク重複者またはすぐ受診を要する者</td><td colspan="5">生活習慣病患者が積極的に運動をする際には，安全面での配慮がより特に重要になるので，まずかかりつけの医師に相談する。</td></tr>
</table>

注）*1「身体活動」は，「生活活動」と「運動」に分けられる。このうち，生活活動とは，日常生活における労働，家事，通勤・通学などの身体活動を指す。 また，運動とは，スポーツ等の，特に体力の維持・向上を目的として計画的・意図的に実施し，継続性のある身体活動を指す。

*2「3 メッツ以上の強度の身体活動」とは，歩行またはそれと同等以上の身体活動。

*3「3 メッツ以上の強度の運動」とは，息が弾み汗をかく程度の運動。

*4 年齢別の基準とは別に，世代共通の方向性として示したもの。

身体活動の３つの効果（年齢・対象別）

	身体的効果	心理的効果	社会・経済的効果
共通	体を動かすことは，強さや時間に関係なく身体活動能力そのものの維持に効果がある 体を動かすこと自体が健康づくりの上で重要		さまざまな人が身体活動をすることによってその輪が広がり，新しい人間関係とコミュニケーションが生まれる
成長期	骨密度を増加させ，後の骨粗鬆症を防ぐ	一般に，子どもは自然な遊びから知的能力を発達させ，自主性，社会性などを身につけていく ストレスへの耐性を獲得し，こころの健康づくりに役立つ	活動の中で社会性が育まれるなどの効果が得られる
青・壮年期		ストレスを抑え，解消するだけでなく，こころの健康づくりにも役立つ	生活習慣病の予防・改善を通じ，医療費の低減効果も期待できる
高齢者	定期的に身体活動を行うことで動作の機敏性の低下，腰痛症や膝関節症，骨粗鬆症の予防が期待される	よりよく生きるためには，日常生活の中で１人１人がいかに生きがいや楽しみを見つけるかが大切 より充実した人生をいつまでも送るために，身体活動をその１つに取り入れたい	高齢者の社会性を維持し，QOL の向上につながる 生活習慣病の予防・改善を通じ，医療費の低減効果も期待できる
女性	体を動かすことでそれぞれのライフステージで現れる体の変化にも力強く対応し，充実した生活を送ることができるようになる	人間には基本的に，体を動かすことそのものへの欲求や，達成感を得たり，自己表現を行うこと，また集団への所属の欲求があるとされ，身体活動や運動をすることによってそれらを満たし，こころの健康づくりにも役立つ	生活習慣病の予防・改善を通じ，医療費の低減効果も期待できる

自然に健康になれる持続可能な食環境づくりの推進に向けた検討会 報告書（令和３年６月）の概要

はじめに（第１）

○活力ある「人生 100 年時代」の実現に向けて，健康寿命の更なる延伸が課題となっている中，健康無関心層も含め自然に健康になれる食環境づくり*の推進が急務である。

*「食環境づくり」とは，人々がより健康的な食生活を送れるよう，人々の食品へのアクセスと情報へのアクセスの両方を相互に関連させて整備していくものをいう。ここでいう「食品」には，食材，料理および食事の３つのレベルがある。

○こうした中，「成長戦略フォローアップ」等において，上記の食環境づくりを推進するため，産学官等の連携体制を構築することが示された。

○この食環境づくりを推進するに当たっては，今後，次期国民健康づくり運動に向けた議論が本格化していくことも見据え，国民の健康の保持増進につなげていく視点が特に重要となる一方で，適切な栄養・食生活やそのための食事を支える食環境の持続可能性を高めていく視点も大切となる。

○以上を踏まえ，自然に健康になれる持続可能な食環境づくりの推進に向けた産学官等連携の在り方を検討するため，関係省庁*との連携の下，厚生労働省健康局長の主催により，本検討会を開催した（2021 年２月～６月計４回，座長：女子栄養大学大学院研究科長 武見ゆかり）。

*農林水産省，経済産業省，環境省，消費者庁

自然に健康になれる持続可能な食環境づくりの推進に係る課題と動向（第３）

1　我が国の食環境を取り巻く社会情勢

（１）少子高齢社会の更なる進展と迎えつつある「人生 100 年時代」

「人生 100 年時代」の到来を見据えると，健康寿命の延伸が大きな課題である。

（２）活力ある持続可能な社会の実現に立ちはだかる主な栄養課題

活力ある持続可能な社会の実現のためには，**全世代や生涯の長きにわたり国民に大きく影響し得る，以下の栄養課題の改善・解消**が必要である。

【食塩（ナトリウム）の過剰摂取】

非感染性疾患（NCDs）による死亡・障害調整生命年（DALYs）に最も影響を与える食事因子は，世界的には全粒穀類の摂取不足であるのに対し，我が国を含む東アジアでは食塩の多量摂取である。日本人の食塩摂取量は，長期的には減少傾向だが，**諸外国よりも多く，世界保健機関（WHO）が推奨している量の約２倍摂取**である。欧米では加工食品由来の食塩摂取割合が高いのに対し，**我が国は家庭内調理からの食塩摂取割合が最多（約６割が調味料）**である。

食塩摂取量が多くても食習慣の改善の意思がない者が半数以上であり，今後，減塩の取り組みを効果的に進めるには，**健康関心度にも考慮**する必要がある。

【若年女性のやせ】

日本人の20～30代女性のやせの割合は，中長期的に増加傾向であり，主な先進国の中でも成人女性のやせの割合は最も高い。

【経済格差に伴う栄養格差】

世帯年収の違いは，**食品選択，栄養素等摂取量に影響**している。しかし，「食塩の過剰摂取」は世帯年収にかかわらず，共通した栄養課題である。

2　持続可能な開発目標（SDGs）と今後の食環境づくりに向けた国際動向

（1）国際機関等の取り組み

【SDGsと栄養改善】

栄養は，SDGsの目標2「飢餓をゼロに」，目標3「すべての人に健康と福祉を」をはじめ，全17目標の達成に寄与。SDGsの達成には栄養改善の取り組みが不可欠。

【栄養・食生活と気候変動の相互作用に関する報告*】

気候変動は，食料の栄養価の減少や，食料価格の高騰と栄養格差の拡大をもたらす可能性がある。一方で，栄養状態の改善を目的とした公衆衛生政策は，食品の需要に影響を与え，温室効果ガス排出削減等に寄与する可能性がある。

*「気候変動に関する政府間パネル（IPCC）」特別報告書「気候変動と土地」（2019年8月）

【健康面（栄養面）と環境面の取り組みの必要性と展開例】

「持続可能で健康的な食事の実現に向けた指針」（国連食糧農業機関（FAO）・WHO，2019年7月），食料システムの転換に関する報告書（世界経済フォーラム，2020年1月）等。

【食料システム・栄養改善に関する国際会議の開催】

「国連食料システムサミット」(2021年9月開催)，「東京栄養サミット2021」(2021年12月開催)*。

*SDGsの達成にも資する栄養改善の推進の在り方について幅広く議論。

（2）産業界等の取り組み

海外の食品関連企業では，**社会と環境の課題解決に向けて具体的な行動目標を示した上で進捗を明示し，ビジネスを成長**させている例もある。

食環境づくりの推進の方向性（第4）

1　基本理念

- 栄養面を軸としつつ，事業者が行う環境面に配慮した取り組みにも焦点を当て，産学官等が連携して持続可能性を高める視点を持ちながら進めていく。
- 栄養面等に配慮した食品を事業者が供給し，そうした食品を消費者が，自身の健康関心度等の程度にかかわらず，自主的かつ合理的に，または自然に選択でき，手頃な価格で購入し，ふだんの食事において利活用しやすくする。これにより，国民の健康の保持増進を図るとともに，活力ある持続可能な社会の実現を目指す。
- 国際動向との調和を図りつつも，日本を含むアジアの食生活や栄養課題が欧米等とは異なる点があることも十分に踏まえ，推進していくことが重要である。

2　優先して取り組むべき課題

（1）栄養面：**特に重要な栄養課題**である「食塩の過剰摂取」**の対策として，「減塩」に優先的に取り組む**。また，全世代や生涯の長きにわたり関係し得る**他の重要な栄養課題**として，「経済格差に伴う栄養格差」や「若年女性のやせ」の問題も取り組み対象とする。

（2）環境面：関係省庁の協力を得て，事業者が行う環境面の取り組み*も焦点とする。

*持続可能な食環境づくりに関連し得る取り組みとして，主に直接的に環境保全に寄与するもの，情報開示等を通じて間接的に環境保全に影響を与えるものがあると考えられる。

3　対象とする食事および食品

対象とする食事は，日本人の食塩摂取源に鑑み，当分の間，「**内食**」(家庭内調理)，「**中食**」（持ち帰りの弁当・惣菜等）とする*[1]。具体的な市販食品を対象とする場合は，**これらの食事に用いる一般用加工食品***[2] とする*[1,3]。

*[1] 料理レシピ等を含む。
*[2] 容器包装に入れられた加工食品（業務用加工食品を除く）。
*[3] 外食は，今回の食環境づくりの今後数年間の進展状況に応じ検討する。

主な取り組み内容（第5）

1　各関係者に期待される主な取り組み

（1）食品製造事業者：栄養面またはこれに加えて環境面に配慮した商品の積極的開発・主流化。事業者単位または全社的に行う栄養面・環境面の取り組みの推進。

（2）食品流通事業者：健康関心度等に応じた販売戦略（棚割り，価格等）の推進。

（3）メディア：食品製造・食品流通事業者と連携した広報活動等の展開。

（4）事業者共通：美味しく手軽に減塩できるレシピ開発・紹介，健康的で持続可能な栄養・食生活の重要性およびその実践に向けた工夫等に関する情報発信。

（5）学術関係者：食環境づくりに資する研究の推進・成果の発信。こうした研究を基盤とした中立的・公平な立場での事業者の支援。

（6）厚生労働省：国立健康・栄養研究所と協働した，事業者の取り組みに資する科学的データの整備・公表。健康・栄養政策研究を推進するための環境整備。

（7）職能団体・市民社会等：事業者への建設的な提言，消費者と事業者の適切な仲介等。

2　取り組みの実効性の確保および成果の適正な評価に関する方策

厚生労働省は，本取り組みに賛同する事業者等（メディアを含む）の参画を得た上で，2021年夏頃を目途に，**産学官等の関係者で構成される組織体を立ち上げ***[1]。本組織体への参画を希望する事業者は，一定のルールの下，行動目標と評価指標を自ら設定*[2] し，本組織体に登録。その上で，事業者は，行動目標の進捗状況（成果）を毎年評価し，本組織体に報告・公表*[3] する。

*[1] 2021年12月時点で準備中。
*[2] 事業者による主体的かつ意欲的な取り組みになるよう，事業者が任意で行動目標を設定・遂行。
*[3] 厚生労働省等が今後用意する，「環境・社会・企業統治（ESG)」評価等の向上に資する視点を加味した専用ウェブサイト等での公表を想定。

3 参画事業者へのインセンティブ

ESG 評価向上・事業機会拡大の一助としての上記公表の仕組みを活用する。

※さらに，事業者が本取り組みを推進している旨を，事業者が任意に表示または標榜できるようにすることも今後検討。

おわりに（第 6）

○栄養面と環境面に配慮した食環境づくりの重要性が国際的に提起される中，**この食環境づくりは，「自助」を中心とした健康の保持増進を通じ，健康寿命の延伸に資するほか，SDGs の達成にも資する具体的かつ画期的な取り組み**である。こうした観点から，本取り組みは，東京栄養サミット 2021 の場で日本政府コミットメントとして表明する*ことも含め，今後得られる知見や成果を，アジア諸国を始め，世界に広く発信・共有していくことを強く期待する。

○厚生労働省は，少なくとも SDGs の期限である 2030 年まで本取り組みを継続する必要がある。それ以降も関係省庁の協力を得て，発展させていくことが望まれる。

○そのためにも，今後，実施体制の強化を図り，本取り組みの展開と合わせ，活力ある持続可能な社会が構築されていくことを強く期待する。

*「東京栄養サミット 2021」は，2021 年 12 月 7，8 日に開催された。日本政府はコミットメントとして「東京栄養宣言」を発出し，以下の 5 つの項目について，今後，取り組むべき栄養の方向性を示した。
1．健康：栄養のユニバーサル・ヘルス・カバレッジ（UHC）への統合
2．食：健康的な食事の推進と持続可能な食料システムの構築
3．強靭性：脆弱の状況や紛争下における栄養不良に対する効果的な取り組み
4．説明責任：データに基づく説明責任の促進
5．財政：栄養の財政への新たな投資の動員
この宣言は，「我々，東京栄養サミットの参加者は，栄養不良を終わらせるために更に努力し，健康的な食事と栄養改善への公平なアクセス達成に向けて協力するために，団結している。政府，国際機関，民間企業，市民社会および学術界などの幅広いステークホルダーや多くのセクターが行動を加速させる必要がある」という考えのもと，策定されている。（日本栄養士会：「東京栄養サミット 2021 レポート」より）

体力とは（広義）

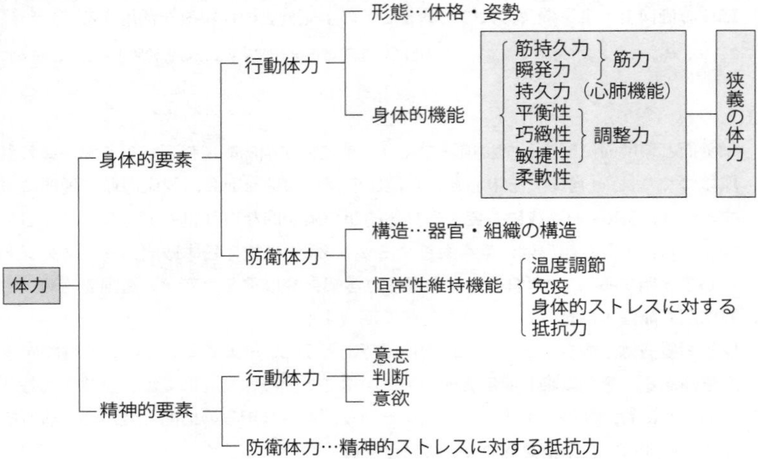

新体力テスト

加齢に伴う新体力テスト合計点の変化

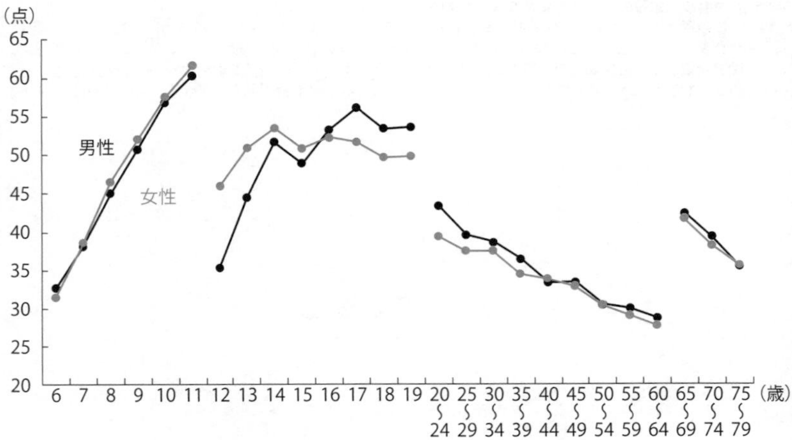

注）1．図は，3点移動平均法を用いて平滑化してある。
2．合計点は，新体力テスト実施要項の「項目別得点表」による。
3．得点基準は，6〜11歳，12〜19歳，20〜64歳，65〜79歳および男女によって異なる。
資料）スポーツ庁：令和3年度体力・運動能力調査

項目別得点表（20～64歳）

テスト	テストの概要	性別	得点					
			10	9～8	7～6	5～4	3～2	1
握力	握力計を用い，右左交互に2回行う。	男性 女性	62kg 以上 39kg 以上	54～61 34～38	47～53 29～33	41～46 24～28	32～40 19～23	31kg 以下 18kg 以下
上体起こし	仰臥姿勢から，両肘と両大腿部がつくまで上体を起こす。30秒間行う。	男性 女性	33回以上 25回以上	27～32 20～24	21～26 15～19	15～20 9～14	9～14 1～8	8回以下 0回
長座体前屈	初期姿勢から最大前屈時の箱の移動距離を計る。	男性 女性	61cm 以上 60cm 以上	51～60 52～59	43～50 44～51	33～42 36～43	21～32 25～35	20cm 以下 24cm 以下
反復横とび	20秒間，中央，その両側100cmのラインを通過するごとに1点を与える（右，中央，左，中央で4点になる）。	男性 女性	60点以上 52点以上	53～59 46～51	45～52 40～45	36～44 32～39	24～35 20～31	23点以下 19点以下
急歩	男性：1,500m 女性：1,000m	男性 女性	8′47″ 以下 7′14″ 以下	8′48″～10′33″ 7′15″～8′06″	10′34″～12′11″ 8′07″～8′59″	12′12″～13′40″ 9′00″～9′59″	13′41″～15′27″ 10′00″～11′37″	15′28″ 以上 11′38″ 以上
20m シャトルラン（往復持久走）	一定の間隔で1音ずつ電子音が鳴る。電子音が次に鳴るまでに20m先の線に達し，足が線を越えるか触れたらその場で向きを変える。これを繰り返す。電子音の間隔は初めはゆっくりであるが，約1分ごとに電子音の間隔は短くなる。電子音についていけなくなったら終了。	男性 女性	95回以上 62回以上	67～94 41～61	43～66 25～40	24～42 14～24	12～23 8～13	11回以下 7回以下
立ち幅とび	つま先が踏み切り線の前端にそろうように立ち，両足で同時に踏み切って前方へとぶ。	男性 女性	260cm 以上 202cm 以上	236～259 180～201	210～235 158～179	180～209 128～157	143～179 98～127	142cm 以下 97cm 以下

資料）スポーツ庁：新体力テスト実施要項を改変

総合評価基準表

段階	20～24歳	25～29歳	30～34歳	35～39歳	40～44歳	45～49歳	50～54歳	55～59歳	60～64歳
A	50以上	49以上	49以上	48以上	46以上	43以上	40以上	37以上	33以上
B	44～49	43～48	42～48	41～47	39～45	37～42	33～39	30～36	26～32
C	37～43	36～42	35～41	35～40	33～38	30～36	27～32	24～29	20～25
D	30～36	29～35	28～34	28～34	26～32	23～29	21～26	18～23	15～19
E	29以下	28以下	27以下	27以下	25以下	22以下	20以下	17以下	14以下

資料）スポーツ庁：新体力テスト実施要項（2022）

体力年齢判定基準表

体力年齢	得　点	体力年齢	得　点	体力年齢	得　点
20～24歳	46以上	40～44歳	36～37	60～64歳	25～26
25～29歳	43～45	45～49歳	33～35	65～69歳	22～24
30～34歳	40～42	50～54歳	30～32	70～74歳	20～21
35～39歳	38～39	55～59歳	27～29	75～79歳	19以下

資料）スポーツ庁：新体力テスト実施要項（2022）

健康づくりのための睡眠指針 2014 ～ 睡眠 12 箇条 ～

第 1 条　良い睡眠で，からだもこころも健康に
良い睡眠で，からだの健康づくり　良い睡眠で，こころの健康づくり　良い睡眠で，事故防止

第 2 条　適度な運動，しっかり朝食，ねむりとめざめのメリハリを
定期的な運動や規則正しい食生活は良い睡眠をもたらす　朝食はからだとこころのめざめに重要　睡眠薬代わりの寝酒は睡眠を悪くする　就寝前の喫煙やカフェイン摂取を避ける

第 3 条　良い睡眠は，生活習慣病予防につながります
睡眠不足や不眠は生活習慣病の危険を高める　睡眠時無呼吸は生活習慣病の原因になる　肥満は睡眠時無呼吸のもと

第 4 条　睡眠による休養感は，こころの健康に重要です
眠れない，睡眠による休養感が得られない場合，こころの SOS の場合あり　睡眠による休養感がなく，日中もつらい場合，うつ病の可能性も

第 5 条　年齢や季節に応じて，ひるまの眠気で困らない程度の睡眠を
必要な睡眠時間は人それぞれ　睡眠時間は加齢で徐々に短縮　年をとると朝型化　男性でより顕著　日中の眠気で困らない程度の自然な睡眠が一番

第 6 条　良い睡眠のためには，環境づくりも重要です
自分にあったリラックス法が眠りへの心身の準備となる　自分の睡眠に適した環境づくり

第 7 条　若年世代は夜更かし避けて，体内時計のリズムを保つ
子どもには規則正しい生活を　休日に遅くまで寝床で過ごすと夜型化を促進
朝目が覚めたら日光を取り入れる　夜更かしは睡眠を悪くする

第 8 条　勤労世代の疲労回復・能率アップに，毎日十分な睡眠を
日中の眠気が睡眠不足のサイン　睡眠不足は結果的に仕事の能率を低下させる
睡眠不足が蓄積すると回復に時間がかかる　午後の短い昼寝で眠気をやり過ごし能率改善

第 9 条　熟年世代は朝晩メリハリ，ひるまに適度な運動で良い睡眠
寝床で長く過ごしすぎると熟睡感が減る　年齢にあった睡眠時間を大きく超えない習慣を　適度な運動は睡眠を促進

第 10 条　眠くなってから寝床に入り，起きる時刻は遅らせない
眠たくなってから寝床に就く，就床時刻にこだわりすぎない　眠ろうとする意気込みが頭を冴えさせ寝つきを悪くする　眠りが浅いときは，むしろ積極的に遅寝・早起きに

第 11 条　いつもと違う睡眠には，要注意
睡眠中の激しいいびき・呼吸停止，手足のぴくつき・むずむず感や歯ぎしりは要注意　眠っても日中の眠気や居眠りで困っている場合は専門家に相談

第 12 条　眠れない，その苦しみをかかえずに，専門家に相談を
専門家に相談することが第一歩　薬剤は専門家の指示で使用

資料）厚生労働省健康局：健康づくりのための睡眠指針 2014（2014）

健康づくりのための休養指針

1. 生活にリズムを
- 早めに気付こう，自分のストレスに
- 睡眠は気持ちよい目覚めがバロメーター
- 入浴で，からだもこころもリフレッシュ
- 旅に出かけて，こころの切り換えを
- 休養と仕事のバランスで能率アップと過労防止

2. ゆとりの時間でみのりある休養を
- 1日30分，自分の時間をみつけよう
- 活かそう休暇を，真の休養に
- ゆとりの中に，楽しみや生きがいを

3. 生活の中にオアシスを
- 身近な中にもいこいの大切さ
- 食事空間にもバラエティを
- 自然とのふれあいで感じよう，健康の息ぶきを

4. 出会いときずなで豊かな人生を
- 見出そう，楽しく無理のない社会参加
- きずなの中ではぐくむ，クリエイティブ・ライフ

資料）厚生省（1994）

●解説 「健康づくりのための休養」とは，単に身体を休めるだけでなく，受動的な“休む”ことと能動的な“養う”ことからなるものです。“休”は，安静や睡眠などで疲労を回復して元の活力をもった状態に戻すものです。これに対して“養”は，自ら身体的，精神的，社会的な機能を高めて健康の潜在能力を向上させることです。

これら両者の機能を上手に組み合わせて使うことにより，健康づくりのための休養を一層効果的なものとする方向性を示したものです。

休養の分類と意義

呼　称	単　位	養う内容	関連用語
休　息	秒	一連続作業と一連続作業との間に発生する自発休息の形をとること多し。作業負担回復に最も重要な意義を持つ。	息抜き（テクノストレス）
休　憩	分	所定労働時間内に生理的作業曲線低下を回復させる。	一服，リラクゼーション，オフィスアメニティー
私的時間	時間	拘束時間外で翌日の労働力再生産に使われる。この時間に栄養・運動も行われるが文化的な時間にも使われる。	レクリエーション，レジャー，睡眠，リラクゼーション
週　休	日	週間中の疲労負債の回復，対人関係修復，人生設計に必要な素養の備蓄。	カルチャー，レジャー
休　暇	週・月	将来の人生設計の準備・素養の備蓄，心身調整，家族機能調整，パーソナリティー発展の促進，自己実現・自己発見。	保養，リゾート

資料）厚生省：休養のあり方に関する研究班報告書（1990）

各種疾病・対策

糖尿病

糖尿病受療率の年次推移

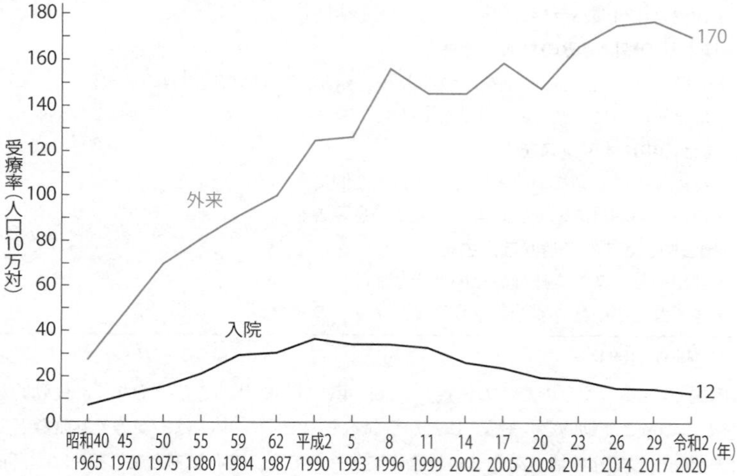

資料）厚生労働省：患者調査

糖尿病の合併症

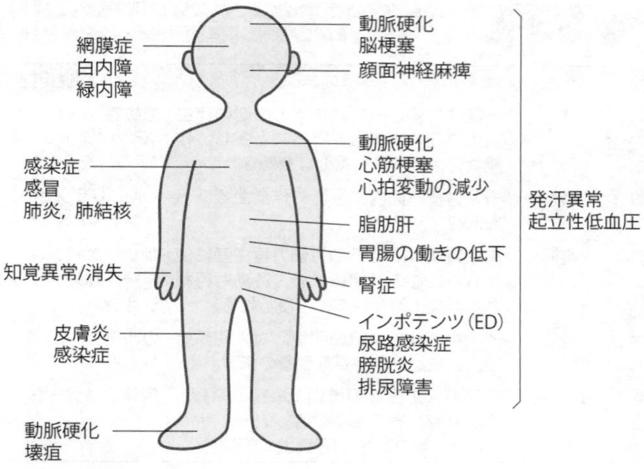

循環器疾患の特徴

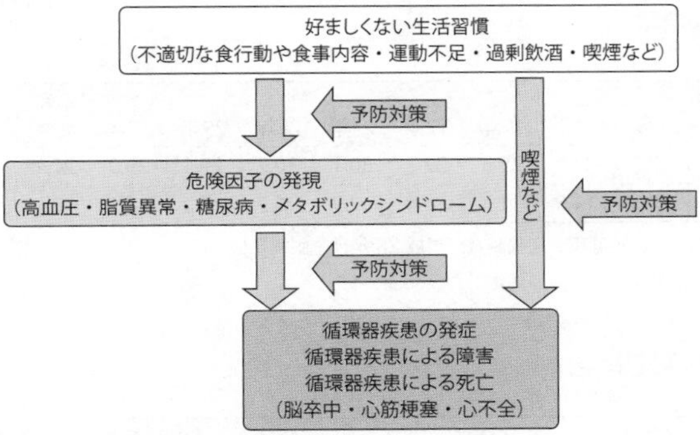

★脳卒中：血管病変による脳の障害の総称。脳梗塞，脳内出血，くも膜下出血等。

脳梗塞：動脈硬化などのために動脈が狭くなったり，動脈や心臓内にできた血の塊が脳の動脈に流れ込み，詰まってしまうもの。脳卒中死亡の約6割弱を占めている（令和元年人口動態調査）。主な初発症状は，手足の麻痺・しびれ，言葉がしゃべりにくい，視野の半分が見えない等。

資料）滋賀医科大学社会医学講座公衆衛生学部門 三浦克之教授の資料を一部改編

食生活・栄養素摂取状況が高齢者の健康寿命に与える影響に関する研究 —循環器疾患死亡危険度—

○食塩摂取量が多く，野菜・果物摂取量が少ないと，10年以内の循環器疾患死亡危険度は高い。

凡例：30%以上／15～30%／7～15%／5～7%未満／3～5%未満／1～3%未満／1%未満

70～79歳

男性 食塩(g/日)	200	300	400	500	600	女性 食塩(g/日)	200	300	400	500	600
21	30.7	28.6	26.6	24.8	23.0	18	23.3	21.1	19.8	18.6	17.5
18	28.3	26.4	24.5	22.8	21.2	15	22.6	20.4	19.2	18.1	17.0
15	26.1	24.2	22.5	20.9	19.4	12	21.9	19.8	18.6	17.5	16.4
11	24.0	22.3	20.7	19.2	17.8	9	21.3	19.2	18.0	16.9	15.9
8	22.0	20.4	19.0	17.6	16.3	6	20.6	18.6	17.5	16.4	15.4

60～69歳

男性 食塩(g/日)	200	300	400	500	600	女性 食塩(g/日)	200	300	400	500	600
21	9.3	8.6	7.9	7.3	6.8	18	6.0	5.4	5.0	4.7	4.4
18	8.5	7.8	7.2	6.7	6.2	15	5.8	5.2	4.8	4.5	4.2
15	7.7	7.1	6.6	6.1	5.6	12	5.6	5.0	4.7	4.4	4.1
11	7.1	6.5	6.0	5.5	5.1	9	5.4	4.8	4.5	4.2	3.9
8	6.4	5.9	5.5	5.0	4.6	6	5.2	4.7	4.4	4.1	3.8

50～59歳

男性 食塩(g/日)	200	300	400	500	600	女性 食塩(g/日)	200	300	400	500	600
21	2.6	2.4	2.2	2.0	1.9	18	1.4	1.3	1.2	1.1	1.0
18	2.3	2.2	2.0	1.8	1.7	15	1.4	1.2	1.1	1.1	1.0
15	2.1	2.0	1.8	1.7	1.5	12	1.3	1.2	1.1	1.0	1.0
11	1.9	1.8	1.6	1.5	1.4	9	1.3	1.1	1.1	1.0	0.9
8	1.8	1.6	1.5	1.4	1.3	6	1.2	1.1	1.0	1.0	0.9

40～49歳

男性 食塩(g/日)	200	300	400	500	600	女性 食塩(g/日)	200	300	400	500	600
21	0.7	0.6	0.6	0.5	0.5	18	0.3	0.3	0.3	0.3	0.2
18	0.6	0.6	0.5	0.5	0.5	15	0.3	0.3	0.3	0.2	0.2
15	0.6	0.5	0.5	0.4	0.4	12	0.3	0.3	0.3	0.2	0.2
11	0.5	0.5	0.4	0.4	0.4	9	0.3	0.3	0.2	0.2	0.2
8	0.5	0.4	0.4	0.4	0.3	6	0.3	0.3	0.2	0.2	0.2

野菜・果物（g/日）

資料）NIPPON DATA 80・90の追跡調査成績より

喫煙

日本の喫煙率

(%)

	平成2年	7年	12年	17年	22年	27年	28年	29年	30年	令和元年
男性	53.1	52.7	47.4	39.3	32.2	30.1	30.2	29.4	29.0	27.1
女性	9.7	10.6	11.5	11.3	8.4	7.9	8.2	7.2	8.1	7.6

資料）厚生労働省：国民健康・栄養調査，平成 28 年は全国補正値

諸外国の喫煙率

(%)

日本	20.1	ドイツ	22.0
中国	25.6	アメリカ	23.0
ロシア	26.8	イギリス	15.4
オーストラリア	13.6	フランス	33.4
エジプト	24.3	イタリア	23.1

注）15 歳以上（2020 年）
資料）WHO：World Health Statistics 2022

中高生の喫煙頻度の推移

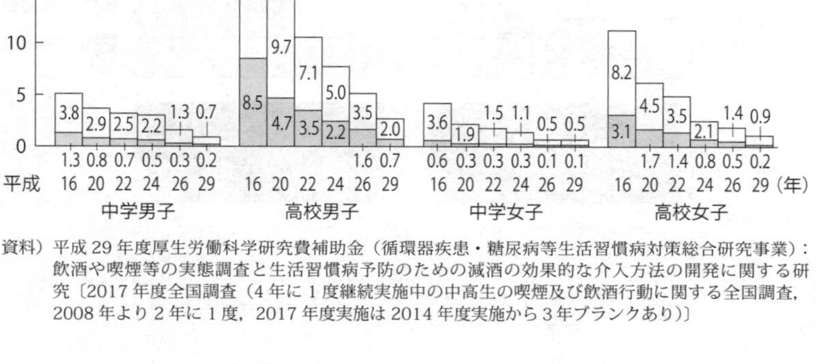

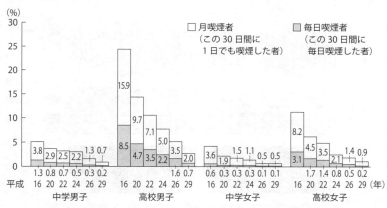

資料）平成 29 年度厚生労働科学研究費補助金（循環器疾患・糖尿病等生活習慣病対策総合研究事業）：飲酒や喫煙等の実態調査と生活習慣病予防のための減酒の効果的な介入方法の開発に関する研究〔2017 年度全国調査（4 年に 1 度継続実施中の中高生の喫煙及び飲酒行動に関する全国調査，2008 年より 2 年に 1 度，2017 年度実施は 2014 年度実施から 3 年ブランクあり）〕

日本における現在喫煙している者とがん死亡についての相対リスク*と人口寄与危険割合**―3コホート併合解析研究（1983～2003年）

がん種	男性		女性	
	相対リスク	人口寄与危険割合（%）	相対リスク	人口寄与危険割合（%）
口唇・口腔・咽頭	2.7	52	2.0	7
食道	3.4	61	1.9	12
胃	1.5	25	1.2	3
肝・肝内胆管	1.8	37	1.7	5
膵臓	1.6	26	1.8	8
喉頭	5.5	73	―	―
肺	4.8	69	3.9	20
子宮頸部	―	―	2.3	9
腎盂を除く腎臓	1.6	30	0.6	-1
尿路（膀胱・腎盂・尿管）	5.4	72	1.9	3
骨髄性白血病	1.5	35	1.0	0

注）* 相対リスク：タバコを吸わない人を1として，タバコを吸う人のがんのリスクが何倍になるかを示す指標。
**人口寄与危険割合：がんの原因のうち喫煙がどのくらいの割合を占めるかを表す指標（%）。
人口寄与危険割合は，相対リスクが1の場合は0となり，相対リスクが1未満の場合は負の値となる。
資料）*J.Epidemiol.*，18，251-264（2008）

ニコチン依存症の診断について（関連9学会による「禁煙ガイドライン」より）

1．呼気一酸化炭素測定について

禁煙する前には喫煙程度の参考となる検査として，呼気一酸化炭素測定がある。

血中にタバコ煙から取り込まれている一酸化炭素を呼気から検出する。これは，短時間で患者の目前において数値結果が出るために，患者の禁煙の動機づけに役立ち，また禁煙効果の確認ができるため有用である。

呼気一酸化炭素濃度からみた喫煙レベルの判定の例

ノンスモーカー	0～7ppm	ヘビースモーカー	25～34ppm
ライトスモーカー	8～14ppm	超ヘビースモーカー	35ppm以上
ミドルスモーカー	15～24ppm		

資料）個別健康教育　禁煙サポートマニュアル

2．タバコ（ニコチン）依存症スクリーニングについて

国際疾病分類第10版（ICD-10），アメリカ精神医学会の精神疾患の分類と診断の手引き第3版改訂版，第4版（DSM-Ⅲ-R，DSM-Ⅳ）をもとにわが国で作成されたタバコ依存症スクリーニングテスト（TDS）は日本人における検討の結果，FTQ（Fagerström Tolerance Questionnaire），FTND（Fagerström Test for Nicotine Dependence）よりもよくICD-10，DSM-Ⅲ-R，DSM-Ⅳのタバコ/ニコチン依存症診断に合致する患者をスクリーニングできることが示され，スコアは優位にニコチン依存の重症度と相関があったとされている。

タバコ(ニコチン)依存症スクリーニングテスト（Tobacco Dependence Screener：TDS）

1) 自分が吸うつもりよりも，ずっと多くタバコを吸ってしまうことがありましたか。
2) 禁煙や本数を減らそうと試みてできなかったことがありましたか。
3) 禁煙したり本数を減らそうとしたときに，タバコがほしくてほしくてたまらなくなることがありましたか。
4) 禁煙したり本数を減らそうとしたときに，次のどれかがありましたか。（イライラ，神経質，落ちつかない，集中しにくい，ゆううつ，頭痛，眠気，胃のむかつき，脈が遅い，手のふるえ，食欲または体重増加）
5) 上の症状を消すために，またタバコを吸い始めることがありましたか。
6) 重い病気にかかって，タバコはよくないとわかっているのに吸うことがありましたか。
7) タバコのために健康問題が起きているとわかっていても吸うことがありましたか。
8) タバコのために精神的問題が起きているとわかっていても吸うことがありましたか。
9) 自分はタバコに依存していると感じることがありましたか。
10) タバコが吸えないような仕事やつきあいを避けることが何度かありましたか。

注）「はい」（1 点），「いいえ」（0 点）で回答を求める。「該当しない」場合（質問 4 で，禁煙したり本数を減らそうとしたことがない等）には 0 点を与える。
判定方法：合計点が 5 点以上の場合，ICD-10 診断によるタバコ依存症である可能性が高い（約 80%）。

資料）Kawakami, N., *et al.* : Development of a screening questionnaire for tobacco/nicotine dependence according to ICD-10, DSM-Ⅲ-R, DSM-Ⅳ, *Addict. Behavi.*, 24, 155（1999）

食生活・栄養素摂取状況が高齢者の健康寿命に与える影響に関する研究
—喫煙習慣のある人の 19 年後の ADL 低下確率—

○国民を代表する 2 集団（約 1 万人と 8,000 人）の 24 年，15 年の長期追跡調査
○血圧値が高く喫煙習慣のある人は日常生活動作（ADL）が低下しやすい。

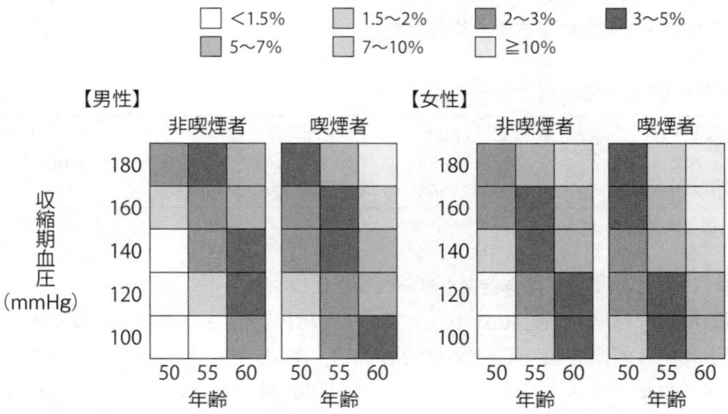

資料）NIPPON DATA80・90 の追跡調査成績より

アルコール

生活習慣病のリスクを高める量を飲酒している者の年次推移

(%)

	平成22年	23年	24年	26年	27年	28年	29年	30年	令和元年
男性	15.3	16.3	14.7	15.8	13.9	14.6	14.7	15.0	14.9
女性	7.5	8.2	7.6	8.8	8.1	9.1	8.6	8.7	9.1

注）「生活習慣病のリスクを高める量を飲酒している者」とは，１日当たりの純アルコール摂取量が男性で40g 以上，女性 20g 以上の者とし，以下の方法で算出。
①男性：「毎日×２合以上」+「週５～６日×２合以上」+「週３～４日×３合以上」+「週１～２日×５合以上」+「月１～３回×５合以上」
②女性：「毎日×１合以上」+「週５～６日×１合以上」+「週３～４日×１合以上」+「週１～２日×３合以上」+「月１～３回×５合以上」
資料）厚生労働省：国民健康・栄養調査

アルコールによって引き起こされる疾患

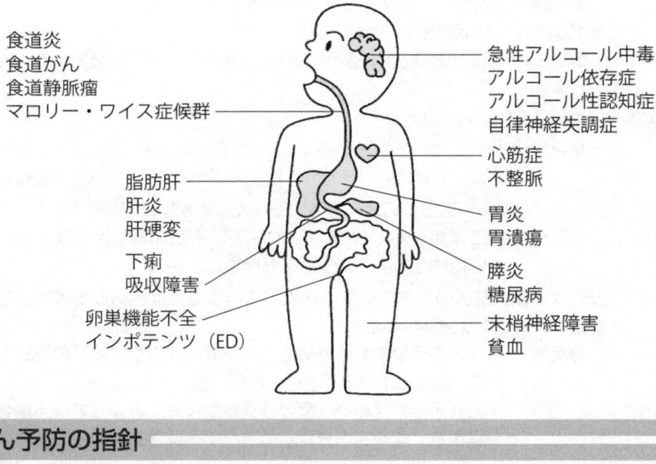

がん予防の指針

がんを防ぐための新 12 か条

1．たばこは吸わない	7．適度に運動
2．他人のたばこの煙を避ける	8．適切な体重維持
3．お酒はほどほどに	9．ウイルスや細菌の感染予防と治療
4．バランスのとれた食生活を	10．定期的ながん検診を
5．塩辛い食品は控えめに	11．身体の異常に気がついたら，すぐに受診を
6．野菜や果物は不足にならないように	12．正しいがん情報でがんを知ることから

資料）がん研究振興財団：がんを防ぐための新 12 か条（2019）

日本人のためのがん予防法
―現状において日本人に推奨できる科学的根拠に基づくがん予防法―

喫　煙	タバコは吸わない。他人のタバコの煙を避ける。 ●目標　タバコを吸っている人は禁煙する。吸わない人も他人のタバコの煙を避ける。
飲　酒	飲むなら，節度のある飲酒をする。 ●目標　飲む場合：1日当たりアルコール量に換算して約23g程度まで（日本酒なら1合，ビールなら大瓶1本，焼酎や泡盛なら1合の2/3，ウイスキーやブランデーならダブル1杯，ワインならボトル1/3程度）。飲まない人，飲めない人は無理に飲まない。
食　事	偏らずバランスよくとる。 ＊塩蔵食品，食塩の摂取は最小限にする。 ●目標　食塩は1日当たり男性7.5g未満，女性6.5g未満（日本人の食事摂取基準2020年版），特に，高塩分食品（例：塩辛，練りうになど）は週に1回未満に控える。 ＊野菜や果物不足にならない。 ●目標　野菜を1日350gとる（健康日本21）。 ＊飲食物を熱い状態でとらない。 ●さらに，赤肉の摂取は1週間に500gを超えないよう勧めている（国際基準）。
身体活動	日常生活を活動的に過ごす。 ●目標　歩行またはそれと同等以上の強度の身体活動を1日60分行う。また，息がはずみ汗をかく程度の運動は1週間に60分程度行う。
体　形	成人期での体重を適正な範囲に維持する（太りすぎない，やせすぎない）。 ●目標　中高年期男性のBMI＊で21～27，中高年期女性では21～25の範囲内になるように体重を管理する。
感　染	肝炎ウイルス感染の有無を知り，感染している場合は適切な措置をとる。機会があればピロリ菌感染検査を。 ●目標　・地域の保健所や医療機関で，一度は肝炎ウイルスの検査を受ける。感染している場合は専門医に相談する。 ・機会があればピロリ菌の検査を受ける。感染している場合は禁煙する，塩や高塩分食品のとりすぎに注意する，野菜・果物が不足しないようにするなどの胃がんに関係の深い生活習慣に注意し，定期的に胃の検診を受けるとともに，症状や胃の詳しい検査をもとに主治医に相談する。

注）＊BMI＝体重（kg）/〔身長（m）〕^{2}により算出。
資料）国立がん研究センター 社会と健康研究センターを一部改変

生活習慣とがんの関連

関連の強さ	要　因	関連するがんの種類
確実にリスクを上げるもの	喫煙	口腔がん，咽頭がん，喉頭がん，食道がん，胃がん，肺がん，膵臓がん，肝臓がん，腎臓がん，尿路がん，膀胱がん，子宮頸部がん，骨髄性白血病
	他人のタバコの煙	肺がん
	過体重と肥満	食道（腺がん），結腸がん，直腸がん，乳がん〈閉経後〉，子宮体部がん，腎臓がん
	飲酒	口腔がん，咽頭がん，喉頭がん，食道がん，肝臓がん，乳がん
	アフラトキシン	肝臓がん
	中国式塩蔵魚	鼻咽頭がん
リスクを上げる可能性が大きいもの	加工肉	結腸がん，直腸がん
	塩蔵品および食塩	胃がん
	熱い飲食物	口腔がん，咽頭がん，食道がん
リスクを上げる可能性あり / データ不十分	動物性脂肪，ヘテロサイクリックアミン，多環芳香族炭化水素，ニトロソ化合物	
リスクを下げる可能性あり / データ不十分	食物繊維，大豆，魚，*n*-3 系脂肪酸，カロテノイド，ビタミン B_2，B_6，葉酸，B_{12}，C，D，E，カルシウム，亜鉛，セレン非栄養性植物機能成分（例：アリウム化合物*，フラボノイド，イソフラボン，リグナン）	
リスクを下げる可能性が大きいもの	野菜・果物	口腔がん，食道がん，胃がん，結腸がん，直腸がん
	身体活動	乳がん
確実にリスクを下げるもの	身体活動	結腸がん

WHO technical report series 916. Diet, nutrition and the prevention of chronic diseases（2003）, IARC monograph on the Evaluation of Carcinogenic Risks to Humans, Volume83, Tobacco Smoke and Involuntary Smoking（2004）

注）*アリウム化合物：にんにく，ニラ，ネギなどのアリウム属の野菜に含まれるイオウ化合物。

資料）国立がん研究センター がん対策情報センターの資料を一部改変

食物関連要因とがんとの関連（まとめ）（WCRF/AICR2007～2017）

関連の強さ	リスクを下げるもの		リスクを上げるもの	
	食物関連要因	関連するがんの種類	食物関連要因	関連するがんの種類
確実	身体活動	大腸がん	加工肉	大腸がん
			アルコール	口腔・咽頭・喉頭がん，大腸がん，乳がん〈閉経後〉，肝臓がん
			肥満	大腸がん，乳がん〈閉経後〉，肝臓がん，食道腺がん，食道扁平上皮がん，腎臓がん，膵臓がん
			成人期の高身長	大腸がん，乳がん，卵巣がん
			成人期の体重増加	乳がん〈閉経後〉
			飲料水中のヒ素	肺がん
			β - カロテンサプリメント	肺がん
			アフラトキシン	肝臓がん
可能性大	全粒粉	大腸がん	赤身肉	大腸がん
	非でんぷん野菜	口腔・咽頭・喉頭がん		
	食物繊維含有食品	大腸がん	アルコール	乳がん〈閉経前〉，胃がん
	果物	口腔・咽頭・喉頭がん		
	乳製品	大腸がん	出生時高体重	乳がん〈閉経前〉
	食物由来カロテノイド	口腔・咽頭・喉頭がん		
	カルシウムサプリメント	大腸がん	マテ茶	食道扁平上皮がん
	身体活動	乳がん〈閉経後〉	肥満	胃がん（噴門部），卵巣がん，前立腺がん
	若年成人期の肥満	乳がん〈閉経後〉	塩蔵食品	胃がん
	激しい身体活動	乳がん〈閉経前〉	加工肉	胃がん（非噴門部）
	肥満	乳がん〈閉経前〉	飲料水中のヒ素	皮膚がん，膀胱がん
	授乳	乳がん	成人期の高身長	腎臓がん，前立腺がん
	コーヒー	肝臓がん	小児期の急激な成長	膵臓がん
	アルコール	腎臓がん		

World Cancer Research Fund/America Institute for Cancer Research Food,Nutrition, Physical Activity, and the Prevention of Cancer a Grobal Perspective. AICR, Washington,DC（2007；肺がん，口腔・咽頭・喉頭がん，皮膚がん，子宮頸がん，2012；膵臓がん，2014；卵巣がん，前立腺がん，2015；肝臓がん，腎臓がん，膀胱がん，2016；食道がん，胃がん，2017；大腸がん，乳がん）

体脂肪測定法の種類

水中体重秤量法	水中に全身を沈めて，水中にある体重を測り，大気中での体重の差から，その人の身体密度を算出する。体全体の身体密度がわかれば，脂肪量が推測できる。
ガス置換法（空気置換法）	密閉された装置内に入り，空気の圧力変化を測定して身体密度を計測する方法である。
近赤外線法	近赤外光を照射して上腕部の皮下脂肪の厚さを測り，その数値から全身の体脂肪量を推定する。
キャリパー法	上腕部の皮下脂肪の厚さと肩甲骨下部の皮下脂肪の厚さを足した数値から全身の脂肪量を推定する。
生体インピーダンス法	BIA 法；bioelectrical impedance analysis 体に微弱な電流を流して電気抵抗（インピーダンス）を測る。その電気抵抗の量によって体の水分量を測定し，その値から体脂肪量を推定する。最も普及している測定方法である。
DEXA 法（DXA 法）	二重エネルギー X 線吸収法；dual energy X-ray absorptiometry 二種類の異なる波長の X 線を全身に照射し，その透過率の差から，身体組成を計測する方法である。本来は，骨密度を測定する方法である。
CT 法	CT スキャン；computed tomography 体にごく微量の放射線を当て，コンピュータを使って体を輪切りにした写真を合成する。この輪切りの写真を何枚か撮影して，全体の体脂肪量を推定する。

3

健康・栄養・食品関連統計

国民健康・栄養調査

国民健康・栄養調査の体制

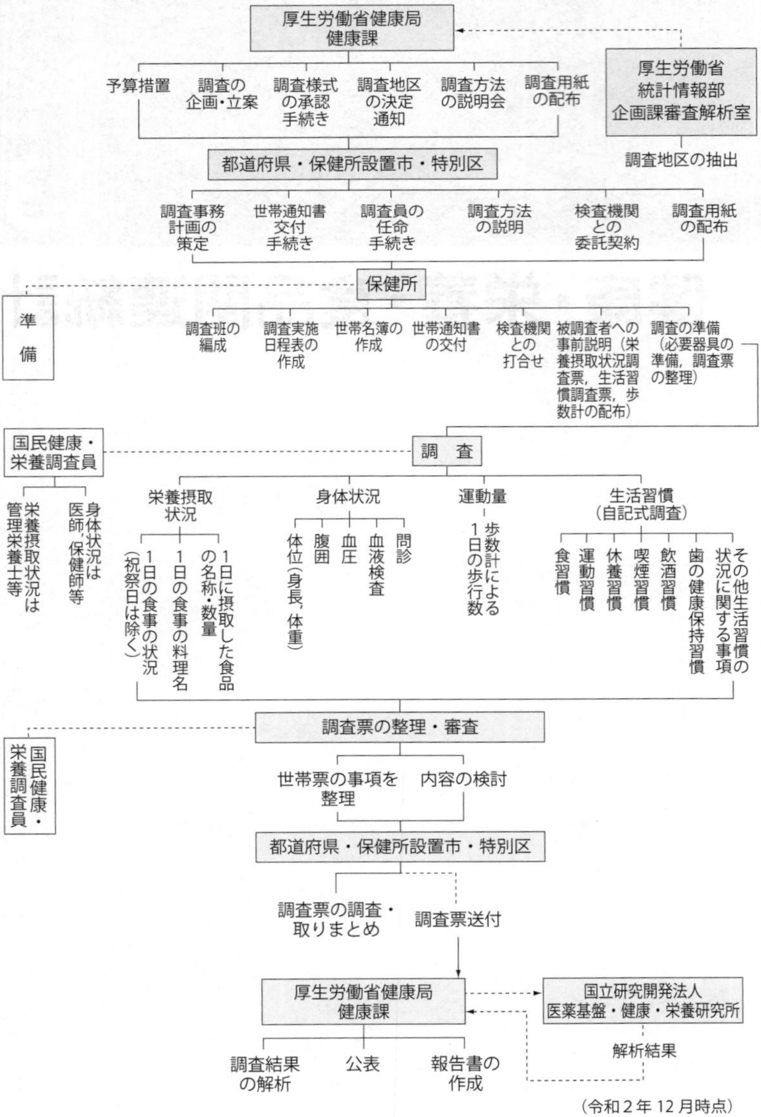

（令和2年12月時点）

国民健康・栄養調査結果の食品群別摂取量における平成13年以降の数値

平成13年調査より五訂日本食品標準成分表（以下，五訂成分表）が用いられ，算出，分類に以下のような変更があったので留意されたい（平成17年調査からは五訂増補成分表，平成23年調査からは日本食品標準成分表2010，平成27年調査からは日本食品標準成分表2015年版（七訂），それぞれ追補2016年，2017年を使用）。変更内容は下表のとおり。

調理を加味した数量となったもの*	
食品	算出方法
「米・加工品」の「米」	「めし」・「かゆ」などで算出
「その他の穀類・加工品」の「干しそば」	「ゆでそば」などで算出
「藻類」の「乾燥わかめ」	「乾燥わかめ・水戻し」などで算出
「嗜好飲料類」の「茶葉」	茶浸出液などで算出

分類が変更となったもの	
食品	変更内容
ジャム	「砂糖類」から「果実類」へ変更
みそ	「豆類」から「調味料・香辛料類」へ変更
マヨネーズ	「油脂類」から「調味料・香辛料類」へ変更

注）*栄養素等摂取量は，日本食品標準成分表2015に調理後（ゆで，油いため等）の成分値が収載されている食品はこれを用いた。その他の食品では，日本食品標準成分表2015収載の調理による「重量変化率」を加味して算出した。

国民健康・栄養調査結果　年次推移

栄養素・食品群別摂取量に関する状況

栄養素等摂取量（1歳以上，総数）

（1人1日当たり）

	昭和50年	55年	60年	平成2年	7年	12年	17年	22年	27年	令和元年
エネルギー（kcal）	2,188	2,084	2,088	2,026	2,042	1,948	1,904	1,849	1,889	1,903
たんぱく質（g）	80.0	77.9	79.0	78.7	81.5	77.7	71.1	67.3	69.1	71.4
うち動物性（g）	38.9	39.2	40.1	41.4	44.4	41.7	38.3	36.0	37.3	40.1
脂質（g）	52.0	52.4	56.9	56.9	59.9	57.4	53.9	53.7	57.0	61.3
うち動物性（g）	25.6	27.2	27.6	27.5	29.8	28.8	27.3	27.1	28.7	32.4
炭水化物（g）	337	313	298	287	280	266	267	258	258	248
食塩（ナトリウム換算）（g）	14.0	13.0	12.1	12.5	13.2	12.3	11.0	10.2	9.7	9.7
カルシウム*2（mg）	550	535	553	531	585	547	539	503	517	505
鉄*2（mg）	13.4	13.1	10.8	11.1	11.8	11.3	8.0	7.4	7.6	7.6
ビタミン A（IU）	1,602	1,576	2,188	2,567	2,840	2,654	604*1	529*1	534*1	534
ビタミン B_1*2（mg）	1.11	1.16	1.34	1.23	1.22	1.17	0.87	0.83	0.86	0.95
ビタミン B_2*2（mg）	0.96	1.01	1.25	1.33	1.47	1.40	1.18	1.13	1.17	1.18
ビタミン C*2（mg）	117	107	128	120	135	128	106	90	98	94

注）昭和50～平成12年は四訂成分表，平成13年～は五訂成分表，平成17年～は五訂増補成分表，平成23年以降は日本食品標準成分表2010，平成27年以降は日本食品標準成分表2015で算出（上記）。
*1 レチノール当量（μgRE），*2 平成15年より強化食品，補助食品からの栄養素摂取量の調査を始めたため，平成15～23年のカルシウム，鉄，ビタミンB_1・B_2・Cの値は，「通常の食品」の数値を引用している。

栄養素等摂取量（1 歳以上男性，年齢階級別）

（1 人 1 日当たり平均値）

栄養素等別	総数	1～6 歳	7～14 歳	15～19 歳	20～29 歳	30～39 歳	40～49 歳	50～59 歳	60～69 歳	70～79 歳	80 歳以上
調査人数（人）	2,782	105	250	130	183	210	351	350	502	502	199
エネルギー（kcal）	2,118	1,304	2,047	2,515	2,199	2,081	2,172	2,188	2,177	2,131	1,944
たんぱく質（g）	77.7	47.2	74.3	88.7	80.1	74.8	79.2	77.5	80.6	81.6	71.8
うち動物性（g）	44.1	28.0	43.9	54.3	47.9	42.2	46.7	42.8	44.8	45.2	38.3
脂質（g）	66.4	43.2	67.4	84.4	72.9	68.0	69.7	70.1	66.2	63.6	53.1
うち動物性（g）	35.7	25.1	38.1	48.9	39.5	35.1	37.4	36.1	35.5	34.0	28.2
飽和脂肪酸（g）	19.68	14.92	23.27	26.31	21.90	19.64	20.34	20.10	18.88	18.19	15.27
一価不飽和脂肪酸（g）	24.60	15.13	23.64	32.46	27.71	25.90	26.43	26.59	24.50	23.09	18.83
n-6 系脂肪酸（g）	11.38	6.54	10.23	13.45	12.27	12.10	12.34	12.46	11.64	10.96	9.24
n-3 系脂肪酸（g）	2.55	1.31	1.99	2.28	2.45	2.35	2.44	2.60	2.84	3.01	2.53
コレステロール（mg）	361	206	324	474	399	346	361	360	378	378	314
炭水化物（g）	274.6	177.5	277.2	335.2	286.1	269.1	274.3	273.9	274.5	277.9	271.5
食物繊維（g）	19.4	11.5	18.1	20.0	17.5	18.3	18.3	19.4	20.6	21.9	20.3
うち水溶性（g）	3.6	2.3	3.5	3.4	3.0	3.3	3.3	3.6	3.9	4.3	3.8
うち不溶性（g）	11.8	7.1	10.8	11.2	10.1	10.9	10.7	11.7	12.9	14.0	12.7
ビタミン A（μgRE *1）	552	356	532	529	451	474	555	528	596	612	642
ビタミン D（μg）	7.4	4.1	5.6	5.9	5.9	5.5	6.4	6.8	7.9	10.9	8.6
ビタミン E（mg *2）	7.0	4.2	6.0	7.3	6.9	6.6	6.7	7.1	7.5	7.8	6.8
ビタミン K（μg）	246	132	196	237	198	228	234	245	274	302	255
ビタミン B_1（mg）	1.03	0.68	1.06	1.17	1.07	1.02	1.09	1.00	1.03	1.05	0.93
ビタミン B_2（mg）	1.24	0.85	1.30	1.32	1.20	1.10	1.16	1.19	1.30	1.39	1.25
ナイアシン当量（mg）	33.6	18.6	29.8	36.8	33.6	33.0	35.4	33.9	35.6	35.4	31.0
ビタミン B_6（mg）	1.26	0.77	1.12	1.31	1.12	1.13	1.25	1.23	1.36	1.46	1.31
ビタミン B_{12}（μg）	6.9	4.4	5.9	4.9	6.5	5.3	5.9	6.3	8.2	8.8	7.7
葉酸（μg）	295	159	237	260	237	253	275	297	335	359	335
パントテン酸（mg）	6.05	4.26	6.40	6.85	5.92	5.54	5.91	5.83	6.21	6.48	5.92
ビタミン C（mg）	91	56	69	75	62	66	76	82	102	128	121
食塩相当量（g *3）	10.5	5.4	8.9	10.4	10.6	10.4	10.6	10.6	11.5	11.5	10.3
カリウム（mg）	2,387	1,588	2,307	2,280	2,080	2,100	2,269	2,290	2,569	2,764	2,536
カルシウム（mg）	517	446	676	504	462	395	442	471	533	585	537
マグネシウム（mg）	261	158	236	239	227	236	251	265	286	298	269
リン（mg）	1,079	728	1,128	1,181	1,066	981	1,052	1,053	1,127	1,157	1,032
鉄（mg）	8.0	4.5	6.7	7.9	7.4	7.2	7.6	8.1	8.8	9.2	8.3
亜鉛（mg）	9.2	5.7	9.3	11.4	9.8	9.1	9.4	9.2	9.3	9.1	8.3
銅（mg）	1.20	0.71	1.11	1.29	1.14	1.15	1.15	1.21	1.27	1.32	1.22
脂肪エネルギー比率 *4（%）	27.8	29.2	29.5	29.8	29.5	29.0	28.4	28.3	27.1	26.3	24.3
炭水化物エネルギー比率 *4,5（%）	57.5	56.4	55.9	56.0	55.8	56.5	56.9	57.4	58.0	58.4	60.8
動物性たんぱく質比率 *4（%）	55.0	57.2	58.1	59.1	58.0	54.3	56.7	53.3	54.1	53.3	51.4
穀類エネルギー比率 *4（%）	41.1	38.8	41.3	45.8	45.6	44.7	42.4	41.6	38.9	38.4	40.8

注）*1 RE：レチノール当量。 *2 α-トコフェロール量（α-トコフェロール以外のビタミン E は含んでいない）。 *3 食塩相当量＝ナトリウム量（mg）× 2.54/1,000 で算出。 *4 これらの比率は個々人の計算値を平均したものである。 *5 炭水化物エネルギー比率＝ 100 －たんぱく質エネルギー比率－脂肪エネルギー比率で算出。

栄養素等摂取量（1歳以上女性，年齢階級別）

（1人1日当たり平均値）

栄養素等別	総数	1～6歳	7～14歳	15～19歳	20～29歳	30～39歳	40～49歳	50～59歳	60～69歳	70～79歳	80歳以上	妊婦	授乳婦
調査人数（人）	3,083	130	204	119	182	250	391	425	544	540	298	16	33
エネルギー（kcal）	1,709	1,201	1,820	1,896	1,600	1,673	1,729	1,695	1,784	1,771	1,620	1,739	1,799
たんぱく質（g）	65.7	42.5	68.1	71.8	61.1	61.6	65.9	64.1	70.2	71.4	61.8	65.0	64.9
うち動物性（g）	36.5	24.4	40.5	44.1	35.4	34.1	37.7	34.8	37.6	38.9	32.9	38.7	35.7
脂質（g）	56.7	38.5	62.1	67.7	55.5	58.5	59.1	57.5	58.3	56.4	49.0	60.1	64.1
うち動物性（g）	29.3	21.0	35.1	36.5	29.2	28.9	31.6	29.0	29.3	28.4	25.5	30.9	33.8
飽和脂肪酸（g）	17.05	13.33	21.13	20.98	17.07	17.89	17.98	17.05	16.93	16.22	14.11	18.54	21.14
一価不飽和脂肪酸（g）	20.60	13.32	21.86	25.60	20.67	21.72	21.77	21.10	21.07	20.18	17.59	20.87	23.58
n-6系脂肪酸（g）	9.71	5.98	9.48	11.40	9.13	9.70	10.10	10.21	10.32	9.86	8.60	10.44	9.77
n-3系脂肪酸（g）	2.18	1.14	1.88	1.94	1.82	2.01	2.05	2.11	2.51	2.61	2.20	2.67	1.82
コレステロール（mg）	312	174	304	381	295	305	322	308	324	334	300	270	329
炭水化物（g）	224.6	167.5	240.2	241.4	202.1	213.9	220.4	216.2	236.1	238.3	226.9	226.8	232.5
食物繊維（g）	17.5	10.6	16.6	17.0	14.6	15.9	16.0	16.8	19.8	20.5	18.0	15.3	16.1
うち水溶性（g）	3.5	2.1	3.2	3.1	2.8	3.1	3.1	3.3	4.0	4.2	3.5	3.0	3.0
うち不溶性（g）	11.2	6.4	10.1	10.2	8.8	9.9	10.0	10.7	13.0	13.5	11.5	9.2	9.9
ビタミンA（μgRE[*1]）	518	345	491	446	447	409	458	543	604	591	530	473	419
ビタミンD（μg）	6.4	3.4	5.8	5.3	4.6	4.9	5.3	5.4	7.1	9.0	7.4	4.0	4.0
ビタミンE（mg[*2]）	6.5	3.8	5.9	6.6	5.4	6.1	6.0	6.6	7.2	7.4	6.3	7.6	5.9
ビタミンK（μg）	235	128	204	215	207	220	219	239	270	268	227	237	209
ビタミンB_1（mg）	0.87	0.62	0.94	0.98	0.77	0.83	0.89	0.83	0.93	0.94	0.80	0.90	0.87
ビタミンB_2（mg）	1.12	0.76	1.18	1.11	0.97	1.00	1.05	1.09	1.21	1.27	1.11	1.05	1.08
ナイアシン当量（mg）	28.0	16.9	27.4	30.1	25.6	26.6	28.6	27.9	30.3	30.5	26.0	27.6	27.3
ビタミンB_6（mg）	1.09	0.69	1.03	1.09	0.91	0.96	1.01	1.05	1.23	1.30	1.09	1.07	0.97
ビタミンB_{12}（μg）	5.7	2.7	5.8	4.4	4.3	5.0	4.5	5.4	6.5	7.5	6.2	4.9	4.9
葉酸（μg）	283	148	230	245	226	233	247	284	328	348	311	243	220
パントテン酸（mg）	5.28	3.83	5.83	5.60	4.65	4.87	5.06	5.12	5.68	5.79	5.02	5.49	5.20
ビタミンC（mg）	96	49	66	81	62	65	74	88	118	135	116	83	55
食塩相当量（g[*3]）	9.0	5.0	8.2	8.8	8.3	8.5	8.9	9.2	10.0	9.8	9.0	7.6	8.2
カリウム（mg）	2,220	1,435	2,133	2,060	1,743	1,896	2,033	2,153	2,529	2,648	2,250	2,108	1,864
カルシウム（mg）	494	391	594	454	408	406	441	472	539	574	490	456	462
マグネシウム（mg）	235	143	214	213	192	205	219	233	269	275	236	205	212
リン（mg）	942	650	1,014	985	837	852	916	917	1,012	1,040	903	914	903
鉄（mg）	7.3	4.0	6.3	7.0	6.2	6.4	6.7	7.2	8.4	8.6	7.4	6.7	6.5
亜鉛（mg）	7.7	5.2	8.3	8.6	7.3	7.3	7.8	7.5	8.0	8.0	7.2	8.0	8.2
銅（mg）	1.04	0.66	1.00	1.05	0.90	0.96	0.98	1.03	1.15	1.19	1.06	1.02	0.97
脂肪エネルギー比率[*4]（%）	29.3	28.2	30.2	31.3	30.9	31.1	30.3	29.9	28.9	28.1	26.4	30.8	30.8
炭水化物エネルギー比率[*4,5]（%）	55.3	57.7	54.6	53.6	53.6	54.0	54.4	54.9	55.2	55.8	58.5	54.1	54.7
動物性たんぱく質比率[*4]（%）	53.8	56.0	58.7	59.2	56.9	53.7	54.9	52.1	52.0	52.8	51.0	58.5	53.1
穀類エネルギー比率[*4]（%）	38.1	39.0	39.6	40.4	40.6	39.8	40.2	37.8	35.5	35.7	39.5	38.6	43.9

注）[*1]RE：レチノール当量。 [*2]α-トコフェロール量（α-トコフェロール以外のビタミンEは含んでいない）。 [*3]食塩相当量＝ナトリウム量（mg）× 2.54/1,000で算出。 [*4]これらの比率は個々人の計算値を平均したものである。 [*5]炭水化物エネルギー比率＝100－たんぱく質エネルギー比率－脂肪エネルギー比率で算出。

エネルギーの栄養素別摂取構成比（1 歳以上，総数）

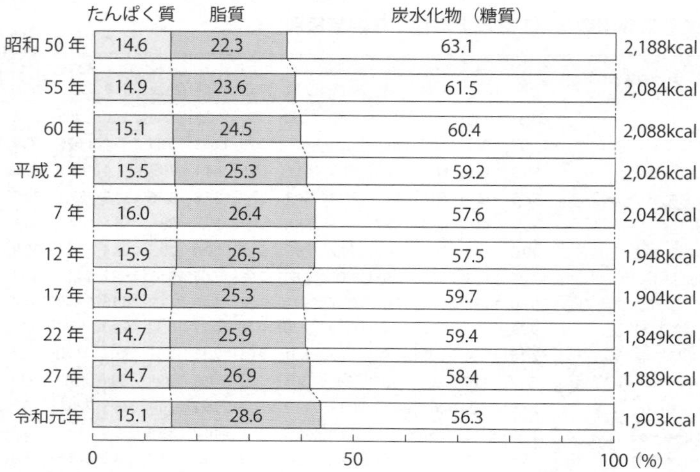

注）昭和 50 ～平成 12 年は四訂成分表，平成 13 年～は五訂成分表，平成 17 年～は五訂増補成分表，平成 23 年以降は日本食品標準成分表 2010，平成 27 年以降は日本食品標準成分表 2015 で算出（p.105）。

食品群別摂取量（1 歳以上，総数）

（1 人 1 日当たり：g）

	昭和 50 年	55 年	60 年	平成 2 年	7 年	12 年	17 年	22 年	27 年	令和元年
穀類　米類	248.3	225.8	216.1	197.9	167.9	160.4	343.9	332.0	430.7	410.7
穀類　小麦類	90.2	91.8	91.3	84.8	93.7	94.3	99.3	100.1		
いも類	60.9	63.4	63.2	65.3	68.9	64.7	59.1	53.3	50.9	50.2
豆　類	70.0	65.4	66.6	68.5	70.0	70.2	59.3	55.3	60.3	60.6
野菜類	238.1	243.3	252.0	240.0	278.4	276.0	279.7	268.1	281.9	269.8
うち緑黄色野菜	48.2	51.0	73.9	77.2	94.0	95.9	94.4	87.9	94.4	81.8
果実類	193.5	155.2	140.6	124.8	133.0	117.4	125.7	101.7	107.6	96.4
藻　類*	4.9	5.1	5.6	6.1	5.3	5.5	14.3	11.0	10.0	9.9
魚介類	94.0	92.5	90.0	95.3	96.9	92.0	84.0	72.5	69.0	64.1
肉　類	64.2	67.9	71.7	71.2	82.3	78.2	80.2	82.5	91.0	103.0
卵　類	41.5	37.7	40.3	42.3	42.1	39.7	34.2	34.8	35.5	40.4
乳　類	103.6	115.2	116.7	130.1	144.5	127.6	125.1	117.3	132.2	131.2
油脂類	15.8	16.9	17.7	17.6	17.3	16.4	10.4	10.1	10.8	11.2
嗜好飲料類	119.7	109.7	113.4	137.4	190.2	182.3	601.6	598.5	788.7	618.5
調味料・香辛料類							92.8	87.0	85.7	62.5
補助栄養素・特定保健用食品	—	—	—	—	—	—	11.8	12.3	—	—

注）昭和 50 ～平成 12 年は四訂成分表，平成 13 年～は五訂成分表，平成 17 年～は五訂増補成分表，平成 23 年以降は日本食品標準成分表 2010，平成 27 年以降は日本食品標準成分表 2015 に従い分類（p.105）。*平成 12 年までは「海草類」である。平成 15 ～ 23 年は補助栄養素〔顆粒，錠剤，カプセル，ドリンク状の製品（薬剤も含む）〕および特定保健用食品からの摂取量の調査が追加された。特定保健用食品は，平成 24 年以降，該当する食品群に含む。

食品群別摂取量（男性，年齢階級別）

（1人1日当たり平均値：g）

食品群別	総数	1～6歳	7～14歳	15～19歳	20～29歳	30～39歳	40～49歳	50～59歳	60～69歳	70～79歳	80歳以上
穀　類*[1]	478.1	268.3	463.3	630.5	545.0	516.8	502.7	495.5	466.0	443.9	447.8
いも類	52.5	39.7	54.0	68.1	47.1	43.6	53.4	47.1	50.2	59.8	56.5
砂糖・甘味料類	6.4	4.0	6.0	6.2	6.2	5.5	5.8	5.8	6.8	7.5	7.4
豆　類	60.0	31.4	45.3	40.8	45.6	45.5	51.1	65.9	72.5	76.2	67.3
種実類	2.5	1.9	1.7	1.0	1.2	3.5	1.6	3.2	3.2	3.0	1.9
野菜類*[2]	276.7	135.3	247.9	240.2	233.0	258.9	253.0	278.2	304.3	332.5	298.6
うち緑黄色野菜	79.8	46.8	72.1	66.9	62.1	71.6	69.2	75.8	88.5	101.7	89.2
果実類	85.8	106.4	75.0	59.6	41.2	32.9	49.3	53.4	96.8	147.4	141.1
きのこ類	16.5	9.9	12.6	10.2	14.2	17.0	13.7	13.8	22.6	20.0	16.6
藻　類	10.2	4.4	4.9	8.5	7.5	8.2	9.1	12.1	11.2	12.6	15.4
魚介類	70.4	33.5	46.1	42.4	60.0	56.2	59.9	67.4	85.6	96.8	82.5
肉　類	118.4	65.5	112.2	190.8	152.8	137.8	152.8	126.4	108.0	91.6	73.5
卵　類	42.7	22.7	34.2	60.0	43.4	40.7	40.2	42.6	47.1	46.9	36.8
乳　類	131.4	233.6	328.3	169.6	119.3	59.8	85.2	83.6	105.8	125.8	135.3
油脂類	12.3	6.6	9.1	17.1	14.2	13.7	14.6	13.3	12.6	11.1	9.6
菓子類	23.4	17.4	35.9	34.7	21.5	21.1	20.9	21.5	19.4	23.2	26.1
嗜好飲料類	699.9	237.8	342.7	504.6	541.0	709.0	820.3	830.8	888.5	745.5	623.7
調味料・香辛料類	67.3	37.1	54.5	63.9	69.5	70.6	65.7	67.4	75.6	73.3	62.7

注）*[1]内訳は，米・加工品＋小麦・加工品＋その他の穀類・加工品。
*[2]内訳は，緑黄色野菜＋その他の野菜＋野菜ジュース＋漬け物。
特定保健用食品は，該当する食品群に含む。

食品群別摂取量（女性，年齢階級別）

（1 人 1 日当たり平均値：g）

食品群別	総数	1～6歳	7～14歳	15～19歳	20～29歳	30～39歳	40～49歳	50～59歳	60～69歳	70～79歳	80歳以上
穀　類*1	349.9	249.5	387.2	408.4	352.0	361.4	371.6	345.2	342.4	337.4	348.3
いも類	48.1	33.2	51.7	53.9	35.4	41.7	43.5	38.9	51.9	62.7	48.8
砂糖・甘味料類	6.3	4.0	5.3	6.0	5.4	5.4	6.0	6.3	6.6	7.1	7.4
豆　類	61.2	30.7	42.2	40.9	48.1	44.2	52.2	63.6	80.7	76.1	63.7
種実類	2.6	1.2	1.8	1.7	1.3	2.4	2.6	2.8	3.2	3.3	2.4
野菜類*2	263.6	123.8	232.8	246.9	212.1	223.2	241.2	260.7	309.8	314.4	274.5
うち緑黄色野菜	83.6	44.2	70.3	73.2	58.8	74.4	70.4	79.9	100.8	105.9	87.9
果実類	106.0	82.5	72.5	73.6	52.7	53.2	60.5	84.7	138.8	170.5	142.0
きのこ類	17.3	7.0	17.0	17.8	14.2	14.7	16.4	16.2	22.2	19.3	16.2
藻　類	9.7	6.9	7.0	6.9	6.6	7.8	8.5	9.2	11.6	12.4	11.0
魚介類	58.4	26.6	44.2	44.3	41.6	46.3	46.5	52.5	70.4	81.6	68.0
肉　類	89.2	61.3	107.5	143.6	108.6	97.9	110.1	90.8	82.1	72.2	61.7
卵　類	38.4	17.2	32.6	48.8	34.4	35.2	40.5	38.0	40.6	42.2	39.5
乳　類	131.1	194.0	271.3	126.6	104.5	92.4	105.7	115.8	127.9	129.6	122.3
油脂類	10.1	6.3	9.0	13.3	10.5	11.2	11.2	11.1	10.2	9.5	8.4
菓子類	27.8	28.4	35.9	34.6	22.2	31.0	24.2	26.5	30.7	26.8	23.1
嗜好飲料類	544.9	233.9	282.3	374.2	505.8	562.8	597.4	643.0	628.9	584.8	503.0
調味料・香辛料類	58.1	28.6	51.4	53.9	57.5	58.8	56.0	59.0	67.2	62.7	53.6

注）*1内訳は，米・加工品＋小麦・加工品＋その他の穀類・加工品。
*2内訳は，緑黄色野菜＋その他の野菜＋野菜ジュース＋漬け物。
特定保健用食品は，該当する食品群に含む。

エネルギー・たんぱく質・脂質・カルシウム・鉄の食品群別構成比と摂取量平均値の年次推移（1 歳以上，総数）

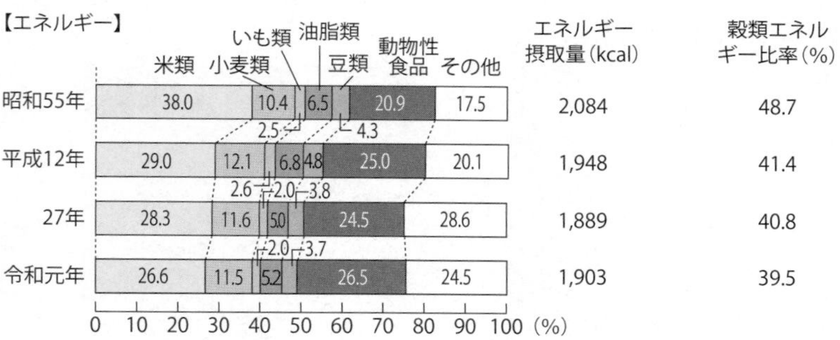

【たんぱく質】

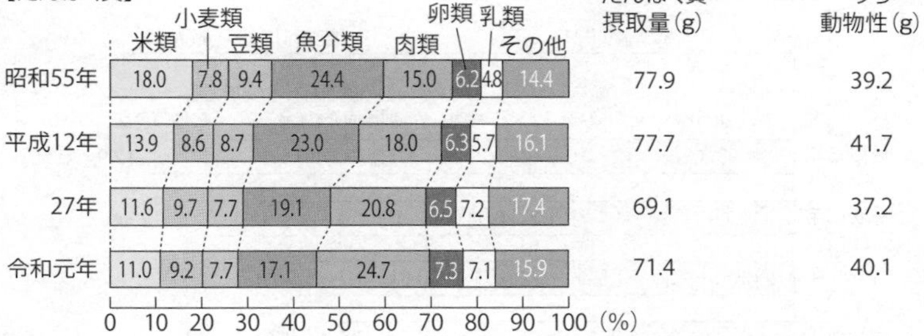

【脂　質】

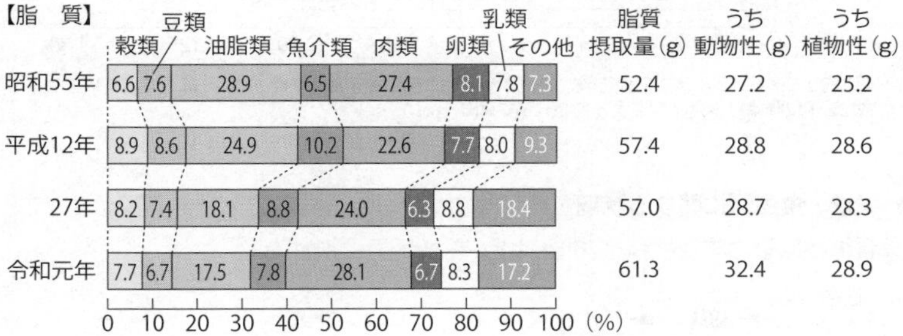

【カルシウム】

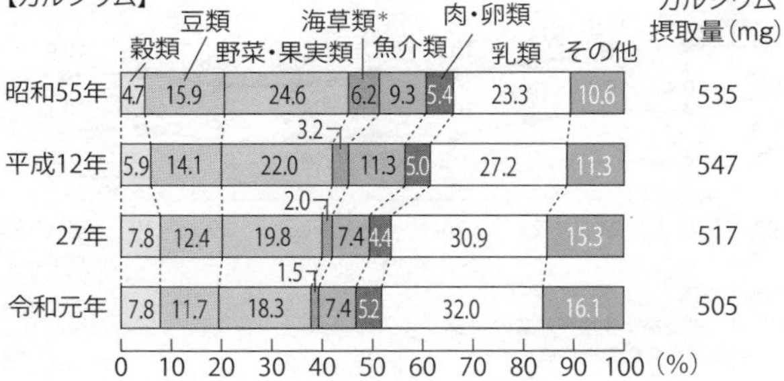

【鉄】

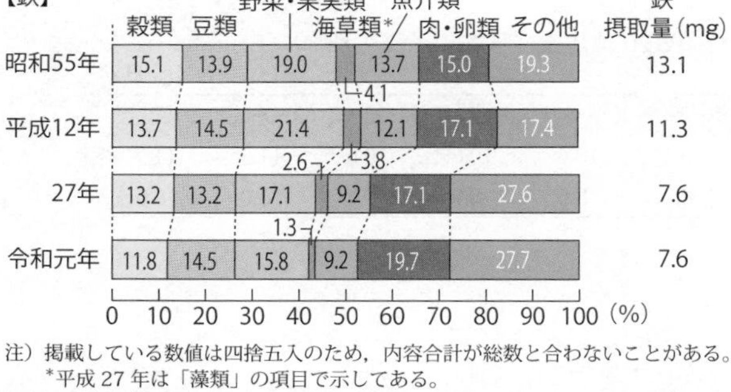

注）掲載している数値は四捨五入のため，内容合計が総数と合わないことがある。
　＊平成 27 年は「藻類」の項目で示してある。
資料）厚生労働省：令和元年国民健康・栄養調査報告 1 人 1 日当たり平均値（総数）より。

食塩の食品群別摂取量（1 歳以上，総数）

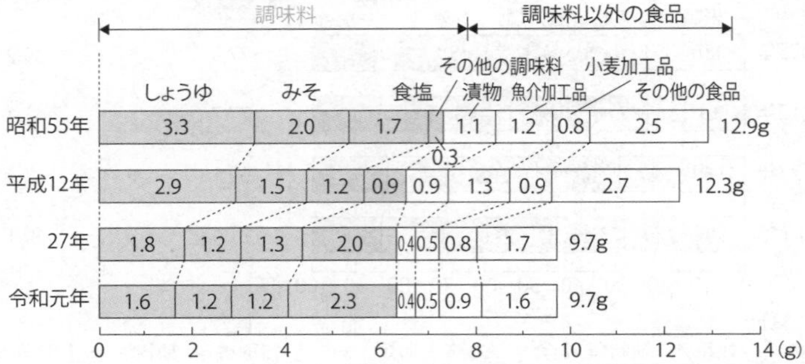

注）昭和 50 ～平成 12 年は四訂成分表，平成 13 年～は五訂成分表，平成 17 年～は五訂増補成分表，平成 23 年以降は日本食品標準成分表 2015 で算出（p.105）。

栄養・食生活に関する状況

食塩摂取量の年次推移（20 歳以上，総数・男女別）

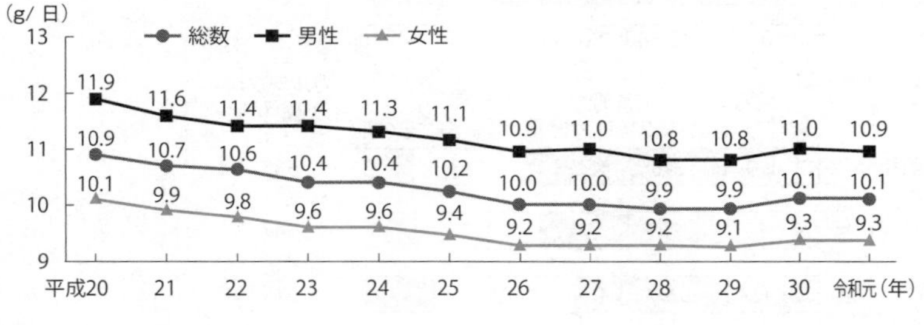

注）平成 24・28 年は全国補正値。
（参考）「健康日本 21（第三次）」の目標：食塩摂取量の減少
目標値：１日当たりの食塩摂取量の平均値７g

食塩摂取量の平均値（20 歳以上，性・年齢階級別）

（g/日）

令和元年	総数	20～29 歳	30～39 歳	40～49 歳	50～59 歳	60～69 歳	70 歳以上
男性	10.9	10.6	10.4	10.6	10.6	11.5	11.2
女性	9.3	8.3	8.5	8.9	9.2	10.0	9.5

野菜摂取量の平均値（20 歳以上）

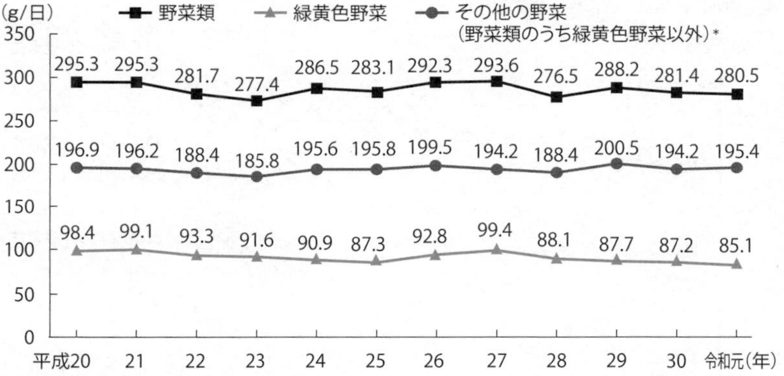

注）*その他の野菜＋野菜ジュース＋漬け物。
　　もとの図は，平成 24 年「結果の概要」より。
　　平成 24・28 年は全国補正値。
(参考)「健康日本 21（第三次）」の目標：野菜摂取量の増加
　　　目標値：１日当たりの野菜摂取量の平均値 350g

野菜・果物摂取量の平均値（20 歳以上，年齢階級別）

（g/日）

令和元年	総数	20～29 歳	30～39 歳	40～49 歳	50～59 歳	60～69 歳	70～79 歳	80 歳以上
野菜類	269.8	222.6	239.5	246.8	268.6	307.1	323.1	284.2
緑黄色野菜	81.8	60.5	73.2	69.8	78.0	94.9	103.9	88.4
果実類	96.4	46.9	43.9	55.2	70.6	118.6	159.4	141.7

朝食の欠食率の年次推移（20 歳以上，総数）

(%)

	平成22年	23 年	24 年	25 年	26 年	27 年	28 年	29 年	30 年	令和元年
男性	15.2	16.1	14.2	14.4	14.3	14.3	15.4	15.0	15.3	15.5
女性	10.9	11.9	9.7	9.8	10.5	10.1	10.7	10.2	9.0	11.1

注）朝食の欠食率：調査を実施した日（任意の１日）において朝食を欠食した者の割合。
　　欠食：次の３つの合計である。１．食事をしなかった場合。　２．錠剤などによる栄養素の補給，栄養ドリンクのみの場合。　３．菓子，果物，乳製品，嗜好飲料などの食品のみを食べた場合。
　　「国民健康・栄養の現状」より。

（第 4 次食育推進基本計画の目標：朝食を欠食する国民の割合の減少（目標値：子ども 0%，20～30 歳代男性 15%以下））

3 健康・栄養・食品関連統計

身体状況および糖尿病等

BMI平均値（性・年齢階級別）

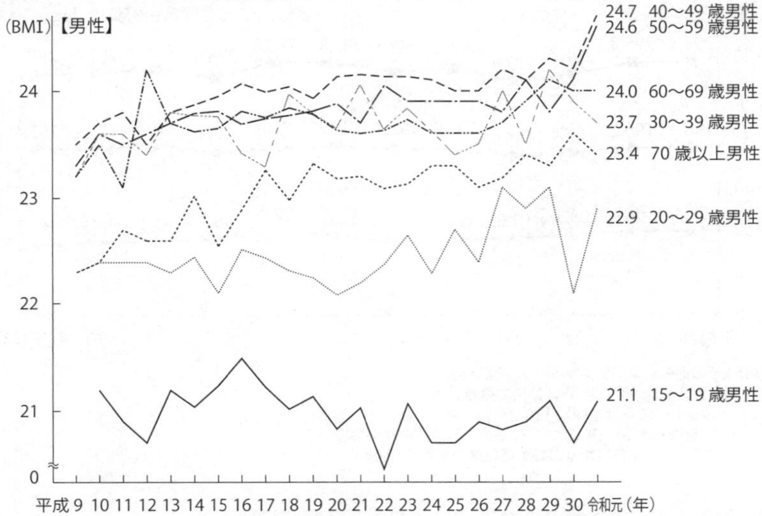

注）15～19歳については，平成8，9年の調査結果なし。
平成24・28年は全国補正値。

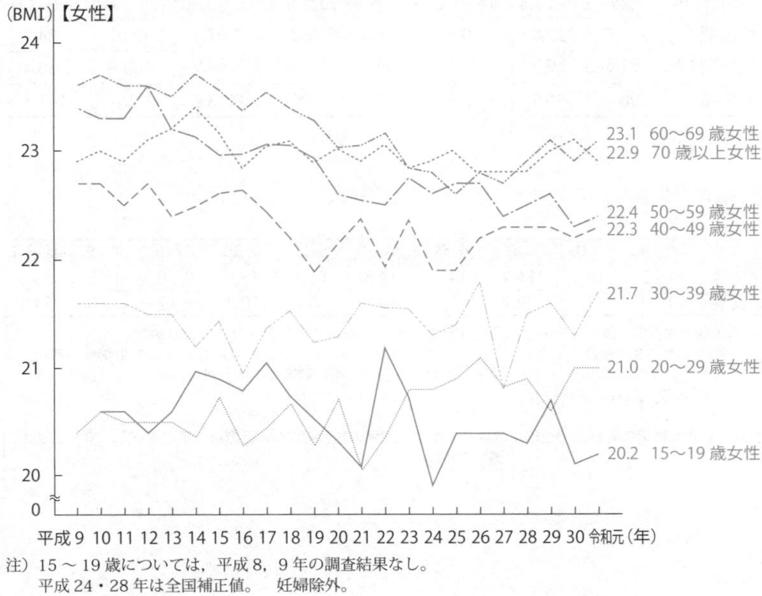

注）15～19歳については，平成8，9年の調査結果なし。
平成24・28年は全国補正値。　妊婦除外。

肥満とやせの状況（20 歳以上，男女別）

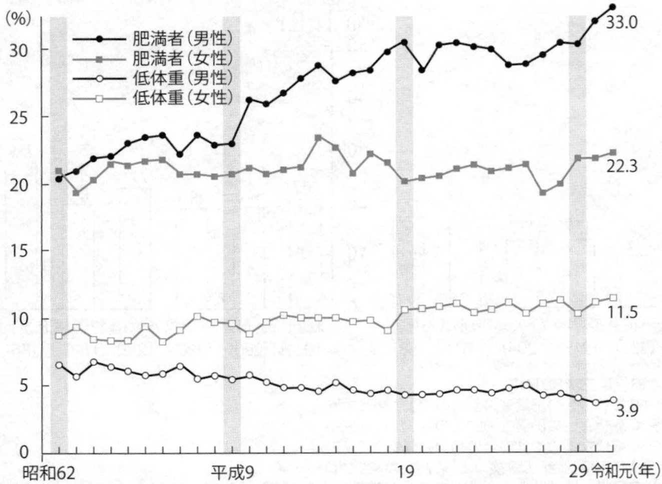

注）肥満の判定は 9 章，p.309 参照。妊婦除外。
平成 24・28 年は全国補正値。

肥満者の割合（20 歳以上，性・年齢階級別）

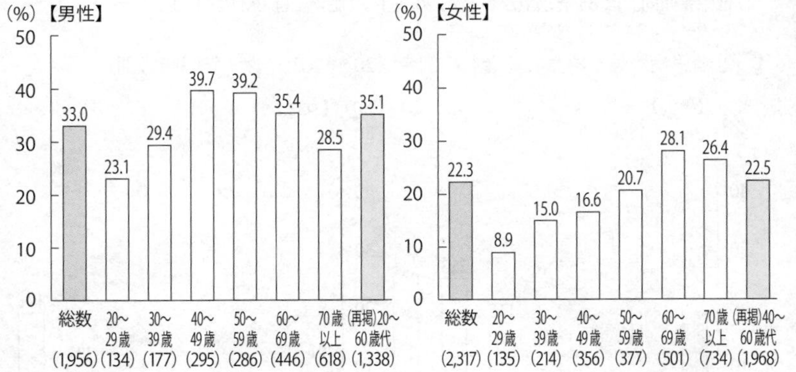

注）妊婦除外。
（参考）「健康日本 21（第三次）」の目標
適正体重を維持している者の増加〔肥満（BMI25 以上），やせ（BMI18.5 未満）の減少〕
目標値：20 ～ 60 歳代男性の肥満者の割合30%未満，40 ～ 60 歳代女性の肥満者の割合15%未満

低栄養傾向の者の割合（65 歳以上，性・年齢階級別）

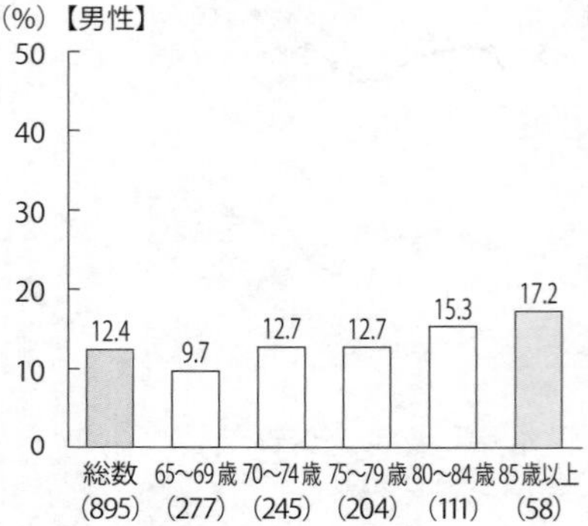

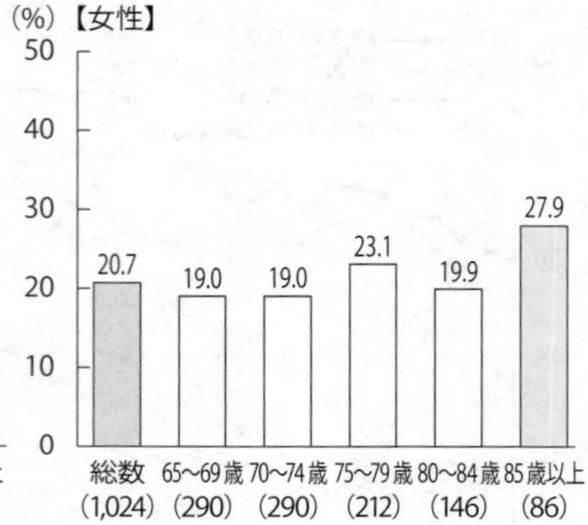

（参考）健康日本21（第三次）の目標
(1) 20 ～60 歳代男性の肥満者の割合の減少：30%未満
(2) 40 ～60 歳代女性の肥満者の割合の減少：15%未満
(3) 20 ～30 歳代女性のやせの者の割合の減少：15%未満
(4) 低栄養傾向の高齢者（65 歳以上）の割合の減少：13%未満
(1)～(4) の目標を達成したと仮定した場合の適正体重の者の割合について，令和 14（2032）年の割合は 65.9%であることから，目標値を 66%以上とする。

★ BMI：Body Mass Index (kg/m^2)，体重（kg）/〔身長（m）〕^{2} を用いて判定
肥満について：「日本肥満学会肥満症診断基準検討委員会（2000）」
（9 章，p.309 参照）
「低栄養傾向」は 65 歳以上かつ BMI20 以下，「肥満」は BMI25 以上。

「糖尿病が強く疑われる者」の割合（20 歳以上，性・年齢階級別）

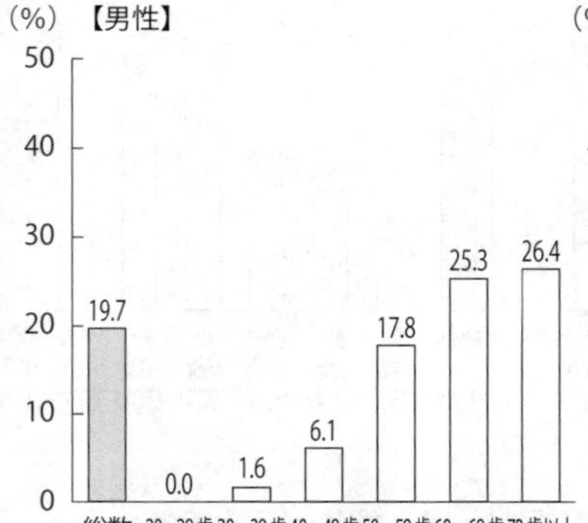

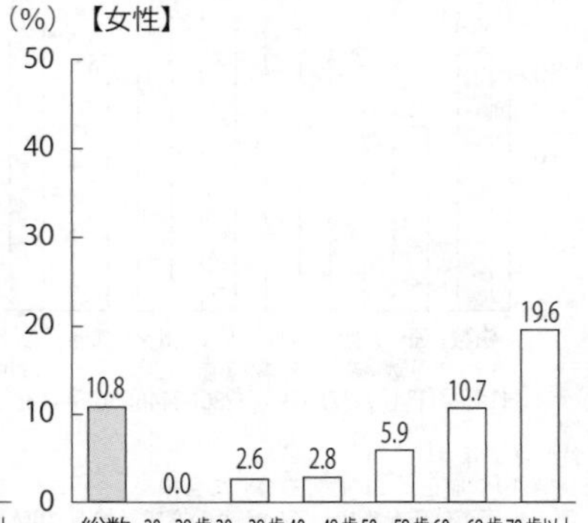

注）「糖尿病が強く疑われる者」の判定：ヘモグロビン A1c の測定値があり，身体状況調査票の問診において「これまでに医療機関や健診で糖尿病といわれたことの有無」，「現在、糖尿病治療の有無」および「現在の状況」が有効回答である者のうち，ヘモグロビン A1c（NGSP）値が 6.5％以上（平成 23 年まではヘモグロビン A1c（JDS）値が 6.1％以上）または「糖尿病治療の有無」に「有」と回答した者。

収縮期（最高）血圧の平均値（20 歳以上，男女別）

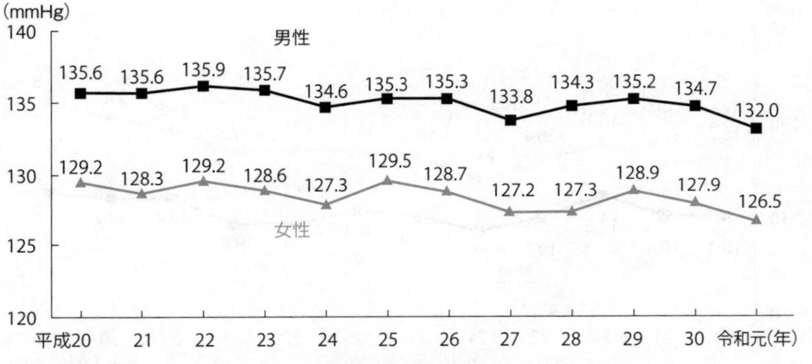

（参考）「健康日本 21（第三次）」の目標：高血圧の改善〔収縮期血圧の平均値の低下〕
目標値：ベースライン値（令和 6 年度値）から 5mmHg の低下

注）令和元年より，水銀を使用しない血圧計を使用。

収縮期（最高）血圧が 140mmHg 以上の者の割合（20 歳以上，男女別）

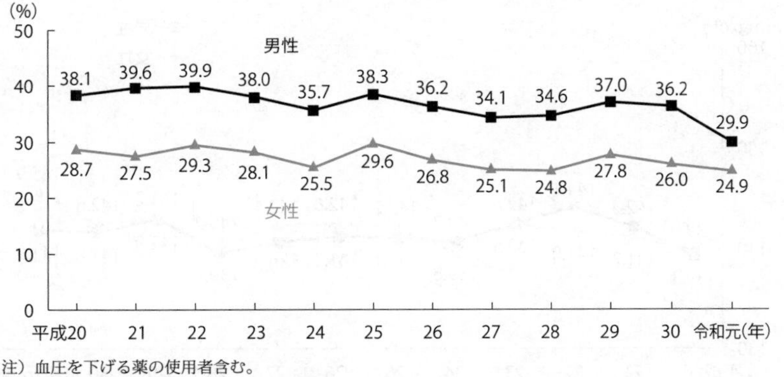

注）血圧を下げる薬の使用者含む。
2 回の測定値の平均値。1 回しか測定できなかった者については，その値を採用。
平成 24・28 年は全国補正値。

血清総コレステロールが 240mg/dL 以上の者の割合（20 歳以上，男女別）

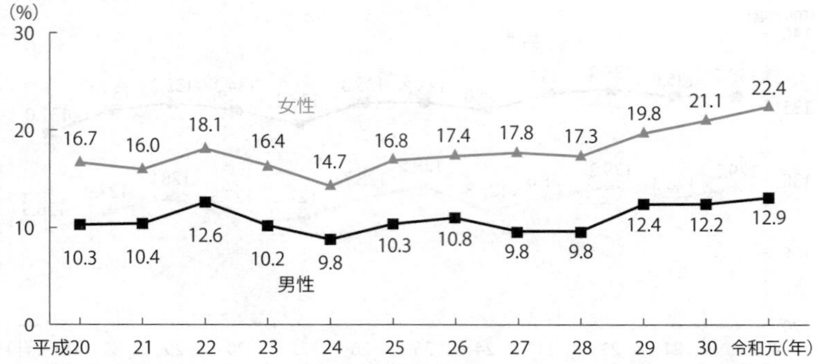

注）コレステロールを下げる薬または中性脂肪（トリグリセライド）を下げる薬の使用者含む。
平成 24・28 年は全国補正値。

血清 non HDL コレステロール値の平均値（20 歳以上，男女別）

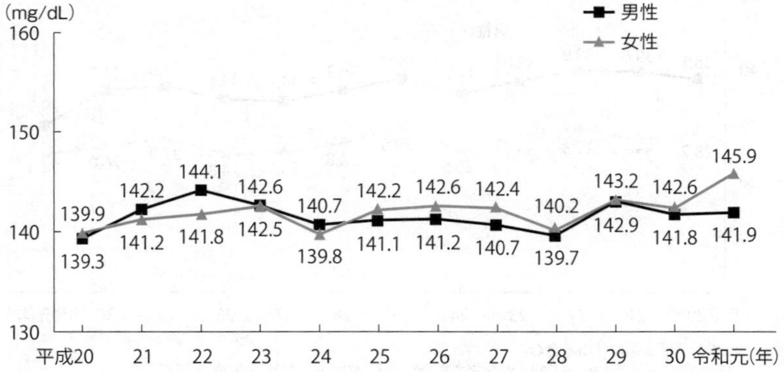

（参考）「健康日本 21（第三次）」の目標：脂質（LDL コレステロール）高値の減少
目標値：LDL コレステロール 160mg/dL 以上の者の割合をベースライン値から 25%の減少

身体活動・運動に関する状況

運動習慣のある者の割合（20 歳以上，男女別）

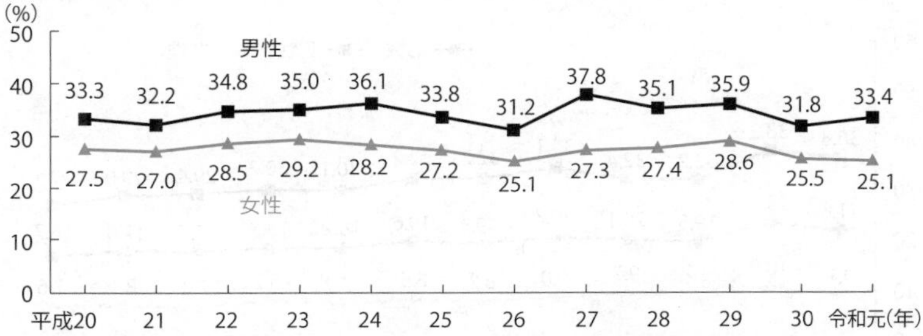

注）運動習慣のある者：1 回 30 分以上の運動を週 2 回以上実施し，1 年以上継続している者。
平成 24・28 年は全国補正値。

運動習慣のある者の割合（20 歳以上，性・年齢階級別）

(%)

令和元年	総数	20〜29歳	30〜39歳	40〜49歳	50〜59歳	60〜69歳	70 歳以上	（再掲）20〜64歳	（再掲）65 歳以上
男性	33.4	28.4	25.9	18.5	21.8	35.5	42.7	23.5	41.9
女性	25.1	12.9	9.4	12.9	24.4	25.3	35.9	16.9	33.9

（参考）「健康日本 21（第三次）」の目標：運動習慣者の割合の増加
目標値：20 〜 64歳 30%，65歳以上 50%

歩数の平均値（20 歳以上，男女別）

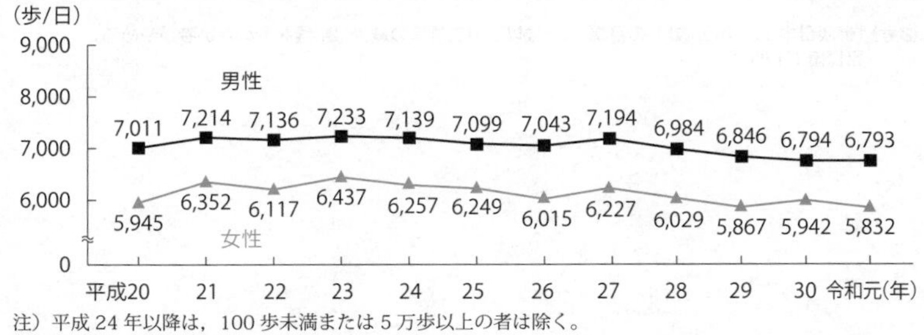

注）平成 24 年以降は，100 歩未満または 5 万歩以上の者は除く。
平成 24・28 年は全国補正値。

歩数の平均値（20 歳以上，性・年齢階級別）

（歩 / 日）

令和元年	総数	20〜29歳	30〜39歳	40〜49歳	50〜59歳	60〜69歳	70 歳以上	（再掲）20〜64歳	（再掲）65 歳以上
男性	6,793	8,301	8,135	7,734	7,752	6,759	5,016	7,864	5,396
女性	5,832	6,641	6,816	6,809	6,841	5,859	4,225	6,685	4,656

注）100 歩未満または 5 万歩以上の者は除く。
（参考）「健康日本 21（第三次）」の目標：日常生活における歩数の増加
目標値：20 〜 64 歳 8,000 歩，65歳以上 6,000 歩

喫煙に関する状況

現在習慣的に喫煙している者の割合（20 歳以上，総数・男女別）

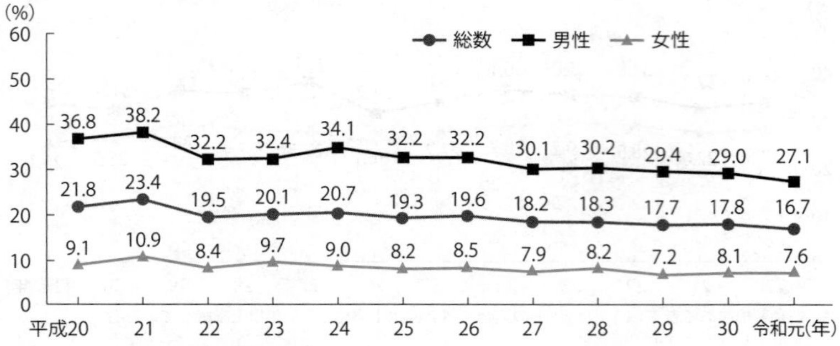

注）平成 24・28 年は全国補正値。
現在習慣的に喫煙している者：たばこを「毎日吸っている」または「時々吸う日がある」と回答した者。なお，平成 23，24 年は，これまでたばこを習慣的に吸っていたことがある者のうち，「この 1 か月間に毎日または時々たばこを吸っている」と回答した者であり，平成 21，22 年は，合計 100 本以上または 6 か月以上たばこを吸っている（吸っていた）者。

現在習慣的に喫煙している者の割合（20 歳以上，性・年齢階級別）

(%)

令和元年	総数	20～29 歳	30～39 歳	40～49 歳	50～59 歳	60～69 歳	70 歳以上
男性	27.1	25.5	33.2	36.5	31.8	31.1	15.1
女性	7.6	7.6	7.4	10.3	12.9	8.6	3.0

（参考）「健康日本 21（第三次）」の目標：20 歳以上の喫煙率の減少〔喫煙をやめたい者がやめる〕
目標値：12%

食料需給表

主要食料の国内生産量

(1,000t)

	昭和40年	50年	60年	平成2年	7年	12年	17年	22年	27年	令和2年	4年
穀　類	15,208	13,693	12,940	11,825	11,434	10,422	10,090	9,317	9,645	9,360	9,340
米	12,409	13,165	11,662	10,499	10,748	9,490	8,998	8,554	8,429	8,145	8,073
小麦	1,287	241	874	952	444	688	875	571	1,004	949	994
その他	1,512	287	404	374	242	244	217	192	212	266	273
いも類	9,011	4,679	5,254	4,954	4,546	3,971	3,805	3,154	3,216	2,893	2,995
でんぷん	1,155	960	2,101	2,667	2,744	2,892	2,860	2,580	2,473	2,178	2,296
豆　類	646	363	424	414	284	366	352	317	346	290	313
大豆	230	126	228	220	119	235	225	223	243	219	243
その他	416	237	196	194	165	131	127	94	103	71	70
野　菜	13,483	15,880	16,607	15,845	14,671	13,704	12,492	11,730	11,909	11,440	11,237
緑黄色野菜	2,315	2,750	2,933	2,848	2,854	2,743	2,692	2,546	2,592	2,484	2,443
その他の野菜	11,168	13,130	13,674	12,997	11,817	10,961	9,800	9,184	9,317	8,956	8,794
果実類	4,034	6,686	5,747	4,895	4,242	3,847	3,703	2,960	2,945	2,674	2,645
肉　類	1,105	2,199	3,490	3,478	3,152	2,982	3,045	3,215	3,268	3,449	3,473
鶏　卵	1,330	1,807	2,160	2,420	2,549	2,535	2,469	2,506	2,521	2,602	2,537
牛乳および乳製品	3,271	5,008	7,436	8,203	8,467	8,414	8,293	7,631	7,408	7,434	7,532
魚介類	6,502	9,918	11,464	10,278	6,768	5,736	5,152	4,782	4,177	3,772	3,477
海藻類	81	126	142	155	144	130	123	106	99	92	76
砂糖類（粗糖）	85	219	299	239	190	164	141	175	126	138	148
油脂類	766	1,260	2,286	2,360	2,074	2,200	2,037	1,980	2,003	1,965	1,955
植物油	598	991	1,598	1,677	1,726	1,862	1,715	1,657	1,693	1,629	1,630
動物油脂	168	269	688	683	348	338	322	323	310	336	325
み　そ	778	714	658	608	573	551	506	467	468	472	467
しょうゆ	1,168	1,239	1,223	1,201	1,143	1,061	939	845	781	697	695

注）令和4年は概算値。
資料）農林水産省：食料需給表

主要食料の輸入量

(1,000t)

	昭和40年	50年	60年	平成2年	7年	12年	17年	22年	27年	令和2年	4年
穀 類	10,410	19,422	27,108	27,785	27,702	27,640	26,942	26,037	24,239	23,898	23,641
米	1,052	29	30	50	495	879	978	831	834	814	832
小麦	3,532	5,715	5,194	5,307	5,750	5,688	5,292	5,473	5,660	5,521	5,512
その他	5,826	13,678	21,884	22,428	21,457	21,073	20,672	19,733	17,745	17,563	17,297
いも類	0	28	200	399	683	831	892	1,024	1,036	1,099	1,307
でんぷん	4	83	130	104	108	155	137	129	134	143	147
豆 類	2,060	3,588	5,202	4,977	5,126	5,165	4,482	3,748	3,511	3,411	3,969
大豆	1,847	3,334	4,910	4,681	4,813	4,829	4,181	3,456	3,243	3,139	3,704
その他	213	254	292	296	313	336	301	292	268	272	265
野 菜	42	230	866	1,551	2,628	3,124	3,367	2,783	2,942	2,987	2,970
緑黄色野菜	3	52	380	639	1,025	1,274	1,446	1,224	1,461	1,610	1,541
その他の野菜	39	178	486	912	1,603	1,850	1,921	1,559	1,481	1,377	1,429
果 実	573	1,387	1,904	2,978	4,547	4,843	5,437	4,756	4,351	4,504	4,233
肉 類	121	731	852	1,485	2,413	2,755	2,703	2,588	2,769	3,037	3,129
鶏 卵	2	55	39	50	110	121	151	114	114	102	117
牛乳および乳製品	506	1,016	1,579	2,237	3,286	3,952	3,836	3,528	4,634	4,987	4,450
魚介類	655	1,088	2,257	3,823	6,755	5,883	5,782	4,841	4,263	3,885	3,781
海藻類	12	25	58	68	70	78	70	47	45	42	39
砂糖類（粗糖）	1,642	2,243	1,823	1,672	1,730	1,594	1,298	1,250	1,226	960	1,060
油脂類	266	363	422	572	722	725	964	929	984	1,113	948
植物油	22	173	276	443	546	579	838	846	919	1,075	929
動物油脂	244	190	146	129	176	146	126	83	65	38	19
み そ	0	0	0	0	3	6	6	8	1	0	0
しょうゆ	0	0	0	0	0	0	1	1	2	3	3

注）令和 4 年は概算値。
資料）農林水産省：食料需給表

日本の主要農産物の国別輸入割合（2022 年）

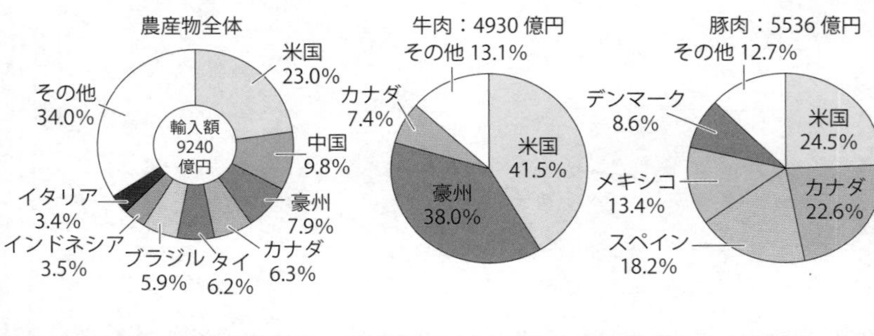

主要な1人1日当たり供給純食料と供給栄養量

(g)

			昭和40年	50年	60年	平成2年	7年	12年	17年	22年	27年	令和2年	4年
総量			1,243.0	1,323.5	1,366.8	1,411.3	1,438.4	1,427.5	1,379.6	1,290.9	1,285.2	1,270.6	1,268.1
植物性食品	計		998.3	983.5	958.0	948.4	940.2	925.8	894.0	834.1	821.7	794.7	798.1
植物性食品	穀類	計	397.2	331.9	295.5	283.5	278.8	269.9	259.2	255.9	242.6	230.0	230.3
植物性食品	穀類	米	306.2	240.6	204.3	191.9	185.3	177.0	168.2	163.0	149.2	139.1	139.3
植物性食品	穀類	小麦	79.4	86.1	86.9	86.9	89.6	89.2	86.9	89.5	89.5	87.0	86.7
植物性食品	穀類	その他	11.6	5.2	4.3	4.7	3.9	3.7	4.1	3.4	4.0	4.0	4.2
植物性食品	いも類		58.5	43.6	51.0	56.4	56.6	57.8	54.1	50.8	53.2	53.0	57.8
植物性食品	でんぷん		22.7	20.6	38.5	43.7	42.7	47.7	48.1	45.7	43.8	40.8	42.9
植物性食品	豆類		26.1	25.7	24.7	25.2	24.1	24.8	25.4	23.1	23.3	24.5	24.6
植物性食品	緑黄色野菜		55.3	58.0	64.2	66.1	70.4	72.4	74.1	67.2	72.6	73.1	71.7
植物性食品	その他の野菜		241.0	244.6	241.8	230.9	219.6	208.2	189.7	174.3	175.1	169.7	169.7
植物性食品	果実		78.0	116.2	104.8	106.3	115.2	113.8	118.0	100.2	95.4	93.5	90.9
植物性食品	海藻類		2.0	3.1	3.6	3.9	3.9	3.8	3.4	2.7	2.6	2.5	2.1
植物性食品	砂糖類		51.4	68.5	60.3	59.7	57.8	55.4	54.6	51.9	50.5	45.5	47.3
植物性食品	油脂類		12.7	23.7	31.4	33.0	34.2	37.5	36.9	34.7	36.7	37.9	35.7
植物性食品	みそ・しょうゆ		53.4	47.6	42.2	39.7	36.9	34.5	30.5	27.6	25.9	24.2	23.9
動物性食品	計		240.4	334.2	400.0	452.0	486.8	489.3	472.9	444.4	451.4	463.3	457.5
動物性食品	肉類		25.2	48.8	62.9	71.2	77.8	78.8	78.0	79.6	83.9	91.8	92.3
動物性食品	卵類		30.9	37.5	39.8	44.1	46.9	46.5	45.5	45.3	46.1	47.0	46.4
動物性食品	乳類		102.8	146.5	193.6	228.0	249.2	258.2	251.5	236.7	248.9	258.3	257.3
動物性食品	魚介類		77.0	95.4	96.8	102.8	107.3	101.8	94.9	80.6	70.3	64.7	60.3
動物性食品	油脂		4.5	6.0	6.9	5.9	5.6	4.0	3.0	2.2	2.2	1.5	1.2
その他の食料			4.3	5.8	8.8	10.9	11.4	12.4	12.7	12.4	12.1	12.6	12.5
栄養量	エネルギー(kcal)		2,458.7	2,518.3	2,596.5	2,640.1	2,653.8	2,642.9	2,572.8	2,446.6	2,416.0	2,271.0	2,258.8
栄養量	たんぱく質(g)		75.0	80.3	82.1	85.5	87.9	86.8	84.0	79.7	77.7	78.1	76.9
栄養量	脂質(g)		44.3	63.9	75.4	79.7	82.7	84.2	82.8	77.0	79.2	82.0	79.3

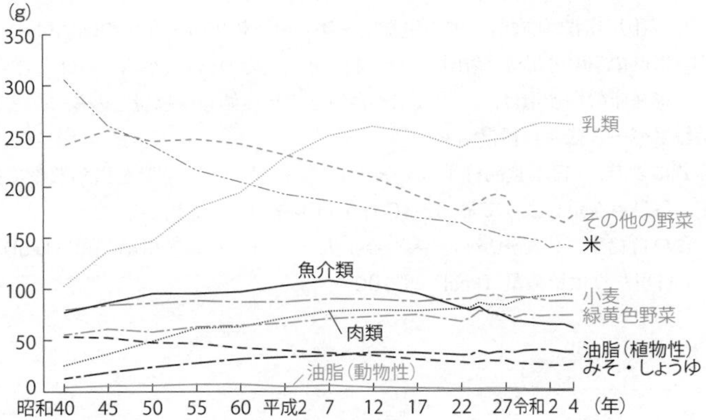

注) 令和4年は概算値。総量は,「その他の食料」を含む。
資料) 農林水産省:食料需給表

国民１人１年当たり供給食料の国際比較

(kg)

国名	穀類	いも類	豆類	野菜類	果実類	肉類	卵類	牛乳・乳製品	魚介類	砂糖類	油脂類
アメリカ	116.1	52.5	10.3	119.3	101.5	128.6	16.1	265.8	22.8	33.2	21.2
カナダ	122.5	69.8	13.1	99.6	97.2	90.6	15.1	243.7	20.7	36.0	28.6
ドイツ	94.2	67.1	2.9	91.4	83.7	78.8	15.3	320.8	12.6	37.7	19.0
スペイン	116.6	58.4	7.3	106.5	114.0	101.9	14.8	184.0	40.8	29.2	32.2
フランス	141.7	51.1	2.9	94.8	89.5	78.2	13.9	336.4	33.2	33.7	16.2
イタリア	151.3	37.7	8.4	94.6	140.6	70.2	11.3	231.7	29.2	32.9	29.7
オランダ	97.1	94.3	6.3	79.1	112.8	59.1	22.2	330.2	21.9	39.7	20.4
スウェーデン	112.2	56.9	3.9	88.4	63.2	68.0	13.6	327.0	32.2	33.4	9.3
イギリス	130.5	66.5	5.9	86.5	87.7	79.1	11.2	238.1	17.9	24.1	16.9
スイス	102.5	47.1	2.6	93.8	89.0	66.2	10.8	360.9	16.0	38.8	25.4
オーストラリア	96.7	47.5	11.2	81.0	79.5	121.5	7.8	285.0	24.1	33.4	23.9
日　本	99.1	23.4	9.3	101.4	45.1	51.0	19.9	93.9	40.4	17.3	18.5

注）1. 供給粗食料ベースの数値である。
2. 穀類のうち，米については玄米に換算している。
3. 砂糖類は，日本は精糖換算数量，日本以外は粗糖換算数量である。
4. 牛乳・乳製品については，生乳換算によるものであり，バターを含んでいる。
5. 日本は 2022 年，その他の国は 2020 年の数値。
FAO；Food Balance Sheets をもとに農林水産省で試算した。

資料）農林水産省：食料需給表（令和 4 年度）より

食料自給率の計算方法

○食料自給率とは，国内の食料消費が，国産でどの程度賄えているかを示す指標。

○品目別自給率

次の式により，各品目における自給率を重量ベースで算出。

品目別自給率＝国内生産量（t）/ 国内消費仕向量（t）× 100

（国内消費仕向量＝国内生産量＋輸入量－輸出量－在庫の増加量）

※自給率の分母は，輸出量が増えれば小さくなり，輸入が増えれば大きくなる。

※在庫の増加量は，当年度末繰越量と当年度始め持越量との差。

○供給熱量ベース総合食料自給率

次の式により，「日本食品標準成分表 2015」に基づき，重量を供給熱量に換算した上で，各品目を足し上げて算出。10 月 1 日現在の人口を用いる。

食料自給率（供給熱量ベース）＝ 1 人 1 日当たり国産供給熱量（kcal）/ 1 人 1 日当たり供給熱量（kcal）× 100

品目別自給率の国際比較（重量ベース）

(%)

国名	穀類	いも類	豆類	野菜類	果実類	肉類	卵類	牛乳・乳製品	魚介類	砂糖類	油脂類
アメリカ	116	101	195	83	66	114	104	102	63	75	88
カナダ	188	145	386	58	23	144	96	95	86	8	237
ドイツ	103	129	15	40	31	117	75	105	27	122	92
スペイン	71	60	13	227	130	157	118	90	57	27	67
フランス	168	139	74	71	67	104	99	104	30	151	88
イタリア	64	57	33	182	102	82	96	89	17	14	32
オランダ	11	172	0	303	35	295	170	187	129	149	42
スウェーデン	141	87	85	35	6	77	101	80	69	97	22
イギリス	72	87	45	41	14	77	91	89	53	55	47
スイス	49	93	39	48	37	84	63	98	2	56	39
オーストラリア	208	84	221	90	101	155	98	105	33	362	93
日本	29	70	7	79	39	53	97	62	54	34	14

注）1．穀類のうち，米については玄米に換算している。
2．牛乳・乳製品については，生乳換算によるものであり，バターを含んでいる。
3．魚介類については，飼肥料も含む魚介類全体についての自給率である。
4．日本は 2022 年，その他の国は 2020 年の数値。
FAO；Food Balance Sheets をもとに農林水産省で試算した。
資料）農林水産省：食料需給表（令和 4 年度）より

諸外国の食料自給率（供給熱量ベース）の推移

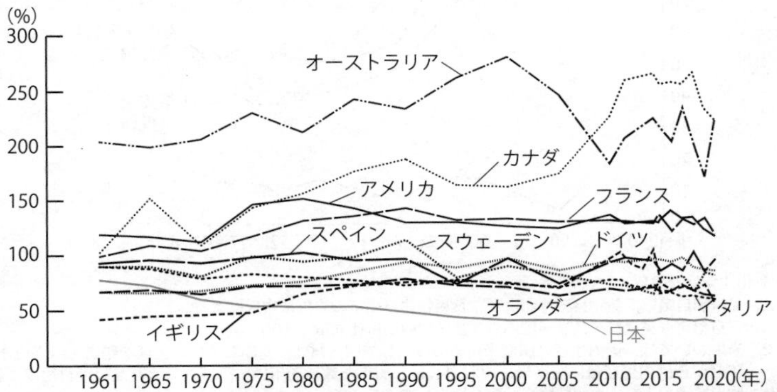

注）日本は年度。それ以外は暦年。食料自給率（カロリーベース）は，総供給熱量に占める国産供給熱量の割合である。畜産物，加工食品については，輸入飼料，輸入原料を考慮。
FAO；Food Balance Sheets をもとに農林水産省で試算した。
資料）農林水産省：食料需給表（令和 4 年度）より

主要食料の自給率の推移

(%)

年度		昭和40	50	60	平成7	12	17	22	27	令和2	4
品目別自給率	米	95	110	107	104	95	95	97	98	97	99
	小麦	28	4	14	7	11	14	9	15	15	15
	豆類	25	9	8	5	7	7	8	9	8	7
	うち大豆	11	4	5	2	5	5	6	7	6	6
	野菜	100	99	95	85	81	79	81	80	80	79
	果実	90	84	77	49	44	41	38	41	38	39
	肉類（鯨肉を除く）	90	77	81	57	52	54	56	54	53	53
	うち牛肉	95	81	72	39	34	43	42	40	36	39
	鶏卵	100	97	98	96	95	94	96	96	97	97
	牛乳・乳製品	86	81	85	72	68	68	67	62	61	62
	魚介類	100	99	93	57	53	51	55	55	55	54
	砂糖類	31	15	33	31	29	34	26	33	36	34
供給熱量ベースの総合食料自給率		73	54	53	43	40	40	39	39	37	38
生産額ベースの総合食料自給率		86	83	82	74	71	69	69	66	67	58
主食用穀物自給率		80	69	69	65	60	61	59	61	60	61
参考	穀物（食用＋飼料用）自給率	62	40	31	30	28	28	27	29	28	29

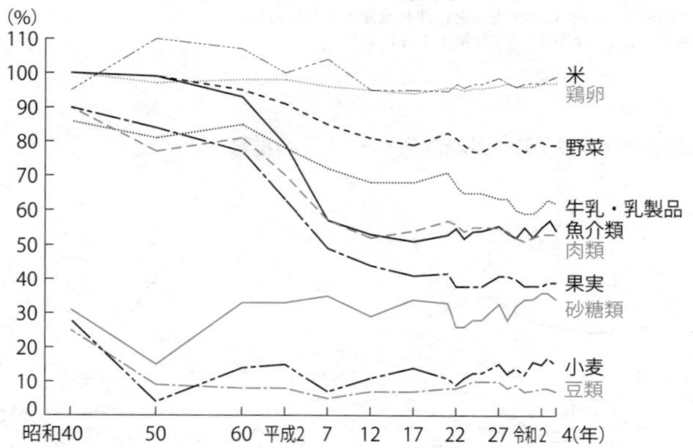

注）令和 4 年は概算値。

1. 品目別自給率，穀物自給率および主食用穀物自給率の算出は次式による。
   自給率（重量ベース）＝国内生産量 / 国内消費仕向量× 100
2. 米については，国内生産と国産米在庫の取崩しで国内需要に対応している実態を踏まえ，平成 10 年度から国内生産量に国産米在庫取崩し量を加えた数量を用いて，次式により品目別自給率，穀物自給率および主食用穀物自給率を算出している。
   自給率（重量ベース）＝国産供給量（国内生産量＋国産米在庫取崩し量）/ 国内消費仕向量× 100
   なお，国産米在庫取崩し量は，平成 25 年度が▲ 244 千 t，26 年度が 126 千 t，27 年度が 261 千 t，28 年度が 86 千 t，29 年度が 98 千 t，30 年度が 102 千 t，令和元年度が 48 千 t，2 年度が▲302 千 t，3 年度が▲51 千 t，4 年度が 231 千 t である。また，飼料用の政府売却がある場合は，国産供給量および国内消費仕向量から飼料用政府売却数量を除いて算出している。
3. 供給熱量総合食料自給率の算出は次式による。ただし，畜産物については，飼料自給率を考慮して算出している。
   自給率（熱量ベース）＝国産供給熱量 / 国内総供給熱量× 100

資料）農林水産省：食料需給表

カロリーベースと生産額ベースの食料自給率

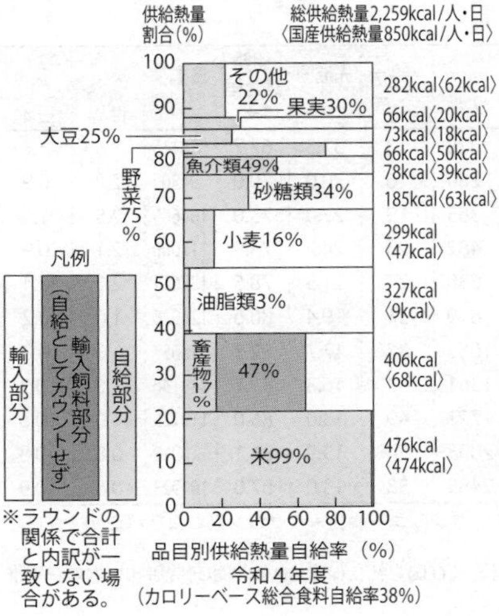

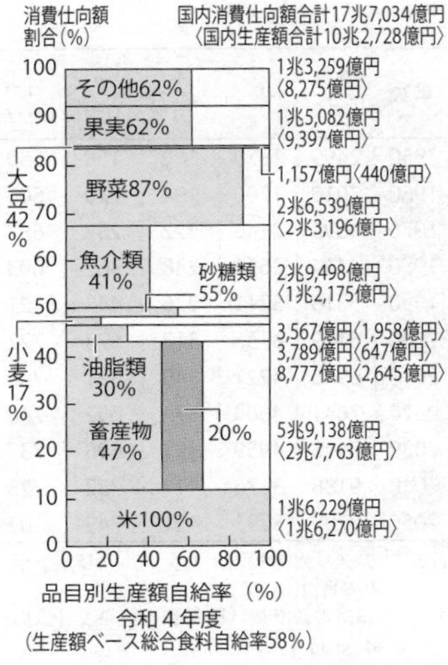

食料自給率の基本的な考え方と計算式

【国内消費仕向（分母）の考え方】

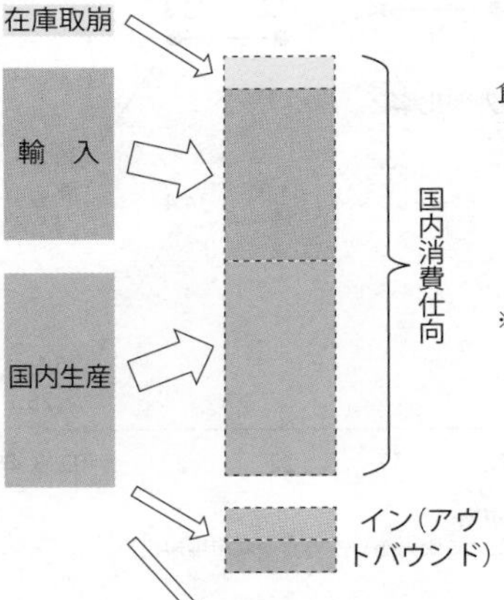

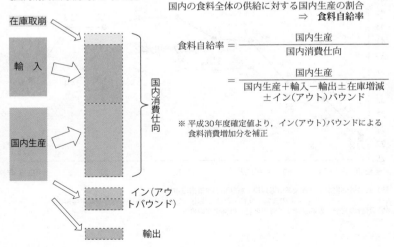

国内の食料全体の供給に対する国内生産の割合
⇒　**食料自給率**

$$食料自給率 = \frac{国内生産}{国内消費仕向}$$

$$= \frac{国内生産}{国内生産＋輸入－輸出±在庫増減±イン(アウト)バウンド}$$

※ 平成30年度確定値より，イン（アウト）バウンドによる食料消費増加分を補正

世界人口の推移（1950 ～ 2050 年）

年次	世界（百万人）	アジア	北アメリカ*1	南アメリカ	ヨーロッパ	アフリカ	オセアニア	先進国（%）	開発途上国（%）	日本*2（千人）	年平均増減率（%）	
											世界	日本
1950	2499	1379	162	168	550	228	13	32.3	67.7	84115	—	—
1960	3019	1700	194	220	606	284	16	30.0	70.0	94302	2.2	0.9
1970	3695	2146	222	287	657	365	19	27.0	73.0	104665	2.5	1.1
1980	4444	2636	248	362	693	482	23	24.2	75.8	117060	2.1	0.9
1990	5316	3211	276	443	721	638	27	21.5	78.5	123611	2.2	0.4
2000	6149	3736	313	523	727	819	31	19.4	80.6	126926	1.6	0.2
2010	6986	4221	345	591	736	1055	37	17.7	82.3	128057	1.3	0.0
2020	7841	4664	374	652	746	1361	44	16.3	83.7	126146	1.0	-0.3
2030	8546	4959	393	698	737	1711	49	15.0	85.0	119125	1.0	-0.6
2040	9188	5176	411	732	723	2093	54	13.9	86.1	110919	0.8	-0.8
2050	9709	5293	421	749	703	2485	58	13.0	87.0	101923	0.6	-0.9

注）*1 アメリカ合衆国，カナダ，グリーンランド，サンピエール島・ミクロン島およびバミューダ島のみの合計。
*2 総務省統計局「国勢調査結果」，「人口推計」及び国立社会保障・人口問題研究所「日本の将来推計人口」による。

外食率，食の外部化率の推移

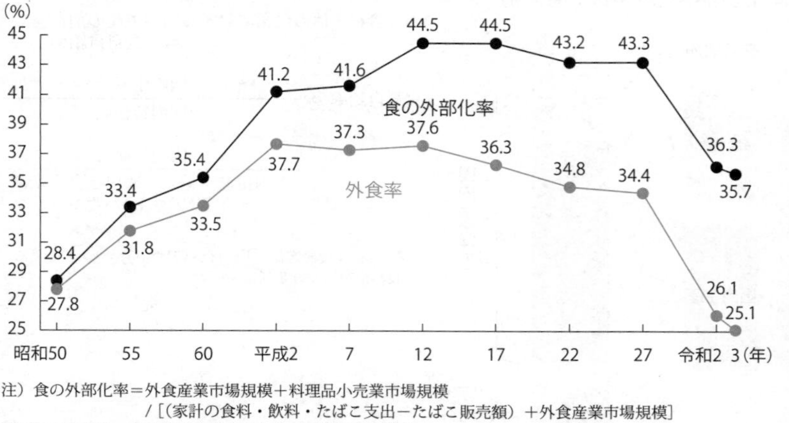

注）食の外部化率＝外食産業市場規模＋料理品小売業市場規模
／［（家計の食料・飲料・たばこ支出－たばこ販売額）＋外食産業市場規模］
資料）食の安全・安心財団：外食率と食の外部化率の推移

食品ロスをめぐる情勢

食品ロスの現状

食品ロスとは，本来食べられるのに捨てられてしまう食品をいい，食べ物を捨てることはもったいないことで，環境にも悪い影響を与えている。日本の食品廃棄物等は，令和３年度で年間 1670 万 t，その中で本来食べられるのに捨てられる食品「食品ロス」の量は，年間 523 万 t になっている（令和２年度推計値)。日本人の１人当たりの食品ロス量は１年で約 42kg。これは日本人１人当たりが毎日茶碗一杯分のご飯を捨てているのと同じ量になる。

食品ロスは大きく分けると下記２つに分けることができる。

・事業活動を伴って発生する食品ロス……「事業系食品ロス」
・各家庭から発生する食品ロス……………「家庭系食品ロス」

食品ロスを減らすためには，家で食品ロスが出ないようにするだけでなくて，食べ物を買う店舗，食べる店舗でも食品ロスを減らすことを意識するなど，次のような行動が大切である。

・食べ物を買う店舗や食べる店舗では，奥から商品をとらずに，陳列されている賞味期限の順番に買う
・包装資材（段ボール）ごと買う場合に，段ボールに少々のキズ・汚れがあっても，中身が問題なければそのまま買う。
・賞味期限の近い値引き商品を買う
・食べきれる分量を注文して，食べ残しを出さない　など。

こうした行動は，広い目でみれば，食料資源の有効利用や地球温暖化の抑制につながり，国民の生活を守ることにもつながる。

523 万 t のうち
事業系食品ロスは 279 万 t
家庭系食品ロスは 244 万 t

（単位：万トン）

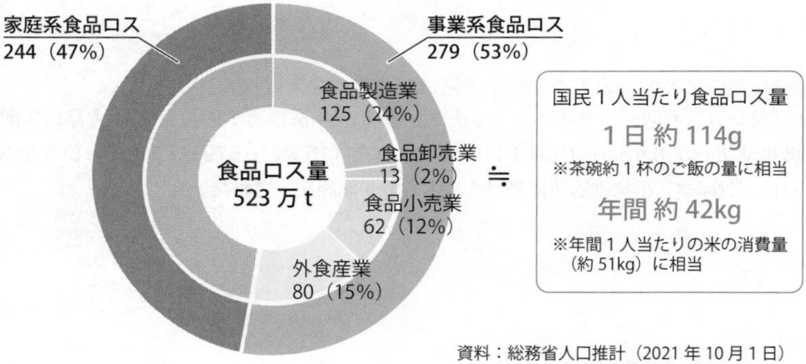

資料：総務省人口推計（2021 年 10 月 1 日）
令和２年度食料需給表（確定値）

食品ロスが引き起こす問題

世界人口国連推計によると、2022 年現在の世界人口は約 80 億人だが，途上国を中心に 8 億人以上（約 10 人に 1 人）が十分な量の食べ物を口にできず，栄養不足で苦しんでいる。その一方で，先進国では余った食料がまだ食べられるのに捨てられているのが現状である。日本の食料自給率は先進国の中でも低く，多くの食べ物を海外からの輸入に頼っている一方で，多くの食品ロスを生み出しているという状況は，社会全体で解決していかなくてはならない課題の 1 つである。

余った食べ物は，加工業者や流通業者，飲食店，家庭などからごみとして出される。これらは処理工場に運ばれ，可燃ごみとして処分されるが，水分を含む食品は，運搬や焼却の際に二酸化炭素（CO_2）を排出する。また，焼却後の灰の埋め立ても環境負荷につながる。さらに，市町村におけるごみ処理経費は、令和 3 年度で 2 兆 1450 億円にのぼり，平成 25 年度と比べると 2940 億円，率にすると 16%上昇している。これを国民 1 人当たりに換算すると年間 17,000 円となっており，経済的にも課題の 1 つとなっている。

世界の人口は 2050 年には約 97 億人に達するとみられている。食品ロスに関して何も手を打たず，今のままの状況が続けば，人口増加に伴って栄養不足で苦しむ人がますます増え，貧困に拍車がかかることになる。

資料：農林水産省：食品ロスの現状を知る，食品ロス及びリサイクルをめぐる情勢（令和 5 年 11 月）より

食品ロス削減国民運動（NO-FOODLOSS PROJECT）

食品ロス削減にフードチェーン全体で取り組んでいくため，官民が連携して食品ロス削減に向けた国民運動を展開。

食品ロス削減国民運動のロゴマーク（ろすのん）

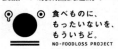

食べものに、
もったいないを、
もういちど。
NO-FOODLOSS PROJECT

食品ロスの削減の推進に関する法律（食品ロス削減推進法）

「食品ロスの削減の推進に関する法律」（令和元年法律第 19 号）（略称 食品ロス削減推進法）が令和元年 10 月 1 日に施行された（15 章，p.579）。また，令和 2 年 3 月に，食品ロス削減推進法に基づく基本方針が閣議決定された。

4

公衆衛生関連統計

人口静態・人口動態・平均寿命

人口ピラミッド

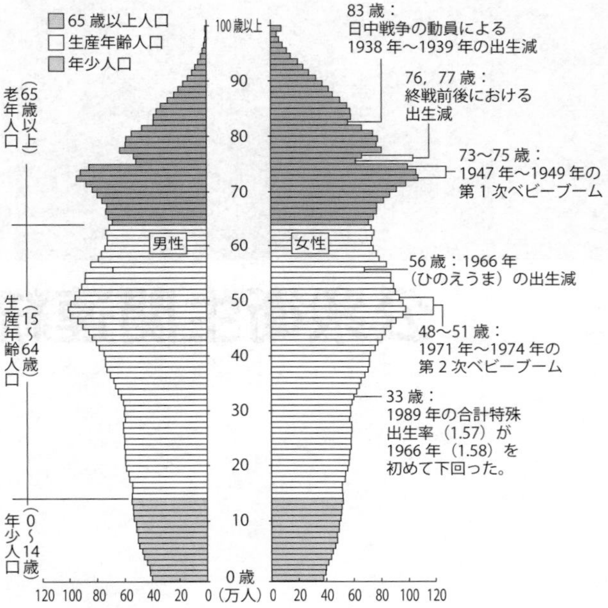

資料）総務省統計局：2022 年 10 月 1 日現在推計人口

年齢 3 区分別人口構成の推移〔1970 ～ 2070（昭和 25 ～令和 52）年〕

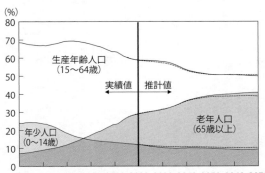

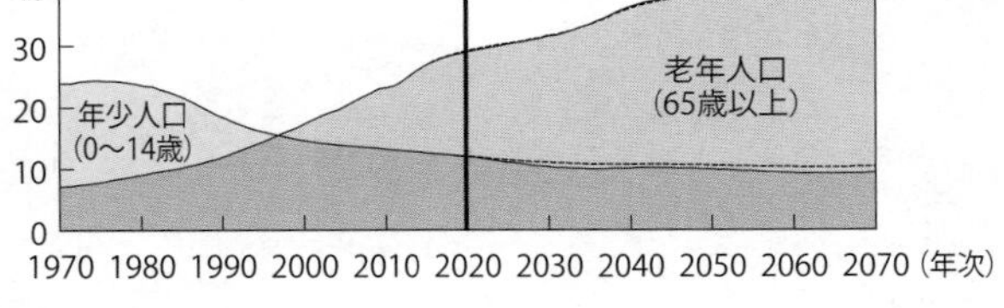

注）破線は前回推計
資料）1970 ～ 2015 年は総務省統計局：国勢調査報告，2016 年以降は国立社会保障・人口問題研究所：日本の将来推計人口（令和 5 年推計）

年齢 3 区分別人口の割合および主要指標の国際比較（2020）

国名	総数（千人）	年齢3区分割合（%）			指数			
		年少人口（0～14歳）	生産年齢人口（15～64歳）	老年人口（65歳以上）	年少人口指数	老年人口指数	従属人口指数	老年化指数
日本	125,502	11.8	59.4	28.9	19.8	48.6	68.5	244.9
中国	1,424,930	18.0	69.4	12.6	26.0	18.2	44.1	69.9
アメリカ合衆国	335,942	18.5	65.3	16.2	28.4	24.9	53.2	87.6
インドネシア	271,858	25.7	67.6	6.7	38.1	9.9	48.0	26.1
ブラジル	213,196	20.8	69.9	9.3	29.8	13.3	43.1	44.6
ロシア	145,617	17.7	67.0	15.3	26.4	22.8	49.2	86.8
メキシコ	125,998	25.3	66.6	8.0	38.0	12.0	50.1	31.7
フィリピン	112,191	30.9	63.8	5.2	48.5	8.2	56.7	16.9
エジプト	107,465	33.2	62.1	4.7	53.5	7.6	61.1	14.2
ドイツ	83,329	13.8	64.3	22.0	21.4	34.2	55.6	159.7
トルコ	84,135	23.7	68.1	8.2	34.8	12.0	46.8	34.5
フランス	64,480	17.6	61.4	21.0	28.6	34.2	62.8	119.7
イギリス	67,059	17.8	63.5	18.7	28.0	29.5	57.5	105.2
イタリア	59,501	12.9	63.8	23.4	20.2	36.7	56.8	181.8

注）

$$\text{年少人口指数}=\frac{\text{年少人口}}{\text{生産年齢人口}}\times 100 \qquad \text{老年人口指数}=\frac{\text{老年人口}}{\text{生産年齢人口}}\times 100$$

$$\text{従属人口指数}=\frac{\text{年少人口}+\text{老年人口}}{\text{生産年齢人口}}\times 100 \qquad \text{老年化指数}=\frac{\text{老年人口}}{\text{年少人口}}\times 100$$

資料）総務省統計局：世界の統計（2023）

平均寿命・健康寿命の国際比較（2019）

国名	平均寿命			健康寿命		
	平均	男性	女性	平均	男性	女性
日本	84.3	81.5	86.9	74.1	72.6	75.5
中国	77.4	74.7	80.5	68.5	67.2	70.0
インド	70.8	69.5	72.2	60.3	60.3	60.4
タイ	77.7	74.4	81.0	68.3	65.9	70.6
アメリカ合衆国	78.5	76.3	80.7	66.1	65.2	67.0
カナダ	82.2	80.4	84.1	71.3	70.5	72.0
メキシコ	76.0	73.1	78.9	65.8	64.3	67.2
ブラジル	75.9	72.5	79.4	65.4	63.4	67.4
ロシア	73.2	68.2	78.0	64.2	60.7	67.5
イギリス	81.4	79.8	83.0	70.1	69.6	70.6
フランス	82.5	79.8	85.1	72.1	71.1	73.1
ドイツ	81.7	78.7	84.8	70.9	69.7	72.1
エジプト	71.8	69.6	74.1	63.0	62.3	63.7
南アフリカ	65.3	62.2	68.3	56.2	54.6	57.7
オーストラリア	83.0	81.3	84.8	70.9	70.2	71.7

資料）世界保健機関（WHO）の世界各国の保健・医療統計（Global Health Observatory Data Repository）

完全生命表における平均余命の年次推移

（年）

年齢	男性									
	昭和45年	55年	平成2年	7年	17年	22年	27年	30年	令和2年	3年	4年
0歳	69.31	73.35	75.92	76.38 (76.46)	78.56	79.55	80.79	81.25	81.56	81.47	81.05
20	51.26	54.56	56.77	57.16 (57.22)	59.08	59.99	61.17	61.61	61.90	61.81	61.39
40	32.68	35.52	37.58	37.96 (38.00)	39.86	40.73	41.80	42.20	42.50	42.40	41.97
65	12.50	14.56	16.22	16.48 (16.50)	18.13	18.74	19.46	19.70	19.97	19.85	19.44
75	7.14	8.34	9.50	9.81 (9.82)	11.07	11.45	12.09	12.29	12.54	12.42	12.04
90	2.75	3.17	3.51	3.58 (3.58)	4.15	4.19	4.38	4.33	4.49	4.38	4.14

年齢	女性										
	昭和45年	55年	平成2年	7年	17年	22年	27年	30年	令和2年	3年	4年
0歳	74.66	78.76	81.90	82.85 (82.96)	85.52	86.30	87.05	87.32	87.71	87.57	87.09
20	56.11	59.66	62.54	63.46 (63.55)	65.93	66.67	67.37	67.63	68.01	67.87	67.39
40	37.01	40.23	43.00	43.91 (43.98)	46.38	47.08	47.73	47.97	48.37	48.24	47.77
65	15.34	17.68	20.03	20.94 (20.98)	23.19	23.80	24.31	24.50	24.88	24.73	24.30
75	8.70	10.24	12.06	12.88 (12.90)	14.83	15.27	15.71	15.86	16.22	16.08	15.67
90	3.26	3.55	4.18	4.64 (4.65)	5.53	5.53	5.70	5.66	5.85	5.74	5.47

注）平成7年（　）内は，阪神・淡路大震災の影響を除去した値である。 平成29～令和3年は簡易生命表である。
資料）厚生労働省：簡易生命表

出生率・死亡率・乳児死亡率の国際比較（2007−2022）

国名	年次	出生率（人口千対）	死亡率（人口千対）	乳児死亡率（出生千対）
日本	2021	6.5	11.5	1.7
シンガポール	2021	9.7	6.1	2.0
アメリカ	2021	11.0	10.2	5.6
フランス	2021	10.7	9.8	3.4（2020年）
ドイツ	2022	8.9	12.8	3.0（2021年）
イタリア	2021	6.8	11.8	2.3
スウェーデン	2021	11.0	8.9	1.8
イギリス	2021	10.3	10.0	4.0

資料）Demographic and Social Statistics（2023）

出生数・合計特殊出生率

出生数および合計特殊出生率の年次推移

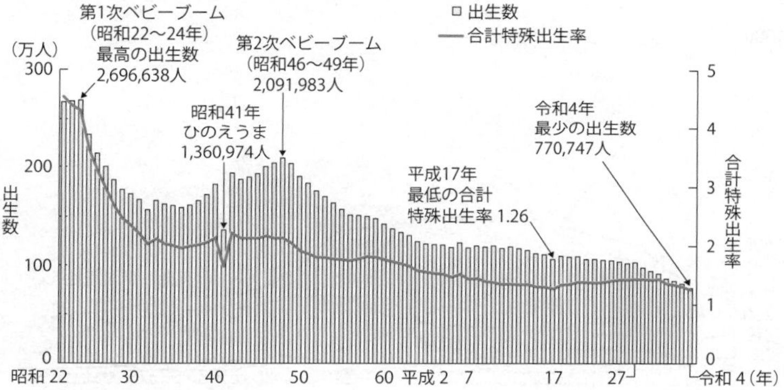

資料）厚生労働省：人口動態統計

死因・死亡率

主要死因別にみた死亡率（人口 10 万対）の年次推移

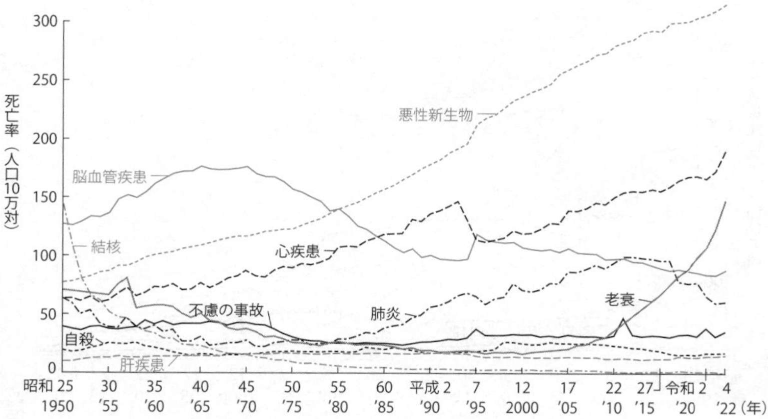

注）1. 平成６年までの「心疾患（高血圧性を除く）」は，「心疾患」である。
2. 平成６・７年の「心疾患（高血圧性を除く）」の低下は，死亡診断書（死体検案書）（平成７年１月施行）において「死亡の原因欄には，疾患の終末期の状態としての心不全，呼吸不全等は書かないでください」という注意書きの施行前からの周知の影響によるものと考えられる。
3. 平成７年の「脳血管疾患」の上昇の主な要因は，ICD-10（平成７年１月適用）による原死因選択ルールの明確化によるものと考えられる。
4. 平成 29 年の「肺炎」の低下の主な要因は，ICD-10（2013 年版）（平 29 年１月適用）による原死因選択ルールの明確化によるものと考えられる。

資料）厚生労働省：人口動態統計

〔主要死因の動向〕昭和 26 年 結核に代わって脳血管疾患が１位へ，昭和 56 年 脳血管疾患に代わって悪性新生物が１位へ，昭和60年 脳血管疾患に代わって心疾患が２位へ，平成30年 脳血管疾患に代わって老衰が３位へ。

性・主要死因別にみた年齢調整死亡率（人口10万対）の年次推移

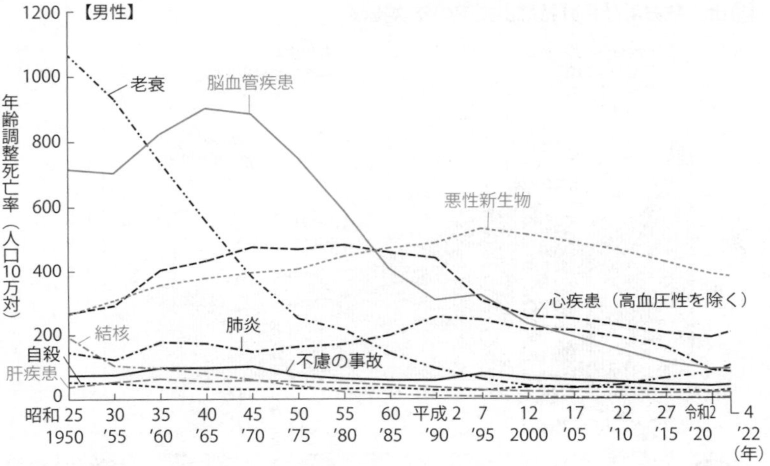

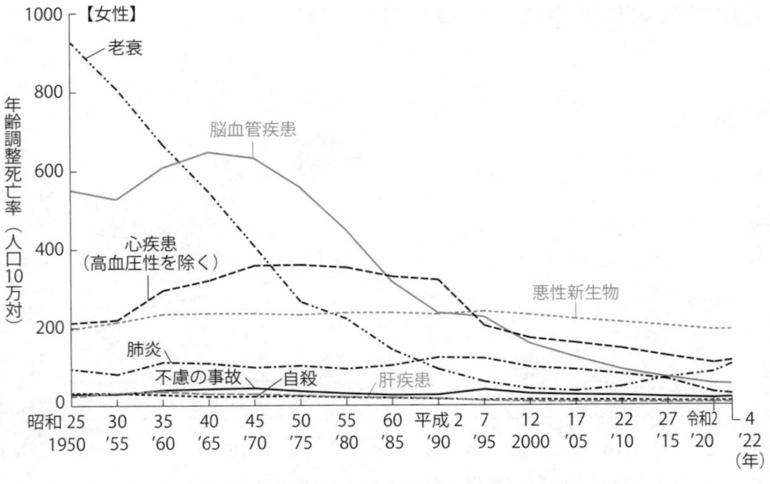

注）1. 年齢調整死亡率の基準人口は，「2015（平成27）年モデル人口」である。
2. 死因名等はICD-10（2013年版）の死因年次推移分類による。
3. 死亡総数には，死因年次推移分類以外の死因を含む。
4. 1995年（平成7年）の心疾患の減少は，新しい死亡診断書（死体検案書）（平成7年1月施行）における「死亡の原因欄には，疾患の終末期の状態としての心不全，呼吸不全等は書かないでください。」という注意書きの，事前周知の影響によるものと考えられる。
5. 2004・2006・2009～2017年（平成16・18・21～29年）の都道府県からの報告漏れ（2019年3月29日公表）による再集計を行ったことにより，2017年（平成29年）以前の報告書とは数値が一致しない箇所がある。

資料）厚生労働省：人口動態統計

主要死因別死亡数・死亡率（人口 10 万対）と全死因に対する割合の年次推移

		全死因	悪性新生物	心疾患	老衰	脳血管疾患	肺炎
死亡数（人）	昭和 25(1950)年	904,876	64,428	53,377	58,412	105,728	54,169
	35('60)	706,599	93,773	68,400	54,139	150,109	37,534
	45('70)	712,962	119,977	89,411	39,277	181,315	27,929
	55('80)	722,801	161,764	123,505	32,154	162,317	33,051
	平成 2('90)	820,305	217,413	165,478	24,187	121,944	68,194
	7('95)	922,139	263,022	139,206	21,493	146,552	79,629
	12(2000)	961,653	295,484	146,741	21,213	132,529	86,938
	17('05)	1,083,796	325,941	173,125	26,360	132,847	107,241
	22('10)	1,197,012	353,499	189,360	45,342	123,461	118,888
	27('15)	1,290,444	370,346	196,113	84,810	111,973	120,953
	令和 2('20)	1,372,755	378,385	205,596	132,440	102,978	78,450
	4('22)	1,568,961	385,787	232,879	179,524	107,473	74,002
死亡率（人口10万対）	昭和 25(1950)年	1,087.6	77.4	64.2	70.2	127.1	65.1
	35('60)	756.4	100.4	73.2	58.0	160.7	40.2
	45('70)	691.4	116.3	86.7	38.1	175.8	27.1
	55('80)	621.4	139.1	106.2	27.6	139.5	28.4
	平成 2('90)	668.4	177.2	134.8	19.7	99.4	55.6
	7('95)	741.9	211.6	112.0	17.3	117.9	64.1
	12(2000)	765.6	235.2	116.8	16.9	105.5	69.2
	17('05)	858.8	258.3	137.2	20.9	105.3	85.0
	22('10)	947.1	279.7	149.8	35.9	97.7	94.1
	27('15)	1,029.7	295.5	156.5	67.7	89.4	96.5
	令和 2('20)	1,112.5	306.6	166.6	107.3	83.5	63.6
	4('22)	1,285.7	316.1	190.8	147.1	88.1	60.6
全死因に対する割合（%）	昭和 25(1950)年	100.0	7.1	5.9	6.5	11.7	6.0
	35('60)	100.0	13.3	9.7	7.7	21.2	5.3
	45('70)	100.0	16.8	12.5	5.5	25.4	3.9
	55('80)	100.0	22.4	17.1	4.4	22.5	4.6
	平成 2('90)	100.0	26.5	20.2	2.9	14.9	8.3
	7('95)	100.0	28.5	15.1	2.3	15.9	8.6
	12(2000)	100.0	30.7	15.3	2.2	13.8	9.0
	17('05)	100.0	30.1	16.0	2.4	12.3	9.9
	22('10)	100.0	29.5	15.8	3.8	10.3	9.9
	27('15)	100.0	28.7	15.2	6.6	8.7	9.4
	令和 2('20)	100.0	27.6	15.0	9.6	7.5	5.7
	4('22)	100.0	24.6	14.8	11.4	6.8	4.7

資料）厚生労働省：人口動態統計

性別にみた主な死因別死亡率の諸外国との比較

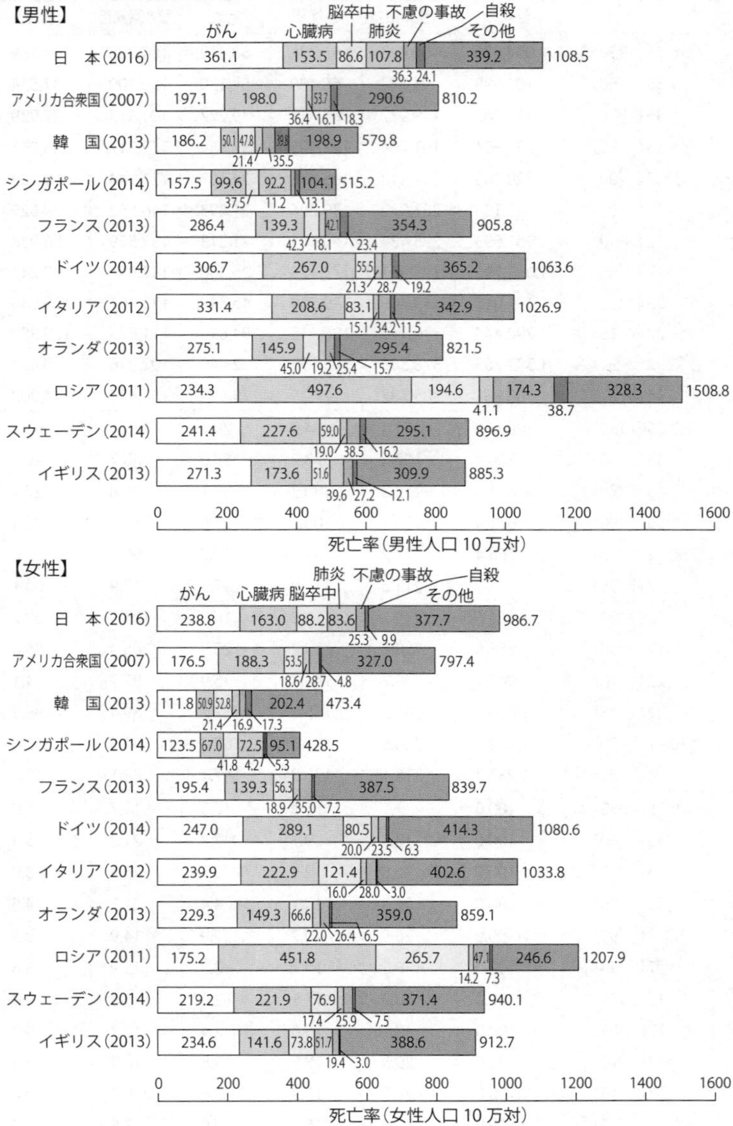

注）心臓病および不慮の事故は，わが国で使用している死因分類の範囲と一致しない。
資料）ＷＨＯ：Health statistics and health information systems「Mortality Database」
厚生労働省大臣官房統計情報部：平成 30 年 我が国の人口動態 ― 平成 28 年までの動向 ―

医療関連

主な疾病の受療率の年次推移

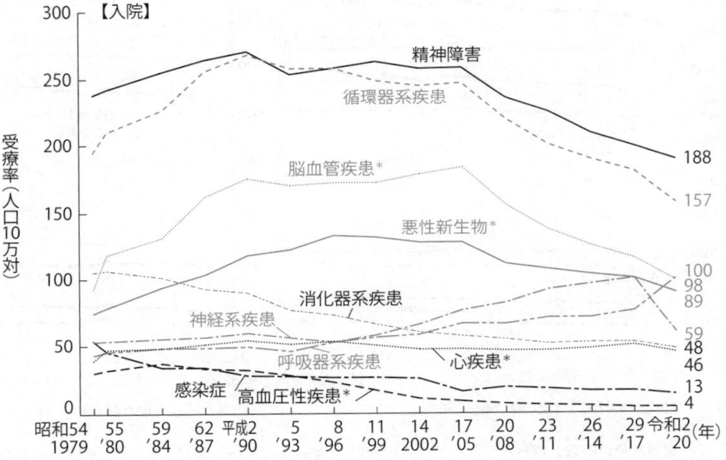

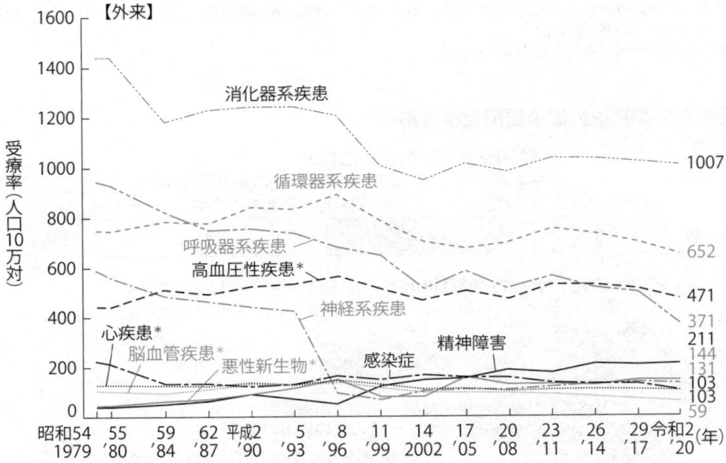

注）心疾患は，高血圧性のものを除いた数値。
*は再掲。
調査月は，昭和 30 ～ 58 年は各年 7 月，昭和 59 年からは 10 月。
平成 8 年から「第 10 回修正国際疾病，傷害および死因統計分類（ICD-10）」を，平成 20 年から「第 10 回修正国際疾病，傷害および死因統計分類（ICD-10）（2003 年版）準拠」を，平成 29 年調査は「疾病，傷害および死因の統計分類（ICD-10）（2013 年版）準拠」を適用している。
第 10 回修正 ICD は，分類体系の大幅な変更等があったため，同一の名称であっても直接比較することはできない。
資料）厚生労働省：患者調査

年齢階級別1人当たり国民医療費の年次推移

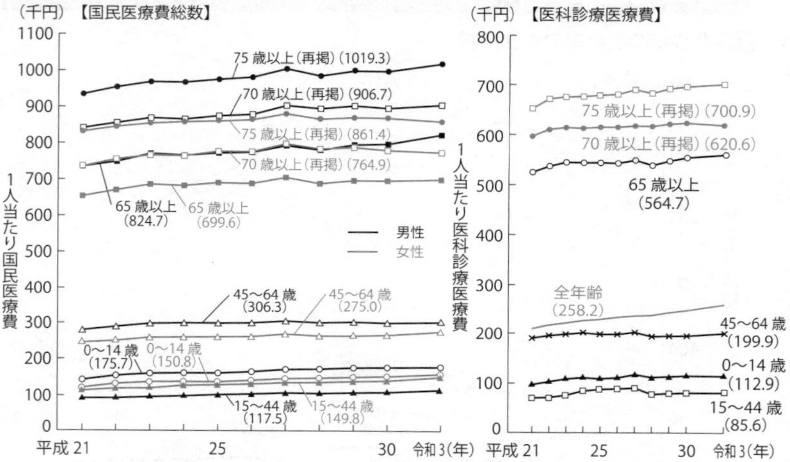

※（ ）内は令和3年度の額（単位：千円）。　※（ ）内は令和3年度の額（単位：千円）。

注）1．医科診療医療費と療養費等は，平成20年度から項目を設けたもので，従来は一般診療医療費に含まれる。
　　2．一般診療医療費：医科診療医療費と療養費等（補装具，柔道整復師，あん摩・マッサージ，はり・きゅうなど）の合計。

資料）厚生労働省：令和3年度国民医療費

傷病分類別医科診療医療費構成割合

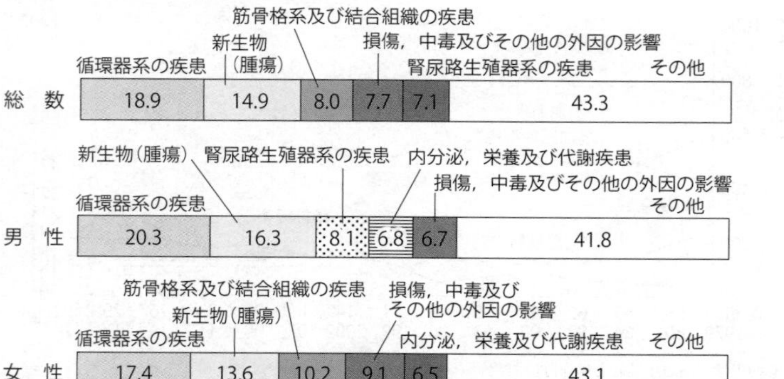

注）傷病分類は，ICD-10（2013年版）による。「その他」とは，平成29年度の上位5傷病以外の傷病である。

資料）厚生労働省：令和3年度国民医療費

医療施設の種類別にみた施設数の推移（各年 10 月 1 日現在）

	平成 8 年 (1996)	11 年 ('99)	14 年 (2002)	17 年 ('05)	20 年 ('08)
総　数	156,756	163,270	169,079	173,200	175,656
病　院	9,490	9,286	9,187	9,026	8,794
精神科病院	1,057	1,060	1,069	1,073	1,079
伝染病院	5	—	—	—	—
結核療養所	7	4	2	1	1
一般病院	8,421	8,222	8,116	7,952	7,714
（再掲）地域医療支援病院	—	16	43	106	228
（再掲）老人病院	1,701	1,032	244	—	—
（再掲）療養病床を有する病院	494	2,227	3,723	4,374	4,067
（再掲）感染症病床を有する病院	—	306	294	322	326
一般診療所	87,909	91,500	94,819	97,442	99,083
有　床	20,452	18,487	16,178	13,477	11,500
（再掲）療養病床を有する一般診療所	—	1,795	2,675	2,544	1,728
無　床	67,457	73,013	78,641	83,965	87,583
歯科診療所	59,357	62,484	65,073	66,732	67,779
有　床	47	47	59	49	41
無　床	59,310	62,437	65,014	66,683	67,738
	23 年 ('11)	26 年 ('14)	29 年 ('17)	令和 2 年 ('20)	4 年 ('22)
総　数	176,308	177,546	178,492	178,724	181,093
病　院	8,605	8,493	8,412	8,238	8,156
精神科病院	1,076	1,067	1,059	1,059	1,056
伝染病院	—	—	—	—	—
結核療養所	1	—	—	—	—
一般病院	7,528	7,426	7,353	7,179	7,100
（再掲）地域医療支援病院	378	493	556	—	—
（再掲）老人病院	—	—	—	—	—
（再掲）療養病床を有する病院	3,920	3,848	3,781	3,554	3,458
（再掲）感染症病床を有する病院	332	347	365	—	—
一般診療所	99,547	100,461	101,471	102,612	105,182
有　床	9,934	8,355	7,202	6,303	5,958
（再掲）療養病床を有する一般診療所	1,385	1,125	902	699	586
無　床	89,613	92,106	94,269	96,309	99,224
歯科診療所	68,156	68,592	68,609	67,874	67,755
有　床	38	32	24	21	21
無　床	68,118	68,560	68,585	67,853	67,734

注）1. 平成 11 年 4 月に「感染症の予防及び感染症の患者に対する医療に関する法律」が施行されたため，「伝染病床」は「感染症病床」に改められた。
2. 平成 14 年までの「療養病床を有する病院」は「療養型病床群」または「経過的旧療養型病床群」または「療養病床」を有する病院である。
3. 平成 14 年の「その他の病床」は「経過的旧その他の病床」である。
4. 平成 14 年の「療養型病床群」は「経過的旧療養型病床群」である。
5. 平成 20 年までの「一般診療所」には「沖縄県における介輔診療所」を含む。

資料）厚生労働省：医療施設（静態・動態）調査・病院報告

令和 3 年調査は令和 2 年 10 月 1 日から 1 年間の調査結果である。

病床の種類別にみた病床数（病院）の年次推移

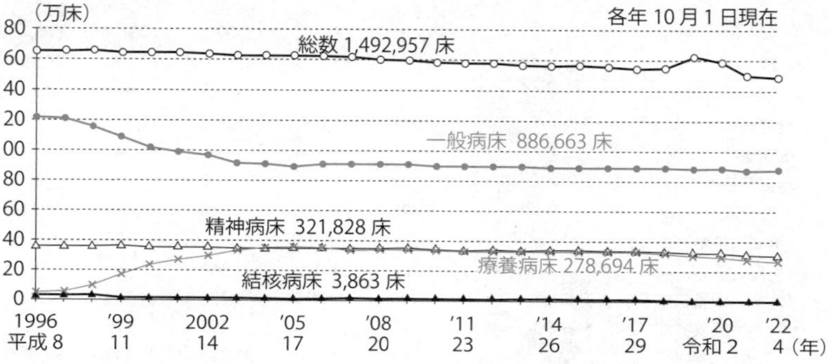

注）1.「一般病床」は，平成 12 年までは「その他の病床」のうち「療養型病床群」を除いたものであり，平成 13・14 年は「一般病床」および「経過的旧その他の病床（経過的旧療養型病床群を除く。）」である。

2.「療養病床」は，平成 12 年までは「療養型病床群」であり，平成 13・14 年は「療養病床」および「経過的旧療養型病床群」である。

資料）厚生労働省：医療施設（静態・動態）調査・病院報告

令和 4 年調査は令和 3 年 10 月 1 日から 1 年間の調査結果である。

医療費の推移

（兆円）

	総計	医療保険適用							公費
		75 歳未満						75 歳以上	
			被用者保険			国民健康保険	（再掲）未就学者		
				本人	家族				
平成 30 年度	42.6	24.0	13.1	7.1	5.3	10.9	1.4	16.4	2.1
令和元年度（構成割合）	43.6（100%）	24.4（55.9%）	13.5（31.0%）	7.4（17.0%）	5.3（12.2%）	10.9（24.9%）	1.4（3.2%）	17.0（39.1%）	2.2（5.0%）
令和 2 年度（構成割合）	42.2（100%）	23.5（55.6%）	13.0（30.8%）	7.3（17.3%）	4.8（11.4%）	10.5（24.8%）	1.1（2.7%）	16.6（39.4%）	2.1（5.1%）
令和 3 年度①（構成割合）	44.2（100%）	25.0（56.5%）	14.1（32.0%）	7.9（17.9%）	5.2（11.9%）	10.8（24.5%）	1.3（3.0%）	17.1（38.6%）	2.2（4.9%）
令和 4 年度②（構成割合）	46.0（100%）	25.8（56.1%）	15.0（32.7%）	8.4（18.4%）	5.6（12.2%）	10.7（23.3%）	1.4（3.1%）	18.0（39.1%）	2.2（4.8%）
②－①	1.76	0.80	0.91	0.52	0.36	-0.11	0.09	0.91	0.05

注）1. 審査支払機関（社会保険診療報酬支払基金および国民健康保険団体連合会）で審査される診療報酬明細書のデータ（算定ベース：点数，費用額，件数および日数）を集計している。点数を 10 倍にしたものを医療費として評価している。医療保険および公費負担医療で支給の対象となる患者負担分を含めた医療費についての集計である。現物給付でない分（はり・きゅう，全額自費による支払い分等）は含まれていない。

2.「医療保険適用」「75 歳未満」の「被用者保険」は，70 歳未満の者および高齢受給者に係るデータであり，「本人」および「家族」は，高齢受給者を除く 70 歳未満の者に係るデータである。

3.「医療保険適用」の「75 歳以上」は後期高齢者医療の対象となる者に係るデータである。
「公費」は医療保険適用との併用分を除く，生活保護などの公費負担のみのデータである。なお，令和 2 年 8 月診療分以前のデータは，診療報酬明細書において「公費負担者番号①」欄に記載される交付負担医療費（第 1 公費）のデータを集計したものである。

資料）厚生労働省：令和 4 年度医療費の動向

学校関連

児童の体格（身長・体重）の推移

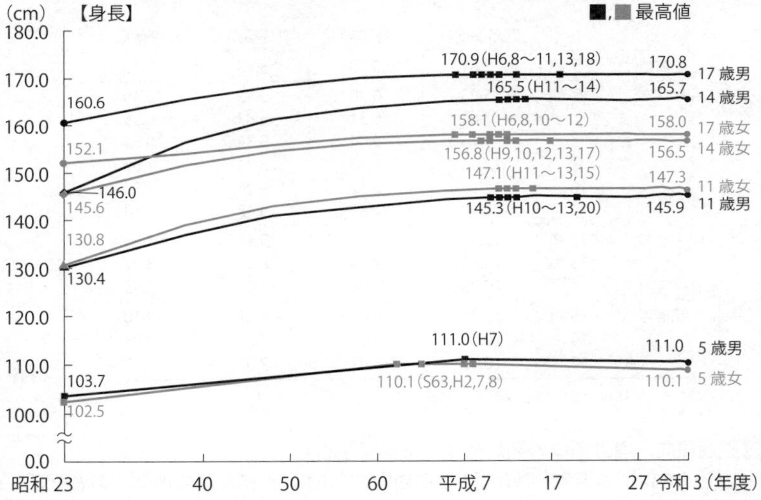

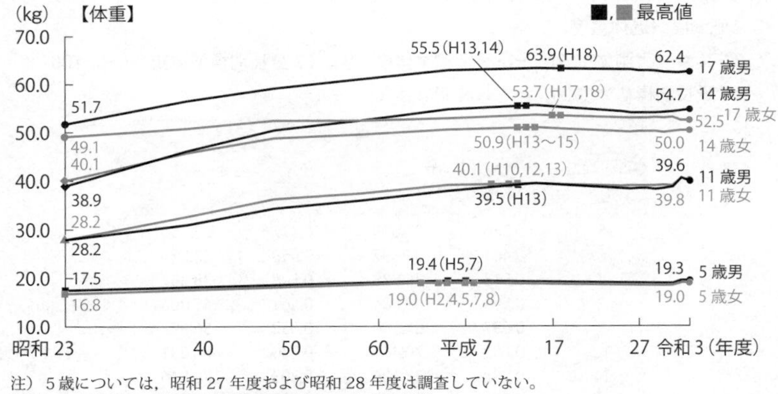

注）5歳については，昭和 27 年度および昭和 28 年度は調査していない。
資料）文部科学省：学校保健統計調査（令和 3 年度確定値）

肥満傾向児，痩身傾向児

年齢別　肥満傾向児および痩身傾向児の出現率（令和 3 年度）

(%)

区分		男子		女子	
		肥満傾向児	痩身傾向児	肥満傾向児	痩身傾向児
幼稚園	5 歳	3.61	0.30	3.73	0.36
小学校	6 歳	5.25	0.28	5.15	0.49
	7	7.61	0.31	6.87	0.56
	8	9.75	0.84	8.34	0.83
	9	12.03	1.42	8.24	1.66
	10	12.58	2.32	9.26	2.36
	11	12.48	2.83	9.42	2.18
中学校	12 歳	12.58	3.03	9.15	3.55
	13	10.99	2.73	8.35	3.22
	14	10.25	2.64	7.80	2.55
高等学校	15 歳	12.30	4.02	7.57	3.10
	16	10.64	3.34	7.20	2.33
	17	10.92	3.07	7.07	2.19

資料）文部科学省：学校保健統計調査

肥満傾向，痩身傾向の判定基準（文部科学省）

性別，年齢別，身長別標準体重から肥満度を算出し，肥満度が 20％以上の者を肥満傾向児，－ 20％以下の者を痩身傾向児としている。

肥満度（過体重度）

＝〔実測体重(kg)－身長別標準体重 *(kg)〕/ 身長別標準体重(kg)× 100(％)

* 身長別標準体重(kg)＝ a ×実測身長(cm)－ b

年齢（歳）	係数			
	男子		女子	
	a	b	a	b
5	0.386	23.699	0.377	22.750
6	0.461	32.382	0.458	32.079
7	0.513	38.878	0.508	38.367
8	0.592	48.804	0.561	45.006
9	0.687	61.390	0.652	56.992
10	0.752	70.461	0.730	68.091
11	0.782	75.106	0.803	78.846
12	0.783	75.642	0.796	76.934
13	0.815	81.348	0.655	54.234
14	0.832	83.695	0.594	43.264
15	0.766	70.989	0.560	37.002
16	0.656	51.822	0.578	39.057
17	0.672	53.642	0.598	42.339

出典）日本学校保健会：児童生徒等の健康診断マニュアル（平成 27 年度改訂）(2015)

資料）文部科学省：学校保健統計調査

主な疾病・異常等の推移

（%）

区分	年度	むし歯（う歯）	アトピー性皮膚炎	ぜん息	裸眼視力1.0未満の者	心電図異常[注1]	蛋白検出の者	せき柱・胸郭・四肢の状態[注2]	耳疾患	鼻・副鼻腔疾患	眼の疾患・異常
幼稚園	平成23	42.95	2.87	2.79	25.48	—	0.76	(0.16)	2.54	4.37	1.82
	26	38.46	2.37	1.85	26.53	—	0.74	(0.16)	2.27	3.13	1.76
	27	36.23	2.52	2.14	26.82	—	0.76	(0.11)	2.23	3.57	2.03
	28	35.64	2.39	2.30	27.94	—	0.65	0.28	2.83	3.58	1.87
	29	35.45	2.09	1.80	24.48	—	0.97	0.16	2.25	2.86	1.60
	30	35.10	2.04	1.56	26.68	—	1.03	0.23	2.31	2.91	**1.55**
	令和元	31.16	2.31	1.83	26.06	—	1.02	0.16	2.57	3.21	1.92
	2	30.34	1.90	1.64	27.90	—	1.00	0.35	1.97	2.38	1.36
	3	26.49	1.75	1.48	24.81	—	0.66	0.17	2.00	2.96	1.48
小学校	平成23	57.20	3.30	4.34	29.91	2.51	0.75	(0.32)	5.52	12.50	5.34
	26	52.54	3.22	3.88	30.16	2.34	0.84	(0.46)	5.70	12.31	5.24
	27	50.76	3.52	3.95	30.97	2.35	0.80	(0.54)	5.47	11.91	5.55
	28	48.89	3.18	3.69	31.46	2.44	0.76	1.83	6.09	12.91	5.38
	29	47.06	3.26	3.87	32.46	2.39	0.87	1.16	6.24	12.84	5.68
	30	45.30	3.40	3.51	34.10	2.40	0.80	1.14	6.47	13.04	5.70
	令和元	44.82	3.33	3.37	34.57	2.42	1.03	1.13	6.32	11.81	5.60
	2	40.21	3.18	3.31	37.52	2.52	0.93	0.94	6.14	11.02	4.78
	3	39.04	3.20	3.27	36.87	2.50	0.87	0.79	6.76	11.87	5.13
中学校	平成23	48.31	**2.42**	2.83	51.59	3.36	2.60	(0.80)	3.28	11.75	5.39
	26	42.37	2.52	3.03	53.04	3.33	3.00	(1.04)	4.00	11.21	5.32
	27	40.49	2.72	3.00	54.05	3.17	2.91	(1.02)	3.63	10.61	4.87
	28	37.49	2.65	2.90	54.63	3.30	2.57	3.43	4.47	11.52	5.12
	29	37.32	2.66	2.71	56.33	3.40	3.18	2.41	4.48	11.27	5.66
	30	35.41	2.85	2.71	56.04	3.27	2.91	2.40	4.72	10.99	4.87
	令和元	**34.00**	2.87	2.60	57.47	3.27	3.35	2.12	4.71	12.10	5.38
	2	32.16	2.86	2.59	58.29	3.33	3.25	1.65	5.01	10.21	4.66
	3	30.38	2.95	2.31	60.28	3.07	2.80	1.72	4.89	10.06	4.84
高等学校	平成23	58.46	2.06	1.94	60.93	3.13	2.92	(0.62)	1.64	8.81	3.77
	26	53.08	2.14	1.93	62.89	3.25	3.14	(0.70)	2.05	8.72	3.76
	27	52.49	**2.05**	1.93	63.79	3.33	2.95	(0.74)	2.04	7.34	3.84
	28	49.18	2.32	1.91	65.99	3.39	3.29	2.46	2.30	9.41	3.43
	29	47.30	2.27	1.91	62.30	3.27	3.52	1.49	2.59	8.61	3.54
	30	45.36	2.58	1.78	67.23	3.34	2.94	1.40	2.45	9.85	3.94
	令和元	43.68	2.44	1.79	67.64	3.27	3.40	1.69	2.87	9.92	3.69
	2	41.66	2.44	1.75	63.17	3.30	3.19	1.19	2.47	6.88	3.56
	3	39.77	2.58	1.70	64.41	3.16	2.80	1.22	2.51	8.81	3.35

注）1.「心電図異常」については，6 歳，12 歳および 15 歳のみ調査を実施している。
2.「せき柱・胸郭・四肢の状態」については平成27年度までは「せき柱・胸郭」のみを調査。
色数値：過去最高，**太数値**：過去最低（令和元年度までの値の比較）。

資料）文部科学省：学校保健統計調査（令和 3 年度）

学校給食実施状況

区分		全国総数	実施数（%）			
			完全給食	補食給食	ミルク給食	計
小学校	学校数	19,107	18,857 (98.7)	38 (0.2)	28 (0.1)	18,923 (99.0)
	児童数	6,223,394	6,165,176 (99.1)	4,620 (0.1)	4,567 (0.1)	6,174,363 (99.2)
中学校	学校数	9,955	8,867 (89.1)	26 (0.3)	214 (2.1)	9,107 (91.5)
	生徒数	3,231,091	2,838,825 (87.9)	4,526 (0.1)	76,728 (2.4)	2,920,079 (90.4)
義務教育学校	学校数	151	149 (98.7)	0 (0.0)	0 (0.0)	149 (98.7)
	児童・生徒数	58,706	57,170 (97.4)	0 (0.0)	0 (0.0)	57,170 (97.4)
中学教育学校（前期課程）	学校数	54	30 (55.6)	0 (0.0)	5 (9.3)	35 (64.8)
	生徒数	17,492	9,484 (54.2)	0 (0.0)	1,649 (9.4)	11,133 (63.6)
特別支援学校	学校数	1,157	1,023 (88.4)	1 (0.1)	9 (0.8)	1,033 (89.3)
	幼児・児童・生徒数	146,285	134,452 (91.9)	45 (0.0)	725 (0.5)	135,222 (92.4)
夜間定時制高等学校	学校数	555	288 (51.9)	77 (13.9)	2 (0.4)	367 (66.1)
	生徒数	65,872	15,245 (23.1)	2,646 (4.0)	13 (0.0)	17,904 (27.2)
計	学校数	30,979	29,214 (94.3)	142 (0.5)	258 (0.8)	29,614 (95.6)
	幼児・児童・生徒数	9,742,840	9,220,352 (94.6)	11,837 (0.1)	83,682 (0.9)	9,315,871 (95.6)

注）令和３年５月１日現在。国公私立。
　　中学校には中等教育学校前期課程を含む。
資料）文部科学省：学校給食実施状況調査

5

栄養指導・栄養教育

＊母子に関する栄養指導・栄養教育・食育は，**7 母子栄養**（p.181 ～ 240）を参照。

健康教育の基本

1 人間的興味を忘れずに…擬人法の使用など
2 術語をなるべく使わない…専門的あるいは複雑を避けて
3 一般的な言葉を使う…いつもの話し言葉で
4 なるべく単純に…わかりやすい理屈と，整理された内容
5 真実を語る…科学的にも，人間的にも
6 断定的であれ…あいまいなものを残さない
7 人をみて法をとけ…対象の反応を念頭において
8 時機を選ぶ…チャンスを上手に利用して
9 損得を明らかにする…利害，打算は意外に人を動かす
10 数字を巧みに使う…人間の肺に 2 億の部屋があるといった具合
11 抽象的なお説教を避ける…実例，体験の中に得がたい教訓を
12 比喩を巧みに使う
13 身近な問題を取り上げる…みんなに親しまれ誰でも知っていることを
14 漢字を最小限度にする…小学校 4 年生なら読める文章で
15 視覚に訴える…理論を絵で描けたら大変わかりやすい
16 文学を活用する
17 感情に訴える…涙と笑いの人情味
18 はらはらさせる…相手を飽きさせない
19 好奇心をそそる…さてどういうことになるのだろうと思わせて
20 習俗を無視しない…枠にはめ込もうとしないで
21 権威を借りる…信じさせるためにも
22 話し上手より聞き上手であれ
23 準備工作をすること
24 組織を動かすこと
25 人を選ぶこと
26 愛情と情熱を傾けること

栄養指導・栄養教育

栄養教育の流れ

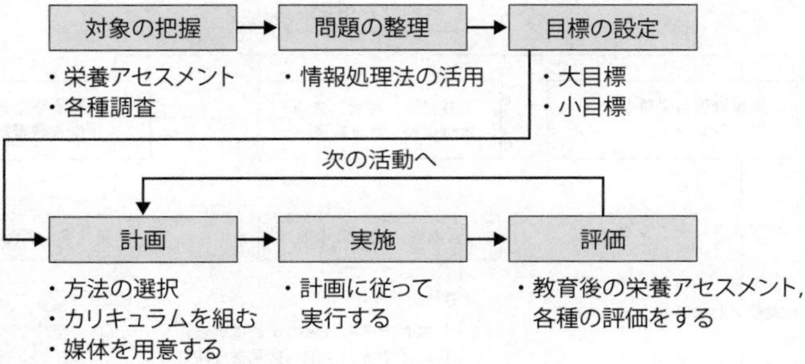

資料）熊沢昭子 / 坂本元子編：栄養指導・栄養教育，第一出版（2006）

栄養指導・栄養教育で用いる媒体の種類

		A	B	C
印刷物	リーフレット		○	
	パンフレット		○	
	ポスター		○	
	新聞	○	○	
	雑誌	○	○	
	逐次刊行物		○	
	カレンダー		○	
	カード		○	
提示・掲示物	チャート	○		
	パネル		○	
	掛図		○	
	フランネルグラフ	○		
	統計図表		○	
	写真		○	
	模型		○	
	標本	○		
	実物	○	○	○
映像物	テレビ		○	
	スライド		○	
	OHP	○		
映像物	映画	○	○	
	ビデオ, DVD, CD-ROM	○	○	
	e-learning	○	○	
	スマートホン	○	○	○
	タブレット	○	○	○
	パソコン	○	○	○
演示物	実演		○	
	紙芝居		○	
	人形劇		○	
	影絵		○	
	演劇		○	
書いてみせる	黒板	○	○	
	マジックボード	○	○	
聴覚物	テープ, ICレコーダー	○	○	
	CD・レコード		○	
	放送		○	
その他	クイズ			○
	ゲーム			○

A：討議し合いながら用いる。　B：一方的に提示あるいは掲示してみせる。
C：実際に体験，実験させる。
注）表中の○印がついた方法にのみ用いられるということではなく，主に，そのような方法に用いることが有効であろうということである。教育者の考え方によりいかようにも活用できる。
資料）笠原賀子 / 日本栄養士会編：管理栄養士国家試験問題と解答，第一出版（2004）を一部改変

栄養部門の業務の流れ（例）

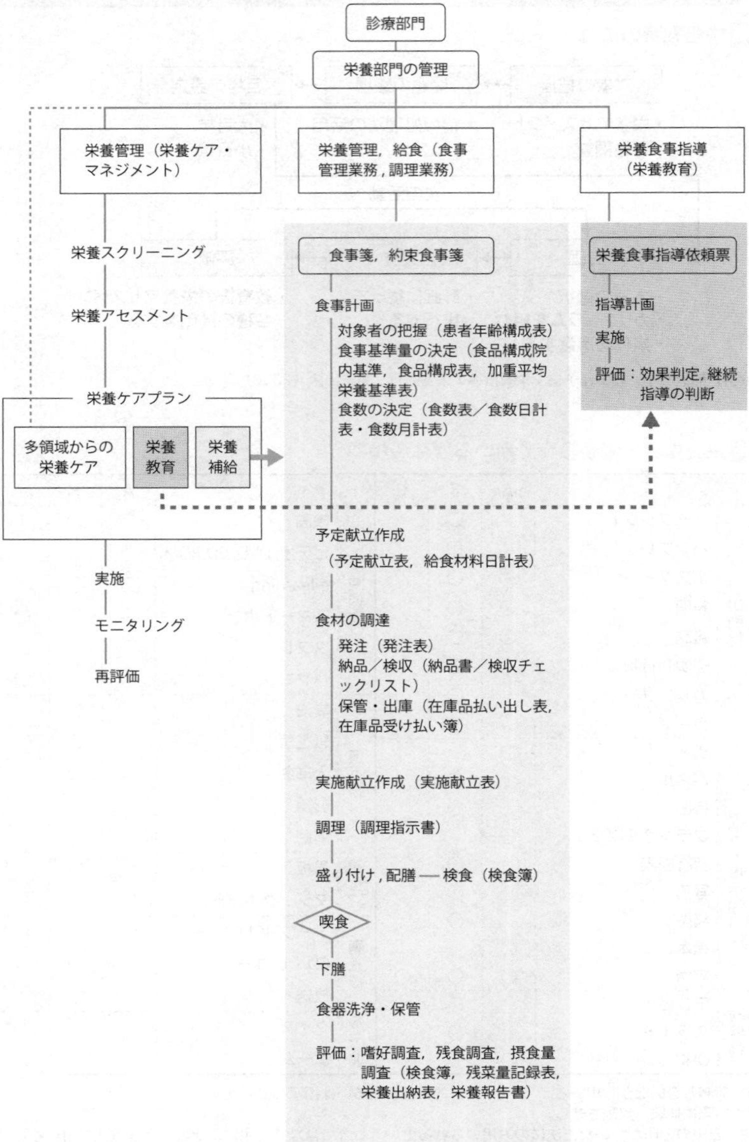

資料）西村一弘：第３版 実践臨床栄養学実習，第一出版（2022）

学習形態の分類

一斉学習	①講義形式：講演会，講座 ②討議形式：シンポジウム*1，パネルディスカッション*2，フォーラム*3〔レクチャーフォーラム，ディベートフォーラム，フィルム（媒体）フォーラム〕 ③その他：実演（デモンストレーション），展示会，コンクール，ワークショップ*4
グループ学習	①討議形式：座談会（ラウンドテーブルディスカッション），バズセッション*5（6-6 式討議法*6），ブレインストーミング*7 ②体験学習：ロールプレイング*8，実習，実験 ③その他：ピア・エデュケーション
TT（チーム・ティーチング）	①１つの集団に対して複数の教育者が一緒に進める形式 ②１人の教育者が中心になって進め，もう１人の教育者は補助をする形式 ③いくつかの学習スタイルを提示し，それを学習者に選択させる形式 ④認識度や意識によって学習者をいくつかの集団に分ける形式
個別学習（自己学習）	個別栄養相談，栄養カウンセリング，通信教育（双方向通信），インターネット（ウェブサイト）の活用，e-learning

注）*1シンポジウム：あるテーマについて数名のシンポジストが発表後，聴衆からの質疑応答を行う。
*2パネルディスカッション：数名のパネラーが発表し，パネラーどうしの意見交換を行う。その後，聴衆との質疑応答を行う。
*3フォーラム
レクチャーフォーラム：講師による講演後，質疑応答や討論を行う。
ディベートフォーラム：肯定側と否定側それぞれの講演，討論を聞き，参加者との間で質疑応答を行う。
*4ワークショップ：一斉学習とグループ学習の混合型。
*5バズセッション：分団式討議。小グループでの自由討議後，全体討議を行う。
*66-6 式討議法：６人ずつのグループで行う，１人１分計６分間の討議後，全体討議を行う。
*7ブレインストーミング：思いついたことを自由に出し合う会議法。
*8ロールプレイング：役割演技の後，討論を行う。
資料）渡辺優奈 / 全国栄養士養成施設協会，日本栄養士会監修：サクセス管理栄養士・栄養士養成講座 栄養教育論，第一出版（2022）を改変

集団教育における長所と短所

長　所	短　所
①一定時間で効率よく多数の対象者に教育できる。 ②参加者同士の考え方・体験談を知ることができ，連帯感を生み出すのに有効。	①個々人の実態に応じたきめ細かな教育が困難。 ②一方的な知識の提供に終わる危険性があり，学習者個々の理解度を把握することが難しい。

資料）渡辺優奈 / 全国栄養士養成施設協会，日本栄養士会監修：サクセス管理栄養士・栄養士養成講座 栄養教育論，第一出版（2022）を一部改変

個人指導における長所と短所

長　所	短　所
①きめ細やかに指導できる。 ②信頼関係を築きやすい。	①時間，労力がかかる。 ②孤独感，緊張感が強まる。

食行動変容

栄養教育における食行動の変容の仕組み

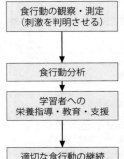

食行動の観察・測定 （刺激を判明させる）	・何をどのくらいの量食べたかを調査する（食事調査）。 ・食事に対する嗜好や感情についても，その指標を作成することで数値化し，測定することができる。 ・セルフモニタリングは，学習者のありのままの行動を知るための手段であると同時に，行動変容を促す技法の1つでもある。
↓ 食行動分析	・食行動の観察・測定から，刺激，反応（食行動の内容），結果の流れを明らかにする。
↓ 学習者への 栄養指導・教育・支援	・動機づけを高め（意欲の高揚），実生活に役立つ知識や技術を提供して適切な食行動へと変容させる。 ・意欲を高めるには，①まずできそうなことをさせる，②どうしたらできるかを考え支援する，③効果が確実に現れそうなことをさせる，④望ましい行動に着目する，などの方法がある。
↓ 適切な食行動の継続	・必要があれば継続して支援を行う。

資料）小林麻貴 / 全国栄養士養成施設協会，日本栄養士会監修：サクセス管理栄養士・栄養士養成講座 栄養教育論，第一出版（2022）

食行動に影響を与える要因

社会的要因	個人が所持している社会の情報量，個人を取り巻く飲食店などの生活環境，入手可能な食品の種類，交通の便利さ，経済性など
文化的要因	個人が生まれ育った家庭・教育環境，地域・国などによるさまざまな習慣や風習，宗教など
生理的要因	空腹感，疾病の有無，歯の有無の状況，年齢など
心理的要因	ストレス，嗜好など
認知要因	個人が有する食品に対する情報（例：脂肪や塩分の多いものは体に悪い影響を与える）

資料）小林麻貴 / 全国栄養士養成施設協会，日本栄養士会監修：サクセス管理栄養士・栄養士養成講座 栄養教育論，第一出版（2022）

予防的保健行動予測のためのヘルスビリーフモデル*

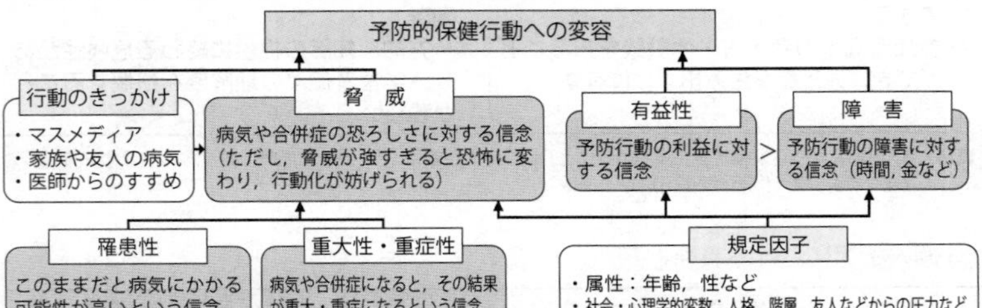

注）*保健信念モデルともいう。自分の力を信じて行動を起こさせ，問題を解決させることが基本的概念である。

資料）大津一義，他：クローズアップ食生活シリーズ3　効果的な栄養教育・栄養指導の進め方，ぎょうせい（2001）

生活習慣病予防のための身体活動（運動，生活活動）量増加の行動変容プロセス

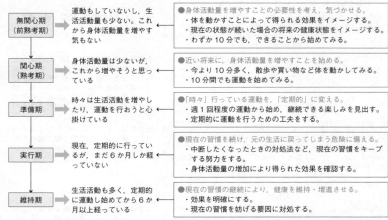

ステージ	状態	支援
無関心期（前熟考期）	運動もしていないし，生活活動量も少ない。これから身体活動量を増やす気もない	●身体活動量を増やすことの必要性を考え、気づかせる。 ・体を動かすことによって得られる効果をイメージする。 ・現在の状態が続いた場合の将来の健康状態をイメージする。 ・わずか 10 分でも，できることから始めてみる。
関心期（熟考期）	身体活動量は少ないが，これから増やそうと思っている	●近い将来に，身体活動量を増やすことを始める。 ・今より 10 分多く，散歩や買い物など体を動かしてみる。 ・10 分間でも運動を始めてみる。
準備期	時々は生活活動を増やしたり，運動を行おうと心掛けている	●「時々」行っている運動を，「定期的」に変える。 ・週 1 回程度の運動から始め，継続できる楽しみを見出す。 ・定期的に運動を行うための工夫をする。
実行期	現在，定期的に行っているが，まだ 6 か月しか経っていない	●現在の習慣を続け，元の生活に戻ってしまう危険に備える。 ・中断したくなったときの対処法など，現在の習慣をキープする努力をする。 ・身体活動量の増加により得られた効果を確認する。
維持期	生活活動も多く，定期的に運動し始めてから 6 か月以上経っている	●現在の習慣の継続により，健康を維持・増進させる。 ・効果を明確にする。 ・現在の習慣を妨げる要因に対処する。

資料）厚生労働省：健康づくりのための身体活動指針 2013 より作成

行動変容プロセスの内容

①意識高揚	新しい情報を得たり，学んだりすることを支援する。
②動的安堵（感情的体験）	問題行動を続けることに対する否定的感情（恐れ，不安など）が生じることであり，健康行動をとれば否定的感情が解消されることを理解するよう支援する。
③環境的再評価	周辺の環境への，問題行動が及ぼす否定的影響，健康行動が及ぼす肯定的影響を認識するよう支援する。
④自己再評価	行動変容は，自分自身において重要な位置を占めると認識するよう支援する。
⑤自己解放	行動変容すると決断したり，誓いを立てたりするよう支援する。
⑥偶発的事件の対処（強化のマネジメント）	健康行動に対して褒賞を増やし，問題行動には褒賞を減らしたりして，習慣化しつつある健康行動を維持するよう支援する。
⑦援助関係	行動変容のために，ソーシャルサポートを得たり，求めたりして健康行動を維持するよう支援する。
⑧拮抗条件づけ（行動置換）	問題行動や認知を，健康的なものに置き換えることで，問題行動の再発を避け，健康行動の維持が可能になるよう，条件づけの手法を適用して支援する。
⑨刺激統制	先行刺激の状況を変えること。問題行動を思い出したり，引き起こすきっかけになるもの（先行刺激）を取り除き，健康行動を起こしたり，思い出すきっかけになるもの（先行刺激）を増やすよう支援する。
⑩社会的解放	社会環境が，行動変容を援助する方向に変化していることを認識するよう支援する。

資料）小林麻貴 / 全国栄養士養成施設協会，日本栄養士会監修：サクセス管理栄養士・栄養士養成講座 栄養教育論，第一出版（2022）を一部改変

栄養教育に用いられる主な行動変容技法

行動変容技法	内　容	具体例
目標行動の設定 (goal setting)	ある行動を，いつ，どのように，どのくらい行うかを決定する。学習者が主体的に無理せず実現できる行動の目標を段階的に設定する。	毎日，1皿は色の濃い野菜を食べる。
セルフモニタリング (self-monitoring)	学習者が，自分の行動を観察・記録・評価すること。そのデータは学習者および教育者にとって評価や判断の材料となる。	手帳に色の濃い野菜を食べた日に○をつけ，1週間ごとにどのような日に食べたのか振り返ってみる（色の濃い野菜を食べたときは，食事の共食者，場所，時間，自分の気持ちなどに特徴や条件があることを自ら見出せることが多い）。
オペラント強化法 ＝随伴性の管理 (operant reinforcement)	「オペラント条件づけ」ともいい，自発的行動の学習を意味する。すなわち，ある刺激をある行動の直後に起こさせることにより，その行動の出現頻度が多くなるようにすることを「正の強化」といい，ある刺激を除去してある行動の出現頻度を高めるようにすることを「負の強化」という。	野菜を食べたら，えらいわねとほめられた。嬉しかったので，また食べてみよう。
刺激統制法 (stimulus control)	目標行動を実行しやすくするために，その行動に関わる先行刺激の強弱を変えて行動を起こさせること。	体重減少を図るために菓子を食べないようにするには，菓子を目につくところに置かないなどの状況をつくっておくようにする。
反応妨害法 (response prevention)	不安や強迫的な心理的状態を軽減する行為（例えば，ストレスがあったときのやけ食いややけ酒）をせずに我慢させるトレーニング。	イライラするので酒を飲みたいが，30分我慢する。そのうちにイライラがおさまってくる。
習慣拮抗法 (行動置換)	問題行動と同時に両立しない行動を行わせる。	食べたくなったら歯磨きをする。
社会技術訓練 (social skills training)	対人交流における自己主張の不適切性を解消するために行う。	身体に悪い料理や酒をすすめられたときに上手く断る方法を訓練する。
認知再構成法 (cognitive restructuring)	不都合な認知（考え）を変えるために，何をどのようにしたらよいかを明らかにしたうえで，それを具体的に言葉にし，声に出して自分にいい聞かせる，あるいは目につくところに貼っておくなどを行う（行動契約）。	「酒は1日2杯まで!!」と書いた紙を食卓に貼る。
再発予防訓練 (relapse prevention)	改善した行動が，一定期間の後に逆戻りしてしまう「再発」を防ぐため，再発が起きやすい状況，兆候の察知の仕方，その際の具体的対処方法などを併せて考え，実行できる準備をしておく。	体重が5kg落ちたら安心して以前のように揚げ物を食べてしまうだろう。体重が4kgくらい落ちたら，次の目標を何kgにするか考えよう。食べてよい揚げ物の質と量を決めてみよう。
社会的サポート (social support)	よい行動変容を維持するために，本人を取り巻く環境を形成する人々の協力を得ること。	料理を用意する妻が料理の作り方を教えるなど，学習者を支援する。本人が努力したら，家族がその努力をほめる。
ストレス管理 (stress management)	行動変容に伴うストレスに対して，前向きな気持ちを維持させるために，そのストレスを軽減させる訓練。	ストレスが生じたときにそれを緩和させるための方法を実践させる（深呼吸，ストレッチ，好きな運動，散歩をする，好きな音楽を聴くなど），考え方をよい方向に変えさせる，積極的な問題解決に当たるようにさせる。

資料）丸山千寿子：健康・栄養食品アドバイザリースタッフ・テキストブック，第一出版（2010）より作成

カウンセリング

カウンセリングの基本的態度

かかわりと傾聴	クライエントに身と心の両方で関わり，耳を傾け続け，クライエントに十分に関心を持っていることが伝わるようにすること。
共感	クライエントの心の状態，身体の調子，ものの考え方などに触れて理解したことを，クライエントに伝えること。
受容	無条件の肯定的な関心を，クライエントに対して抱き続けること。
明確化	クライエントに自分自身の行動や食生活スタイル，気持ちについて話すように促し，クライエントが自分自身の問題状況を明らかにするのを助けること。
整理・伝達・提示	理解したことをまとめ上げ，整理し，具体的な実践方法を，クライエントにわかりやすい形で提示すること。

資料）吉田弘道 / 坂本元子編：栄養指導・栄養教育，第一出版（2006）

カウンセリングの過程（望ましい食生活習慣への変容を目指す例）

	ステージ 1 問題状況の明確化	ステージ 2 実行できる方法の決定	ステージ 3 新しい方法の実行
概要	食生活を中心とした問題を明確にし，クライエントに理解させる。	問題解決のための目標を立ててそれを実行している生活を思い描けるように導き，実際に実行できる目標を決定する。	決定したことを実行し，目標を達成するために，具体的な戦略を立てるなどの援助を行う。
具体的な内容	【現状の確認】 ・食生活やその他生活全般について情報を得る。 ・どんなことでもいいから話すことができるよう援助する。	【望ましい食生活習慣の創造】 ・望ましい食生活を思い描いてもらう。 ・生活全般についても変容できることがあるかどうか想像してもらう。 ・前向きな改善方向へと目を向けるよう援助する。	【新しい方法の発見】 ・実行できそうな具体的な方法や手段を探求する。 ・できるだけ多くの方法や手段を見つける。
	【問題点の焦点化】 ・食生活における問題点を絞り，具体的に明確にする。 ・クライエントとともに問題を探求していく態度と余裕を示す。	【新しい状況・食生活習慣の評価】 ・想像した可能性について検討し，その結果生じる成果について想像する。 ・新しい食生活は現実的か，生活全般からみても実現可能かについて検討する。	【手段の選択・実行計画の作成】 ・最も実現可能な方法（生活状況，必要性，嗜好，実現能力などに合致した無理のない方法）を選択する。 ・実行方法が決定したら，実行についての具体的な計画を立てる。
	【新しい展望の想像】 ・クライエントが気づかなかった事柄について理解できるように援助する。 ・問題解決に取り組んでいる自分を想像できるように援助する。 ・問題点を明らかにするために，食生活以外のことについても探求する。	【選択と決意】 ・想像したものの中から実現可能な食生活を自己責任において選択させ，実行への決意を促す。 ・実行の決意ができない場合は，食行動変容が実現できたら何をしたいのか想像させ，実行の決意を促す。	【実行計画の実施・目標の達成】 ・実行の際に生じる可能性のある問題や障害について予想できるよう援助する。 ・困難に陥ったり落胆したとき，目標達成できるように応援する。 ・よりよい実行計画が見つかった場合は変更の可能性もあることを考慮しておく。

栄養教諭制度

栄養教諭制度の創設は長い間，学校栄養職員はもとより，多くの管理栄養士・栄養士たちが望んでいたことである。

食生活を取り巻く社会環境が大きく変化し，食生活の多様化が進む中で，朝食をとらないなど子どもの食生活の乱れが指摘されており，子どもが将来にわたって健康に生活していけるよう，栄養や食事のとり方などについて正しい知識に基づいて自ら判断し，食をコントロールしていく「食の自己管理能力」や「望ましい食習慣」を子どもたちに身につけさせることが必要となっている。

このため，食に関する指導（学校における食育）の推進に中核的な役割を担う「栄養教諭」制度が創設され，平成 17 年度から施行された。

経緯

平成 9 年：保健体育審議会答申

平成 16 年：中央教育審議会答申「食に関する指導体制の整備について」
国会において栄養教諭制度創設に関わる「学校教育法等の一部を改正する法律」が成立。施行は平成 17 年 4 月 1 日から。

栄養教諭の職務

主に小・中学校で，(1)食に関する指導（①肥満・偏食・食物アレルギーなどの児童・生徒に対する個別的な指導・助言，②学級活動・教科・学校行事等における専門性を活かした食の指導，③学内外を通じ食に関する教育のコーディネーターとしての役割），(2)学校給食の管理，(3)給食を活用した食に関する指導の一体的な展開，が期待される。

なお，栄養教諭の配置は義務でなく，自治体など，学校設置者の判断に委ねられる（「栄養教諭の配置捉進について（依頼）」（平成 21 年 4 月 28 日 21 文科ス第 6261 号）において，栄養教諭の一層の配置拡大に努めてほしいこと，学校栄養職員の栄養教諭への任用換えを積極的に努めてほしいことが，各都道府県教育委員会教育長宛に出されている）。

栄養教諭の基本的事項や配置などについては，学校教育法第 27 条（幼稚園），第 28 条，第 37 条（小学校），第 49 条（中学校），第 60 条（高等学校），第 51 条，第 69 条（中等教育学校），学校給食法第 5 条，第 7 条，第 10 条において規定されている。

※詳細は文部科学省：栄養教諭制度の創設に係る学校教育法等の一部を改正する法律等の施行について（通知），16 文科ス第 142 号を参照。

栄養教諭免許状の取得条件

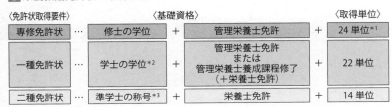

〈免許状取得要件〉	〈基礎資格〉		〈取得単位〉
専修免許状	修士の学位	管理栄養士免許	24 単位*1
一種免許状	学士の学位*2	管理栄養士免許 または 管理栄養士養成課程修了 （＋栄養士免許）	22 単位
二種免許状	準学士の称号*3	栄養士免許	14 単位

（各要件：免許状 … 学位・称号 ＋ 免許 ＋ 単位）

栄養教諭への移行措置

○管理栄養士免許保有者または管理栄養士養成課程修了＋栄養士免許保有者

3 年の在職年数 ＋ 10 単位修得*4 → 栄養教諭一種免許状

○栄養士免許保有者

3 年の在職年数 ＋ 8 単位修得*5 → 栄養教諭二種免許状

他の教員免許を有する者は上記の在職年数および単位数をさらに軽減。

注）*1一種免許状授与の所要資格に加えて必要な単位数。
*2管理栄養士養成施設（4 年制の専門学校）卒業も含む。
*3栄養士養成施設（2 年制以上の専門学校等）卒業も含む。
*4栄養に係る教育に関する科目 2 単位，教職に関する科目 8 単位。
*5栄養に係る教育に関する科目 2 単位，教職に関する科目 6 単位。
資料）文部科学省スポーツ・青少年局：栄養教諭免許制度の概要（2004）を一部改変

6

栄養生理・生化学

代謝

糖質，脂質，たんぱく質の異化作用とエネルギー産生

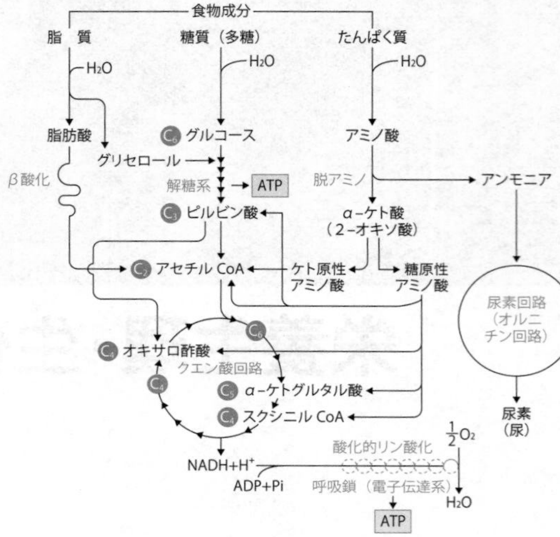

注）Cn：炭素数
　ATP：アデノシン 5'– 三リン酸，ADP：アデノシン 5'– 二リン酸，NADH：還元型ニコチンアミドアデニンジヌクレオチド，Pi：リン酸

資料）中村彰男 / 全国栄養士養成施設協会，日本栄養士会監修：サクセス管理栄養士・栄養士養成講座 生化学［人体の構造と機能及び疾病の成り立ち］，第一出版（2021）を一部改変

糖質代謝の概要と主な代謝中間体

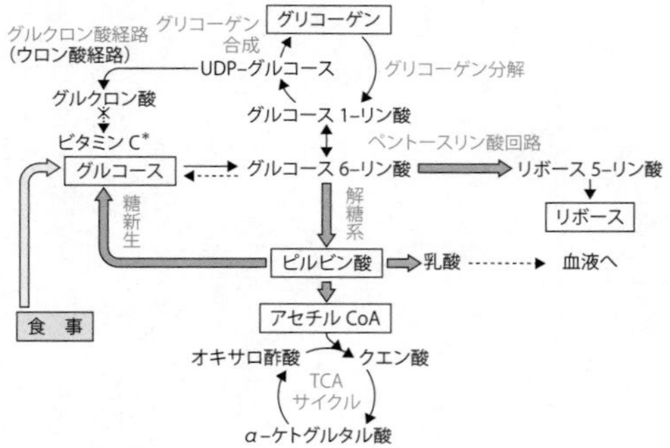

注）*霊長類やモルモットではビタミン C は生成しない。

資料）「藤田修三：糖質の働き，基礎から学ぶ生化学（奥 恒行編），p.87，2008，南江堂」より許諾を得て転載

臓器間でのアミノ酸の輸送

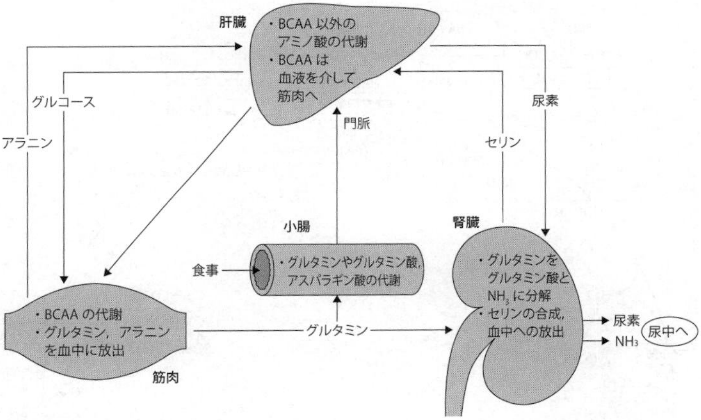

注）BCAA：分枝アミノ酸（ロイシン，イソロイシン，バリン），NH_3：アンモニア
資料）梶田泰孝 / 全国栄養士養成施設協会，日本栄養士会監修：サクセス管理栄養士・栄養士養成講座 基礎栄養学，第一出版（2023）

リポたんぱく質の代謝

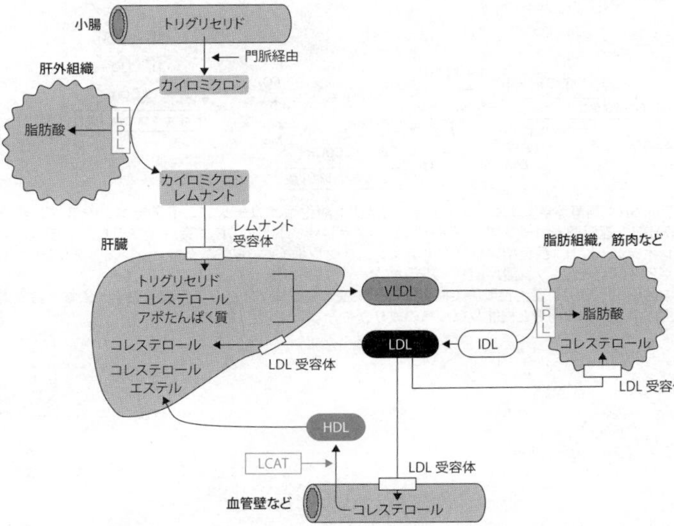

注）LPL：リポたんぱく質リパーゼ，LCAT：レシチンコレステロールアシルトランスフェラーゼ
資料）鈴木和春 / 全国栄養士養成施設協会，日本栄養士会監修：サクセス管理栄養士・栄養士養成講座 基礎栄養学，第一出版（2023）を改変

クエン酸回路（TCA サイクル）

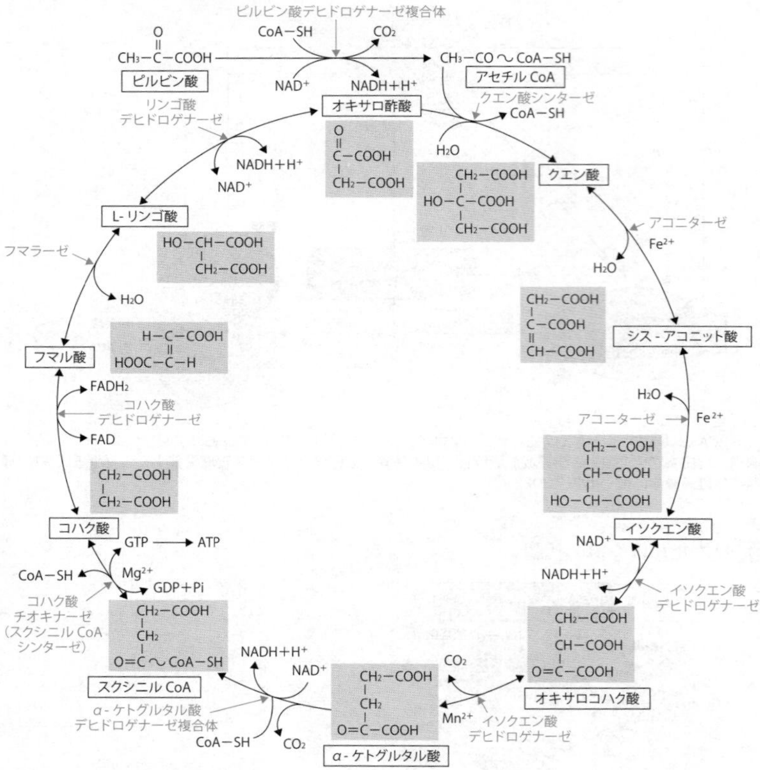

注）　CoA-SH：補酵素 A（コエンザイム A），NAD⁺：酸化型ニコチンアミドアデニンジヌクレオチド，NADH：還元型ニコチンアミドアデニンジヌクレオチド，$FADH_2$：還元型フラビンアデニンジヌクレオチド，FAD：酸化型フラビンアデニンジヌクレオチド，GTP：グアノシン 5'- 三リン酸，GDP：グアノシン 5'- 二リン酸，ATP：アデノシン 5'- 三リン酸

資料）中村彰男 / 全国栄養士養成施設協会，日本栄養士会監修：サクセス管理栄養士・栄養士養成講座 生化学［人体の構造と機能及び疾病の成り立ち］，第一出版（2021）

尿素の生合成

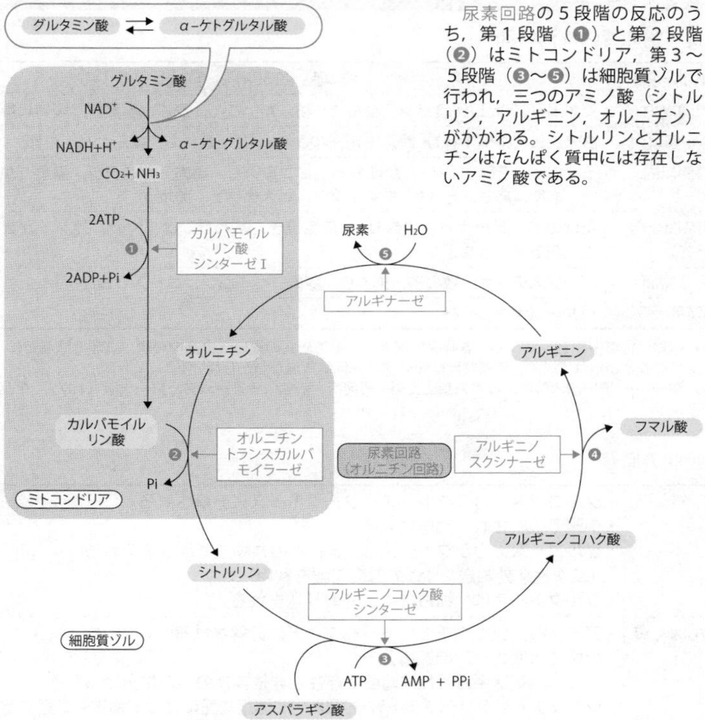

尿素回路の５段階の反応のうち，第１段階（❶）と第２段階（❷）はミトコンドリア，第３〜５段階（❸〜❺）は細胞質ゾルで行われ，三つのアミノ酸（シトルリン，アルギニン，オルニチン）がかかわる。シトルリンとオルニチンはたんぱく質中には存在しないアミノ酸である。

注）NAD+：酸化型ニコチンアミドアデニンジヌクレオチド，NADH：還元型ニコチンアミドアデニンジヌクレオチド，ATP：アデノシン 5'-三リン酸，ADP：アデノシン 5'-二リン酸，AMP：アデノシン 5'-一リン酸，PPi：ピロリン酸，Pi：リン酸

資料）中村彰男 / 全国栄養士養成施設協会，日本栄養士会監修：サクセス管理栄養士・栄養士養成講座 生化学［人体の構造と機能及び疾病の成り立ち］，第一出版（2021）を一部改変

消化・吸収

食べ物の胃内停滞時間

停滞時間	食　品（100g）
2 時間以内	くず湯（200mL），食パン，りんご，桃，だいこん，かぶ，半熟卵，鯛刺し身
2.5 時間以内	白米ご飯（茶碗 1 杯），餅，牛乳（200mL），じゃがいも，にんじん，生卵
3 時間以内	うどん，みそ汁（1 杯），かぼちゃ，さつまいも，鶏肉，カステラ，煮魚（かれい，あゆ，あじ，きす），牛すき焼き，ビスケット，卵焼き
3.5 時間以内	たけのこ，ピーナッツ（炒り），鯛塩焼き，あわび，はまぐり，昆布，かまぼこ，茹で卵，うなぎ
4 ～ 5 時間	ビーフステーキ，数の子，天ぷら，豚肉，ベーコン，ロースハム
12 時間	バター（大さじ 5 杯）

注）食べ物が胃の中にとどまっている時間は個人差，手術術式の違い，食品の種類，調理方法などによって異なるといわれている。停滞時間は短いほど，胃に負担がかからない。

資料）澤 純子 / 細田四郎監修，日本栄養士会編：胃腸病，病態栄養実務双書，第一出版（1977）を改変

吸収の概要

糖　質	・グルコース，ガラクトース，フルクトースに分解される。 ・小腸で吸収され，門脈に入る。 ・グルコース，ガラクトースは，Na^+ との共輸送で取り込まれる。 （二次性能動輸送：Na^+ の濃度勾配を利用） ・フルクトースは，拡散によって取り込まれる。
たんぱく質	・アミノ酸，ジペプチド，トリペプチドに分解される。 ・小腸で吸収され，門脈に入る。 ・アミノ酸輸送系は，Na^+ 勾配依存性と非依存性のものに分けられる。 ・ジペプチドやトリペプチド輸送系は，H^+ 濃度勾配に従って物質も輸送する。
脂　質	・モノグリセリド，脂肪酸，グリセロールに分解される。 ・小腸で吸収→中鎖脂肪酸，グリセロールとなる→門脈に入る→モノグリセリド，長鎖脂肪酸となる→ミセル形成→トリグリセリド再合成→リンパ管に入る。 ・コレステロールの吸収は，胆汁酸塩との複合ミセル形成が必須である。
鉄	・ヘム鉄は吸収されやすいが，非ヘム鉄は吸収されにくい。 吸収を促進する栄養素：ビタミン C，B_{12}・葉酸，アミノ酸，たんぱく質など 吸収を阻害する栄養素：タンニン，フィチン酸，シュウ酸など
カルシウム	吸収を促進する栄養素：ビタミン D，クエン酸，乳酸，たんぱく質など 吸収を阻害する栄養素：シュウ酸，フィチン酸，脂肪酸など

能動輸送と受動輸送

能動輸送		・濃度勾配に逆らって物質を輸送することで，エネルギー（ATP の加水分解）が必要である。 ・ATP の分解で放出される自由エネルギーにより Na^{+} を細胞外に輸送し，K^{+} を細胞内に輸送する。 例：グルコース，ガラクトース
受動輸送	単純拡散	・濃度勾配に従った一般的な物質の拡散（濃度差の中和）のことである。 ・特定のイオンチャネルなどを使用しない。 例：脂肪酸
	促進拡散	・単糖やアミノ酸は，膜に存在する特異的な輸送たんぱく質〔輸送担体：例）グルコース輸送担体（GLUT）〕に結合し，効率よく輸送される。 例：フルクトース
浸　透		・半透性の細胞膜で仕切られた，細胞内外の濃度勾配による，浸透圧差を解消するように水が移動すること。
濾　過		・静水圧差に従い，水が膜を通して輸送させること。

消化液の一般性状と主な消化酵素

消化液	消化酵素	至適 pH	基　質	主な生成物	活性化物質
唾　液	α-アミラーゼ	pH 6.6〜6.8	デンプン（アミロース，アミロペクチン）	リミットデキストリン（オリゴ糖） マルトトリオース マルトース	Cl^{-}
胃　液	ペプシン	pH 1〜3	たんぱく質	ペプトン	胃酸（HCl）
膵　液	α-アミラーゼ	pH 7	デンプン（アミロース，アミロペクチン）	マルトース マルトトリオース	Cl^{-}
	トリプシン	pH 8〜9	たんぱく質 ポリペプチド	オリゴペプチド	
	キモトリプシン	pH 8〜9	たんぱく質 ポリペプチド	オリゴペプチド	
	カルボキシペプチダーゼ	pH 7〜9	たんぱく質 ペプチド（C 末端）	ポリペプチド アミノ酸	
	リパーゼ	pH 8	トリグリセリド	モノグリセリド 脂肪酸	胆汁酸塩
腸　液（膜消化）	ジペプチダーゼ	pH 8付近	ジペプチド	アミノ酸	
	マルターゼ	pH 8付近	マルトース（麦芽糖）	グルコース（ブドウ糖）	
	ラクターゼ	pH 8付近	ラクトース（乳糖）	グルコース ガラクトース	
	スクラーゼ	pH 8付近	スクロース（ショ糖）	グルコース フルクトース（果糖）	

資料）真鍋祐之 / 全国栄養士養成施設協会，日本栄養士会監修：サクセス管理栄養士・栄養士養成講座 基礎栄養学，第一出版（2023）を一部改変

主要な酵素の働き

酵素		作用物質
種　類	名　称	
カルボヒドラーゼ （糖質分解酵素）	スクラーゼ マルターゼ ラクターゼ アミラーゼ グリコゲナーゼ ヌクレアーゼ	スクロース マルトース ラクトース デンプン グリコーゲン 核酸
エステラーゼ （エステル分解酵素）	リパーゼ エステラーゼ ホスファターゼ	トリグリセリド エステル リン酸エステル
プロテアーゼ （たんぱく質分解酵素）	ペプシナーゼ（ペプシン） トリプターゼ（トリプシン） カテプシン（自家分解酵素） レニン（ラブ酵素）	たんぱく質（陰イオン） たんぱく質（陰イオン） たんぱく質 カゼイノゲン
アミダーゼ	ウレアーゼ ヒストチーム アルギナーゼ プリンアミダーゼ	尿酸 馬尿酸 アルギニン プリン体
オキシゲナーゼ	過酸化酵素 カタラーゼ	フェノール＋ H_2O_2 H_2O_2
デヒドロゲナーゼ （脱水素酵素）	アルデヒドラーゼ 乳酸デヒドラーゼ コハク酸デヒドラーゼ プリンデヒドラーゼ	アルデヒド 乳酸 コハク酸 尿酸
オキシダーゼ グリオキシラーゼ カルボキシラーゼ 炭酸分解酵素		種々の物質 ブドウ酸アルデヒド ケト酸 H_2O_2

体内水分

年齢・性別・体重による体内の水分割合

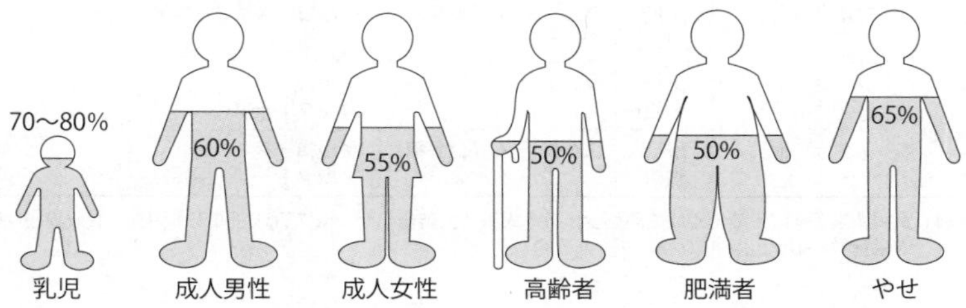

資料）田花利男，他監修：メディカル管理栄養士のためのステップアップマニュアル，第一出版（2004）

分解産物	存在	
	動物	植物
グルコース＋フルクトース	腸液	広く存在
グルコース	唾液，膵液，腸液	広く存在
グルコース＋ガラクトース	乳児の腸液	ヘーフェ菌，麹菌
デキストリン＋マルトース	膵液，唾液など	麦芽，麹菌
デキストリン＋グルコース	広く存在	発芽種子麹菌
炭酸基の分離	腸液，腸粘膜	—
脂肪酸＋グリセロール	膵液，胃液	—
加水化物	肝臓など	—
加水化物	血液質	—
プロテオース＋ペプトン	胃液	—
ペプトン＋アミノ酸	膵液，腸液	—
アミノ酸	各組織細胞	各組織細胞
カゼイン	胃液，膵液	—
炭酸アンモニウム	高等動物に少々	豆，種子，菌類
安息香酸＋グリシン	腎臓，筋肉	細菌
尿素＋オルニチン	肝臓，腎臓，睾丸	広く存在
脱アミノ物質	組織内	広く存在
種々の物質	広く存在	広く存在
H_2O ＋ O_2	呼吸する生物の細胞	好気性菌
酸＋アルコール	乳汁，肝臓	—
ピルビン酸	心筋，大腸菌など	—
フマール酸	筋肉	—
アラントイン	各臓器	—
種々の物質	広く存在	広く存在
乳酸	筋肉など	—
アルデヒド＋ CO_2	広く存在	広く存在
CO_2 ＋ H_2O	広く存在	広く存在

水分バランス

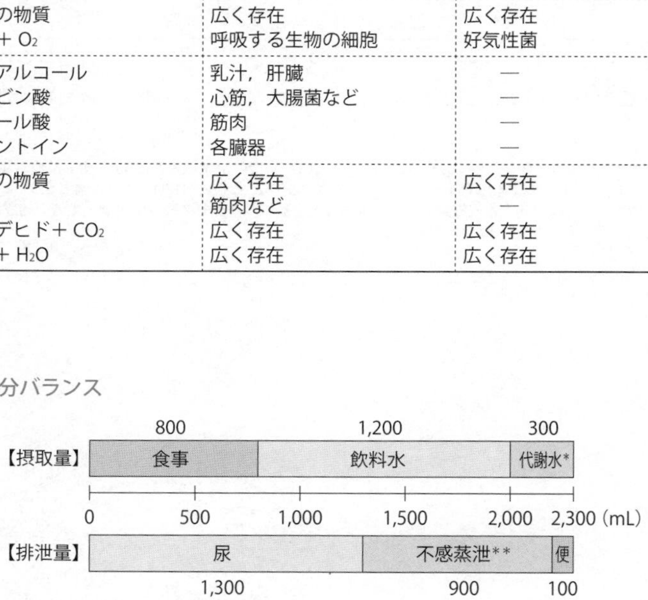

注）*代謝水：栄養素が代謝されることにより産生される。
**不感蒸泄：呼気や皮膚からの蒸散によって失われる。
資料）田花利男，他監修：メディカル管理栄養士のためのステップアップマニュアル，第一出版（2004）

6 栄養生理・生化学

細胞内液と細胞外液の電解質組成

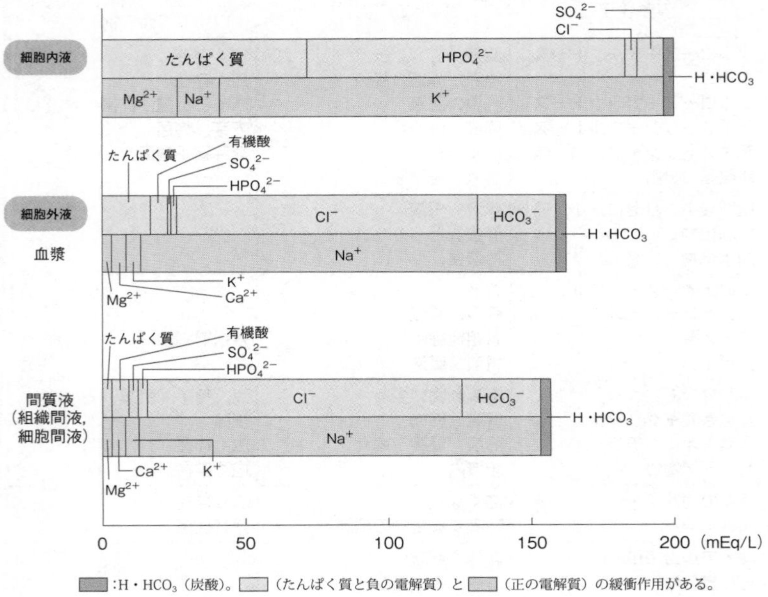

注）Ca^{2+}：カルシウムイオン，K^+：カリウムイオン，HCO_3^-：炭酸水素イオン，Na^+：ナトリウムイオン，SO_4^{2-}：硫酸イオン，Cl^-：塩素イオン，Mg^{2+}：マグネシウムイオン，HPO_4^{2-}：リン酸イオン

資料）梶田泰孝 / 全国栄養士養成施設協会，日本栄養士会監修：サクセス管理栄養士・栄養士養成講座 基礎栄養学，第一出版（2023）を一部改変

ホルモンの分泌器官と主な作用・疾患

分泌器官		分泌されるホルモン	主な作用	機能亢進・低下によって起こる疾患
視床下部		副腎皮質刺激ホルモン放出ホルモン（CRH）	副腎皮質刺激ホルモン（ACTH）の分泌促進	
		甲状腺刺激ホルモン放出ホルモン（TRH）	甲状腺刺激ホルモン（TSH）の分泌促進	
		成長ホルモン放出ホルモン（GHRH）	成長ホルモン（GH）の分泌促進	
		成長ホルモン抑制ホルモン（GHIH）	成長ホルモン（GH）の分泌抑制	
		ゴナドトロピン（性腺刺激ホルモン）放出ホルモン（GnRH）*	黄体形成ホルモン（LH）と卵胞刺激ホルモン（FSH）の分泌促進	
		プロラクチン抑制ホルモン（PIH）	プロラクチン（PL）の分泌抑制	
下垂体	前葉	成長ホルモン（GH）	成長促進作用，たんぱく質の同化促進	亢進：巨人症，末端肥大症，低下：成長ホルモン分泌不全性低身長症
		甲状腺刺激ホルモン（TSH）	甲状腺ホルモンの分泌促進	
		副腎皮質刺激ホルモン（ACTH）	グルココルチコイドの分泌促進	亢進：クッシング症候群，低下：クレチン病
		黄体形成ホルモン（LH）	卵胞成熟，排卵の促進，黄体の発育，アンドロゲンの分泌促進	低下：高プロラクチン血症
		卵胞刺激ホルモン（FSH）	卵胞の発育，エストロゲンの分泌促進，精子形成の促進	
		プロラクチン（PL）	乳腺の成長促進，乳汁産生促進	
	中葉	メラニン細胞刺激ホルモン（MSH）	メラニンの合成を刺激	
	後葉	オキシトシン	乳汁の分泌（射乳），子宮筋の収縮	
		バソプレシン	腎臓での水の再吸収の促進，血圧上昇	
甲状腺		甲状腺ホルモン（T_4，T_3）	代謝の促進	亢進：バセドウ病，低下：橋本病
		カルシトニン	骨からのCa^{2+}溶解抑制，腎臓のCa^{2+}再吸収抑制	
副甲状腺		副甲状腺ホルモン（PTH）	骨からのCa^{2+}溶解促進，腎臓のCa^{2+}再吸収促進	低下：テタニー症
副腎	皮質	グルココルチコイド	糖新生の亢進，抗炎症作用，抗ストレス作用	亢進：原発性アルドステロン症
		アルドステロン	腎臓でのNa^+の再吸収促進，K^+と酸の排泄促進	
	髄質	アドレナリン，ノルアドレナリン	血圧の上昇作用，血糖値の上昇作用，脂肪分解	
膵臓		インスリン	グリコーゲンの合成促進，糖新生の抑制，脂肪の合成促進	低下：糖尿病
		グルカゴン	グリコーゲンの分解促進，糖新生の促進	
性腺	精巣	アンドロゲン	精子の形成促進，第二次性徴の促進	
	卵巣	エストロゲン	月経周期の維持，妊娠の維持，骨吸収の抑制	低下：更年期障害
		プロゲステロン	受精卵の着床の促進	

注）*黄体形成ホルモン放出ホルモン（LHRH）とも呼ばれていた。
資料）箱田雅之 / 全国栄養士養成施設協会，日本栄養士会監修：サクセス管理栄養士・栄養士養成講座 解剖生理学・病理学［人体の構造と機能及び疾病の成り立ち］，第一出版（2023）を改変

ビタミン・ミネラルの効用

ビタミンの効用

	名　称	主な給源	食物中の安定性	生理と機能
脂溶性ビタミン	ビタミンA （プロビタミンA カロテノイド： レチノール， α-カロテン， β-カロテン， β-クリプトキサンチン）	動物（主としてビタミンA）：魚肝油，肝臓，バター，卵黄 植物（プロビタミン）：緑色野菜，黄色野菜，黄色果物，のり 強化マーガリン	熱に安定（普通の調理法による加熱），酸化により破壊される	肝臓に貯えられる 成長促進，上皮細胞の保全，暗がりでの視力維持
	ビタミンD ビタミンD_2 （照射エルゴステロール） ビタミンD_3 （照射7-デヒドロコレステロール）	魚肝油，サケ類，天日干ししいたけ，きくらげ，太陽光線に当たること	熱に安定	紫外線の照射により皮膚で合成される，肝臓に貯蔵される，正常の骨格と歯の発育促進，カルシウムとリンの吸収を助け，骨や歯への沈着を促す
	ビタミンE α-トコフェロール β-トコフェロール γ-トコフェロール	植物油，魚卵，種実類，	熱と光に影響されない	抗酸化作用，動物の生殖機能の維持
	ビタミンK フィロキノン（K_1） メナキノン-4（K_2） メナキノン-7 メナジオン　（K_3）	茶，わかめ，緑色野菜，納豆	アルカリと光に不安定，熱にかなり安定	プロトロンビンの形成，血液凝固因子の活性化，細菌で合成される
水溶性ビタミン	ビタミンB_1 （チアミン）	豚肉，大豆，落花生，未精製の穀類	加熱に対して微酸性溶液で安定，中性またはアルカリ性溶液ではすぐに破壊される	身体中の貯蔵は限度がある，糖質の燃焼に必要
	ビタミンB_2 〔リボフラビン：フラビンアデニンジヌクレオチド（FAD），フラビンモノヌクレオチド（FMN）〕	牛乳，肝臓，卵，藻類，アーモンド	水に難溶性，光により分解される	身体中の貯蔵は限度がある，体内の酸化還元に関与する
	ナイアシン （ニコチン酸， ニコチンアミド， トリプトファン）	肝臓，魚，鶏肉，落花生，まいたけ	熱，酸，アルカリ，光に安定	トリプトファンはナイアシンに代替できる，体内の酸化還元に関与する

注）*食事摂取基準については1章，p.3～30も参照のこと。

<table>
<tr><th>欠乏症状</th><th>過剰症状</th><th>食事摂取基準*</th></tr>
<tr><td>夜盲症，成長障害，角膜乾燥症，骨と歯の発育不全，免疫能の低下，上皮細胞粘膜と皮膚の乾燥角化</td><td>頭痛，脱毛，下痢，肝腫大，甲状腺機能低下</td><td>(μgRAE/日)
<table>
<tr><th></th><th>推定平均必要量</th><th>推奨量</th><th>耐容上限量*</th></tr>
<tr><td>18～29歳 男性</td><td>600</td><td>850</td><td>2,700</td></tr>
<tr><td>女性</td><td>450</td><td>650</td><td>2,700</td></tr>
<tr><td>妊婦（後期）</td><td>＋60</td><td>＋80</td><td>－</td></tr>
<tr><td>授乳婦（付加量）</td><td>＋300</td><td>＋450</td><td>－</td></tr>
</table>
*プロビタミンAカロテノイドを含まない。</td></tr>
<tr><td>小児のくる病，成人の骨軟化症，骨粗鬆症，姿勢不良，成長の停止，脚の彎曲，う歯（むし歯），小児の痙攣</td><td>高カルシウム血症，腎障害，軟組織の石灰化障害</td><td>(μg/日)
<table>
<tr><th></th><th>目安量</th><th>耐容上限量</th></tr>
<tr><td>18～29歳</td><td>8.5</td><td>100</td></tr>
<tr><td>0～11月</td><td>5.0</td><td>25</td></tr>
<tr><td>1～2歳 男児</td><td>3.0</td><td>20</td></tr>
<tr><td>女児</td><td>3.5</td><td>20</td></tr>
<tr><td>妊婦</td><td>8.5</td><td>－</td></tr>
<tr><td>授乳婦</td><td>8.5</td><td>－</td></tr>
</table></td></tr>
<tr><td>未熟児溶血性貧血，歩行失調，ネズミでは不妊・流産</td><td></td><td>(mg/日)
<table>
<tr><th></th><th>目安量</th><th>耐容上限量</th></tr>
<tr><td>18～29歳 男性</td><td>6.0</td><td>850</td></tr>
<tr><td>女性</td><td>5.0</td><td>650</td></tr>
<tr><td>妊婦</td><td>6.5</td><td>－</td></tr>
<tr><td>授乳婦</td><td>7.0</td><td>－</td></tr>
</table></td></tr>
<tr><td>血液の凝固遅滞，新生児の出血性疾患</td><td>頭痛，下痢，高カルシウム血症，腎障害</td><td>(μg/日)
<table>
<tr><th></th><th>目安量</th></tr>
<tr><td>0～ 5月 男児・女児</td><td>4</td></tr>
<tr><td>6～11月 男児・女児</td><td>7</td></tr>
<tr><td>1～ 2歳 男児</td><td>50</td></tr>
<tr><td>女児</td><td>60</td></tr>
<tr><td>3～ 5歳 男児</td><td>60</td></tr>
<tr><td>女児</td><td>70</td></tr>
<tr><td>妊婦・授乳婦</td><td>150</td></tr>
</table></td></tr>
<tr><td>脚気，食欲不振，神経障害，憂鬱症，疲労，胃腸アトニーと便秘，多発性神経炎，心臓衰弱，水腫</td><td></td><td>(mg/日)
<table>
<tr><th></th><th>推定平均必要量</th><th>推奨量</th></tr>
<tr><td>18～49歳 男性</td><td>1.2</td><td>1.4</td></tr>
<tr><td>女性</td><td>0.9</td><td>1.1</td></tr>
<tr><td>妊婦・授乳婦（付加量）</td><td>＋0.2</td><td>＋0.2</td></tr>
</table></td></tr>
<tr><td>唇の角がただれる（口角炎），唇と舌の炎症，眼の異常</td><td></td><td>(mg/日)
<table>
<tr><th></th><th>推定平均必要量</th><th>推奨量</th></tr>
<tr><td>18～49歳 男性</td><td>1.3</td><td>1.6</td></tr>
<tr><td>女性</td><td>1.0</td><td>1.2</td></tr>
<tr><td>妊婦（付加量）</td><td>＋0.2</td><td>＋0.3</td></tr>
<tr><td>授乳婦（付加量）</td><td>＋0.5</td><td>＋0.6</td></tr>
</table></td></tr>
<tr><td>ペラグラ，胃腸異常，皮膚異常，神経異常</td><td>消化不良，下痢，便秘，肝機能低下，劇症肝炎</td><td>(mgNE/日)
<table>
<tr><th></th><th>推定平均必要量</th><th>推奨量</th><th>耐容上限量*</th></tr>
<tr><td>18～29歳 男性</td><td>13</td><td>15</td><td>300</td></tr>
<tr><td>女性</td><td>9</td><td>11</td><td>250</td></tr>
<tr><td>妊婦（付加量）</td><td>＋0</td><td>＋0</td><td>－</td></tr>
<tr><td>授乳婦（付加量）</td><td>＋3</td><td>＋3</td><td>－</td></tr>
</table>
*ニコチンアミドの重量（mg/日）</td></tr>
</table>

資料）厚生労働省：日本人の食事摂取基準（2020年版），他

	名　称	主な給源	食物中の安定性	生理と機能
水溶性ビタミン	ビタミン B_6（ピリドキシン，ピリドキサール，ピリドキサミン）	小麦胚芽，豆類，全粒穀類，肝臓，バナナ，まぐろ，鶏ささ身	熱，酸，アルカリに安定	体内の酸化還元に関与する
	ビタミン B_{12}（シアノコバラミン）	魚介類，肉・乳類など動物性食品，肝臓，のり，魚類，貝類	熱，酸，アルカリに安定	造血作用に関係あり
	葉酸（プテロイルモノグルタミン酸）	緑色野菜，肝臓，のり	普通の調理法では安定，光線で分解される	造血作用に関係あり
	パントテン酸	肝臓，脂肪の少ない肉，豆類，きのこ類	酸，光に安定	
	ビオチン	牛乳，卵黄，肝臓，肉，豆類，種実類	普通の調理法では安定	
	ビタミンC（アスコルビン酸）	柑橘類，アセロラ，トマト，いちご，緑色野菜，さつまいも，じゃがいも	全ビタミン中最も破壊されやすい，熱，空気，アルカリに弱い，酸は酵素による破壊を防止する，銅は破壊を促進する	最も活発的な組織に一番多い，体内の酸化還元に関与する
	コリン**	卵黄，肝臓，肉，乳，酵母，堅果（穀物中にリン脂質として存在）	酸に安定，強アルカリに分解	抗脂肪肝性

注）*食事摂取基準については1章，p.3～30も参照のこと。
**コリンはビタミン様物質。

<table>
<tr><th>欠乏症状</th><th>過剰症状</th><th>食事摂取基準*</th></tr>
<tr><td>皮膚炎，貧血，口内炎</td><td>感覚性ニューロパシー</td><td>(mg/日)
<table>
<tr><th></th><th>推定平均必要量</th><th>推奨量</th><th>耐容上限量*</th></tr>
<tr><td>18～29歳 男性</td><td>1.1</td><td>1.4</td><td>55</td></tr>
<tr><td>女性</td><td>1.0</td><td>1.1</td><td>45</td></tr>
<tr><td>妊婦（付加量）</td><td>＋0.2</td><td>＋0.2</td><td>－</td></tr>
<tr><td>授乳婦（付加量）</td><td>＋0.3</td><td>＋0.3</td><td>－</td></tr>
</table>
*ピリドキシン（分子量＝169.2）の重量</td></tr>
<tr><td>悪性貧血，中高年の神経障害</td><td></td><td>(μg/日)
<table>
<tr><th></th><th>推定平均必要量</th><th>推奨量</th></tr>
<tr><td>12歳～</td><td>2.0</td><td>2.4</td></tr>
<tr><td>妊婦（付加量）</td><td>＋0.3</td><td>＋0.4</td></tr>
<tr><td>授乳婦（付加量）</td><td>＋0.7</td><td>＋0.8</td></tr>
</table></td></tr>
<tr><td>体重減少，貧血，白血球減少症，妊娠時の大球性貧血，胎児の神経管閉鎖障害のリスク増加</td><td>発熱，じんましん，紅斑，かゆみ，呼吸障害</td><td>(μg/日)
<table>
<tr><th></th><th>推定平均必要量</th><th>推奨量</th><th>耐容上限量*</th></tr>
<tr><td>12～14歳</td><td>200</td><td>240</td><td>900</td></tr>
<tr><td>15～17歳 男性</td><td>220</td><td>240</td><td>900</td></tr>
<tr><td>女性</td><td>200</td><td>240</td><td>900</td></tr>
<tr><td>18～29歳</td><td>200</td><td>240</td><td>900</td></tr>
<tr><td>妊婦（付加量）</td><td>＋200</td><td>＋240</td><td>－</td></tr>
<tr><td>授乳婦（付加量）</td><td>＋80</td><td>＋100</td><td>－</td></tr>
</table>
*通常の食品以外の食品に含まれる葉酸（狭義の葉酸）に適用する。</td></tr>
<tr><td>皮膚炎</td><td></td><td>(mg/日)
<table>
<tr><th></th><th>目安量</th></tr>
<tr><td>18～49歳</td><td>5</td></tr>
<tr><td>妊婦</td><td>5</td></tr>
<tr><td>授乳婦</td><td>6</td></tr>
</table></td></tr>
<tr><td>皮膚炎，うつ症状，食欲不振，貧血</td><td></td><td>(μg/日)
<table>
<tr><th></th><th>目安量</th></tr>
<tr><td>12歳～</td><td>50</td></tr>
<tr><td>妊婦</td><td>50</td></tr>
<tr><td>授乳婦</td><td>50</td></tr>
</table></td></tr>
<tr><td>壊血病，骨の発育不全，軟骨弱化，貧血，成長停止，感染症にかかりやすい</td><td>吐き気，下痢，腹痛</td><td>(mg/日)
<table>
<tr><th></th><th>推定平均必要量</th><th>推奨量</th></tr>
<tr><td>12～64歳</td><td>85</td><td>100</td></tr>
<tr><td>65歳～</td><td>80</td><td>100</td></tr>
<tr><td>妊婦（付加量）</td><td>＋10</td><td>＋10</td></tr>
<tr><td>授乳婦（付加量）</td><td>＋40</td><td>＋45</td></tr>
</table></td></tr>
<tr><td>脂肪肝</td><td></td><td></td></tr>
</table>

資料）厚生労働省：日本人の食事摂取基準（2020年版），他

ミネラルの効用

	名　称	主な給源	生理と機能	排　泄
多量ミネラル	ナトリウム	食塩，しょうゆ・みそなどの調味料，塩蔵食品	浸透圧を調節する，緩衝塩，水分の均衡を保つ，筋肉と神経の刺激反応性	尿，ある程度は発汗と便による
	カリウム	藻類，きのこ類，大豆，果物，バナナ，いも類	細胞間液の均衡を保持する神経と筋肉との刺激反応性を調節する，摂取量増加により血圧低下・脳卒中予防・骨粗鬆症予防につながる	尿，ある程度は発汗による
	カルシウム	いわし類，ひじき，牛乳，チーズ類，昆布類，大豆製品，緑黄色野菜	骨と歯をつくる，血液の凝固，正常な心臓リズム，筋肉の収縮，神経の刺激反応性，活力と長寿とに関係する，ある種の酵素の活性化	便，少量は尿による
	マグネシウム	大豆，種実類，藻類，未精製の穀類	骨と歯の成分，補酵素形成	尿，一部は便
	リン	動物性食品，魚類，チーズ，卵黄	骨と歯をつくる，緩衝塩，細胞の増殖，細胞の活性，酵素の活性化	尿，約 1/3 は便
微量ミネラル	鉄	肝臓，魚介類，大豆，緑黄色野菜	ヘモグロビンの成分，酸化酵素の成分	吸収されない鉄は腸より排泄。吸収された鉄は再利用される
	亜鉛	魚介類（特にカキ），牛肉，ココア，肝臓，卵黄	炭酸脱水酵素・乳酸脱水酵素などの成分，核酸・たんぱく質の合成に関与している	主に便，一部は尿

注）*食事摂取基準については 1 章，p.3 ～ 30 も参照のこと。

<table>
<tr><th>欠乏症状</th><th>過剰症状</th><th>食事摂取基準*</th></tr>
<tr><td>消化不良，水分の保持不十分</td><td>高血圧，浮腫，胃がんリスクの増大，脳卒中罹患リスクの増大</td><td>〔mg/日，（　）は食塩相当量(g/日)〕
<table>
<tr><th></th><th>推定平均必要量</th><th>目標量</th></tr>
<tr><td>18 歳～　男性</td><td>600（1.5）</td><td>（7.5 未満）</td></tr>
<tr><td>女性</td><td>600（1.5）</td><td>（6.5 未満）</td></tr>
<tr><td>妊婦・授乳婦</td><td>600（1.5）</td><td>（6.5 未満）</td></tr>
</table></td></tr>
<tr><td>高血圧</td><td>腎機能障害，不整脈，筋力低下</td><td>(mg/日)
<table>
<tr><th></th><th>目安量</th><th>目標量</th></tr>
<tr><td>18 ～ 29 歳　男性</td><td>2,500</td><td>3,000 以上</td></tr>
<tr><td>女性</td><td>2,000</td><td>2,600 以上</td></tr>
<tr><td>妊婦</td><td>2,000</td><td>2,600 以上</td></tr>
<tr><td>授乳婦</td><td>2,200</td><td>2,600 以上</td></tr>
</table></td></tr>
<tr><td>くる病，骨粗鬆症，骨軟化症，骨と歯の発育不全，成長の停止，血液の凝固不良</td><td>便秘，ミルクアルカリ症候群，腎・尿路結石</td><td>(mg/日)
<table>
<tr><th></th><th>推定平均必要量</th><th>推奨量</th><th>耐容上限量</th></tr>
<tr><td>15 ～ 17 歳　男性</td><td>650</td><td>800</td><td>－</td></tr>
<tr><td>女性</td><td>550</td><td>650</td><td>－</td></tr>
<tr><td>18 ～ 29 歳　男性</td><td>650</td><td>800</td><td>2,500</td></tr>
<tr><td>女性</td><td>550</td><td>650</td><td>2,500</td></tr>
<tr><td>妊婦（付加量）</td><td>＋ 0</td><td>＋ 0</td><td>－</td></tr>
<tr><td>授乳婦（付加量）</td><td>＋ 0</td><td>＋ 0</td><td>－</td></tr>
</table></td></tr>
<tr><td>神経の刺激反応性，心悸亢進，血管の拡張，低カルシウム血症，筋肉の痙攣，冠動脈の攣縮</td><td>傾眠，低血圧，下痢</td><td>(mg/日)
<table>
<tr><th></th><th>推定平均必要量</th><th>推奨量</th></tr>
<tr><td>18 ～ 29 歳　男性</td><td>280</td><td>340</td></tr>
<tr><td>女性</td><td>230</td><td>270</td></tr>
<tr><td>妊婦（付加量）</td><td>＋ 30</td><td>＋ 40</td></tr>
<tr><td>授乳婦（付加量）</td><td>＋ 0</td><td>＋ 0</td></tr>
</table></td></tr>
<tr><td>骨と歯の発育不全，成長の停止，くる病</td><td>カルシウムの吸収障害，副甲状腺ホルモン濃度の上昇</td><td>(mg/日)
<table>
<tr><th></th><th>目安量</th><th>耐容上限量</th></tr>
<tr><td>18 歳～　男性</td><td>1,000</td><td>3,000</td></tr>
<tr><td>女性</td><td>800</td><td>3,000</td></tr>
<tr><td>妊婦・授乳婦</td><td>800</td><td>－</td></tr>
</table></td></tr>
<tr><td>ヘモグロビン生成の減少と，その結果としての貧血</td><td>胃腸障害，鉄沈着症，血色素症，眼球鉄症，遺伝性ヘモクロマトーゼ</td><td>(mg/日)
<table>
<tr><th></th><th>推定平均必要量</th><th>推奨量</th><th>耐容上限量</th></tr>
<tr><td>18 ～ 29 歳　男性</td><td>6.5</td><td>7.5</td><td>50</td></tr>
<tr><td>女性</td><td></td><td></td><td></td></tr>
<tr><td>（月経なし）</td><td>5.5</td><td>6.5</td><td>40</td></tr>
<tr><td>（月経あり）</td><td>8.5</td><td>10.5</td><td>40</td></tr>
<tr><td>妊婦(付加量)(初期)</td><td>+2.0</td><td>+2.5</td><td>－</td></tr>
<tr><td>（中・後期）</td><td>+8.0</td><td>+9.5</td><td>－</td></tr>
<tr><td>授乳婦(付加量)</td><td>+2.0</td><td>+2.5</td><td>－</td></tr>
</table></td></tr>
<tr><td>成長障害，皮膚障害，味覚障害，貧血，性腺発育障害，亜鉛欠乏症，慢性下痢，低アルブミン血症</td><td>腹痛，下痢，胃部不快感，銅欠乏，貧血，汎血球減少</td><td>(mg/日)
<table>
<tr><th></th><th>推定平均必要量</th><th>推奨量</th><th>耐容上限量</th></tr>
<tr><td>18 ～ 29 歳　男性</td><td>9</td><td>11</td><td>40</td></tr>
<tr><td>女性</td><td>7</td><td>8</td><td>35</td></tr>
<tr><td>妊婦（付加量）</td><td>+1</td><td>+2</td><td>－</td></tr>
<tr><td>授乳婦（付加量）</td><td>+3</td><td>+4</td><td>－</td></tr>
</table></td></tr>
</table>

資料）厚生労働省：日本人の食事摂取基準（2020 年版），他

	名　称	主な給源	生理と機能	排　泄
微量ミネラル	銅	肝臓，イカ，タコ，種実類，大豆	ヘモグロビンをつくるための鉄の利用に必要	便
	マンガン	まつの実，凍り豆腐，焼きのり，くるみ，玄米，そば，干し柿	成長と生殖の正常性を保つ	ほとんど便
	ヨウ素	海藻類（特に昆布）	甲状腺ホルモンの成分	尿
	セレン	カツオ，マサバ，ズワイガニ，アンコウの肝，タラコ	抗酸化作用で組織細胞の酸化を防ぐ，ユビキノンの合成を通じて生体酸化を調節，ビタミンEの生理作用と共通点が多い	尿
	クロム	幅広く食品に含む，青のり，サザエ，じゃがいも，ミルクチョコレート，黒砂糖	糖代謝・脂質代謝に必須	ほとんど尿
	モリブデン	豆類，穀類	肝キサンチンオキシダーゼの成分，銅と拮抗	尿
	塩素	食塩	浸透圧の調節，胃液の成分	尿，一部は汗
	イオウ	卵，チーズ，肉，牛乳，魚介類	髪と爪の発育，インスリン，グルタチオン，軟膏，メラニンの成分	尿，一部は便
	コバルト	肝臓，魚介類，乳製品，もやし，緑豆	ヘモグロビン再生を正常にする	
	フッ素	魚介類や緑茶（葉）	骨と歯の成分 う歯（むし歯）の予防に必要	

注）*食事摂取基準については1章，p.3～30も参照のこと。

<table>
<tr><th>欠乏症状</th><th>過剰症状</th><th>食事摂取基準*</th></tr>
<tr><td>ヘモグロビン生産の減退，栄養性貧血，メンケス病，骨異常，成長障害，筋緊張低下</td><td>ウイルソン病</td><td>(mg/日)
<table>
<tr><th></th><th>推定平均必要量</th><th>推奨量</th><th>耐容上限量</th></tr>
<tr><td>18～29歳 男性</td><td>0.7</td><td>0.9</td><td>7</td></tr>
<tr><td>女性</td><td>0.6</td><td>0.7</td><td>7</td></tr>
<tr><td>妊婦（付加量）</td><td>＋0.1</td><td>＋0.1</td><td>－</td></tr>
<tr><td>授乳婦（付加量）</td><td>＋0.5</td><td>＋0.6</td><td>－</td></tr>
</table></td></tr>
<tr><td>成長障害，皮膚炎</td><td>パーキンソン病様の症状</td><td>(mg/日)
<table>
<tr><th></th><th>目安量</th><th>耐容上限量</th></tr>
<tr><td>18歳～ 男性</td><td>4.0</td><td>11</td></tr>
<tr><td>女性</td><td>3.5</td><td>11</td></tr>
<tr><td>妊婦・授乳婦</td><td>3.5</td><td>－</td></tr>
</table></td></tr>
<tr><td>甲状腺腫，新陳代謝率の低下，成長の停止</td><td>甲状腺機能亢進症</td><td>(μg/日)
<table>
<tr><th></th><th>推定平均必要量</th><th>推奨量</th><th>耐容上限量</th></tr>
<tr><td>18歳～</td><td>95</td><td>130</td><td>3,000</td></tr>
<tr><td>妊婦（付加量）</td><td>＋75</td><td>＋110</td><td>－*</td></tr>
<tr><td>授乳婦（付加量）</td><td>＋100</td><td>＋140</td><td>－*</td></tr>
</table>
*妊婦および授乳婦の耐容上限量は，2,000μg/日</td></tr>
<tr><td>克山病，カシン・ベック病，下肢の筋肉痛，皮膚の乾燥・薄片状</td><td>皮膚障害，脱毛，爪の異常，胃腸障害，疲労感，焦燥感，神経系の異常</td><td>(μg/日)
<table>
<tr><th></th><th>推定平均必要量</th><th>推奨量</th><th>耐容上限量</th></tr>
<tr><td>18～29歳 男性</td><td>25</td><td>30</td><td>450</td></tr>
<tr><td>女性</td><td>20</td><td>25</td><td>350</td></tr>
</table></td></tr>
<tr><td>耐糖能低下，昏迷</td><td>肝障害，腎障害</td><td>(μg/日)
<table>
<tr><th></th><th>目安量</th><th>耐容上限量</th></tr>
<tr><td>18歳～</td><td>10</td><td>500</td></tr>
<tr><td>妊婦・授乳婦</td><td>10</td><td>－</td></tr>
</table></td></tr>
<tr><td>成長遅延，昏睡，頻脈，脳障害</td><td>高尿酸血症，痛風様関節痛</td><td>(μg/日)
<table>
<tr><th></th><th>推定平均必要量</th><th>推奨量</th><th>耐容上限量</th></tr>
<tr><td>18～29歳 男性</td><td>20</td><td>30</td><td>600</td></tr>
<tr><td>女性</td><td>20</td><td>25</td><td>500</td></tr>
<tr><td>妊婦（付加量）</td><td>＋0</td><td>＋0</td><td>－</td></tr>
<tr><td>授乳婦（付加量）</td><td>＋3</td><td>＋3</td><td>－</td></tr>
</table></td></tr>
<tr><td>胃酸欠乏症，消化不良，水分の保持不十分</td><td></td><td></td></tr>
<tr><td>体内の酸化不全，髪と爪の発育不全</td><td></td><td></td></tr>
<tr><td>貧血</td><td></td><td></td></tr>
<tr><td></td><td></td><td></td></tr>
</table>

資料）厚生労働省：日本人の食事摂取基準（2020年版），他

糖質・脂質・脂肪酸の種類

糖質の種類

名称				構成
単糖類	五炭糖（ペントース）		リボース	リボ核酸の構成糖
			デオキシリボース	デオキシリボ核酸（DNA）の構成成分
			キシロース	キシランを構成
			キシルロース	
			リブロース	リブロース -5- リン酸はリボースの原料となる
			アラビノース	アラビノキシランの構成成分
	六炭糖（ヘキソース）		グルコース（ブドウ糖）	
			ガラクトース	糖脂質や糖たんぱく質の一部を形成
			マンノース	
			フルクトース（果糖）	
	誘導糖	デオキシ糖	デオキシリボース	デオキシリボ核酸（DNA）の構成成分
		アミノ糖	グルコサミン，ガラクトサミン	グリコサミノグリカン（ムコ多糖）の成分
		ウロン酸	グルクロン酸，ガラクツロン酸	
		アルドン酸	グルコン酸	
		糖アルコール	ソルビトール	
		シアル酸		
二糖類	マルトース（麦芽糖）			グルコースの結合
	ラクトース（乳糖）			ガラクトースとグルコースの結合
	スクロース（ショ糖）			フルクトースとグルコースの結合
多糖類	ホモ多糖		でんぷん	アミロースとアミロペクチンの混合物
			アミロース	グルコースの α-1.4 結合
			アミロペクチン	グルコースの α-1.4 と α-1.6 結合
			セルロース	グルコースの β-1.4 結合
			グリコーゲン（動物デンプン）	結合はアミロペクチンと同じであるが，枝分かれ（α-1.6 結合）が多く，α-1.4 結合は短い
	ヘテロ多糖		ペクチン酸	ガラクツロン酸からなる
			グルコマンナン	マンノースとグルコースの結合
			寒天	アガロースとアガロペクチンの混合物
			ヘミセルロース	
			ヒアルロン酸	グリコサミノグリカンの一種
			コンドロイチン	グルクロン酸と *N*- アセチルガラクトサミンが結合したグリコサミノグリカン

脂質の種類

名称				構成
単純脂質	中性脂肪		モノグリセリド	グリセロール，脂肪酸
			トリグリセリド	グリセロール，脂肪酸
複合脂質	リン脂質	グリセロリン脂質	ホスファチジルコリン（レシチン）	グリセロール，脂肪酸，リン酸，コリン塩基
			ホスファチジルセリン	グリセロール，脂肪酸，リン酸，セリン塩基
			ホスファチジルエタノールアミン	グリセロール，脂肪酸，リン酸，エタノールアミン塩基
			ホスファチジルイノシトール	グリセロール，脂肪酸，リン酸，イノシトール塩基
		スフィンゴリン脂質	スフィンゴミエリン	スフィンゴシン，脂肪酸，リン酸，コリン塩基
	糖脂質	スフィンゴ糖脂質	ガラクトセレブロシド	スフィンゴシン，脂肪酸，ガラクトース
			ガングリオシド	シアル酸，スフィンゴシン，脂肪酸，糖
		グリセロ糖脂質		ジグリセリド，脂肪酸，糖
	リポたんぱく質		キロミクロン	たんぱく質，トリグリセリド，コレステロール，リン脂質
			超低比重リポたんぱく質（VLDL）	
			中間比重リポたんぱく質（IDL）	
			低比重リポたんぱく質（LDL）	
			高比重リポたんぱく質（HDL）	

脂肪酸の種類

分　類			名　称		所　在	融　点
短鎖脂肪酸			酪酸	C4	乳・乳製品	− 7.9
			ヘキサン酸（カプロン酸）	C6	乳・乳製品	− 3.4
中鎖脂肪酸			オクタン酸（カプリル酸）	C8	ヤシ油，乳・乳製品	16.7
			デカン酸（カプリン酸）	C10	ヤシ油，乳・乳製品	31.6
長鎖脂肪酸	飽和脂肪酸		ラウリン酸	C12	ヤシ油，乳・乳製品	44.2
			ミリスチン酸	C14	ヤシ油，乳・乳製品	53.9
			パルミチン酸	C16	ヤシ油，乳・乳製品	63.1
			ステアリン酸	C18	ヤシ油，乳・乳製品	69.6
			アラキジン酸	C20	落花生油	76.5
	一価不飽和脂肪酸		ミリストレイン酸	C14：1		
			パルミトレイン酸	C16：1	牛脂，豚脂	− 0.5 〜 0.5
			オレイン酸	C18：1	動物油脂，ひまわり油（高オレイン酸），オリーブ油，サフラワー油（高オレイン酸）	12 〜 16
			ドコセン酸（エルカ酸）	C22：1		
	多価不飽和脂肪酸	*n*-6系列	リノール酸	C18：2	サフラワー油（高リノール酸），ひまわり油（高リノール酸），綿実油，大豆油	− 5.2 〜 − 5.0
			γ - リノレン酸	C18：3		
			アラキドン酸	C20：4	魚油	− 49.5
		n-3系列	α - リノレン酸	C18：3	なたね油，大豆油	− 11.3 〜 − 10
			エイコサペンタエン酸（EPA）	C20：5	魚油	
			ドコサペンタエン酸（DPA）	C22：5	魚油	
			ドコサヘキサエン酸（DHA）	C22：6	魚油	

注）日本人の食事摂取基準（2020 年版）によると，*n*-6系脂肪酸と *n*-3 系脂肪酸は生体内で合成できず，欠乏すると皮膚炎などが発症するので，経口摂取が必要である。

資料）成分表の専門家がユーザーのために編集した五訂増補 日本食品標準成分表 Ⅱ脂肪酸成分表編，第一出版（2007）

脂肪酸の体内における系列と変化

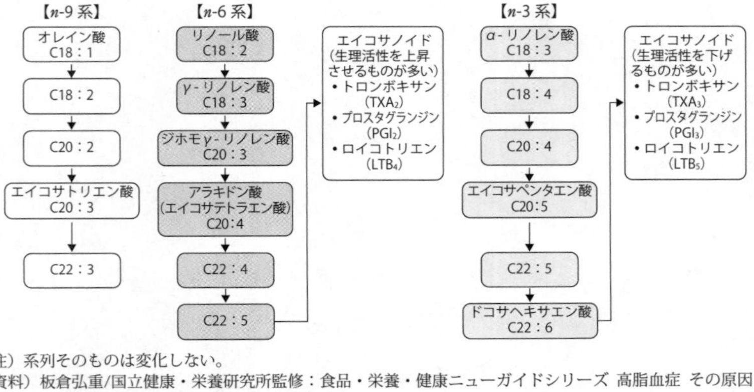

注）系列そのものは変化しない。

資料）板倉弘重/国立健康・栄養研究所監修：食品・栄養・健康ニューガイドシリーズ 高脂血症 その原因と食事指導，第一出版（1987）を一部改変

7

母子栄養

妊産婦

妊娠期間

<table>
<tr><td>月</td><td colspan="4">第1月</td><td colspan="4">第2月</td><td colspan="4">第3月</td><td colspan="4">第4月</td><td colspan="4">第5月</td><td colspan="4">第6月</td><td colspan="4">第7月</td><td colspan="4">第8月</td><td colspan="4">第9月</td><td colspan="4">第10月</td><td colspan="5"></td></tr>
<tr><td>週</td><td>0</td><td>1</td><td>2</td><td>3</td><td>4</td><td>5</td><td>6</td><td>7</td><td>8</td><td>9</td><td>10</td><td>11</td><td>12</td><td>13</td><td>14</td><td>15</td><td>16</td><td>17</td><td>18</td><td>19</td><td>20</td><td>21</td><td>22</td><td>23</td><td>24</td><td>25</td><td>26</td><td>27</td><td>28</td><td>29</td><td>30</td><td>31</td><td>32</td><td>33</td><td>34</td><td>35</td><td>36</td><td>37</td><td>38</td><td>39</td><td>40</td><td>41</td><td>42</td><td>43</td><td>44</td></tr>
<tr><td rowspan="2"></td><td colspan="22">流　産</td><td colspan="15">早　産</td><td colspan="5">正期産</td><td colspan="3">過期産</td></tr>
<tr><td colspan="22">人工中絶の適用範囲（厚生労働省）</td><td colspan="15">出産の限界（日産婦*）</td><td colspan="5">280 日</td><td colspan="3"></td></tr>
</table>

↑ 最終月経第1日（0週）

↑ 体重 500g に相当（WHO）（22週）

↑ 体重 1,000g に相当（WHO）（28週）

↑ 分娩予定日（日産婦*）満 40 週 0 日

注）*日本産科婦人科学会
資料）江澤郁子編：応用栄養学，建帛社（2003）

妊娠期の至適体重増加チャート

体格区分別　妊娠中の体重増加指導の目安*1

妊娠前の体格*2	BMI	体重増加指導の目安*1
低体重	18.5 未満	12 ～ 15kg
普通体重	18.5 以上 25.0 未満	10 ～ 13kg
肥満（1度）	25.0 以上 30.0 未満	7 ～ 10kg
肥満（2度以上）	30.0 以上	個別対応（上限 5 kg までが目安）

注）BMI（Body Mass Index）：体重（kg）/〔身長（m）〕^{2}
*1「増加量を厳格に指導する根拠は必ずしも十分ではないと認識し，個人差を考慮したゆるやかな指導を心がける。」産婦人科診療ガイドライン編 2020 CQ 010 より
*2体格分類は日本肥満学会の肥満度分類に準じた。

妊娠高血圧症候群

妊娠高血圧症候群（HDP）の定義および分類（日本妊娠高血圧学会，日本産科婦人科学会，2020）

1．名称
和文名称　“妊娠高血圧症候群”
英文名称　“hypertensive disorders of pregnancy（HDP）”

2．定義
妊娠時に高血圧を認めた場合，妊娠高血圧症候群とする。妊娠高血圧症候群は妊娠高血圧腎症，妊娠高血圧，加重型妊娠高血圧腎症，高血圧合併妊娠に分類される。
血圧測定法：
1．５分以上の安静後，上腕に巻いたカフが心臓の高さにあることを確認し，座位で１～２分間隔にて２回血圧を測定し，その平均値をとる。
２回目の測定値が５㎜Hg以上変化する場合は，安定するまで数回測定する。測定の30分以内にはカフェイン摂取や喫煙を禁止する。
2．初回の測定時には左右の上腕で測定し，10㎜Hg以上異なる場合には高いほうを採用する。
3．測定機器は水銀血圧計と同程度の精度を有する自動血圧計とする。
蛋白尿：蛋白尿（300㎎/日以上もしくは，随時尿で蛋白尿/クレアチニン比が0.3㎎/㎎・Cr以上）

3．症候による亜分類
①重症について
次のいずれかに該当するものを重症と規定する。なお，軽症という用語は高リスクでない妊娠高血圧症候群と誤解されるため，原則用いない。
1．妊娠高血圧腎症・妊娠高血圧・加重型妊娠高血圧腎症・高血圧合併妊娠において，血圧が次のいずれかに該当する場合
収縮期血圧≧160㎜Hg　拡張期血圧≧110㎜Hg
2．妊娠高血圧腎症・加重型妊娠高血圧腎症において，母体の臓器障害または子宮胎盤機能不全を認める場合
＊蛋白尿の多寡による重症分類は行わない。

4．病型分類
①妊娠高血圧腎症（preeclampsia：PE）
1．妊娠20週以降に初めて高血圧を発症し，かつ，蛋白尿を伴うもので，分娩後12週までに正常に復する場合
2．妊娠20週以降に初めて発症した高血圧で，蛋白尿を認めなくても以下のいずれかを認める場合で，分娩後12週までに正常に復する場合
i）基礎疾患のない肝機能障害（肝酵素上昇［ALTもしくはAST＞40IU/L］，治療に反応せず他の診断がつかない重度の持続する右季肋部もしくは心窩部痛）
ii）進行性の腎障害（血清クレアチニン＞1.0㎎/dL，他の腎疾患は否定）
iii）脳卒中，神経障害（間代性痙攣，子癇，視野障害，一次性頭痛を除く頭痛など）
iv）血液凝固障害（HDPに伴う血小板減少［＜15万/μL］，血管内凝固症候群，溶血）
3．妊娠20週以降に初めて発症した高血圧で，蛋白尿を認めなくても子宮胎盤機能不全（胎児発育不全［FGR］，臍帯動脈血流波形異常，死産）を伴う場合
②妊娠高血圧（gestational hypertension：GH）
妊娠20週以降に初めて高血圧を発症し，分娩後12週までに正常に復する場合で，かつ妊娠高血圧腎症の定義に当てはまらないもの

③加重型妊娠高血圧腎症（superimposed preeclampsia：SPE）

1．高血圧が妊娠前あるいは妊娠 20 週までに存在し，妊娠 20 週以降に蛋白尿，もしくは基礎疾患のない肝腎機能障害，脳卒中，神経障害，血液凝固障害のいずれかを伴う場合
2．高血圧と蛋白尿が妊娠前あるいは妊娠 20 週までに存在し，妊娠 20 週以降にいずれかまたは両症状が増悪する場合
3．蛋白尿のみを呈する腎疾患が妊娠前あるいは妊娠 20 週までに存在し，妊娠 20 週以降に高血圧が発症する場合
4．高血圧が妊娠前あるいは妊娠 20 週までに存在し，妊娠 20 週以降に子宮胎盤機能不全を伴う場合

④高血圧合併妊娠（chronic hypertension：CH）

高血圧が妊娠前あるいは妊娠 20 週までに存在し，加重型妊娠高血圧腎症を発症していない場合

付記

1．**妊娠蛋白尿**

妊娠 20 週以降に初めて蛋白尿が指摘され，分娩後 12 週までに消失した場合をいうが，病型分類には含めない。

2．**高血圧の診断**

白衣・仮面高血圧など，診察室での血圧は本来の血圧を反映していないことがある。特に，高血圧合併妊娠などでは，家庭血圧測定あるいは自由行動下血圧測定を行い，白衣・仮面高血圧の診断およびその他の偶発合併症の鑑別診断を行う。

3．**関連疾患**

①子癇（eclampsia）

妊娠 20 週以降に初めて痙攣発作を起こし，てんかんや二次性痙攣が否定されるものをいう。痙攣発作の起こった時期によって，妊娠子癇・分娩子癇・産褥子癇と称する。子癇は大脳皮質での可逆的な血管原性浮腫による痙攣発作と考えられているが，後頭葉や脳幹などにも浮腫をきたし，各種の中枢神経障害を呈することがある。

② HDP に関連する中枢神経障害

皮質盲，可逆性白質脳症（posterior reversible encephalopathy syndrome：PRES），高血圧に伴う脳出血および脳血管攣縮などが含まれる。

③ HELLP 症候群

妊娠中・分娩時・産褥期に溶血所見（LDH 高値），肝機能障害（AST 高値），血小板数減少を同時に伴い，他の偶発合併症によるものではないものをいい，いずれかの症候のみを認める場合は，HELLP 症候群とは記載しない。
HELLP 症候群の診断は Sibai の診断基準*に従うものとする。

④肺水腫

HDP では血管内皮機能障害から血管透過性が亢進し，しばしば浮腫をきたす。重症例では，浮腫のみでなく肺水腫を呈する。

⑤周産期心筋症

心疾患の既往のなかった女性が，妊娠・産褥期に突然心不全を発症し，重症例では死亡に至る疾患である。HDP は重要な危険因子となる。

*溶血：血清間接ビリルビン値＞ 1.2㎎ /dL，血清 LDH ＞ 600IU/L，病的赤血球の出現
肝機能：血清 AST（GOT）＞ 70IU/L，血清 LDH ＞ 600IU/L
血小板数減少：血小板数＜ 10 万 /mm^3

注）　日本産科婦人科学会，日本産婦人科医会．産婦人科診療ガイドライン―産科編 2020.
http://www.jsog.or.jp/activity/pdf/gl_sanka_2020.pdf より改変して作表
資料）日本高血圧学会：高血圧治療ガイドライン 2019（2019）

妊娠高血圧症候群（妊娠中毒症）の栄養管理基準等

エネルギー摂取	・非妊娠時 BMI 24 以下の妊婦：30kcal ×理想体重（kg）＋ 200kcal / 日 ・非妊娠時 BMI 24 以上の妊婦：30kcal ×理想体重（kg）/ 日 ※予防には妊娠中の適切な体重増加がすすめられる BMI ＜ 18：10 ～ 12kg 増 BMI ＝ 18 ～ 24：7 ～ 10kg 増 BMI ＞ 24：5 ～ 7 kg 増
塩　分	・7 ～ 8 g / 日に制限する（極端な塩分制限はすすめられない）。 ※予防には 10g / 日以下がすすめられる
水　分	・1 日尿量 500mL 以下や肺水腫では前日尿量に 500mL を加える程度に制限するが，それ以外は制限しない。 ・口渇を感じない程度の摂取が望ましい。
たんぱく質	・理想体重× 1.0g / 日 ※予防には理想体重× 1.2 ～ 1.4g / 日が望ましい
その他	・動物性脂肪と糖質は制限し，高ビタミン食とすることが望ましい。 ※予防に食事摂取カルシウム（1 日 900mg）に加え，1 ～ 2 g / 日のカルシウム摂取が有効との報告もある。また海藻中のカリウムや魚油，肝油（不飽和脂肪酸），マグネシウムを多く含む食品に高血圧予防効果があるとの報告もある。
	・生活指導：安静。ストレスを避ける。 ※予防には軽度の運動，規則正しい生活がすすめられる

注）重症，軽症ともに基本的には同じ指導で差し支えない。混合型ではその基礎疾患の病態に応じた内容に変更することがすすめられる。
資料）日本産科婦人科学会周産期委員会（1998）

妊娠中の糖代謝異常と診断基準（2015 年 8 月 1 日改訂）

妊娠糖尿病（GDM）：75gOGTT において次の基準の 1 点以上を満たした場合

①空腹時血糖値	≧ 92mg/dL（5.1mmol/L）
② 1 時間値	≧ 180mg/dL（10.0mmol/L）
③ 2 時間値	≧ 153mg/dL（8.5mmol/L）

妊娠中の明らかな糖尿病[*1]：以下のいずれかを満たした場合

①空腹時血糖値	≧ 126mg/dL
② HbA1c 値	≧ 6.5%

●随時血糖値≧ 200mg/dL あるいは 75gOGTT で 2 時間値≧ 200mg/dL の場合は，妊娠中の明らかな糖尿病の存在を念頭に置き，①または②の基準を満たすかどうか確認する。[*2]

糖尿病合併妊娠

①妊娠前にすでに診断されている糖尿病
②確実な糖尿病網膜症があるもの

注）[*1] 妊娠中の明らかな糖尿病には，妊娠前に見逃されていた糖尿病と，妊娠中の糖代謝の変化の影響を受けた糖代謝異常，および妊娠中に発症した 1 型糖尿病が含まれる。いずれも分娩後は診断の再確認が必要である。
[*2] 妊娠中，特に妊娠後期は妊娠による生理的なインスリン抵抗性の増大を反映して糖負荷後血糖値は非妊時よりも高値を示す。そのため，随時血糖値や 75gOGTT 負荷後血糖値は非妊時の糖尿病診断基準をそのまま当てはめることはできない。
これらは妊娠中の基準であり，出産後は改めて非妊娠時の「糖尿病の診断基準」に基づき再評価することが必要である。
資料）日本糖尿病・妊娠学会：糖尿病と妊娠，**15**（1）（2015）

妊婦への魚介類の摂食と水銀に関する注意事項（一部抜粋）

魚介類（鯨類を含む。以下同じ）は，良質なたんぱく質や生活習慣病の予防や脳の発育等に効果があるといわれているEPA，DHA等の高度不飽和脂肪酸をその他の食品に比べ一般に多く含み，また，カルシウムをはじめとする各種微量栄養素の摂取源であるなど，健康的な食生活にとって不可欠で優れた栄養特性を持っている。

しかし，近年，魚介類を通じた水銀摂取が胎児に影響を与える可能性を懸念する報告がなされている。妊娠している方または妊娠をしている可能性のある方は，水銀濃度が高い魚介類を偏って多量に食べることは避けて，他の食品も含めてバランスよく食べるように気をつけたい。

なお，今回の注意事項は胎児の健康を保護するためのもので，子どもや一般の方々については，通常食べる魚介類によって，水銀による健康への悪影響が懸念されるような状況ではない。健康的な食生活の維持にとって有益である魚介類をバランスよく摂取したいものである。

妊婦が注意すべき魚介類の種類とその摂食量（筋肉）の目安

摂食量（筋肉）の目安	魚介類
1回約80gとして妊婦は2か月に1回まで（1週間当たり10g程度）	バンドウイルカ
1回約80gとして妊婦は2週間に1回まで（1週間当たり40g程度）	コビレゴンドウ
1回約80gとして妊婦は週に1回まで（1週間当たり80g程度）	キンメダイ，メカジキ，クロマグロ，メバチ（メバチマグロ），エッチュウバイガイ，ツチクジラ，マッコウクジラ
1回約80gとして妊婦は週に2回まで（1週間当たり160g程度）	キダイ，マカジキ，ユメカサゴ，ミナミマグロ，ヨシキリザメ，イシイルカ，クロムツ

（参考1）マグロの中でも，キハダ，ビンナガ，メジマグロ（クロマグロの幼魚），ツナ缶は通常の摂食で差し支えないので，バランスよく摂食する。

（参考2）魚介類の消費形態ごとの一般的な重量は次のとおり。

寿司，刺身…1貫または1切れ当たり　15g程度
刺身…………1人前当たり　80g程度
切り身………1切れ当たり　80g程度

資料）厚生労働省医薬食品局薬事・食品衛生審議会食品衛生分科会・乳肉水産食品部会（平成17年11月2日，平成22年6月1日改訂）

妊娠前からはじめる妊産婦のための食生活指針

平成 18 年 2 月，「妊産婦のための食生活指針」（健やか親子 21 推進検討会報告書）が作成されたが，令和 3 年 3 月 31 日，健康や栄養・食生活に関する課題を含む妊産婦を取り巻く社会状況等を踏まえ，「妊娠前からはじめる妊産婦のための食生活指針～妊娠前から，健康なからだづくりを～」（名称の変更）が改めてとりまとめられた。

今回の指針は，前回の目的とする，「妊娠期および授乳期の女性における望ましい食生活の実現に向け，何をどれだけ食べたらよいのかわかりやすく伝える指針」に加え，妊娠前から健康なからだづくりや適切な食習慣の形成の重要性を踏まえた指針として，以下の 10 項目が示されている。

なお，食生活指導のもととなる食事バランスガイド自体は変更されていないが，重要な改定内容として，①名称の変更，②体重増加目安の変更（p.182 妊娠期の至適体重増加チャートを参考）が掲げられている。

妊娠前からはじめる妊産婦のための食生活指針の 10 項目

1 妊娠前から，バランスのよい食事をしっかりとりましょう
妊娠前から，多様な食品を組み合わせて，栄養バランスに配慮した食生活を意識し，実践することが望まれる。

2 「主食」を中心に，エネルギーをしっかりと
妊娠中，授乳中には必要なエネルギーも増加するため，ごはんやパンなど，炭水化物の豊富な主食をしっかり摂ることが望まれる。

3 不足しがちなビタミン・ミネラルを，「副菜」でたっぷりと
妊娠中，授乳中に需要が伸びる各種ビタミン，ミネラルおよび食物繊維の供給源となる野菜，豆腐，海藻などを使用した副菜を十分に摂取する習慣を身につける。

4 「主菜」を組み合わせてたんぱく質を十分に
たんぱく質の主要な供給源となる肉，魚，大豆および大豆製品などを使用した主菜を，特定の食材に偏らず十分に摂取する。

5 乳製品，緑黄色野菜，豆類，小魚などでカルシウムを十分に
妊娠中，授乳中に需要が伸びるカルシウム摂取は不足しがちであることから，カルシウムの供給源となる乳製品のほか，緑黄色野菜，豆類および小魚を十分に摂取する。

6 妊娠中の体重増加は，お母さんと赤ちゃんにとって望ましい量に
体重の不適切な増加は LGA（在胎不当過大児）や SAG（在胎不当過小児），成人後の循環器系疾患の危険因子のリスクが高まることから，「妊娠中の体重増加指導の目安」を参考に適切な体重増加量に努める。

7 母乳育児も，バランスのよい食生活のなかで
授乳中に，特にたくさん食べなければならない食品はないことから，バランスのよい食事をしっかり摂るようにする。

8 無理なくからだを動かしましょう
妊娠中に，ウォーキング，妊娠水泳，マタニティピクスなどの軽い運動を行っても問題ないが，新しく運動を始める場合や体調に不安がある場合は，必ず医師に相談することが望まれる。

9 たばことお酒の害から赤ちゃんを守りましょう
妊娠・授乳中の喫煙，受動喫煙および飲酒は，胎児や乳児の発育，母乳分泌に大きな影響があるので，禁煙や禁酒に努める。

10 お母さんと赤ちゃんのからだと心のゆとりは，周囲のあたたかいサポートから
心のゆとりは，家族等の周りの人々の支えから生まれることから，不安や負担等を感じたときは一人で悩まず，家族や友人，専門職に相談する。

資料）「健やか親子 21」推進検討会：妊産婦のための食生活指針―「健やか親子 21」推進検討会報告書（2019）

妊娠中と産後の食事の目安

お母さんの健康と赤ちゃんの健やかな発育のために、食事はとても大切です。1日に「何を」「どれだけ」食べたらよいかが一目でわかる食事の目安です。
「主食」「副菜」「主菜」「牛乳・乳製品」「果物」の5グループの料理や食品を組み合わせてとれるよう、それぞれの適量をイラストでわかりやすく示しています。

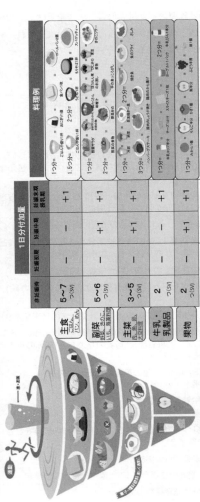

		1日分付加量		
	非妊娠時	妊娠初期	妊娠中期	妊娠末期 授乳期
主食 ごはん、パン、めん	5～7 つ(SV)	―	―	+1
副菜 野菜、きのこ、いも、海藻料理	5～6 つ(SV)	―	+1	+1
主菜 肉、魚、卵、大豆料理	3～5 つ(SV)	―	+1	+1
牛乳・乳製品	2 つ(SV)	―	―	+1
果物	2 つ(SV)	―	+1	+1

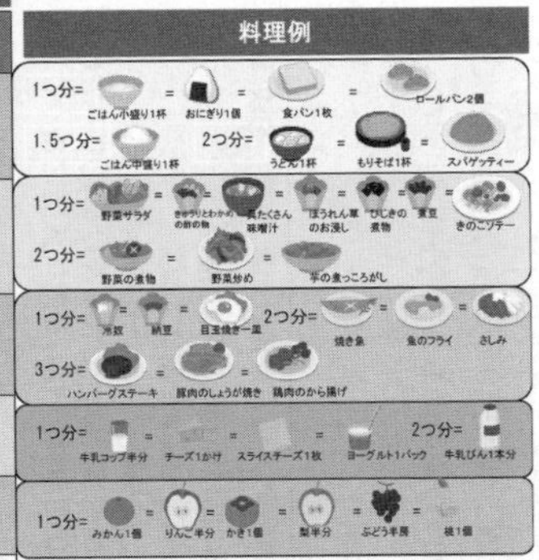

○SVとはサービング（食事の提供量の単位）の略

このイラストの料理例を組み合わせるとおおよそ2,200kcal。非妊娠時・妊娠初期（20～49歳女性）の身体活動レベル「ふつう（II）」以上の1日分の適量を示しています。

非妊娠時、妊娠初期の1日分を基本とし、妊娠中期、妊娠末期・授乳期の方はそれぞれの枠内の付加量を補うことが必要です。

! 食塩・油脂については料理の中に使用されているものであり、「コマ」のイラストとして表現されていませんが、実際の食事選択の場面で表示される際には食塩相当量や脂質も合わせて情報提供されることが望まれます。

資料）厚生労働省及び農林水産省が食生活指針を具体的な行動に結びつけるものとして作成・公表した「食事バランスガイド」（2005年）に、食事摂取基準の妊娠期・授乳期の付加量を参考に一部加筆

母乳栄養と人工栄養

母乳栄養の推進

昭和 49 年の WHO 総会の「乳児栄養と母乳保育」決議を受けて，わが国においても，母子保健対策の一環として，昭和 50 年から母乳運動が推進され，その展開は地方公共団体および関係民間団体の協力のもと，今日に至っている。

母乳栄養の推進経過

昭和 49（1974）年	WHO 総会で「乳児栄養と母乳保育」を決議
50（ '75）	わが国における母乳運動の推進 3 つのスローガンを掲げて推進 ① 1.5 か月までは，母乳のみで育てよう ② 3 か月までは，できるだけ母乳のみでがんばろう ③ 4 か月以降でも，安易に人工ミルクに切り替えないで育てよう
55（ '80）	乳幼児身体発育調査の実施（昭和 25 年から 10 年おきに実施。その中で，発育値のほかに乳汁栄養法についても調査）
56（ '81）	WHO 総会で「母乳代替品の市販に関する国際綱領」の決議
57（ '82）	栄養改善法第 12 条の特殊栄養食品（現 特別用途食品）に“乳児用調製粉乳”が取り込まれ，表示対象許可食品となる
60（ '85）	乳幼児栄養調査の実施（乳汁栄養法の調査を含む）
平成元（ '89）	WHO / UNICEF が「母乳育児成功のための 10 カ条」を共同声明で発表
2（ '90）	乳幼児身体発育調査の実施（乳汁栄養法の調査を含む）
3（ '91）	母子栄養健康づくり事業の創設（市町村母子保健メニュー事業の 1 つとして“乳房管理”“母乳の与え方”“離乳のすすめ方”などの指導・支援を行う）
5（ '93）	UNICEF / WHO 主唱の母乳育児促進ポスター・キャンペーンに厚生省後援
7（ '95）	乳幼児栄養調査の実施 「改定 離乳の基本」（厚生省）の策定
12（2000）	乳幼児身体発育調査の実施（乳汁栄養法の調査を含む） 「健やか親子 21」策定
17（ '05）	乳幼児栄養調査の実施
19（ '07）	「授乳・離乳の支援ガイド」（厚生労働省）の策定
22（ '10）	乳幼児身体発育調査の実施
24（ '12）	母子健康手帳の改訂
27（ '15）	「健やか親子 21（第 2 次）」
31（ '19）	「授乳・離乳の支援ガイド」（厚生労働省）の改定

母乳栄養に関する情報・教育

市町村保健センターや産科病院等で行われる母親学級などで，次のような指導が実施されている。

妊娠時の保健指導	母乳の意義や乳房，乳頭の手当について指導。
産褥期の保健指導	母乳の意義，乳房の手当と授乳技術や分泌促進について指導。
新生児期の保健指導	母乳栄養をすすめ，その確立を図ること。特に初産の者については，乳房の手当，母乳分泌の増量経過やその維持，安定，授乳技術や授乳婦の栄養について指導し，安易に人工栄養や混合栄養にしないように指導。
保健指導者の役割	母乳の推進に当たって「赤ちゃんにとって母乳は最良である」という認識のもとに，あらゆる機会を通じて，母乳に関する最新の知見や正しい情報を提供し，母乳栄養で育てようとする者を支援する。 しかし，中には慢性疾患等で投薬治療中や極小未熟児で消化管から吸収困難等さまざまなケースで母乳をあげられない母親もあり，そのために母親自身が精神的な苦痛，ひいては育児不安につながるような強制的な指導は厳に慎まなければならない。

母乳栄養と人工栄養の比較

	母乳栄養	人工栄養
栄養成分等	・栄養成分，感染防御・免疫成分など，すべての面で最良。 ・母親が感染症の場合，乳児に感染することがある。	・乳児用調製粉乳の栄養成分はかなり母乳に近い。鉄などは母乳より多い。 ・感染防御・免疫成分はなく，牛乳アレルギーなどになりやすい。
授乳	・比較的容易かつ衛生的だが，母体の状況により授乳できない場合がある。 ・母親以外の代理授乳は困難。	・手間，経済的負担がかかる。 ・代理授乳は比較的容易。
哺乳量，供給栄養素量の把握・調節	・母体の状況により分泌量，栄養成分が変化するので把握・調節は困難なことが多い。	・一般に容易。
その他	・母子の触れ合いが確保できる（母子相互作用）。 ・母親の就業に支障を来しやすい。	・母子の触れ合いが確保しにくい。 ・母親の就業にあまり支障を来さない。 ・たんぱく質利用効率は母乳と同じ〔日本人の食事摂取基準（2020）〕。

資料）中原澄男：乳幼児の栄養と食生活指導，第一出版（2000）を一部改変

乳汁栄養法の年次推移

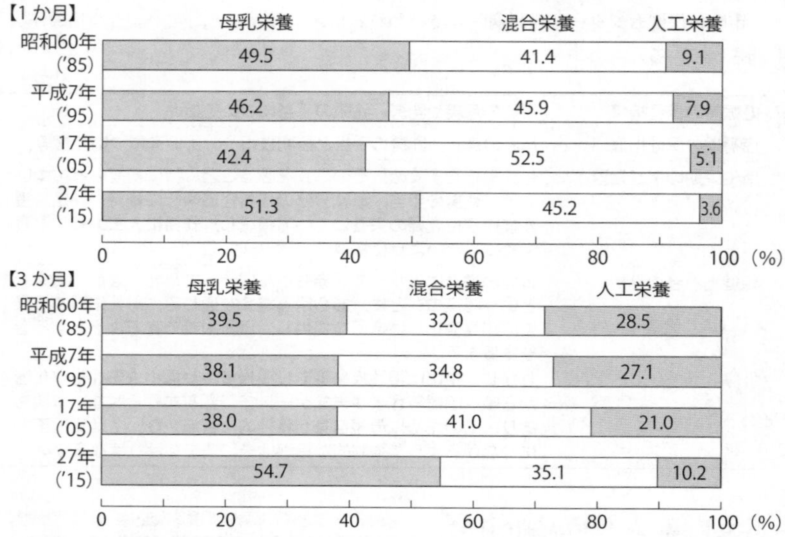

資料）厚生労働省：乳幼児栄養調査結果の概要（2015）

母乳育児成功のための10カ条―2018改訂訳

WHO/UNICEFが1989年に共同で発表。お母さんが赤ちゃんを母乳で育てられるように，産科施設とそこで働く職員が実行すべきことを具体的に示した10カ条。

1a. 母乳代替品のマーケティングに関する国際規準（WHOコード）と世界保健総会の決議を遵守する
1b. 母乳育児の方針を文章にして，施設の職員やお母さん・家族にいつでも見られるようにする
1c. 母乳育児に関して継続的な監視およびデータ管理のシステムを確立する
2　医療従事者が母乳育児支援に十分な知識，能力，技術を持っていることを確認する
3　すべての妊婦・その家族に母乳育児の重要性と方法について話し合いをする
4　出生直後から，途切れることのない早期母子接触をすすめ，出生後できるだけ早く母乳が飲ませられるように支援する
5　お母さんが母乳育児を始め，続けるために，どんな小さな問題でも対応できるように支援する
6　医学的に必要がない限り，母乳以外の水分，糖水，人工乳を与えない
7　お母さんと赤ちゃんを一緒にいられるようにして，24時間母子同室をする
8　赤ちゃんの欲しがるサインをお母さんがわかり，それに対応できるように授乳の支援をする
9　哺乳びんや人工乳首，おしゃぶりを使うことの弊害についてお母さんと話し合う
10　退院時には，両親とその赤ちゃんが継続的な支援をいつでも利用できることを伝える

資料）WHO/ユニセフ共同声明（2018）

調製粉乳・母乳・牛乳の成分比較（p.372 参照）

（100kcal 当たり）

	調乳粉乳基準[*1]	母乳[*2]	普通牛乳[*2]
熱量（kcal）	100	100	100
たんぱく質（g）	1.8 〜 3.0	1.8	5.4
脂質（g）	4.4 〜 6.0	5.7	6.2
炭水化物（g）	9.0 〜 14.0	11.8	7.9
ナイアシン（μg）	300 〜 1,500	328	164
パントテン酸（μg）	400 〜 2,000	820	902
ビオチン（μg）	1.5 〜 10	0.8	3
ビタミン A（μg）	60 〜 180	75	62
ビタミン B_1（μg）	60 〜 300	16	66
ビタミン B_2（μg）	80 〜 500	49	246
ビタミン B_6（μg）	35 〜 175	微量	49
ビタミン B_{12}（μg）	0.1 〜 1.5	微量	0.5
ビタミン C（mg）	10 〜 70	8	1.6
ビタミン D（μg）	1.0 〜 2.5	0.5	0.5
ビタミン E（mg）	0.5 〜 5.0	0.7	0.2
葉酸（μg）	10 〜 50	微量	8.2
亜鉛（mg）	0.5 〜 1.5	0.5	0.7
カリウム（mg）	60 〜 180	79	246
カルシウム（mg）	50 〜 140	44	180
鉄（mg）	0.45 以上	0.1	0.0
銅（μg）	35 〜 120	49	16
セレン（μg）	1 〜 5.5	3.3	4.9
ナトリウム（mg）	20 〜 60	25	67
マグネシウム（mg）	5 〜 15	5	16
リン（mg）	25 〜 100	23	153
α-リノレン酸（g）	0.05g 以上	0.1	0.0
リノール酸（g）	0.3 〜 1.4	0.8	0.1
Ca/P	1 〜 2	3.2	1.9
リノール酸 / α-リノレン酸	5 〜 15	17	11

*1 調整粉乳基準：特別用途食品の表示許可基準（令和元年９月消費者庁次長通知）
*2 母乳，普通牛乳：2021 年　食品成分表より算出

乳児用調製粉乳の安全な調乳，保存及び取扱いに関するガイドラインの概要（FAO/WHO 共同作成）

哺乳ビンを用いた粉ミルクの調乳方法

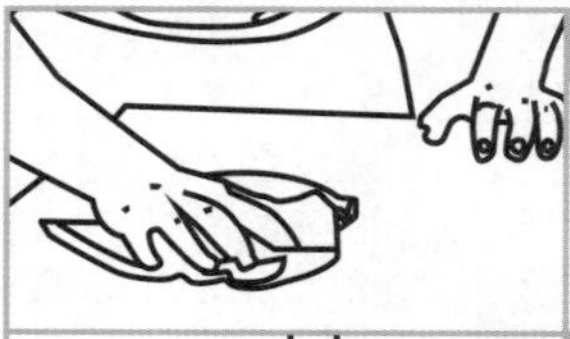

Step 1

粉ミルクを調乳する場所を清掃・消毒します。

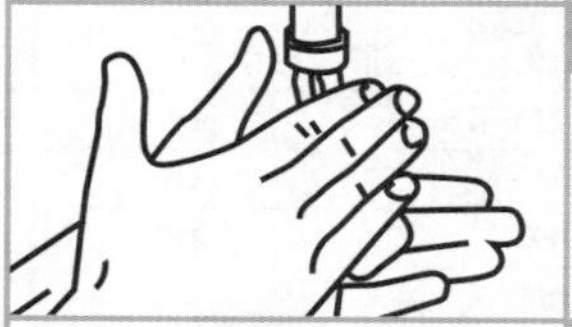

Step 2

石けんと水で手を洗い，清潔なふきん，または使い捨てのふきんで水をふき取ります。

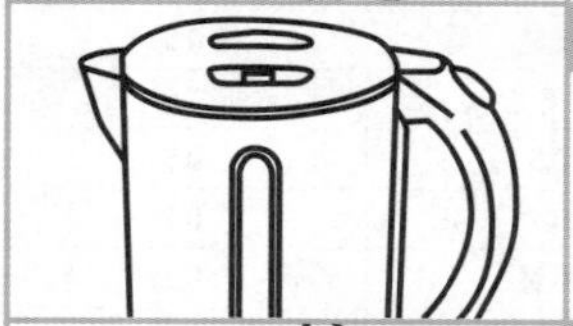

Step 3

飲用水※を沸かします。電気ポットを使う場合は，スイッチが切れるまで待ちます。なべを使う場合は，ぐらぐらと沸騰していることを確認しましょう。

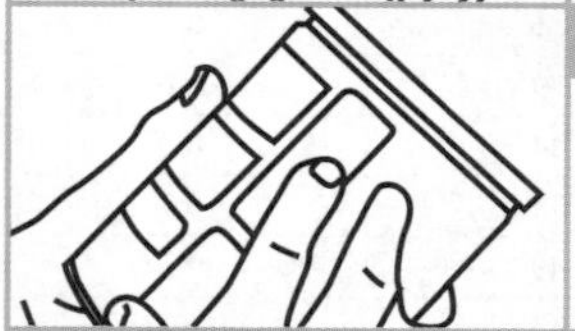

Step 4

粉ミルクの容器に書かれている説明文を読み，必要な水の量と粉の量を確かめます。加える粉ミルクの量は説明文より多くても少なくてもいけません。

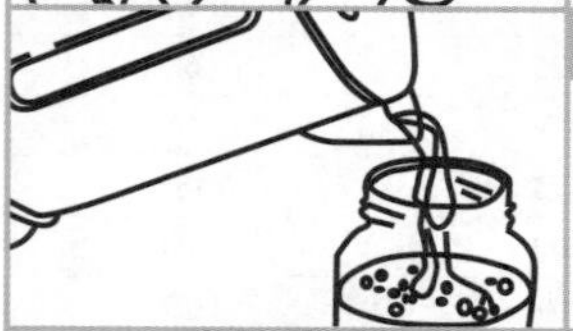

Step 5

やけどに注意しながら，洗浄・殺菌した哺乳ビンに正確な量の沸かした湯を注ぎます。湯は 70℃以上に保ち，沸かしてから 30 分以上放置しないようにします。

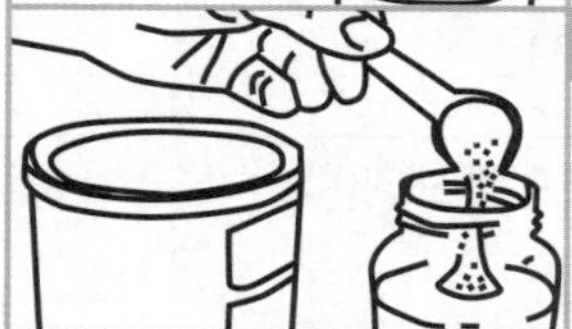

Step 6

正確な量の粉ミルクを哺乳ビン中の湯に加えます。

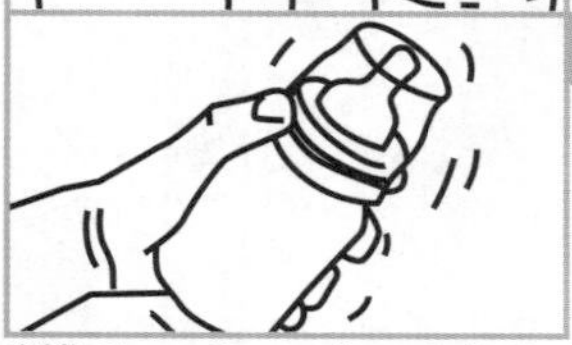

Step 7

やけどしないよう，清潔なふきんなどを使って哺乳ビンを持ち，中身が完全に混ざるよう，哺乳ビンをゆっくり振るまたは回転させます。

資料）How to Prepare Formula for Bottle-Feeding at Home (FAO/WHO) より抜粋

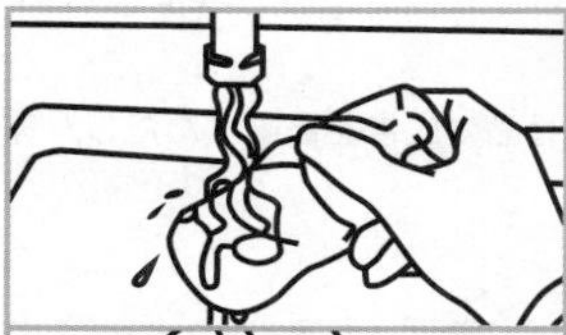

Step 8

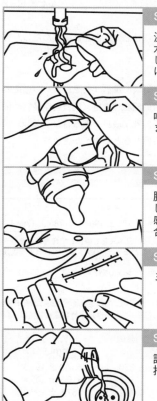

混ざったら，直ちに流水をあてるか，冷水または氷水の入った容器に入れて，授乳できる温度まで冷やします。このとき，中身を汚染しないよう，冷却水は哺乳ビンのキャップより下に当てるようにします。

Step 9

哺乳ビンの外側についた水を，清潔なふきん，または使い捨てのふきんでふき取ります。

Step 10

腕の内側に少量のミルクを垂らして，授乳に適した温度になっているか確認します。生暖かく感じ，熱くなければ大丈夫です。熱く感じた場合は，授乳前にもう少し冷まします。

Step 11

ミルクを与えます。

Step 12

調乳後２時間以内に使用しなかったミルクは捨てましょう。

※①水道水②水道法に基づく水質基準に適合することが確認されている自家用井戸等の水③調製粉乳の調整用として推奨される，容器包装に充填し，密栓または密封した水のいずれかを念のため沸騰させたものを使用しましょう。

注意：ミルクを温める際には，加熱が不均一になったり，一部が熱くなる「ホット・スポット」ができ乳児の口にやけどを負わす可能性があるので，電子レンジは使用しないでください。

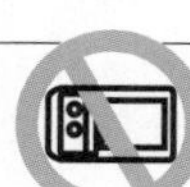

母乳代替品の取り扱いについて

PR，サンプル配布

①各メーカーは，病院，産院等での母乳代替品の消費者へのサンプル配布を昭和 49 年から自粛。

②各メーカーは，テレビ，ラジオ，一般誌での母乳代替品の広告を自粛（ただし，専門誌には，告知のため PR)。

品質，表示

昭和 57 年から母乳代替品に表示されている成分組成・表示（乳等省令）の適正のチェックなどを行っており，特別用途食品の許可を内閣総理大臣（消費者庁長官に権限を委任）が与えている。このとき「乳児にとって母乳が最良である旨」，「医師，栄養士等の相談指導を得て使用することが適当である旨」などの表示がされる。

乳児の 1 日平均母乳哺乳量

月齢	1 か月	2 か月	3 か月	4 か月	5 か月
哺乳量	745 ± 171mL	842 ± 192mL	820 ± 158mL	781 ± 190mL	786 ± 179mL

注）日本人の食事摂取基準（2020 年版）では，2015 年版策定後に日本人を対象として発表された論文において母乳の摂取量に関する新たな論文は見当たらないことから，2015 年版と同じ値を哺乳量（780mL/ 日）として用いている。

資料）廣瀬潤子，他：日本人母乳栄養児（0 ～ 5 か月）の哺乳量，日本母乳哺育学会雑誌，2（2008）

人工栄養児の月齢別哺乳量

月齢（か月）	対象数（人）	乳汁量（mL）	月齢（か月）	対象数（人）	乳汁量（mL）
1	1,402	827 ± 148[1)]	8	330	607.8 ± 193.6[2)]
2	370	865 ± 164[1)]	9	357	510.5 ± 203.4[2)]
3	1,171	859 ± 154[1)]	10	442	467.8 ± 197.2[2)]
4	701	883 ± 149[1)]	11	191	423.2 ± 185.8[2)]
5	62	808.6 ± 151.2[2)]	12	337	361.2 ± 168.4[2)]
6	513	760.0 ± 183.0[2)]	13～14	176	321.6 ± 161.5[2)]
7	407	671.3 ± 181.9[2)]			

資料）[1)] 米久保，他：小児保健研究，58（1999）
[2)] 水野，他：第 40 回日本小児保健学会講演集（1993）

授乳・離乳の支援ガイド 2019 年改定版（概要）

1．2019 年改定版について

「授乳・離乳の支援ガイド」は，妊産婦や子どもに関わる保健医療従事者が基本的事項を共有し，支援を進めていくことができるよう，保健医療従事者向けに平成 19 年３月に作成され，自治体や医療機関等で活用されてきた。

本ガイドの作成から約 10 年が経過するなかで，科学的知見の集積，育児環境や就業状況の変化，母子保健施策の充実等，授乳及び離乳を取り巻く社会環境等の変化がみられたことから，本ガイドの内容を検証し，改定することとなった。

改定にあたっては，「授乳・離乳の支援ガイド」改定のための研究会を設置し，医師，歯科医師，助産師，保健師，管理栄養士等が参画し，それぞれの専門領域から集約される知見に基づき検討した。

2．ガイドの基本的な考え方

(1) 授乳および離乳を通じた育児支援の視点を重視。親子の個別性を尊重するとともに，近年ではインターネット等の様々な情報がある中で，慣れない授乳および離乳において生じる不安やトラブルに対し，母親等の気持ちや感情を受けとめ，寄り添いを重視した支援の促進。

(2) 妊産婦や子どもに関わる多機関，多職種の保健医療従事者*が授乳および離乳に関する基本的事項を共有し，妊娠中から離乳の完了に至るまで，支援内容が異なることのないよう一貫した支援を推進。

*医療機関，助産所，保健センター等の医師，助産師，保健師，管理栄養士等

3．改定の主なポイント

(1) 授乳・離乳を取り巻く最新の科学的知見等を踏まえた適切な支援の充実

食物アレルギーの予防や母乳の利点等の乳幼児の栄養管理等に関する最新の知見を踏まえた支援のあり方や，新たに流通する乳児用液体ミルクに関する情報の記載。

(2) 授乳開始から授乳リズムの確立時期の支援内容の充実

母親の不安に寄り添いつつ，母子の個別性に応じた支援により，授乳リズムを確立できるよう，子育て世代包括支援センター等を活用した継続的な支援や情報提供の記載。

(3) 食物アレルギー予防に関する支援の充実

従来のガイドでは，参考として記載していたものを，近年の食物アレルギー児の増加や科学的知見等を踏まえ，アレルゲンとなりうる食品の適切な摂取時期の提示や，医師の診断に基づいた授乳および離乳の支援について新たな項目として記載。

(4) 妊娠期からの授乳・離乳等に関する情報提供のあり方

妊婦健康診査や両親学級，３～４か月健康診査等の母子保健事業等を活用し，授乳方法や離乳開始時期等，妊娠から離乳完了までの各時期に必要な情報を記載。

4．授乳の支援

●授乳の支援に関する基本的考え方

授乳の支援にあたっては，母乳や育児用ミルクといった乳汁の種類にかかわらず，母子の健康の維持とともに，健やか

な母子・親子関係の形成を促し，育児に自信をもたせることを基本とする。約８割の母親等が授乳について困ったことがあり，特に回答が多かったものは「母乳が足りているかわからない」であった。こうした困りごとをもつ母親等に対しては，子育て世代包括支援センター等を中心に，様々な保健医療機関を活用し継続的に母親等の不安を傾聴するとともに，子どもの状態をよく観察し授乳量が足りているかどうかを見極める必要がある。

生後１年未満の乳児期は，１年間で体重が約３倍に成長する，人生で最も発育する時期である。発育の程度は個人差があるため，母乳が不足しているかどうかについては，子どもの状態，個性や体質，母親の状態や家庭環境等を考慮に入れたうえで，総合的に判断する必要がある。

母親が授乳や育児に関する不安が強い場合には，産後うつ予防や安心して授乳や育児ができるように，早期からの産科医師，小児科医師，助産師，保健師等による専門的なアプローチを検討する。

授乳等の支援のポイント

	母乳の場合	育児用ミルクを用いる場合
妊娠期	・母子にとって母乳は基本であり，母乳で育てたいと思っている人が無理せず自然に実現できるよう，妊娠中から支援を行う。 ・妊婦やその家族に対して，具体的な授乳方法や母乳（育児）の利点等について，両親学級や妊婦健康診査等の機会を通じて情報提供を行う。 ・母親の疾患や感染症，薬の使用，子どもの状態，母乳の分泌状況等の様々な理由から育児用ミルクを選択する母親に対しては，十分な情報提供の上，その決定を尊重するとともに，母親の心の状態に十分に配慮した支援を行う。 ・妊婦および授乳中の母親の食生活は，母子の健康状態や乳汁分泌に関連があるため，食事のバランスや禁煙等の生活全般に関する配慮事項を示した「妊産婦のための食生活指針」を踏まえた支援を行う。	
授乳の開始から授乳のリズムの確立まで	・特に出産後から退院までの間は母親と子どもが終日，一緒にいられるように支援する。 ・子どもが欲しがるとき，母親が飲ませたいときには，いつでも授乳できるように支援する。 ・母親と子どもの状態を把握するとともに，母親の気持ちや感情を受けとめ，あせらず授乳のリズムを確立できるよう支援する。 ・子どもの発育は，出生体重や出生週数，栄養方法，子どもの状態によって変わってくるため，乳幼児身体発育曲線を用い，これまでの発育経過を踏まえるとともに，授乳回数や授乳量，排尿排便の回数や機嫌等の子どもの状態に応じた支援を行う。 ・できるだけ静かな環境で，適切な子どもの抱き方で，目と目を合わせて，優しく声をかける等，授乳時の関わりについて支援を行う。 ・父親や家族等による授乳への支援が，母親に過度の負担を与えることのないよう，父親や家族等への情報提供を行う。 ・体重増加不良等への専門的支援，子育て世代包括支援センター等をはじめとする困った時に相談できる場所の紹介や仲間づくり，産後ケア事業等の母子保健事業等を活用し，きめ細かな支援を行うことも考えられる。	

授乳の開始から授乳のリズムの確立まで	・出産後はできるだけ早く，母子がふれあって母乳を飲めるように支援する。 ・子どもが欲しがるサインや，授乳時の抱き方，乳房の含ませ方等について伝え，適切に授乳できるよう支援する。 ・母乳が足りているか等の不安がある場合は，子どもの体重や授乳状況等を把握するとともに，母親の不安を受け止めながら，自信をもって母乳を与えることができるよう支援する。	・授乳を通して，母子・親子のスキンシップが図られるよう，しっかり抱いて，優しく声かけを行う等暖かいふれあいを重視した支援を行う。 ・子どもの欲しがるサインや，授乳時の抱き方，哺乳瓶の乳首の含ませ方等について伝え，適切に授乳できるよう支援する。 ・育児用ミルクの使用方法や飲み残しの取り扱い等について，安全に使用できるよう支援する。
授乳の進行	・母親等と子どもの状態を把握しながら，あせらず授乳のリズムを確立できるよう支援する。 ・授乳のリズムの確立以降も，母親等がこれまで実践してきた授乳・育児が継続できるように支援する。	
	・母乳育児を継続するために，母乳不足感や体重増加不良などへの専門的支援，困った時に相談できる母子保健事業の紹介や仲間づくり等，社会全体で支援できるようにする	・授乳量は，子どもによって異なるので，回数よりも１日に飲む量を中心に考えるようにする。そのため，育児用ミルクの授乳では，１日の目安量に達しなくても子どもが元気で，体重が増えているならば心配はない。 ・授乳量や体重増加不良などへの専門的支援，困った時に相談できる母子保健事業の紹介や仲間づくり等，社会全体で支援できるようにする。
離乳への移行	・いつまで乳汁を継続することが適切かに関しては，母親等の考えを尊重して支援を進める。 ・母親等が子どもの状態や自らの状態から，授乳を継続するのか，終了するのかを判断できるように情報提供を心がける。	

5．離乳の支援

●離乳の支援に関する基本的考え方

離乳の支援にあたっては，子どもの健康を維持し，成長・発達を促すよう支援するとともに，授乳の支援と同様，健やかな母子，親子関係の形成を促し，育児に自信がもてるような支援を基本とする。特に，子どもの成長や発達状況，日々の子どもの様子をみながら進めること，無理させないことに配慮する。また，離乳期は食事や生活リズムが形づくられる時期でもあることから，生涯を通じた望ましい生活習慣の形成や生活習慣病予防の観点も踏まえて支援することが大切である。この時期から生活リズムを意識し，健康的な食習慣の基礎を培い，家族等と食卓を囲み，共に食事をとりながら食べる楽しさの体験を増やしていくことで，一人ひとりの子どもの「食べる力」を育むための支援が推進されることを基本とする。なお，離乳期は，両親や家族の食生活を見直す期間でもあるため，現状の食生活を踏まえて，適切な情報提供を行うことが必要である。

●離乳の支援の方法

(1) 離乳の開始

離乳の開始とは，なめらかにすりつぶした状態の食物を初めて与えた時をいう。開始時期の子どもの発達状況の目安としては，首のすわりがしっかりして寝返りができ，5秒以上座れる，スプーンなどを口に入れても舌で押し出すことが少なくなる（哺乳反射の減弱），食べ物に興味を示すなどがあげられる。その時期は生後5～6か月頃が適当である。ただし，子どもの発育および発達には個人差があるので，月齢はあくまでも目安であり，子どもの様子をよく観察しながら，親が子どもの「食べたがっているサイン」に気がつくように進められる支援が重要である。なお，離乳の開始前の子どもにとって，最適な栄養源は乳汁（母乳または育児用ミルク）であり，離乳の開始前に果汁やイオン飲料を与えることの栄養学的な意義は認められていない。また，蜂蜜は，乳児ボツリヌス症を引き起こすリスクがあるため，1歳を過ぎるまでは与えない。

(2) 離乳の進行

離乳の進行は，子どもの発育および発達の状況に応じて食品の量や種類および形態を調整しながら，食べる経験を通じて摂食機能を獲得し，成長していく過程である。食事を規則的に摂ることで生活リズムを整え，食べる意欲を育み，食べる楽しさを体験していくことを目標とする。食べる楽しみの経験としては，いろいろな食品の味や舌ざわりを楽しむ，手づかみにより自分で食べることを楽しむといったことだけでなく，家族等が食卓を囲み，共食を通じて食の楽しさやコミュニケーションを図る，思いやりの心を育むといった食育の観点も含めて進めていくことが重要である。

①離乳初期（生後5か月～6か月頃）

離乳食を飲み込むこと，その舌ざわりや味に慣れることが主目的である。離乳食は1日1回与える。母乳または育児用ミルクは，授乳のリズムに沿って子どもの欲するままに与える。食べ方は，口唇を閉じて，捕食や嚥下ができるようになり，口に入ったものを舌で前から後ろへ送り込むことができる。

②離乳中期（生後7か月～8か月頃）

生後7～8か月頃からは舌でつぶせる固さのものを与える。離乳食は1日2回にして生活リズムを確立していく。母乳または育児用ミルクは離乳食の後に与え，このほかに授乳のリズムに沿って母乳は子どもの欲するままに，ミルクは1日に3回程度与える。食べ方は，舌，顎の動きは前後から上下運動へ移行し，それに伴って口唇は左右対称に引かれるようになる。食べさせ方は，平らな離乳食用のスプーンを下唇にのせ，上唇が閉じるのを待つ。

③離乳後期（生後9か月～11か月頃）

歯ぐきでつぶせる固さのものを与える。離乳食は1日3回にし，食欲に応じて，離乳食の量を増やす。離乳食の後に母乳または育児用ミルクを与える。このほかに，授乳のリズムに沿って母乳は子どもの欲するままに，育児用ミルクは1日2回程度与える。

食べ方は，舌で食べ物を歯ぐきの上に乗せられるようになるため，歯や歯ぐきで潰すことが出来るようになる。口唇は左右非対称の動きとなり，噛んでいる方向に依っていく動きがみられる。食べさせ方は，丸み（くぼみ）のある離乳食用のスプーンを下唇にのせ，上唇が閉じるのを待つ。手づかみ食べは，生後９か月頃から始まり，１歳過ぎの子どもの発育および発達にとって，積極的にさせたい行動である。食べ物を触ったり，握ったりすることで，その固さや触感を体験し，食べ物への関心につながり，自らの意志で食べようとする行動につながる。子どもが手づかみ食べをすると，周りが汚れて片付けが大変，食事に時間がかかる等の理由から，手づかみ食べをさせたくないと考える親もいる。そのような場合，手づかみ食べが子どもの発育および発達に必要である理由について情報提供することで，親が納得して子どもに手づかみ食べを働きかけることが大切である。

(3) 離乳の完了

離乳の完了とは，形のある食物をかみつぶすことができるようになり，エネルギーや栄養素の大部分が母乳または育児用ミルク以外の食物から摂取できるようになった状態をいう。その時期は生後12か月から18か月頃である。食事は１日３回となり，その他に１日１～２回の補食を必要に応じて与える。母乳または育児用ミルクは，子どもの離乳の進行および完了の状況に応じて与える。なお，離乳の完了は，母乳または育児用ミルクを飲んでいない状態を意味するものではない。食べ方は，手づかみ食べで，前歯で噛み取る練習をして，一口量を覚え，やがて食具を使うようになって，自分で食べる準備をしていく

(4) 食品の種類と調理

①食品の種類と組み合せ

与える食品は，離乳の進行に応じて，食品の種類及び量を増やしていく。離乳の開始は，おかゆ（米）から始める。新しい食品を始める時には離乳食用のスプーンで１さじずつ与え，子どもの様子をみながら量を増やしていく。慣れてきたらじゃがいもや人参等の野菜，果物，さらに慣れたら豆腐や白身魚，固ゆでした卵黄など，種類を増やしていく。離乳が進むにつれ，魚は白身魚から赤身魚，青皮魚へ，卵は卵黄から全卵へと進めていく。食べやすく調理した脂肪の少ない肉類，豆類，各種野菜，海藻と種類を増やしていく。脂肪の多い肉類は少し遅らせる。野菜類には緑黄色野菜も用いる。ヨーグルト，塩分や脂肪の少ないチーズも用いてよい。牛乳を飲用として与える場合は，鉄欠乏性貧血の予防の観点から，１歳を過ぎてからが望ましい。離乳食に慣れ，１日２回食に進む頃には，穀類(主食)，野菜(副菜)・果物，たんぱく質性食品(主菜)を組み合わせた食事とする。また，家族の食事から調味する前のものを取り分けたり，薄味のものを適宜取り入れたりして，食品の種類や調理方法が多様となるような食事内容とする。

母乳育児の場合，生後６か月の時点で，ヘモグロビン濃度が低く，鉄欠乏を生じやすいとの報告がある。また，ビタミンＤ欠乏の指摘もあることから，母乳育児を行っている場合は，適切な時期に離乳を開始し，鉄やビタミンＤの供給源となる食品を積極的に摂取するなど，進行を踏まえてそれらの食品を意識的に取り入れることが重要である。

フォローアップミルクは母乳代替食品

ではなく，離乳が順調に進んでいる場合は，摂取する必要はない。離乳が順調に進まず鉄欠乏のリスクが高い場合や，適当な体重増加が見られない場合には，医師に相談した上で，必要に応じてフォローアップミルクを活用すること等を検討する。

②調理形態・調理方法

離乳の進行に応じて，食べやすく調理したものを与える。子どもは細菌への抵抗力が弱いので，調理を行う際には衛生面に十分に配慮する。食品は，子どもが口の中で押しつぶせるように十分な固さになるよう加熱調理をする。初めは「つぶしがゆ」とし，慣れてきたら粗つぶし，つぶさないままへと進め，軟飯へと移行する。野菜類やたんぱく質性食品などは，初めはなめらかに調理し，次第に粗くしていく。離乳中期頃になると，つぶした食べ物をひとまとめにする動きを覚え始めるので，飲み込み易いようにとろみをつける工夫も必要になる。調味について，離乳の開始時期は，調味料は必要ない。離乳の進行に応じて，食塩，砂糖など調味料を使用する場合は，それぞれの食品のもつ味を生かしながら，薄味でおいしく調理する。油脂類も少量の使用とする。離乳食の作り方の提案に当たっては，その家庭の状況や調理する者の調理技術等に応じて，手軽に美味しく安価でできる具体的な提案が必要である。

(5) 食物アレルギーの予防について

①食物アレルギー

食物アレルギーとは，特定の食物を摂取した後にアレルギー反応を介して皮膚・呼吸器・消化器あるいは全身性に生じる症状のことをいう。有病者は乳児期が最も多く，加齢とともに漸減する。食物アレルギーの発症リスクに影響する因子として，遺伝的素因，皮膚バリア機能の低下，秋冬生まれ，特定の食物の摂取開始時期の遅れが指摘されている。乳児から幼児早期の主要原因食物は，鶏卵，牛乳，小麦の割合が高く，そのほとんどが小学校入学前までに治ることが多い。食物アレルギーによるアナフィラキシーが起こった場合，アレルギー反応により，じん麻疹などの皮膚症状，腹痛や嘔吐などの消化器症状，ゼーゼー，息苦しさなどの呼吸器症状が，複数同時にかつ急激に出現する。特にアナフィラキシーショックが起こった場合，血圧が低下し意識レベルの低下等がみられ，生命にかかわることがある。

②食物アレルギーへの対応

食物アレルギーの発症を心配して，離乳の開始や特定の食物の摂取開始を遅らせても，食物アレルギーの予防効果があるという科学的根拠はないことから，生後５～６か月頃から離乳を始めるように情報提供を行う。離乳を進めるに当たり，食物アレルギーが疑われる症状がみられた場合，自己判断で対応せずに，必ず医師の診断に基づいて進めることが必要である。なお，食物アレルギーの診断がされている子どもについては，必要な栄養素等を過不足なく摂取できるよう，具体的な離乳食の提案が必要である。子どもに湿疹がある場合や既に食物アレルギーの診断がされている場合，または離乳開始後に発症した場合は，基本的には原因食物以外の摂取を遅らせる必要はないが，自己判断で対応することで状態が悪化する可能性も想定されるため，必ず医師の指示に基づいて行うよう情報提供を行う。

（6）離乳の進め方の目安

	離乳の開始 → 離乳の完了			
	以下に示す事項は，あくまでも目安であり，子どもの食欲や成長・発達の状況に応じて調整する。			
	離乳初期 生後5～6か月頃	離乳中期 生後7～8か月頃	離乳後期 生後9～11か月頃	離乳完了期 生後12～18か月頃
食べ方の目安	○子どもの様子をみながら1日1回1さじずつ始める。 ○母乳や育児用ミルクは飲みたいだけ与える。	○1日2回食で食事のリズムをつけていく。 ○いろいろな味や舌ざわりを楽しめるように食品の種類を増やしていく。	○食事リズムを大切に，1日3回食に進めていく。 ○共食を通じて食の楽しい体験を積み重ねる。	○1日3回の食事リズムを大切に，生活リズムを整える。 ○手づかみ食べにより，自分で食べる楽しみを増やす。
調理形態	なめらかにすりつぶした状態	舌でつぶせる固さ	歯ぐきでつぶせる固さ	歯ぐきで噛める固さ
1回当たりの目安量				
Ⅰ 穀類（g）	つぶしがゆから始める。 すりつぶした野菜等も試してみる。 慣れてきたら，つぶした豆腐・白身魚・卵黄等を試してみる。	全がゆ 50～80	全がゆ 90～軟飯80	軟飯80～ ご飯80
Ⅱ 野菜・果物（g）		20～30	30～40	40～50
Ⅲ 魚（g）		10～15	15	15～20
または肉（g）		10～15	15	15～20
または豆腐（g）		30～40	45	50～55
または卵（個）		卵黄1～ 全卵1/3	全卵1/2	全卵1/2～ 2/3
または乳製品（g）		50～70	80	100
歯の萌出の目安		乳歯が生え始める。	1歳前後で前歯が8本生えそろう。	離乳完了期の後半頃に奥歯（第一乳臼歯）が生え始める。
摂食機能の目安	口を閉じて取り込みや飲み込みが出来るようになる。	舌と上あごで潰していくことが出来るようになる。	歯ぐきで潰すことが出来るようになる。	歯を使うようになる。

※衛生面に十分に配慮して食べやすく調理したものを与える

資料）厚生労働省：授乳・離乳の支援ガイド（2019）

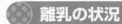

離乳の状況

離乳の開始および完了

平成 27 年度には，離乳食の開始時期は，「6 か月」の割合が 44.9%と最も高く，平成 17 年度よりピークが 1 か月遅くなっていた。

また，4 か月未満で離乳を開始した割合は 2.1%であり，2005 年度の 15.3%から減少していた。

離乳食開始の目安は，「月齢」の割合が 84.3%と最も高かった。

離乳食の完了時期は，「13～15 か月」の割合が 33.3%と最も高く，平成 17 年度よりピークが遅くなっていた。

離乳食の開始時期（回答者：平成17年度0～4歳児の保護者，平成27年度0～2歳児の保護者）

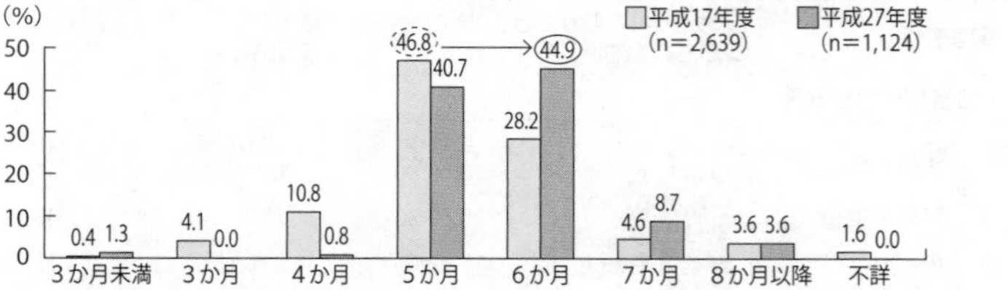

注）離乳食を開始していない場合を除く。
参考）「授乳・離乳の支援ガイド」（平成 19 年 3 月）において，離乳食の開始時期を従前の「生後 5 か月になった頃」から「生後 5，6 か月頃」と変更。

離乳食開始の目安（回答者： 0～2歳児の保護者）

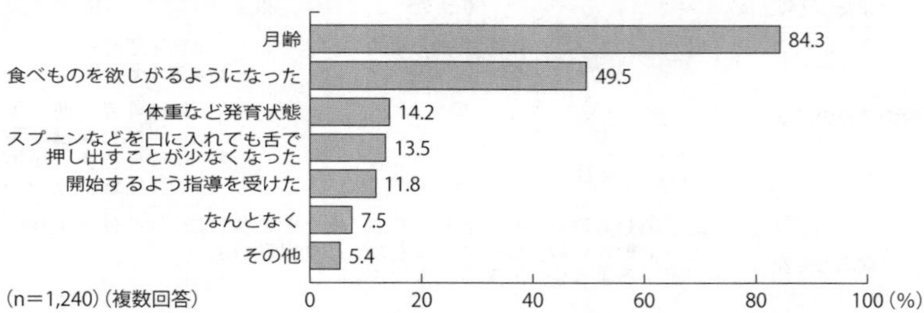

離乳食の完了時期（回答者：平成 17 年度0～4歳児の保護者，平成 27 年度0～2歳児の保護者）

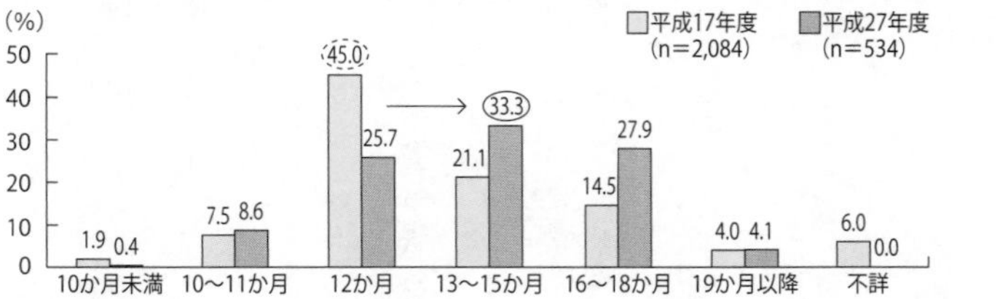

注）離乳食を開始・完了していない場合を除く。

現在子どもの食事について困っていること

現在子どもの食事について困っていることは，２歳～３歳未満では「遊び食べをする」と回答した者の割合が 41.8％と最も高く，３歳～４歳未満，４歳～５歳未満，５歳以上では「食べるのに時間がかかる」と回答した者の割合が最も高く，それぞれ 32.4％，37.3％，34.6％であった。

「特にない」と回答した者の割合が最も高い５歳以上でも，22.5％であり，約８割の保護者が子どもの食事について困りごとを抱えていた。

現在子どもの食事で困っていること（回答者：２～６歳児の保護者）

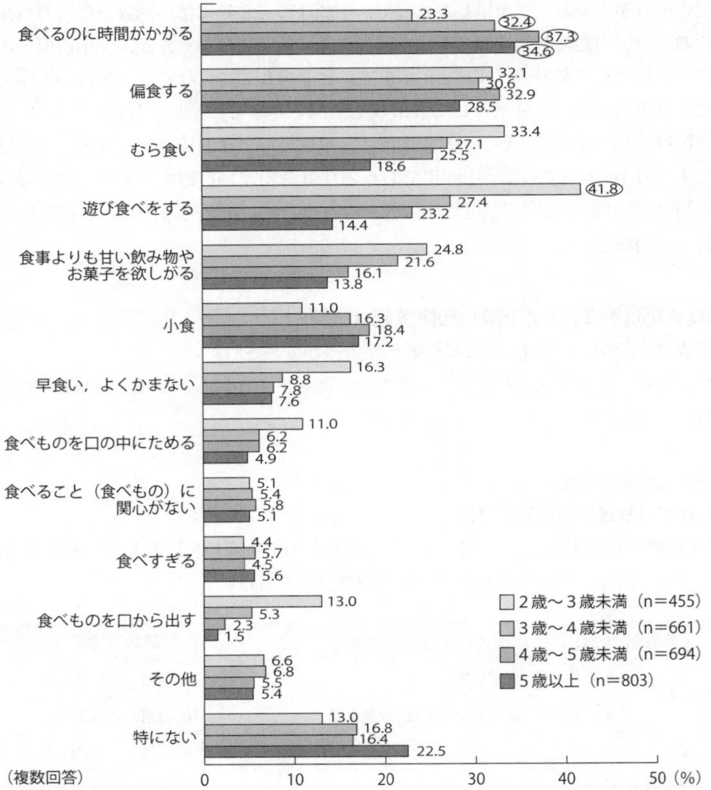

資料）「平成 27 年度　乳幼児栄養調査」

栄養関連政策

健やか親子 21

20 世紀中の母子保健の取り組みを踏まえ，平成 12 年 11 月に「健やか親子 21」が策定された。これは，妊産婦死亡や乳幼児の事故死の予防などの課題や思春期の健康問題，児童虐待などの親子のこころの問題の拡大などの新たな課題，小児医療や地域母子保健活動の水準の低下を防止するなどの課題について整理し，21 世紀の母子保健の取り組みの方向性を示したもので，平成 17，22 年には中間評価が行われた。

なお，策定当初の計画期間は平成 22（2010）年までであったが，都道府県・市町村の次世代育成行動計画（平成 26 年まで）と連携してさらなる取り組みの推進を図るという観点から，第 2 次として令和 6（2024）年までに延長された。

「健やか親子 21（第 2 次）」の対象期間は，平成 27（2015）年度から令和 6（2024）年度までの 10 年間である。中間年である 2019（令和元）年度に，「健やか親子 21（第 2 次）」のこれまでの実施状況等中間評価を行うため，子ども家庭局長の参集により検討会が開催された。

健やか親子 21（第 1 次）最終評価（概要）

平成 25（2013）年 11 月に最終評価報告書が公表された。
これまでの目標達成状況を評価して新たな課題を明らかにし，平成 27 年度以降の次期計画に反映させることを目的としている。

最終評価の結果

●全体の目標達成状況等の評価

69 指標（74項目）について，策定時の数値と直近値とを比較して評価した結果は，下表の通り。全体の約 8 割で一定の改善が見られた。

評価区分（策定時*の値と直近値とを比較）		該当項目数（割合）
改善した	A．目標を達成した	20 項目（27.0%）
	B．目標に達していないが改善した	40 項目（54.1%）
C．変わらない		8 項目（10.8%）
D．悪くなっている		2 項目（ 2.7%）
E．評価できない		4 項目（ 5.4%）

注）*中間評価時に設定された指標については，中間評価時の値との比較

【主なもの】

A．改善した（目標を達成した）

●十代の性感染症罹患率の減少　●産後うつ病疑い（EPDS 9 点以上）の割合の減少

●周産期死亡率の世界最高水準の維持　●むし歯のない3歳児の割合 80% 以上　など

B．改善した（目標に達していないが改善した）

●十代の人工妊娠中絶実施率の減少　●妊産婦死亡率の減少

●妊娠中の喫煙率・育児期間中の両親の自宅での喫煙率の減少

C．変わらない

●休日・夜間の小児救急医療機関を知っている親の割合

●児童虐待による死亡数の減少　など

D．悪くなっている

●十代の自殺率の減少　●全出生数中の極低出生体重児・低出生体重児の割合の減少

E．評価できない

●朝食を欠食する子どもの割合

●法に基づき児童相談所等に報告があった被虐待児数の減少　など

資料）「健やか親子 21」最終評価報告書について（平成 25 年 11 月 28 日）

健やか親子 21（第 2 次）平成 27 ～令和 6 年度

〔「健やか親子 21（第 2 次）」について検討会報告書（概要）（平成 26 年 11 月 11 日）〕

健やか親子 21（第 2 次）の基本的な考え方

1　**基本的視点**

○指標の設定は，下記の観点から行った。

・今まで努力したが達成（改善）できなかったもの（例：思春期保健対策）

・今後も引き続き維持していく必要があるもの（例：乳幼児健康診査事業等の母子保健水準の維持）

・21 世紀の新たな課題として取り組む必要のあるもの（例：児童虐待防止対策）

・改善したが指標から外すことで悪化する可能性のあるもの（例：喫煙・飲酒対策）

2　**10 年後に目指す姿**

○日本全国どこで生まれても，一定の質の母子保健サービスが受けられ，かつ生命が守られるという地域間での健康格差を解消すること。

○疾病や障害，経済状態等の個人や家庭環境の違い，多様性を認識した母子保健サービスを展開すること。

○上記 2 点から，10 年後の目指す姿を「すべての子どもが健やかに育つ社会」とした。

3 **課題の構成**

○「すべての子どもが健やかに育つ社会」の10年後の実現に向け，3つの基盤となる課題と2つの重点的な課題を設定した（下記，イメージ図参照）。

○まず，3つの基盤課題のうち，基盤課題Aと基盤課題Bには従来から取り組んできたが引き続き改善が必要な課題や，少子化や家族形態の多様化等を背景として新たに出現してきた課題があり，ライフステージを通してこれらの課題の解決を図ることを目指す。また，基盤課題Cは，基盤課題Aと基盤課題Bを広く下支えする環境づくりを目指すための課題として設定した。

○次に，2つの重点課題は，さまざまある母子保健課題の中でも，基盤課題A～Cでの取り組みをより一歩進めた形で重点的に取り組む必要があるものとして設定した。

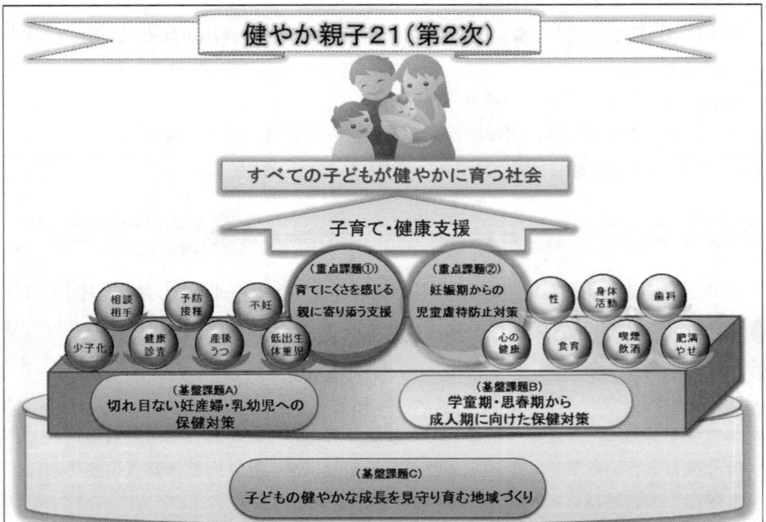

〈健やか親子21（第2次）イメージ図〉

〔「健やか親子21（第2次）」の中間評価等に関する検討会の報告書（令和元年8月30日）〕

中間評価の総括と今後に向けて

○中間評価における議論を踏まえ，各指標の評価，新たに追加する指標や最終評価に向けた目標の再設定値等を「健やか親子 21（第 2 次）指標一覧」として整理した（**表**）。

○健やか親子 21（第 2 次）策定から 5 年を迎えた今回の中間評価では，多くの指標の改善が見られたが，極めて重要な指標である「10 代の自殺死亡率」「児童虐待による死亡数」は改善しているとはいえない状況にあるなど，引き続いての対策が求められる。

○妊産婦支援については多くの指標で改善しているが，大きな課題としてメンタルヘルスケアが残っている。妊産婦はホルモンバランスの乱れ，環境の変化やストレスなどで心身のバランスを崩しやすく，妊産婦の自殺数は，産科的合併症による母体死亡を上回っていることなどが明らかになっている。メンタルヘルス対策には多機関の連携が必要であり，子育て世代包括支援センターなどを中心とした支援の充実が喫緊の課題である。

○近年の母子保健対策には，児童虐待防止対策における役割も強く期待されており，健やか親子 21（第 2 次）策定時から，（1）児童虐待の発生予防には，妊娠届出時など妊娠期から関わることが重要であること，（2）早期発見・早期対応には，産婦健康診査，新生児訪問等の母子保健事業と関係機関の連携強化が必要であること，（3）子どもの保護・支援，保護者支援の取り組みが重要であることが示されている。

さらには，0 歳 0 日で虐待死となるケースでは，母子保健による支援が届いていないこともあるため，ハイリスク妊婦への支援のあり方については今後の重要な課題である。

○ 2018 年（平成 30 年）12 月に「成育過程にある者及びその保護者並びに妊産婦に対し必要な成育医療等を切れ目なく提供するための施策の総合的な推進に関する法律」（成育基本法）が成立し，次代の社会を担う成育過程にある者の個人としての尊厳が重んぜられ，その心身の健やかな成育が確保されることの重要性が改めて示された。この法の精神は本計画と合致するものであるため，今後は本計画と成育基本法が連動し，一体的に展開していくことが望まれる。

表　指標一覧（抜粋）

		指標名	ベースライン	中間評価 (5年後)目標	最終評価 (10年後)目標	今後の調査
基盤課題A　切れ目ない妊産婦・乳幼児への保健対策	健康水準の指標	全出生数中の低出生体重児の割合	・低出生体重児 9.6% ・極低出生体重児 0.8% (平成24年度)	減少	減少	人口動態統計
		むし歯のない 3 歳児の割合	81.0% (平成24年度)	85.0%	90.0%	地域保健・健康増進事業報告
	健康行動の指標	妊娠中の妊婦の喫煙率	3.8% (平成25年度)	0%	0%	母子保健課調査
		育児期間中の両親の喫煙率	父親41.5% (平成25年度)	30.0%	20.0%	母子保健課調査
			母親8.1% (平成25年度)	6.0%	4.0%	
		妊娠中の妊婦の飲酒率	4.3% (平成25年度)	0%	0%	母子保健課調査
		乳幼児健康診査の受診率 (重点課題②再掲)	(未受診率) ・3～5か月児：4.6% ・1歳6か月児：5.6% ・3歳児：8.1% (平成23年度)	(未受診率) ・3～5か月児：3.0% ・1歳6か月児：4.0% ・3歳児：6.0%	(未受診率) ・3～5か月児：2.0% ・1歳6か月児：3.0% ・3歳児：3.0%	地域保健・健康増進事業報告
		子ども医療電話相談（#8000)を知っている親の割合	61.2% (平成26年度)	75.0%	90.0%	母子保健課調査
		子どものかかりつけ医（医師・歯科医師など）を持つ親の割合	〈医師〉 ・3・4か月児：71.8% ・3歳児：85.6% (平成26年度)	・3・4か月児：80.0% ・3歳児：90.0%	・3・4か月児：85.0% ・3歳児：95.0%	母子保健課調査
			〈歯科医師〉 ・3歳児：40.9% (平成26年度)	・3歳児：45.0%	・3歳児：55.0%	
	環境整備の指標	妊娠届出時にアンケートを実施するなどして，妊婦の身体的・精神的・社会的状況について把握している市区町村の割合（重点課題②再掲）	92.8% (平成25年度)	100%	100%	母子保健課調査
		妊娠中の保健指導（母親学級や両親学級を含む）において，産後のメンタルヘルスについて，妊婦とその家族に伝える機会を設けている市区町村の割合	43.0% (平成25年度)	75.0%	100%	母子保健課調査

		指標名	ベースライン	中間評価（5年後）目標	最終評価（10年後）目標	今後の調査
基盤課題B 学童期・思春期から成人期に向けた保健対策	健康水準の指標	児童・生徒における痩身傾向児の割合	2.0%（平成25年度）	1.5%	1.0%	学校保健統計調査
基盤課題B 学童期・思春期から成人期に向けた保健対策	健康水準の指標	児童・生徒における肥満傾向児の割合	9.5%（平成25年度）	8.0%	7.0%	学校保健統計調査
基盤課題B 学童期・思春期から成人期に向けた保健対策	健康行動の指標	10代の喫煙率	・中学1年 男子1.6% 女子0.9% ・高校3年 男子8.6% 女子3.8% （平成22年度）	・中学1年 男子・女子 0% ・高校3年 男子・女子 0%	・中学1年 男子・女子 0% ・高校3年 男子・女子 0%	厚生労働科学研究
基盤課題B 学童期・思春期から成人期に向けた保健対策	健康行動の指標	10代の飲酒率	・中学3年 男子10.5% 女子11.7% ・高校3年 男子21.7% 女子19.9% （平成22年度）	・中学3年 男子・女子 0% ・高校3年 男子・女子 0%	・中学3年 男子・女子 0% ・高校3年 男子・女子 0%	厚生労働科学研究
基盤課題B 学童期・思春期から成人期に向けた保健対策	健康行動の指標	〈策定時の調査終了に伴い，データソースを変更〉朝食を欠食する子どもの割合	・小学6年生 11.0% ・中学3年生 16.3% （平成22年度）	・小学5年生 5.0% ・中学2年生 7.0%	・小学6年生 8.0% ・中学3年生 10.0%	児童生徒の食生活実態調査
基盤課題B 学童期・思春期から成人期に向けた保健対策	環境整備の指標	学校保健委員会を開催している小学校，中学校，高等学校の割合	・小学校・中学校 89.7% ・高等学校 86.9% （平成27年度）	—	100%	文部科学省スポーツ・青少年局学校健康教育課調べ
基盤課題B 学童期・思春期から成人期に向けた保健対策	環境整備の指標	地域と学校が連携した健康等に関する講習会の開催状況	53.6%（平成25年度）	80.0%	100%	母子保健課調査
基盤課題B 学童期・思春期から成人期に向けた保健対策	参考とする指標	家族など誰かと食事をする子どもの割合	・小学校5年生 朝食84.0%・夕食97.7% ・中学校2年生 朝食64.6%・夕食93.7% （平成22年度）	—	—	児童生徒の食事状況等調査 〔参考〕平成27年度乳幼児栄養調査

		指標名	ベースライン	中間評価（5年後）目標	最終評価（10年後）目標	今後の調査
基盤課題C　子どもの健やかな成長を見守り育む地域づくり	健康行動の指標	マタニティマークを妊娠中に使用したことのある母親の割合	52.3% （平成25年度）	60.0%	80.0%	母子保健課調査
		積極的に育児をしている父親の割合	47.2% （平成25年度）	50.0%	70.0%	母子保健課調査
	環境整備の指標	育児不安の親のグループ活動を支援する体制がある市区町村の割合	28.9% （平成25年度）	50.0%	100%	母子保健課調査
	参考とする指標	父親の育児休業取得割合	1.89% （平成24年度）	—	—	雇用均等基本調査
重点課題①　育てにくさを感じる親に寄り添う支援	健康水準の指標	ゆったりとした気分で子どもと過ごせる時間がある母親の割合	・3・4か月児 ：79.7% ・1歳6か月児 ：68.5% ・3歳児 ：60.3% （平成25年度）	・3・4か月児 ：81.0% ・1歳6か月児 ：70.0% ・3歳62.0%	・3・4か月児 ：92.0% ・1歳6か月児 ：85.0% ・3歳児 ：75.0%	母子保健課調査
		育てにくさを感じたときに対処できる親の割合	83.4% （平成26年度）	90.0%	95.0%	母子保健課調査
	環境整備の指標	・発達障害をはじめとする育てにくさを感じる親への早期支援体制がある市区町村の割合 ・市町村における発達障害をはじめとする育てにくさを感じる親への早期支援体制整備への支援をしている県型保健所の割合	・市区町村 85.9% ・県型保健所 66.5% （平成25年度）	・市区町村 90.0% ・県型保健所 80.0%	・市区町村 100% ・県型保健所 100%	母子保健課調査
	参考とする指標	小児人口に対する親子の心の問題に対応できる技術を持った小児科医の割合（小児人口10万）	6.2 〔参考〕 1,013名 （平成24年度）	—	—	（一社）日本小児科医会調べ

楽しく食べる子どもに～食からはじまる健やかガイド～（概要）

厚生労働省雇用均等・児童家庭局において，「食を通じた子どもの健全育成（—いわゆる「食育」の視点から—）のあり方に関する検討会」が開催され，次代を担う子どもが「食」を通して心身ともに健やかに育つための取り組みを一層充実させていくために，子どもの「食」に関する支援ガイドの作成に向けて検討を重ね，平成 16 年 2 月に報告書「楽しく食べる子どもに～食から はじまる 健やかガイド～」が取りまとめられた。

食を通じた子どもの健全育成のねらい

現在をいきいきと生き，かつ生涯にわたって健康で質の高い生活を送る基本としての食を営む力を育てるとともに，それを支援する環境づくりを進める。

食を通じた子どもの健全育成の目標

子どもが，広がりをもった「食」に関わりながら成長し，「楽しく食べる子ども」になっていくことを目指す。「楽しく食べる子ども」に成長していくために，具体的に下図の５つの子どもの姿を目標とする。

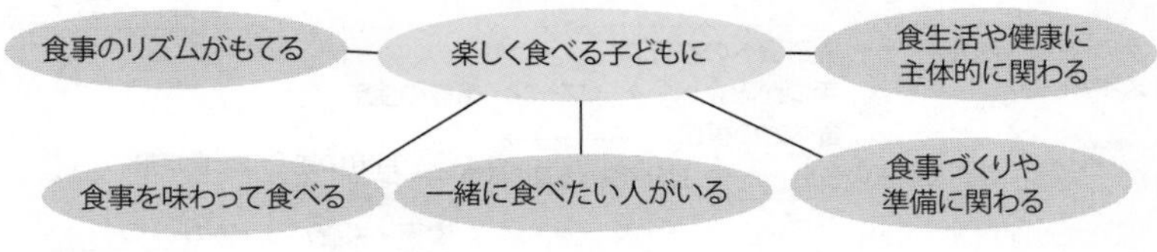

食を通じた子どもの健全育成からみた発育・発達過程に関わる特徴

発育・発達過程における特徴については，さまざまな側面から多くの要素が挙げられるが，本ガイドでは，「食を営む力」を育てるために，特に配慮すべき側面として，「心と身体の健康」，「人との関わり」，「食のスキル」，「食の文化と環境」に注目している（p.214）。

それぞれの側面における発育・発達過程に関わる主な特徴を踏まえた食に関する取り組みを進めていくことが求められる。

発育・発達過程に応じて育てたい“食べる力”

子どもは，発育・発達過程にあり，授乳期から毎日「食」に関わっている。「食を営む力」を育むために，p.214 の発育・発達過程に関わる主な特徴に応じて，具体的にどのような“食べる力”を育んでいけばよいのかを取りまとめている（p.215）。

“食べる力”を育むための環境づくり

子どもの“食べる力”を育んでいくためには，その発達を支援していく環境づくりが必要である。すでに保育所，学校，保健機関など地域で，子どもの食についてさまざまな取り組みがなされている。食は広がりのある分野であるため，さまざまな取り組みが重なり合い補い合うことによって，その広い食の世界を子どもが体験し，食への興味や関心を高めることができる。

しかし，特定の人々，特定の機関だけが取り組んでも，すべての子どもに豊かな食の体験の場を提供することはできない。継続的に，より広がりのある活動として進めていくためには，地域の中で連携を図って進めていくことが求められる。

※報告書の全文は，https://www.mhlw.go.jp/shingi/2004/02/dl/s0219-4a.pdf に掲載されている。

発育・発達過程に関わる主な特徴

	授乳期／離乳期 ―― 幼児期 ―― （学童期） ―― 思春期 ――
心と身体の健康	著しい身体発育・感覚機能等の発達 脳・神経系の急速な発達 → 身長成長速度最大 生殖機能の発達 精神的な不安・動揺 味覚の形成 咀嚼機能の発達 言語の発達 体力・運動能力の向上 → 生理的要求の充足 → 生活リズムの形成 → ―― 望ましい生活習慣の形成，確立 → 健康観の形成，確立 → 安心感・基本的信頼感の確立 → できることを増やし，達成感・満足感を味わう → 自分への自信を高める
人との関わり	――〈関係性の拡大・深化〉―― 親子・兄弟姉妹・家族 → 仲間・友人（親友） → 社会 →
食のスキル	哺乳 → 固形食への移行 手づかみ食べ → スプーン・箸等の使用 食べ方の模倣 → 食べる欲求の表出 → 自分で食べる量の調節 → 自分に見合った食事量の理解，実践 → 食事・栄養バランスの理解，実践 → 食材から，調理，食卓までのプロセスの理解 → 食事観の形成，確立 → 食に関する情報に対する対処 → 食べ物の自己選択 →
食の文化と環境	――〈食べ物の種類の拡大・料理の多様化〉―― 食べ方，食具の使い方の形成 → 食事マナーの獲得 食べ物の育ちへの関心 → 食料生産・流通への理解 → 居住地域内の生産物への関心 → 他地域や外国の生産物への関心 居住地域内の食文化への関心 → 他地域や外国の食文化への関心 ――〈場の拡大・関わり方の積極化〉―― 家庭 → 保育所・幼稚園 → 学校 → 塾など → 放課後児童クラブ・児童館など → コンビニエンス・ストア，ファストフード店など 地域 → テレビ，雑誌，広告など → ――〈食に関する情報の拡大・関わり方の積極化〉――

発育・発達過程に応じて育てたい“食べる力”について

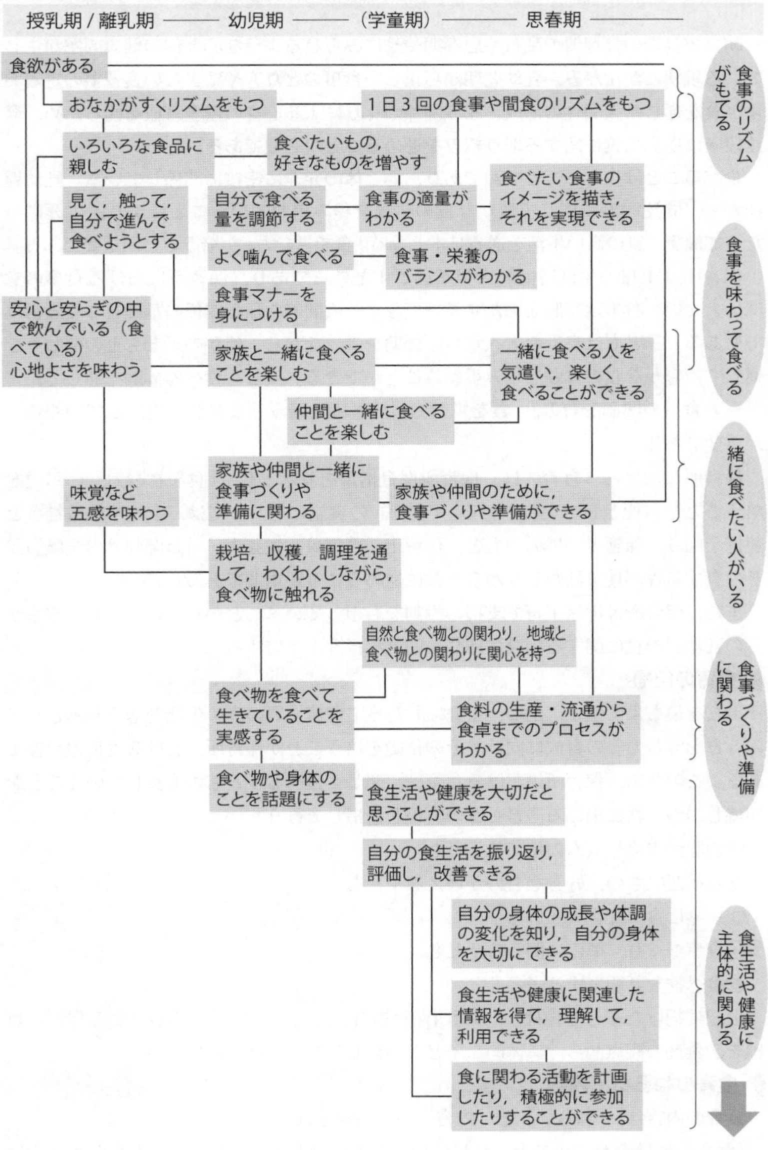

授乳期 / 離乳期
幼児期
（学童期）
思春期
食欲がある
おなかがすくリズムをもつ
1日3回の食事や間食のリズムをもつ
いろいろな食品に親しむ
食べたいもの，好きなものを増やす
見て，触って，自分で進んで食べようとする
自分で食べる量を調節する
食事の適量がわかる
食べたい食事のイメージを描き，それを実現できる
よく噛んで食べる
食事・栄養のバランスがわかる
安心と安らぎの中で飲んでいる（食べている）心地よさを味わう
食事マナーを身につける
家族と一緒に食べることを楽しむ
一緒に食べる人を気遣い，楽しく食べることができる
仲間と一緒に食べることを楽しむ
味覚など五感を味わう
家族や仲間と一緒に食事づくりや準備に関わる
家族や仲間のために，食事づくりや準備ができる
栽培，収穫，調理を通して，わくわくしながら，食べ物に触れる
自然と食べ物との関わり，地域と食べ物との関わりに関心を持つ
食べ物を食べて生きていることを実感する
食料の生産・流通から食卓までのプロセスがわかる
食べ物や身体のことを話題にする
食生活や健康を大切だと思うことができる
自分の食生活を振り返り，評価し，改善できる
自分の身体の成長や体調の変化を知り，自分の身体を大切にできる
食生活や健康に関連した情報を得て，理解して，利用できる
食に関わる活動を計画したり，積極的に参加したりすることができる
食事のリズムがもてる
食事を味わって食べる
一緒に食べたい人がいる
食事づくりや準備に関わる
食生活や健康に主体的に関わる
楽しく食べる子どもに

7 母子栄養

楽しく食べる子どもに～保育所における食育に関する指針～（概要）

朝食欠食等の食習慣の乱れや思春期やせにみられるような心と体の健康問題が生じている現状にかんがみ，乳幼児期から正しい食事のとり方や望ましい食習慣の定着および食を通じた人間性の形成・家族関係づくりによる心身の健全育成を図るため，発達段階に応じた食に関する取り組みを進めることが必要である。

食べることは生きることの源であり，心と体の発達に密接に関係している。乳幼児期から，発達段階に応じて豊かな食の体験を積み重ねていくことにより，生涯にわたって健康で質の高い生活を送る基本となる「食を営む力」を培うことが重要である。

保育所は１日の生活時間の大半を過ごすところであり，保育所における食事の意味は大きい。食事は空腹を満たすだけでなく，人間的な信頼関係の基礎をつくる営みでもある。子どもは身近な大人からの援助を受けながら，ほかの子どもとの関わりを通して，豊かな食の体験を積み重ねることができる。楽しく食べる体験を通して，子どもの食への関心を育み，「食を営む力」の基礎を培う「食育」を実践していくことが重要である。

保育所における「食育」は，保育所保育指針を基本とし，「食を営む力」の基礎を培うことを目標として実施される。「食育」の実施に当たっては，家庭や地域社会と連携を図り，保護者の協力のもと，保育士，調理員，栄養士，看護師などの全職員がその有する専門性を活かしながら，共に進めることが重要である。

また，保育所は地域子育て支援の役割をも担っていることから，在宅子育て家庭からの乳幼児の食に関する相談に応じ，助言を行うよう努める。

食育の目標

現在を最もよく生き，かつ，生涯にわたって健康で質の高い生活を送る基本としての「食を営む力」の育成に向け，その基礎を培うことが保育所における食育の目標である。このため，保育所における食育は，楽しく食べる子どもに成長していくことを期待しつつ，次に掲げる子ども像の実現を目指して行う。

①お腹がすくリズムの持てる子ども
②食べたいもの，好きなものが増える子ども
③一緒に食べたい人がいる子ども
④食事づくり，準備に関わる子ども
⑤食べ物を話題にする子ども

上記に掲げた子ども像は，「保育所保育指針」（p.225）で述べられている保育の目標を，食育の観点から，具体的な子どもの姿として表したものである。

食育のねらい・内容

食育の内容は，「ねらい」と「内容」から構成される。

「ねらい」は食育の目標をより具体化したものである。これは「子どもが身につけることが望まれる心情，意欲，態度などを示した事項」である。

「内容」はねらいを達成するために援助する事項である。これらを，食と子どもの発達の観点から，心身の健康に関する項目「食と健康」，人との関わりに関する項目「食と人間関係」，食の文化に関する項目「食と文化」，いのちとの関わりに関する項目「いのちの育ちと食」，料理との関わりに関する「料理と食」としてまとめ，示している。なお，この5項目は，3歳未満児については，その発達の特性からみて各項目を明確に区分することが困難な面が多いので，5項目に配慮しながら，一括して示してある。

また，食育は，保育と同様に，具体的な子どもの活動を通して展開されるものである。そのため，子どもの活動は1つの項目だけに限られるものではなく，項目の間で相互に関連をもちながら総合的に展開していくものである。

食育の計画

食育は，食事の時間を中心としつつも，入所している子どもの生活全体を通して進めることにより，食育の目標の達成を期待するものである。食育が1つの領域として扱われたり，食事の時間の援助とほかの保育活動の援助がまったく別々に行われたり，保育士と栄養士，調理員などの役割・連携が不明確であっては，食育の目標を効果的に達成することはできない。したがって食育は，全職員の共通理解のもとに計画的・総合的に展開されなければならない。

そのため，「食育の計画」は，「保育所保育指針」に示された保育所における全体的な計画である「保育計画」と，保育計画に基づいて保育を展開するために具体的な計画として立案される「指導計画」の中にしっかり位置づくかたちで作成される必要がある。作成に当たっては柔軟で発展的なものとなるように留意することが重要である。同時に，各年齢を通して一貫性のあるものとする必要がある。

さらに，現代社会特有の食環境の変化に対し，家庭や地域社会の実態を踏まえ，各保育所の特性を考慮した柔軟な食育の計画を作成し，適切に対応することが必要である。

また，食育の計画を踏まえて実践が適切に進められているかどうかを把握し，次の食育実践の資料とするため，その経過や結果を記録し，自己の食育実践を評価し，改善するように努めることが必要である。

食育のねらい・内容（各年齢別）

6か月未満児

ねらい	①お腹がすき，乳（母乳・ミルク）を飲みたいとき，飲みたいだけゆったりと飲む。 ②安定した人間関係の中で，乳を吸い，心地よい生活を送る。
内　容	①よく遊び，よく眠る。 ②お腹がすいたら，泣く。 ③保育士にゆったり抱かれて，乳（母乳・ミルク）を飲む。 ④授乳してくれる人に関心をもつ。
配慮事項	①1人1人の子どもの安定した生活のリズムを大切にしながら，心と体の発達を促すよう配慮すること。 ②お腹がすき，泣くことが生きていくことの欲求の表出につながることを踏まえ，食欲を育むよう配慮すること。

	③１人１人の子どもの発育・発達状態を適切に把握し，家庭と連携をとりながら，個人差に配慮すること。 ④母乳育児を希望する保護者のために冷凍母乳による栄養法などの配慮を行う。冷凍母乳による授乳を行うときには，十分に清潔で衛生的に処置をすること。 ⑤食欲と人間関係が密接な関係にあることを踏まえ，愛情豊かな特定の大人との継続的で応答的な授乳中の関わりが，子どもの人間への信頼，愛情の基盤となるように配慮すること。

6か月～1歳3か月未満児

ねらい	①お腹がすき，乳を吸い，離乳食を喜んで食べ，心地よい生活を味わう。 ②いろいろな食べ物を見る，触る，味わう経験を通して自分で進んで食べようとする。
内　容	①よく遊び，よく眠り，満足するまで乳を吸う。 ②お腹がすいたら，泣く，または，喃語によって，乳や食べ物を催促する。 ③いろいろな食べ物に関心をもち，自分で進んで食べ物を持って食べようとする。 ④ゆったりとした雰囲気の中で，食べさせてくれる人に関心をもつ。
配慮事項	①１人１人の子どもの安定した生活のリズムを大切にしながら，心と体の発達を促すよう配慮すること。 ②お腹がすき，乳や食べ物を催促することが生きていくことの欲求の表出につながることを踏まえ，いろいろな食べ物に接して楽しむ機会を持ち，食欲を育むよう配慮すること。 ③１人１人の子どもの発育・発達状態を適切に把握し，家庭と連携をとりながら，個人差に配慮すること。 ④子どもの咀嚼や嚥下機能の発達に応じて，食品の種類，量，大きさ，固さなどの調理形態に配慮すること。 ⑤食欲と人間関係が密接な関係にあることを踏まえ，愛情豊かな特定の大人との継続的で応答的な授乳および食事での関わりが，子どもの人間への信頼，愛情の基盤となるように配慮すること。

1歳3か月～2歳未満児

ねらい	①お腹がすき，食事を喜んで食べ，心地よい生活を味わう。 ②いろいろな食べ物を見る，触る，噛んで味わう経験を通して自分で進んで食べようとする。
内　容	①よく遊び，よく眠り，食事を楽しむ。 ②いろいろな食べ物に関心をもち，手づかみ，または，スプーン，フォークなどを使って自分から意欲的に食べようとする。 ③食事の前後や汚れたときは，顔や手を拭き，きれいになった快さを感じる。 ④楽しい雰囲気の中で，一緒に食べる人に関心をもつ。
配慮事項	①１人１人の子どもの安定した生活のリズムを大切にしながら，心と体の発達を促すよう配慮すること。 ②子どもが食べ物に興味をもって自ら意欲的に食べようとする姿を受けとめ，自立心の芽生えを尊重すること。 ③食事のときには，一緒に噛むまねをして見せたりして，噛むことの大切さが身につくように配慮すること。また，少しずついろいろな食べ物に接することができるよう配慮すること。 ④子どもの咀嚼や嚥下機能の発達に応じて，食品の種類，量，大きさ，固さなどの調理形態に配慮すること。 ⑤清潔の習慣については，子どもの食べる意欲を損なわぬよう，１人１人の状態に応じて関わること。 ⑥子どもが一緒に食べたい人を見つけ，選ぼうとする姿を受けとめ，人への関心の広がりに配慮すること。

2歳児

ねらい	①いろいろな種類の食べ物や料理を味わう。 ②食生活に必要な基本的な習慣や態度に関心をもつ。 ③保育士を仲立ちとして，友達とともに食事を進め，一緒に食べる楽しさを味わう。
内　容	①よく遊び，よく眠り，食事を楽しむ。 ②食べ物に関心をもち，自分で進んでスプーン，フォーク，箸などを使って食べようとする。 ③いろいろな食べ物を進んで食べる。 ④保育士の手助けによって，うがい，手洗いなど，身の回りを清潔にし，食生活に必要な活動を自分でする。 ⑤身近な動植物をはじめ，自然事象をよく見たり，触れたりする。 ⑥保育士を仲立ちとして，友達とともに食事を進めることの喜びを味わう。 ⑦楽しい雰囲気の中で，一緒に食べる人，調理をする人に関心をもつ。
配慮事項	①１人１人の子どもの安定した生活のリズムを大切にしながら，心と体の発達を促すよう配慮すること。 ②食べ物に興味をもち，自主的に食べようとする姿を尊重すること。また，いろいろな食べ物に接することができるよう配慮すること。 ③食事においては個人差に応じて，食品の種類，量，大きさ，固さなどの調理形態に配慮すること。 ④清潔の習慣については，１人１人の状態に応じて関わること。 ⑤自然や身近な事物などへの触れ合いにおいては，安全や衛生面に留意する。また，保育士がまず親しみや愛情を持って関わるようにして，子どもが自らしてみようと思う気持ちを大切にすること。 ⑥子どもが一緒に食べたい人を見つけ，選ぼうとする姿を受けとめ，人への関心の広がりに配慮すること。また，子ども同士のいざこざも多くなるので，保育士はお互いの気持ちを受容し，ほかの子どもとの関わり方を知らせていく。 ⑦友達や大人とテーブルを囲んで，食事をすすめる雰囲気づくりに配慮すること。また，楽しい食事のすすめ方を気づかせていく。

3歳以上児

食と健康	ねらい	①できるだけ多くの種類の食べ物や料理を味わう。 ②自分の体に必要な食品の種類や働きに気づき，栄養バランスを考慮した食事をとろうとする。 ③健康，安全など食生活に必要な基本的な習慣や態度を身につける。
	内　容	①好きな食べ物をおいしく食べる。 ②さまざまな食べ物を進んで食べる。 ③慣れない食べ物や嫌いな食べ物にも挑戦する。 ④自分の健康に関心をもち，必要な食品を進んでとろうとする。 ⑤健康と食べ物の関係について関心をもつ。 ⑥健康な生活リズムを身につける。 ⑦うがい，手洗いなど，身の回りを清潔にし，食生活に必要な活動を自分でする。 ⑧保育所生活における食事の仕方を知り，自分たちで場を整える。 ⑨食事の際には，安全に気をつけて行動する。
	配慮事項	①食事と心身の健康とが，相互に密接な関連があるものであることを踏まえ，子どもが保育士やほかの子どもとの暖かな触れ合いの中で楽しい食事をすることが，しなやかな心と体の発達を促すよう配慮すること。 ②食欲が調理法の工夫だけでなく，生活全体の充実によって増進されることを踏まえ，食事はもちろんのこと，子どもが遊びや睡眠，排泄などの諸活動をバランスよく展開し，食欲を育むよう配慮すること。 ③健康と食べ物の関係について関心を促すに当たっては，子どもの興味・関心を踏まえ，全職員が連携のもと，子どもの発達に応じた内容に配慮すること。 ④食習慣の形成に当たっては，子どもの自立心を育て，子どもがほかの子どもと関わりながら，主体的な活動を展開する中で，食生活に必要な習慣を身につけるように配慮すること。

食と人間関係	ねらい	①自分で食事ができること，身近な人と一緒に食べる楽しさを味わう。 ②さまざまな人々との会食を通して，愛情や信頼感をもつ。 ③食事に必要な基本的な習慣や態度を身につける。
	内　容	①身近な大人や友達とともに，食事をする喜びを味わう。 ②同じ料理を食べたり，分け合って食事することを喜ぶ。 ③食生活に必要なことを，友達とともに協力して進める。 ④食の場を共有する中で，友達との関わりを深め，思いやりをもつ。 ⑤調理をしている人に関心をもち，感謝の気持ちをもつ。 ⑥地域のお年寄りや外国の人などさまざまな人々と食事をともにする中で，親しみをもつ。 ⑦楽しく食事をするために，必要な決まりに気づき，守ろうとする。
	配慮事項	①大人との信頼関係に支えられて自分自身の生活を確立していくことが人と関わる基盤となることを考慮し，子どもとともに食事をする機会を大切にする。また，子どもが他者と食事をともにする中で，多様な感情を体験し，試行錯誤しながら自分の力で行うことの充実感を味わうことができるよう，子どもの行動を見守りながら適切な援助を行うように配慮すること。 ②食に関する主体的な活動は，ほかの子どもとの関わりの中で深まり，豊かになるものであることを踏まえ，食を通して，1人1人を生かした集団を形成しながら，人と関わる力を育てていくように配慮する。また，子どもたちと話し合いながら，自分たちの決まりを考え，それを守ろうとすることが，楽しい食事につながっていくことを大切にすること。 ③思いやりの気持ちを培うに当たっては，子どもがほかの子どもとの関わりの中で他者の存在に気づき，相手を尊重する気持ちをもって行動できるようにする。特に，葛藤やつまずきの体験を重視し，それらを乗り越えることにより，次第に芽生える姿を大切にすること。 ④子どもの食生活と関係の深い人々と触れ合い，自分の感情や意志を表現しながら共に食を楽しみ，共感し合う体験を通して，高齢者をはじめ，地域，外国の人々などと親しみをもち，人と関わることの楽しさや人の役に立つ喜びを味わうことができるようにする。また，生活を通して親の愛情に気づき，親を大切にしようとする気持ちが育つようにすること。
食と文化	ねらい	①いろいろな料理に出会い，発見を楽しんだり，考えたりし，さまざまな文化に気づく。 ②地域で培われた食文化を体験し，郷土への関心をもつ。 ③食習慣，マナーを身につける。
	内　容	①食材にも旬があることを知り，季節感を感じる。 ②地域の産物を生かした料理を味わい，郷土への親しみをもつ。 ③さまざまな伝統的な日本特有の食事を体験する。 ④外国の人々など，自分と異なる食文化に興味や関心をもつ。 ⑤伝統的な食品加工に出会い，味わう。 ⑥食事にあった食具（スプーンや箸など）の使い方を身につける。 ⑦挨拶や姿勢など，気持ちよく食事をするためのマナーを身につける。
	配慮事項	①子どもが，生活の中でさまざまな食文化と関わり，次第に周囲の世界に好奇心を抱き，その文化に関心をもち，自分なりに受け止めることができるようになる過程を大切にすること。 ②地域・郷土の食文化などに関しては，日常と非日常いわゆる「ケとハレ」のバランスを踏まえ，子ども自身が季節の恵み，旬を実感することを通して，文化の伝え手となれるよう配慮すること。 ③さまざまな文化があることを踏まえ，子どもの人権に十分配慮するとともに，その文化の違いを認め，互いに尊重する心を育てるよう配慮する。また，必要に応じて1人1人に応じた食事内容を工夫するようにすること。 ④文化に見合った習慣やマナーの形成に当たっては，子どもの自立心を育て，子どもが積極的にその文化に関わろうとする中で身につけるように配慮すること。

いのちの育ちと食	ねらい	①自然の恵みと働くことの大切さを知り，感謝の気持ちをもって食事を味わう。 ②栽培，飼育，食事などを通して，身近な存在に親しみをもち，すべてのいのちを大切にする心をもつ。 ③身近な自然に関わり，世話をしたりする中で，料理との関係を考え，食材に対する感覚を豊かにする。
	内　容	①身近な動植物に関心をもつ。 ②動植物に触れ合うことで，いのちの美しさ，不思議さなどに気づく。 ③自分たちで野菜を育てる。 ④収穫の時期に気づく。 ⑤自分たちで育てた野菜を食べる。 ⑥小動物を飼い，世話をする。 ⑦卵や乳など，身近な動物からの恵みに，感謝の気持ちをもつ。 ⑧食べ物を皆で分け，食べる喜びを味わう。
	配慮事項	①幼児期において自然のもつ意味は大きく，その美しさ，不思議さ，恵みなどに直接触れる体験を通して，いのちの大切さに気づくことを踏まえ，子どもが自然との関わりを深めることができるよう工夫すること。 ②身近な動植物に対する感動を伝え合い，共感し合うことなどを通して自ら関わろうとする意欲を育てるとともに，さまざまな関わり方を通してそれらに対する親しみ，いのちを育む自然の摂理の偉大さに畏敬の念をもち，いのちを大切にする気持ちなどが養われるようにすること。 ③飼育・栽培に関しては，日常生活の中で子ども自身が生活の一部として捉え，体験できるように環境を整えること。また，大人の仕事の意味がわかり，手伝いなどを通して，子どもが積極的に取り組めるように配慮すること。 ④身近な動植物，また飼育・栽培物の中から保健・安全面に留意しつつ，食材につながるものを選び，積極的に食する体験を通して，自然と食事，いのちと食事のつながりに気づくように配慮すること。 ⑤小動物の飼育に当たってはアレルギー症状などを悪化させないように十分な配慮をすること。
料理と食	ねらい	①身近な食材を使って，調理を楽しむ。 ②食事の準備から後片づけまでの食事づくりに自ら関わり，味や盛りつけなどを考えたり，それを生活に取り入れようとする。 ③食事にふさわしい環境を考えて，ゆとりある落ち着いた雰囲気で食事をする。
	内　容	①身近な大人の調理を見る。 ②食事づくりの過程の中で，大人の援助を受けながら，自分でできることを増やす。 ③食べたいものを考える。 ④食材の色，形，香りなどに興味をもつ。 ⑤調理器具の使い方を学び，安全で衛生的な使用法を身につける。 ⑥身近な大人や友達と協力し合って，調理することを楽しむ。 ⑦おいしそうな盛りつけを考える。 ⑧食事が楽しくなるような雰囲気を考え，おいしく食べる。
	配慮事項	①自ら調理し，食べる体験を通して，食欲や主体性が育まれることを踏まえ，子どもが食事づくりに取り組むことができるように工夫すること。 ②１人１人の子どもの興味や自発性を大切にし，自ら調理しようとする意欲を育てるとともに，さまざまな料理を通して素材に目を向け，素材への関心が養われるようにすること。 ③安全・衛生面に配慮しながら，扱いやすい食材，調理器具などを日常的に用意し，子どもの興味・関心に応じて子どもが自分で調理することができるように配慮すること。そのため，保育所の全職員が連携し，栄養士や調理員が食事をつくる場面を見たり，手伝う機会を大切にすること。

資料）厚生労働省雇用均等・児童家庭局保育課：保育所における食を通じた子どもの健全育成（いわゆる「食育」）に関する取組の推進について，雇児保発第 0329001 号（平成 16 年 3 月 29 日）

母子保健対策

多職種連携による母子保健指導における妊娠期からの継続的支援（平成 30 年 3 月現在）

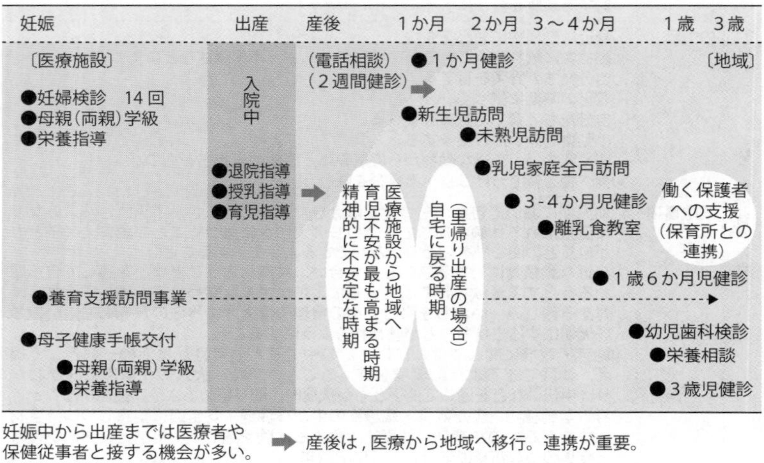

乳幼児健診時の保健指導プロセスの一例

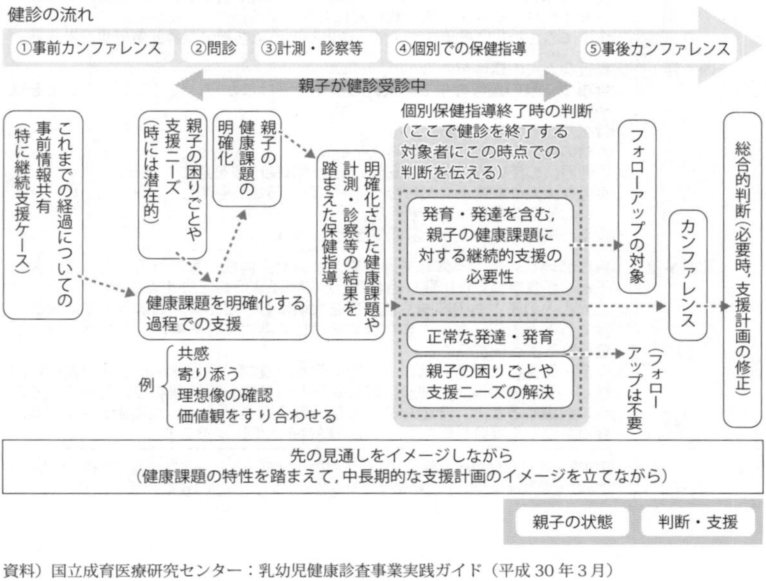

資料）国立成育医療研究センター：乳幼児健康診査事業実践ガイド（平成 30 年3月）

主な母子保健施策のあゆみ

エンゼルプラン 平成6（1994）年	●企業・職場・地域社会などの子育て支援の取り組み推進 ●今後の子育て支援のための施策の基本的方向
新エンゼルプラン 平成11（1999）年	重点的に推進すべき少子化対策の具体的実施計画
健やか親子21 平成12（2000）年	●21世紀の母子保健の主要な取り組みを掲示した国民運動計画 ●計画の対象期間は10年間（2001～2010年）となっていたが，中間評価（平成17，22年）により対象期間が10年間（平成13～26年）から延長された。平成25年に最終評価を公表。
少子化対策プラスワン 平成14（2002）年	少子化の流れを変えるための更なる少子化対策
次世代育成支援対策推進法 平成15（2003）年	市町村に対して，10年間の時限法の行動計画（前期：2005～09年，後期：2010～14年）が定められていたが，「健やか親子21」との関連が深いため，次世代育成支援対策との一体的な推進は効果的とされて延長された（p.224）。令和4年4月に改正された。
子ども・子育て応援プラン 平成16（2004）年	●5年間（2004～2009年）に施策を重点的に実施 ●少子化社会対策要綱が閣議決定されたときに，その効果的な推進を図るために策定
子ども・子育てビジョン 平成22（2010）年	●5年間（2010～2014年）
健やか親子21（第2次） 平成27（2015）年	●10年間（2015～2024年）

次世代育成支援対策推進法（令和４年４月１日改正）

わが国における急速な少子化の進行並びに家庭および地域を取り巻く環境の変化にかんがみ，次世代育成支援対策に関し，基本理念を定め，並びに国，地方公共団体，事業主および国民の責務を明らかにするとともに，行動計画策定指針並びに地方公共団体および事業主の行動計画の策定，その他の次世代育成支援対策を推進するために必要な事項を定めることにより，次世代育成支援対策を迅速かつ重点的に推進し，もって次代の社会を担う子どもが健やかに生まれ，かつ，育成される社会の形成に資することを目的とする。この法律において「次世代育成支援対策」とは，次代の社会を担う子どもを育成し，または育成しようとする家庭に対する支援，その他の次代の社会を担う子どもが健やかに生まれ，かつ，育成される環境の整備のための国もしくは地方公共団体が講ずる施策または事業主が行う雇用環境の整備その他の取り組みをいう。

行動計画を策定し，その行動計画に定めた目標を達成するなどの一定の要件を満たした場合，申請を行うことにより，厚生労働大臣より「子育てサポート企業」として認定（くるみん認定），「優良な子育てサポート企業」として認定（プラチナくるみん認定）を受けることができる。また，新たに「トライくるみん」および不妊治療と仕事との両立に関する認定制度「プラス」が創設された。

上部に最新の認定年を記載し,いつ認定を取得した企業か,一目でわかる。また，星の数は，これまで認定を受けた回数を表す（改正前と同様）。改正前より認定基準引き上げ。

設定基準は，改正前のくるみんと同様。トライくるみん認定を受けていれば，直接プラチナくるみん認定を申請できる。

くるみんマークを取得している企業のうち，さらに両立支援の取り組みが進んでいる企業が一定の基準を満たし，特例認定（プラチナくるみん認定）を受けた場合に表示できる。

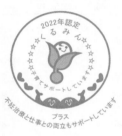

（例：くるみんプラスマーク）
くるみんマーク，プラチナくるみんマークを取得するための職場環境整備に取り組む企業が認定される。

子ども・子育て支援新制度

平成24年8月に成立した「子ども・子育て支援法」，「認定こども園法の一部改正法」，「子ども・子育て支援法及び認定こども園法の一部改正法の施行に伴う関係法律の整備等に関する法律」の子ども・子育て関連３法に基づいている。平成25（2013）年，内閣府に「子ども・子育て会議」を設置し，より具体的な検討を進め，平成27年４月から本格的にスタートした。実施主体は市町村で，子育て支援ニーズの把握や認定子ども園等の普及・運営支援を進める。具体的には，①保護者の就労の有無に関わらず質の高い幼児教育・保育を総合的に提供，②子育ての相談や一時預かりの場を増やすなど地域の子育ての充実，③待機児童の解消，④子どもが減少傾向にある地域の保育などについてそれぞれ支援する。

保育所保育指針

平成20年厚生労働省告示第141号／最終改正：平成29年3月31日厚生労働省告示第117号

近年の教育をめぐるさまざまな問題の発生を受けて，平成18年には教育基本法が，平成19年には学校教育法が改正された。また，平成20年には，幼稚園教育要領の改訂，保育所保育指針の改定が行われた。なお，学校教育法は平成27年にも一部改正されている。

保育所保育指針は，児童福祉施設最低基準にもとづいて厚生労働省告示（平成20年厚労省告示第141号）として定められたもので，保育所における保育の最低基準として，規範性を有するものである。現場の柔軟性を保護する配慮がなされ，大綱としての性格づけがされている。

また，「保育所では，保育に関する専門性を有する職員が養護と教育を一体的に行うことを特性とする」ことが示されている。該当の職員には，保育士だけではなく，管理栄養士（栄養士），調理員，看護師等の全職員が含まれ，「保育士等」という表現が用いられている。

今回の指針では，食事の提供を含む食育の計画を作成し，保育の計画（保育課程および指導計画）に位置づけるとともにその評価および改善に努めることが大きな柱になっている。

第3章　健康及び安全（抜粋）

保育所保育において，子どもの健康及び安全の確保は，子どもの生命の保持と健やかな生活の基本であり，1人1人の子どもの健康の保持及び増進並びに安全の確保とともに，保育所全体における健康及び安全の確保に努めることが重要となる。

また，子どもが，自らの体や健康に関心をもち，心身の機能を高めていくことが大切である。

このため，第1章及び第2章等の関連する事項に留意し，次に示す事項を踏まえ，保育を行うこととする。

1．子どもの健康支援

（1）子どもの健康状態並びに発育及び発達状態の把握

ア　子どもの心身の状態に応じて保育するために，子どもの健康状態並びに発育及び発達状態について，定期的・継続的に，また，必要に応じて随時，把握すること。

イ，ウ（略）

（2）健康増進

ア　子どもの健康に関する保健計画を全体的な計画に基づいて作成し，全職員がそのねらいや内容を踏まえ，1人1人の子どもの健康の保持及び増進に努めていくこと。

イ　（略）

（3）疾病等への対応

ア　保育中に体調不良や傷害が発生した場合には，その子どもの状態等に応じて，保護者に連絡するとともに，適宜，嘱託医や子どものかかりつけ医等と相談し，適切な処置を行うこと。看護師等が配置されている場合には，その専門性を生かした対応を図ること。

イ，ウ，エ（略）

2．食育の推進

（1）保育所の特性を生かした食育

ア　保育所における食育は，健康な生活の基本としての「食を営む力」の育成に向け，その基礎を培うことを目標とすること。

イ　子どもが生活と遊びの中で，意欲をもって食に関わる体験を積み重ね，食べることを楽しみ，食事を楽しみ合う子どもに成長していくことを期待するものであること。

ウ　乳幼児期にふさわしい食生活が展開され，適切な援助が行われるよう，食事の提供を含む食育計画を全体的な計画に基づいて作成し，その評価及び改善に努めること。栄養士が配置されている場合は，専門性を生かした対応を図ること。

（2）食育の環境の整備等

ア　子どもが自らの感覚や体験を通して，自然の恵みとしての食材や食の循環・環境への意識，調理する人への感謝の気持ちが育つように，子どもと調理員等との関わりや，調理室など食に関わる保育環境に配慮すること。

イ　保護者や地域の多様な関係者との連携及び協働の下で，食に関する取組が進められること。また，市町村の支援の下に，地域の関係機関等との日常的な連携を図り，必要な協力が得られるよう努めること。

ウ　体調不良，食物アレルギー，障害のある子どもなど，1人1人の子どもの心身の状態等に応じ，嘱託医，かかりつけ医等の指示や協力の下に適切に対応すること。栄養士が配置されている場合は，専門性を生かした対応を図ること。

3．環境及び衛生管理並びに安全管理（略）

4．災害への備え（略）

乳幼児の発育

乳児身体発育曲線（平成 22 年調査）

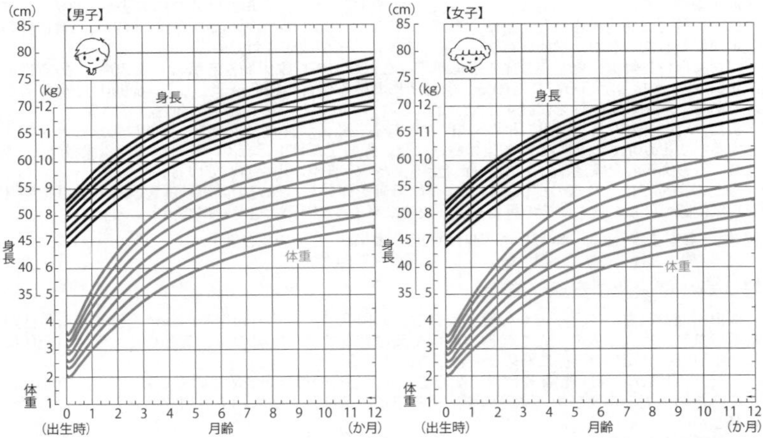

注）乳児身体発育値について，上から97，90，75，50，25，10，3パーセンタイル曲線を示した。なお，身長は寝かせて測ったもの。

資料）厚生労働省：乳幼児身体発育調査（2020）

幼児身体発育曲線（平成 22 年調査）

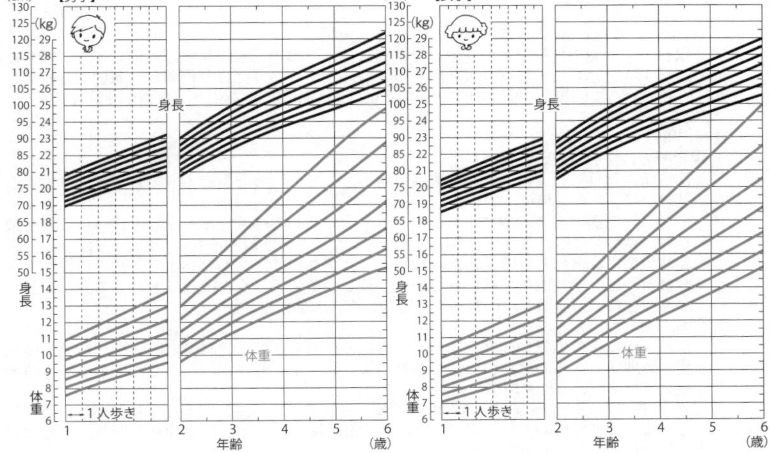

注）幼児身体発育値について，上から97，90，75，50，25，10，3パーセンタイル曲線を示した。なお，2歳未満の身長は寝かせて測り，2歳以上の身長は立たせて測ったもの。

資料）厚生労働省：乳幼児身体発育調査（2020）

乳児身体発育表

月齢・性		体重(kg)	身長(cm)	胸囲(cm)	頭囲(cm)	月齢・性		体重(kg)	身長(cm)	胸囲(cm)	頭囲(cm)
出生時	男子	2.98	48.7	31.6	33.5	6～7月未満	男子	8.01	67.9	44.2	43.6
	女子	2.91	48.3	31.5	33.1		女子	7.52	66.4	43.0	42.4
1～2月未満	男子	4.78	55.5	37.5	37.9	7～8月未満	男子	8.30	69.3	44.7	44.1
	女子	4.46	54.5	36.6	37.0		女子	7.79	67.9	43.5	43.0
2～3月未満	男子	5.83	59.0	40.0	39.9	8～9月未満	男子	8.53	70.6	45.0	44.6
	女子	5.42	57.8	38.9	38.9		女子	8.01	69.1	43.8	43.5
3～4月未満	男子	6.63	61.9	41.8	41.3	9～10月未満	男子	8.73	71.8	45.4	45.1
	女子	6.16	60.6	40.5	40.2		女子	8.20	70.3	44.1	43.9
4～5月未満	男子	7.22	64.3	42.9	42.3	10～11月未満	男子	8.91	72.9	45.6	45.5
	女子	6.73	62.9	41.7	41.2		女子	8.37	71.3	44.4	44.3
5～6月未満	男子	7.67	66.2	43.7	43.0	11～12月未満	男子	9.09	73.9	45.9	45.9
	女子	7.17	64.8	42.4	41.9		女子	8.54	72.3	44.6	44.7

資料）厚生労働省：乳幼児身体発育調査（2010）

幼児身体発育表

年・月齢	体重（kg）		身長（cm）		胸囲（cm）		頭囲（cm）	
	男子	女子	男子	女子	男子	女子	男子	女子
1年0～1	9.28	8.71	74.9	73.3	46.1	44.8	46.2	45.1
1～2	9.46	8.89	75.8	74.3	46.4	45.1	46.5	45.4
2～3	9.65	9.06	76.8	75.3	46.6	45.3	46.8	45.6
3～4	9.84	9.24	77.8	76.3	46.9	45.5	47.0	45.9
4～5	10.03	9.42	78.8	77.2	47.1	45.8	47.3	46.1
5～6	10.22	9.61	79.7	78.2	47.3	46.0	47.4	46.3
6～7	10.41	9.79	80.6	79.2	47.6	46.2	47.6	46.5
7～8	10.61	9.98	81.6	80.1	47.8	46.5	47.8	46.6
8～9	10.80	10.16	82.5	81.1	48.0	46.7	47.9	46.8
9～10	10.99	10.35	83.4	82.0	48.3	46.9	48.0	46.9
10～11	11.18	10.54	84.3	82.9	48.5	47.1	48.2	47.0
11～12	11.37	10.73	85.1	83.8	48.7	47.3	48.3	47.2
2年0～6	12.03	11.39	86.7	85.4	49.4	48.0	48.6	47.5
6～12	13.10	12.50	91.2	89.9	50.4	49.0	49.2	48.2
3年0～6	14.10	13.59	95.1	93.9	51.3	49.9	49.7	48.7
6～12	15.06	14.64	98.7	97.5	52.2	50.8	50.1	49.2
4年0～6	15.99	15.65	102.0	100.9	53.1	51.8	50.5	49.6
6～12	16.92	16.65	105.1	104.1	54.1	52.9	50.8	50.0
5年0～6	17.88	17.64	108.2	107.3	55.1	53.9	51.1	50.4
6～12	18.92	18.64	111.4	110.5	56.0	54.8	51.3	50.7
6年0～6	20.05	19.66	114.9	113.7	56.9	55.5	51.6	50.9

資料）厚生労働省：乳幼児身体発育調査（2010）

成長度判定曲線（肥満・やせ）

記載例	平成 9年5月10日生まれ 男児 平成13年8月20日 身長102.5cm，体重22.9kg

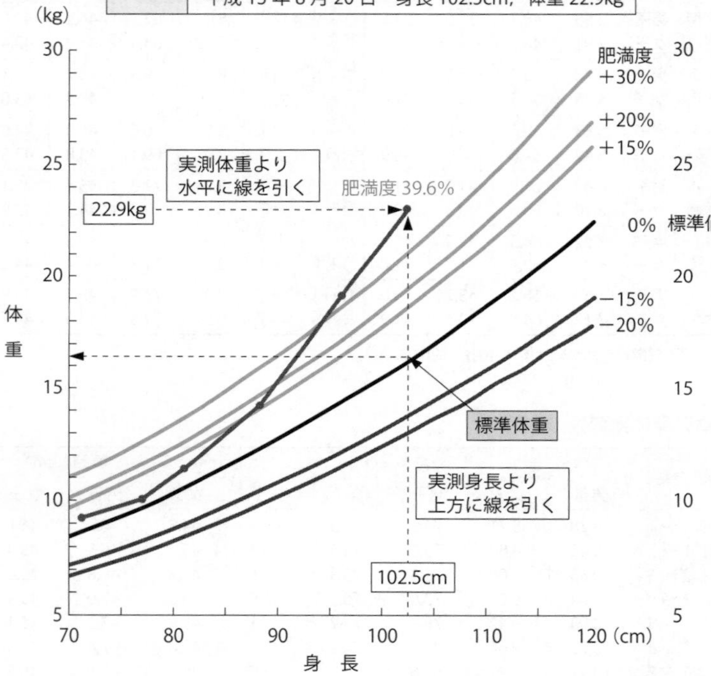

●肥満度＝ $\dfrac{\text{実測体重（kg）}-\text{標準体重（kg）}}{\text{標準体重（kg）}}\times 100$（%）

●肥満度0%の曲線　男児　$y=0.0206\times10^{-1}x^2-0.1166x+6.5273$

女児　$y=0.0249\times10^{-1}x^2-0.1858x+9.0360$

y：標準体重（kg）　x：実測身長（cm）

●成長度判定曲線（肥満・やせ）の使い方

①実測身長を横軸に，実測体重を縦軸に記す。

②実測身長から上に伸ばした線が肥満度0%の曲線と交差する点が標準体重を表す。

③実測体重から右に伸ばした線と実測身長から上に伸ばした線が交差した点がそのときの肥満度を表す。

＋15%の曲線より上に位置するときは肥満と判定する。＋15%から＋20%の間は軽症，＋20%から＋30%は中等症，＋30%以上は重症。記載した曲線が右上がりになっているときは肥満傾向がある。

資料）村田光範編著：基礎から学ぶ成長曲線と肥満度曲線を用いた栄養食事指導，第一出版（2018）より作成

一般調査による乳幼児の運動機能通過率

(%)

年・月齢	首のすわり	ねがえり	ひとりすわり	はいはい	つかまり立ち	ひとり歩き
2～3月未満	11.7	1.1				
3～4	63.0	14.4				
4～5	93.8	52.7	0.5	0.9		
5～6	98.7	86.6	7.7	5.5	0.5	
6～7	99.5	95.8	33.6	22.6	9.0	
7～8		99.2	68.1	51.1	33.6	
8～9		98.0	86.3	75.4	57.4	1.0
9～10			96.1	90.3	80.5	4.9
10～11			97.5	93.5	89.6	11.2
11～12			98.1	95.8	91.6	35.8
1年0～1月未満			99.6	96.9	97.3	49.3
1～2				97.2	96.7	71.4
2～3				98.9	99.5	81.1
3～4				99.4		92.6
4～5				99.5		100.0

資料）厚生労働省：乳幼児身体発育調査（2010）

食物アレルギー問題

食物アレルギーとは

定義

食物によって引き起こされる抗原特異的な免疫学的機序を介して生体にとって不利益な症状が惹起される現象（食物アレルギーの診療の手引き 2017）。

*食中毒，毒性食物による反応，ヒスタミン中毒，食物不耐症（仮性アレルゲン，酵素異常症など）は含まない

臨床型分類

臨床型	発症年齢	頻度の高い食物	耐性獲得（寛解）*6	アナフィラキシーショックの可能性	食物アレルギーの機序
新生児・乳児消化管アレルギー*1	新生児期 乳児期	牛乳（乳児用調製粉乳）	多くは寛解	（±）	主に 非 IgE 依存性
食物アレルギーの関与する乳児アトピー性皮膚炎*2	乳児期	鶏卵，牛乳，小麦，大豆など	多くは寛解	（＋）	主に IgE 依存性
即時型症状*3 （じんましん，アナフィラキシーなど）	乳児期〜 成人期	乳児〜幼児：鶏肉，牛乳，小麦，そば，魚類，ピーナッツなど 学童〜成人：甲殻類，魚類，小麦，果物類，そば，ピーナッツなど	鶏卵，牛乳，小麦，大豆などは寛解しやすい その他は寛解しにくい	（＋＋）	IgE 依存性
特殊型：食物依存性運動誘発アナフィラキシー（FDEIA）*4	学童期〜 成人期	小麦，えび，果物など	寛解しにくい	（＋＋＋）	IgE 依存性
特殊型：口腔アレルギー症候群（OAS）*5	幼児期〜 成人期	果物・野菜など	寛解しにくい	（±）	IgE 依存性

注）*1 主に非 IgE 依存性（細胞依存性）の機序により新生児・乳児に嘔吐や血便，下痢などの消化器症状で発症する。

*2 乳児アトピー性皮膚炎に合併して認められる食物アレルギー。食物に対する IgE 抗体の感作があり，食物が湿疹の増悪に関与している場合である。しばしば，原因食物の摂取によって即時型症状を合併することもある。ただし，すべての乳児アトピー性皮膚炎に食物が関与しているわけではない。

*3 食物アレルギーの最も典型的なタイプ。原因食物摂取後，通常 2 時間以内にアレルギー反応による症状を示すことが多い。

*4（Food-Dependent Exercise-Introduced Anaphylaxis, FDEIA）。原因食物を摂取後に運動することによってアナフィラキシーが誘発される病型。原因食物摂取から 2 時間以内に誘発されることが多い。感冒，睡眠不足や疲労などのストレス，月経前状態，非ステロイド性抗炎症薬（NSAIDs）摂取，アルコール摂取や入浴なども発症の誘発因子となる。ある種の小麦加水分解物含有石鹸「(旧)茶のしずく」を使用したことにより発症した小麦依存性運動誘発アナフィラキシーが多数報告された。原因食物を摂取した場合は食後最低 2 時間（可能なら 4 時間）は運動を避ける。

*5（Oral Allergy Syndrome, OAS）。口唇・口腔・咽頭粘膜における IgE 抗体を介した即時型アレルギー症状を呈する病型。食物摂取直後から始まり，口唇・口腔・咽頭のかゆみ，イガイガ，血管浮腫などを来す。花粉 - 食物アレルギー症候群では生の果物や野菜の摂取による OAS を来すことが多い。

*6 成長に伴う消化管機能と免疫学的機能の成熟により，食物アレルギー症状を呈さなくなること。

食物アレルギーにより引き起こされる症状

皮膚	紅斑，じんましん，血管性浮腫，瘙痒，灼熱感，湿疹
粘膜	眼症状：結膜充血・浮腫，瘙痒，流涙，眼瞼浮腫 鼻症状：鼻汁，鼻閉，くしゃみ 口腔咽頭症状：口腔・咽頭・口唇・舌の違和感・腫脹
呼吸器	喉頭違和感・瘙痒感・絞扼感，嗄声，嚥下困難，咳嗽，喘鳴，陥没呼吸，胸部圧迫感，呼吸困難，チアノーゼ
消化器	悪心，嘔吐，腹痛，下痢，血便
神経	頭痛，活気の低下，不穏，意識障害，失禁
循環器	血圧低下，頻脈，徐脈，不整脈，四肢冷感，蒼白（末梢循環不全）

資料）日本医療開発機構（研究開発代表者 海老澤元宏）：食物アレルギーの診療の手引き 2017 より

食物アレルギーにおける除去食物別の栄養指導

栄養食事指導のポイント

不必要な除去の確認

不必要な食物除去や未摂取の食品がないか，摂取状況を確認する。アレルゲンが含まれる食品に関する正しい情報を伝える。完全除去の場合でも調味料（しょうゆ，みそ，油，だしなど）が摂取可能かどうか，医師に確認する。

安全性の確保

アレルギー表示の見方を指導し，加工食品の購入時に原材料表示を確認する習慣をつけてもらう。生活の中で安全確保（兄弟との接触，取り違え，後片付けなど）について指導する。重症な場合は，周りの人の手や箸を介した混入や接触に留意し，専用の調理器具や食器を用意するように指導する。

食生活の評価・指導

除去食品があっても，主食（ご飯，パン，麺など），主菜（肉，魚，大豆製品など），副菜（野菜，いも類，きのこ，果物など）のバランスを考え，種々の食品を取り入れた食事をすることで，栄養状態の悪化を防ぐことができる。ただし，牛乳アレルギーがある場合には，カルシウムの摂取が不足がちになるため，牛乳以外のカルシウムを多く含む食品から補う。体重増加不良などの成長障害がある場合には，身長，体重，臨床検査値，食事記録などをもとに主治医に報告し対策を検討する。

“食べられる範囲”の具体的な指導

食品によって含まれるたんぱく質（アレルゲン）の量が違うことを知り，食べるときにたんぱく質の量に注意ができるように指導する。たんぱく質は，加工や調理によって変化することがあり，同じたんぱく質であっても症状の出やすさが異なってくる場合があることを指導する。

たんぱく質量や前記の症状の出やすさを踏まえて，食べてよい食品（料理法や加工食品の選択）やその許容量を具体的に指導する。

個別食品のアレルギーの留意点

代替食品は p.236 参照。

鶏卵アレルギー

- 鶏卵アレルギーは卵白のアレルゲン（オボムコイド，オボアルブミンなど）が主原因である。加熱卵黄（少量の卵白が付着するもの）は摂取可能な児が多い。
- ただし，鶏卵による食物蛋白誘発胃腸炎患者は，卵白より卵黄で症状が誘発されることが報告されている。卵黄を摂取した数時間後に繰り返し嘔吐を認めるような場合にはこの病型である可能性を考慮する。
- 卵白の主要な原因たんぱく質であるオボアルブミンは，容易に加熱変性するため，加熱温度や，加熱時間，調理方法によって，食べられる場合がある。逆に，加熱鶏卵が摂取可能でも，加熱が十分でない鶏卵や生鶏卵などでは症状がでる可能性があり，加工食品や卵料理の幅を広げる手順を具体的に指導する。
- 鶏肉や魚卵は，鶏卵とアレルゲンが異なるため，基本的に除去する必要はない。
- 加工食品の原材料である卵殻カルシウム（焼成・未焼成製品）は，ほとんど鶏卵たんぱく質を含まないため摂取することができる。
- うずらの卵は，食品表示法において特定原材料「卵」の範囲に含まれる。
- まれであるが，鳥由来のアレルゲンに経気道感作された後，交差反応による鶏卵アレルギー（bird-egg 症候群）が報告されている。

牛乳アレルギー

- 牛乳のアレルゲンにはカゼイン，β-ラクトグロブリンなどがある。カゼインは主要なアレルゲンで，加熱によるアレルゲン性の変化を受けにくい。β-ラクトグロブリンは加熱によって反応性が低下する。
- 牛肉は，牛乳とアレルゲンが異なるため，基本的に除去する必要はない。
- 牛乳以外のやぎ乳や羊乳などは，アレルギー表示の範囲外であるが，牛乳と強い交差抗原性＊があり，使用できない。
- アレルギー用ミルク（特別用途食品・ミルクアレルゲン除去食品）は，牛乳たんぱく質を酵素分解して，分子量を小さくした「加水分解乳」と，アミノ酸を混合してミルクの組成に近づけた「アミノ酸乳」，大豆たんぱくを用いた調製粉末大豆乳がある。加水分解乳は，最大分子量の小さいものほどアレルゲンの酵素分解が進んでおり，症状が出にくい。アミノ酸乳は，脂質が少なく，通常の調乳条件では高浸透圧のため下痢を来しやすい。アレルギー用ミルクの選択は医師の指示に従う。
- 新生児・乳幼児食物蛋白誘発胃腸症（新生児・乳児消化管アレルギー）患者や重症な牛乳アレルギー患者は，加水分解乳で症状が誘発される可能性がある。
- ペプチドミルクは，たんぱく質の酵素分解が不十分でアレルゲンが残存しており，牛乳アレルギー児には使用できない。
- 加工食品の原材料には，「乳」の文字をもつ紛らわしい表記が多く，十分な理解が必要である。

- 乳糖には，ごく微量（数μg/g）のたんぱく質が含まれる場合があるが，加工食品中の原材料レベルでの除去が必要な場合は稀である。摂取可否については医師に確認する。

小麦アレルギー

- 小麦の主要なアレルゲンに，グリアジンやグルテニンなどがある。
- 大麦やライ麦などの麦類と小麦は，交差抗原性*が知られている。しかしすべての麦類の除去が必要となることは少ない。
- しょうゆの原材料に利用される小麦は，醸造過程で小麦アレルゲンが消失する。したがって，原材料に小麦の指示があっても，基本的にしょうゆを除去する必要はない。
- 麦茶は大麦が原材料で，たんぱく質含有量もごく微量のため，除去が必要なことは稀である。
- 米や他の雑穀類（ひえ，あわ，きび，たかきびなど）は，摂取することができる。
- 食物依存性運動誘発アナフィラキシーの原因食物として最も頻度が高い。
- α-アミラーゼインヒビターは，小麦粉の吸入により職業性喘息を起こすbaker's asthmaの原因となる。これらは加工によるアレルゲン性の変化が少ない。
- グルテンフリー表示は欧米の基準であり，我が国のアレルギー表示の基準とは異なる。このため重症な小麦アレルギー患者は，グルテンフリー表示の製品で症状が誘発される可能性がある。一方で農林水産省が認証する米粉を対象とした「ノングルテン」表示は，1 ppm未満基準であり，通常摂取が可能である。

木の実（ナッツ）類アレルギー

- 種実（ナッツ）類（くるみ，カシューナッツ，アーモンド，マカダミアナッツ，ピスタチオ，ヘーゼルナッツ，ココナッツなど）は，ひとくくりにして除去をする必要はない。個別に症状の有無を確認する。
- ただし，カシューナッツとピスタチオ，くるみとペカンナッツの間には強い交差抗原性がある。どちらかにアレルギーがあれば，両者を除去する必要がある。
- くるみ，カシューナッツはアナフィラキシーなど重篤な症状のリスクが高く注意が必要である。
- アーモンド，カシューナッツ，くるみは，アレルギー表示の推奨品目である。他のナッツ類はアレルギー表示の対象外である。推奨品目は複合原材料等，微量に含まれる旨の表示がされない場合があることに留意する。

落花生（ピーナッツ）アレルギー

- ピーナッツは豆類であり，木の実（ナッツ）類とまとめて除去する必要はない。食物経口負荷試験などによって個々に症状の有無を確認する。
- ローストする（炒る）ことでアレルゲン性が高まる。
- ピーナッツオイルを含めた除去が必要である。
- 特定原材料に指定されている。包装された加工食品は，原材料表示で含有の有無を確認できる。

魚卵アレルギー

- 乳幼児では初めてイクラを摂取して症状が誘発される場合がある。
- 魚卵間での交差抗原性 * を示す例は少なく，魚卵類（イクラ，たらこ，ししゃもの卵，わかさぎの卵，かずのこ，とびこなど）は，ひとくくりにして除去をする必要はない。
- イクラは，アレルギー表示の推奨品目である。推奨品目は複合原材料等，微量に含まれる旨の表示がされない場合があることに留意する。

果物，野菜アレルギー

- 果物アレルギーの原因は，キウイ，バナナ，もも，りんご，さくらんぼの頻度が高い。
- 特定の生の果物や野菜を摂取したときに，速やかに口の中や喉の痒みなど（OAS）を感じ，それ以上の症状は誘発されないことがある。この中で，特定の花粉との交差反応性があるものを特に花粉 - 果物アレルギー症候群（PFAS）という。
- PFAS の原因となる野菜や果物の多くは，特定の花粉と交差抗原性 * がある。主なものに，カバノキ科（ハンノキ・シラカンバなど）花粉とバラ科果物（りんご，もも，すもも，さくらんぼ，西洋なしなど），キク科（ブタクサなど）花粉とウリ科果物・野菜（メロン，すいか，きゅうりなど）がある。
- PFAS の多くは，加熱調理した野菜や果物は摂取可能である。違和感を感じたら摂取を中止することで症状がおさまるので，厳密な除去は必要でないことが多い。
- 果物アレルギーがすべて OAS の病型を示すとは限らず，微量でアナフィラキシーを呈することもある。

甲殻類，軟体類，貝類アレルギー

- 甲殻類（特にえび）は食物依存性運動誘発アナフィラキシーの原因食物として頻度が高い。
- 主要なアレルゲンはトロポミオシンで，熱や消化酵素による変化を受けにくい。
- トロポミオシンをもつえび・かになどの甲殻類間や，いかとたこなどの軟体類間，貝類間に交差抗原性 * がある。えびアレルギー患者の 65%は，かににも症状を示すが，甲殻類と軟体類（いか，たこなど），貝類（ほたてなど）の交差反応性は 20%程度である。
- 甲殻類，軟体類，貝類をひとくくりにして除去する必要はない。血液検査，食物経口負荷試験などで個々に症状の有無を確認する必要がある。
- えび・かには特定原材料に指定されている。包装された加工食品は，原材料表示で含有の有無を確認できる。他はいかとあわびのみ，アレルギー表示の推奨品目である。推奨品目は複合原材料等，微量に含まれる旨の表示がされない場合があることに留意する。

魚アレルギー

- 魚類の主要アレルゲンは，パルブアルブミンとコラーゲンである。パルブアルブミンは，熱や消化酵素による変化が少ないが，高温，高圧処理によって反応性が低下する。
- 魚や魚種間で交差抗原性＊があるが，すべての魚の除去が必要とは限らない。このため，問診や経口負荷試験で摂取可能な魚を見つけることが望ましい。
- 魚は，鮮度が低下すると魚肉中にヒスタミンが作られ，かゆみ，じんましんなどの症状をもたらすことがある。これは食物不耐症であり，食物アレルギーとは異なる病態で，区別して考える。
- 小児は稀であるが，魚に寄生したアニサキスが原因のアレルギーが報告されている。
- 青魚，赤身魚など，魚皮や身の色などの区別による除去には根拠がない。
- かつお，いりこなどのだしの除去は，不必要なことが多い。
- さけ，さばは，アレルギー表示の推奨品目である。推奨品目は複合原材料等，微量に含まれる旨の表示がされない場合があることに留意する。

大豆アレルギー

- 大豆アレルギーで，他の豆類の除去が必要なことは非常に少ない。このため豆類をひとくくりに除去する必要はない。
- しょうゆやみそは，製造過程で大豆アレルゲンの大部分が分解される。
- 納豆も発酵によりアレルゲン性の低下が期待できる。
- 大豆油は症状なく摂取できることが多い。
- PFASでは，豆腐が摂取可能であっても豆乳のみ症状が誘発されることがある。
- 納豆による遅発型アナフィラキシー（摂取後5時間から半日後に発症）が報告されている。
- 大豆はアレルギー表示の推奨品目である。推奨品目は複合原材料等，微量に含まれる旨の表示がされない場合があることに留意する。

そばアレルギー

- そば殻を吸い込むことで，喘息症状を誘発する場合がある。
- そばアレルゲンは，水に溶けやすく熱に強い性質がある。このため，そばと同じ釜で茹でたうどんなどは，そばのコンタミネーション（混入）が生じうる。
- 特定原材料に指定されている。包装された加工食品は，原材料表示で含有の有無を確認できる。

ごまアレルギー

- 他の木の実（ナッツ）類，落花生（ピーナッツ）などとひとくくりにして除去をする必要はない。
- ごま油は使用可能な場合が多い。除去の必要性は主治医に相談する。
- ごまは，アレルギー表示の推奨品目である。推奨品目は複合原材料等，微量に含まれる旨の表示がされない場合があることに留意する。

肉アレルギー

- 肉類のアレルギーの患者は少なく，すべての獣肉（牛肉，豚肉，鶏肉など）の除去が必要になることは極めてまれである。
- 肉アレルギーがあっても肉エキス（だし）は食べられる場合が多い。
- 稀であるが，マダニの成分が咬傷（こうしょう）によるマダニ由来の成分への感作で発症する牛肉・豚肉アレルギー（a-Gal 症候群），ネコアレルゲンの経気道的な感作により発症する豚肉・牛肉アレルギー（pork-cat 症候群）が報告されている。いずれも交差反応によるものである。
- pork-cat 症候群のアレルゲンはアルブミンであり，熱に不安定な性質をもつ。このため十分に加熱した豚肉では症状が出ないことがある。重症度に応じて医師の指示に従う。

注）*交差抗原性：異なるアレルゲンに同じ形をした部位があると，特異的 IgE 抗体がそれらのアレルゲンに結合すること。これによってアレルギー症状が出ることを交差反応という。

資料）厚生労働科学研究班（研究代表者 海老澤元宏）：食物アレルギーの栄養食事指導の手引き 2022

原因食物別の代替品

鶏卵	肉，魚，大豆・大豆製品，鶏卵不使用の魚・肉加工品（ちくわ，ウインナーなど），マヨネーズ風調味料，鶏卵不使用の食パン・コーンフレーク・クッキー・ビスケット・ゼリー・プレミックス粉，いも類やでんぷんで代替した天ぷら衣・ハンバーグのつなぎ
小麦	米，雑穀，とうもろこし粉を使ったパン・麺類，米粉パン（グルテンを使用していることが多いため必ず確認する），給食では押し麦，米粒麦，もち麦などの大麦加工品（個別に確認）
大豆	医師の指示で大豆のしょうゆやみそを除去する必要がある場合には，米や雑穀から作られる調味料
魚	肉類，大豆加工品（魚全般の除去が続く場合にはビタミン D 不足のリスクが高まるため，卵黄，きくらげ，干ししいたけ，アレルギー用ミルクなどで補うことが望ましい）
野菜，果物	食べられる野菜，果物，いもなど。ジャム，ケチャップ，ソースなどの加工品・調味料，加熱調理したものは使えることが多い
肉	魚類，大豆製品（すべての肉類を除去する場合にはヘム鉄不足による鉄欠乏を生じないよう，鉄を多く含む食品の継続的な摂取を勧める）

参考

今後の学校における食物アレルギー対応推進体制

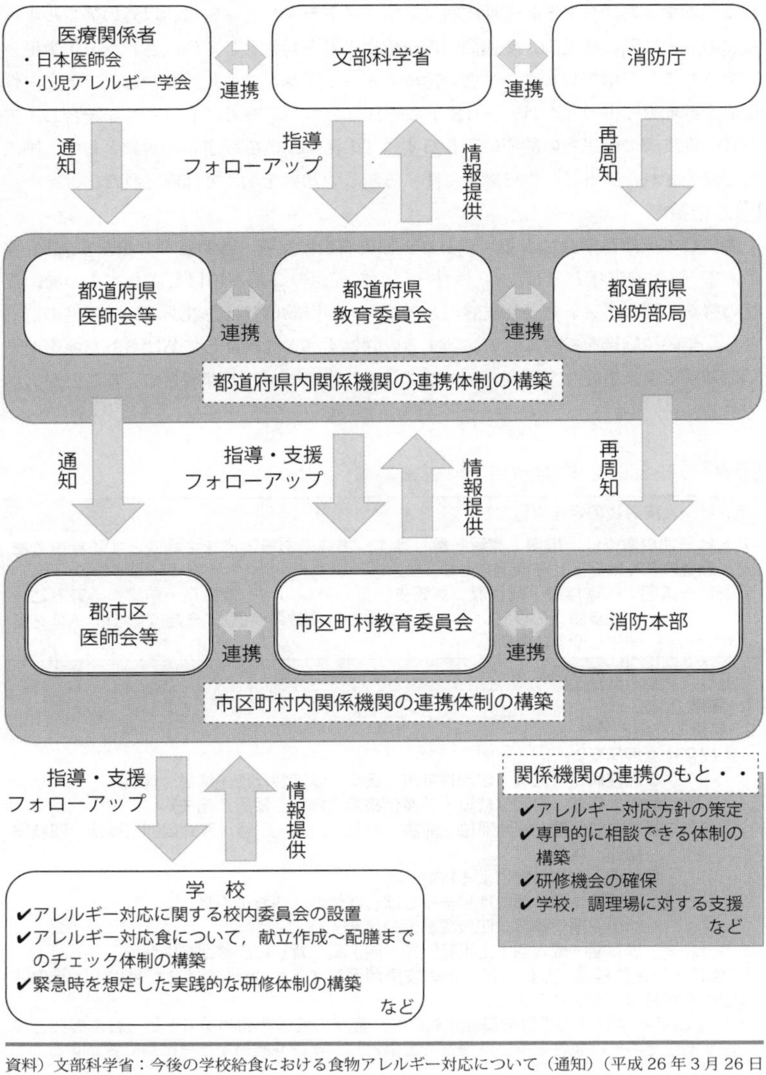

資料）文部科学省：今後の学校給食における食物アレルギー対応について（通知）（平成 26 年 3 月 26 日 25 文科ス第 713 号）

アトピー性皮膚炎の診断基準

アトピー性皮膚炎の診断基準は，皮膚科診療を専門とする医師を対象として作成された日本皮膚科学会アトピー性皮膚炎診療ガイドラインと，皮膚科以外のアレルギー疾患の診療に関わる医師，関連領域の医療従事者を対象として作成された厚生労働省研究班および日本アレルギー学会の診療ガイドラインがあった。しかし，アトピー性皮膚炎診療ガイドラインは，2018 年にそれら 2 つの診療ガイドラインを統合し，アトピー性皮膚炎の患者の診療に関わるすべての医師，医療従事者を対象として，国内外で発表されたアトピー性皮膚炎に関する新しい知見を加えて作成された。

診断基準

表に日本皮膚科学会による「アトピー性皮膚炎の定義・診断基準」を示す。1）瘙痒，2）特徴的皮疹と分布，3）慢性・反復性経過の 3 基本項目を満たすものを，症状の軽重を問わずアトピー性皮膚炎と診断する。疑診例では急性あるいは慢性の湿疹とし，年齢や経過を参考にして診断する。除外すべき診断としてあげられた疾患を十分に鑑別でき，重要な合併症としてあげられた疾患について理解していることが大切である。

表　アトピー性皮膚炎の定義・診断基準

アトピー性皮膚炎の定義（概念）

アトピー性皮膚炎は，増悪・寛解を繰り返す，瘙痒のある湿疹を主病変とする疾患であり，患者の多くはアトピー素因をもつ。

アトピー素因：①家族歴・既往歴（気管支喘息，アレルギー性鼻炎・結膜炎，アトピー性皮膚炎のうちいずれか，あるいは複数の疾患），または② IgE 抗体を産生しやすい素因。

アトピー性皮膚炎の診断基準

1. 瘙痒
2. 特徴的皮疹と分布
   ①皮疹は湿疹病変：
   ●急性病変（紅斑，湿潤性紅斑，丘疹，漿液性丘疹，鱗屑，痂皮）
   ●慢性病変（浸潤性紅斑・苔癬化病変，痒疹，鱗屑，痂皮）
   ②分布：●左右対側性（好発部位：前額，眼囲，口囲・口唇，耳介周囲，頸部，四肢関節部，体幹）
   ●参考となる年齢による特徴
   乳児期：頭，顔にはじまりしばしば体幹，四肢に下降。
   幼小児期：頸部，四肢関節部の病変。
   思春期・成人期：上半身（頭，頸，胸，背）に皮疹が強い傾向。
3. 慢性・反復性経過（しばしば新旧の皮疹が混在する）：乳児では 2 か月以上，その他では 6 か月以上を慢性とする。

→上記 1，2 および 3 の項目を満たすものを，症状の軽重を問わずアトピー性皮膚炎と診断する。その他は急性あるいは慢性の湿疹とし，年齢や経過を参考にして診断する。

除外すべき診断（合併することはある）
●接触皮膚炎　●手湿疹（アトピー性皮膚炎以外の手湿疹を除外するため）　●脂漏性皮膚炎　●皮膚リンパ腫　●単純性痒疹　●乾癬　●疥癬　●免疫不全による疾患　●汗疹　●膠原病（SLE，皮膚筋炎）　●魚鱗癬　●ネザートン症候群　●皮脂欠乏性湿疹
診断の参考項目
●家族歴（気管支喘息，アレルギー性鼻炎・結膜炎，アトピー性皮膚炎） ●合併症（気管支喘息，アレルギー性鼻炎・結膜炎） ●毛孔一致性の丘疹による鳥肌様皮膚　●血清 IgE 値の上昇
臨床型（幼小児期以降）
●四肢屈側型　●痒疹型　●四肢伸側型　●全身型　●小児乾燥型　●頭・頸・上胸・背型　●これらが混在する症例も多い
重要な合併症
●眼症状（白内障，網膜剥離など：特に顔面の重症例）●伝染性軟属腫　●伝染性膿痂疹　●カポジ水痘様発疹症

資料）日本皮膚科学会：アトピー性皮膚炎の定義・診断基準，日皮会誌，131：2691-2777，2021 を改変

皮疹の特徴

（1）乳児期（2 歳未満）

乳児早期には，頬，額，頭の露出部にまず乾燥，次いで潮紅を生じるのが始まりである。病勢が強いと潮紅は強まり丘疹が出現すると同時に痒みが生じて掻くために皮疹は傷つけられ湿潤性となり痂皮をつくる。同時に皮疹は拡がり，耳周囲，口囲，頬，顎など顔面全体に及ぶ。顔面の症状にやや遅れて頸部，腋窩，肘窩，膝窩などの間擦部に滲出性紅斑が生じ，さらに，胸腹部，背部，四肢にも紅斑，丘疹が出現する。

（2）幼児期・学童期（2 ～ 12 歳）

幼児期から学童期にかけては，顔面の皮疹は減少し，かわって頸部，腋窩，肘窩，膝窩，鼠径，手首，足首などの皮疹が典型的となる。重症例では，顔面，四肢にも皮疹が拡がり，繰り返して掻破するために，びらん，血痂などを繰り返し，肘，膝，手足に苔癬化，痒疹結節を生じることがある。体幹，四肢には乾燥皮膚や鳥肌様の毛孔一致性丘疹がみられる。

（3）思春期・成人期（13 歳以上）

思春期以降は顔面，頸部，胸部，背部など上半身に皮疹が強い傾向がみられるようになる。また，皮疹が顔面から頸部に顕著である顔面型や，瘙痒の強い丘疹が体幹，四肢に多発する痒疹型の皮疹を呈する場合もある。全身に拡大して紅皮症に至る重症例もある。

（4）皮疹の出現部位

皮疹は身体のどこにでも出現し得るが，外的要因が加わる部位には皮疹が早くまたは強く出現する。皮疹は原則として左右対称性に出現する。

(5) 皮疹の性質

皮疹の形態は湿疹・皮膚炎の特徴を備えている。これを急性病変と慢性病変とに分ける。また，全年齢にわたって皮膚が乾燥傾向（乾燥皮膚，乾皮症，ドライスキン，アトピックスキン）であることが多い。この特徴は皮膚に炎症がないときには分かりにくいが，皮膚炎のあるときには顕著である。

急性病変とは初発時または慢性期の急性悪化のときに生じるタイプの皮疹である。いままさに出現した皮疹としては紅斑と丘疹とがある。これらには表皮内に小水疱を多く持つものがあり，それが湿潤性紅斑，漿液性丘疹である。それらの悪化または掻破によって表皮が破壊されると滲出液が出て，痂皮となる。

慢性病変とは主に掻破の影響で変化した皮疹である。掻破を繰り返すと機械的刺激により皮膚が肥厚し，苔癬化病変や痒疹結節をつくる。

資料）日本皮膚科学会：アトピー性皮膚炎診療ガイドライン 2021

8

高齢者栄養・介護・福祉

高齢者栄養

高齢者の低栄養

加齢に伴う生理的，社会的および経済的問題は，高齢者の栄養状態に影響を与える。**表1**に高齢者の代表的な低栄養の要因を挙げる。

表1　高齢者の様々な低栄養の要因

1．社会的要因 独居 介護力不足・ネグレクト 孤独感 貧困 2．精神的心理的要因 認知機能障害 うつ 誤嚥・窒息の恐怖 3．加齢の関与 嗅覚，味覚障害 食欲低下	4．疾病要因 臓器不全 炎症・悪性腫瘍 疼痛 義歯など口腔内の問題 薬物副作用 咀嚼・嚥下障害 日常生活動作障害 消化管の問題（下痢・便秘） 5．その他 不適切な食形態の問題 栄養に関する誤認識 医療者の誤った指導

フレイルおよびサルコペニアと栄養の関連

フレイルとは，老化に伴う種々の機能低下（予備能力の低下）を基盤とし，様々な健康障害に対する脆弱性が増加している状態，すなわち健康障害に陥りやすい状態を指す。健康障害の中にはADL障害，要介護状態，疾病発症，入院や生命予後などが含まれる。

フレイルは，要介護状態に至る前段階として捉えることができ，介護予防との関連性が高い状態と言える。実際，後期高齢者の要介護状態に至る原因は，脳卒中のような疾病よりも「高齢者による衰弱」を要因とする割合が高くなる。Friedらは，**表2**に挙げた5項目のうち，3項目が当てはまればフレイルとし，1～2項目が当てはまる場合はフレイル前段階と定義した。

一方，サルコペニアは造語であり，「加齢に伴う筋力の減少または老化に伴う筋肉量の減少」を指す。サルコペニアの定義は，**表3**の通りである。

表2　Fried らのフレイルの定義

1．	体重減少
2．	疲労感
3．	活動度の減少
4．	身体機能の減弱（歩行速度の低下）
5．	筋力の低下（握力の低下）

注）上記の5項目中3項目以上該当すればフレイルと診断される。

表3　サルコペニアの定義

1．	筋肉量減少
2．	筋力低下（握力など）
3．	身体能力の低下（歩行速度など）

注）診断は，上記の項目1に加え，項目2または項目3を併せ持つ場合にサルコペニアと診断される。

資料）厚生労働省：日本人の食事摂取基準（2020 年版）策定検討会報告書，p.413 ～ 415（2019）

低栄養の診断基準

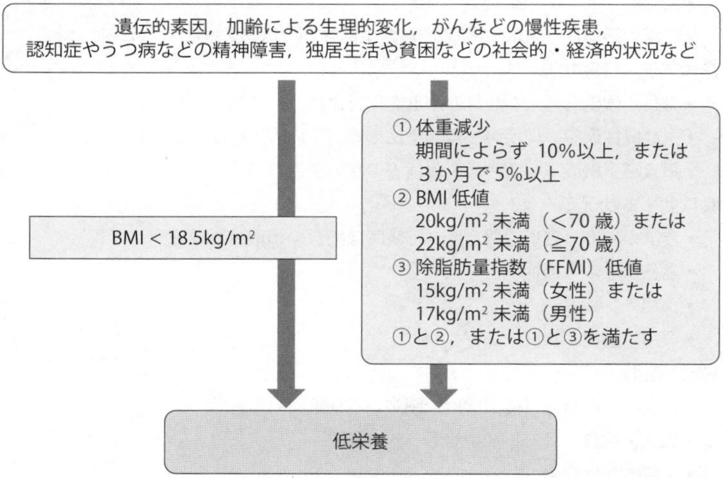

資料）欧州臨床栄養代謝学会（2015）を一部改変

高齢者の低栄養対策

まず，低栄養の一因となり得る疾患（感染症など）がある場合には，それを治療する。

さらに，高齢者の低栄養予防・改善の戦略として，安心して適切な食事を確保できる食環境整備が重要である。具体例としては，①配食事業の充実によって適切な栄養状態を確保する支援を行う，②地域における共食の機会を増加させて社会参加を促進することが挙げられる。①としては，平成 29（2017）年３月，厚生労働省が「地域高齢者等の健康支援を推進する配食事業の栄養管理に関するガイドライン」を策定し，②としては，子どもから高齢者まで異世代が集まって一緒に食事を準備し，食べる場を地域で増やすことが行われている。

●配食事業を行う側からみたポイント

高齢者の状況を適切に把握した上で，その高齢者に合った食事を提供することが必要である。低栄養が疑われる人や在宅療養者等への対応については原則として管理栄養士が担当し，必要に応じ，高齢者の了解を得てかかりつけ医等と連携するとよい。

利用者等の適切な食種の選択を支援する上で必要な項目として，確認項目例を参考に確認を行う。

確認項目（例）のみ抜粋

【必須項目】

基本情報

- 居住形態
- 要介護（要支援）認定
- 日常生活動作（ADL），手段的日常生活動作（IADL）

身体状況・健康状況

- 身長，体重（過去6か月の体重変化を含む。），BMI
- 主な既往疾患，現疾患，食事療法の要否・内容・程度，服薬状況
- 摂食嚥下機能（咀嚼，歯・義歯等の状態を含む。）

食に関する状況

- 食欲の程度，食事回数，量（継続時は配食の摂取量も確認）
- 食品摂取の多様性
- 食物アレルギー
- 買物・調理の状況

【推奨項目】

- 社会参加の状況（外出頻度，閉じこもり傾向　等）
- 孤食・共食，ソーシャルサポートの状況
- 主観的な健康感

●地域での共食の場づくりの利点

高齢者が出かけたくなる場，楽しく食事をする場を設けることで，高齢者の社会参加が促進される。また，高齢者だけが集まる場を増やすのではなく，子どもから成人，高齢者までが一緒に食事を準備し，食べることによって，子どもは老いを身近に体験でき学ぶことができる。さらに，高齢者が自分の体験を次世代に伝えることによって郷土料理や食材の伝承，日本の食文化の継承の場となる。積極的に人と交わる食行動を行っている高齢者が，高次生活機能の自立度が高く，主観的幸福度などのQOLが良好であったという報告がある（武見ゆかり，民族衛生，2001）。

資料）厚生労働省：地域高齢者等の健康支援を推進する配食事業の栄養管理

高齢者が欠乏しやすい栄養素

栄養素		含有食品	生理作用	欠乏症状
カルシウム[*1]		動物の骨類，スキムミルク，牛乳，さくらえび，しらす干し，ひじき，いわし丸干し，小魚の佃煮，豆腐，チーズなど。	①丈夫な骨と歯を作る。 ②神経の働きを健全にする。神経を調整し，興奮を抑え，鎮静・くつろぎ・熟睡をもたらす。 ③心臓の拍動を正しくする。 ④爪の成長を健やかにする。	①骨と歯が弱くなる。 ②姿勢が悪くなる。 ③神経質，神経過敏となる。 ④神経性の頭痛を起こしやすくなる。
鉄[*2]		レバー，あんず，卵黄，カキ，かつお，春菊，枝豆，パセリ，ほうれんそう，ごぼうなど。	①体内における酸素の運搬をつかさどるヘモグロビンの主成分。 ②顔色をよくし，元気をよくする。	①貧血（鉄欠乏性貧血）を起こす。 ②疲れやすく，忘れっぽく，根気がなくなる。
ビタミン	A	レバー，特に魚の肝臓，肝油，バター，卵黄，うなぎ，はもなど。 カロテン（プロビタミンA）：ほうれんそう，にんじん，春菊，かぼちゃなど。	発育を促進し，上皮細胞を保護し，感染に対する抵抗力を増す。目の働きをよくし，とり目を治すなど。	発育が阻止され，夜盲を生じ，乾燥性眼炎，角膜軟化症になる。皮膚が角質化する。
	B_1	穀類の胚芽，ぬか漬け，豆類，卵黄，バター，レバー，そば粉，豚肉，うずら卵（生）など。	炭水化物の代謝を促進し，食欲および消化機能を刺激し，神経機能を調節する。	食欲が減退し，疲労しやすく，脚気症状や神経炎症状を起こし，体重が減少する。
	B_2	酵母，うなぎ肝，ベーコン，どじょう，卵白，納豆，魚肉ソーセージ，スキムミルク，レバーペースト，干ししいたけなど。	発育を促進し，食欲を増進し，口唇の荒れを防ぎ，肝臓の働きをよくし，アルコールやニコチン中毒を予防する。	発育が阻害され，唇や口の粘膜に炎症を起こす。胃腸障害や目の異常を起こす。

注）[*1]体内での利用にはビタミンDが必要。
[*2]体内での利用には微量の銅が必要。
資料）杉橋啓子：川崎市（多摩区，高津区）一人暮らし高齢の生活実態調査より

良好な栄養状態を保つための食事

低栄養を予防するために，日々の食事ではごはん，パン，麺などの「主食」，肉・魚・卵・大豆製品などを使ったメイン料理の「主菜」，野菜・きのこ・いも・海藻などを使った小鉢・小皿料理の「副菜」をそろえて多様な食品を食べることを心がける。高齢者を対象にした調査結果から，多様な食品を摂取している人ほど，筋肉量が多く，体力（握力や歩行速度）が高く，その後の筋肉量や体力の低下を予防できる可能性が示された。

反対に，「主食・主菜・副菜」をそろえて食べる頻度が少ない人は，フレイルの該当リスクが高くなることも認められている。できるだけ毎日，２回以上は「主食・主菜・副菜」をそろえて食べられるよう，心がける。また，高齢期はたんぱく質が不足しがちなため，特に肉・魚・卵・牛乳などの食品からたんぱく質をしっかりとることも重要である。

3つの習慣で，フレイル予防に必要な食生活を実践

1）毎日，7品目以上の食品を食べよう！

いろいろな食品を食べることで，栄養状態を良好に保つことができ，フレイル予防につながる。からだの機能の維持や筋肉・体力の維持には，以下の10の食材のうち，最低でも４点以上，できれば７点以上を目指す。

- BMI…身長と体重から算出でき（体重（kg）÷身長（m）÷身長（m）），肥満・やせを評価する指標。高齢者の方は，20以下が低栄養傾向とされている。
- アルブミン…血液中に含まれるたんぱく質の一種で，たんぱく質の栄養状態を評価する指標。4.0g/dLを下回ると，栄養不足の恐れがある

合言葉は「さあにぎやか(に)いただく！」※

・さかな	・かいそう
・あぶら	・いも
・にく	・たまご
・ぎゅうにゅう	・だいずせいひん
・やさい	・くだもの

※10の食品群の頭文字をとったもの。ロコモチャレンジ！推進協議会が考案した合言葉。

なお，高齢者が毎日食べている人の割合が少ない食品のトップ３は，いも類，海藻類，肉類という調査結果があり，毎日食べることが難しい食品も少しずつ取り入れる。

2）たんぱく質をしっかりとろう！

高齢期はたんぱく質が不足しがちなため，特に肉・魚・卵・牛乳などの食品からたんぱく質をしっかりとることも重要である。高齢者が１日に必要なたんぱく質量の目安として，1.0 ～ 1.2g ×体重（kg）が推奨されている。フレイル予防にむけては，体重が 50kgの人なら 50~60g が必要である。例えば，１日に必要なたんぱく質量の目安〔( ) 内はたんぱく質の目安〕として，豚ロース（焼き）50g（約 13g），鮭（焼き）70g（約 20g），牛乳 180g（約 6g），卵（生）50g（約 6g），納豆 50g（約 8g）を食べることで，合計約 53g のたんぱく質がとれる（日本食品標準成分表 2020 年版（八訂）より計算）。なお，低栄養が疑われる人は，より多くのたんぱく質を食べるよう心掛ける。

3）みんなでおいしく，楽しく食べよう！

食べることは，身体の栄養だけでなく，心の栄養にもなる。会話を楽しみながら，家族や友人・知人と一緒に食べる機会を大切にする。地域の料理教室や会食会などもおすすめである。

資料）東京都介護予防・フレイル予防ポータル https://www.fukushihoken.metro.tokyo.lg.jp/kaigo_frailty_yobo/index.html

高齢者の特性を踏まえた保健事業ガイドライン第２版

2019 年 10 月 16 日，厚生労働省は，高齢者の保健事業と介護予防の一体的実施のあり方を示すために，そのガイドラインを改定した。後期高齢者医療広域連合（以下「広域連合」）が実施することが望ましい健康診査や保健指導などの保健事業の内容や手順について，科学的知見を踏まえて提示されているほか，広域連合と市町村が協働して，高齢者の健康づくりや介護予防等の事業と連携しながら，高齢者の特性を踏まえた保健事業を実施する場合の役割分担や留意点が示されている。

2019 年５月に医療保険制度の適正かつ効率的な運営を図るための健康保険法等の一部を改正する法律（令和元年法律第９号）が公布され，2020 年度から高齢者の保健事業と介護予防等の一体的な実施が推進されることとなる。一体的な実施を推進するため，先行的事例等を踏まえたプログラムについて，学識経験者および自治体関係者の実務者で構成する「高齢者の保健事業と介護予防の一体的な実施の推進に向けたプログラム検討のための実務者検討班」の報告書が本年９月 27 日に取りまとめられていた。

当該報告書の内容を高齢者の特性を踏まえた保健事業ガイドラインに盛り込むため，高齢者の保健事業のあり方検討ワーキンググループおよび同作業チームにより検討が進められ，今般，高齢者の特性を踏まえた保健事業ガイドライン第２版が策定された。「Ⅰ総括編」で基本的な考え方について，「Ⅱ実践編」で保健事業の実施内容・方法，手順ならびに高齢者の保健事業と介護予防の一体的な実施の手順等についてまとめられている。

●高齢者の保健事業と介護予防の一体的な実施（市町村における実施のイメージ図）

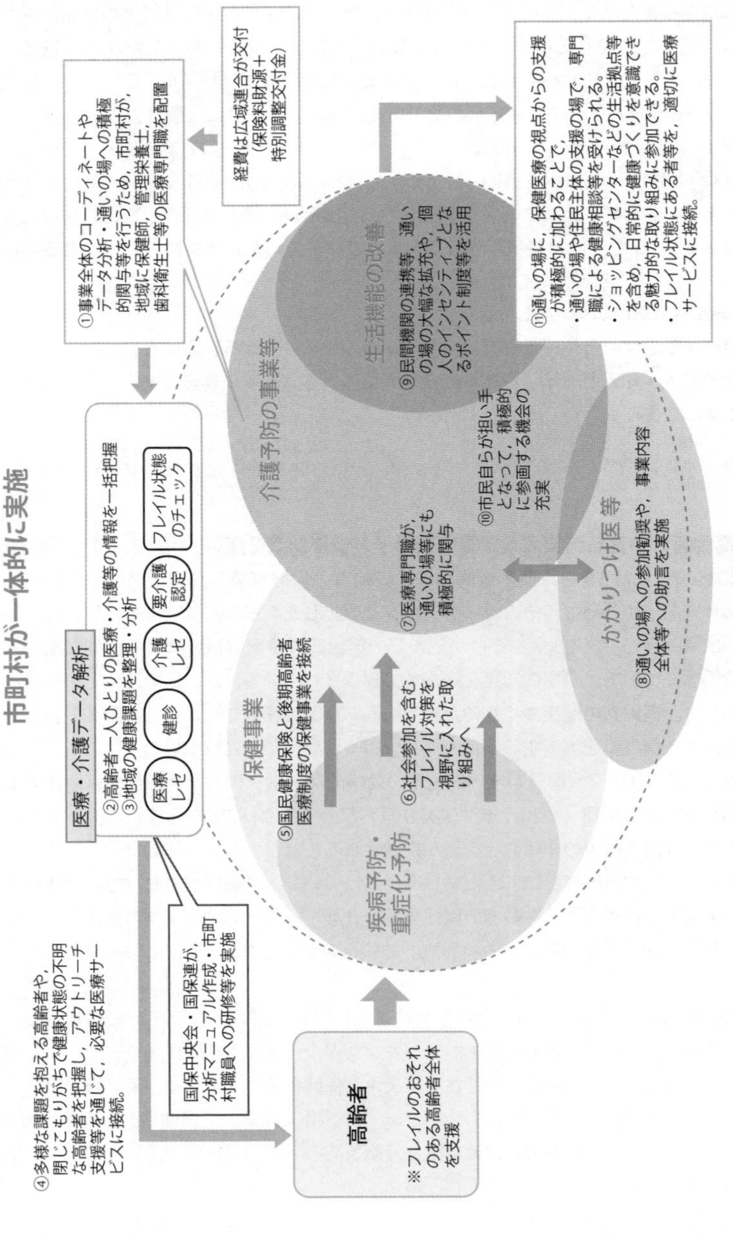

資料）厚生労働省：高齢者の特性を踏まえた保健事業ガイドライン第2版（令和元年10月）

介護食

ユニバーサルデザインフードの区分選択の目安

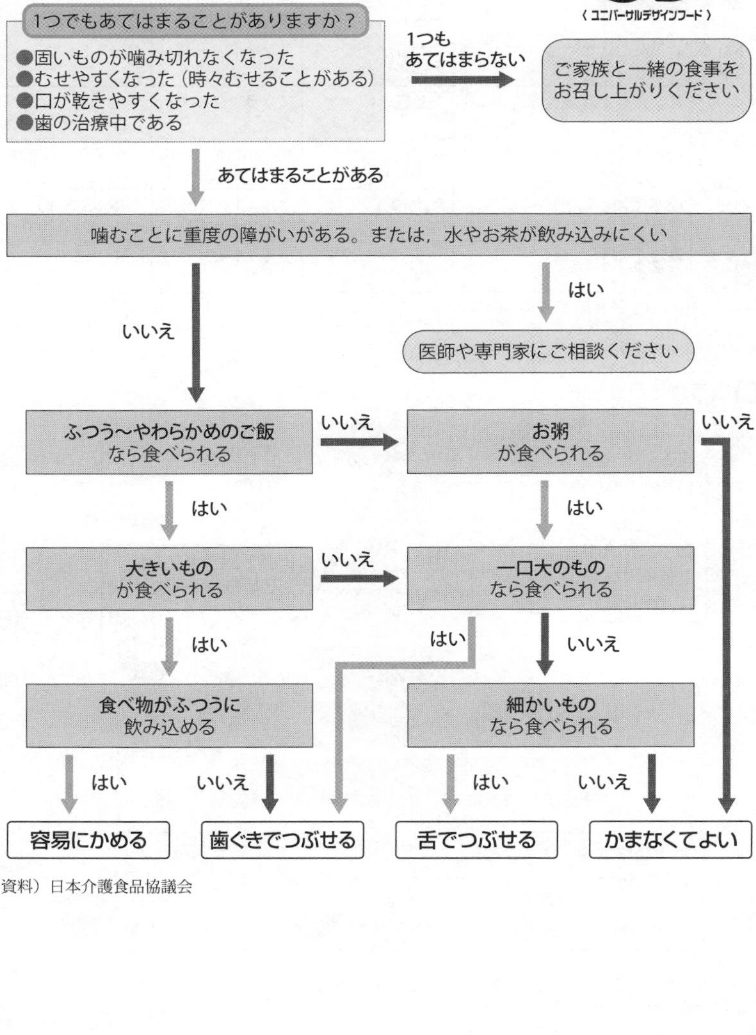
1つでもあてはまることがありますか？
●固いものが噛み切れなくなった
●むせやすくなった（時々むせることがある）
●口が乾きやすくなった
●歯の治療中である
1つもあてはまらない
ご家族と一緒の食事をお召し上がりください
あてはまることがある
噛むことに重度の障がいがある。または，水やお茶が飲み込みにくい
はい
医師や専門家にご相談ください
いいえ
ふつう～やわらかめのご飯なら食べられる
いいえ
お粥が食べられる
いいえ
はい
はい
大きいものが食べられる
いいえ
一口大のものなら食べられる
はい
はい
いいえ
食べ物がふつうに飲み込める
細かいものなら食べられる
はい
いいえ
はい
いいえ
容易にかめる
歯ぐきでつぶせる
舌でつぶせる
かまなくてよい

資料）日本介護食品協議会

ユニバーサルデザインフードの区分表

区　分		容易にかめる	歯ぐきでつぶせる	舌でつぶせる	かまなくてよい
かむ力の目安		かたいものや大きいものはやや食べづらい	かたいものや大きいものは食べづらい	細かくてやわらかければ食べられる	固形物は小さくても食べづらい
飲み込む力の目安		普通に飲み込める	ものによっては飲み込みづらいことがある	水やお茶が飲み込みづらいことがある	水やお茶が飲み込みづらい
かたさの目安	ごはん	ごはん～やわらかごはん	やわらかご飯～全がゆ	全がゆ	ペーストがゆ
	たまご	厚焼き卵	だし巻き卵	スクランブルエッグ	やわらかい茶わん蒸し（具なし）
	肉じゃが	やわらか肉じゃが	具材小さめやわらか肉じゃが	具材小さめさらにやわらか肉じゃが	ペースト肉じゃが
物性規格	硬さ上限値 N/m²*¹	5×10^5	5×10^4	ゾル：1×10^4 ゲル：2×10^4	ゾル：3×10^3 ゲル：5×10^3
	粘度下限値 mPa・s*²			ゾル：1500	ゾル：1500

注）*¹N/m²：ニュートン/平方メートル
　　*²mPa・s：ミリパスカル /秒
資料）日本介護食品協議会

嚥下食ピラミッド

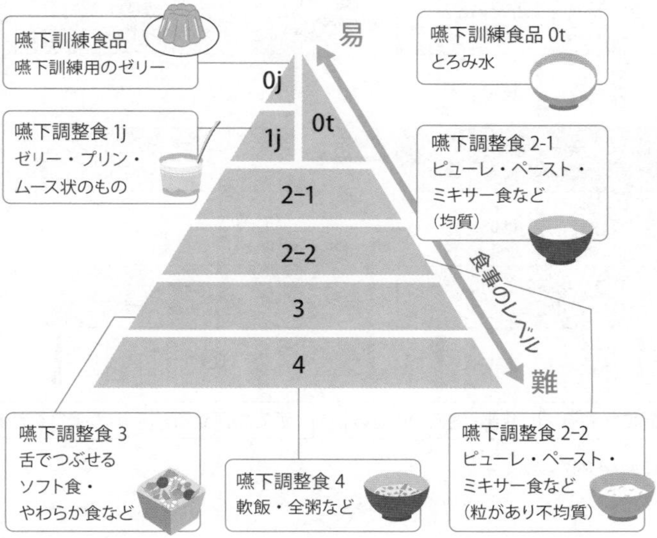

日本摂食嚥下リハビリテーション学会嚥下調整食分類 2021 を元に作成。
『日本摂食嚥下リハ会誌，25（2）135 ～ 149（2021）』または日本摂食嚥下リハ学会 HP ホームページ：https://www.jsdr.or.jp/wp-content/uploads/file/doc/classification2021-manual.pdf「嚥下調整食学会分類 2021」を必ず参照のこと。
注）一部改変。内容の理解にあたっては『嚥下調整食学会分類 21』の本文をお読みいただきたい。

学会分類 2021（食事）早見表

コード【I-8項】		名称	形態	目的・特色	主食の例	必要な咀嚼能力【I-10 項】	他の分類との対応【I-7 項】
0	j	嚥下訓練食品 0j	均質で，付着性・凝集性・かたさに配慮したゼリー 離水が少なく，スライス状にすくうことが可能なもの	重度の症例に対する評価・訓練用 少量をすくってそのまま丸呑み可能 残留した場合にも吸引が容易 たんぱく質含有量が少ない		（若干の送り込み能力）	嚥下食ピラミッド L0 えん下困難者用食品許可基準 I
0	t	嚥下訓練食品 0t	均質で，付着性・凝集性・かたさに配慮したとろみ水 （原則的には，中間のとろみあるいは濃いとろみ*のどちらかが適している）	重度の症例に対する評価・訓練用 少量ずつ飲むことを想定 ゼリー丸呑みで誤嚥したりゼリーが口中で溶けてしまう場合 たんぱく質含有量が少ない		（若干の送り込み能力）	嚥下食ピラミッド L3 の一部（とろみ水）
1	j	嚥下調整食 1j	均質で，付着性，凝集性，かたさ，離水に配慮したゼリー・プリン・ムース状のもの	口腔外で既に適切な食塊状となっている（少量をすくってそのまま丸呑み可能） 送り込む際に多少意識して口蓋に舌を押しつける必要がある 0j に比し表面のざらつきあり	おもゆゼリー，ミキサー粥のゼリー　など	（若干の食塊保持と送り込み能力）	嚥下食ピラミッド L1・L2 えん下困難者用食品許可基準 II UDF 区分 4（ゼリー状） （UDF：ユニバーサルデザインフード）
2	1	嚥下調整食 2-1	ピューレ・ペースト・ミキサー食など，均質でなめらかで，べたつかず，まとまりやすいもの スプーンですくって食べることが可能なもの	口腔内の簡単な操作で食塊状となるもの（咽頭では残留，誤嚥をしにくいように配慮したもの）	粒がなく，付着性の低いペースト状のおもゆや粥	（下顎と舌の運動による食塊形成能力および食塊保持能力）	嚥下食ピラミッド L3 えん下困難者用食品許可基準 II・III UDF 区分 4
2	2	嚥下調整食 2-2	ピューレ・ペースト・ミキサー食などで，べたつかず，まとまりやすいもので不均質なものも含む スプーンですくって食べることが可能なもの		やや不均質（粒がある）でもやわらかく，離水もなく付着性も低い粥類	（下顎と舌の運動による食塊形成能力および食塊保持能力）	嚥下食ピラミッド L3 えん下困難者用食品許可基準 II・III UDF 区分 4
3		嚥下調整食 3	形はあるが，押しつぶしが容易，食塊形成や移送が容易，咽頭でばらけず嚥下しやすいように配慮されたもの 多量の離水がない	舌と口蓋間で押しつぶしが可能なもの 押しつぶしや送り込みの口腔操作を要し（あるいはそれらの機能を賦活し），かつ誤嚥のリスク軽減に配慮がなされているもの	離水に配慮した粥　など	舌と口蓋間の押しつぶし能力以上	嚥下食ピラミッド L4 UDF 区分 3
4		嚥下調整食 4	かたさ・ばらけやすさ・貼りつきやすさなどのないもの 箸やスプーンで切れるやわらかさ	誤嚥と窒息のリスクを配慮して素材と調理方法を選んだもの 歯がなくても対応可能だが，上下の歯槽提間で押しつぶすあるいはすりつぶすことが必要で舌と口蓋間で押しつぶすことは困難	軟飯・全粥　など	上下の歯槽提間の押しつぶし能力 以上	嚥下食ピラミッド L4 UDF 区分 3 および UDF 区分 2 および UDF 区分 1 の一部

注）学会分類 2021 は，概説・総論，学会分類 2021（食事），学会分類 2021（とろみ）から成り，それぞれの分類には早見表を作成した。本表は学会分類 2021（食事）の早見表である。本表を使用するにあたっては必ず「嚥下調整食学会分類 2021」の本文を熟読されたい。なお，本表中の【　】表示は，本文中の該当箇所を指す。

*上記 0t の「中間のとろみ・濃いとろみ」については，学会分類 2021（とろみ）を参照されたい。本表に該当する食事において，汁物を含む水分には原則とろみを付ける【I-9 項】。ただし，個別に水分の嚥下評価を行ってとろみ付けが不要と判断された場合には，その原則は解除できる。他の分類との対応については，学会分類 2021 との整合性や相互の対応が完全に一致するわけではない【I-7 項】。

資料）日本摂食・嚥下リハビリテーション学会医療検討委員会：日本摂食・嚥下リハビリテーション学会嚥下調整食分類 2021，日摂食嚥下リハ会誌，25(2)：135-149，2021

介護保険制度の概要

従来，老人福祉と老人保健の２つの異なる制度で行われていた高齢者介護を平成12（2000）年には，両制度を介護保険制度として再編し，創設された。この制度は，制度を運営する保険者を市町村，制度に加入する被保険者を40歳以上の国民すべてとして，高齢者の介護を社会全体で支えていくことを目的に，社会保険方式によって開始された。

介護保険制度を取り巻く概況

1　世帯構造別にみた65歳以上の者のいる世帯数の構成割合の年次推移

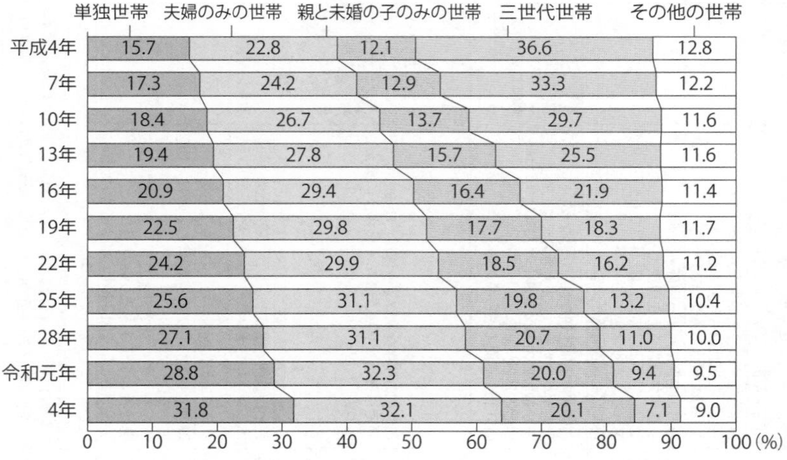

注）平成7年の数値は，兵庫県を除いたものである。
2016（平成28）年の数値は，熊本県を除いたものである。
「親と未婚の子のみの世帯」とは，「夫婦と未婚の子のみの世帯」および「ひとり親と未婚の子のみの世帯」をいう。
資料）厚生労働省：令和４年国民生活基礎調査の概況

2　世帯構造別にみた要介護者等のいる世帯の構成割合の年次推移

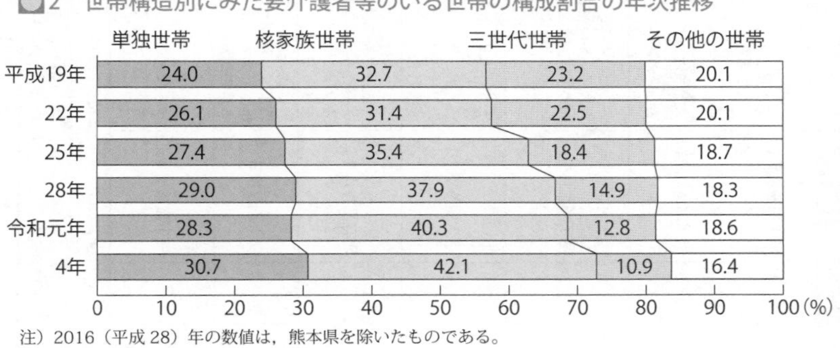

注）2016（平成28）年の数値は，熊本県を除いたものである。
資料）厚生労働省：国民生活基礎調査

3　要介護度別認定者数の推移

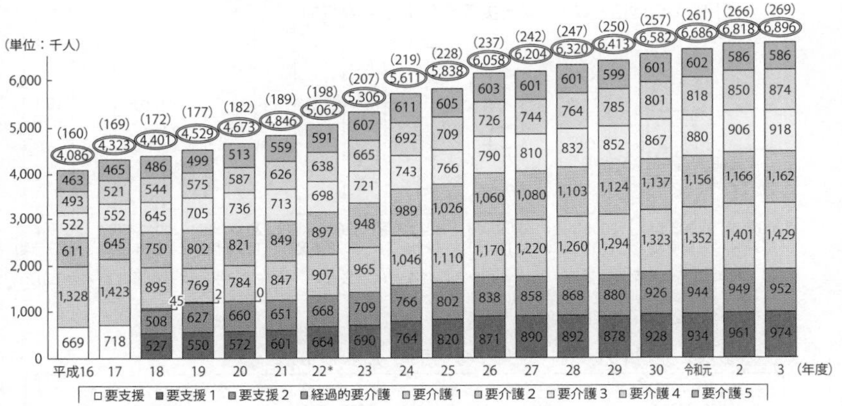

注）（　）の数値は，平成12年度を100とした場合の指数である。
　平成29年度から全市町村で介護予防・日常生活支援総合事業を実施している。
　認定者数の推移：年度末現在である。
　*東日本大震災の影響により，平成22年度の数値には福島県内5町1村の数値は含まれていない。
資料）厚生労働省：令和3年度介護保険事業状況報告（年報）

4　サービス受給者数の推移（1か月平均）

○サービス受給者数は，令和2年度576万人→3年度589万人
○対前年度＋13万人（＋2.3%増）

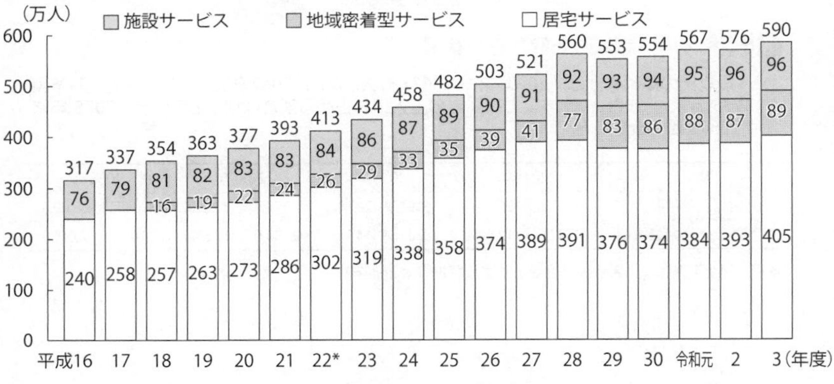

注）各年度とも3月から2月サービス分の平均。平成18年度の地域密着型サービスについては，4月から2月サービス分の平均。受給者数は，居宅サービス，地域密着型サービス，施設サービス間の重複利用がある。平成28年4月1日から，居宅サービスである通所介護のうち，小規模な通所介護や療養通所介護は地域密着型サービスに移行している。平成29年度から全市町村で介護予防・日常生活支援総合事業を実施している。また，平成29年度末をもって，予防給付のうち訪問介護と通所介護については終了している。平成30年度，介護医療院が新設され，介護療養型医療施設の介護医療院への発展的移行が進められている。
　*東日本大震災の影響により，平成22年度の数値には福島県内5町1村の数値は含まれていない。
資料）厚生労働省老健局：令和3年度介護保険事業状況報告

5　介護給付と保険料の推移

○ 介護保険の保険給付費・地域支援事業費*は，年々増加

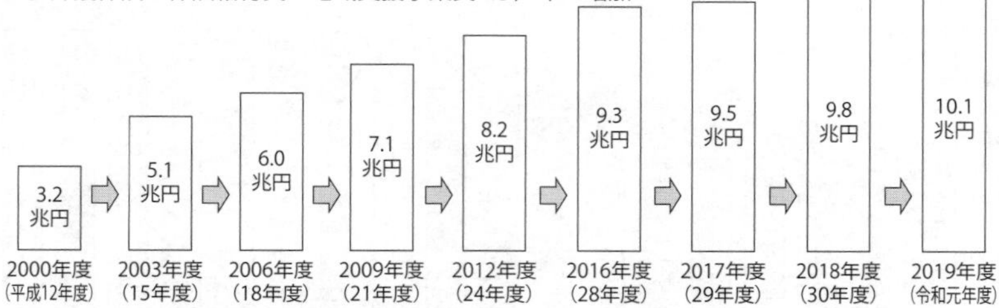

注）*総費用：介護保険に係る事務コストや人件費などは含まない（地方交付税により措置されている）。
保険給付および地域支援事業負担は含まない。

資料）厚生労働省：介護保険制度をとりまく状況（令和４年）より

○ 65 歳以上が支払う保険料〔全国平均（月額・加重平均）〕

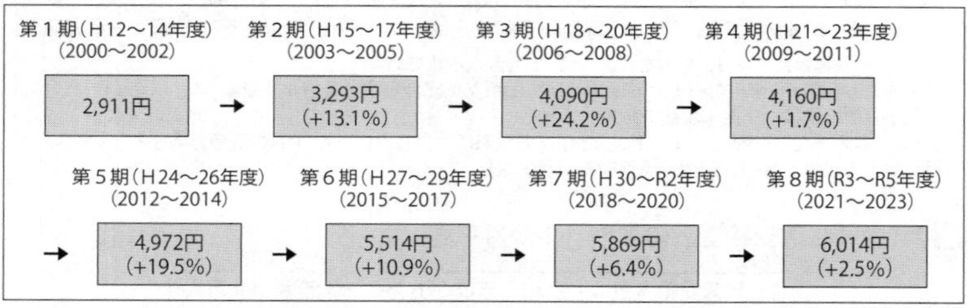

資料）厚生労働省：介護保険制度をとりまく状況（令和４年）より

6　今後の介護保険を取り巻く状況

① 65 歳以上の高齢者数は，2025 年には 3677 万人となり，2042 年にはピークを迎える予測（3935 万人）。また，75 歳以上高齢者の全人口に占める割合は増加していき，2055 年には 25%を超える見込み。

割　合	2015年	2020年	2025年	2055年
65歳以上高齢者人口	3387万人（26.6%）	3619万人（28.9%）	3677万人（30.0%）	3704万人（38.0%）
75歳以上高齢者人口	1632万人（12.8%）	1872万人（14.9%）	2180万人（17.8%）	2446万人（25.1%）

資料）厚生労働省：介護保険制度をとりまく状況（令和４年）より

②65歳以上高齢者のうち，「認知症高齢者の日常生活自立度」Ⅱ以上の高齢者が増加していく

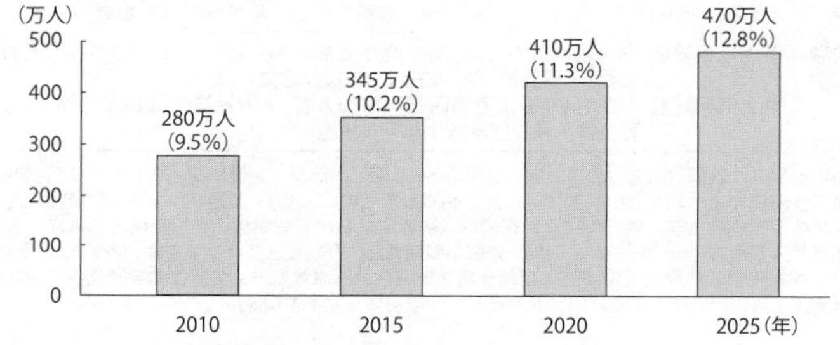

注）「認知症高齢者の日常生活自立度」Ⅱ以上の高齢者数の推計。
（　）内は65歳以上人口対比。
資料）厚生労働省：介護保険制度の改正について（地域包括ケアシステムの構築関連）（平成26年７月）

③世帯主が65歳以上の単独世帯や夫婦のみの世帯が増加していく

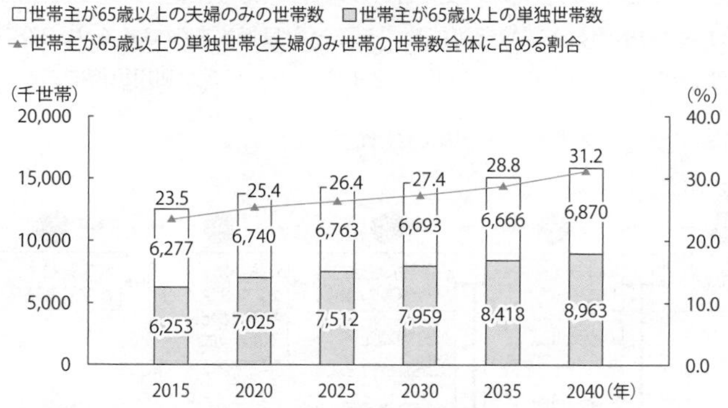

注）世帯主が65歳以上の単独世帯および夫婦のみ世帯数の推計。
資料）厚生労働省：介護保険制度をとりまく状況（令和４年）

④75歳以上人口は，都市部では急速に増加し，もともと高齢者人口の多い地方でも緩やかに増加する（各地域の高齢化の状況は異なるため，各地域の特性に応じた対応が必要）

	全国	埼玉県	大阪府	東京都	鹿児島県	山形県
2015年	1632.2万人 〔12.8%〕	77.3万人 〔10.6%〕	105.0万人 〔11.9%〕	146.9万人 〔10.9%〕	26.5万人 〔16.1%〕	19.0万人 〔16.9%〕
2025年	2180.0万人 〔17.8%〕 （1.34倍）	120.9万人 〔16.8%〕 （1.56倍）	150.7万人 〔17.7%〕 （1.44倍）	194.6万人 〔14.1%〕 （1.33倍）	29.5万人 〔19.5%〕 （1.11倍）	21.0万人 〔20.6%〕 （1.10倍）

注）〔　〕内は割合,（　）内は倍率。
資料）厚生労働省：介護保険制度をとりまく状況（令和４年）

介護保険制度の保険者と被保険者

保険者	市町村・特別区（これを国，都道府県，医療保険者，年金保険者が重層的に支え合う）
被保険者	第 1 号保険者（65 歳以上の者）：受給要件は要介護（寝たきり，認知症等で介護が必要）・要支援（日常生活に支援が必要）状態 第 2 号保険者（40 ～ 64 歳までの医療保険加入者）：受給要件は特定疾病*が原因で要支援・要介護状態になった場合

注）* 特定疾病（介護保険法施行令第 2 条より）：がん末期（医師が，一般に認められている医学的知見に基づき回復の見込みがない状態に至ったと判断したものに限る）/ 関節リウマチ / 筋萎縮性側索硬化症 / 後縦靱帯骨化症 / 骨折を伴う骨粗鬆症 / 初老期における認知症 / 進行性核上性麻痺，大脳皮質基底核変性症およびパーキンソン病 / 脊髄小脳変性症 / 脊柱管狭窄症 / 早老症 / 多系統萎縮症 / 糖尿病性神経障害，糖尿病性腎症および糖尿病性網膜症 / 脳血管疾患 / 閉塞性動脈硬化症 / 慢性閉塞性肺疾患 / 両側の膝関節または股関節に著しい変形を伴う変形性関節症

介護予防・日常生活支援総合事業のサービス

介護予防・日常生活支援総合事業（以下「総合事業」という。）については，市町村が中心となって，地域の実情に応じて，住民等の多様な主体が参画し，多様なサービスを充実することにより，地域の支え合いの体制づくりを推進し，要支援者等に対する効果的かつ効率的な支援等を可能とすることを目指すものである（p.278 も参照）。総合事業については，以下の利用の流れに沿いサービスが利用可能である。

総合事業（サービス事業）の利用の流れ

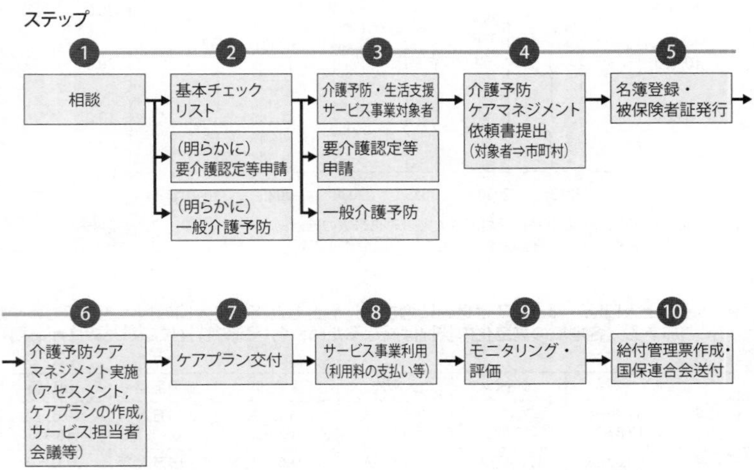

介護保険で受けられるサービス

要支援者には，予防給付として，介護予防サービスと地域密着型介護予防サービスがある。一方，要介護者が受けられるサービスには，介護給付として，家庭で暮らしながら受ける居宅サービスと地域密着型サービス，施設に入所して受ける施設サービスがある。これらサービスの主な内容は，p.259 の表の通りである。

介護サービスの利用手続き

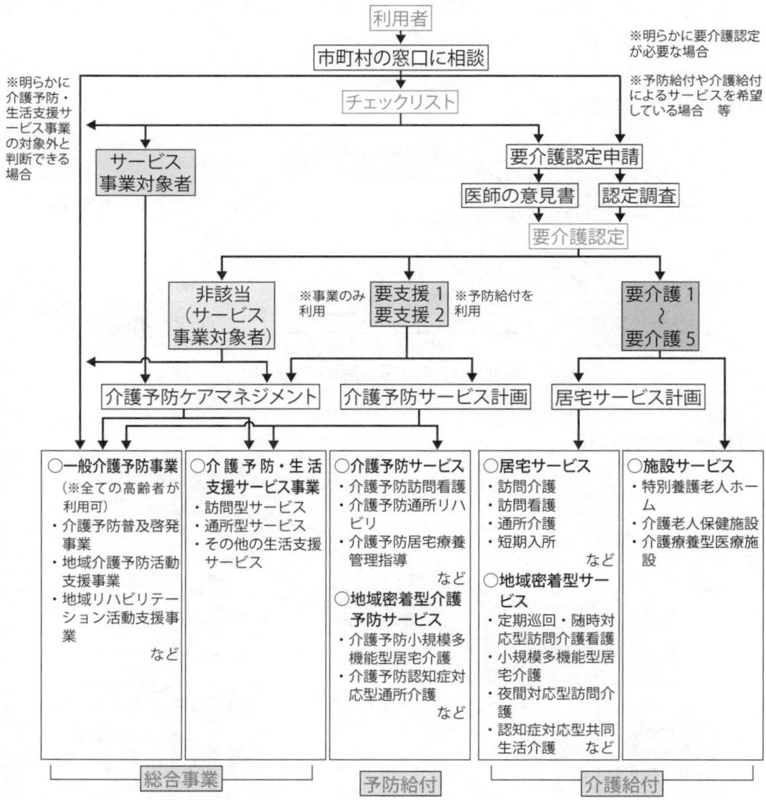

資料）厚生労働省：介護サービス情報公表システム（介護予防・日常生活支援総合事業のサービス利用の流れ）

介護報酬制度の概要

介護報酬とは

(1) 介護報酬とは，事業者が利用者（要介護者または要支援者）に介護サービスを提供した場合に，その対価として事業者に支払われる報酬をいう。

(2) 介護報酬は，介護サービスの種類ごとに，サービス内容または要介護度，事業所・施設の所在地等に応じた平均的な費用を勘案して決定される。

(3) 介護報酬の基準額は，介護保険上，厚生労働大臣が審議会（介護給付費分科会）の意見を聴いて定められる。

介護報酬支払いの流れ

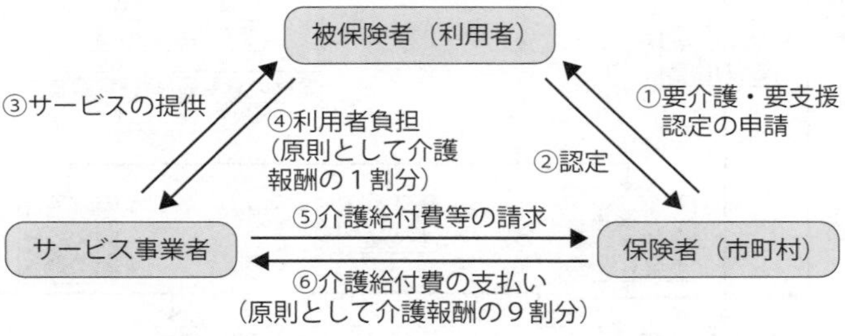

介護給付の仕組み

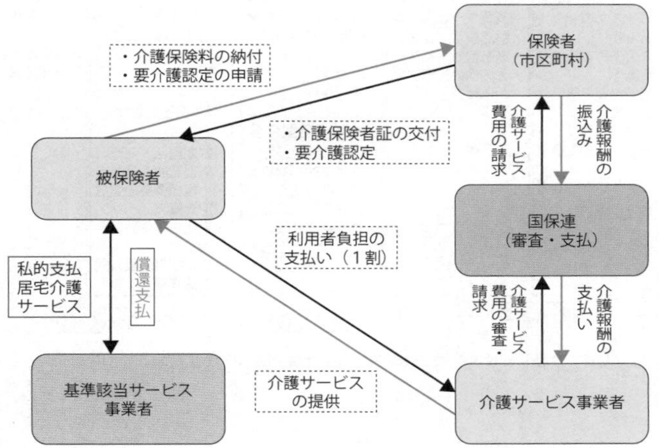

介護保険に関わるサービス等の種類

〔令和4（2022）年4月〕

	予防給付におけるサービス	介護給付におけるサービス
都道府県が指定・監督を行うサービス	◎介護予防サービス 【訪問サービス】 ○介護予防訪問入浴介護 ○介護予防訪問看護 ○介護予防訪問リハビリテーション ○介護予防居宅療養管理指導 【通所サービス】 ○介護予防通所リハビリテーション 【短期入所サービス】 ○介護予防短期入所生活介護 ○介護予防短期入所療養介護 ○介護予防特定施設入居者生活介護 ○介護予防福祉用具貸与 ○特定介護予防福祉用具販売	◎居宅サービス 【訪問サービス】 ○訪問介護 ○訪問入浴介護 ○訪問看護 ○訪問リハビリテーション ○居宅療養管理指導 【通所サービス】 ○通所介護 ○通所リハビリテーション 【短期入所サービス】 ○短期入所生活介護 ○短期入所療養介護 ○特定施設入居者生活介護 ○福祉用具貸与　○特定福祉用具販売 ◎施設サービス ○介護老人福祉施設　○介護老人保健施設 ○介護療養型医療施設　○介護医療院
市町村が指定・監督を行うサービス	◎介護予防支援 ◎地域密着型介護予防サービス ○介護予防小規模多機能型居宅介護 ○介護予防認知症対応型通所介護 ○介護予防認知症対応型共同生活介護（グループホーム）	◎地域密着型サービス ○定期巡回・随時対応型訪問介護看護 ○小規模多機能型居宅介護 ○夜間対応型訪問介護 ○認知症対応型通所介護 ○認知症対応型共同生活介護（グループホーム） ○地域密着型特定施設入居者生活介護 ○地域密着型介護老人福祉施設入所者生活介護 ○看護小規模多機能型居宅介護 ○地域密着型通所介護 ◎居宅介護支援
その他	○住宅改修	○住宅改修
市町村が実施する事業	◎地域支援事業 ○介護予防・日常生活支援総合事業 (1) 介護予防・生活支援サービス事業 ・訪問型サービス ・通所型サービス ・その他生活支援サービス ・介護予防ケアマネジメント	(2) 一般介護予防事業 ・介護予防把握事業 ・介護予防普及啓発事業 ・地域介護予防活動支援事業 ・一般介護予防事業評価事業 ・地域リハビリテーション活動支援事業
	○包括的支援事業（地域包括支援センターの運営） ・総合相談支援業務 ・権利擁護業務 ・包括的・継続的ケアマネジメント支援業務	○包括的支援事業（社会保障充実分） ・在宅医療・介護連携推進事業 ・生活支援体制整備事業 ・認知症総合支援事業 ・地域ケア会議推進事業
	○任意事業	

資料）国民の福祉と介護の動向（2023/2024）

2025 年を見据えた介護保険事業計画の策定

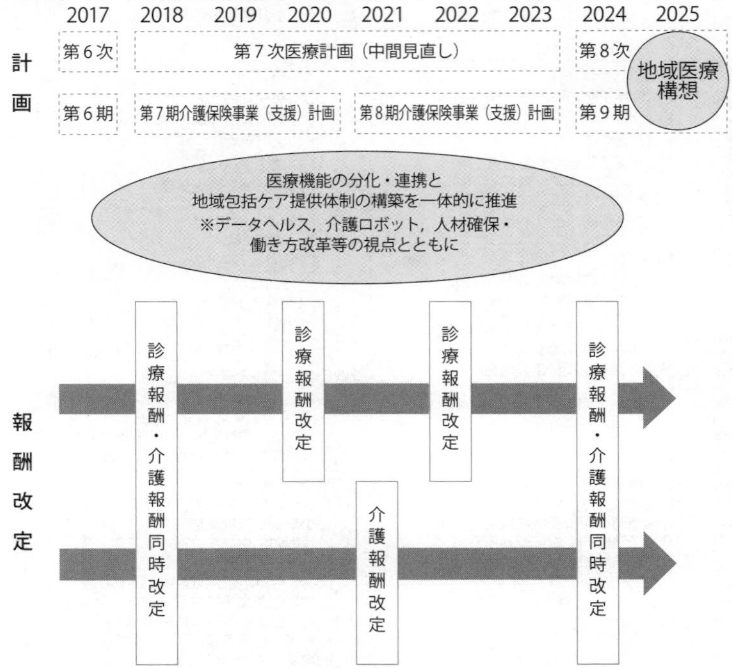

第 7 期介護保険事業（支援）計画に関する基本指針のポイント
- 高齢者の自立支援・重度化防止に向けた保険者機能の強化の推進
- 「我が事・丸ごと」，地域共生社会の推進
- 2018（平成 30）年度から同時スタートとなる医療計画等との整合性の確保
- 介護を行う家族への支援や虐待防止対策の推進
- 「介護離職ゼロ」に向けた，介護をしながら仕事を続けることができるようなサービス基盤の整備

資料）厚生労働省：医療計画及び介護保険事業（支援）計画の整合的な策定について（2018），
第 7 期介護保険事業（支援）計画に関する基本指針の策定について（2018）

現在，現役世代が急減する 2040 年についても念頭に入れた，第 8 期計画の策定の検討も行われている。

介護報酬の概要

令和 3 年度介護報酬改定の概要（抜粋）

新型コロナウイルス感染症や大規模災害が発生する中で「感染症や災害への対応力強化」を図るとともに，団塊の世代の全てが 75 歳以上となる 2025 年に向けて，2040 年も見据えながら，「地域包括ケアシステムの推進」，「自立支援・重度化防止の取組の推進」，「介護人材の確保・介護現場の革新」，「制度の安定性・持続可能性の確保」を図る。

地域包括ケアシステムの推進

【医療と介護の連携の推進】

外部の管理栄養士による居宅療養管理指導の評価

概要：管理栄養士による居宅療養管理指導について，診療報酬の例も参考に，当該事業所以外の他の医療機関，介護保険施設，日本栄養士会または都道府県栄養士会が設置・運営する「栄養ケア・ステーション」の管理栄養士が実施する場合の区分を新たに設定する。【告示改正，通知改正】

居宅療養管理指導　基本報酬

指定居宅サービスに要する費用の額の算定に関する基準の一部を改正

（最終改正：令和 3 年 3 月 15 日　厚生労働省告示 73 号）

●管理栄養士が行う場合

	〈旧〉		〈新〉
（Ⅰ）当該事業所の管理栄養士			**(1) 居宅療養管理指導費（Ⅰ）**
	（一）単一建物居住者 1 人に対して行う場合　539 単位	⇒	**(一) 単一建物居住者 1 人に対して行う場合　544 単位**
	（二）単一建物居住者 2 人以上 9 人以下に対して行う場合　485 単位	⇒	**(二) 単一建物居住者 2 人以上 9 人以下に対して行う場合　486 単位**
	（三）（一）及び（二）以外の場合　444 単位	⇒	**(三) (一) 及び (二) 以外の場合　443 単位**
当該事業所以外の管理栄養士（Ⅱ）	（新設）		**(2) 居宅療養管理指導費（Ⅱ）**
			(一) 単一建物居住者 1 人に対して行う場合　524 単位
			(二) 単一建物居住者 2 人以上 9 人以下に対して行う場合　466 単位
			(三) (一) 及び (二) 以外の場合　423 単位

※当該事業所とは，指定居宅療養管理事業所のことである。

［算定要件等］

○（Ⅰ）では，当該事業所の管理栄養士が，当該事業所の医師の指示に基づき，居宅療養管理指導を実施した場合に算定する。

なお，管理栄養士は常勤である必要はなく，要件に適合した指導が行われていれば算定できる。

○（Ⅱ）では，当該事業所以外の他の医療機関，介護保険施設，日本栄養士会もしくは都道府県栄養士会が設置・運営する「栄養ケア・ステーション」と連携して，当該事業所以外の管理栄養士が居宅療養管理指導を実施した場合に算定できる。

○介護保険施設は，常勤で1以上または栄養マネジメント強化加算の算定要件の員数を超えて管理栄養士を配置している施設に限る。

自立支援・重度化防止の取り組みの推進

【リハビリテーション・機能訓練，口腔，栄養の取組の連携・強化】

加算等の算定要件とされる計画作成や会議について，リハビリテーション専門職，管理栄養士等が必要に応じて参加することが明確化された。

●施設系サービスにおける栄養ケア・マネジメントの充実

概要：介護保険施設における栄養ケア・マネジメントの取り組みを一層強化する観点から，栄養マネジメント加算等の見直しを行う。【省令改正，告示改正】

〈旧〉			〈新〉
栄養マネジメント加算	14単位／日	⇒	**（廃止）**
		⇒	**栄養ケア・マネジメントの未実施 14単位／日減算（3年の経過措置期間を設ける）**
なし		⇒	**栄養マネジメント強化加算 11単位／日（新設）**
低栄養リスク改善加算	300単位／月	⇒	**（廃止）**
経口維持加算	400単位／月		**変更なし**

［基準・算定要件］

〈運営基準（省令）〉

○（現行）栄養士を1以上配置⇒（改定後）栄養士または管理栄養士を1以上配置。

○栄養マネジメント加算の要件を包括化することを踏まえ，「入所者の栄養状態の維持および改善を図り，自立した日常生活を営むことができるよう，各入所者の状態に応じた栄養管理を計画的に行わなければならない」ことを規定（3年の経過措置期間を設ける）。

〈栄養マネジメント強化加算〉

○管理栄養士を常勤換算方式で入所者の数を50（施設に常勤栄養士を1人以上配置し，給食管理を行っている場合は70）で除して得た数以上配置すること。

○低栄養状態のリスクが高い入所者に対し，医師，管理栄養士，看護師等が共同して作成した栄養ケア計画に従い，食事の観察（ミールラウンド）を週3回以上行い，入所者ごとの栄養状態，嗜好等を踏まえた食事の調整等を実施すること。

○入所者が，退所する場合において，管理栄養士が退所後の食事に関する相談支援を行うこと。

○低栄養状態のリスクが低い入所者にも，食事の際に変化を把握し，問題がある場合は，早期に対応すること。

○入所者ごとの栄養状態等の情報を厚生労働省に提出し，継続的な栄養管理の実施に当たって，当該情報その他継続的な栄養管理の適切かつ有効な実施のために必要な情報を活用していること（CHASEへのデータ提出とフィードバックの活用）。

〈経口維持加算〉

○原則６月とする算定期間の要件を廃止する。

多職種連携における管理栄養士の関与の強化

概要：介護保険施設において多職種連携で行う取り組みについて，管理栄養士の役割や関与を強化する観点から，以下の見直しを行う。【告示改正，通知改正】

○看取り期における栄養ケアの充実を図る観点から，介護保険施設における看取りへの対応に係る加算（看取り介護加算，ターミナルケア加算）または基本報酬の算定要件において，関与する専門職として管理栄養士を明記する。

○褥瘡の発生や改善は栄養と大きく関わることを踏まえ，褥瘡マネジメント加算，褥瘡対策指導管理の算定要件において，関与する専門職として管理栄養士を明記する。

通所介護等における口腔衛生管理や栄養ケア・マネジメントの強化

概要：通所・居住系等のサービスについて，利用者の口腔機能低下を早期に確認し，適切な管理等を行うことにより，口腔機能低下の重症化等の予防，維持，回復等につなげる観点から，介護職員等が実施可能な口腔スクリーニングを評価する加算を創設する。その際，栄養スクリーニング加算による取り組み・評価と一体的に行う。【告示改正】

〈旧〉		〈新〉
栄養スクリーニング加算５単位/回	⇒	**口腔・栄養スクリーニング加算（Ⅰ）20単位/回（新設）（6月に1回を限度）** **口腔・栄養スクリーニング加算（Ⅱ）5単位/回（新設）（6月に1回を限度）**

［算定要件］

〈口腔・栄養スクリーニング加算（Ⅰ）〉

○介護サービス事業所の従業者が，利用開始時および利用中６月ごとに利用者の口腔の健康状態および栄養状態のスクリーニングについて確認を行い，当該情報の利用者を担当する介護支援専門員に提供していること（栄養アセスメント加算，栄養改善加算および口腔機能向上加算との併算定不可）。

〈口腔・栄養スクリーニング加算（Ⅱ）〉

○口腔・栄養スクリーニングは原則として一体的に実施すべきであるが，口腔の健康状態と栄養状態のいずれかの確認を行い，当該情報の利用者を担当する介護支援専門員に提供していること（栄養アセスメント加算，栄養改善加算または口腔機能向上加算を算定しており加算（Ⅰ）を算定できない場合にのみ算定可能）。

通所系サービス等における栄養ケア・マネジメントの充実

概要：通所系サービス等について，栄養改善が必要な者を的確に把握し，適切なサービスにつなげていく観点から，見直しを行う。【告示改正，通知改正】

〈旧〉			〈新〉	
なし		⇒	**栄養アセスメント加算**	**50 単位 / 月（新設）**
栄養改善加算	150 単位 / 回		**栄養改善加算**	**200 単位 / 回**

（原則 3 月以内，月 2 回を限度）

［算定要件］

〈栄養アセスメント加算〉

○口腔・栄養スクリーニング加算（Ⅰ）および栄養改善加算との併算定は不可。

○当該事業所の従業者としてまたは外部※との連携により管理栄養士を 1 名以上配置していること。管理栄養士は常勤である必要はなく，要件に適合した指導が行われていれば算定可能。

○利用者ごとに，管理栄養士，看護職員，介護職員，生活相談員その他の職種の者が共同して栄養アセスメントを実施し，当該利用者またはその家族に対してその結果を説明し，相談等に必要に応じ対応すること。

○利用者ごとの栄養状態等の情報を厚生労働省に提出し，栄養管理の実施に当たって，当該情報その他栄養管理の適切かつ有効な実施のために必要な情報を活用していること。

※他の介護事業所，医療機関，介護保険施設，日本栄養士会や都道府県栄養士会が設置・運営する「栄養ケア・ステーション」。ただし，介護保険施設については，常勤で 1 以上または栄養マネジメント強化加算の算定要件の数を超えて管理栄養士を配置している施設に限る。

〈栄養改善加算〉

○栄養改善サービスの提供に当たって，必要に応じ居宅を訪問することを新たに求める。

認知症グループホームにおける栄養改善の推進

概要：認知症グループホームにおいて，栄養改善の取り組みを進める観点から，管理栄養士が介護職員等へ利用者の栄養・食生活に関する助言や指導を行う体制づくりを

進めることを評価する加算を創設する。【告示改正】

〈旧〉　〈新〉

なし　⇒　**栄養管理体制加算　30 単位 / 月（新設）**

［算定要件］

○管理栄養士（外部※との連携含む）が，日常的な栄養ケアに係る介護職員への技術的助言や指導を行うこと。

※「通所系サービス等における栄養ケア・マネジメントの充実」を参照。

CHASE・VISIT 情報の収集・活用と PDCA サイクルの推進

CHASE・VISIT へのデータ提出とフィードバックの活用により PDCA サイクルの推進とケアの質の向上を図る取り組みを推進する。

○施設系・通所系・居住系・多機能系サービスについて，事業所の全ての利用者に係るデータ（ADL，栄養，口腔・嚥下，認知症等）を CHASE に提出してフィードバックを受け，事業所単位での PDCA サイクル・ケアの質の向上の取り組みを推進することを新たに評価。【告示改正】

○既存の加算等において，利用者ごとの計画に基づくケアの PDCA サイクルの取り組みに加えて，CHASE 等を活用した更なる取り組みを新たに評価。【告示改正】

○全ての事業者に，CHASE・VISIT へのデータ提出とフィードバックの活用による PDCA サイクルの推進・ケアの質の向上を推奨。【省令改正】

介護サービス費（介護報酬）の単位数解説～栄養関係～（抜粋）

居宅サービス費

サービス費の種類	算定・請求上の留意事項	基本単位数
居宅療養管理指導費 15 章 p.599～600 を参照	●管理栄養士が医師の指示に基づき，特別食（医師の食事箋に基づく腎臓病食，糖尿病食，脂質異常症食，痛風食等）を必要とする，または低栄養状態にあると医師が判断した利用者に対して，居宅または居住系施設等を訪問し，栄養管理に関する情報提供および栄養食事相談または助言を行った場合に，月 2 回を限度に算定する。 ＊ 1 回に 30 分以上の指導が必要。 （1）指定居宅療養管理指導事業所の管理栄養士が実施した場合 （2）上記事業所以外の管理栄養士が実施した場合 ※管理栄養士は常勤である必要はなく，要件に適合した指導が行われていれば算定可能。	●管理栄養士による管理指導費 (1) 居宅療養管理指導費（Ⅰ） (一) 単一建物居住者 1 人に対して行う場合　544 単位 (二) 単一建物居住者 2 人以上 9 人以下に対して行う場合　486 単位 (三) (一) 及び (二) 以外の場合　443 単位 (2) 居宅療養管理指導費（Ⅱ） (一) 単一建物居住者 1 人に対して行う場合　524 単位 (二) 単一建物居住者 2 人以上 9 人以下に対して行う場合　466 単位 (三) (一) 及び (二) 以外の場合　423 単位
通所介護費 15 章 p.600～602 を参照	●都道府県知事に届け出た指定通所介護事業所において，利用者に対して，管理栄養士が介護職員等と共同して栄養アセスメントを行った場合は，栄養アセスメント加算として，1 月につき 50 単位を所定単位数に加算する。 ●低栄養状態またはそのおそれのある利用者に対して，管理栄養士を中心に栄養改善サービスが行われた場合，栄養改善加算として，原則 3 か月間に限り月 2 回を限度に 1 回につき 200 単位を加算する。 ＊サービス開始から 3 か月ごとに状態の評価を行い，必要に応じて継続算定することも可能。 ●口腔・栄養スクリーニング加算（Ⅰ） 介護サービス事業所の従業者が，利用開始時及び利用中 6 月ごとに利用者の口腔の健康状態及び栄養状態について確認を行い，当該情報の利用者を担当する介護支援専門員に提供していること（※栄養アセスメント加算，栄養改善加算との併算定不可)。 ●口腔・栄養スクリーニング加算（Ⅱ） 口腔・栄養スクリーニングは原則として一体的に実施すべきであるが，口腔の健康状態と栄養状態のいずれかの一方の確認を行い，当該情報の利用者を担当する介護支援専門員に提供していること（※栄養アセスメント加算，栄養改善加算を算定しており加算（Ⅰ）を算定できない場合にのみ算定可能)。	管理栄養士等による ●栄養アセスメント加算 50 単位 / 月（新設） ●栄養改善加算 200 単位 / 回 (月 2 回を限度) ●口腔・栄養スクリーニング加算 (1) 口腔・栄養スクリーニング加算（Ⅰ） 20 単位 / 回（新設） （6 月に 1 回を限度） (2) 口腔・栄養スクリーニング加算（Ⅱ） 5 単位 / 回（新設） （6 月に 1 回を限度）
通所リハビリテーション費	通所介護費を参照。	通所介護費を参照。

短期入所生活介護費 15 章 p.603 を参照	●管理栄養士または栄養士の管理のもとで，以下の療養食が提供された場合，療養食加算として，１日につき，８単位を加算する。 ＊療養食は，疾病治療の直接手段として医師の発行する食事箋に基づいて提供される，利用者の年齢や病状等に対応した栄養量・内容を有する以下の治療食および特別な場合の検査食をいう。 治療食：糖尿病食，腎臓病食，肝臓病食，胃潰瘍食，貧血食，膵臓病食，脂質異常症食，痛風食，および特別な場合の検査食	管理栄養士または栄養士による ●療養食加算　8 単位 / 日 （月 3 回を限度）
短期入所療養介護費 （介護老人保健施設）	短期入所生活介護費を参照。	短期入所生活介護費を参照。
（療養病床病院） （診療所） （老人性認知症疾患療養病棟病院） （介護医療院）	介護老人保健施設を参照。	介護老人保健施設を参照。
特定施設入居者生活介護費	●口腔・栄養スクリーニング加算 指定特定施設の従業者が，利用開始時及び利用中６月ごとに利用者の口腔の健康状態のスクリーニング及び栄養状態のスクリーニングを行った場合に加算する。 ＊当該事業所以外で既に口腔・栄養スクリーニング加算を算定している場合は算定しない。	管理栄養士等による ●口腔・栄養スクリーニング加算　20 単位 / 回 （６月に１回を限度）

施設サービス費

サービス費の種類	算定・請求上の留意事項	基本単位数
介護福祉施設 15 章 p.604〜606 を参照 栄養士または管理栄養士が配置されていない場合は算定しない。	●都道府県知事に届け出た指定介護老人福祉施設において，入所者ごとの継続的な栄養管理を強化して実施した場合，栄養マネジメント強化加算として，1 日につき所定単位数を加算する。低栄養状態のリスクが高い入所者に対し，医師，管理栄養士，看護師等が共同して作成した，栄養ケア計画に従い，食事の観察（ミールラウンド）を週 3 回以上行い，入所者ごとの栄養状態，嗜好等を踏まえた食事の調整等を実施すること。低栄養状態のリスクが低い入所者にも，食事の際に変化を把握し，問題がある場合は，早期に対応すること。	管理栄養士による ●栄養マネジメント強化加算　11 単位 / 日（新設） ※令和 6 年 3 月 31 日まで適用しない（経過措置） ●栄養ケア・マネジメントの未実施　14 単位 / 日減算（新設）
	●経管により食事摂取している入所者に対して，経口摂取に向けた栄養管理を行った場合に加算。	経口移行加算　28 単位 / 日
	●現在，経口摂取している入所者に対して，経口摂取に向けた栄養管理を行った場合に 1 月につき所定単位数を加算。 ＊（Ⅱ）については，（Ⅰ）を算定し，医師，歯科医師，歯科衛生士または言語聴覚士が加わった場合に加算。 ＊栄養管理について，別に厚生労働大臣が定める基準を満たさない場合は，1 日につき 14 単位を所定単位数から減算，または経口移行加算を算定している場合は算定しない。	経口維持加算（Ⅰ）　400 単位 / 月 経口維持加算（Ⅱ）　100 単位 / 月
	●管理栄養士または栄養士の管理のもとで，以下の療養食が提供された場合に加算。 ＊療養食は，疾病治療の直接手段として医師の発行する食事箋に基づいて提供される，利用者の年齢や病状等に対応した栄養量・内容を有する以下の治療食および特別な場合の検査食をいう。 治療食：糖尿病食，腎臓病食，肝臓病食，胃潰瘍食，貧血食，膵臓病食，脂質異常症食，痛風食，および特別な場合の検査食 ＊経口維持加算との併算可。	管理栄養士・栄養士による ●療養食加算　6 単位 / 日
	●指定介護老人福祉施設に入所している者が退所し，病院等へ入院後，再度当該施設へ入所（2 次入所）した場合，当該施設の管理栄養士が病院等の管理栄養士と連携し，栄養ケア計画を策定した場合に加算。	●再入所時栄養連携加算　200 単位 入所者 1 人につき 1 回を限度に算定　200 単位 / 人
	●指定介護老人福祉施設において，入所者ごとに褥瘡管理をした場合。Ⅱでは褥瘡のリスクがある者で入所時に褥瘡がない場合に加算。	●褥瘡マネジメント加算（Ⅰ）　3 単位 / 月 ●褥瘡マネジメント加算（Ⅱ）　13 単位 / 月
介護保険施設	介護福祉施設を参照。	介護福祉施設を参照。
介護療養施設	低栄養リスク改善加算以外は介護福祉施設を参照。	介護福祉施設を参照。

介護予防サービス費

サービス費の種類	算定・請求上の留意事項	基本単位数
介護予防居宅療養管理指導費 15章 p.609〜610を参照	●管理栄養士が，医師の指示に基づき，特別食（医師の食事箋に基づく腎臓病食，糖尿病食，脂質異常症食，痛風食等）を必要とする，または低栄養状態にあると医師が判断した利用者に対して，居宅または居住系施設等を訪問し，栄養管理に関する情報提供および栄養食事相談または助言を行った場合に，月2回を限度に算定。 ＊1回に30分以上の指導が必要。 (1) 指定居宅療養管理指導事業所の管理栄養士が実施した場合 (2) 上記事業所以外の管理栄養士が実施した場合 ※管理栄養士は常勤である必要はなく，要件に適合した指導が行われていれば算定可能。	●管理栄養士による管理指導費 (1) 介護予防居宅療養管理指導費（Ⅰ） (一) 単一建物居住者1人に対して行う場合　544単位 (二) 単一建物居住者2人以上9人以下に対して行う場合　486単位 (三)（一）及び（二）以外の場合　443単位 (2) 介護予防居宅療養管理指導費（Ⅱ） (一) 単一建物居住者1人に対して行う場合　524単位 (二) 単一建物居住者2人以上9人以下に対して行う場合　466単位 (三)（一）及び（二）以外の場合　423単位
介護予防通所リハビリテーション費 15章 p.610〜611を参照 （次頁へつづく）	●都道府県知事に届け出た指定介護予防通所リハビリテーション事業所が，利用者に対して，管理栄養士が介護職員等と共同して栄養アセスメント（利用者ごとの低栄養状態のリスク及び解決すべき課題を把握することをいう。以下この注において同じ。）を行った場合は，1月につき所定単位数を加算する。ただし，当該利用者が栄養改善加算または選択的サービス複数実施加算の算定に係る栄養改善サービスを受けている間及び当該栄養改善サービスが終了した日の属する月は，算定しない。 ●低栄養状態またはそのおそれのある利用者に，その改善を目的として栄養食事相談等の栄養管理を行った場合，栄養改善加算として，1月につき200単位を加算。 ＊管理栄養士の1名以上配置，個別計画の作成，専門職によるサービス実施，定期的な評価の記録等の一連のプロセスが算定要件である。 ●口腔・栄養スクリーニング加算 指定介護予防通所リハビリテーション事業者の従業者が，利用開始時及び利用中6月ごとに利用者の口腔の健康状態及び栄養状態確認を行い，当該情報の利用者を担当する介護支援員に提供していること（※当該事業所以外での口腔・栄養スクリーニング加算との併算定及び（Ⅰ）と（Ⅱ）の併算定不可）。	管理栄養士配置等による ●栄養アセスメント加算 50単位/月（新設） ●栄養改善加算 200単位/月 ●口腔・栄養スクリーニング加算 (1) 口腔・栄養スクリーニング加算（Ⅰ） 20単位/回（新設） （6月に1回を限度） (2) 口腔・栄養スクリーニング加算（Ⅱ） 5単位/回（新設） （6月に1回を限度）

介護予防通所リハビリテーション費（前頁よりつづき）	●選択的サービス複数実施加算 都道府県知事に届け出た指定介護予防通所リハビリテーション事業所が，利用者に対し，栄養改善サービスまたは口腔機能向上サービスのうち複数のサービスを実施した場合に，1月につき所定単位数を加算（※同月中の栄養改善サービスまたは口腔機能向上サービスとの併算定及び（Ⅰ）と（Ⅱ）の併算定不可）。	●選択的サービス複数実施加算 (1) 選択的サービス複数実施加算（Ⅰ） 480 単位 (2) 選択的サービス複数実施加算（Ⅱ） 700 単位
介護予防短期入所生活介護費 15 章 p.611 を参照	●管理栄養士・栄養士の管理のもとで，以下の療養食が提供された場合，療養食加算として加算する。 ＊療養食は，疾病治療の直接手段として医師の発行する食事箋に基づいて提供される，利用者の年齢や病状等に対応した栄養量・内容を有する以下の治療食および特別な場合の検査食をいう。 治療食：糖尿病食，腎臓病食，肝臓病食，胃潰瘍食，貧血食，膵臓病食，脂質異常症食，痛風食，および特別な場合の検査食	管理栄養士・栄養士による ●療養食加算 8 単位 / 日
介護予防短期入所療養介護費	介護予防短期入所生活介護費を参照。	介護予防短期入所生活介護費を参照。
介護予防特定施設入居者生活介護費	●指定介護予防特定施設の従業者が，利用開始時及び利用中６月ごとに利用者の口腔の健康状態のスクリーニング及び栄養状態のスクリーニングを行った場合に所得単位数を加算（※当該事業所以外での口腔・栄養スクリーニング加算との併算定不可）。	●口腔・栄養スクリーニング加算 20 単位

地域密着型サービス費（市町村予防給付）

サービス費の種類	算定・請求上の留意事項	基本単位数
地域密着型通所介護費 15章 p.613〜614を参照	●市町村長に届け出た指定地域密着型通所介護事業所が，利用者に対して，管理栄養士が介護職員と共同して栄養アセスメントを行った場合は，栄養アセスメント加算として，1月につき50単位を所定単位数に加算する。 ●低栄養状態またはその恐れのある利用者に対して，管理栄養士を中心に栄養改善サービスが行われた場合，栄養改善加算として，原則3か月間に限り月2回を限度に1回につき200単位を加算する。 ＊サービス開始から3か月ごとに状態の評価を行い，必要に応じて継続算定することも可能。 ●口腔・栄養スクリーニング加算 指定地域密着型通所介護事業所の従業者が，利用開始時及び利用中6月ごとに利用者の口腔の健康状態及び栄養状態確認を行い，当該情報の利用者を担当する介護支援員に提供していること（※当該事業所以外での口腔・栄養スクリーニング加算との併算定及び（Ⅰ）と（Ⅱ）の併算定不可）。	管理栄養士等による ●栄養アセスメント加算 50単位／月（新設） ●栄養改善加算 200単位／月 （月2回を限度） ●口腔・栄養スクリーニング加算 (1) 口腔・栄養スクリーニング加算（Ⅰ） 20単位／月（新設） （6月に1回を限度） (2) 口腔・栄養スクリーニング加算（Ⅱ） 5単位／月（新設） （6月に1回を限度）
認知症対応型通所介護費 15章 p.614を参照	●市町村長に届け出た単独型・併設型指定介護予防認知症対応型通所介護事業所または共用型指定介護予防認知症対応型通所介護事業所の従業者が，利用者に対して，管理栄養士が介護職員等と共同して栄養アセスメントを行った場合は，栄養アセスメント加算として，1月に50単位を所定単位数に加算する。 ●低栄養状態またはそのおそれのある利用者に対して，管理栄養士を中心に栄養改善サービスが行われた場合，栄養改善加算として，原則3か月間に限り月2回を限度に1回につき200単位を加算する。 ＊サービス開始から3か月ごとに状態の評価を行い，必要に応じて継続算定することも可能。 ●口腔・栄養スクリーニング加算 単独型・併設型指定介護予防認知症対応型通所介護事業所または共用型指定介護予防認知症対応型通所介護事業所の従業者が，利用開始時及び利用中6月ごとに利用者の口腔の健康状態及び栄養状態確認を行い，当該情報の利用者を担当する介護支援員に提供していること（※当該事業所以外での口腔・栄養スクリーニング加算との併算定及び（Ⅰ）と（Ⅱ）の併算定不可）。	管理栄養士等による ●栄養アセスメント加算 50単位／月（新設） ●栄養改善加算 200単位／月 （月2回を限度） ●口腔・栄養スクリーニング加算 (1) 口腔・栄養スクリーニング加算（Ⅰ） 20単位／月（新設） （6月に1回を限度） (2) 口腔・栄養スクリーニング加算（Ⅱ） 5単位／月（新設） （6月に1回を限度）

小規模多機能型居宅介護費 15 章 p.614 を参照	●口腔・栄養スクリーニング加算 指定小規模多機能型居宅介護事業所の従業者が，利用開始時及び利用中 6 月ごとに利用者の口腔の健康状態及び栄養状態確認を行い，当該情報の利用者を担当する介護支援員に提供していること（※当該事業所以外での口腔・栄養スクリーニング加算との併算定不可）。	管理栄養士等による ●口腔・栄養スクリーニング加算　20 単位
認知症対応型共同生活介護費 15 章 p.615 を参照	●指定認知症対応型共同生活介護事業所において，管理栄養士（当該事業所の従業者以外の管理栄養士を含む。）が，従業者に対する栄養ケアに係る技術的助言及び指導を月 1 回以上行っている場合に，1 月につき所定単位数を加算する。 ●指定認知症対応型共同生活介護事業所の従業者が，利用開始時及び利用中 6 月ごとに利用者の口腔の健康状態のスクリーニング及び栄養状態のスクリーニングを行った場合に，1 回につき所定単位数を加算する。ただし，当該利用者について，当該事業所以外で既に口腔・栄養スクリーニング加算を算定している場合にあっては算定しない。	管理栄養士による ●栄養管理体制加算 30 単位 / 月 ●口腔・栄養スクリーニング加算　20 単位 / 回 （6 月に 1 回を限度）
地域密着型特定施設入居者生活介護費 15 章 p.615 を参照	●指定地域密着型特定施設の従業者が，利用開始時及び利用中 6 月ごとに利用者の口腔の健康状態のスクリーニング及び栄養状態のスクリーニングを行った場合に，口腔・栄養スクリーニング加算として 1 回につき 20 単位を所定単位数に加算する。ただし，当該利用者について，当該事業所以外で既に口腔・栄養スクリーニング加算を算定している場合にあっては算定しない。	管理栄養士による ●口腔・栄養スクリーニング加算　20 単位 / 回 （6 月に 1 回を限度）
地域密着型介護老人福祉施設入居者生活介護費 15 章 p.615～617 を参照	●指定地域密着型介護老人福祉施設に入所しているものが退所し，病院等へ入院後，再度当該施設へ入所（2 次入所）した場合，当該施設の管理栄養士が病院等の管理栄養士と連携し，栄養ケア計画を策定した場合。 ●市町村長に届け出た指定地域密着型介護老人福祉施設において，入所者ごとの継続的な栄養管理を強化して実施した場合，栄養マネジメント強化加算として，1 日につき所定単位数を加算する。 ●介護福祉施設を参照。 ●介護福祉施設を参照。 ●介護福祉施設を参照。 ●市町村長に届け出た指定地域密着型介護老人福祉施設において，入所者ごとに褥瘡管理をした場合Ⅱでは褥瘡のリスクがある者で入所時に褥瘡がない場合。	管理栄養士による ●再入所時栄養連携加算 200 単位 入所者 1 人につき 1 回を限度に算定　200 単位 / 人 管理栄養士による ●栄養ケア・マネジメントの未実施 14 単位 / 日減算（新設） ●栄養マネジメント強化加算 11 単位 / 日（新設） ●経口移行加算　28 単位 / 日 ●経口維持加算（Ⅰ） 400 単位 / 月 ●経口維持加算（Ⅱ） 100 単位 / 月 管理栄養士・栄養士による ●療養食加算　6 単位 / 日 ●褥瘡マネジメント加算（Ⅰ） 3 単位 / 月 ●褥瘡マネジメント加算（Ⅱ） 13 単位 / 月

地域密着型介護予防サービス費（市町村予防給付）

サービス費の種類	算定・請求上の留意事項	基本単位数
介護予防認知症対応型通所介護費 15 章 p.619〜621 を参照	●市町村長に届け出た単独型・併設型指定認知症対応型通所介護事業所または共用型指定認知症対応型通所介護事業所が，利用者に対して，管理栄養士が介護職員等と共同して栄養アセスメントを行った場合は，栄養アセスメント加算として，1月につき 50 単位を所定単位数に加算する。ただし，当該利用者が栄養改善加算の算定に係る栄養改善サービスを受けている間及び当該栄養改善サービスが終了した日の属する月は，算定しない。 ●低栄養状態またはそのおそれのある利用者に，その改善を目的として栄養食事相談等の栄養管理を行った場合，栄養改善加算として加算。 ＊管理栄養士の１名以上配置，個別計画の作成，専門職によるサービス実施，定期的な評価の記録等の一連のプロセスが算定要件である。 ●単独型・併設型指定認知症対応型通所介護事業所または共用型指定認知症対応型通所介護事業所の従業者が，利用開始時及び利用中６月ごとに利用者の口腔の健康状態のスクリーニングまたは栄養状態のスクリーニングを行った場合に，口腔・栄養スクリーニング加算として，次に掲げる区分に応じ，１回につき次に掲げる単位数を所定単位数に加算する。	管理栄養士配置等による ●栄養アセスメント加算 50 単位 / 月 ●栄養改善加算 200 単位 / 月 ●口腔・栄養スクリーニング加算 (1) 口腔・栄養スクリーニング加算（Ⅰ） 20 単位 (2) 口腔・栄養スクリーニング加算（Ⅱ） 5 単位

（令和 5 年 10 月末現在）

介護予防マニュアル（栄養改善マニュアル）の改定について

これまでの介護保険では，要介護状態になった人へのサービス提供が中心であったが，平成 18（2006）年の介護保険改正により，増加の一途をたどっている軽度の要介護状態の高齢者に対応するため，新たに予防を重視する視点の「予防給付」と「介護予防事業」の創設がなされた。介護予防は，要介護状態の軽減や悪化の防止だけでなく，高齢者が地域で再び自立して生活することができるようにすることを目的にしており，「予防給付」は要支援者に対する介護予防サービス（運動器の機能向上や栄養改善，口腔機能の向上など）の効果的な提供，「介護予防事業」は要支援・要介護状態等となる恐れのある高齢者を早期に把握し，要支援・要介護状態等になることを防ぐ事業である。なお，介護予防事業は，平成19年度の特定高齢者の決定方法の見直し，平成 20 年度の基本健診から特定健康診査・特定保健指導への移行，平成 22 年度の生活機能評価の見直し等，いくつかの見直しを繰り返しながら，現在に至っている。

また，平成 23 年度の介護保険法の改正により，平成 24 年度からは，新たに「介護予防・日常生活支援総合事業」が導入されることとなるなど，時代の変化とともに，より効果的な介護予防のあり方が見直されている。このような見直しに対応するため，平成 24 年 3 月に「介護予防マニュアル」が改訂された。今回，改訂された介護予防マニュアルは，これまで着実に積み重ねられてきた介護予防の内容を踏まえ，より科学的視点に立脚し，より効率的・効果的な取り組みが実施されることを目的として作成されている。

例えば，膝痛・腰痛に効果的なプログラムや運動・口腔・栄養のプログラムを複数組み合わせて行うプログラムなどが追加されている。また，予防給付における介護予防通所介護および介護予防通所リハビリテーションにおける運動器の機能向上サービスなど，「選択的サービス複数実施加算」（2種または3種類組合せ事業）が新設されている。

なお，以下において，介護予防マニュアルの概説と介護予防マニュアルの１つである栄養改善マニュアルについて概説する。

介護予防マニュアル

介護予防の定義と目指すもの

介護保険法では，「国民は，自ら要介護状態となることを予防するため，加齢に伴って生ずる心身の変化を自覚して常に健康の保持増進に努めるとともに，要介護状態となった場合においても，進んでリハビリテーションその他の適切な保健医療サービス及び福祉サービスを利用することにより，その有する能力の維持向上に努めるものとする（国民の努力及び義務）」ことを規定している（第４条）。また，「可能な限り，地域において自立した日常生活を営むことができるよう支援する（地域支援事業）」ことが規定されている（第 115 条の 45）。

前述の規定を踏まえて，現在，介護予防では，要介護状態の軽減や悪化の防止を視点に，高齢者の心身機能の改善や環境調整などを通じて，個々の高齢者の生活機能や参加の向上をもたらし，それによって高齢者の生活の質（QOL）を向上させ，地域で再び自立して生活することができるようにすることを目指した事業が行われている。

介護予防における一次，二次，三次予防

高齢者の健康寿命をのばし，生活の質を高めていくためには，生活習慣病予防と介護予防を地域で総合的に展開することが大切である。介護予防の概念を一次予防，二次予防，三次予防の３段階に整理して捉えると**図１**の通りである。

図１　生活習慣病予防および介護予防の「予防」の段階

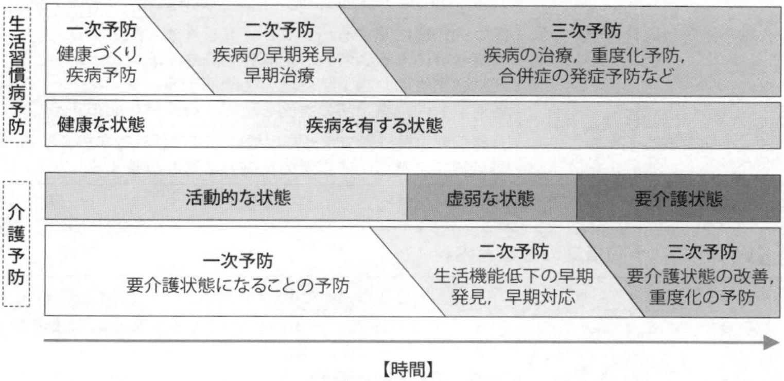

注）一般的なイメージであって，疾病の特性などに応じて上記に該当しない場合がある。

介護予防事業と予防給付の範囲

介護予防事業は，活動的な状態にある高齢者を対象とし，できるだけ長く生きがいをもち，地域で自立した生活を送ることができるようにすることを支援する「一次予防事業」と，要支援・要介護に陥るリスクの高い高齢者を対象にした「二次予防事業」で構成されている。一方，予防給付は，要支援１および要支援２の認定を受けた被保険者（第２号被保険者を含む）を対象に，状態の改善と重度化の防止を目的に介護予防サービスが提供される。

介護予防事業および予防給付における介護予防サービス

介護予防事業および予防給付における介護予防サービスの主な種類と内容は，**表1～3**の通りである。

表1　一次予防事業の種類と内容

種　類	想定される内容
地域介護予防活動支援事業	・ボランティア等の人材育成のための研修を行う ・地域活動組織を育成・支援する ・二次予防事業修了者の活動の場を提供する ・介護予防に資する地域活動（社会参加活動等）を実施する
介護予防普及啓発事業	・基本的知識に関するパンフレットを作成・配布する ・有識者等による講演会・相談会を開催する ・運動教室等の介護予防教室等を開催する ・各対象者の介護予防の実施を記録する媒体を配布する
一次予防事業評価事業	・介護保険事業計画で定めた目標値の達成状況等を検証する ・評価結果に基づいて事業の実施方法等を改善する

表2　二次予防事業の種類と内容

種　類	内　容
対象者把握事業	・基本チェックリストを実施して二次予防事業の対象者を決定する ・必要に応じて検査等を行う
通所型介護予防事業	・対象者の通所により，介護予防に資するプログラムを実施し，自立した生活の確立と自己実現の支援を行う
訪問型介護予防事業	・保健師・歯科衛生士等が対象者の居宅を訪問して，生活機能に関する問題を総合的に把握・評価し，そのうえで必要な相談・指導ほか必要なプログラムを行い，通所型介護予防事業につなげていく
二次予防事業評価事業	・介護保険事業計画で定めた目標値の達成状況等を検証する ・評価結果に基づいて事業の実施方法等を改善する

表3　予防給付サービスの種類と内容

種　類	内　容
通所系サービス	介護予防通所介護，介護予防通所リハビリテーション，介護予防認知症対応型通所介護など
訪問系サービス	介護予防訪問介護，介護予防訪問リハビリテーション，介護予防訪問看護など
短期入所サービス	介護予防短期入所生活介護，介護予防短期入所療養介護など

介護予防の展開方法

介護予防の事業においては，一次予防事業と二次予防事業を相互に密に連携を図った，効果的な事業実施が望まれる。それには，ハイリスク・アプローチとポピュレーション・アプローチを地域の高齢者の実情やニーズ等を踏まえて，事業に実施する必要がある（**図2**）。

図2　介護予防に関する事業の概要

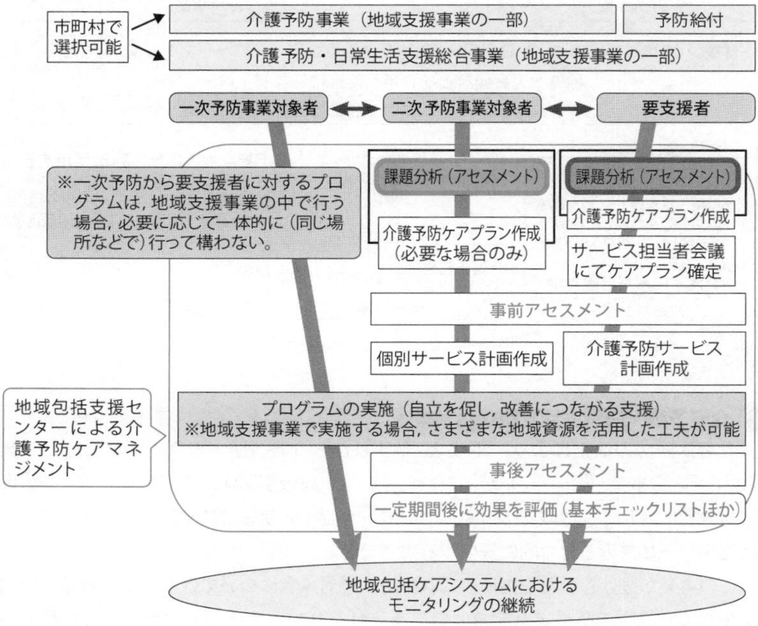

介護予防を推進する地域づくりの重要性

介護予防は，高齢者が自ら進んで事業や介護予防の活動に継続的に参加し，自分らしい生活を維持できるようにする必要がある。そのためには，高齢者が日常生活の中で気軽に参加できる活動の場が身近にあり，地域の人とのつながりを通して活動が広がるような地域コミュニティを，一次予防事業や介護予防・日常生活支援・総合事業などを活用して構築すること，すなわち，地域づくりが重要である。このためには，介護予防事業においては，実施主体の市町村と地域包括支援センターが連携を図り，地域の様々な組織・団体の協力を得ながら，地域の高齢者の健康状態（支援を要する人がどのくらいいるかなど）や地域の社会資源等について把握し，課題やニーズ，必要な社会資源などをアセスメントすることが重要である（**図3**）。

図3　介護予防を推進する地域づくり

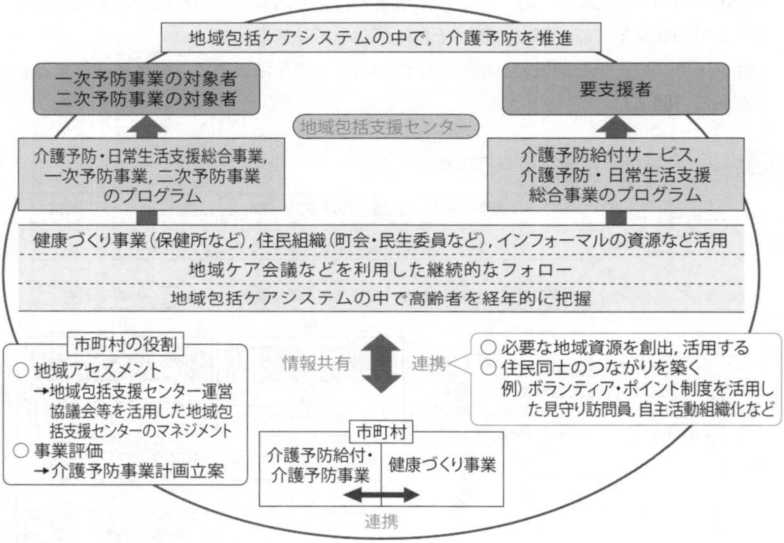

介護予防・日常生活支援総合事業

介護保険法の改正により，平成24年4月から介護予防・日常生活支援総合事業（以下「総合事業」という。）が創設されている。総合事業は，要支援者・二次予防事業対象者に対して，地域支援事業において，介護予防サービスや配食・見守り等の生活支援サービス等を総合的に提供する事業である。

この事業が設けられた理由は，二次予防事業対象者についてはサービスの量や種類が少なく，二次予防事業とその他の事業それぞれで，サービスの提供が行われている。そのため，要介護・要支援状態から順調に改善したとしても，二次予防事業ではサービスが急激に減少してしまうことから，再度悪化をきたし，必要なサービスが限られているにもかかわらず要支援に留まることを余儀なくされるなど，介護予防の取り組みが推進されにくい等の課題が挙げられていた。これらの課題を解決することを目的として，総合事業が創設された。総合事業は，通所型や訪問型等の予防サービス，配食や見守り等の生活支援サービス，ケアマネジメントの３種から構成される（図４）。

図4　介護予防・日常生活支援総合事業

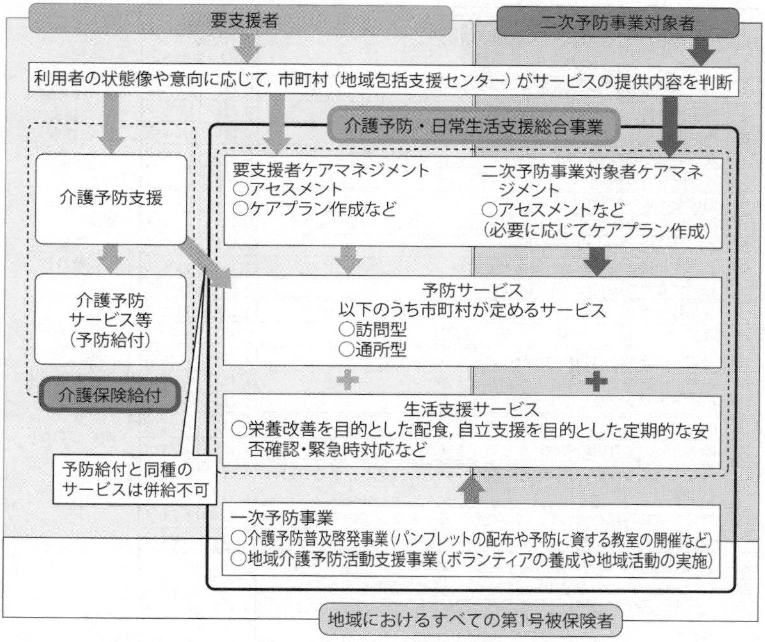

二次予防事業の対象者把握事業

二次予防事業の対象者とは，要支援・要介護状態となるおそれの高い状態にあると認められる65歳以上の者と定義される。二次予防事業の対象者は，心身の健康状態の悪化や生活機能の低下などを抱えているため，日常生活が不活発となっており，生活範囲も狭くなっている場合が多く，しかも機能改善や介護予防に対する意欲も低下していることが多い。したがって，地域における様々なルートを通じて対象者を把握するとともに，対象者には介護予防事業への参加を粘り強く呼びかける必要がある。

●対象者の決定

二次予防事業の対象者は，基本チェックリストにより決定されている（**表4**）。

表4　基本チェックリスト

No.	質問事項	回答（いずれかに○をお付け下さい）			
1	バスや電車で1人で外出していますか	0. はい	1. いいえ		10項目以上に該当
2	日用品の買い物をしていますか	0. はい	1. いいえ		
3	預貯金の出し入れをしていますか	0. はい	1. いいえ		
4	友人の家を訪ねていますか	0. はい	1. いいえ		
5	家族や友人の相談にのっていますか	0. はい	1. いいえ		
6	階段を手すりや壁をつたわらずに昇っていますか	0. はい	1. いいえ	運動　3項目以上に該当	
7	椅子に座った状態から何もつかまらずに立ち上がっていますか	0. はい	1. いいえ		
8	15分位続けて歩いていますか	0. はい	1. いいえ		
9	この1年間に転んだことがありますか	1. はい	0. いいえ		
10	転倒に対する不安は大きいですか	1. はい	0. いいえ		
11	6か月間で2～3kg以上の体重減少がありましたか	1. はい	0. いいえ	栄養　2項目に該当	
12	身長　　cm　　体重　　kg　（BMI＝　　　）*				
13	半年前に比べて固いものが食べにくくなりましたか	1. はい	0. いいえ	口腔　2項目以上に該当	
14	お茶や汁物等でむせることがありますか	1. はい	0. いいえ		
15	口の渇きが気になりますか	1. はい	0. いいえ		
16	週に1回以上は外出していますか	0. はい	1. いいえ	閉じこもり	
17	昨年と比べて外出の回数が減っていますか	1. はい	0. いいえ		
18	周りの人から「いつも同じ事を聞く」などの物忘れがあるといわれますか	1. はい	0. いいえ	認知機能	
19	自分で電話番号を調べて，電話をかけることをしていますか	0. はい	1. いいえ		
20	今日が何月何日かわからないときがありますか	1. はい	0. いいえ		
21	（ここ2週間）毎日の生活に充実感がない	1. はい	0. いいえ	うつ	
22	（ここ2週間）これまで楽しんでやれていたことが楽しめなくなった	1. はい	0. いいえ		
23	（ここ2週間）以前は楽にできていたことが今ではおっくうに感じられる	1. はい	0. いいえ		
24	（ここ2週間）自分が役に立つ人間だと思えない	1. はい	0. いいえ		
25	（ここ2週間）わけもなく疲れたような感じがする	1. はい	0. いいえ		

注）* BMI＝体重（kg）/〔身長（m）〕^{2} が18.5未満の場合に該当とする。

次の①～④までのいずれかに該当する者を，要介護状態等となるおそれの高い状態にあると認められる者として，二次予防事業の対象者とする。

① No.1から20までの20項目のうち10項目以上に該当する者
② No.6から10までの5項目のうち3項目以上に該当する者
③ No.11およびNo.12の2項目すべてに該当する者
④ No.13から15までの3項目のうち2項目以上に該当する者

二次予防事業対象者の介護予防ケアマネジメント

介護予防ケアマネジメントは，二次予防事業の対象者が要介護状態等となることを予防するため，その心身の状況，その置かれている環境その他の状況に応じて，対象者自らの選択に基づき，介護予防事業その他の適切な事業が包括的かつ効率的に実施されるよう必要な援助を行うことを目的としている。これまでの介護保険におけるケアマネジメントと介護予防事業におけるケアマネジメントとを比較したものを示す（**表5**）。

表5　これまでの介護保険におけるケアマネジメントと介護予防事業におけるケアマネジメントの比較

項　目	これまでの介護保険におけるケアマネジメント	介護予防事業におけるケアマネジメント
目　標	自立支援・家庭支援	自立保持のための身体的・精神的・社会的機能維持向上
ケアマネジメント担当者と特徴	ケアマネジャー	地域包括支援センター職員が相互に協働しながら実施
支援の必要性の判断	認定調査・主治医意見書を資料に介護認定審査会が行う	基本チェックリストにより，市町村*が行う
ケアプランの作成	必須	任意（必要な場合のみ作成）
支援内容	主に介護サービス（インフォーマルサービス）	介護予防事業とインフォーマルサービスを組み合わせて実施

注）*市町村は地域包括支援センターに，二次予防事業対象者の把握について委託できる。

二次予防対象者に対する介護予防事業の流れ

通所型と訪問型の双方とも，介護予防事業は次の手順で実施する。まず事前アセスメントを実施したうえで，個別サービス計画を作成し，それに基づいてプログラムを実施する。事業が終了したら，事後アセスメントを実施する。なお，これらはすべて，各事業の実施担当者が行うものであり，その結果は，地域包括支援センターに必ず報告しなければならない（図5）。

図5　通所型介護予防事業の流れ

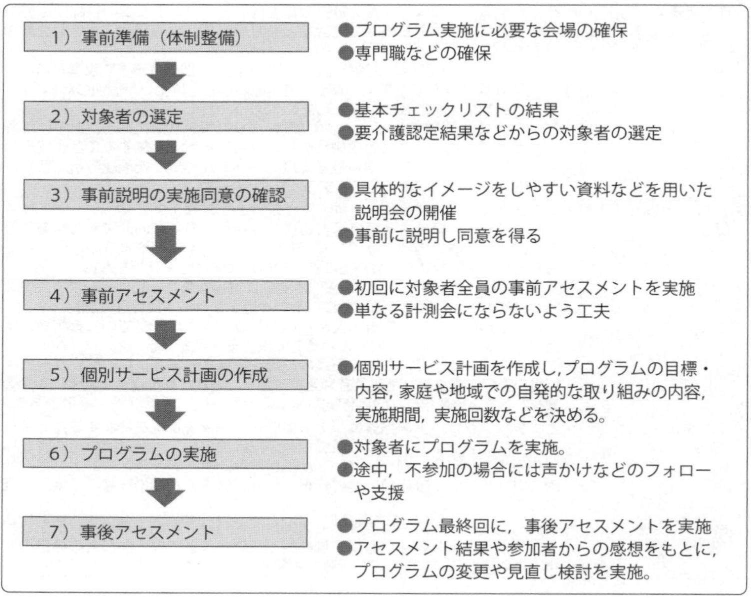

1）事前準備（体制整備）
●プログラム実施に必要な会場の確保
●専門職などの確保
2）対象者の選定
●基本チェックリストの結果
●要介護認定結果などからの対象者の選定
3）事前説明の実施同意の確認
●具体的なイメージをしやすい資料などを用いた説明会の開催
●事前に説明し同意を得る
4）事前アセスメント
●初回に対象者全員の事前アセスメントを実施
●単なる計測会にならないよう工夫
5）個別サービス計画の作成
●個別サービス計画を作成し,プログラムの目標・内容,家庭や地域での自発的な取り組みの内容,実施期間，実施回数などを決める。
6）プログラムの実施
●対象者にプログラムを実施。
●途中，不参加の場合には声かけなどのフォローや支援
7）事後アセスメント
●プログラム最終回に，事後アセスメントを実施
●アセスメント結果や参加者からの感想をもとに，プログラムの変更や見直し検討を実施。

栄養改善マニュアル

高齢者の低栄養の予防や改善での課題は多岐に渡る。一次予防（全高齢者対象）においては「食べること」を大切に考え，支援を行う地域活動を育成し，健康・栄養教育や地域のネットワークづくりを行う。二次予防（要介護状態になるおそれのある高齢者対象）においては，管理栄養士が他の関連サービスや対象者の身近な地域資源と連携し，栄養ケア・マネジメントを行う。

一次予防事業

地域の特性や資源を生かし，高齢者の「食べること」を支援する「まちづくり」の一環として，住民参画により介護予防普及啓発を行うもので，事業として「介護予防普及啓発」，「地域介護予防活動支援」，「食べることを支援する地域ネットワークづくり」がある。

二次予防事業

基本チェックリストにより，低栄養状態にある人（6か月間で2～3kg以上の体重減少がある者およびBMIが18.5未満の者）または，市町村の判断で低栄養状態のおそれがあると判断した者を対象に事業を行う。なお，事業の手順は以下の通りである。

二次予防事業における栄養改善マニュアル

①対象者の選定	・基本チェックリスト（p.280，**表4**）による対象者選定。
②事前アセスメント（**表6**，**図6**）	・事前アセスメント表を利用して，体重変化，食事内容，食事の準備，食事の状況を確認する。
③個別サービス計画の作成（**表7**）	・事前アセスメントの結果および利用者の意向を踏まえて，個別サービス計画を作成する。その際，栄養改善計画書を用いて，プログラムの目標，家庭や地域での自発的な取り組みの内容などを考慮して，実施期間，実施回数等を設定する。 ・なお，サービスの形態には通所型介護予防事業と訪問型介護予防事業がある。 ●通所型介護予防事業：管理栄養士が看護職員などと協働し，個別の計画作成，栄養相談や集団的栄養教育等を実施する。 ●訪問型介護予防事業：保健師等の訪問により低栄養状態にある，あるいはおそれがある者に対して，管理栄養士による訪問指導を実施することが望ましく，保健師と連携して，地域包括支援センターが作成した課題分析，目標設定等を踏まえて訪問指導を実施する。
④プログラムの実施（**表8**）	・プログラムの実施に当たっては，管理栄養士が栄養ケア・マネジメント体制のもとで，他の職種や地域資源と連携しながら，高齢者の低栄養状態の改善を目指した食事の内容だけでなく，おいしく食べることや食事の準備などを含む日常生活における「食べること」の自立に向けた栄養相談を行う。 ・実施期間は，概ね3～6か月程度（利用者に過度な負担を掛けないよう，例えば，最初の1か月間は2週間毎に，その後は1か月に1回程度実施）。 ・プログラムの内容は，家族を含めた個別指導，小グループでの栄養相談，集団的プログラムを適宜，組み合わせて実施する（表8参照）。 ・訪問型介護予防事業における配食の支援を実施する場合には，配食サービス担当の管理栄養士等と情報共有や連携を図り，配食された食事を具体的な栄養教材として，栄養相談に配食を効果的に組み合わせるなどの工夫が必要である。
⑤モニタリング（**表9**）	・モニタリングは，実施担当者がその実施状況や改善状況を把握するために行う。可能な限り2回目以降の栄養相談の際に実施し，1か月後の相談時からは毎回（1か月に1回）行う。3か月目には，事後アセスメントとして，計画の実践状況および目標の達成状況，並びに低栄養状態の改善の程度を評価する。
⑥事後アセスメント（**表9**）	・事業開始3～6か月後に事後アセスメントを行い，事前・事後の状況を比較し，アウトカム指標を中心に評価を行う。栄養改善では，参加者の体重の変化，事前アセスメント指標の変化，主観的な健康感の変化などを評価する。

表6　事前アセスメント表（例）

お名前＿＿＿＿＿＿＿＿＿＿　記入日　　年　　月　　日

A.	個別相談や医師への相談の必要性		
1	この３か月以内に，手術や食事療法の必要な入院をしましたか	はい	いいえ
2	呼吸器疾患，消化器疾患，糖尿病，腎臓病などの慢性的な病気はありますか	はい	いいえ
3	下痢や便秘が続いていますか	はい	いいえ
B.	体重		
1	定期的に体重を測定していますか 直近の時期に測定した，身長　　cm，体重　　kg	はい	いいえ
2	この３か月間に体重が減少しましたか	はい	いいえ
3	この３か月間に体重が増加しましたか	はい	いいえ
C.	食事の内容		
1	１日に何回食事をしますか	回	
2	肉，魚，豆類，卵などを１日に何回食べますか	１日に　　回 または週に　　回	
3	野菜や果物を１日にどの位食べますか	１日に　　皿 または週に　　皿	
4	牛乳やヨーグルト，チーズなどの乳製品，豆乳を１日に何回位食べますか	１日に　　回 または週に　　回	
5	水，お茶，ジュース，コーヒーなどの飲み物を１日に何杯位飲みますか	１日に　　杯	
6	健康のためなどで意識して食べている食品，補助食品，サプリメントなどはありますか	はい	いいえ
D.	食事の準備状況		
1	自分〔料理担当者の（　）〕が，食べ物を買いに行くのに不自由を感じますか	はい	いいえ
2	自分〔料理担当者の（　）〕が，食事の支度をするのに不自由を感じますか	はい	いいえ
E.	食事の状況		
1	食欲はありますか	はい	いいえ
2	食事をすることは楽しいですか	はい	いいえ
3	１日に１回以上は，誰かと一緒に食事をしますか	はい	いいえ
4	毎日，ほぼ決まった時間に食事や睡眠をとっていますか	はい	いいえ
F.	特別な配慮の必要性		
1	食べ物でアレルギー症状（食べると下痢や湿疹がでる）がでますか	はい	いいえ
2	１日に５種類以上の薬を飲んでいますか	はい	いいえ
3	医師に食事療法をするように言われていますか	はい	いいえ
G.	口腔・嚥下		
1	小さくしたり，刻まないと食べられない食品がありますか	はい	いいえ
2	飲み込みにくいと感じることがありますか	はい	いいえ
H.	主観的な意識		
1	自分の健康状態をどう思いますか	1（良い）2　3　4　5（良くない）	
2	自分の健康状態を良くするために，食事の調整をできると思いますか	1（できる）2　3　4（できない）	

8 高齢者栄養・介護・福祉

図6　食事内容の記録（例）

●食事は主に，いつ，どんなものを食べていますか（たとえば，昨日はどうでしたか）

食事時間	食事	主食	主菜	副菜	その他
		ごはん パン そば・うどん など	焼魚・肉料理 湯豆腐 卵焼き など	けんちん汁 サラダ ほうれんそうおひたし など	果物 牛乳・ヨーグルト など
（　：　）	朝				
（　：　）	昼				
（　：　）	夕				
（　：　）	間食				

表7　栄養改善計画書（例）

お名前＿＿＿＿＿＿＿＿　作成日　　年　　月　　日

開始日　　年　　月　　日

わたしのゴール（○○○ができるようになる，もっと元気そうになるなど）

わたしの目標（　　月　　日まで）

（体重を○kg 増やそう，毎日，○○○を○○○○して食べようなど）

わたしの計画（食事・その他）

（目標を達成するための計画を書いてみましょう）

〈特記事項〉

担当者＿＿＿＿＿＿＿＿

表8 二次予防事業における集団栄養教育プログラムの内容（例）

事業名	「介護予防"いきいき栄養教室"楽しく食べよう」（楽しいネーミングを）
目 的	食べることや食べることの場への参加の意欲を高め，低栄養状態を改善する自己管理能力の習得と食べることを通じた仲間づくりを支援する
対象者	基本チェックリストにおいて低栄養状態にあるまたはおそれのある者，要介護認定において非該当と判定された者のほか，低栄養状態のおそれがあると市町村が参加をすすめた者
周知方法	電話および訪問
実施場所	地域の自治会館，調理実習プログラムは調理教室，場合によっては送迎車等も考慮
実施期間・回数	3～5回/3か月間（調理実習や食事会を含む）。2～3回程度（必要に応じて）は管理栄養士による個別栄養相談と合同開催（下記の内容では1，3，4回目で実施）
実習費	食材料費，会食費（参加者の負担にならない程度の設定）
内 容	

	日程，所要時間	実施形態	プログラムタイトル	内 容	教材等	担当者
1	○月○日 2時間	集団	語ろう！思い出食べ物	・食べ物に関する思い出を語り合う ・試食会	簡単おかずの試食会	管理栄養士 食生活改善推進員 ボランティア
2	2週間後 2時間	集団	いきいき食生活チェック：実践できるマイプランづくり	・食べることの大切さのお話 ・食生活チェックとマイプランづくり	・アセスメント表 ・体重・身長計	管理栄養士
3	1か月後 2時間	小グループ	いきいき食生活の秘訣：ゴールを達成するために	テーマ*別グループワークと発表	テーマ*別資料	管理栄養士 食生活改善推進員 ボランティア
4	2か月後 2時間	実習	チャレンジいきいき簡単料理：はじめてでも大丈夫	・電子レンジ，炊飯器をつかった簡単料理教室 ・試食・感想会	・料理レシピ ・食材料，電子レンジ，炊飯器等 ・調理器具	管理栄養士 食生活改善推進員 ボランティア
5	3か月後 2時間	集団	私のいきいき食生活宣言	・食生活チェックとマイプラン達成状況の発表会 ・これからの食生活宣言 修了証授与	・アセスメント表 ・体重・身長計 ・修了証	管理栄養士 食生活改善推進員 ボランティア

*テーマ：食品衛生・食品安全・食品表示に関する情報，料理レシピや献立，食材料に関する情報，社会資源（宅配サービス・買い物マップ・配食サービス・買い物ボランティア・初心者向け料理教室など）情報，市区町村の高齢者サービス情報，相談窓口情報，地域ボランティア案内など

評 価	プロセス指標：対象者の選定方法，周知方法，個人情報の取扱い，接遇、活動記録，安全管理，スタッフ等人材に対する教育・研修の実施 アウトプット指標：各回参加者数，中途脱落者数，実施回数や時間，スタッフ投入量，苦情受付件数，活動費用明細の作成・報告 アウトカム指標：プログラム前後の体重の変化，アセスメント指標の変化，目標の達成度，主観的健康感の変化，参加者の満足度

表9　栄養改善プログラム報告書（例）

番　号	ふりがな 氏名	性別　　男・女 生年月日 年　月　日　歳
電話番号	（　　　）　　　ー	
住所	〒	

【栄養相談】 実施形態と回数	集団指導（講義　回，グループワーク　回，実習　回，その他　回） 通所型個別相談　回	訪問型　　回
担当者	管理栄養士，栄養士，医師，歯科医師，保健師，看護師，歯科衛生士，食生活改善推進員，ボランティア	
目標設定内容		
目標の変更 （　月　日）		

【アセスメント項目】	初回（　月　日）	中間（　月　日）	終了時（　月　日）
身長	cm	cm	cm
体重	kg	kg	kg
手術や食事療法の必要な入院	はい　いいえ	はい　いいえ	はい　いいえ
慢性的な病気の有無	はい　いいえ	はい　いいえ	はい　いいえ
下痢や便秘	はい　いいえ	はい　いいえ	はい　いいえ
定期的な体重測定	はい　いいえ	はい　いいえ	はい　いいえ
３か月の体重減少の有無	はい　いいえ	はい　いいえ	はい　いいえ
３か月の体重増加の有無	はい　いいえ	はい　いいえ	はい　いいえ
１日の食事回数	回／日	回／日	回／日
肉，魚，豆，卵の摂取回数	回／日　回／週	回／日　回／週	回／日　回／週
野菜，果物の摂取量	皿／日　皿／週	皿／日　皿／週	皿／日　皿／週
乳製品・豆乳の摂取回数	回／日　回／週	回／日　回／週	回／日　回／週
飲み物の摂取量	杯／日	杯／日	杯／日
補助食品等の摂取	はい　いいえ	はい　いいえ	はい　いいえ
買い物が不自由	はい　いいえ	はい　いいえ	はい　いいえ
食事の支度が不自由	はい　いいえ	はい　いいえ	はい　いいえ
食欲の有無	あり　なし	あり　なし	あり　なし
食事が楽しい	はい　いいえ	はい　いいえ	はい　いいえ
誰かと一緒の食事	あり　なし	あり　なし	あり　なし
決まった時間の食事・睡眠	はい　いいえ	はい　いいえ	はい　いいえ
食物でのアレルギー症状	はい　いいえ	はい　いいえ	はい　いいえ
５種類以上の薬	はい　いいえ	はい　いいえ	はい　いいえ
食事療法の必要性	はい　いいえ	はい　いいえ	はい　いいえ
小さくして食べる	はい　いいえ	はい　いいえ	はい　いいえ
飲み込みにくい	はい　いいえ	はい　いいえ	はい　いいえ
主観的健康感*1	1　2　3　4　5	1　2　3　4　5	1　2　3　4　5
自己効力感*2	1　2　3　4	1　2　3　4	1　2　3　4

【最終評価】 自覚的変化*3	
最終経過	改善（一次予防事業へ），維持・継続（二次予防事業）， 悪化〔入院・入所・介護認定（介護度　　　）〕， その他（転居　不明　拒否　　　）

注）*1「あなたは自分の健康状態をどう思いますか」
　1：良い　2：まあ良い　3：ふつう　4：あまりよくない　5：良くない

*2「あなたは自分の健康状態を良くするために，自分で食事の調整をできると思いますか」
　1：できると思う　2：どちらかといえばできると思う　3：どちらかといえばできないと思う
　4：できないと思う

*3「今回の○○事業に参加して，あなたの生活習慣に何か変化はありましたか」

9
臨床栄養

栄養マネジメント

栄養マネジメント（栄養管理）の定義

対象者の栄養状態を判定し，栄養上の問題を改善するために，個々人に最適な栄養ケアを行い，その栄養ケアを実施する上での方法や手順などを効率よく行うためのシステムのこと。

目的は，対象者の栄養状態，健康状態を改善させてQOLを向上させることである。

栄養管理プロセスの定義

栄養管理プロセス（NCP）とは，質の高い栄養管理を提供するためのシステムアプローチであり，栄養管理のモデルである。NCPの過程では，標準化されコード化された栄養診断（Nutrition Diagnosis）の段階が存在する。これは，標準化されたPES報告書（Sの根拠に基づき，Eが原因や関係した，Pと栄養診断できるという一文）により記述し，チームの関係専門職が共通で理解できる。

栄養ケア・マネジメントと栄養管理プロセスの区分

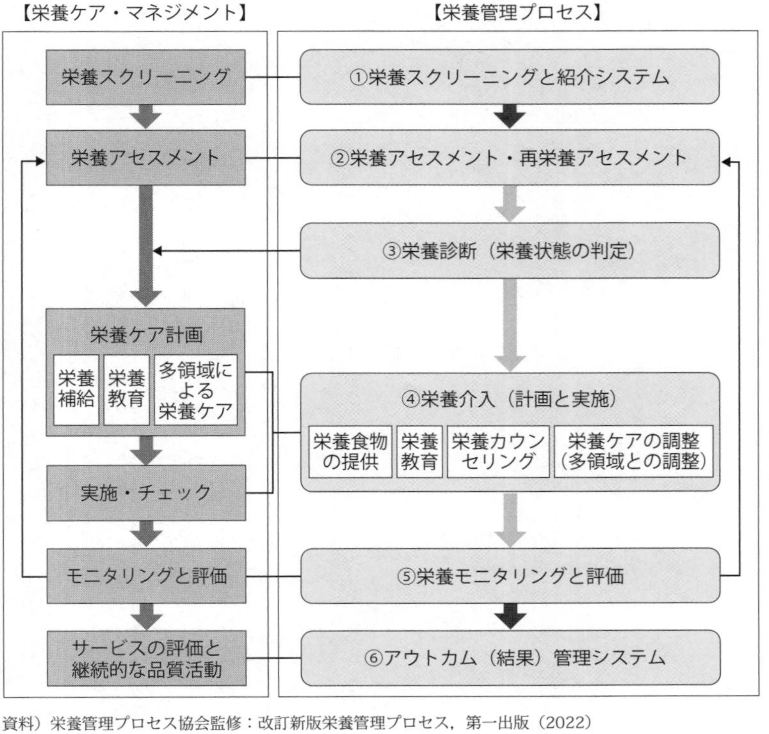

資料）栄養管理プロセス協会監修：改訂新版栄養管理プロセス，第一出版（2022）

栄養アセスメント

栄養アセスメントの定義

栄養アセスメントとは，「個人あるいは集団の栄養状態を客観的に評価すること」と定義される。個体が「栄養素を摂取し，消化・吸収を経て代謝されるに至る過程全体を，客観的指標である栄養パラメータを用いて把握すること」と言い換えることもできる。

現実的にいえば，いかなる栄養障害が存在するのかを客観的に捉え，それに見合う栄養療法を選択し，その栄養療法の効果判定を客観的に行うことといえる。

栄養状態の区分

栄養状態	備　考
1. 適正な栄養状態	
2. 特定の栄養素の欠乏状態	ビタミン欠乏症，微量元素欠乏症（例：鉄欠乏性貧血，亜鉛欠乏症など），必須脂肪酸欠乏
3. 数種類の栄養素の欠乏状態	栄養失調・飢餓（例：たんぱく・エネルギー欠乏性低栄養：PEM など）
4. 特定の栄養素の過剰状態	ビタミン過剰症，重金属過剰症（例：ビタミンA 中毒症など）
5. 数種類の栄養素の過剰状態	過栄養（例：肥満など）
6. 栄養素相互のバランスが崩れた状態	栄養不均衡（例：アミノ酸インバランスなど）

資料）加藤昌彦 / 近藤和雄，中村丁次編：臨床栄養学 I，第一出版（2012）を一部改変

栄養アセスメントの分類

1. 静的なアセスメント（static nutritional assessment）
個人あるいは特定の集団における栄養異常の有無，程度，種類を明らかにする。 ①身体計測，②クレアチニン身長係数，③内臓たんぱく：アルブミン，など
2. 動的なアセスメント（dynamic nutritional assessment）
病態の推移や栄養治療に伴う栄養状態の変化を測定する。 ①たんぱく代謝動態測定，②エネルギー代謝動態：間接熱量計
3. 予後判定のアセスメント（prognostic nutritional assessment）
特に外科患者において手術後の予後を推定する。 ①予後栄養指数（prognostic nutritional index）

資料）加藤昌彦 / 近藤和雄，中村丁次編：臨床栄養学 I，第一出版（2012）

栄養アセスメントの方法

臨床診査	問診	主訴，既往歴，家族歴，現病歴，生活歴（栄養歴）
	身体観察	体格，皮膚・頭髪・爪，眼瞼，眼球，口唇・口腔・舌・咽頭，四肢
食事調査	食事摂取状況調査	24 時間思い出し法，食物摂取頻度調査，摂取食物記録法，残食調査法
	その他の調査	食歴調査，食行動・食習慣調査，嗜好調査
身体計測	身長・体重，体脂肪・除脂肪組織，上腕周囲長・上腕筋囲・上腕筋面積，握力	
臨床検査	血液検査・尿検査	末梢血分析，血液生化学検査，尿生化学検査，免疫学的検査
エネルギー・栄養素のアセスメント	エネルギー消費量の測定と計算，エネルギー摂取量の算定，たんぱく質・ミネラル・ビタミン・水分のアセスメント	

※臨床検査データと栄養指導の関係は p.292 ～ 295 参照。

栄養アセスメントの手順（例）

栄養スクリーニングの流れ

入　院

スクリーニング
- 身長・体重
- Alb・Hb・TC

食事調査
- 食生活状況（入院前の情報）
- 栄養摂取状況調査

評価調査
- 主観的包括的評価（SGA）*1
- 客観的栄養評価（ODA）*2

身体計測実施
- 上腕周囲長
- 上腕三頭筋皮下脂肪厚　　その他

アセスメント（再評価）
- カンファレンス，NST コメント

注）*1 主観的包括的評価（SGA）：体重，食物摂取量，消化器症状，身体機能，疾患の病態などを聴取して，栄養状態を把握する。

*2 客観的栄養評価（ODA）：身体測定，臨床診査，臨床検査（血液生化学検査），栄養調査所見を収集する。

NST

NST（nutrition support team；栄養管理チーム）は，入院患者の栄養状態を改善することで治療効果を上げることなどを目的とした，医師，看護師，管理栄養士，薬剤師らで構成される，チーム医療を基本とした栄養管理の専門集団である。1970 年代にアメリカで始まり，現在，日本でも各地の病院に広がっている。

NST における管理栄養士の基本的役割としては，次のものが挙げられる。

①栄養アセスメントによる栄養障害の有無や程度の判定

②主治医の治療方針の確認

③栄養療法の適応に従った治療計画方針の提案（特に経静脈栄養か経腸栄養かの判定）

④経腸栄養剤の選択・提案　⑤適切な栄養管理法がなされているかのチェック

⑥栄養療法の効果判定と合併症のチェック　⑦栄養管理上の問題点の解決

⑧主治医，NST メンバーとの打ち合わせ

⑨ NST メンバーの教育とほかのメンバーへの啓発

⑩新しい知識の習得と紹介

資料）宮澤　靖 / 坂本元子編：栄養指導・栄養教育，第一出版（2006）を一部改変

NST 組織例

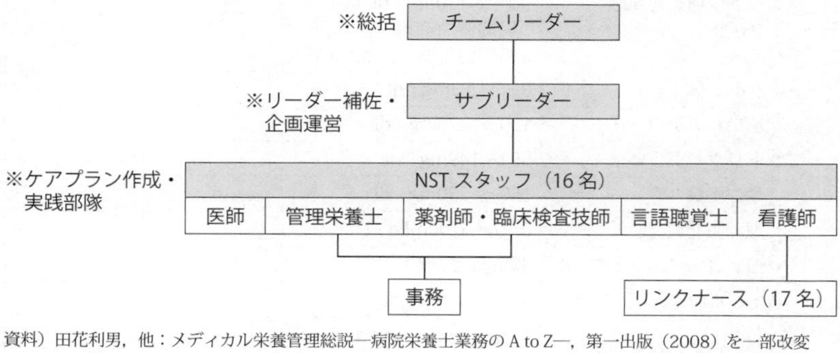

資料）田花利男，他：メディカル栄養管理総説―病院栄養士業務の A to Z―，第一出版（2008）を一部改変

栄養サポートチーム加算

平成 22 年度診療報酬改定において，「栄養サポートチーム加算（200 点，週 1 回）」が新設された。

急性期の入院医療を行う一般病棟において，栄養障害を生じている患者または栄養障害を生じるリスクの高い患者に対して，医師，看護師，薬剤師および管理栄養士などからなるチームを編成し，栄養状態改善の取り組みが行われた場合を評価する。

なお，平成 24 年度診療報酬改定において，「栄養サポートチーム加算（特定地域 100 点，週 1 回）」が新設され，さらに，療養病棟についても，算定回数に条件付きではあるが，算定が可能となった。令和 2 年の改定で精神科と結核病棟についても，条件付きではあるが算定した。詳細は 15 章，p.583 を参照。

臨床検査データと栄養指導の関係

疾患名				消化性潰瘍	鉄欠乏性貧血
検査項目			基準値	判　定	判　定
血液	赤血球		男性 410 ～ 530 万 / mm^3 女性 380 ～ 480 万 / mm^3	↓	↓
	ヘマトクリット		男性 40 ～ 48% 女性 36 ～ 42%	↓	↓
	ヘモグロビン		男性 14 ～ 18g / dL 女性 12 ～ 16g / dL	↓	↓
	血清鉄		男性 60 ～ 200μg / dL 女性 50 ～ 160μg / dL		↓
	総鉄結合能（TIBC）		男性 253 ～ 365μg / dL 女性 246 ～ 410μg / dL		↑
	全血比重		男性 1.055 ～ 1.063 女性 1.052 ～ 1.060		↓
	アルブミン		4.1 ～ 5.1g / dL		↓
	グロブリン		2.5 ～ 3.1g / dL		↓
	A/G 比		1.0 ～ 2.0		↓
	ブドウ糖負荷試験（GTT）		空腹時 110mg / dL 以下 1 時間値 160mg / dL 以下 2 時間値 120mg / dL 以下		
	ケトン体		0.8 ～ 5.5mg / dL		
	総コレステロール		130 ～ 220mg / dL		
	トリグリセライド		55 ～ 149mg / dL		
	リン脂質		150 ～ 250mg / dL		
	遊離脂肪酸		0.10 ～ 0.90mEq / L		
	リポたんぱく	VLDL コレステロール	30mg / dL 以下		
		LDL コレステロール	55 ～ 139mg / dL		
		HDL コレステロール	男性 37 ～ 57mg / dL 女性 36 ～ 70mg / dL		
	総脂質		400 ～ 800mg / dL		
糞便	潜血反応		グアヤック法（－）	（＋）	
尿	糖		200mg / 日以下		
	たんぱく		100 ～ 150mg / 日以下		
	ケトン体		（－）		

注）*日本糖尿病学会：糖尿病食事療法のための食品交換表 第 7 版，（2013）文光堂
資料）奈良信雄：図表でわかる臨床症状・検査異常値のメカニズム，第一出版（2014）より作表

糖尿病 判　定	脂質異常症 判　定
↑	
↑	
↑	↑
↑	↑
	↑
	↑
	↑
	↑
	↓
	↑
↑	
↑	
↑	

栄養指導

●消化性潰瘍

1. 胃液分泌を促進させる刺激性食品は避ける。
2. 胃壁の保護のため，固い食品，繊維の多い野菜，熱過ぎるもの，冷た過ぎるものは避ける。
3. 個人個人の症状に応じて，栄養を満足させる食事内容とする。

●鉄欠乏性貧血

1. 鉄含量の多い動物性たんぱく質を中心にバランスのとれた食事とする。
2. 鉄の吸収を阻害するタンニン含有食品，リン酸，フィチン酸等の摂取を控える。
3. ビタミンC，B_6，葉酸など鉄の吸収を促進するものの摂取に努める。
4. ヘモグロビン濃度が正常化しても貯蔵鉄を回復させるため，引き続き食事上の注意は必要である。

●糖尿病

1. 標準体重を基準とした適正エネルギーの設定。
2. 3大栄養素の配分。
   - 炭水化物：ケトーシス，体たんぱく質の喪失予防からも指示エネルギーの50～60%（「糖尿病食事療法のための食品交換表」（第7版）*では，炭水化物50・55・60%の3区分）をとり，さらに食物繊維が豊富な食品を選択することが望ましい。
   - たんぱく質：成人1.0～1.2g/kg，1日約50～80gとする。
   - 脂質：総摂取エネルギーの20～25%未満をとるようにする。脂質異常症に注意。
3. その他
   - 食品交換表利用の熟知徹底および，はかりの使用を習慣づける。
   - 血糖値，尿糖排泄量，体重，合併症の有無などを考慮する。
   - 常に摂取食事量のチェックを行い，経過を見て指導の参考にする。

●脂質異常症

1. 総エネルギーの適正化。
2. VLDLコレステロールの高い場合は，ショ糖，果糖，アルコールのとり過ぎに注意する。
3. LDLコレステロールの高い場合は，飽和脂肪酸（S）を減らし不飽和脂肪酸（P）を増やす。総エネルギーの4.5%以上7%未満の飽和脂肪酸を摂取する。コレステロール過剰摂取を避ける。
4. HDLコレステロールを低下させる因子として，肥満，糖尿病，運動不足，喫煙などが挙げられる。
5. 繊維（特にペクチンなどの水溶性植物繊維）にはコレステロール上昇抑制作用がある。

疾患名				胆嚢炎	急性膵炎	慢性膵炎
検査項目			基準値	判　定	判　定	判　定
尿	ウロビリノーゲン		（±）～（＋）	↑		
尿	ビリルビン		（－）	（＋）		
尿	アミラーゼ		65～840 IU / L / 37℃ （酵素法）		↑	↑
尿	糖		（－）		↑	↑
尿	たんぱく質		（－）～（±）		↑	↑
血液	総ビリルビン		0.3～1.2mg / dL	↑		
血液	黄疸指数		3～7	↑		
血液	アミラーゼ		50～180 IU / L	↑		
血液	アルカリホスファターゼ（ALP）		86～252 IU / L	↑		
血液	総コレステロール		130～220mg / dL	↑		
血液	アミラーゼ		50～180 IU / L（Somogyi 法） 130～400 IU / L （Blue-Starch 法）		↑	↑
血液	カルシウム		8.5～10mg / L		↓	
血液	総たんぱく質		6.5～8.1g / dL			
血液	たんぱく分画	アルブミン	4.1～5.1g / dL			
血液	たんぱく分画	γ-グロブミン	0.8～1.7g / dL			
血液	A/G 比		1.0～2.0	↑		
血液	AST（アスパラギン酸アミノトランスフェラーゼ）		13～35 IU / L			
血液	ALT（アラニンアミノトランスフェラーゼ）		8～48 IU / L			
血液	γ -GTP		男性 7～60 IU / L 女性 7～38 IU / L			
血液	LDH（乳酸脱水素酵素）		109～210mIU / L			
血液	TTT（チモール混濁試験）		0～5 単位			
血液	ZTT（硫酸亜鉛混濁試験）		4～12 単位			
血液	ICG（異物排泄試験）		停滞率 10%以下（10 分値）			
血液	プロトロビン時間		10～12 秒			
血液	白血球		4,000～9,000 / μL	↑	↑	↑
血液	HBs 抗原		（－）			
糞便	糞便検査					脂肪性下痢

注）⇧は著しい上昇を示す。

急性肝炎 判　定	慢性肝炎 判　定	肝硬変 判　定
↑～↓～↑	↑	↑
（＋）	0～（＋）	0～（＋）
（劇症肝炎⇧） ↑	↑	↑
0～↑	0～↑	↑
劇症肝炎↓		↓
	↓	↓
↓	↓	⇩
↑	↑	⇧
劇症肝炎↓		↓
⇧ AST<ALT ⇧	↑ AST>ALT ↑	↑ AST>ALT ↑
↑	⇧特にアルコール性	↑
↑		↑
↑	↑	↑
	↑	⇧
	↑	⇧
劇症肝炎⇧		↑
B型肝炎 （＋）		

栄養指導

●胆嚢炎
1. 極期または急性期は絶食。
2. 脂質：黄疸指数と ALP が高単位であれば摂取禁止。
3. たんぱく質：回復期には，良質のたんぱく質を補給。

●急性膵炎
1. 発作時：絶食，絶飲。
2. 脂質制限：特に慎重に，完全治癒まで 30g/ 日以下。
3. たんぱく質：発病初期には制限が必要であるが，症状安定後は，量的にも質的にも十分に補給する。0.8 ～ 1.0g / kg。
4. 胃液分泌を促進させる刺激性食品は避ける。
5. 回復後もアルコール性飲料は厳禁（発症初期には，アミラーゼ測定が最も診断的価値が高い）。

●慢性膵炎
1. エネルギー：糖質中心で徐々に 30 ～ 35kcal/ 日に増量。
2. たんぱく質：消化の良い良質たんぱく質を，代償期から非代償期にかけて徐々に 60 ～ 80g/ 日増量。
3. 脂質：症状をみて代償期 20 ～ 30g/ 日，非代償期は消化酵素製剤を十分に投与しながら 40 ～ 50g/ 日に増量。
4. 糖尿病合併に注意する。

●急性肝炎

黄疸の諸症状および AST，ALT などの肝細胞の障害を示す検査が診断の根拠となる。治療の原則は安静と栄養補給である。
1. 前駆期から黄疸期にかけては，食欲がないので，非経口的栄養補給を行う。
2. 黄疸期に入ると食欲は出てくるが，脂肪の消化が障害されるので，脂肪は 1 日 20g 以下にする。
3. 黄疸消失後は脂肪を含め，高栄養とする（通常検査値は 1 ～ 3 か月くらいで正常化する）。

●慢性肝炎

血清アルブミン減少，γ - グロブリンの上昇が目立つ。また，血清膠質反応が強くなることが特徴である。
1. エネルギーは標準体重を維持するようにする（栄養過多は脂肪肝のおそれもあるので注意）。
2. たんぱく質は 1.2 ～ 1.5g / kg を目標とする。
3. 黄疸がみられる場合は，脂質 20 ～ 30g / 日とする。

●肝硬変

○代償期：この時期の診断は，検査値や臨床症状だけでは困難なため，肝生検によることが多い。
1. たんぱく質：1.0 ～ 1.2g / kg。アミノ酸スコアのよいもの。
2. エネルギー：30 ～ 35kcal / kg。
3. 脂質：総エネルギーの 20 ～ 30%。中鎖不飽和脂肪酸。
4. ビタミン：高ビタミン。
5. アルコール：禁止。
6. 食塩：6g / 日以下。

○非代償期：腹水が認められたり，腹壁食道静脈瘤が著明となる時期。
1. 高栄養。
2. 食塩制限（5 ～ 7g / 日）。
3. 食道瘤のあるときは食品の固さに注意。

○肝不全期：意識障害が強く現れる時期。
1. たんぱく質：1 日 0.5 ～ 0.8g / kg 以下。
2. 食塩制限：腹水のあるときは 1 日 5 ～ 7g。利尿剤使用の場合は低カリウム血症に注意。

病院給食・療養食の栄養基準・成分など

病院食における栄養基準一覧表（例）：約束食事箋

食種				エネルギー (kcal)	たんぱく質 (g)	脂質 (g)	炭水化物 (g)
一般食	常食	1	米飯	1,600	60	45	240
		2	米飯	1,800	65	50	270
		3	米飯	2,000	75	55	300
	軟菜食	1	粥食	1,200	40	35	180
		2	粥食	1,400	50	40	210
		3	粥食	1,600	60	45	240
	分粥	7分	分粥	1,400	50	40	210
		5分	分粥	1,200	40	35	180
		3分	分粥	1,100	40	30	165
	嚥下調整食	ソフト食		1,200	40	35	180
		ゼリー食		1,200	40	35	180
		ミキサー食		1,200	40	35	180
	流動食	1	経口	投与栄養量に併せ，p.300～301の「経腸栄養食品の特徴と用途」から選択			
		2	経腸				
乳幼児食*	ミルク			550	10	30	60
	離乳食 ミルク含む	1		650	15	30	80
		2		700	25	30	85
	幼児食 補食含む	1		950	20	30	150
		2		1,300	25	40	210
	学童食 補食含む	1		1,550	35	45	250
		2		1,850	40	50	300
		3		2,250	45	60	370

注）各施設における専門診療科によっては食種の増減あり。
食塩相当量を男女で分けられない施設では，基準内で数値を一本化する場合もある。
減塩食６ｇ未満は必要に応じ適応する。
食事基準は栄養科が作成し，栄養管理委員会で議論したうえで運用される。
*乳幼児期の炭水化物は摂取基準では示されていない部分があるため，設定エネルギーをもとに，PFC比率から計算して示している。

食塩相当量 （g）	水　分 （mL）	適応症および 月齢・年齢	備　考
男性 7.5 未満／女性 6.5 未満	1,100	一般食	
男性 7.5 未満／女性 6.5 未満	1,250		
男性 7.5 未満／女性 6.5 未満	1,400		
男性 7.5 未満／女性 6.5 未満	1,200	一般食 高齢者 術後	
男性 7.5 未満／女性 6.5 未満	1,400		
男性 7.5 未満／女性 6.5 未満	1,600		
7 未満	1,800		
7 未満	1,800		
7 未満	1,800		
6 未満	1,200 ～ 1,500	咀嚼・ 嚥下障害	やわらか・ムース
6 未満			ゼリー・ムース
6 未満			ブレンダー・ペースト

目安量 0.3	400 ～ 600	0 ～ 5 月	特殊ミルクは別途指示 （p.328 参照）
目安量 1.5	700	6 ～ 8 月	アレルギー対応可
目安量 1.5	800	9 ～ 11 月	
3 未満	900	1 ～ 2 歳	
4 未満	1,100	3 ～ 5 歳	
5 未満	1,100	6 ～ 7 歳	
5.5 未満	1,250	8 ～ 9 歳	
6 未満	1,500	10 ～ 11 歳	

食種			栄養量	エネルギー (kcal)	たんぱく質 (g)	脂質 (g)	炭水化物 (g)
エネルギー	エネルギーコントロール食	1	800	800	30	25	120
		2	1,000	1,000	35	30	150
		3	1,200	1,200	40	35	180
		4	1,400	1,400	50	40	210
		5	1,600	1,600	60	45	240
		6	1,800	1,800	65	50	270
		7	2,000	2,000	75	55	300
		8	2,200	2,200	80	60	330
たんぱく質	たんぱくコントロール食	1	20	2,000	20	70	330
		2	30	2,000	30	65	320
		3	40	1,800	40	60	280
		4	50	1,800	50	60	260
脂質	脂質コントロール食	1	20	1,600	65	20	290
		2	30	2,000	70	30	360
		3	40	2,000	70	40	340
易消化食	易消化食	1	粥食	1,400	50	40	210
		2	軟飯	1,600	60	45	240
	低残渣食		粥食	1,200	40	35	180
	無残渣食		粥食	1,200	40	35	180
検査食*	大腸検査食		粥食	821	13.6	13.2	162.2
	潜血食		粥食	1,500	60	40	225
	ヨード制限食		米飯	1,600	60	45	240

注）各施設における専門診療科によっては食種の増減あり。
食塩相当量を男女で分けられない施設では，基準内で数値を一本化する場合もある。
減塩食６ｇ未満は必要に応じ適応する。
食事基準は栄養科が作成し，栄養管理委員会で議論したうえで運用される。
糖尿病等生活習慣病の場合は食塩相当量は６ｇ未満とする。
*加算食にフィッシュバーグ濃縮試験食として「乾燥食」があるが，現在はほとんど使われていないため，表記していない。また，潜血食・ヨード制限食も検査方法の進歩により提供する機会は減少している。

食塩相当量（g）	水　分（mL）	適応症	備　考
男性 7.5 未満／女性 6.5 未満	600	糖尿病 肥満 高トリグリセライド血症	
男性 7.5 未満／女性 6.5 未満	700		
男性 7.5 未満／女性 6.5 未満	800		
男性 7.5 未満／女性 6.5 未満	1,000		
男性 7.5 未満／女性 6.5 未満	1,100		
男性 7.5 未満／女性 6.5 未満	1,250		
男性 7.5 未満／女性 6.5 未満	1,400		
男性 7.5 未満／女性 6.5 未満	1,550		
6 未満	水分制限	CKD（慢性腎臓病） 肝不全	カリウム，リンの摂取制限が必要な場合がある。
6 未満			
6 未満			
6 未満			
男性 7.5 未満／女性 6.5 未満	1,100	肝・膵炎 胆石 高 LDL コレステロール血症 膵・胆・肝がん	
男性 7.5 未満／女性 6.5 未満	1,250		
男性 7.5 未満／女性 6.5 未満	1,400		
男性 7.5 未満／女性 6.5 未満	1,400	胃・十二指腸潰瘍	
男性 7.5 未満／女性 6.5 未満	1,400		
6 未満	1,200	イレウス	
6 未満	1,200		
5.8	547.5	注腸検査	例：New サンケンクリン クリアスルーシリーズ　他
6 未満	1,500	上部消化管出血	
6 未満	1,100	甲状腺機能検査	ヨード制限

経腸栄養食品の特徴と用途

区分	食品									
特徴	1 mL 当たりのエネルギー量				とろみ付き（半固形含む）				疾患別	
	1 kcal 以下	1 kcal	1.5kcal 前後	2 kcal 以上	水分含むとろみ付き	軟らかめ	硬め	経口	難消化性糖質	たんぱく質調整
使用用途	水分補給	一般用	水分制限 飲みきれない人用		手絞り 自然滴下	手絞り	機械絞り	経口・経管可	糖尿病	腎臓病
注意点	これのみは食事療養費算定不可	汎用タイプ	1 日の水分摂取量に注意		1 kcal 以下	1 kcal ～			血糖コントロール	腎不全に使用
備考	水分・電解質が主	経口用と経管用のバッグタイプがある	125mLの小容量タイプが主流	経口には向かないものあり 2.5kcal は主に調理に添加	経口には向かないものあり 粘度：2000 mPa・s 以下程度	経口には向かないものあり 粘度：10000 mPa・s 以下程度	経口には向かないものあり 粘度：200000 mPa・s 以下程度	経口用として味を重視	血糖値の吸収を抑えたものや糖質を制限したもの	たんぱく質制限に応じて調整
対応製品*	アクアソリタ アルジネードウォーター OS1	各メーカーより多数発売		2.0kcal は各メーカーより発売 100mL タイプあり 2.5kcal はニュートリーコンク 4.0kcal はアップリード	各メーカーより多数発売				インスロー グルコパル グルセルナ REX タピオン α ディムス メイン	リーナレン レナウェル レナジー bit

注）* 各製品種類・栄養価は，メーカー資料およびウェブサイトを参照（2023 年 4 月現在）。

							医薬品		
		特殊用途		成分調整			薬価収載		
BCAA強化	低糖質	術前後	褥瘡	半消化態	消化態	成分栄養	一般流動剤	BCAA強化	成分栄養
肝不全	COPD	術前術後の免疫療法	褥瘡治癒目的	胃瘻より下部	腸瘻		在宅で主に使用	肝不全	消化不要
肝性脳症時に使用	脂質が多い	長期に使用は控える	たんぱく質強化のものは腎機能に注意	消化吸収能力に応じて使用			低ナトリウム血症に注意	肝性脳症時に使用	クローン病などの腸疾患に使用
栄養剤の栄養量を食事から減ずる	呼吸商が低い	オメガ脂肪酸強化	たんぱく質 亜鉛 CoQ10 ヒアルロン酸 コラーゲンペプチド 鉄 などを強化	汎用タイプ 一般的な経腸栄養食品は半消化態が多い	ペプチド栄養	食品のものはない	出来高払いでは薬価と食事療養費の併算に注意	使用量に応じ栄養量を食事から減ずる 薬価と食事療養費の併算に注意	出来高払いでは薬価と食事療養費の併算に注意
ヘパス	プルモケア	イムンα インパクト	各メーカーより多数発売	各メーカーより多数発売	ペプタメン ペプチーノ	エレンタール ヘパンED	エンシュア・リキッド ラコールNF エネーボ	アミノレバンEN ヘパンED	エレンタール

栄養補給法

栄養療法の decision tree

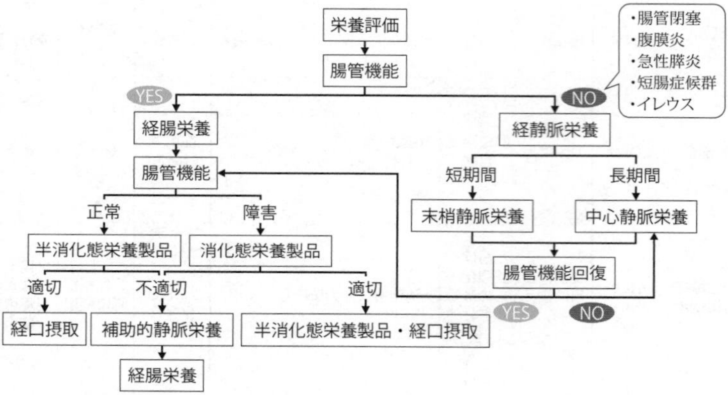

注）日本栄養士会編：経腸栄養製品（剤）便覧，（2011）文光堂

主な栄養補給法の特徴

栄養治療			必要な機能 摂食・嚥下	消化	吸収	代謝	カロリー	繊維	味	粘稠性	消化液分泌促進	小腸粘膜の萎縮	胆汁うっ滞	残渣	その他
静脈栄養法（PN）	末梢静脈栄養法（PPN）	低カロリー輸液				○	低					絶食下では有	絶食下では有		医薬品
静脈栄養法（PN）	中心静脈栄養法（TPN）	高カロリー輸液				○	高					絶食下では有	絶食下では有		医薬品
経腸栄養法（EN）	食事療法	一般食	○	○	○	○		＋	良好		＋	−		多	食品
経腸栄養法（EN）	経管経腸栄養法	天然食品流動食（ミキサー食）		○	○	○	低	＋	比較的良好	高	＋	−		多	食品
経腸栄養法（EN）	経管経腸栄養法	人工濃厚流動食（半消化態栄養剤）		○	○	○	高	−	中間	高	＋～−	−～＋		少	食品，医薬品
経腸栄養法（EN）	経管経腸栄養法	成分栄養剤（消化態栄養剤）			○	○	高	−	不良	低	−	＋		極少～無	医薬品

注）PN：parenteral nutrition，　EN：enteral nutrition，　PPN：peripheral parenteral nutrition，
TPN：total parenteral nutrition

資料）全国栄養士養成施設協会，日本栄養士会監修 / 管理栄養士国家試験教科研究会編：管理栄養士国家試験受験講座 臨床栄養学，第一出版（2004）を一部改変

病院で用いる主な帳票

食事箋様式例

食事箋

番号（ID）		主治医	印
	性別	入　院	年　月　日朝・昼・夕より
氏　名		退　院	年　月　日朝・昼・夕まで
		転　棟	
生年月日		外　泊	病棟より　　病棟へ
		欠　食	前食（　　）より変更
科　病		その他	

病名		コメント・その他
身長	cm　体重　kg　BMI　kg/㎡	特別食加算　有・無
主食の形態	1．米飯　2．全粥　3．ミキサー粥　4．七分　5．五分　6．三分　7．重湯	
一般食	常食　軟菜食　ソフト食　キザミ食　ミキサー食 流動食（潰瘍食の流動を含む）	

特別食	加算食	エネルギーコントロール食	1.	2.	3.	4.	5.	
				食塩　6g未満				
		脂質コントロール食	1.	2.	3.	4.	5.	
		たんぱく質ナトリウムコントロール食	1.	2.	3.	4.	5.	
				食塩　3・4・5・6g未満				
		小児たんぱく質ナトリウムコントロール食	1.	2.	3.	4.	5.	
				食塩　3・4・5・6g未満				
		潰瘍食（易消化食）	三分	五分	七分	全粥		
		消化器術後食	三分	五分	七分	全粥	（　）	up
		貧血食（高鉄分食）						
		検査食	潜血食		注腸食			
		濃厚流動食						
	非加算食	エネルギーコントロール食 肥満 小児肥満	1.	2.	3.	4.	5.	
		手術食	虫垂炎・その他	胆摘	消化器術後食の流動			
		検査食	ヨード制限食		乾燥食			
		離乳食	前期	中期	後期	朝昼夕	回	

栄養情報提供書（例）

患者氏名		
入退院日	入院日： 年 月 日	退院（予定）日： 年 月 日

（太枠・必須記入）

栄養管理に関する情報

栄養管理・栄養指導等の経過	
栄養管理上の注意点と課題	

栄養評価

評価日	年 月 日	過去（ 週間）の体重変化	増加 ・ 変化なし ・ 減少：（ kg %）	
身体計測	体重 kg 測定日（ / ）	BMI kg/m^2	下腿周囲長 cm・不明	握力 kgf・不明

身体所見	食欲低下	無・有・不明（ ）	消化器症状	無・有（嘔気・嘔吐・下痢・便秘）・不明
	味覚障害	無・有・不明（ ）	褥瘡	無・有（部位等 ）・不明
	浮腫	無・有（胸水・腹水・下肢）・不明	その他	
	嚥下障害	無・有	特記事項	
	咀嚼障害	無・有		
検査・その他	過去1か月以内Alb値 ・測定なし（ ）g/dL		その他	

1日栄養量	エネルギー	たんぱく質	食塩	水分	その他
必要栄養量	（ ）kcal/標準体重kg （ ）kcal/現体重kg	（ ）g/標準体重kg （ ）g/現体重kg	g	mL	
摂取栄養量	（ ）kcal/標準体重kg （ ）kcal/現体重kg	（ ）g/標準体重kg （ ）g/現体重kg	g	mL	

栄養補給法	経口・経腸（経口・経鼻・胃瘻・腸瘻）・静脈	食事回数： 回/日	朝・昼・夕・その他（ ）

退院時食事内容

食種	一般食・特別食（ ）・その他（ ）				
食事形態	主食種類	朝	米飯・軟飯・全粥・パン・その他（ ）	量	g/食
		昼	米飯・軟飯・全粥・パン・その他（ ）		g/食
		夕	米飯・軟飯・全粥・パン・その他（ ）		g/食
	副食形態		常菜・軟菜・その他（ ） ＊）自由記載：例 ペースト		
	嚥下調整食	不要・必要	コード（嚥下調整食の場合は必須） 0j・0t・1j・2-1・2-2・3・4		
	とろみ調整食品の使用	無・有	種類（製品名）	使用量（gまたは包）	とろみの濃度 薄い／中間／濃い
その他影響する問題点		無・有（ ）			
禁止食品	食物アレルギー	無・有	乳・乳製品・卵・小麦・そば・落花生・えび・かに・青魚・大豆 その他・詳細（ ）		
	禁止食品（治療，服薬，宗教上などによる事項）				

退院時栄養設定の詳細

	補給量	エネルギー	たんぱく質（アミノ酸）	脂質	炭水化物（糖質）	食塩	水分	その他
栄養量	経口（食事）	kcal	g	g	g	g	mL	
	経腸	kcal	g	g	g	g	mL	
	静脈	kcal	g	g	g	g	mL	
	経口飲水						mL	
	合計	kcal	g	g	g	g	mL	
	（現体重当たり）	kcal/kg	g/kg				mL	

経腸栄養詳細	種類	朝：	昼：	夕：
	量	朝： mL	昼： mL	夕： mL
	投与経路	経口・経鼻・胃瘻・腸瘻・その他（ ）		
	投与速度	朝： mL/h	昼： mL/h	夕： mL/h
	追加水分	朝： mL	昼： mL	夕： mL
静脈栄養詳細	種類・量			
	投与経路	末梢・中心静脈		

備考	

【記入上の注意】
1. 必要がある場合には，続紙に記載して添付すること。
2. 地域連携診療計画に添付すること。

（記入者氏名）

（照会先）

検食簿様式（例）

年　月　日　曜日 天候　晴　曇　雨						
朝食	献立					検食者
	記入事項	主食の炊方	丁度良い	硬い	軟かい	検食時 時　分
		味付の具合	丁度良い	甘い	からい	
		分　量　は	良　い	多い	少ない	所　見
		鮮　度　は	特に良い	良い	悪い	
		色　彩　は	特に良い	良い	悪い	
		盛　付　は	特に良い	良い	悪い	
昼食	献立					検食者
	記入事項	主食の炊方	丁度良い	硬い	軟かい	検食時 時　分
		味付の具合	丁度良い	甘い	からい	
		分　量　は	良　い	多い	少ない	所　見
		鮮　度　は	特に良い	良い	悪い	
		色　彩　は	特に良い	良い	悪い	
		盛　付　は	特に良い	良い	悪い	
夕食	献立					検食者
	記入事項	主食の炊方	丁度良い	硬い	軟かい	検食時 時　分
		味付の具合	丁度良い	甘い	からい	
		分　量　は	良　い	多い	少ない	所　見
		鮮　度　は	特に良い	良い	悪い	
		色　彩　は	特に良い	良い	悪い	
		盛　付　は	特に良い	良い	悪い	

注）検食者は，医師または栄養士であるが，できる限り医師が行うことが望ましい。
　　検査時は患者が喫食する前の時間で行うこと。

栄養管理計画書（様式４）

栄養管理計画書

計画作成日　　.　　.

ﾌﾘｶﾞﾅ
氏 名　　　　　　　　殿（男・女）　　病　棟
明・大・昭・平　年　月　日生（　歳）　　担 当 医 師 名
入院日；　　　　　　　　　　　　　　担当管理栄養士名

入院時栄養状態に関するリスク

栄養状態の評価と課題

栄養管理計画

目標	
栄養補給に関する事項	
栄養補給量 ・ｴﾈﾙｷﾞｰ　kcal　・たんぱく質　g ・水分　・ ・　・	栄養補給方法　□経口　□経腸栄養　□静脈栄養
	嚥下調整食の必要性 □なし　□あり　（学会分類コード：　　）
	食事内容
	留意事項
栄養食事相談に関する事項	
入院時栄養食事指導の必要性　□なし□あり（内容　　実施予定日：　月　日）	
栄養食事相談の必要性　□なし□あり（内容　　実施予定日：　月　日）	
退院時の指導の必要性　□なし□あり（内容　　実施予定日：　月　日）	
備考	
その他栄養管理上解決すべき課題に関する事項	
栄養状態の再評価の時期　実施予定日：　月　日	
退院時及び終了時の総合的評価	

注）示している事項が全て記載されていれば，同じ様式でなくても差し支えない。
資料）基本診療料の施設基準及びその届出に関する手続きの取扱いについて，保医発 0305 第 1 号 別添 6 別紙 23（平成 26 年 3 月 5 日），最終改正令和 2 年 3 月 5 日

栄養食事指導指示箋（例）

栄養食事指導指示箋　①診療録用 ②栄養用

カルテ No.

氏　名

生年月日　性　別

科　診療年月日

主治医名	
□外来　□入院　□訪問	指導回数　初回・(　　)回目
□対面　□電話等	□継続指導
予約日 月　日　：　～	実施日　年　月　日 時間　：　～　：
算定区分 □加算 □非加算	担当管理栄養士

〈病名・合併症〉

〈指示事項〉

〈指示栄養量〉
・エネルギー　kcal・炭水化物　g
・たんぱく質　g・塩　分　g
・脂　質　g

〈データ〉 身長　cm　体重　kg　標準体重(BMI)　kg　BMI　血圧　mmHg
TP　g/dL　Alb　g/dL　AST　U/L　ALT　U/L　γ-GTP　U/L　HBA1c　%
TC　mg/dL　TG　mg/dL　HDL-CHO　mg/dL　BUN　mg/dL　Cre　mg/dL　Hb　g/dL

〈栄養食事指導記録〉

S

O

A　エネルギー（ 多　適　少　不明 ）　脂質（ 多　適　少　不明 ）
過剰（ 塩分　米飯　肉　油　果物　菓子　外食　アルコール） 不足（ 野菜 ）

P　□食品交換表(糖・腎)　□含有量表(食塩・コレステロール・K・P・アルコール)
□リーフレット(　　)　その他(　　)

〈指導内容〉
□食事療法の必要性
□食事の方針
□食習慣のあり方
□バランスのとれた食事
□1日の食品構成表の配付・説明
□塩分のとり方
□外食の問題点・とる時の注意点
□献立の立て方・調理方法・ポイント
□その他

〈主治医への連絡事項〉

○○○病院

各種疾病の判定・診断基準など

肥満症

肥満症の定義

「肥満症」とは，肥満に起因するか，またはそれに関連する心・身の異常健康障害（疾病障害）を合併するか，臨床的にその合併が予測されるかの場合で，医学的に貯蔵脂肪細胞の減量，あるいは分布異常の是正を必要とする病態（疾患単位）である。なお，肥満は，原発性（単純性）[*1]と二次性（症候性）[*2]とに分けられる。

注）[*1]単純性肥満：エネルギーの摂取過剰や消費不足によりもたらされる。
[*2]症候性肥満：代謝異常や内分泌疾患によりもたらされる。

乳幼児の発育状況（p.226 ～ 228 参照）

乳幼児の発育の状況は，乳児・幼児の身体発育曲線を用いて判定する。

子供の肥満の判定（5 歳児～ 17 歳児）

BMI は 20 歳以上にのみ用いられる指標であり，学童児（5 ～ 17 歳）の肥満の判定には肥満度が用いられる。「小児肥満症診療ガイドライン 2017」では，「肥満度が＋ 20％以上，かつ体脂肪率が有意に増加した状態（有意な体脂肪率増加とは，男児：年齢を問わず 25％以上，女児：11 歳未満は 30％以上，11 歳以上は 35％以上）」を肥満と定義づけている。

肥満度（％）＝ 100 ×（現在の体重－標準体重）／標準体重

なお，標準体重は，文部科学省の学校保健統計調査報告書（2000 年）のデータに基づく年齢・性・身長別標準体重を用いる。

年齢・性・身長別標準体重（子ども：5～17 歳）

年齢（満）	男子		女子	
	a	b	a	b
5	0.386	23.699	0.377	22.750
6	0.461	32.382	0.458	32.079
7	0.513	38.878	0.508	38.367
8	0.592	48.804	0.561	45.006
9	0.687	61.390	0.652	56.992
10	0.752	70.461	0.730	68.091
11	0.782	75.106	0.803	78.846
12	0.783	75.642	0.796	76.934
13	0.815	81.348	0.655	54.234
14	0.832	83.695	0.594	43.264
15	0.766	70.989	0.560	37.002
16	0.656	51.822	0.578	39.057
17	0.672	53.642	0.598	42.339
身長別標準体重＝a ×身長（cm）－ b				

資料）日本肥満学会編：小児肥満症診療ガイドライン 2017

肥満の判定（成人：20 歳以上）

BMI（kg/m²）	判定	WHO 基準
＜ 18.5	低体重	Underweight
18.5 ≦～＜ 25	普通体重	Normal range
25 ≦～＜ 30	肥満（1 度）	Pre-obese
30 ≦～＜ 35	肥満（2 度）	Obese class Ⅰ
35 ≦～＜ 40	肥満（3 度）	Obese class Ⅱ
40 ≦	肥満（4 度）	Obese class Ⅲ

注）1. ただし，肥満（BMI ≧ 25）は，医学的に減量を要する状態とは限らない。
なお，標準体重（理想体重）はもっとも疾病の少ない BMI 22 を基準として，標準体重（kg）＝身長（m）^{2} × 22 で計算された値とする。
注）2. BMI ≧ 35 を高度肥満と定義する。
資料）日本肥満学会編：肥満症診断ガイドライン 2016，ライフサイエンス出版（2016）

内臓脂肪型肥満の判定基準

ウエスト周囲長 （臍周囲長）	男性：85cm ≦ 女性：90cm ≦
腹部 CT 検査	内臓脂肪面積 100cm^2 ≦

肥満症診断のフローチャート

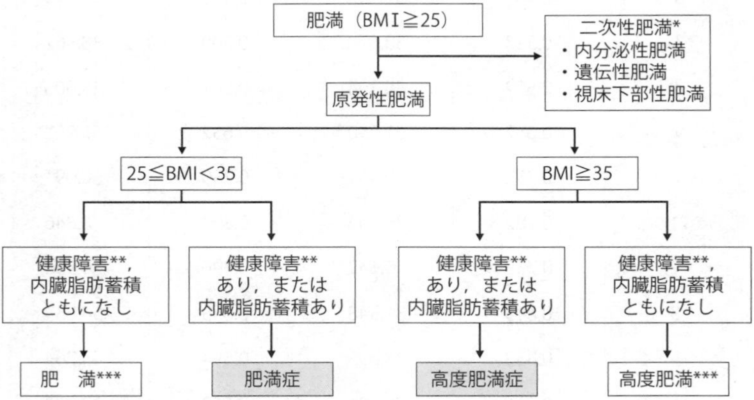

注）*常に念頭において診療する。
　　**耐糖能障害，脂質異常症，高血圧，高尿酸血症・痛風，冠動脈疾患，脳梗塞，非アルコール性脂肪性肝疾患，月経異常，睡眠時無呼吸症候群，運動器疾患，肥満関連腎臓病
　　***肥満，高度肥満でも減量指導は必要

資料）日本肥満学会編：肥満症診療ガイドライン 2016，ライフサイエンス出版（2016）

メタボリックシンドローム

日本人におけるメタボリックシンドローム診断基準

1．必須項目：内臓脂肪（腹腔内脂肪）蓄積
　ウエスト周囲長　男性≧ 85cm，女性≧ 90cm（内臓脂肪面積男女とも≧ 100cm^2 に相当）

2．上記 1 に加え，以下の 3 項目のうち 2 項目以上を満たすものをメタボリックシンドロームと診断する

1）脂質異常	：トリグリセライド値　≧ 150mg /dL　かつ / または HDL-C 値　＜ 40mg /dL（男女とも）
2）血圧高値	：収縮期血圧　≧ 130mmHg　かつ / または 拡張期血圧　≧ 85mmHg
3）高血糖	：空腹時血糖値　≧ 110mg /dL

注）＊CT スキャンなどで内臓脂肪量測定を行うことが望ましい。
　　＊ウエスト径は立位，軽呼気時，臍レベルで測定する。
　　　脂肪蓄積が著明で臍が下方に偏位している場合は肋骨下縁と前上腸骨棘の中点の高さで測定する。
　　＊メタボリックシンドロームと診断された場合，糖負荷試験が薦められるが診断には必須ではない。
　　＊高トリグリセライド血症，低 HDL-C 血症，高血圧，糖尿病に対する薬物治療をうけている場合は，それぞれの項目に含める。
　　＊糖尿病，高コレステロール血症の存在はメタボリックシンドロームの診断から除外されない。

資料）日本内科学会雑誌．2005；94：794-809.

肥満症とメタボリックシンドロームの概念の位置づけ

肥満症とメタボリックシンドロームの概念の関係は，下図に示す通りである。BMI ≧ 25 の肥満者のなかで，肥満に伴う 11 項目の健康障害を一つ以上合併するか，合併しなくとも内臓脂肪蓄積を伴う高リスク肥満であれば肥満症と診断される。一方，メタボリックシンドロームは，肥満の基準（BMI ≧ 25）を超えていなくても，内臓脂肪過剰蓄積があり，それを基盤に高血糖，脂質代謝異常，血圧高値のうち，二つ以上リスクが集積している病態である。

図　肥満症とメタボリックシンドロームの関係

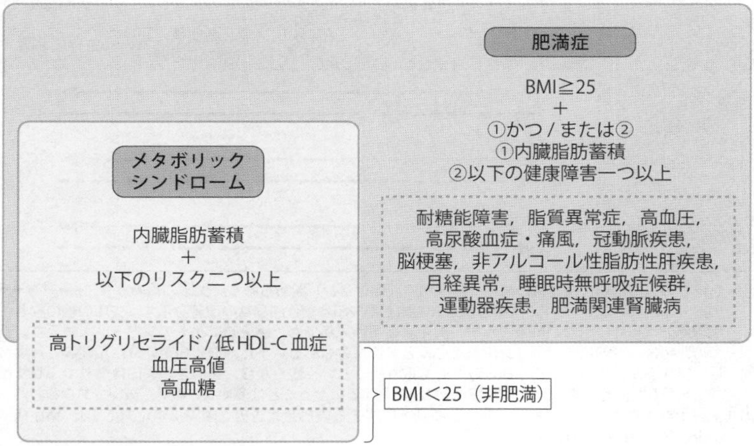

資料）日本肥満学会編：肥満症診療ガイドライン 2016，ライフサイエンス出版（2016）

小児のメタボリックシンドローム（MetS）診断基準（6-15 歳）

● (1)があり，(2)－(4)のうち２項目を満たす場合に MetS と診断する。

(1)	ウエスト周囲長≧ 80cm ウエスト身長比（ウエスト周囲長（cm）/ 身長（cm））≧ 0.5 であれば項目（1）に該当するとする。 小学生ではウエスト周囲長≧ 75cm で項目（1）に該当するとする。	
(2)	血清脂質※	TG（中性脂肪）≧ 120mg /dL かつ / または HDL-C ＜ 40mg /dL ※採血が食後２時間以降の場合：TG ≧ 150mg /dL（ただし空腹時採血で確定）
(3)	血圧	収縮期血圧≧ 125mmHg かつ / または 拡張期血圧≧ 70mmHg 高血圧治療ガイドライン 2002：小学生，中学生女子の正常高値血圧
(4)	空腹時血糖≧ 100mg /dL	※採血が食後２時間以降の場合：血糖≧ 100mg /dL

厚生労働科学研究循環器疾患等生活習慣病対策総合研究事業　小児期のメタボリックシンドロームに対する効果的な介入方法に関する研究　総括・分担研究報告書，2011 年から作成
資料）日本肥満学会編：小児肥満症診療ガイドライン 2017，ライフサイエンス出版（2017）

糖尿病

糖尿病における成因（発症機序）と病態（病期）の概念

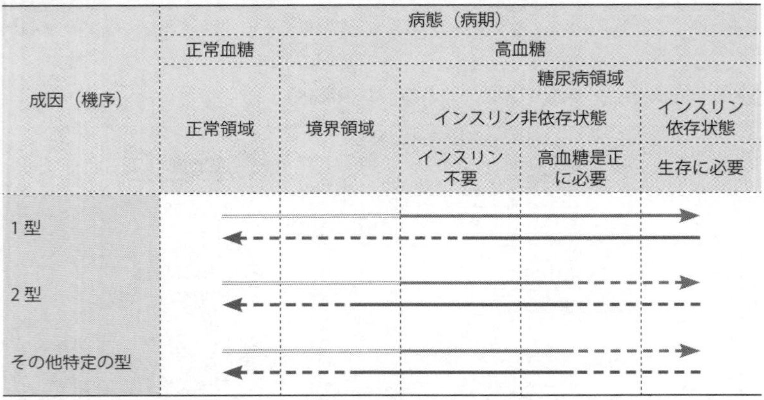

病態（病期）
正常血糖
高血糖
糖尿病領域
成因（機序）
正常領域
境界領域
インスリン非依存状態
インスリン依存状態
インスリン不要
高血糖是正に必要
生存に必要
1 型
2 型
その他特定の型

注）右向きの矢印は糖代謝異常の悪化（糖尿病の発症を含む）をあらわす。矢印の線のうち，━━ - - - の部分は，「糖尿病」と呼ぶ状態を示す。左向きの矢印は糖代謝異常の改善を示す。矢印の線のうち，破線部分は頻度の少ない事象を示す。例えば２型糖尿病でも，感染時にケトアシドーシスに至り，救命のために一時的にインスリン治療を必要とする場合もある。また，糖尿病がいったん発病した場合は，糖代謝が改善しても糖尿病とみなして取り扱うという観点から，左向きの矢印は塗りつぶした線であらわした。その場合，糖代謝が完全に正常化するに至ることは多くないので，破線であらわした。

出典）日本糖尿病学会：糖尿病の分類と診断基準に関する委員会報告書（国際標準化対応版），糖尿病，55（7）：489（2012）

糖尿病と糖代謝異常*の成因分類

Ⅰ．１型（膵β細胞の破壊，通常は絶対的インスリン欠乏に至る）
- A．自己免疫性
- B．特発性

Ⅱ．２型（インスリン分泌低下を主体とするものと，インスリン抵抗性が主体で，それにインスリンの相対的不足を伴うものなどがある）

Ⅲ．その他の特定の機序，疾患によるもの
- A．遺伝因子として遺伝子異常が同定されたもの
  - (1) 膵β細胞機能にかかわる遺伝子異常
  - (2) インスリン作用の伝達機構にかかわる遺伝子異常
- B．他の疾患，条件に伴うもの
  - (1) 膵外分泌疾患
  - (2) 内分泌疾患
  - (3) 肝疾患
  - (4) 薬剤や化学物質によるもの
  - (5) 感染症
  - (6) 免疫機序によるまれな病態
  - (7) その他の遺伝的症候群で糖尿病を伴うことの多いもの

Ⅳ．妊娠糖尿病

注）現時点では上記のいずれにも分類できないものは分類不能とする。
＊一部には，糖尿病特有の合併症を来すかどうかが確認されていないものも含まれる。

出典）日本糖尿病学会：糖尿病の分類と診断基準に関する委員会報告書（国際標準化対応版），糖尿病，55（7）：490（2012）

空腹時血糖値および75g経口糖負荷試験（OGTT）2時間値の判定基準

	正常域	糖尿病域
空腹時値 75g OGTT 2時間値	＜110mg/dL（6.1mmol/L） ＜140mg/dL（7.8mmol/L）	≧126mg/dL（7.0mmol/L） ≧200mg/dL（11.1mmol/L）
75g OGTTの判定	両者をみたすもの：正常型	いずれかをみたすもの：糖尿病型*
	正常型にも糖尿病型にも属さないものを境界型とする	

* 随時血糖値≧200mg/dL（≧11.1mmol/L）および HbA1c（NGSP）≧6.5%の場合も糖尿病型とみなす。

〈換算式〉
mg/dL ＝ 18 × mmol/L

血糖値は，とくに記載のない場合には静脈血漿値を示す。

注）正常型であっても，1時間値が180mg/dL（10.0mmol/L）以上の場合には，180mg/dL未満のものに比べて糖尿病に悪化する危険が高いので，境界型に準じた取り扱い（経過観察など）が必要である。また，空腹時血糖値100～109mg/dLのものは空腹時血糖正常域の中で正常高値と呼ぶ。

*OGTTにおける糖負荷後の血糖値は随時血糖値には含めない。

出典）日本糖尿病学会：糖尿病の分類と診断基準に関する委員会報告書（国際標準化対応版），糖尿病，55（7）：492（2012）を一部改変

糖尿病の診断手順

臨床診断

1）初回検査で，①空腹時血糖値≧126mg/dL，②75gOGTT2時間値≧200mg/dL，③随時血糖値≧200mg/dL，④* HbA1c（NGSP）≧6.5%のうちいずれかを認めた場合は，「糖尿病型」と判定する。別の日に再検査を行い，再び「糖尿病型」が確認されれば糖尿病と診断する*。ただし，HbA1cのみの反復検査による診断は不可とする。また，血糖値とHbA1cが同一採血で糖尿病型を示すこと（①～③のいずれかと④）が確認されれば，初回検査だけでも糖尿病と診断してよい。

2）血糖値が糖尿病型（①～③のいずれか）を示し，かつ次のいずれかの条件がみたされた場合は，初回検査だけでも糖尿病と診断できる。
- 糖尿病の典型的症状（口渇，多飲，多尿，体重減少）の存在
- 確実な糖尿病網膜症の存在

3）過去において，上記1）ないしは2）の条件がみたされていたことが確認できる場合には，現在の検査値が上記の条件に合致しなくても，糖尿病と診断するか，糖尿病の疑いをもって対応する必要がある。

4）上記1）～3）によっても糖尿病の判定が困難な場合には，糖尿病の疑いをもって患者を追跡し，時期をおいて再検査する。

5）初回検査と再検査における判定方法の選択には，以下に留意する。
- 初回検査の判定にHbA1cを用いた場合，再検査ではそれ以外の判定方法を含めることが診断に必須である。検査においては，原則として血糖値とHbA1cの双方を測定するものとする。
- 初回検査の判定が随時血糖値≧200mg/dLで行われた場合，再検査はほかの検査方法によることが望ましい。
- HbA1cと平均的な血糖値とが乖離する可能性のある疾患・状況（p.314）の場合には，必ず血糖値による診断を行う。

疫学調査：糖尿病の頻度推定を目的とする場合は，1回だけの検査による「糖尿病型」の判定を「糖尿病」と読み替えてもよい。なるべくHbA1c（NGSP）≧6.5%あるいはOGTT2時間値≧200mg/dLの基準を用いる。

検診：糖尿病およびその高リスク群を見逃すことなく検出することが重要である。スクリーニングには血糖値，HbA1cのみならず，家族歴，肥満などの臨床情報も参考にする。

注）*ストレスのない状態での高血糖の確認が必要である。

出典）日本糖尿病学会：糖尿病の分類と診断基準に関する委員会報告書（国際標準化対応版），糖尿病，55（7）：493（2012）を一部改変

HbA1c と平均血糖値とが乖離する可能性のある疾患・状況

疾患・状況	HbA1c の乖離方向
急速に改善した糖尿病	高値
鉄欠乏状態	高値
急激に発症・増悪した糖尿病	低値
鉄欠乏性貧血の回復期	低値
溶血	低値
肝硬変	低値
透析	低値
エリスロポエチンで治療中の腎性貧血	低値
失血後	低値
輸血後	低値
異常ヘモグロビン症	高・低いずれの可能性もあり

出典）日本糖尿病学会：糖尿病の分類と診断基準に関する委員会報告書（国際標準化対応版），糖尿病，55（7）：493（2012）を一部改変

糖尿病の臨床診断のフローチャート

糖尿病型：**血糖値**（空腹時 ≧126mg/dL，OGTT 2 時間 ≧200mg/dL，随時 ≧200mg/dL のいずれか）
HbA1c（NGSP）≧6.5%

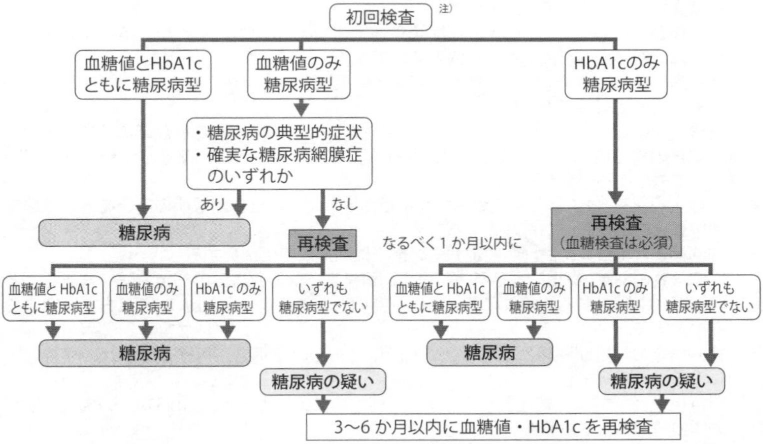

注）糖尿病が疑われる場合は，血糖値と同時に HbA1c を測定する。同日に血糖値と HbA1c が糖尿病型を示した場合には，初回検査だけで糖尿病と診断する。

出典）日本糖尿病学会：糖尿病の分類と診断基準に関する委員会報告書（国際標準化対応版），糖尿病，55（7）：494（2012）を一部改変

妊娠と糖尿病

妊娠中の糖代謝異常には，糖尿病が妊娠前から存在している糖尿病合併妊娠 preexisting diabetes と，妊娠中に発見される糖代謝異常 hyperglycemic disorders in pregnancy がある。後者には，妊娠糖尿病 gestational diabetes mellitus（GDM）と妊娠時に診断された糖尿病 overt diabetes の２つがある。

GDM 診断の意義は，糖尿病に至らない軽い糖代謝異常でも児の過剰発育が起こりやすく周産期のリスクが高くなること，並びに母体の糖代謝異常が出産後一旦改善しても，一定期間後に糖尿病を発症するリスクが高いことにある。

GDM の危険因子には，尿糖陽性，糖尿病家族歴，肥満，過度の体重増加，巨大児出産の既往，加齢などがある。GDM を見逃さないようにするには，初診時およびインスリン抵抗性の高まる妊娠中期に随時血糖値検査を行い，100 mg/dL 以上の陽性者に対して OGTT を施行して診断する。空腹時血糖値≧ 92 mg/dL，１時間値≧ 180 mg/dL，２時間値≧ 153 mg/dL の１点以上を満たした場合に GDM と診断する。ただし，「臨床診断」における糖尿病と診断されるものは除く。

出典）日本糖尿病学会：糖尿病の分類と診断基準に関する委員会報告，国際標準化対応版，糖尿病，55(7)：497（2012）

★妊娠糖尿病の診断基準については７章，p.185 参照。

糖尿病診断における HbA1c

診断への導入：糖尿病の診断には慢性高血糖の確認が不可欠である。診断において HbA1c を取り入れることは，HbA1c の上昇が慢性高血糖を反映する指標である点から科学的に妥当性があるのみならず，HbA1c が糖尿病治療ガイドにおいて血糖コントロール指標として使用されており，糖尿病の診断と治療の連続性が高まる点や，日々の変動が血糖値よりも少なく食事条件に左右されない点，また１回の検査で糖尿病と診断することも可能となる点から臨床的に有用である。ただし，糖尿病型における HbA1c の分布の幅は広いので HbA1c 単独では糖尿病の診断はできないこと，HbA1c は血糖値以外に赤血球寿命などの影響を受けることに注意する必要がある。

出典）日本糖尿病学会：糖尿病の分類と診断基準に関する委員会報告，国際標準化対応版，糖尿病，55(7)：498（2012）

検診

検診の目的は，糖尿病およびその高リスク群を見逃すことなく検出することである。そのためには血糖値，HbA1c の測定のみならず，家族歴，体重歴，妊娠・出産歴，現在の肥満の有無，血圧，合併症に関する所見などの情報も収集して，糖尿病を発症する恐れの大きい対象を選別すべきである。糖尿病の有無の判定は，臨床的診断にゆだねられるべきである。2008 年４月から，医療保険加入者 40 ～ 74 歳を対象に「特定健康診査・特定保健指導」が実施された。新しい健診システムの基本的な考えは，内臓脂肪型肥満に着目した生活習慣予防のために保健指導を必要とするものを検出することである。保健指導を受ける対象者は，OGTT ２時間値 140 mg/dL（境界型の下限）に相当する空腹時血糖値 100 mg/dL（正常高値の下限）以上，およびこれらに対応する HbA1c（NGSP）5.6％以上のものとされている。糖尿病予防の立場からは，腹囲や BMI の基準を満たさない場合でも，以下のように取り扱うものとする。

1）空腹時血糖値または HbA1c が受診勧奨判定値に該当する場合〔空腹時血糖値≧ 126 mg/dL または HbA1c（NGSP）≧ 6.5％〕，糖尿病が強く疑われるので，直ちに医療機関を受診させる。
2）空腹時血糖値が 110 ～ 125 mg/dL または HbA1c（NGSP）が 6.0 ～ 6.4％の場合，できるだけ OGTT を行う。その結果，境界型であれば追跡あるいは生活習慣指導を行い，糖尿病型であれば医療機関を受診させる。

3）空腹時血糖値が100～109 mg/dLまたはHbA1c（NGSP）が5.6～5.9％の場合，それ未満の場合に比べ将来の糖尿病発症や動脈硬化発症リスクが高いと考えられるので，他のリスク（家族歴，肥満，高血圧，脂質異常症など）も勘案して，情報提供，追跡あるいはOGTTを行う。

出典）日本糖尿病学会：糖尿病の分類と診断基準に関する委員会報告，国際標準化対応版，糖尿病，55(7)：496（2012）を一部改変

高齢者，小児の場合

● 高齢者

糖尿病の診断は通常の手順と基準値を用いて行う。高齢者では空腹時血糖値よりもOGTT 2時間血糖値が上昇するものが多いので，診断においては，HbA1cの上昇を確認することが望ましい。糖尿病型であっても基準値を少し超えるだけのものについては，境界型の場合と同じく，薬物療法は用いず生活指導のみを行って経過を観察するのがよい。

● 小児

1型糖尿病では，明らかな症状と著しい高血糖があることが多いので，糖尿病としての診断に迷うことは少ない。しかし，学校健康診断などで無症候時に発見される場合には病型の判定が難しいことがある。小児でも緩徐進行1型糖尿病はまれではなく，1型か他の型かの鑑別にはGAD抗体やIA−2抗体などの自己抗体の測定，Cペプチドの経過観察などが役立つ。わが国の小児期発症2型糖尿病は2～3割が非肥満であり，時に1型との鑑別が難しいことがある。また，乳児・幼児期に発症する1型糖尿病では膵島関連自己抗体が陽性とならないことも少なくないが，内因性インスリン分泌は早期に枯渇する。糖尿病の診断のために経口糖負荷試験が必要な場合は，実際の体重（kg当たり）×1.75g（ただし最大75g）のグルコースを負荷する。高血糖の判定区分並びに糖尿病の診断は成人と同じである。生後6か月未満の新生児・乳児期に発症する糖尿病は単一遺伝子異常など病因が特定されることが多く，新生児糖尿病として区別される。

出典）日本糖尿病学会：糖尿病の分類と診断基準に関する委員会報告，国際標準化対応版，糖尿病，55(7)：496，497（2012）

★糖尿病の合併症については2章，p.92参照。

血糖コントロール目標（65歳以上の高齢者については「高齢者糖尿病の血糖コントロール目標」を参照（本書では略））

	コントロール目標値*4		
目　標	血糖正常化を目指す際の目標*1	合併症予防のための目標*2	治療強化が困難な際の目標*3
HbA1c（%）	6.0未満	7.0未満	8.0未満

注）治療目標は年齢，罹病期間，臓器障害，低血糖の危険性，サポート体制などを考慮して個別に設定する。
*1適切な食事療法や運動療法だけで達成可能な場合，または薬物療法中でも低血糖などの副作用なく達成可能な場合の目標とする。
*2合併症予防の観点からHbA1cの目標値は7％未満とする。対応する血糖値としては，空腹時血糖値130mg/dL未満，食後2時間血糖値180mg/dL未満をおおよその目安とする。
*3低血糖などの副作用，その他の理由で治療の強化が難しい場合の目標とする。
*4いずれも成人に対しての目標値であり，また妊娠例は除くものとする。

出典）糖尿病治療ガイド2022-2023/日本糖尿病学会編・著，p.34（2022）文光堂

血圧

成人における血圧値の分類

分　類	診察室血圧（mmHg）			家庭血圧（mmHg）		
	収縮期血圧		拡張期血圧	収縮期血圧		拡張期血圧
正常血圧	＜120	かつ	＜80	＜115	かつ	＜75
正常高値血圧	120-129	かつ	＜80	115-124	かつ	＜75
高値血圧	130-139	かつ/または	80-89	125-134	かつ/または	75-84
Ⅰ度高血圧	140-159	かつ/または	90-99	135-144	かつ/または	85-89
Ⅱ度高血圧	160-179	かつ/または	100-109	145-159	かつ/または	90-99
Ⅲ度高血圧	≧180	かつ/または	≧110	≧160	かつ/または	≧100
(孤立性)収縮期高血圧	≧140	かつ	＜90	≧135	かつ	＜85

資料）日本高血圧学会：高血圧治療ガイドライン 2019（2019）

降圧目標

	診察室血圧（mmHg）	家庭血圧（mmHg）
75 歳未満の成人＊1 脳血管障害患者 （両側頸動脈狭窄や脳主幹動脈閉塞なし） 冠動脈疾患患者 CKD 患者（蛋白尿陽性）＊2 糖尿病患者 抗血栓薬服用中	＜130/80	＜125/75
75 歳以上の高齢者＊3 脳血管障害患者 （両側頸動脈狭窄や脳主幹動脈閉塞あり，または未評価） CKD 患者（蛋白尿陰性）＊2	＜140/90	＜135/85

注）＊1 未治療で診察室血圧 130-139/80-89mmHg の場合は，低・中等リスク患者では生活習慣の修正を開始または強化し，高リスク患者ではおおむね 1 ヵ月以上の生活習慣修正にて降圧しなければ，降圧薬治療の開始を含めて，最終的に 130/80mmHg 未満を目指す。すでに降圧薬治療中で 130-139/80-89mmHg の場合は，低・中等リスク患者では生活習慣の修正を強化し，高リスク患者では降圧薬治療の強化を含めて，最終的に 130/80mmHg 未満を目指す。

＊2 随時尿で 0.15g/gCr 以上を蛋白尿陽性とする。

＊3 併存疾患などによって一般に降圧目標が 130/80mmHg 未満とされる場合，75 歳以上でも忍容性があれば個別に判断して 130/80mmHg 未満を目指す。

降圧目標を達成する過程ならびに達成後も過降圧の危険性に注意する。過降圧は，到達血圧のレベルだけでなく，降圧幅や降圧速度，個人の病態によっても異なるので個別に判断する。

資料）日本高血圧学会：高血圧治療ガイドライン 2019（2019）

診察室血圧に基づいた心血管病リスク層別化

リスク層 ＼ 血圧分類（mmHg）	高値血圧 130-139/80-89	Ⅰ度高血圧 140-159/90-99	Ⅱ度高血圧 160-179/100-109	Ⅲ度高血圧 ≧180/≧110
リスク第一層 予後影響因子がない	低リスク	低リスク	中等リスク	高リスク
リスク第二層 年齢（65歳以上），男性，脂質異常症，喫煙のいずれかがある	中等リスク	中等リスク	高リスク	高リスク
リスク第三層 脳心血管病既往，非弁膜症性心房細動，糖尿病，蛋白尿のあるCKDのいずれか，または，リスク第二層の危険因子が3つ以上ある	高リスク	高リスク	高リスク	高リスク

JALSスコアと久山スコアより得られる絶対リスクを参考に，予後影響因子の組合せによる脳心血管病リスク層別化を行った。
層別化で用いられている予後影響因子は，血圧，年齢（65歳以上），男性，脂質異常症，喫煙，脳心血管病（脳出血，脳梗塞，心筋梗塞）の既往，非弁膜症性心房細動，糖尿病，蛋白尿のあるCKDである。
資料）日本高血圧学会：高血圧治療ガイドライン2019（2019）

初診時の血圧レベル別の高血圧管理計画

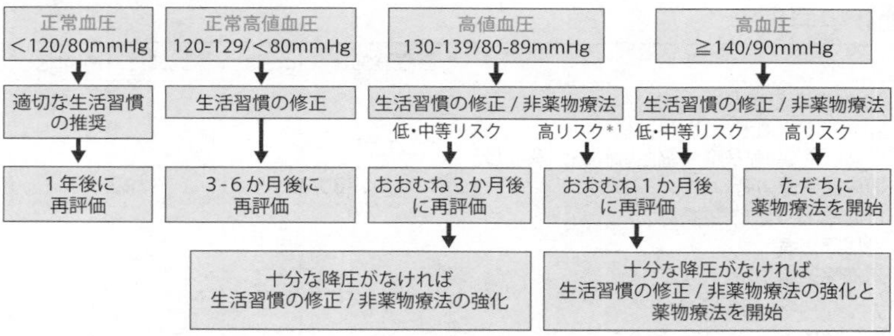

注）＊1 高値血圧レベルでは，後期高齢者（75歳以上），両側頸動脈狭窄や脳主幹動脈閉塞がある，または未評価の脳血管障害，蛋白尿のないCKD，非弁膜症性心房細動の場合は，高リスクであっても中等リスクと同様に対応する。その後の経過で症例ごとに薬物療法の必要性を検討する。
資料）日本高血圧学会：高血圧治療ガイドライン2019（2019）

高血圧における生活習慣の修正項目

1．食塩制限6g/日未満
2．野菜・果物の積極的摂取＊
　飽和脂肪酸，コレステロールの摂取を控える
　多価不飽和脂肪酸，低脂肪乳製品の積極的摂取
3．適正体重の維持：
　BMI（体重［kg］÷身長［m］²）25未満
4．運動療法：軽強度の有酸素運動（動的および静的筋肉負荷運動）を毎日30分，または180分/週以上行う
5．節酒：エタノールとして男性20-30mL/日以下，女性10-20mL/日以下に制限する
6．禁煙

生活習慣の複合的な修正はより効果的である
＊ カリウム制限が必要な腎障害患者では，野菜・果物の積極的摂取は推奨しない
肥満や糖尿病患者などエネルギー制限が必要な患者における果物の摂取は80kcal/日程度にとどめる

生活習慣修正による降圧の程度

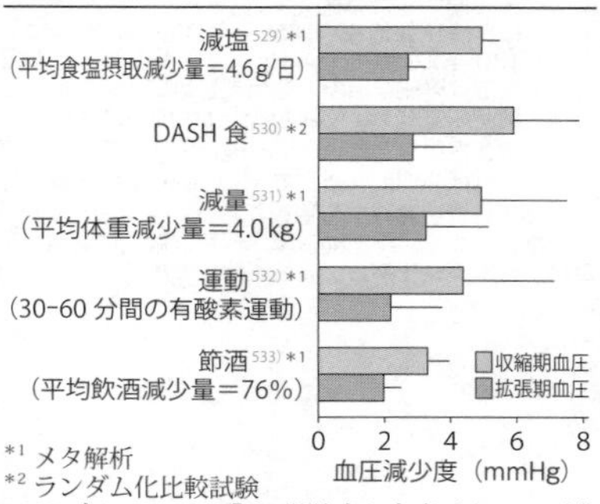

＊1 メタ解析
＊2 ランダム化比較試験
DASH食については「2．栄養素と食事パターン」（本書では略）参照

資料）日本高血圧学会：高血圧治療ガイドライン2019（2019）

動脈硬化性疾患

脂質異常症診断基準

LDL コレステロール	140mg / dL 以上	高 LDL コレステロール血症
	120～139mg / dL	境界域高 LDL コレステロール血症*2
HDL コレステロール	40mg / dL 未満	低 HDL コレステロール血症
トリグリセライド	150mg / dL 以上（空腹時採血*1）	高トリグリセライド血症
	175mg / dL 以上（随時採血*1）	
Non-HDL コレステロール	170mg / dL 以上	高 non-HDL コレステロール血症
	150～169mg / dL	境界域高 non-HDL コレステロール血症*2

*1 基本的に 10 時間以上の絶食を「空腹時」とする。ただし水やお茶などカロリーのない水分の摂取は可とする。空腹時であることが確認できない場合を「随時」とする。
*2 スクリーニングで境界域高 LDL-C 血症，境界域高 non-HDL-C 血症を示した場合は，高リスク病態がないか検討し，治療の必要性を考慮する。
- LDL-C は Friedewald 式（TC-HDL-C-TG / 5）で計算する（ただし空腹時採血の場合のみ）。または直接法で求める。
- TG が 400mg / dL や随時採血の場合は non-HDL-C（＝ TC-HDL-C）か LDL-C 直接法を使用する。ただしスクリーニングで non-HDL-C を用いる時は，高 TG 血症を伴わない場合は LDL-C との差が＋ 30mg / dL より小さくなる可能性を念頭においてリスクを評価する。
- TG の基準値は空腹時採血と随時採血により異なる。
- HDL-C は単独では薬物介入の対象とはならない。

資料）日本動脈硬化学会編：動脈硬化性疾患予防ガイドライン 2022 年版（2022）

リスク区分別脂質管理目標値

治療方針の原則	管理区分	脂質管理目標値（mg / dL）			
		LDL-C	Non-HDL-C	TG	HDL-C
一次予防 まず生活習慣の改善を行った後薬物療法の適用を考慮する	低リスク	＜ 160	＜ 190	＜ 150（空腹時）*3 ＜175（随時）	≧ 40
	中リスク	＜ 140	＜ 170		
	高リスク	＜ 120 ＜ 100 *1	＜ 150 ＜ 130 *1		
二次予防 生活習慣の是正とともに薬物療法を考慮する	冠動脈疾患またはアテローム血栓性脳梗塞（明らかなアテローム*4を伴うその他の脳梗塞を含む）の既往	＜ 100 ＜ 70 *2	＜ 130 ＜ 100 *2		

*1 糖尿病において，PAD. 細小血管症（網膜症，腎症，神経障害）合併時，または喫煙ありの場合に考慮する。（動脈硬化性疾患ガイドラインの第 3 章 5．2 を参照）
*2「急性冠症候群」，「家族性高コレステロール血症」，「糖尿病」，「冠動脈疾患とアテローム血栓性脳梗塞（明らかなアテロームを伴うその他の脳梗塞を含む）の 4 病態のいずれかを合併する場合に考慮する。
*3 10 時間以上の絶食を「空腹時」とする。ただし水やお茶などカロリーのない水分は可とする。それ以外の条件を「随時」とする。
*4 頭蓋内外動脈の50％以上の狭窄，または弓部大動脈粥腫（最大肥厚 4 ㎜以上）。
- 一次予防における管理目標達成の手段は非薬物療法が基本であるが，いずれの管理区分においても LDL-C が 180mg / dL 以上の場合は薬物治療を考慮する。家族性高コレステロール血症の可能性も念頭においておく。（動脈硬化性疾患予防ガイドラインの第 4 章を参照）。
- まず LDL-C の管理目標値を達成し，その後 non-HDL-C の達成を目指す。LDL-C の管理目標を達成しても non-HDL-C が高い場合は高 TG 血症を伴うことが多く，その管理が重要となる。低 LDL-C については基本的には生活習慣の改善で対処すべきである。
- これらの値はあくまでも到達努力目標であり，一次予防（低・中リスク）においては LDL-C 低下率 20 ～ 30％も目標としてなり得る。
- 高齢者（75 歳以上）については動脈硬化性疾患予防ガイドラインの第 7 章を参照。

資料）日本動脈硬化学会編：動脈硬化性疾患予防ガイドライン 2022 年版（2022）

動脈硬化性疾患予防のための食事療法

1．過食に注意し，適正な体重を維持する
●総エネルギー摂取量（kcal/ 日）は，一般に目標とする体重（kg）* ×身体活動量（軽い労作で 25 ～ 30，普通の労作で 30 ～ 35，重い労作で 35 ～）を目指す
2．肉の脂身，動物脂，加工肉，鶏卵の大量摂取を控える
3．魚の摂取を増やし，低脂肪乳製品を摂取する
●脂質エネルギー比率を 20 ～ 25%，飽和脂肪酸エネルギー比率を 7%未満，コレステロール摂取量を 200mg/ 日未満に抑える
● *n*-3 系多価不飽和脂肪酸の摂取を増やす
●トランス脂肪酸の摂取を控える
4．未精製穀類，緑黄色野菜を含めた野菜，海藻，大豆および大豆製品，ナッツ類の摂取量を増やす
●炭水化物エネルギー比を 50 ～ 60%とし，食物繊維は 25g/ 日以上の摂取を目標とする
5．糖質含有量の少ない果物を適度に摂取し，果糖を含む加工食品の大量摂取を控える
6．アルコールの過剰摂取を控え，25g/ 日以下に抑える
7．食塩の摂取は 6g/ 日未満を目標にする

*18 歳から 49 歳：［身長（m）］^{2} × 18.5 ～ 24.9kg/m^2，50 歳から 64 歳：［身長（m）］^{2} × 20.0 ～ 24.9kg/m^2，65 歳から 74 歳：［身長（m）］^{2} × 21.5 ～ 24.9kg/m^2，75 歳以上：［身長（m）］^{2} × 21.5 ～ 24.9kg/m^2 とする。
資料）日本動脈硬化学会編：動脈硬化性疾患予防ガイドライン 2022 年版（2022）

動脈硬化性疾患予防のための生活習慣の改善すべき項目

禁煙	●禁煙は必須。受動喫煙を防止
体重管理	●定期的に体重を測定し，BMI<25 であれば適正体重を維持する ● BMI ≧ 25 の場合は，摂取エネルギーを消費エネルギーより少なくし，体重減少を図る
食事管理	●適切なエネルギー量と，三大栄養素（たんぱく質，脂質，炭水化物およびビタミン，ミネラル）をバランスよく摂取する ●飽和脂肪酸やコレステロールを過剰に摂取しない ●トランス脂肪酸の摂取を控える ● n-3 系多価不飽和脂肪酸の摂取を増やす ●食物繊維の摂取を増やす ●減塩し，食塩摂取量は 6g 未満 / 日を目指す
身体活動・運動	●中度以上*の有酸素運動を中心に，習慣的に行う（毎日合計 30 分以上を目標） ●日常生活の中で，座位行動*2 を減らし，活動的な生活を送るように注意を促す ●有酸素運動の他にレジスタンス運動や柔軟運動も実施することが望ましい
飲酒	●アルコールはエタノール換算で 1 日 25g *3 以下に留め，休肝日を設ける

注）* 中度以上とは 3 メッツ以上の強度を意味する。メッツは安静時代謝の何倍に相当するかを示す活動強度の単位。
*2 座位行動とは座位および臥位におけるエネルギー消費量が 1.5 メッツ以下のすべての覚醒行動。
*3 およそ日本酒 1 合，ビール中瓶 1 本，焼酎半合，ウイスキー・ブランデーダブル 1 杯，ワイン 2 杯に相当する。
資料）日本動脈硬化学会編：動脈硬化性疾患予防ガイドライン 2022 年版（2022）

虚血性心疾患

虚血性心疾患の一次予防ガイドライン（2012 年改訂版）（抜粋）

日本人の虚血性心疾患への対応

● 日本人における虚血性心疾患の危険因子

（1）年齢要因は，男性は 45 歳以上とし，女性は 55 歳以上とする。

（2）冠動脈疾患の家族歴として両親，祖父母および兄弟・姉妹における突然死や若年発の虚血性心疾患の既往とする。

（3）喫煙は虚血性心疾患の重要な危険因子である。

（4）脂質異常症に関しては日本動脈硬化学会の定義に従い，高 LDL コレステロール血症（140mg/dL 以上），高トリグリセライド血症（150mg/dL 以上）および低 HDL コレステロール血症（40mg/dL 未満）とし，そのいずれをも危険因子とする。

（5）高血圧は日本高血圧学会の定義に従い，収縮期血圧 140mmHg あるいは拡張期血圧 90mmHg 以上とする。

（6）耐糖能異常は日本糖尿病学会の定義に従い，①早朝空腹時血糖値 126mg/dL 以上，② 75g 糖負荷試験（OGTT）2 時間値 200mg/dL 以上，③随時血糖値 200mg/dL 以上，④ HbA1c 値が JDS 値 6.1％以上（NGSP 値 6.5％以上）のいずれかが認められた糖尿病型，糖尿病型ではないが，空腹時血糖値 110mg/dL 以上あるいは OGTT2 時間値 140mg/dL 以上の境界型とする。

（7）肥満は日本肥満学会の定義に従い，BMI25 以上またはウエスト周囲径が男性で 85cm，女性で 90cm 以上とする。

（8）メタボリックシンドロームは診断基準検討委員会に従い，内臓肥満蓄積（ウエスト周囲径が男性で 85cm，女性で 90cm 以上）を必須にして，高トリグリセライド血症 150mg/dL 以上かつ，または低 HDL コレステロール血症（40mg/dL 未満），収縮期血圧 130mmHg かつ / または拡張期血圧 85mmHg 以上，空腹時高血糖 110mg/dL 以上のうち 2 項目以上をもつものとする。

（9）CKD は日本腎臓学会の定義に従い，尿異常（特にたんぱく尿の存在），糸球体濾過量（GFR；glomerular filtration rate）60mL/ 分 /1.73m^2 未満のいずれか，または両方が 3 か月以上持続する状態として定義する。

（10）精神的，肉体的ストレスを危険因子とする。

★ HbA1c 値については，p.314 参照。

出典）循環器病の診断と治療に関するガイドライン（2011 年度合同研究班報告）：虚血性心疾患の一次予防ガイドライン（2012 年改訂版）

腎疾患

慢性腎臓病（CKD）の定義

①尿異常，画像診断，血液，病理で腎障害の存在が明らか，特に0.15g/gCr以上のたんぱく尿（30mg/gCr以上のアルブミン尿）の存在が重要
② GFR ＜ 60mL/ 分 / 1.73m²
なお GFR は日常診療では血清 Cr 値，性別，年齢から日本人の GFR 推算式を用いて算出する。
eGFRcreat（mL/ 分 /1.73 m²）＝ 194 ×血清 Cr（mg/dL）$^{-1.094}$ ×年齢（歳）$^{-0.287}$
女性の場合には× 0.739
①，②のいずれか，または両方が 3 か月以上持続することで診断する

注）酵素法で測定された Cr 値（小数点以下 2 桁表記）を用いる。
18 歳以上に適用する。

eGFR（推算 GFR：糸球体濾過量）

推算 eGFR（GFR）は，日常診療では上記の血清クレアチニンの推算式（eGFRcreat）で算出する。筋肉量に影響されない GFR 指標である血清シスタチン C（Cys-c）値に基づく GFR 推算式は以下の通りである。

男性：eGFRcys（mL/ 分 /1.73m²）＝（104 × Cys-C $^{-1.019}$ × 0.996 $^{年齢(歳)}$）－ 8

女性：eGFRcys（mL/ 分 /1.73m²）＝（104 × Cys-C $^{-1.019}$ × 0.996 $^{年齢(歳)}$ × 0.929）－ 8

Cys-c：血清シスタチン C 濃度（mg/L）
注）国際的な標準物質（ERM-DA471/IFCG）に基づく測定値を用いる。
eGFR には血清 Cr 値と血清 Cys-C 値に基づく異なった推算式による値が存在するため，それぞれ eGFRcreat と eGFRcys として区別する。なお，CKD の評価には CCr は用いない。
資料）日本腎臓学会編：エビデンスに基づく CKD 診療ガイドライン 2018（2018）

CKD の重症度分類

CKD の重症度は，原疾患（Cause），腎機能（GFR），たんぱく尿・アルブミン尿（Albuminuria）に基づく CGA 分類で評価する。

原疾患		蛋白尿区分		A1	A2	A3
糖尿病		尿アルブミン定量（mg/ 日） 尿アルブミン /Cr 比（mg/gCr）		正常	微量アルブミン尿	顕性アルブミン尿
				30 未満	30 ～ 299	300 以上
高血圧 腎炎 多発性嚢胞腎 移植腎 不明 その他		尿蛋白定量（g/ 日） 尿蛋白 /Cr 比（g/gCr）		正常	軽度蛋白尿	高度蛋白尿
				0.15 未満	0.15 ～ 0.49	0.50 以上
GFR 区分（mL / 分 /1.73m²）	G1	正常または高値	≧ 90			
	G2	正常または軽度低下	60 ～ 89			
	G3a	軽度～中等度低下	45 ～ 59			
	G3b	中等度～高度低下	30 ～ 44			
	G4	高度低下	15 ～ 29			
	G5	末期腎不全（ESKD）	＜ 15			

注）重症度は，原疾患・GFR 区分・蛋白尿区分を合わせたステージにより評価する（例：糖尿病 G2A3 など）。CKD の重症度は死亡，末期腎不全，心血管死亡発症のリスクを■のステージを基準に，■，■，■の順にステージが上昇するほどリスクは上昇する（KDIGO CKD guideline を日本人用に改変）。
注）わが国の保険診療では，アルブミン尿の定量測定は，糖尿病または糖尿病性早期腎症であって微量アルブミン尿を疑う患者に対し，3 カ月に 1 回に限り認められている。糖尿病において，尿定性で 1 ＋以上の明らかな尿蛋白を認める場合は尿アルブミン測定は保険で認められていないため，治療効果を評価するために定量検査を行う場合は尿蛋白定量を検討する。
資料）日本腎臓学会編：エビデンスに基づく CKD 診療ガイド 2018，p.3（2018）

成人のCKDの食事療法基準

CKDステージG1～G5の食事療法基準

ステージ（GFR）	エネルギー（kcal / kg 体重 / 日）	たんぱく質（g / kg体重 / 日）	食塩（g / 日）	カリウム（mg / 日）
ステージ1（GFR ≧90）	25～35	過剰な摂取をしない	3≦　＜6	制限なし
ステージ2（GFR 60～89）				
ステージ3a（GFR 45～59）		0.8～1.0		
ステージ3b（GFR 30～44）		0.6～0.8		≦2,000
ステージ4（GFR 15～29）				≦1,500
ステージ5（GFR ＜15）				
5D（透析療法中）	別表（下記参照）			

注）体重は基本的に標準体重（BMI＝22）を用いる。
　　エネルギーや栄養素は，適正な量を設定するために，合併する疾患（糖尿病，肥満など）のガイドラインなどを参照して病態に応じて調整する。性別，年齢，身体活動度などにより異なる。

CKDステージG5D（透析）の食事療法基準

ステージ5D	エネルギー（kcal/kg体重/日）	たんぱく質（g/kg体重/日）	食塩（g/日）	水分	カリウム（mg/日）	リン（mg/日）
血液透析（週3回）	30～35[*1,2]	0.9～1.2[*1]	＜6[*3]	できるだけ少なく	≦2,000	≦たんぱく質(g)×15
腹膜透析	30～35[*1,2,4]	0.9～1.2[*1]	PD除水量(L)×7.5＋尿量(L)×5	PD除水量＋尿量	制限なし[*5]	≦たんぱく質(g)×15

★ PD：腹膜透析

注）[*1]体重は基本的に標準体重（BMI＝22）を用いる。
　　[*2]性別，年齢，合併症，身体活動度により異なる。
　　[*3]尿量，身体活動度，体格，栄養状態，透析間体重増加を考慮して適宜調節する。
　　[*4]腹膜吸収ブドウ糖からのエネルギー分を差し引く。
　　[*5]高カリウム血症を認める場合には血液透析同様に制限する。
資料）日本腎臓学会編：慢性腎臓病に対する食事療法基準2014年版，東京医学社

急性腎炎症候群の食事療法

	総エネルギー（kcal / kg*/ day）	たんぱく（g / kg*/ day）	食塩（g/day）	カリウム（g/day）	水分
急性期　乏尿期	35[*1]	0.5	0～3	5.5mEq /L 以上のときは制限する	前日尿量＋不感蒸泄量
急性期　利尿期					
回復期および治癒期		1.0	3～5	制限せず	制限せず

注）*標準体重(kg)＝〔身長(m)〕^{2}×22，[*1] 高齢者，肥満者に対してはエネルギーの減量を考慮する。
資料）日本腎臓学会：腎疾患患者の生活指導・食事療法に関するガイドライン，日腎会誌，39（1997）

ネフローゼ症候群の食事療法

	総エネルギー (kcal / kg*/ day)	たんぱく (g / kg*/ day)	食塩 (g/ day)	カリウム (g/ day)	水分
微小変化型ネフローゼ以外	35	0.8	5	血清カリウム値により増減	制限せず*1
治療反応性良好な微小変化型ネフローゼ	35	1.0 ～ 1.1	0 ～ 7	血清カリウム値により増減	制限せず*1

注）*標準体重(kg)＝〔身長(m)〕^{2}×22，*1 高度の難治性浮腫の場合には水分制限を要する場合もある。
資料）日本腎臓学会：腎疾患患者の生活指導・食事療法に関するガイドライン，日腎会誌，39（1997）

糖尿病腎症病期分類*1

病期	尿アルブミン値（mg/gCr）あるいは尿たんぱく値（g/gCr）	GFR（eGFR）(mL/ 分 /1.73m^2)
第 1 期（腎症前期）	正常アルブミン尿（30 未満）	30 以上*2
第 2 期（早期腎症期）	微量アルブミン尿（30 ～ 299）*3	30 以上
第 3 期（顕性腎症期）	顕性アルブミン尿（300 以上）あるいは持続性たんぱく尿（0.5 以上）	30 以上*4
第 4 期（腎不全期）	問わない*5	30 未満
第 5 期（透析療法期）	透析療法中	

注）*1 糖尿病腎症は必ずしも第 1 期から順次第 5 期まで進行するものではない。本分類は，厚労省研究班の成績に基づき予後（腎，心血管，総死亡）を勘案した分類である。
*2 GFR60mL/ 分 /1.73m^2 未満の症例は CKD に該当し，糖尿病腎症以外の原因が存在し得るため，ほかの腎臓病との鑑別診断が必要である。
*3 微量アルブミン尿を認めた症例では，糖尿病腎症早期診断基準に従って鑑別診断を行ったうえで，早期腎症と診断する。
*4 顕性アルブミン尿の症例では，GFR60mL/ 分 /1.73m^2 未満から GFR の低下に伴い腎イベント（eGFR の半減，透析導入）が増加するため，注意が必要である。
*5 GFR30mL/ 分 /1.73m^2 未満の症例は，尿アルブミン値あるいは尿たんぱく値にかかわらず，腎不全期に分類される。しかし，特に正常アルブミン尿・微量アルブミン尿の場合は，糖尿病腎症以外の腎臓病との鑑別診断が必要である。
資料）糖尿病性腎症合同委員会「糖尿病性腎症病期分類 2014 の策定（糖尿病性腎症病期分類改訂）について」，糖尿病，**57**：529-534（2014）より一部改変
糖尿病治療ガイド 2022-2023/ 日本糖尿病学会編・著，p.87（2022）文光堂

糖尿病性腎症病期分類と CKD 重症度分類との関係

<table>
<tr><td colspan="3">アルブミン尿区分</td><td>A1</td><td>A2</td><td>A3</td></tr>
<tr><td colspan="3">尿アルブミン定量</td><td>正常アルブミン尿</td><td>微量アルブミン尿</td><td>顕性アルブミン尿</td></tr>
<tr><td colspan="3">尿アルブミン /Cr 比(mg/gCr)</td><td>30 未満</td><td>30 ～ 299</td><td>300 以上</td></tr>
<tr><td colspan="3">(尿タンパク /Cr 比)(g/gCr)</td><td>(0.15 未満)</td><td>(0.15 ～ 0.49)</td><td>(0.50 以上)</td></tr>
<tr><td rowspan="7">GFR 区分 (mL/分/1.73m^2)</td><td>G1</td><td>≧ 90</td><td rowspan="4">第 1 期 (腎症前期)</td><td rowspan="4">第 2 期 (早期腎症期)</td><td rowspan="4">第 3 期 (顕性腎症期)</td></tr>
<tr><td>G2</td><td>60 ～ 89</td></tr>
<tr><td>G3a</td><td>45 ～ 59</td></tr>
<tr><td>G3b</td><td>30 ～ 44</td></tr>
<tr><td>G4</td><td>15 ～ 29</td><td colspan="3" rowspan="2">第 4 期（腎不全期）</td></tr>
<tr><td>G5</td><td>＜ 15</td></tr>
<tr><td colspan="2">(透析療法中)</td><td colspan="3">第 5 期（透析療法期）</td></tr>
</table>

資料）糖尿病性腎症合同委員会：糖尿病性腎症病期分類 2014 の策定（糖尿病性腎症病期分類改訂）について，糖尿病 **57**：529-534，2014 より一部改変
糖尿病治療ガイド 2022-2023/ 日本糖尿病学会編・著，p.88（2022）文光堂

診療報酬制度

★診療報酬は２年に１回，３月に改定が行われ，４月に公表されるため，随時確認すること。最終改正：2022 年４月１日。

診療報酬

診療報酬とは，保険医療機関などが行う診療報酬に対する対価として公的医療保険から支払われる報酬である。厚生労働大臣の告示により保険適用とする「診療行為の範囲」と「価格」が定められている。

診療報酬の決め方

診療報酬の点数（１点＝ 10 円）は原則として２年に１度，健康保険法第 76 条第２項及び第 82 条第１項の規定に基づき，厚生労働大臣が中央社会保険医療協議会（中医協）に諮問し，中医協総会からの答申を得て大臣指示，関係通知の交付が行われる。

診療報酬の改定率は，厚生労働省が２年に１度実施する医療経済実態調査によって把握される全国の医療機関の平均的な収支状況，賃金などの動向といったマクロの経済指標，保険財政の状況などを考慮して決定される。

診療報酬点数表

診療報酬点数表は大きく以下の表に示す項目に分けられる。

1　医科診療報酬点数表		
第１章　基本診療料		
第1部	初診料	外来での初回の診療時に算定。簡単な検査，処置等の費用も含む。
	再診料	外来で2回目以降の診療時に1回ごとに算定。簡単な検査，処置等の費用も含む。
第2部	入院基本料	入院の際に行われる基本的な医学管理，看護，療養環境の提供を含む一連の費用
	入院基本料等加算	看護要員の配置，特殊な診療の体制等医療機関の機能等に応じて１日または１入院ごとに算定
	特定入院料	集中治療，回復期リハ等特定機能を有する病棟または病床に入院した場合に算定
	短期滞在手術等基本料	短期滞在手術における術前・術後管理や定型的な検査，画像診断等を含む一連の費用
第２章　特掲診療料		
第１部	医学管理等	特殊な疾患に対する診療，医療機関が連携して行う治療管理，特定の医学管理等が行われた場合に算定
第２部	在宅医療	在宅医療に係る診療報酬。患家を訪問して医療が行われた場合と，在宅における療養のための医学管理および医療機器の貸与などが行われた場合に算定
第３部　検査　第４部　画像診断　第５部　投薬　第６部　注射　第７部　リハビリテーション　第８部　精神科専門療法		
第９部　処置　第 10 部　手術　第 11 部　麻酔　第 12 部　放射線治療　第 13 部　病理診断		
第３章　介護老人保健施設入所者に係る診療料		
第４章　経過措置		
2　調剤報酬点数表　3　療養担当規則等　4　入院時食事療養・保険外併用療養費		

診療報酬の支払方式

保険診療の流れ

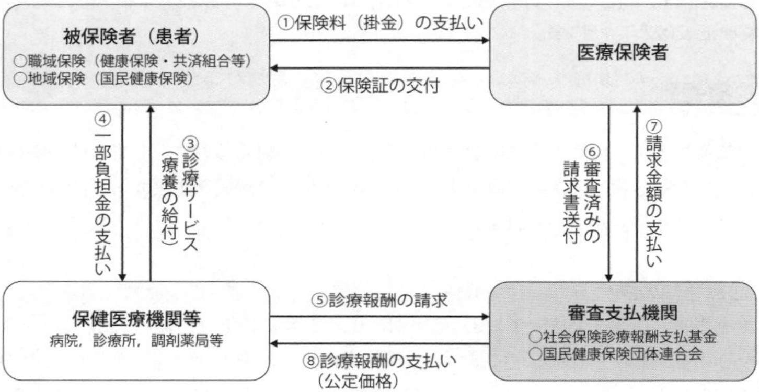

注）保険診療の未対象：健康診断・予防接種・美容整形・正常出産など

管理栄養士等に係る診療報酬一覧

入院時食事療養費と入院時生活療養費一覧表

項　目	単　位	金額	算定要件等
入院時食事療養費（Ⅰ）	1食につき（1日3食限度） (1)（2）以外の食事療養を行う場合 (2) 流動食のみを経管栄養法で提供する場合 **	(1) 640円 (2) 575円	●算定要件*を満たせば（Ⅰ）を，満たさない場合は（Ⅱ）を算定する ●有床診療所でも，要件を満たす場合は，入院時食事療養（Ⅰ）及び各種加算が算定できる。 ●加算あり（食堂加算，特別食加算）
入院時食事療養費（Ⅱ）	〃	(1) 506円 (2) 460円	●加算なし
入院時生活療養費（Ⅰ）	1食につき（1日3食限度） (1) 食事の提供たる療養 イ　ロ以外の場合 ロ　流動食のみを経管栄養法で提供する場合 **	イ 554円 ロ 500円	●療養病床の65歳以上の入院患者に対し算定する ●算定要件*を満たせば（Ⅰ）を，満たさない場合は（Ⅱ）を算定する ●加算あり（食堂加算，特別食加算） ●生活療養費には食費以外に住居費がある
入院時生活療養費（Ⅱ）	〃	420円	●加算なし

食堂加算	1 日につき	+50 円	①食堂を備えている病棟・診療所単位で 1 日につき算定する（ただし，療養病棟の入院患者には算定できない） ② 1 床当たり $0.5m^2$ 以上の食堂面積で，談話室などとの兼用でも構わない
特別食加算	1 食につき	+76 円	①疾病を治療するための直接手段として，医師の発行する食事せんに基づき，患者の年齢・病状等に対応した食事を提供すること ②加算を行う場合は特別食の献立表が作成されている必要がある ＊流動食（市販されているものに限る）のみを経管栄養法により提供したときは，算定しない ＊単なる軟食，流動食，または人工栄養のための調乳，離乳食，幼児食，高血圧症に対する減塩食療法などは対象とならない ＊新生児などのミルクおよび流動食の場合も通常食事療養費と同様に算定すること

特別食加算の対象となる治療食等	
腎臓食	●心臓疾患，妊娠高血圧症候群等に対しての減塩食（6.0g/ 日未満の制限）療法は腎臓食に準じて算定する
肝臓食	●肝庇護食，肝炎食，肝硬変食，閉鎖性黄疸食（胆石症および胆嚢炎による閉鎖性黄疸の場合も含む）などをいう
糖尿食	
胃潰瘍食	●手術前後の高カロリー食を除く ●侵襲の大きな消化管手術の前後に，胃潰瘍食に準ずる食事を提供した場合 ●クローン病，潰瘍性大腸炎等により腸管の機能が低下している患者に対する低残渣食 ●十二指腸潰瘍の場合も胃潰瘍食として扱う
貧血食	●血中ヘモグロビン濃度が 10g/dL 以下であり，その原因が鉄分の欠乏に由来する患者
膵臓食	
脂質異常症食	●空腹時定常状態における LDL コレステロール値が 140mg/dL 以上である者，または HDL コレステロール値が 40mg/dL 未満である者，もしくは中性脂肪値が 150mg/dL 以上である者
高度肥満症食	●肥満度が +70% 以上または BMI が 35 以上の高度肥満症に対して行う食事療法（脂質異常症食に準ずる） ＊肥満度算出例：身長 165cm　体重 110kg の場合 肥満度＝［体重－（身長 cm － 100）× 0.9］/（身長 cm － 100）× 0.9 ＝［110 －（165 － 100）× 0.9］/（165 － 100）× 0.9 ≒ 0.88 BMI ＝体重（kg）/〔（身長（m））^{2} ＝ 110 /（1.65 × 1.65）≒ 40
痛風食	
てんかん食	●難治性てんかん（外傷性のもの含む）に対し，グルコースに代わりケトン体を熱量源として提供するために炭水化物量の制限および脂質量の増加が厳格に行われた治療食（グルコーストランスポーター 1 欠損症またはミトコンドリア脳筋症の患者への治療食も含む）
先天性代謝異常食	●フェニルケトン尿症食，楓糖尿症食，ホモシスチン尿症食，ガラクトース血症食，尿素サイクル異常症食，メチルマロン酸血症食，プロピオン酸血症食，極長鎖アシル -CoA 脱水素酵素欠損症食，糖原病食
治療乳	●乳児栄養障害（離乳が終わらない者の栄養障害）に対する直接調製する治療乳のこと。治療乳既製品（プレミルクなど）や添加含水炭素の選定使用などには加算できない
無菌食	●入院環境に係る無菌治療室管理加算を算定している患者に提供した場合
特別な場合の検査食	●単なる流動食および軟食を除く ●潜血食，大腸 X 線検査・大腸内視鏡検査のために特に残渣の少ない調理済み食品を使用した場合

＊算定要件：①～⑦の全てを満たすものであること。
①医師，管理栄養士または栄養士による検食が毎食行われ，所見が検食簿に記入されていること。
②普通食（常食）患者年齢構成表および給与栄養目標量を必要に応じて見直していること。
③喫食調査等を踏まえて食事提供し，必要に応じて食事せん，献立表，患者入退院簿および食料品日計表等の食事療養関係帳簿を使用して食事の質の向上に努めること。
④患者の病状等により必要な場合は，医師発行の食事せんに基づき適切な特別食が提供されること。
⑤適時の食事提供として病棟で患者に夕食が配膳される時間が，原則として午後６時以降とすること（ただし，病床数が概ね500以上かつ構造上等の特別な理由により厳守すると不都合が生じると認められる場合，午後６時を中心として各病棟で若干のばらつきを生じることはやむを得ない。この場合も，最初に病棟で患者に夕食が配膳される時間は午後５時30分以降である必要がある）。
⑥保温食器等を用いた適温の食事提供は，中央に限らず病棟で盛り付けている場合でも差し支えない。
⑦医師の指示の下，医療の一環として，患者に十分な栄養指導を行うこと。

＊＊「流動食のみを経管栄養法により提供したとき」とは，食事の大半を経管栄養法による流動食（市販されているものに限る）により提供した場合（栄養管理が概ね経管栄養法の流動食で行われている患者に，少量の食品または飲料を提供した場合も含む）。
経管栄養により提供されている場合でも，経口移行のため診療録等により計画的にステップアップする食事を提供した場合は減額されない。

★新生児マス・スクリーニングで疾患が発見された場合，また，下表の「主な検査項目」にあげる検査値が高値であった場合に使用される特殊ミルクである。

<table>
<tr><th>主な疾患名</th><th>主な検査項目</th><th>医薬品
（薬価収載品）</th><th>登録品
（登録特殊ミルク）</th><th>登録外品</th><th>市販品</th></tr>
<tr><td>フェニルケトン尿症（PKU）</td><td rowspan="2">フェニルアラニン（Phe）</td><td rowspan="2">フェニルアラニン除去ミルク配合散「雪印」</td><td rowspan="2">・雪印フェニルアラニン無添加総合アミノ酸粉末（A-1）
・森永低フェニルアラニンペプチド粉末（MP-11）</td><td rowspan="5">（該当なし）</td><td rowspan="4">（該当なし）</td></tr>
<tr><td>高フェニルアラニン血症</td></tr>
<tr><td>ホモシスチン尿症</td><td>メチオニン（Met）</td><td>（該当なし）</td><td>雪印メチオニン除去粉乳（S-26）</td></tr>
<tr><td>メープルシロップ尿症（MSUD）</td><td>・ロイシン（Leu）
・イソロイシン（Ile）
・バリン（Val）</td><td>ロイシン・イソロイシン・バリン除去ミルク配合散「雪印」</td><td>（該当なし）</td></tr>
<tr><td>ガラクトース血症</td><td>ガラクトース（Gal）</td><td>（該当なし）</td><td>・明治ガラクトース除去フォーミュラ（110）</td><td>・明治ラクトレス
・森永ノンラクト
・和光堂ボンラクトi</td></tr>
</table>

資料）恩賜財団母子愛育会：先天性代謝異常症治療用ミルク関係事業（特殊ミルク事務局）先天性代謝異常症と特殊ミルク フェニルケトン尿症，メープルシロップ尿症，ホモシスチン尿症，ガラクトース血症のための特殊ミルク

入院時の食事療養にかかる標準負担額（自己負担額）一覧表（1日につき3食を限度）

一般（70歳未満）	70歳以上の高齢者	標準負担額（1食当たり）	
一般（下記以外）	一般（下記以外）	460円*3 ●（例外1）指定難病患者・小児慢性特定疾病児童等 ●（例外2）精神病床入院患者*1 （例外1・2）260円	
低所得者（住民税非課税）	低所得者Ⅱ*1	過去1年間の入院期間が90日以内	210円
		過去1年間の入院期間が90日超	160円
該当なし	低所得者Ⅰ*2	100円	

*1 平成28年4月1日において，既に1年を超えて精神病床に入院している方の標準負担額は経過措置として260円に据え置かれている。合併症等により転院した場合で，同日内に再入院する場合についても同様である。

*2 低所得者Ⅱ：世帯全員が住民税非課税であって，「低所得者Ⅰ」以外の者

*3 低所得者Ⅰ：世帯全員が住民税非課税で，世帯の各所得が必要経費・控除を差し引いた時に0円になる者（世帯員全員が所得0円あるいは年金収入が80万円以下の者）あるいは老齢福祉年金受給権者

入院したときにかかる食事費用は，1日3食1,380円（市町村民税非課税者の場合は300〜630円）を限度に，1食あたり460円を標準負担額として自己負担し，標準負担額を超えた分は，入院時食事療養費として保険者（組合や区市町村等）が負担する。ただし，住民税非課税世帯の場合や指定難病患者，小児慢性特定疾病等は標準負担額が軽減される。

医科診療報酬点数（基本診療料・再診料）

項　目	単　位	点数	算定要件
地域包括診療加算1 A001-12	1日につき	25点	●脂質異常症，高血圧症，糖尿病，慢性心不全，慢性腎臓病等の患者に対し，療養上の指導及び診療を行った場合に再診の所定点数に加算する。 〈2022年改定による変更点〉 ●生活面の指導について，医師の指示を受けた管理栄養士等が行っても差し支えないことになった。
地域包括診療加算2 A001-12		18点	

診療報酬点数（医学管理等）

<table>
<tr><th>項　目</th><th>単　位</th><th>点数</th><th>算定要件</th></tr>
<tr><td>イ 外来栄養食事指導料1
B001-9</td><td>(1) 初回
①対面で行った場合
②情報通信機器等を使用する場合
(2) 2回目以降
①対面で行った場合
②情報通信機器等を用いた場合</td><td>
260
235

200
180</td><td rowspan="5">●厚生労働大臣が定めるものに対して，①及び②において，医師の指示に基づき管理栄養士（当該医療機関以外も含む）が具体的な献立等によって指導を行った場合に算定。初回の指導を行った月にあっては2回限り，その他は月1回限り算定。②は診療所に限る。
●外来化学療法を実施している悪性腫瘍の患者に対して，医師の指示に基づき専門的な知識を有する管理栄養士が具体的な献立等によって指導を行った場合には月1回に限り260点を算定。

〈厚生労働大臣が定めるもの〉〈指導対象疾患〉
腎臓食，肝臓食，糖尿食，胃潰瘍食，貧血食，膵臓食，脂質異常症食，痛風食，てんかん食，フェニールケトン尿症食，楓糖尿症食，ホモシスチン尿症食，尿素サイクル異常症食，メチルマロン酸血症食，プロピオン酸血症食，極長鎖アシル-CoA脱水素酵素欠損症食，糖原病食，ガラクトース血症食，治療乳，無菌食，小児食物アレルギー食（外来，入院に限る），特別な場合の検査食（単なる流動食および軟食を除く）。
〈指導対象疾患〉
高血圧疾患食，心疾患，妊娠高血圧症候群，高度肥満，がん患者，嚥下障害，低栄養

●管理栄養士は常勤である必要はなく，要件に適合した指導が行われていれば算定できる。
●外来・入院は初回概ね30分以上，2回目以降（入院では2回目）概ね20分以上。
●集団は複数患者（15人以下）に対し40分以上/回
●集団は外来，入院患者を混在させて指導してもよい
●外来または入院と集団を同一日に行った場合，どちらも算定できる。</td></tr>
<tr><td>ロ 外来栄養食事指導料2
B001-9</td><td>(1) 初回
①対面で行った場合
②情報通信機器等を用いた場合
(2) 2回目以降
①対面で行った場合
②情報通信機器等を用いた場合</td><td>
250
225

190
170</td></tr>
<tr><td>入院栄養食事指導料1
B001-10</td><td>(1) 初回
(2) 2回目</td><td>260
200</td></tr>
<tr><td>入院栄養食事指導料2*</td><td>(1) 初回
(2) 2回目</td><td>250
190</td></tr>
<tr><td>集団栄養食事指導料
B001-11</td><td>月1回
入院中2回</td><td>80</td></tr>
<tr><td>栄養情報提供加算
B001-10</td><td>入院中1回</td><td>50</td><td>厚生労働大臣が定める患者に対し，退院後の栄養食事管理について指導し，他の医療機関や介護保険施設等の医師または管理栄養士と情報の共有化を行った場合には栄養情報提供加算として50点を所定点数に加算。この場合，退院時共同指導料2は別に算定できない。</td></tr>
<tr><td>糖尿病透析予防指導管理料
B001-27</td><td>月1回</td><td>350</td><td>●厚生労働大臣が定める糖尿病の患者（入院中の患者を除く）に対し，医師が透析予防に関する指導を看護師または保健師及び管理栄養士等と行った場合には，月1回に限り算定。
●ヘモグロビンA1cがJDS値で6.1%以上（NGSP値で6.5%以上），糖尿病性腎症第2期以上。
●当該指導管理料には，外来栄養食事指導料及び集団栄養食事指導料が含まれている。
●当該指導管理料は，医師の指示を受けた看護師（または保健師）及び管理栄養士による透析予防診療チームをもって，指導・評価に当たる。同時に指導内容を診療録や栄養指導記録等に記載する。
●情報通信機器を用いた診療上の医学管理を行った場合，管理栄養士等による指導について，各職種が該当月の別日に算定できる。</td></tr>
</table>

地域包括診療料 1 B001-2-9	月 1 回	1,660	●診療所または許可病床数が 200 床未満の病院において，脂質異常症，高血圧症，糖尿病，慢性心不全，慢性腎臓病（慢性維持透析を行っている患者を除く）または認知症のうち 2 以上の疾患を有する患者（入院中の患者を除く）に対し，療養上必要な指導及び診療を行った場合，患者 1 人につき月 1 回に限り算定。 〈2022 年改定による変更点〉 ●生活面の指導（服薬，運動，休養，栄養，喫煙，家庭での体重や血圧の計測，飲酒等）について，医師の指示を受けた看護師，管理栄養士，薬剤師が行っても差し支えない。 ●当該医療機関内に，「健康相談を行っている」等を掲示して周知する。
地域包括診療料 2 B001-2-9		1,600	
外来腫瘍化学療法診療料連携充実加算 B001-2-12	月 1 回	150	●当該療法の整備がなされた保健医療機関において，薬剤師等と連携して必要な指導を行った場合，連携充実加算として，月 1 回に限り 150 点を所定点数に加算。その要件に以下を規定。 ①化学療法を実施している患者の栄養管理を行うにつき必要な体制が整備されていること。 ②患者に実施しているレジメン（薬物療法を行う上で，薬剤の用量や用法等明記した治療計画）に係る委員会に管理栄養士が参加している。（管理栄養士と連携を図ることが明記されている）
生活習慣病管理料 B001-3	月 1 回		●診療所または許可病床数が 200 床未満の病院において，脂質異常症，高血圧症，糖尿病の患者（入院中の患者を除く）に対し，当該治療計画に基づき，生活習慣に関する総合的な治療管理を行った場合，月 1 回に限り算定。 〈2022 年改定による変更点〉 ●生活習慣に関する総合的な治療管理について，看護師，薬剤師，管理栄養士等の多職種と連携して実施しても差し支えない。
脂質異常症の場合		570	
高血圧症の場合		620	
糖尿病の場合		720	
退院時共同指導料 1	入院中 1 回		●保険医療機関に入院中の患者について，地域において当該患者の退院後の在宅療養を担う保険医療機関（在宅療養担当医療機関という）の保険医または当該保険医の指示を受けた保健師，助産師，看護師，准看護師（以下，看護師等という），薬剤師，管理栄養士，理学療法士，作業療法士，言語聴覚士もしくは社会福祉士と共同に行った上で，文書により情報提供した場合に算定する。
1 在宅療養支援診療所の場合 B004		1,500	
2 1 以外の場合		900	
退院時共同指導料 2 B005	入院中 1 回	400	●保険医療機関に入院中の患者について，当該保険医療機関の保険医または看護師等，薬剤師，管理栄養士，理学療法士，作業療法士，言語聴覚士もしくは社会福祉士が，入院中の患者に対して，当該患者の同意を得て，退院後の在宅での療養上必要な説明および指導を，在宅療養担当医療機関の保険医もしくは当該保険医の指示を受けた訪問看護ステーションの看護師等（准看護師を除く），理学療法士，作業療法士もしくは言語聴覚士と共同して行った上で，文書により情報提供した場合に算定する。

★*入院栄養食事指導料 2 とは，有床診療所において，当該保険医療機関以外の管理栄養士が栄養指導を行った場合に算定する。

診療報酬点数（入院料等〈基本入院料・特定入院料〉）

項　目	単　位	点数	算定要件
一般病棟入院基本料	1日につき	988～1,650	●急性期から地域一般までの数種の入院基本料
褥瘡対策の加算1		15	①適切な褥瘡対策の診療計画の作成，実施及び評価の体制がとられていること。 ②褥瘡対策を行うにつき適切な設備を有していること。 〈2022年改定による変更点〉 ●褥瘡対策の基準として，薬事的管理，栄養管理に関する事項の患者の状態に応じて記載することとなった。
褥瘡対策の加算2		5	
栄養管理の算定		各種入院基本料が算定される	①当該病院である保健医療機関内に，常勤の管理栄養士が1名以上配置されていること。 ②入院患者の栄養管理につき必要な体制が整備されていること。 ◎栄養管理体制の基準を満たさない保健医療機関は，1日につき基本料の所定点数から40点減点。
一般病棟[*1]	1日につき		●緩和ケア診療，摂食障害入院医療管理，栄養サポートチーム，入退院支援
療養病棟[*1]	1日につき		●栄養サポートチーム，入退院支援，褥瘡対策1・2
結核病棟[*1]	1日につき		●栄養サポートチーム，入退院支援
精神病棟[*1]	1日につき		●栄養サポートチーム
特定機能病院[*1]	1日につき		●緩和ケア，摂食障害，栄養サポートチーム，入退院支援，入院栄養管理体制加算，栄養情報提供加算[*2]
専門病院[*1]	1日につき		●緩和ケア，摂食障害，栄養サポートチーム，入退院支援
障害者施設等[*1]	1日につき		●栄養サポートチーム，入退院支援，2022年より栄養サポートチーム加算が1回/月算定可に
有床診療所[*1]	1日につき		●入退院支援，栄養管理実施加算[*3]
有床診療所療養病床[*1]	1日につき		●褥瘡対策加算1・2，栄養管理実施加算
緩和ケア診療加算 個別栄養食事管理加算 〈基本入院料〉 A226-2	1日につき	70	●施設基準：緩和ケアを要する患者の個別栄養食事管理を行うにつき十分な体制が整備されていること。当該体制において，緩和ケアを要する患者に対する個別栄養食事に係る必要な経験を有する管理栄養士が配置されていること。 ●栄養食事管理：緩和ケアを要する患者に対し，必要な栄養食事管理を行った場合，70点が加算される。 ●緩和ケアチームに管理栄養士が参加し，緩和ケア診療実施計画に基づく栄養食事管理を行うとともに栄養食事管理の内容を診療録等に記載しなければならない。

回復期リハビリテーション病棟入院料 1 回復期リハビリテーション病棟入院料 2〜6（略） A308	1 日につき	2,129 （生活療養を受ける場合 2,115）	●管理栄養士が，リハビリテーション実施計画書等の作成に参画することや，管理栄養士を含む医師，看護師その他医療従事者が計画に基づく栄養状態の定期的な評価や計画の見直しを行うこと等を要件とする。 ●当該病棟に専任・常勤の管理栄養士が 1 名以上配置されていること。 ●入院栄養食事指導料を包括範囲から除外する。 ●回復期リハビリテーション病棟入院料 2，3，4，5 および 6 の施設基準では，当該病棟に専任の管理栄養士 1 名以上の常勤配置を行うことが望ましいこと。

*1 入院基本料等加算として可能な項目（管理栄養士に関連する項目のみ）。各種病棟において，第 2 節の各区分に掲げる入院基本料等加算がついて，同節に規定する算定要件を満たす場合に算定できる。

*2【新設】入院栄養管理体制加算：管理栄養士が必要な栄養管理を行った場合には，入院時 1 回限り，270 点加算される。

【新設】栄養情報提供加算：退院後の栄養食事管理指導及び入院中の栄養管理に関する情報（文書説明）の他機関等との共有化の場合，退院時 1 回限り，50 点加算される。なお，加算対象患者はがん患者，摂食嚥下機能低下患者，低栄養患者である。

*3 栄養管理実施加算：診療所には栄養サポートチーム加算は認められていないが，栄養管理実施加算が 1 日につき 12 点が所定点数に加算される。

診療報酬点数（入院基本料・加算）

項　目	単　位	点数	算定要件
摂食障害入院医療管理加算（A231-4）	30 日以内（1 日につき）	200	●摂食障害の年間新規入院患者数（入院期間が通算される再入院の場合を除く。）が 1 人以上であること。 ●摂食障害の専門的治療の経験を有する常勤の医師，管理栄養士及び公認心理士がそれぞれ 1 名以上当該保険医療機関に配置されていること。なお，摂食障害の専門的治療の経験を有する常勤の医師の配置について，週 3 日以上常態として勤務しており，かつ，所定労働時間が週 22 時間以上の勤務を行っている非常勤医師（摂食障害の専門的治療の経験を有する医師に限る。）を 2 名以上組み合わせることにより，常勤医師の勤務時間帯と同じ時間帯にこれらの非常勤講師が配置されている場合には，当該基準を満たしていることとみなすことができる。 ●精神療法を行うために必要な面接室を有していること。 ●必要に応じて，摂食障害全国支援センター，摂食障害支援拠点病院または精神保健福祉センターと連携すること。 ●平成 31 年 4 月 1 日から当分の間，以下のいずれかの要件に該当するものを公認心理士とみなす。 ア　平成 31 年 3 月時点で，臨床心理技術者として保健医療機関に従事していた者 イ　公認心理士に係る国家試験の受験資格を有する者
	31〜60日以内（1 日につき）	100	
栄養サポートチーム加算（A233-2）	週 1 回	200	●栄養管理を要する患者に，多職種（医師，管理栄養士等）からなる栄養サポートチームが診療した場合に算定。歯科医師が保険医等と共同して必要な診療を行った場合には，歯科医師連携加算としてさらに 50 点加算。チームは常勤職種で構成。 ●当該加算は，次のいずれかに該当する者について算定される。①血中アルブミン値 3.0g/dL 以下　②静脈栄養法・経腸栄養法の実施者　③栄養治療が見込める者 ●入院栄養食事指導料，集団栄養食事指導料，乳幼児育児栄養指導料との併算定不可。 ●1 日当たりの算定患者数は，1 チームにつき概ね 30 人以内。
	特定地域週 1 回	100	●厚生労働大臣が定める二次医療圏に属する保険医療機関（特定機能病院，200 床以上の病院，DPC 対象病院および一般病棟 7 対 1，10 対 1 入院基本料を算定している病院を除く）において算定。 ●その他の算定要件は上記と同じ。

入院時支援加算１ A 246 A 246-7	入院前１回	230	●入院時支援加算１は，入退院支援職員を各病棟に専任で配置し，入院後３日以内に患者状況把握。入院時支援加算２は，入退院支援職員を各病棟に専任で配置し，入院後７日以内に患者状況把握。 ●入院前の支援として，下記のア～クまですべてを実施した場合には入院時支援加算１を，ア，イ，及びクを実施した場合には入院時支援加算２を算定する。 ア　身体的・社会的・精神的背景を含めた患者情報の把握 イ　入院前に利用していた介護サービスまたは福祉サービスの把握 エ　栄養状態の評価 ウ，オ～キ　略 ク　入院生活の説明 ●当該加算は，入院中に行われる治療等について説明するとともに，入院前の服薬状況の確認，褥瘡・栄養スクリーニング等を実施し，支援する。 ●患者の栄養状態の評価や服薬中の薬剤の確認に当たっては，必要に応じて，管理栄養士や薬剤師等の関係職種と十分に連携を図る。
入院時支援加算２ A 246 A 246-7		200	
早期栄養介入管理加算	一日につき	250	●入院後早期から必要な栄養管理を行った場合に，早期栄養介入管理加算として，入室した日から起算して７日を限度として250点（入室後早期から経腸栄養を開始した場合は，当該開始日以降は400点）を所定点数に加算する。ただし，入院栄養食事指導料は算定できない。 〈2022年改定による変更点〉 ●早期栄養介入管理加算：栄養サポートチームで３年以上の経験等，要件を満たす専任の管理栄養士が，医師，看護師，薬剤師等と連携し，入室後48時間以内に早期の経口移行・維持，低栄養の改善等につながる栄養管理を実施した場合に７日を限度に算定可。ただし，入院栄養食事指導料との併算定不可。 ●当該加算は，従前の点数（400点）が，250点と400点（早期に経腸栄養を開始した場合）に改められた。 ●重傷患者が入室後，早期に管理栄養士が医師等と連携し，早期の経口移行・維持及び低栄養の改善等につながる栄養管理を評価するものである。入室患者全員に栄養スクリーニングを実施する。 ●当該加算の１日当たりの算定患者数は，管理栄養士１名につき，10人以内とする。
以下の入院料に適用 ・救命救急入院料 ・特定集中治療管理料 ・ハイケアユニット入院医療管理料 ・脳卒中ケアユニット入院医療管理料 ・小児特定集中治療室管理料 A300~A300-4		400	
特定機能病院リハビリテーション病棟入院料 A319	一日につき	2,129 （生活療養を受ける場合 2,115）	●特定機能病院リハビリテーション病棟入院料を算定する場合の栄養管理に関する者は以下の通り。 ①当該リハ実施計画の作成に当たっては，管理栄養士も参画し，患者の栄養状態を十分に踏まえる。 ②当該リハ実施計画には，栄養関連項目を必ず記載すること。 ③全ての患者に対して，管理栄養士を含む多職種が，入棟時の患者の栄養状態を確認・評価する。 ④患者のうち，栄養障害の状態にあるものや見込まれるものに対しては，栄養状態に関する再評価を週１回実施する。

注）診療報酬については15章，p.583参照

診療報酬点数（在宅患者診療・指導料）

項　目	単　位	点数	算定要件
外来感染対策向上加算（診療所）	月１回	6	〈2022年改定による変更点〉 ●第１節の各区分に掲げる在来患者診療・指導料のうち次に掲げる者を算定した場合は，外来感染対策向上加算として，患者１人につき月１回に限り６点を所定点数に加算。 チ　在宅患者訪問栄養食事指導料（イ～ト，リの指導料等は略） ●診療所における感染防止対策の実施や発熱患者の外来診療棟を実施する体制の確保等，診療時の感染防止対策に係る体制を評価するもの（要介護者等の訪問指導は介護保険が優先）。

在宅患者訪問栄養食事指導料 1 C009-1	イ 単一建物診療患者が1人の場合 ロ 単一建物診療患者が2～9人の場合 ハ イおよびロ以外の場合	530 480 440	● 1，2について在宅療養で通院が困難な者で，厚生労働大臣が定めるもの（特別食及びがん患者，摂食嚥下機能低下患者，低栄養患者）に対し，診療に基づき計画的な医学管理を継続して行い，かつ管理栄養士が訪問して具体的な献立等によって栄養管理に係る指導を行った場合に算定。 ●指導は月に2回限り，30分以上 〈厚生労働大臣が定めるもの〉 腎臓食，肝臓食，糖尿食，胃潰瘍食，貧血食，膵臓食，脂質異常症食，痛風食，てんかん食，フェニールケトン尿症食，楓糖尿症食，ホモシスチン尿症食，尿素サイクル異常症食，メチルマロン酸血症食，プロピオン酸血症食，極長鎖アシル-CoA脱水素酵素欠損症食，糖原病食，ガラクトース血症食，治療乳，無菌食，小児食物アレルギー食（外来，入院に限る），特別な場合の検査食（単なる流動食および軟食を除く）。
在宅患者訪問栄養食事指導料 2* C009-2	イ 単一建物診療患者が1人の場合 ロ 単一建物診療患者が2～9人の場合 ハ イおよびロ以外の場合	510 460 420	
在宅患者訪問褥瘡管理指導料 C013		750	●重点的な褥瘡管理を行う必要が認められる患者に対して，当該患者の同意を得て，当該保険医療機関の保険医，管理栄養士または当該保険医療機関以外の管理栄養士，看護師または連携する他の保険医療機関等の看護師が共同して，褥瘡管理に関する計画的な指導管理を行った場合には，初回のカンファレンスから起算して6月以内に限り，当該患者1人につき3回に限り所定点数を算定する。 ●初回カンファレンス時に算定できる。また、初回カンファレンスを起算日として3月以内に評価カンファレンスを実施した場合に2回目のカンファレンスとして算定できる。2回目のカンファレンスの結果，継続して指導管理が必要と認められた場合に限り，初回カンファレンス後4月以上6月以内に実施した3回目の評価カンファレンスについても実施した場合に，算定することができる。
多職種チームによる摂食嚥下リハビリテーションの摂食嚥下機能回復体制加算1・2・3	週1回に限り摂食機能療法に加算	加算1 210 加算2 190 加算3 120	〈2022年改定による変更点〉 ●「摂食嚥下支援加算」が「摂食嚥下機能回復体制加算」に名称変更され，摂食嚥下機能に係る療養の実績，人員配置等により区分された。 ●摂食嚥下機能回復体制加算1・2：従前の摂食嚥下支援加算同様，「摂食嚥下支援チーム」設置が要件とされた（多職種が共同して必要な指導管理を行った場合に加算）。 ●摂食嚥下支援チームには，摂食嚥下支援計画書を作成することを求めている。

★* 在宅患者訪問栄養食事指導料2は，診療所において，特別食を医師が必要と認めたものに対し，当該保険医療機関以外（日本栄養士会もしくは都道府県栄養士会が設置し，運営する「栄養ケア・ステーション」または他の医療機関に限る）の管理栄養士が，当該保険医療機関の医師の指示に基づき対面で必要な栄養指導を行った場合に算定する。

★算定回数が「週」単位又は「月」単位とされているものについては，特に定めのない限り，それぞれ日曜日から土曜日までの1週間または月の初日から月の月末までの1か月を単位として算定する。

10

食品の成分・表示

食品の成分

日本食品標準成分表について

日本食品標準成分表は，文部科学省科学技術・学術審議会資源調査分科会のもとに，食品成分委員会を設置し，調査して公表している日常的な食品の成分に関するデータである。2015 年に公表した七訂に対して，食品の拡充や，新たに成分項目を追加するなど，その後，追補が毎年公表された。今回５年ぶりに改訂された 2020 年版（八訂）では，調理済み食品の情報の充実，エネルギー計算方法の変更などを含む全面改訂が行われた。３つの組成成分表（アミノ酸成分表，脂肪酸成分表，炭水化物成分表）も公表された。

（参考）日本食品標準成分表の沿革

名　称	公表年	食品数
日本食品標準成分表	昭和 25 年（1950 年）	538
改訂日本食品標準成分表	昭和 29 年（1954 年）	695
三訂日本食品標準成分表	昭和 38 年（1963 年）	878
四訂日本食品標準成分表	昭和 57 年（1982 年）	1,621
五訂日本食品標準成分表	平成 12 年（2000 年）	1,882
五訂増補日本食品標準成分表	平成 17 年（2005 年）	1,878
日本食品標準成分表 2010※	平成 22 年（2010 年）	1,878
日本食品標準成分表 2015 年版（七訂）	平成 27 年（2015 年）	2,191
日本食品標準成分表 2020 年版（八訂）	令和 2 年（2020 年）	2,478

注）※日本食品標準成分表 2010 を六訂とみなす。

成分表改訂のポイント

1　調理済み食品に関する情報を充実

調理済み流通食品の収載，調理関係の各種係数の掲載

「調理加工食品類」として一部の冷凍食品を収載していた 18 群を「調理済み流通食品類」とし，配食事業者等から収集した原材料配合に基づく成分値を追加収載。

（参考）調理済み流通食品類に収載した食品例（抜粋）

和風料理	〔和え物〕青菜の白和え，いんげんのごま和えなど
	〔酢の物〕紅白なます
	〔汁物〕豚汁
	〔煮物〕卯の花炒り（うのはないり），親子丼の具など
洋風料理	〔カレー〕チキンカレー，ビーフカレーなど
	〔コロッケ〕かにクリームコロッケ，コーンクリームコロッケなど
	〔スープ〕かぼちゃのクリームスープ，コーンクリームスープ
	〔ハンバーグステーキ〕合びきハンバーグ，チキンハンバーグなど
	〔フライ〕いかフライ，えびフライ，メンチカツ
中国料理	〔点心〕ぎょうざ，しゅうまい，中華ちまき
	〔菜（な）〕酢豚，八宝菜，麻婆豆腐（マーボー豆腐）
韓国料理	〔和え物〕もやしのナムル

2　炭水化物の細分化とエネルギーの算出方法の変更

アミノ酸，脂肪酸，単糖類，二糖類，でん粉等からの算出に変更

○成分表2020年版では，これまで蓄積してきたでん粉，しょ糖や食物繊維の分析値に基づき，これまでの炭水化物に含まれていた「でん粉と糖類（利用可能炭水化物）」と「食物繊維総量」，「糖アルコール」等を収載。また，エネルギー産生成分の実態をより正確にとらえることが可能な組成成分をエネルギー算出の基礎とする方式を採用。

（参考）八訂以降のエネルギー産生成分の変更

●たんぱく質を構成するアミノ酸（約20種）の残基量の合計から算出される「アミノ酸組成によるたんぱく質」

●飽和・不飽和等の脂肪酸の分析値を換算した「脂肪酸のトリアシルグリセロール当量」

●下記の組成成分ごとにエネルギー換算

・エネルギーとして利用性の高いでん粉，単糖類，二糖類からなる「利用可能炭水化物」

・エネルギーとして利用性の低い炭水化物である「食物繊維」，「糖アルコール」

○各組成成分表の収載食品数も着実に増加（2015年版（七訂）からの増加数）

・アミノ酸成分表：1,558食品→1,953食品（395食品増）

・脂肪酸成分表：1,782食品→1,921食品（139食品増）

・炭水化物成分表：854食品→1,075食品（221食品増）

3　七訂追補（2016~2019）の検討結果を全体に反映

・収載食品数の増加：2,191食品→2,478食品

・既収載の菓子類，加工食品に原材料的食品の成分値の変更を反映

・成分の追加：ナイアシン当量，難消化性オリゴ糖等を含む食物繊維

・収載食品の解説の充実→食品分別留意点に反映，調理に関する諸表を充実

2023年4月「日本食品標準成分表（八訂）増補2023年」が公表された。

最新情報は https://www.mext.go.jp/a_menu/syokuhinseibun/mext_00001.html を参照。

調理方法の概要及び重量変化率

食品番号	食品名	調理法	調理過程 下ごしらえ廃棄部位	重量変化に関する工程	調理後廃棄部位	調理形態	調理に用いた水，植物油，食塩等の量及び用いた衣の素材等	重量変化率（%）
	1 穀類 おおむぎ 押麦							
01170	めし	炊き	—	洗米（5回かくはん）×3回→炊飯（IHジャー炊飯器）→蒸気がおさまるまで冷却	—	そのまま	洗米：5倍 炊き：1.2倍	280
	大麦めん							
01009	ゆで	ゆで	—	ゆで→湯切り→水洗い→水切り	—	そのまま	10倍	260
	こむぎ ［小麦粉］ プレミックス粉							
01172	天ぷら用、バッター、揚げ	揚げ	—	揚げ→油切り		そのまま	植物油：等倍（天ぷら粉）	85
	［パン類］ 食パン							
01174	焼き	焼き	—	焼き（電気ロースター）	—	そのまま	—	92
	［うどん・そうめん類］ うどん							
01039	ゆで	ゆで	—	ゆで→湯切り	—	そのまま	10倍	180
	干しうどん							
01042	ゆで	ゆで	—	ゆで→湯切り	—	そのまま	10倍	240
	そうめん・ひやむぎ							
01044	ゆで	ゆで	—	ゆで→湯切り→水冷→水切り	—	そのまま	10倍	270
	手延そうめん・手延ひやむぎ							
01046	ゆで	ゆで	—	ゆで→湯切り→水冷→水切り	—	そのまま	10倍	290
	［中華めん類］ 中華めん							
01048	ゆで	ゆで	—	ゆで→湯切り	—	そのまま	10倍	190
	干し中華めん							
01051	ゆで	ゆで	—	ゆで→湯切り	—	そのまま	10倍	250
	沖縄そば							
01053	ゆで	ゆで	—	ゆで→湯切り	—	そのまま	10倍	170
	干し沖縄そば							
01055	ゆで	ゆで	—	ゆで→湯切り	—	そのまま	10倍	230

資料）日本食品標準成分表について
https://www.mext.go.jp/a_menu/syokuhinseibun/index.html

食品の表示

食品表示に関する制度

食品の表示は，消費者が食品を購入する際，食品の内容を正しく理解し，選択し，適正に使用する上で重要な情報源となる。また，事故が生じた場合には，その原因の究明や製品回収などの行政措置を迅速かつ的確に行うための手がかりとなる。

これまでの食品表示に関する法律には，食品衛生法，農林物資の規格化及び品質表示の適正化に関する法律（JAS 法），健康増進法などがあったが，平成 25 年 6 月に食品表示法が創設された。管轄は消費者庁であり，平成27年4月1日から施行された。

令和 2（2020）年 3 月 31 日までの 5 年間は，従前の表示を行えるよう経過措置期間を設けていたが，令和 2（2020）年 4 月 1 日から新たな食品表示制度が完全に施行された。

食品表示法の概要（平成 27 年 3 月 消費者庁）

食品を摂取する際の安全性及び一般消費者の自主的かつ合理的な食品選択の機会を確保するため，食品衛生法，JAS 法及び健康増進法の食品の表示に関する規定を統合して食品の表示に関する包括的かつ一元的な制度を創設。
（現行，任意制度となっている栄養表示についても，義務化が可能な枠組みとする）

→

- 整合性の取れた表示基準の制定
- 消費者，事業者双方にとって分かりやすい表示
- 消費者の日々の栄養・食生活管理による健康増進に寄与
- 効果的・効率的な法執行

目的　消費者基本法の基本理念を踏まえて，表示義務付けの目的を統一・拡大

【新制度】
・食品を摂取する際の安全性
・一般消費者の自主的かつ合理的な食品選択の機会の確保

←

【現行】
・食品衛生法・・・ 衛生上の危害発生防止
・JAS 法・・・ 品質に関する適正な表示
・健康増進法・・・ 国民の健康の増進

○基本理念（3 条）
・食品表示の適正確保のための施策は，消費者基本法に基づく消費者政策の一環として，消費者の権利（安全確保，選択の機会確保，必要な情報の提供）の尊重と消費者の自立の支援を基本
・食品の生産の現況等を踏まえ，小規模の食品関連事業者の事業活動に及ぼす影響等に配慮

食品表示基準（4 条）

○内閣総理大臣は，食品を安全に摂取し，自主的かつ合理的に選択するため，食品表示基準を策定
　①名称，アレルゲン，保存の方法，消費期限，原材料，添加物，栄養成分の量及び熱量，原産地その他食品関連事業者等が表示すべき事項
　②前号に掲げる事項を表示する際に食品関連事業者等が遵守すべき事項
○食品表示基準の策定・変更
　～厚生労働大臣・農林水産大臣・財務大臣に協議 / 消費者委員会の意見聴取

食品表示基準の遵守（5条）

○食品関連事業者等は，食品表示基準に従い，食品の表示をする義務

指示等（6条・7条）

○内閣総理大臣（食品全般），農林水産大臣（酒類以外の食品），財務大臣（酒類）
～食品表示基準に違反した食品関連事業者に対し，表示事項を表示し，遵守事項を遵守すべき旨を指示
○内閣総理大臣～指示を受けた者が，正当な理由なく指示に従わなかったときは，命令
○内閣総理大臣～緊急の必要があるとき，食品の回収等や業務停止を命令
○指示・命令時には，その旨を公表

立入検査等（8条～10条）

○違反調査のため必要がある場合
～立入検査，報告徴収，書類等の提出命令，質問，収去

内閣総理大臣等に対する申出等（11条・12条）

○何人も，食品の表示が適正でないため一般消費者の利益が害されていると認めるとき
～内閣総理大臣等に申出可
⇒内閣総理大臣等は，必要な調査を行い，申出の内容が事実であれば，適切な措置
○著しく事実に相違する表示行為・おそれへの差止請求権
（適格消費者団体～特定商取引法，景品表示法と同様の規定）

権限の委任（15条）

○内閣総理大臣の権限の一部を消費者庁長官に委任
○内閣総理大臣・消費者庁長官の権限の一部を都道府県知事・保健所設置市等に委任（政令）

罰則（17条～23条）

○食品表示基準違反（安全性に関する表示，原産地・原料原産地表示の違反），命令違反等について罰則を規定

附則

○施行期日～公布の日から2年を超えない範囲内で政令で定める日から施行
○施行から3年後に見直す旨規定を設けるほか，所要の規定を整備

（参考）表示基準（府令レベル）の取扱い

○表示基準の整理・統合は，府令レベルで別途実施
（法律の一元化による表示義務の範囲の変更はない。）

【今後の検討課題】
○中食・外食（アレルギー表示）※，インターネット販売の取扱い～当面，実態調査等を実施
○遺伝子組換え表示，添加物表示の取扱い～当面，国内外の表示ルールの調査等を実施
○加工食品の原料原産地表示の取扱い
～当面，現行制度の下での拡充を図りつつ，表示ルールの調査等を実施
→上記課題のうち，準備が整ったものから，順次，新たな検討の場で検討を開始
※平成26年4月より「外食等におけるアレルゲン情報の提供の在り方検討会」を開催し，同年12月に中間報告を取りまとめ
○食品表示の文字のポイント数の拡大の検討　等

Ⅰ 食品表示法のポイント

〔法律レベル〕

1．食品衛生法，JAS 法，健康増進法のうち表示部分を一元化

・消費者基本法の基本理念を踏まえて，消費者の適切な商品選択の機会の確保に資する表示に拡大

・体系を整備して用語も統一

2．栄養表示の義務化

・原則として，すべての加工食品，事業者に義務づけ

3．是正措置および執行体制の整備

・行政措置（指示等）の対象範囲の拡充

・調査権限規定の整備（帳簿書類などの提出等）

・執行体制の整備

4．申出制度の対象の拡大

・品質に関する表示だけでなく，すべての表示に拡大

〔内閣府令レベル〕

・表示基準の整理・統合を別途実施

〈今後の検討課題〉

・遺伝子組換え表示，添加物表示の取扱い

・食品表示の文字の大きさの拡大　等

資料）消費者庁：新食品表示制度のポイント（イメージ）（案）〔平成 24 年 11 月 22 日〕より一部改変

Ⅱ 食品表示法の主な規定（15 章，p.556 参照）

1．目的（第 1 条）

安全性確保，食品選択の機会確保による健康の保護・増進，食品の生産・流通の円滑化を規定

2．定義（第 2 条）

食品の定義に酒類も含んだ規定

3．基本理念（第 3 条）

消費者の権利（安全性・選択性・情報提供）の尊重と消費者自立支援の立場の規定

4．表示基準の策定等（第 4 条）

内閣府令で定めるべき基準を規定（名称，アレルゲン，保存方法，消費期限，原材料等）

5．表示基準の遵守（第 5 条）

食品表示基準に従わない食品の販売の禁止の規定

6．不適正な表示に対する措置（第 6 ～ 10 条 指示等・公表・立入検査等）

・内閣総理大臣，農林水産大臣，財務大臣による食品関連事業者等に対する遵守指示規定

・指示に従わない者への改善命令，食品回収・業務停止命令，公表の規定

7．差止請求と申出（第 11 ～ 12 条）

適格消費者団体による省庁への不正食品関連事業者に対する予防措置請求の規定

8．雑則（第 13 ～ 16 条）

・内閣総理大臣から 3 省庁（厚生労働省・農林水産省・財務省）への資料要求の規定

・地方支分部局，都道府県知事等への事務権限の一部委任

・地方自治法に基づく処分に対する再審査請求

9．罰則（第 17 ～ 23 条）

食品表示基準の概要（抜粋）

食品の具体的な表示事項や表示の方法，表示する際に事業者が遵守すべき事項を定めたものである。

旧制度からの主な変更点

1 精米時期表示の改正
2 玄米・精米の表示の改正
3 生水牛乳に関する表示の改正
4 指定成分等含有食品に関する表示の義務化
5 食品添加物表示の改正
6 食品リコール（自主回収）情報の報告を義務化
7 原料原産地表示制度の開始
8 遺伝子組換えに関する任意表示制度の改正
9 特定原材料として「くるみ」を追加
10「食品添加物の不使用表示に関するガイドライン」の公表
11 しいたけの原産地表示の改正（令和 4 年 3 月末から）
12 アサリの原産地表示ルールの厳格化（令和 4 年 3 月末から）

1 精米時期表示の改正

古い「精米年月日」表示の商品が売れ残ること等により生じる食品ロスの問題や物流上の問題に対応するため「精米時期」表示を「年月日」に加えて，「年月旬」でも表示できるよう改正。

2 玄米・精米の表示の改正

農産物検査法による証明を受けていない原料玄米であっても，産地，品種及び産年の表示の根拠を示す資料の保管を要件として，産地，品種及び産年の表示を可能とする。

3 生水牛乳に関する表示の改正

乳及び乳製品の成分規格等に関する省令＊の改正により乳の範囲 に生水牛乳が追加されたことから基準の一部を改正。

4 指定成分等含有食品に関する表示の義務化

指定成分等含有食品に関する表示を行うことで，消費者の安全及び自主的かつ合理的な選択の機会を確保し，当該食品における健康被害情報の届出制度（食品衛生法）の目的を補完する。

5 食品添加物表示の改正（p.348 参照）

「食品添加物表示制度に関する検討会」の報告書を踏まえ，用途名及び一括名から「人工」，「合成」の用語を削除。【経過措置期間：2022（令和 4）年 3 月 31 日

（例）

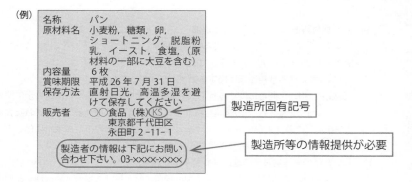

名称　パン
原材料名　小麦粉，糖類，卵，ショートニング，脱脂粉乳，イースト，食塩，（原材料の一部に大豆を含む）
内容量　6 枚
賞味期限　平成 26 年 7 月 31 日
保存方法　直射日光，高温多湿を避けて保存してください
販売者　○○食品（株）KS
東京都千代田区
永田町 2 -11- 1

製造者の情報は下記にお問い合わせ下さい。03-xxxx-xxxx

製造所固有記号

製造所等の情報提供が必要

■表示方法例（原料原産地名）

原材料の原産地	表示方法
1 か国	豚肉（アメリカ）
2 か国	豚肉（アメリカ，カナダ）
3 か国以上	• **全て表示する場合** 豚肉（アメリカ，カナダ，デンマーク，国産） • **3 か国目以降を「その他」と表示する場合** 豚肉（アメリカ, カナダ, その他）

原産地が 3 か国以上ある場合は，重量の割合が高いものから順に 2 か国を表示し，3 か国目以降は「その他」と表示することもできる。

まで】

6　食品リコール（自主回収）情報の報告を義務化（p.348 参照）

改正食品衛生法及び改正食品表示法に基づき，食品のリコールを行った場合，行政へ届け出ることを義務化。【2021（令和３）年６月１日施行】

7　原料原産地表示制度の開始（p.346 参照）

全ての加工食品（輸入品を除く）について，1 番多く用いられている原材料の産地の表示を義務付け。表示方法は「国別重量順表示」,「製造地表示」,「又は表示」,「大括り表示」。【経過措置期間：2022（令和４）年３月 31 日まで】

8　遺伝子組換えに関する任意表示制度の改正

分別生産流通管理（IP 管理）を行い，遺伝子組換え農産物の意図せざる混入率を５％以下に抑えている大豆及びとうもろこしは「適切に分別生産流通管理をしている」旨の表示や，分別生産流通管理を行い，遺伝子組換え農産物の混入がないと認められる大豆及びとうもろこしは「遺伝子組換えでない」旨の表示がそれぞれ可能となる。【2023（令和 5）年 4 月 1 日施行】

＊昭和 26 年厚生省令第 52 号

9　特定原材料として「くるみ」を追加

アレルギー表示の対象品目である特定原材料として「くるみ」を追加。【経過措置期間：2025（令和7）年３月31日まで】

10　「食品添加物の不使用表示に関するガイドライン」の公表

「食品添加物表示制度に関する検討会」および「食品添加物の不使用表示に関するガイドライン検討会」での議論を踏まえ、食品表示基準第９条に規定された表示禁止事項に当たるか否かのメルクマールとなる食品添加物の不使用表示に係るガイドラインを公表。【表示の見直し期間：2024（令和６）年３月末まで】

11　しいたけの原産地表示の改正（令和４年３月末から）

原産地について、原木または菌床培地に種菌を植え付けた場所（植菌地）を原産地として表示する。生鮮しいたけは令和４年９月末まで、しいたけ加工品は令和５年３月末までを猶予期間としていた。

12　アサリの原産地表示ルールの厳格化（令和４年３月末から）

アサリの原産地表示について、「蓄養」を定義し、この期間は成育期間に含まれないこととする。輸入したアサリの原産地は、蓄養の有無にかかわらず輸出国となり、例外として、輸入した稚貝のアサリを区画漁業権に基づき１年半以上＊育成（養殖）し、育成等に関する根拠書類を保存している場合には、国内の育成地を原産地として表示できることとする。

＊輸入したアサリの成育期間の確認が困難なため、アサリの採捕までの一般的な所要年数が３年程度であることを踏まえた整理。

資料）早わかり食品表示ガイドより（令和４年１月版・令和５年３月版／事業者向け）

原料原産地表示

すべての加工食品を対象に，原材料として表示されている重量割合上位１位の原料を，原則として国別重量順で表示。これにより，原料の原産地についてより充実した情報を得ることが可能となり，消費者の自主的かつ合理的な食品選択に貢献できる。

期間：平成29年９月１日から実施，猶予は2022年３月31日まで＊

例：①製造地表示　チョコレートケーキの場合の原材料名 チョコレート（ベルギー製造），小麦粉 等

②又は表示　ウインナーソーセージの場合の原材料名 豚肉（アメリカ産又は国産），豚脂肪 等（※豚肉の産地は，○○○年の使用実績順）

③大括り表示　ウインナーソーセージの場合の原材料名　豚肉(輸入),豚脂肪 等

＊外食，容器包装に入れずに販売する場合，作ったその場で販売する場合，輸入品は対象外。

資料）消費者庁：新たな加工食品の原料原産地表示制度に関する情報より（平成29年９月１日）

食品の期限表示（抜粋）

（加工食品）

1　義務表示事項

（3）消費期限又は賞味期限

①消費期限又は賞味期限については，食品の特性等を十分に考慮した上で，客観的な試験・検査を行い，科学的・合理的に設定すること。

②消費期限を表示する食品等にあっては，消費期限を過ぎた場合，衛生上の危害が発生するおそれもあることから，消費期限を過ぎた食品等の販売を厳に慎むこと。

③賞味期限を年月で表示する食品は，ロット番号を表示する等により，製造日が特定できるような措置を講ずること。

④消費期限又は賞味期限（以下「期限」という。）である旨の文字を冠したその年月日の表示（以下「期限表示」という。）は，当該期限であることが明らかに分かるように，年月日の前に当該期限である旨の文字を表示する。

ただし，この表示が困難と認められる場合には，当該期限である旨の文字を年月日の上下若しくは後ろ等に近接して表示し，又は「消費期限○○に記載」等表示箇所を指定する方法で，年月日を単独で表示しても差し支えない。なお，年月日を単独で表示する場合においては，特に当該年月日の前後又は上下に期限表示以外の日付を併記するなどの期限表示を不明確にする表示は行ってはならない。

また，製造又は加工の日から賞味期限までの期間が3か月を超えるものであって切れ欠き方式（ビールにおいて従来から行われているようなラベル周辺に年月の部位に切れ込みを入れて日付を表示する方式）で賞味期限を表示する場合にあっては，ラベルに「賞味期限はラベル周辺部に切れ欠き方式で記載」と表示することにより賞味期限を表示しても差し支えない。

⑤期限表示は，「消費期限令和元年5月21日」，「賞味期限2. 6. 30」，「消費期限01. 05. 21」，「賞味期限2020年6月30日」，「消費期限19. 5. 21」，「賞味期限20. 06. 30」のように表示すること。ただし，これらの表示が困難と認められる場合は「消費期限010521」，「賞味期限20200630」，「賞味期限200630」と年，月，日をそれぞれ2桁（西暦年の場合は4桁又は末尾2桁）とする6桁又は8桁で表示しても差し支えない。

⑥弁当の類にあっては，必要に応じて時間まで表示するよう指導されたい。

⑦ロット番号，工場記号，その他の記号を期限表示に併記する場合にあっては，次の例に示すように期限表示が明らかに分かるように表示することとし，期限表示について「200630」と年，月，日をそれぞれ2桁とする6桁での表示を行いつつ，ロット番号「A 63」を併記するなどのように期限表示を不明確にする表示は行ってはならない。

（例）　「消費期限　令和元年５月21日Ａ63」
　　　　「賞味期限　02．06．30　ＬＯＴ　Ａ63」
　　　　「賞味期限　20．6．30／Ａ63」

⑧クリーム，発酵乳，乳酸菌飲料及び乳飲料のうち，紙で密栓した容器包装に入れられたものであって紙のふたに表示を行う場合は，ふたの表示面積から判断して期限の文字を表示することが不可能な場合に限り，期限の文字は，当該ふた部分を覆う透明な合成樹脂に表示して差し支えない。

なお，この場合，中のふたにされた表示が見えにくくならないようにすること。

資料）消費者庁：食品表示一元化情報，食品表示基準について，消食表第270号（平成27年３月30日，第28次改正：令和５年３月９日）より

食品等のリコール情報届出制度

●食品等のリコール情報届出制度の概要

平成30年に食品衛生法及び食品表示法が改正され，令和３年６月１日から食品等に関わる事業者が食品等の自主回収（リコール）を行った場合，食品衛生法及び食品表示法に基づき，リコール情報を行政に届け出ることが義務化された。

リコール情報の消費者への一元的かつ速やかな提供により，対象食品の喫食を防止し，健康危害を未然に防ぐとともに，行政機関によるデータ分析・改善指導を通じ，食品衛生法，食品表示法違反の防止を図る。

届出のあったリコール情報は，食品衛生申請等システム（https://ifas.mhlw.go.jp/faspub/）から確認できる。

なお，事業者が食品等のリコール事案や回収状況を届け出る時には，食品衛生申請等システムの「食品等自主回収情報管理機能」（https://ifas.mhlw.go.jp/faspte/page/login.jsp）を利用して，届出を行う。

届出対象：添加物の使用基準に違反した食品や食品表示法違反のもの（アレルゲンや消費期限等の安全性に関する表示違反）等。

資料）東京都福祉保健局：食品衛生の窓より

食品添加物の表示

食品添加物とは，食品の製造の過程において又は食品の加工若しくは保存の目的で，食品に添加，混和，浸潤その他の方法によって使用する物をいう（食品衛生法第４条）。

使用したすべての食品添加物を「物質名」（名称および別名，簡略名，類別名も可）で食品に表示する。次の４種類がある。

①指定添加物：安全性と有効性が確認され，国が使用を認めたもの
②既存添加物：わが国においてすでに使用され，長い食経験があるものについて，例外的に使用が認められる添加物
③天然香料：植物，動物を基原とし，着香の目的で使用されるもの
④一般飲食物添加物：通常，食品として用いられるが，食品添加物として使用されるもの

表示のルール

名称，簡略名，類別名の例

名　称	簡略名・類別名
サッカリンナトリウム	サッカリン Na（簡略名）
食用赤色 102 号	赤色 102 号または赤 102（簡略名）
カンゾウ抽出物	カンゾウ（類別名）
二酸化硫黄	亜硫酸塩（類別名）

品名と用途名を併記する添加物

①甘味料　②着色料　③保存料　④増粘剤，安定剤，ゲル化剤または糊料　⑤酸化防止剤　⑥発色剤　⑦漂白剤　⑧防かび剤または防ばい剤

▼用途名併記の例

使用添加物	表示例
サッカリンナトリウム＋カンゾウ抽出物	甘味料（サッカリンNa, カンゾウ）
食用赤色 102 号＋クチナシ赤色素	着色料（赤 102，クチナシ）
亜硫酸ナトリウム（結晶）＋次亜硫酸ナトリウム	漂白剤（亜硫酸塩）

一括名で表示できる食品添加物の表示例と用途

一括名	用　途	一括名	用　途
イーストフード	イーストの栄養源	ガムベース	チューインガムの基材
かんすい	中華麺の製造	苦味料	苦味の付与，増強
酵素	糖の分解などを行う	光沢剤	食品に光沢を与える
香料	香りの付与，増強	酸味料	酸味の付与，増強
軟化剤	チューインガムを柔軟に保つ	調味料*	味の付与，調整等
		乳化剤	食品の乳化，起泡等
豆腐用凝固剤または凝固剤	豆乳を凝固させる	膨脹剤，膨張剤，ベーキングパウダーまたはふくらし粉	パン，菓子等の製造工程でガスを発生して生地を膨脹させる
水素イオン濃度調整剤または pH 調整剤	適切な pH 領域を保つ		

注）*調味料の種類（アミノ酸，核酸，有機酸，無機塩）を（　）内に添え書きする。

表示が免除される場合

表示の免除	免除される理由	食品添加物例
加工助剤	加工工程で使用されるが，除去されたり，中和されたり，ほとんど残らないもの	活性炭，ヘキサン，水酸化ナトリウム
キャリーオーバー	原料中に含まれるが，使用した食品には微量で効果が出ないもの	せんべいに使用されるしょうゆに含まれる保存料
栄養強化剤	食品の常在成分であり，諸外国では食品添加物とみなしていない国も多く，FAO/WHO でも食品添加物として扱っていない	ビタミン D_3（ビタミン），L-メチオニン（アミノ酸）

注）添加物に，アレルゲンの表示を義務づけられた特定原材料 7 品目（えび，かに，小麦，そば，卵，乳，落花生（ピーナッツ））を使用している場合は，そのアレルゲンに関しては，最終製品まで表示する必要がある。また，あわび，いか，いくら，オレンジ，カシューナッツ，キウイフルーツ，牛肉，くるみ，ごま，さけ，さば，大豆，鶏肉，バナナ，豚肉，まつたけ，もも，やまいも，りんご，ゼラチン，アーモンドについても表示することが勧められている。食品原料だけでなく，食品添加物についても「カゼイン Na（乳由来）」のように表示される。

食品添加物の使用と実際の表示例

	食パン	煮　豆
使用した添加物	イーストフード：パン酵母の栄養源 乳化剤：乳化・パンの品質向上 プロピオン酸：パンの保存料 臭素酸カリウム：パンの品質向上 L-シスチン：パンの品質向上 α-アミラーゼ：酵素活性の調整	ソルビン酸カリウム：煮豆の保存料 キサンタンガム，グァーガム：粘性の増加 硫酸アルミニウムカリウム：煮崩れの防止 リン酸塩・炭酸水素ナトリウム：豆の軟化
原料中の添加物	ショートニング：香料，乳化剤 マーガリン：保存料（ソルビン酸），酸化防止剤（トコフェロール），リン酸塩，乳化剤 油：酸化防止剤（トコフェロール）	しょうゆ：保存料（安息香酸，パラオキシ安息香酸）
表示例	イーストフード 乳化剤 保存料（プロピオン酸）	保存料（ソルビン酸 K） 増粘多糖類

注）■の添加物は，製造工程で分解・除去されるなどして，最終製品には効果が及ばない（加工助剤）。
■の添加物は，食品に対して効果を発揮しない（キャリーオーバー）。
これらは表示例であり，食品添加物が必ず使用されているとは限らない。
詳細は消費者庁ホームページ（https://www.caa.go.jp/policies/policy/food_labeling/）

アレルギー原因物質を含む食品の表示

すべての流通過程にある食品や添加物に含まれる特定原材料は，すべて表示が必要であることが食品表示基準に規定されている。

詳細は消費者庁ホームページ（https://www.caa.go.jp/policies/policy/food_labeling/）を参照。

食品表示基準／通知による規定

規　定	特定原材料等の名称	理　由	表　示
食品表示基準	えび，かに，くるみ，小麦，そば，卵，乳，落花生（ピーナッツ）	特に発症数，重篤度から勘案して表示する必要性の高いもの。	（8 品目） 表示義務
通知	アーモンド，あわび，いか，いくら，オレンジ，カシューナッツ，キウイフルーツ，牛肉，くるみ，ごま，さけ，さば，大豆，鶏肉，バナナ，豚肉，まつたけ，もも，やまいも，りんご	症例数や重篤な症状を呈する者の数が継続して相当数みられるが，特定原材料に比べると少ないもの。 特定原材料とするか否かについては，今後，引き続き調査を行うことが必要。	（21 品目） 表示を奨励 （任意表示）
	ゼラチン	牛肉・豚肉由来であることが多く，これらは特定原材料に準ずるものであるため，すでに牛肉，豚肉としての表示が必要であるが，過去のパブリックコメント手続きにおいて「ゼラチン」としての単独の表示を行うことへの要望が多く，専門家からの指摘も多いため，独立の項目を立てている。	

注）表示が義務づけられている 8 品目，表示が奨励されている 21 品目ともに，上記の名称以外を用いた代替表記が認められている。個別表示が原則であるが，例外的に一括表示を行う場合，すべての特定原材料を一括表示欄に表示する。消費者庁は，「くるみ」の表示を義務づける手続きを始めている（令和 4 年 6 月）。

例）卵の代替表記：タマゴ，エッグ等，拡大表記：厚焼玉子，ハムエッグ，一括表示例：加工品○○（一部に卵，大豆を含む）

資料）消費者庁：食品表示一元化情報，食品表示基準 Q&A について 別添アレルゲンを含む食品に関する表示，消食表第 155 号（平成 27 年 3 月 30 日，第 16 次改正：令和 5 年 3 月 31 日）より

加工食品の表示基準の概要

加工食品に必要な表示

加工食品の名称および原材料名については，食品表示基準の規定に基づく表示が必要である。

名称

表示をしようとする加工食品の内容を表す一般的な名称を記載。「名称」に代えて「品名」，「種類別」または「種類別名称」と記載することが可能。

名称
原材料名
添加物
原料原産地名
内容量
固形量
内容総量
消費期限（または賞味期限）
保存方法
原産国名
製造者*

注）*「製造者」，「加工者」，「販売者」または「輸入者」と記載し，氏名および住所を表示。
資料）食品の適正表示推進者育成講習会テキスト令和４年度版（東京都）より一部改変

原材料名

●食品添加物以外の原材料名

原材料に占める重量の割合の多いものから順に記載。使用する原材料が２種類以上の原材料からなるもの（複合原材料）は，その複合原材料名の後ろに（　）を付け，複合原材料の原材料に占める割合の多い原材料から順に記載。

●食品添加物

原材料名に占める重量の割合の多いものから順に，食品表示基準に従い記載。添加物以外の原材料と添加物がどちらかわかるように，「添加物」の項目名を設けて表示するなど，明確に区別して表示する。

● L-フェニルアラニンを含む場合

アスパルテームは，L-フェニルアラニン化合物である旨を表示し，アスパルテームを含む製剤は，L-フェニルアラニン化合物を含む旨を表示する。

遺伝子組換え食品の表示

遺伝子組換え農産物とその加工食品については，食品表示基準に基づく表示が必要である。また，遺伝子組換え表示には，義務表示と任意表示があり，任意表示は令和5年4月1日から変わった。

詳細は消費者庁ホームページ（https://www.caa.go.jp/policies/policy/food_labeling/）

義務対象

農作物（9作物）	大豆（枝豆および大豆もやしを含む），とうもろこし，ばれいしょ，なたね，綿実，アルファルファ，てん菜，パパイヤ，からしな
加工食品*（33食品群）	豆腐・油揚げ類，コーンスターチ，ばれいしょでん粉など，上記9種類の加工食品

注）*加工食品については，その主な原材料（原材料の重量に占める割合の高い原材料の上位3位までのもので，かつ原材料および添加物の重量に占める割合が5%以上であるもの）について義務表示。

表示方法

❶従来のものと組成，栄養価等が同等のもの（除草剤の影響を受けないようにした大豆，害虫に強いとうもろこしなど）

①農産物およびこれを原材料とする加工食品であって，加工後も組換えられたDNAまたはこれによって生じたたんぱく質が検出可能とされているもの（上記表の9作物および33食品群）

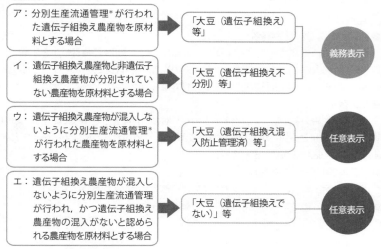

ア：分別生産流通管理*が行われた遺伝子組換え農産物を原材料とする場合 → 「大豆（遺伝子組換え）等」 → 義務表示

イ：遺伝子組換え農産物と非遺伝子組換え農産物が分別されていない農産物を原材料とする場合 → 「大豆（遺伝子組換え不分別）等」 → 義務表示

ウ：遺伝子組換え農産物が混入しないように分別生産流通管理*が行われた農産物を原材料とする場合 → 「大豆（遺伝子組換え混入防止管理済）等」 → 任意表示

エ：遺伝子組換え農産物が混入しないように分別生産流通管理が行われ，かつ遺伝子組換え農産物の混入がないと認められる農産物を原材料とする場合 → 「大豆（遺伝子組換えでない）」等 → 任意表示

②組換えられたDNAおよびこれによって生じたたんぱく質が，加工後に最新の検出技術によっても検出できない加工食品（大豆油，しょうゆ，コーン油，異性化液糖等）

「大豆（遺伝子組換え不分別）」 → 任意表示

❷従来のものと組成，栄養価等が著しく異なるもの（高オレイン酸大豆，高リシンとうもろこし，ステアリドン酸産生大豆）

「大豆（高オレイン酸遺伝子組換え）」等 ―― 義務表示

注）*分別生産流通管理：遺伝子組換え農産物と非遺伝子組換え農産物を農場から食品製造業者まで，生産，流通および加工の各段階で相互に混入が起こらないよう管理し，そのことが書類等により証明されていることをいう。大豆・とうもろこしについては適切な管理が行われている場合には，5%以下の一定率の意図せざる混入は認められている。

栄養成分表示

栄養成分表示の義務化

食品関連事業者に対し，原則として，すべての消費者向けの加工食品および添加物への栄養成分表示を義務づけ

栄養成分表示 食品単位当たり	
熱量	kcal
たんぱく質	g
脂質	g
炭水化物	g
食塩相当量	g

義務表示成分と任意表示成分の区分

一般加工食品および添加物の場合

義務表示（基本5項目）		熱量，たんぱく質，脂質，炭水化物，ナトリウム（食塩相当量で表示）
任意表示※1	推奨表示※2	飽和脂肪酸，食物繊維
	その他※3	n-3系脂肪酸，n-6系脂肪酸，コレステロール，糖質，糖類，ミネラル類（ナトリウムを除く），ビタミン類

どちらかを表示するときは，炭水化物の内訳として必ずセットで！

注）※1「任意表示」：義務表示対象成分以外の表示対象となる項目。
糖質または食物繊維の量のいずれかを表示しようとする場合は，糖質および食物繊維の量の両方を炭水化物の内訳として表示する。
飽和脂肪酸，n-3系脂肪酸，n-6系脂肪酸を記載したい場合は，脂質の内訳成分であることがわかるように表示する。
※2「推奨表示」：表示を積極的に推進するよう努めなければならない成分。
※3「その他」：義務，推奨以外の食品表示基準で規定される成分。

●**ミネラル類（13種）**：亜鉛，カリウム，カルシウム，クロム，セレン，鉄，銅，ナトリウム（食塩相当量で表示），マグネシウム，マンガン，モリブデン，ヨウ素，リン

●**ビタミン類（13種）**：ナイアシン，パントテン酸，ビオチン，ビタミンA，ビタミンB_1，ビタミンB_2，ビタミンB_6，ビタミンB_{12}，ビタミンC，ビタミンD，ビタミンE，ビタミンK，葉酸

● L-フェニルアラニンを含む場合

アスパルテームは，L-フェニルアラニン化合物である旨を表示し，アスパルテームを含む製剤は，L-フェニルアラニン化合物を含む旨を表示する。

※生鮮食品，業務用加工食品および業務用添加物に任意で栄養成分表示をすることもできる。その場合は食品表示基準に規定された方法で表示する。

資料）消費者庁：早わかり食品表示ガイドより（令和５年３月版・事業者向け），食品表示基準第６条，７条，「大切です！食品表示」食品表示法食品表示基準手引編より（東京都，令和５年３月改訂）

強調表示について

絶対表示

◎**補給ができる旨の表示**

ア）高い旨の表示例：「高」「豊富」「多」「たっぷり」など

イ）含む旨の表示例：「源」「供給」「含有」「入り」「使用」「添加」など

◎**適切な摂取ができる旨**

ア）含まない旨の表示例：「無」「ゼロ」「ノン」「フリー」など

イ）低い旨の表示例：「低」「控えめ」「少」「ライト」など

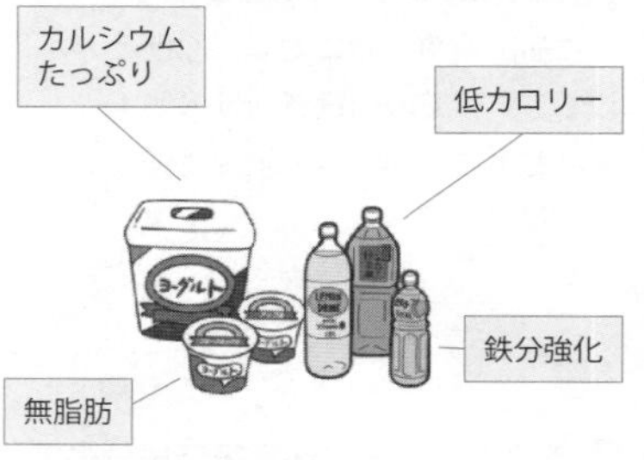

相対表示　→ 他の食品と比べて，量や割合が多い（少ない）ことを強調

◎**強化された旨の表示例**：「○○g（%）強化」「増」「アップ」など

◎**低減された旨の表示例**：「○○g（%）減」「オフ」「カット」など

食品表示基準では新たに，糖類・ナトリウム塩に関する「無添加強調表示」の考え方が加わった。

栄養表示義務化の対象食品

食品関連事業者に対し，原則として，すべてのあらかじめ包装された一般用「加工食品」および「添加物」へ義務づけた。

栄養成分表示が省略できる食品

①容器包装の表示可能面積が概ね $30cm^2$ 以下であるもの

②酒類

③栄養の供給源としての寄与の程度が小さいもの

④極めて短い期間で原材料（その配合割合を含む）が変更されるもの

⑤消費税法（昭和 63 年法律第 108 号）第９条第１項に規定する，小規模事業者が販売するもの

⑥食品を製造し，または加工した場所で販売するもの

⑦不特定多数または多数の者に対し譲渡（販売を除く）するもの
⑧食品関連事業者以外の販売者が容器包装に入れられた加工食品を販売する場合

食品表示基準に基づく，栄養表示義務化への経過措置期間

・加工食品（一般用・業務用），添加物（一般用・業務用）
　⇒令和２年４月１日施行
※一般用：製造（加工・輸入）されるもの，業務用：販売されるもの
・生鮮食品（一般用）
　⇒平成28年９月30日までに販売されるもの（既に終了）

資料）消費者庁：早わかり食品表示ガイドより（令和５年３月版・事業者向け），食品表示基準附則第４，５条関係より

食品表示基準　別表第12（第７条関係）

栄養成分	高い旨の表示の基準値		含む旨の表示の基準値		強化された旨の表示の基準値
	食品100g当たり（括弧内は，一般に飲用に供する液状の食品100mL当たりの場合）	100kcal当たり	食品100g当たり（括弧内は，一般に飲用に供する液状の食品100mL当たりの場合）	100kcal当たり	食品100g当たり（括弧内は，一般に飲用に供する液状の食品100mL当たりの場合）
たんぱく質	16.2g（8.1g）	8.1g	8.1g（4.1g）	4.1g	8.1g（4.1g）
食物繊維	6g（3g）	3g	3g（1.5g）	1.5g	3g（1.5g）
亜鉛	2.64mg（1.32mg）	0.88mg	1.32mg（0.66mg）	0.44mg	0.88mg（0.88mg）
カリウム	840mg（420mg）	280mg	420mg（210mg）	140mg	280mg（280mg）
カルシウム	204mg（102mg）	68mg	102mg（51mg）	34mg	68mg（68mg）
鉄	2.04mg（1.02mg）	0.68mg	1.02mg（0.51mg）	0.34mg	0.68mg（0.68mg）
銅	0.27mg（0.14mg）	0.09mg	0.14mg（0.07mg）	0.05mg	0.09mg（0.09mg）
マグネシウム	96mg（48mg）	32mg	48mg（24mg）	16mg	32mg（32mg）
ナイアシン	3.9mg（1.95mg）	1.3mg	1.95mg（0.98mg）	0.65mg	1.3mg（1.3mg）
パントテン酸	1.44mg（0.72mg）	0.48mg	0.72mg（0.36mg）	0.24mg	0.48mg（0.48mg）
ビオチン	15μg（7.5μg）	5μg	7.5μg（3.8μg）	2.5μg	5μg（5μg）
ビタミンA	231μg（116μg）	77μg	116μg（58μg）	39μg	77μg（77μg）
ビタミンB_1	0.36mg（0.18mg）	0.12mg	0.18mg（0.09mg）	0.06mg	0.12mg（0.12mg）
ビタミンB_2	0.42mg（0.21mg）	0.14mg	0.21mg（0.11mg）	0.07mg	0.14mg（0.14mg）
ビタミンB_6	0.39mg（0.20mg）	0.13mg	0.20mg（0.10mg）	0.07mg	0.13mg（0.13mg）
ビタミンB_{12}	0.72μg（0.36μg）	0.24μg	0.36μg（0.18μg）	0.12μg	0.24μg（0.24μg）
ビタミンC	30mg（15mg）	10mg	15mg（7.5mg）	5mg	10mg（10mg）
ビタミンD	1.65μg（0.83μg）	0.55μg	0.83μg（0.41μg）	0.28μg	0.55μg（0.55μg）
ビタミンE	1.89mg（0.95mg）	0.63mg	0.95mg（0.47mg）	0.32mg	0.63mg（0.63mg）
ビタミンK	45μg（22.5μg）	15μg	22.5μg（11.3μg）	7.5μg	15μg（15μg）
葉酸	72μg（36μg）	24μg	36μg（18μg）	12μg	24μg（24μg）

資料）内閣府令第15号，食品表示基準（令和５年３月９日）

食品表示基準　別表第13（第7条関係）

栄養成分および熱量	含まない旨の表示の基準値 食品100g当たり，（　）は100mL当たり	低い旨の表示の基準値 食品100g当たり，（　）は100mL当たり	低減された旨の表示の基準値 食品100g当たり，（　）は100mL当たり
熱　量	5 kcal（5 kcal）	40kcal（20kcal）	40kcal（20kcal）
脂　質	0.5g（0.5g）*1	3 g（1.5g）	3 g（1.5g）
飽和脂肪酸	0.1g（0.1g）	1.5g（0.75g） ただし，当該食品の熱量のうち飽和脂肪酸に由来するものが当該食品の熱量の10%以下であるものに限る。	1.5g（0.75g）
コレステロール*2	5 mg（5 mg） ただし，飽和脂肪酸の量が1.5g（0.75g）未満であって当該食品の熱量のうち飽和脂肪酸に由来するものが当該食品の熱量の10%未満のものに限る。	20mg（10mg） ただし，飽和脂肪酸の量が1.5g（0.75g）以下であって当該食品の熱量のうち飽和脂肪酸に由来するものが当該食品の熱量の10%以下のものに限る。	20mg（10mg） ただし，飽和脂肪酸の量が当該他の食品に比べて低減された量が1.5g（0.75g）以上のものに限る。
糖　類	0.5g（0.5g）	5 g（2.5g）	5 g（2.5g）
ナトリウム	5 mg（5 mg）	120mg（120mg）	120mg（120mg）

注）*1 ドレッシングタイプ調味料（いわゆるノンオイルドレッシング）について，脂質の「含まない旨の表示」については「0.5g」を，「3g」とする。
　*2 1食分の量を15g以下である旨を表示し，かつ，当該食品中の脂肪酸の量のうち飽和脂肪酸の量の占める割合が15%以下である場合，コレステロールに係る含まない旨の表示及び低い旨の表示のただし書きの規定は，適用しない。

資料）内閣府令第15号，食品表示基準（令和5年3月9日）より

トランス脂肪酸の情報開示に関する指針（抜粋）を一部改変

消費者庁では下記の状況を踏まえ，食品事業者による自主的な情報開示の取組を促進するため「トランス脂肪酸の情報開示に関する指針」を取りまとめた（平成23年2月）。

- トランス脂肪酸摂取と心疾患の関連が報告されており，北・南米やアジア等の諸外国では，栄養成分表示の一環として，トランス脂肪酸含有量の表示義務化が進んできている。
- わが国における最近の研究では，日本人の若年層や女性などに，摂取量が1日当たり1%（WHOは1日当たり1%未満とするよう勧告）を超える集団があると報告されている。
- 近年の科学的な知見の蓄積に伴い，消費者にとって，脂質に関する情報が食品選択の重要な指標となりつつある。しかしながら，健康増進法に基づき表示の基準が定められている飽和脂肪酸やコレステロールと異なり，トランス脂肪酸については，表示する際のルールが存在しない。

表示方法

トランス脂肪酸の含有量の表示においては，名称および含有量を表示する。表示に当たっては，食品表示基準に定める義務表示事項（熱量，たんぱく質，脂質，炭水化物，ナトリウム［食塩相当量で表示］の含有量）に加え，飽和脂肪酸およびコレステロールの含有量を併せて表示する。

①名称等：トランス脂肪酸は，その表示名称を「トランス脂肪酸」とし，食品表示基準に基づき表示される他の栄養成分と同様に（枠内に）表示する。
　表示の順番は，食品表示基準における一般表示事項で定められた栄養成分の次に，飽和脂肪酸，トランス脂肪酸およびコレステロールの順に表示する。

②単位：当該食品の 100g もしくは 100mL または 1 食分，1 包装その他の 1 単位当たりの含有量を一定の値により記載し，単位はグラム（g）とする。

③誤差：トランス脂肪酸の含有量表示値の認められる誤差範囲は，プラス 20% とする。

注）0（ゼロ）g と表示することができるのは，原則として当該食品にトランス脂肪酸が含まれない場合に限られる。しかしながら，分析精度にはバラつきがあることから，食品 100g 当たり（清涼飲料水等にあっては 100mL 当たり）のトランス脂肪酸の含有量が 0.3g 未満である場合には，0g と表示しても差し支えない。

強調表示

トランス脂肪酸に係る強調表示（「含まない」または「低減された」旨の表示）をする場合は，以下の基準による。この場合，食品表示基準に定める義務表示事項（熱量，たんぱく質，脂質，炭水化物，ナトリウム［食塩相当量で表示］の含有量）に加え，飽和脂肪酸およびコレステロールの含有量を表示する。

①「含まない旨」の表示：次のアおよびイのいずれにも該当する場合には，トランス脂肪酸に係る「含まない旨」の表示をすることができる。
　ア　食品 100g 当たり（清涼飲料水等にあっては 100mL 当たり）のトランス脂肪酸の含有量が 0.3g 未満である場合
　イ　食品 100g 当たりの飽和脂肪酸の量が 1.5g（清涼飲料水等にあっては，食品 100mL 当たりの飽和脂肪酸の量が 0.75g）未満，または当該食品の熱量のうち飽和脂肪酸に由来するものが当該食品の熱量の 10% 未満である場合

②「低減された旨」の表示：比較対照する食品名および低減量または割合を表示する。
　なお，食品単位当たりの使用量が異なる食品を比較対照食品とし，食品単位当たりで比較して表示を行う場合には，消費者への適切な情報提供の観点から，食品単位当たりの比較である旨を表示する。

★下線部は，「栄養表示基準」に基づく表示内容を「食品表示基準」に基づく表示方法に読み替えている。

保健機能食品制度

機能性を表示することができる食品は，これまで国が個別に許可した「特定保健用食品（トクホ）」と国の規格基準に適合した「栄養機能食品」に限られていた。

規制改革を総合的に調査審議する内閣総理大臣の諮問機関である規制改革会議で一般健康食品の機能性表示を可能とする仕組みの整備が検討され，平成 27 年 4 月に「機能性表示食品」制度がはじまった。

食品表示法施行後の機能性表示制度

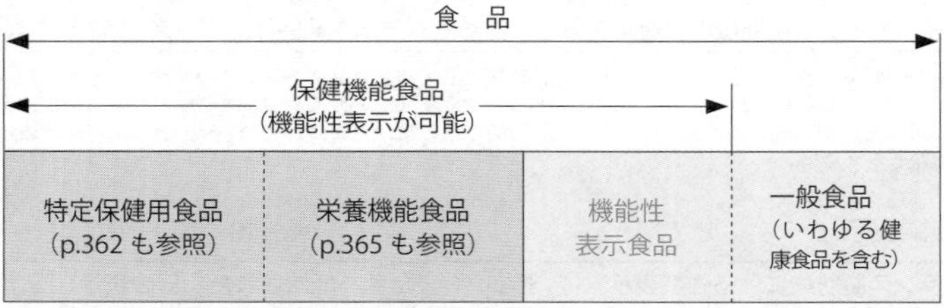

注）機能性表示食品：野菜や果物などの生鮮食品や加工食品，サプリメントなどについて，健康の維持・増進効果等を具体的に示すことができるようになった。

1　機能性表示食品

定義①～④の要件をすべて満たしているものをいう。

①疾病に罹患していない者〔未成年者，妊産婦（妊娠を計画している者を含む）および授乳婦を除く〕を対象としているものであること。

②機能性関与成分によって健康の維持および増進に資する特定の保健の目的（疾病リスクの低減に係るものを除く）が期待できる旨を科学的根拠に基づいて容器包装に表示したものであること。

③食品全般が対象であるが，以下のものではないこと。

- 特別用途食品および栄養機能食品　・アルコールを含有する飲料
- 脂質，飽和脂肪酸，コレステロール，糖類（単糖類または二糖類であって糖アルコールではないものに限る），ナトリウムの過剰摂取につながるもの

④当該食品の表示内容，安全性および機能性の根拠に関する情報，健康被害の情報収集体制その他必要な事項を販売日の 60 日前までに届け出たものであること。

2　表示事項

横断的な義務表示事項のほか，以下に関する表示を義務づける。

1　機能性表示食品である旨
2　科学的根拠を有する機能性関与成分及び当該成分又は当該成分を含有する食品が有する機能性
3　一日当たりの摂取目安量当たりの機能性関与成分の含有量
4　一日当たりの摂取目安量

5 届出番号

6 食品関連事業者の連絡先

7 摂取の方法

8 摂取する上での注意事項

9 調理又は保存の方法に関し特に注意を必要とするものにあっては当該注意事項

10 その他

・機能性及び安全性について，国による評価を受けたものでない旨

・バランスのとれた食生活の普及啓発を図る文言

・疾病の診断，治療，予防を目的としたものではない旨

・疾病に罹患している者，未成年，妊産婦（妊娠を計画している者を含む。）及び授乳婦に対し訴求したものではない旨

・疾病に罹患している者は医師，医薬品を服用している者は医師，薬剤師に相談した上で摂取すべき旨

・体調に異変を感じた際は速やかに摂取を中止し医師に相談すべき旨

資料）消費者庁：食品表示一元化情報，食品表示基準について 別添機能性表示食品より（令和４年３月30日）

3 機能性表示食品の届出数

令和５年４月14日現在6,730件である。届出情報は消費者庁のデータベースで確認できる。

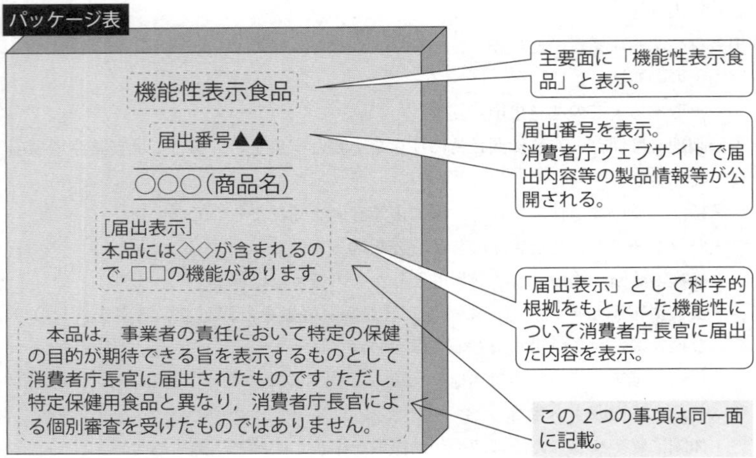

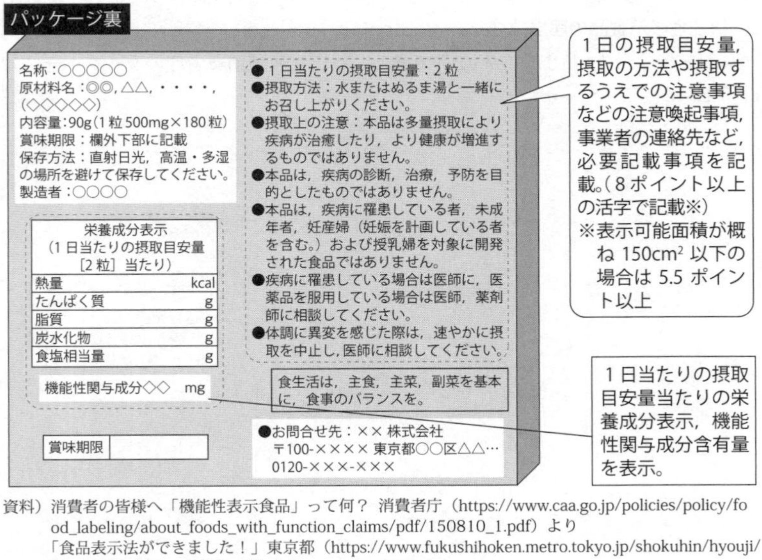

本品には◇◇が含まれるので，□□の機能があります。

届出番号を表示。
消費者庁ウェブサイトで届出内容等の製品情報等が公開される。
「届出表示」として科学的根拠をもとにした機能性について消費者庁長官に届出た内容を表示。
この 2つの事項は同一面に記載。

パッケージ裏
名称：○○○○○
原材料名：◎◎，△△，・・・・，（◇◇◇◇◇）
内容量：90g（1粒500mg×180粒）
賞味期限：欄外下部に記載
保存方法：直射日光，高温・多湿の場所を避けて保存してください。
製造者：○○○○
栄養成分表示
（1日当たりの摂取目安量［2粒］当たり）
熱量 kcal
たんぱく質 g
脂質 g
炭水化物 g
食塩相当量 g
機能性関与成分◇◇ mg
賞味期限
●1日当たりの摂取目安量：2粒
●摂取方法：水またはぬるま湯と一緒にお召し上がりください。
●摂取上の注意：本品は多量摂取により疾病が治癒したり，より健康が増進するものではありません。
●本品は，疾病の診断，治療，予防を目的としたものではありません。
●本品は，疾病に罹患している者，未成年者，妊産婦（妊娠を計画している者を含む。）および授乳婦を対象に開発された食品ではありません。
●疾病に罹患している場合は医師に，医薬品を服用している場合は医師，薬剤師に相談してください。
●体調に異変を感じた際は，速やかに摂取を中止し，医師に相談してください。
食生活は，主食，主菜，副菜を基本に，食事のバランスを。
●お問合せ先：×× 株式会社
〒100-×××× 東京都○○区△△…
0120-×××-×××
1日の摂取目安量，摂取の方法や摂取するうえでの注意事項などの注意喚起事項，事業者の連絡先など，必要記載事項を記載。（8ポイント以上の活字で記載※）
※表示可能面積が概ね 150cm2 以下の場合は 5.5 ポイント以上
1日当たりの摂取目安量当たりの栄養成分表示，機能性関与成分含有量を表示。

資料）消費者の皆様へ「機能性表示食品」って何？ 消費者庁（https://www.caa.go.jp/policies/policy/food_labeling/about_foods_with_function_claims/pdf/150810_1.pdf）より
「食品表示法ができました！」東京都（https://www.fukushihoken.metro.tokyo.jp/shokuhin/hyouji/files/2016_leafret_0329.pdf）より

機能性表示制度の概要

【安全性】対象となる食品・成分の範囲

① 十分な食経験があるかを評価
② ①で不十分な場合，試験により安全性を確認
（ただし，アルコール含有飲料，ナトリウム・糖分等を過剰摂取させる食品は除く）

【安全性】摂取量のあり方 / 生産，製造および品質管理

① 摂取量を踏まえた製品規格を設定
② 最終製品の分析（①の規格への合致の確認）

【機能性】科学的根拠のレベル

① 最終製品を用いた臨床試験
② 最終製品または機能性関与成分に関する研究レビューのいずれかにより，機能性の根拠を評価

【機能性】適切な機能性表示の範囲

① 原則として健康な人を対象とし，
（病者，未成年者，妊産婦，授乳婦への訴求はしない）
② 部位も含めた健康維持・増進に関する表示
（疾病の治療・予防を目的とする表示は対象としない）

【機能性・安全性】消費者に誤解を与えないための表示のあり方

① 国の評価を受けたものではない旨，病気の治療等を目的とするものではない旨等をパッケージへ表示
② 安全性・機能性の科学的根拠を情報開示

【国の関与】食品表示制度としての国の関与のあり方

① 製品情報，安全性・機能性の科学的根拠，表示事項等を販売前に届出（平成 28 年 4 月よりインターネットにて）

製品の販売開始

【安全性】健康被害等の情報収集

① 企業による健康被害等の情報収集体制の構築（お客様相談室の設置等）
② 行政による健康被害等の効率的な収集（消費生活センターの対応強化等）

【安全性】危険な商品の流通防止措置等

① 消費者への注意喚起の実施
② 回収，販売禁止措置等の実施

資料）消費者庁食品表示企画課：食品の新たな機能性表示制度の概要（平成 26 年 11 月）を改変

特定保健用食品

食生活において特定の保健の目的で摂取をする人に対し，その摂取により当該保健の目的が期待できる旨の表示をする食品。錠剤，カプセル等の形状も認可。個別に安全性・有効性に関する審査を受け，許可を受けることが必要であったが，平成 17 年 2 月に行われた「健康食品」に関わる制度の見直し〔厚生労働省医薬食品局：「健康食品」に係る制度の見直しについて，薬食発第 0201001 号（平成 17 年 2 月 1 日)〕の中で，「特定保健用食品」について，次ページの表のように区分された。

特定保健用食品（条件付き特定保健用食品を含む）は，食品のもつ特定の保健の用途を表示して販売される食品である。

下記の書類をそろえ，消費者庁へ提出する。

1. 商品名
2. 許可証票または承認証票
3. 許可等を受けた表示の内容
4. 栄養成分の量および熱量
5. 原材料名および添加物の表示
6. 特定保健用食品である旨（条件付き特定保健用食品にあっては，条件付き特定保健用食品である旨）
7. 内容量
8. 摂取をするうえでの注意事項
9. 1 日当たりの摂取目安量
10. 1 日摂取目安量に含まれる当該栄養成分の当該栄養素等表示基準値に対する割合
11. 摂取，調理または保存の方法に関し，特に注意を必要とするものにあっては，その注意事項
12. 許可等を受けた者が製造者以外の者であるときは，その許可等を受けた者の営業所所在地および氏名（法人にあっては，その名称）
13. 消費期限または賞味期限，保存の方法，製造所所在地および製造者の氏名
14. バランスの取れた食生活の普及啓発を図る文言

なお，特定保健用食品の許可（承認）件数は，1,052 件（令和 5 年 8 月 25 日現在）である。詳細は消費者庁のウエブサイトを参照されたい。

https://www.caa.go.jp/policies/policy/food_labeling/foods_for_specified_health_uses/

特定保健用食品の定義

1. 特定保健用食品（個別許可型） ※許可マークは 15 章,p.510 参照。	許可等を受けて，食生活において特定の保健の目的で摂取をする者に対し，その摂取により当該保健の目的が期待できる旨の表示をする食品
2. 条件付き特定保健用食品 ※許可マークは 15 章,p.510 参照。	特定保健用食品のうち，食生活において特定の保健の目的で摂取をする者に対し，その摂取により当該保健の目的が期待できる旨について条件付きの表示をすることとされたもの
3. 特定保健用食品（規格基準型）	特定保健用食品であって，規格基準を満たすものとして許可等を受けたもの
4. 特定保健用食品（疾病リスク低減表示）	特定保健用食品であって，疾病リスクの低減に関する表示を含むもの
5. 特定保健用食品（再許可等）	すでに許可等が行われた特定保健用食品（以下，「既許可食品」という）から，以下に掲げる変更により，改めて許可等を受けたもの ア．既許可食品に係る許可等を受けている者が，当該食品の商品名を変更しようとすること イ．既許可食品と同一の食品または風味（香料または着色料等の添加物によるもの，以下同じ）のみを変更した食品について，当該許可等を受けている者と異なる者が，当該既許可食品と同一の表示をしようとすること ウ．既許可食品に係る許可等を受けている者が，当該食品の風味のみを変更しようとすること

資料）特定保健用食品の表示許可等について，消食表第 109 号（平成 26 年 10 月 30 日，最終改正：令和 2 年 11 月 17 日）より

特定保健用食品の表示許可食品と主な関連成分の例

表示許可食品	主な関与成分
おなかの調子を整える食品	オリゴ糖類（ラクチュロースなど），乳酸菌類（ビフィズス菌など），食物繊維（難消化性デキストリン，ポリデキストロース，グアーガム，サイリウム種皮など）
コレステロールが高めの方に適する食品	大豆たんぱく質，キトサン，低分子化アルギン酸ナトリウム，植物ステロール，ブロッコリー・キャベツ由来の天然アミノ酸，茶カテキンなど
食後の血糖値の上昇を緩やかにする食品	難消化性デキストリン，L-アラビノース
血圧が高めの方に適する食品	サーデンペプチド，杜仲葉配糖体，γ-アミノ酪酸，酢酸，燕龍茶フラボノイド，クロロゲン酸類など
歯の健康維持に役立つ食品	キシリトール，マルチトール，リン酸化オリゴ糖カルシウム，カゼインホスホペプチド
血中中性脂肪または体脂肪が気になる方に適する食品	コーヒー豆マンノオリゴ糖，ケルセチン配糖体，EPA，DHA，難消化性デキストリン，ウーロン茶重合ポリフェノール，モノグルコシルヘスペリジン，グロビンたんぱく分解物，茶カテキン，コーヒーポリフェノール，中鎖脂肪酸
カルシウム等の吸収を高める食品	CPP（カゼインホスホペプチド）
骨の健康維持に役立つ食品	フラクトオリゴ糖，大豆イソフラボン，ビタミン K_2，MBP（乳塩基性たんぱく質），ポリグルタミン酸
肌の水分を逃しにくい食品	グルコシルセラミド

資料）国立研究開発法人医薬基盤・健康・栄養研究所：「健康食品」の安全性・有効性情報（2023），(https://hfnet.nibiohn.go.jp/specific-health-food/)

■表示許可審査手続きの流れ

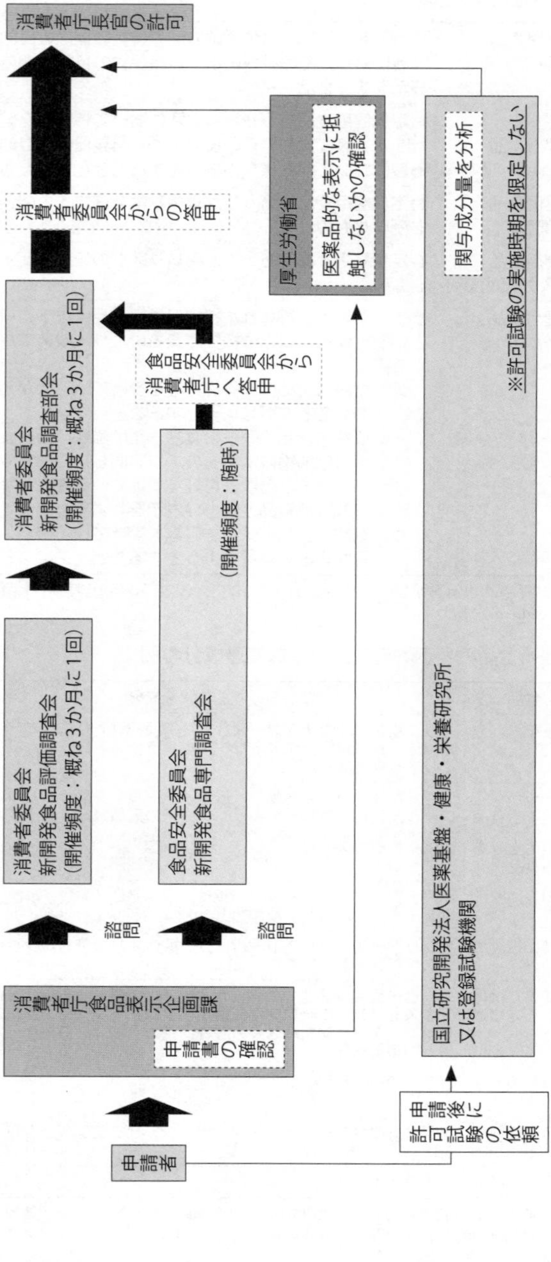

資料）消費者庁食品表示課：特定保健用食品の審査の流れについて（平成28年1月）

栄養機能食品

栄養機能食品とは，栄養成分（ビタミン・ミネラル）の補給のために利用される食品で，栄養成分の機能の表示をして販売される食品である。栄養機能食品として販売するためには，1日当たりの摂取目安量に含まれる当該栄養成分量が定められた上・下限値の範囲内にある必要があるほか，栄養機能表示だけでなく注意喚起表示等も表示する必要がある。

栄養機能食品の表示に当たっては，食品表示基準で表示が義務づけられている事項および表示が禁止されている事項に注意すること。

栄養機能食品表示　例）カルシウム

栄養機能表示：カルシウムは，骨や歯の形成に必要な栄養素です。

注意喚起表示：本品は，多量摂取により疾病が治癒したり，より健康が増進するものではありません。1日の摂取目安量を守ってください。

※詳細は https://www.caa.go.jp/policies/policy/food_labeling/ 参照。

栄養素等表示基準値　別表第10　第2条関係）

栄養成分および熱量	栄養素等表示基準値	栄養成分	栄養素等表示基準値
たんぱく質	81g	モリブデン	25μg
脂質	62g	ヨウ素	130μg
飽和脂肪酸	16g	リン	900mg
n-3系脂肪酸	2.0g	ナイアシン	13mg
n-6系脂肪酸	9.0g	パントテン酸	4.8mg
炭水化物	320g	ビオチン	50μg
食物繊維	19g	ビタミンA	770μg
亜鉛	8.8mg	ビタミンB_1	1.2mg
カリウム	2,800mg	ビタミンB_2	1.4mg
カルシウム	680mg	ビタミンB_6	1.3mg
クロム	10μg	ビタミンB_{12}	2.4μg
セレン	28μg	ビタミンC	100mg
鉄	6.8mg	ビタミンD	5.5μg
銅	0.9mg	ビタミンE	6.3mg
ナトリウム	2,900mg	ビタミンK	150μg
マグネシウム	320mg	葉酸	240μg
マンガン	3.8mg	熱量	2,200kcal

資料）内閣府令第15号，食品表示基準（令和5年3月9日）

栄養機能食品における配合限度量(上限値・下限値) 別表第11(第2条,第7条,第9条,第23条関係)

脂質		上限値	下限値
	n-3系脂肪酸	2.0g	0.6g

ビタミン類		ナイアシン	パントテン酸	ビオチン	ビタミンA	ビタミンB_1	ビタミンB_2
栄養素の上限値と下限値	上限値	60mg	30mg	500μg	600μg	25mg	12mg
	下限値	3.9mg	1.44mg	15μg	231μg	0.36mg	0.42mg

ビタミン類		ビタミンB_6	ビタミンB_{12}	ビタミンC	ビタミンD	ビタミンE	ビタミンK	葉酸
栄養素の上限値と下限値	上限値	10mg	60μg	1,000mg	5.0μg	150mg	150μg	200μg
	下限値	0.39mg	0.72μg	30mg	1.65μg	1.89mg	45μg	72μg

ミネラル類		亜鉛	カリウム	カルシウム	鉄	銅	マグネシウム
栄養素の上限値と下限値	上限値	15mg	2,800mg	600mg	10mg	6.0mg	300mg
	下限値	2.64mg	840mg	204mg	2.04mg	0.27mg	96mg

資料)内閣府令第15号,食品表示基準(令和5年3月9日)より

特別用途食品

特別用途食品制度について

特別用途食品とは,乳児の発育,妊産婦,授乳婦,えん下困難者,病者などの健康の保持・回復などに適するという特別の用途について表示を行うもの(特別用途表示)で,特別用途食品として食品を販売するには,その表示について国の許可を受ける必要がある。

特別用途食品には,病者用食品,妊産婦・授乳婦用粉乳,乳児用調製乳及びえん下困難者用食品があり,表示の許可に当たっては,許可基準があるものについてはその適合性が審査され,許可基準のないものについては個別に評価を行われる。

なお,健康増進法に基づく「特別の用途に適する旨の表示」の許可には特定保健用食品も含まれる。

※詳細は消費者庁ホームページ(https://www.caa.go.jp/policies/policy/food_labeling/)

特別用途食品の分類図

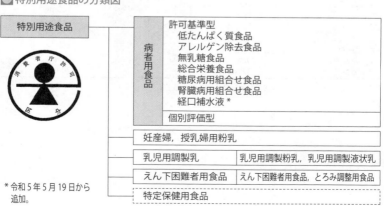

特別用途食品

- 病者用食品
  - 許可基準型
    - 低たんぱく質食品
    - アレルゲン除去食品
    - 無乳糖食品
    - 総合栄養食品
    - 糖尿病用組合せ食品
    - 腎臓病用組合せ食品
    - 経口補水液 *
  - 個別評価型
- 妊産婦,授乳婦用粉乳
- 乳児用調製乳 ― 乳児用調製粉乳,乳児用調製液状乳
- えん下困難者用食品 ― えん下困難者用食品,とろみ調整用食品
- 特定保健用食品

*令和5年5月19日から追加。

病者用食品の食品群別許可基準

●低たんぱく質食品

規　格	●たんぱく質含量は，通常の同種の食品の含量の30%以下であること。 ●熱量は，通常の同種の食品の含量と同程度またはそれ以上であること。 ●ナトリウムおよびカリウム含量は，通常の同種の食品の含量より多くないこと。 ●食事療法として日常の食事の中で継続的に食するもの＊であり，これまで食していたものの代替となるものであること。
許容される特別用途表示の範囲	たんぱく質摂取制限を必要とする疾患（腎臓疾患等）に適する旨
必要的表示事項	●医師にたんぱく質摂取量の制限を指示された場合に限り用いる旨 ●製品の一定量（例えば１個又は１片）当たりのたんぱく質含量 ● 100g および１食分，１包装その他の１単位当たりの熱量およびたんぱく質，脂質，炭水化物，ナトリウム（食塩相当量に換算したもの），カリウム，カルシウム，リンその他意図的に強化された成分の含量 ●「低たんぱく質」を意味する文字 ●医師，管理栄養士等の相談，指導を得て使用することが適当である旨 ●食事療法の素材として適するものであって，多く摂取することによって疾病が治癒するというのではない旨

注）日常の食事の中で継続的に食するものとは，必ずしも毎日食べるものだけを指しているのではなく，日常的に食べる頻度が高いものをいう。

●アレルゲン除去食品

規　格	●特定の食品アレルギーの原因物質である特定のアレルゲンを不使用または除去（検出限界以下に低減した場合を含む。）したものであること。 ●除去したアレルゲン以外の栄養成分の含量は，通常の同種の食品の含量とほぼ同程度であること。 ●アレルギー物質を含む食品の検査方法により，特定のアレルゲンが検出限界以下であること。 ●同種の食品の喫食形態と著しく異なったものでないこと。
許容される特別用途表示の範囲	特定の食品アレルギー（牛乳など）の場合に適する旨
必要的表示事項	●医師に特定のアレルゲンの摂取制限を指示された場合に限り用いる旨 ●食品アレルギーの種類または除去したアレルゲンの名称（目立つような表示） ●除去したアレルゲンの代替物の名称 ●ビタミンおよびミネラルの含量 ●標準的な使用方法 ●医師，管理栄養士等の相談，指導を得て使用することが適当である旨 ●食事療法の素材として適するものであって，多く摂取することによって疾病が治癒するというものではない旨

●無乳糖食品

規　格	●食品中の乳糖またはガラクトースを除去したものであること。 ●乳糖またはガラクトース以外の栄養成分の含量は，通常の同種の食品の含量とほぼ同程度であること。
許容される特別用途表示の範囲	乳糖不耐症またはガラクトース血症に適する旨
必要的表示事項	●医師に乳糖またはガラクトースの摂取制限を指示された場合に限り用いる旨 ●乳糖またはガラクトースの代替物の名称 ●ビタミンおよびミネラルの含量 ●標準的な使用方法 ●「無乳糖」を意味する文字 ●乳たんぱく質を含む場合はその旨 ●医師，管理栄養士等の相談，指導を得て使用することが適当である旨 ●食事療法の素材として適するものであって多く摂取することによって疾病が治癒するというものではない旨

●総合栄養食品

規　格	●疾患等により通常の食事摂取が不十分な者の食事代替品として，経口摂取または経管利用できるよう液状または半固形状で適度な流動性を有していること。 ●表１の栄養成分等の基準に適合したものである※こと。（粉末状等の製品にあっては，その指示どおりに調製した後の状態で１および２の規格基準を満たすものであれば足りる。）
許容される特別用途表示の範囲	食事として摂取すべき栄養素をバランスよく配合した総合栄養食品で，疾患等により通常の食事で十分な栄養を摂ることが困難な者に適している旨
必要的表示事項	●「総合栄養食品（病者用）」の文字 ●医師，管理栄養士等の相談，指導を得て使用することが適当である旨 ●栄養療法の素材として適するものであって，多く摂取することによって疾病が治癒するというものではない旨 ●摂取時の使用上の注意等に関する情報 ●基準量（表１）および標準範囲（表２）を外れて調整した成分等がある場合はその旨（「○○増量調整」，「○○減量調整」） ●１包装当たりの熱量 ●１包装当たりおよび100kcal当たりのたんぱく質，脂質，炭水化物，糖質，食物繊維，ナトリウム（食塩相当量に換算したもの），水分および基準量（表１）または標準範囲（表２）を外れて調整された成分の含量 ●欠乏または過剰摂取に注意すべき成分がある場合はその旨

注）ただし，個別に調整した成分等については，この限りではない。

表１　総合栄養食品の栄養成分等の基準

100mL（または100g）当たりのエネルギー		設定せず	
成　分	100kcal当たりの組成	成　分	100kcal当たりの組成
たんぱく質*1	2.2～7.8g	ビタミンB_{12}	0.10μg以上
脂質*2	1.8～6.7g	ビタミンC	4mg以上
糖質・食物繊維	40～72%（エネルギー比として）	ビタミンD	0.2～5.0μg
ナトリウム	30～315mg	ビタミンE	0.2～43mg
ナイアシン	0.4mgNE～30*3（7*4）mg	ビタミンK	3～19μg
パントテン酸	0.16mg以上	葉酸	10～108μg
ビタミンA	26μgRE～150μgレチノール*5	塩素	40～360mg
ビタミンB_1	0.04mg以上	カリウム	62～330mg
ビタミンB_2	0.05mg以上	カルシウム	26～125mg
ビタミンB_6	0.05～5.2mg	鉄	0.2～2.7mg
		マグネシウム	11～62mg
		リン	32～175mg

注）*1アミノ酸スコアを配慮すること。　*2必須脂肪酸を配合すること。　*3ニコチンアミドとして。
*4ニコチン酸として。　*5プロビタミン・カロテノイドを含まない。

表２　総合栄養食品の栄養成分の標準範囲

成　分	100kcal当たりの組成	成　分	100kcal当たりの組成
ビオチン	2.0μg以上	銅	0.03～0.5mg
亜鉛	0.28～2.2mg	マンガン	0.14～0.55mg
クロム	0.4～10.5μg	モリブデン	0.8～30μg
セレン	0.8～22.3μg	ヨウ素	6～150μg

●糖尿病用組合せ食品

規　格	●企図する栄養組成として熱量，たんぱく質等の基準（栄養基準）が設定され，献立がその基準から± 10% の範囲に入るように設計されていること。※1 ●糖尿病の食事療法として利用できるものであり，１食で完結するまたは主食を追加することで完結するものであること。 ●既に調理がされており，温めてまたはそのまま食することができる状態の食品であること。 ●表３の栄養成分等の基準に適合したものであること。
許容される特別用途表示の範囲	糖尿病の食事療法を実践および継続するのに適する旨※2
必要的表示事項	●１食分当たりの熱量およびたんぱく質，脂質，炭水化物，ナトリウム（食塩相当量に換算したもの）その他意図的に強化された成分の量 ●「糖尿病用組合せ食品（１食分）」を意味する文字 ●エネルギー産生栄養素バランス（たんぱく質，脂質および炭水化物が熱量に占めるべき割合（%エネルギー）。なお，主食を含まない場合は，想定する主食の種類と量を明記し，主食を含んだものとすること。 ●医師，管理栄養士等の相談，指導を得て使用することが適当である旨 ●標準的な使用方法，摂取に際して注意すべき医学的および栄養学的事項 ●消費者庁：「特別用途食品の表示許可等について」の全部改正についての別添３「特別用途食品の取扱いおよび指導要領」の３の（３）のオにより物性調整をした場合，その旨

注）※1 同一の栄養基準に基づき設計された同等性があると認められる複数の献立を１製品として申請しても差し支えない。

※2 糖尿病診療ガイドライン等に記載された医学的および栄養学的表現を含む。

表３　糖尿病用組合せ食品の栄養成分等の基準

	１食当たりの栄養素の組成
炭水化物	50 ～ 60%エネルギー
たんぱく質	20%エネルギー以下
食塩相当量	2.0g 未満

※主食を含まない献立の場合は，想定する主食の種類と量を明確にした上で，主食と副食を合わせたときに上記表の基準値を満たすものとする。

●腎臓病用組合せ食品

規　格	●企図する栄養組成として熱量，たんぱく質等の基準（栄養基準）が設定され，献立がその基準から± 10% の範囲に入るように設計されていること。※1 ●腎臓病の食事療法として利用できるものであり，１食で完結するまたは主食を追加することで完結するものであること。 ●既に調理がされており，温めてまたはそのまま食することができる状態の食品であること。 ●表４の栄養成分等の基準に適合したものであること。
許容される特別用途表示の範囲	腎臓病の食事療法を実践および継続するのに適する旨※2
必要的表示事項	●１食分当たりの熱量およびたんぱく質，脂質，炭水化物，ナトリウム（食塩相当量に換算したもの），カリウム，リンその他意図的に強化された成分の量。なお，主食を含まない場合は，想定する主食の種類と量を明記し，主食を含んだものとすること。 ●「腎臓病用組合せ食品（１食分）」を意味する文字 ●医師，管理栄養士等の相談，指導を得て使用することが適当である旨 ●標準的な使用方法，摂取に際して注意すべき医学的および栄養学的事項 ●消費者庁：「特別用途食品の表示許可等について」の全部改正についての別添３「特別用途食品の取扱いおよび指導要領」の３の（３）のオにより物性調整をした場合，その旨

注）※1 同一の栄養基準に基づき設計された同等性があると認められる複数の献立を１製品として申請しても差し支えない。
※2 慢性腎臓病に対する食事療法基準等に記載された医学的および栄養学的表現を含む。

表４　腎臓病用組合せ食品の栄養成分等の基準

	１食当たりの熱量または栄養素の組成
熱　　量	380 ～ 750kcal
たんぱく質	9.0 ～ 22.0g
食塩相当量	2.0g 未満
カリウム	500mg 以下

※主食を含まない献立の場合は，想定する主食の種類と量を明確にした上で，主食と副食を合わせたときに上記表の基準値を満たすものとする。

●経口補水液

規　格	●感染性胃腸炎による下痢・嘔吐の脱水状態の際に，水・電解質の補給のため利用できる製品であること。※1 ●表5の栄養成分等の基準に適合したものであること。（粉末状等の製品にあっては，その指示どおりに調製した後の状態で1の規格基準を満たすものであれば足りる。）
許容される特別用途表示の範囲	感染性胃腸炎による下痢・嘔吐の脱水状態に適する旨※2
必要的表示事項	●「経口補水液」を意味する文字 ●「医師から感染性胃腸炎による下痢・嘔吐の脱水状態として指示された場合に限り用いる旨 ●食事療法の素材として適するものであって，多く摂取することによって疾病が治癒するというものではない旨 ●摂取時の使用上の注意等に関する情報 ●医師，管理栄養士等の相談，指導を得て使用することが適当である旨 ●医師からナトリウムまたはカリウム摂取量の制限を指示された場合にあっては，必ず医師の相談，指導を得て使用する旨 ●1包装当たりおよび100mL当たりのナトリウム（食塩相当量に換算したもの），カリウム，塩素，ブドウ糖，製品のモル濃度比（ナトリウム：ブドウ糖）および浸透圧

注）※1 製品の同等性があると認められる複数の製品を1製品群として申請しても差し支えない。
※2 ただし，個別に疾患名等を記載する際は，個別評価型病者用食品として申請すること。

表5　経口補水液の栄養成分等の基準

成　分	組　成
ナトリウム	92 〜 138mg/100mL
カリウム	59 〜 98mg/100mL
塩素	106 〜 212mg/100mL
ブドウ糖	1.00 〜 2.60g/100mL
製品のモル濃度比（ナトリウム：ブドウ糖）	1:1 〜 1:3.5
製品の浸透圧	300mOsm 以下

妊産婦，授乳婦用粉乳の表示許可基準

成　分	製品 1 日摂取量中の含有量	成　分	製品 1 日摂取量中の含有量
エネルギー	314kcal 以下	ビタミン A*2	456μg 以上
たんぱく質	10.44g 以上	ビタミン B_1	0.86mg 以上
脂質	2.30g 以上	ビタミン B_2	0.76mg 以上
糖質	23.66g 以上	ビタミン D	7.5μg 以上
ナイアシン*1	0.29mg 以上	カルシウム	650mg 以上

注）*1ニコチン酸およびニコチンアミドの合計量に 1/60 トリプトファン量を加えた量。
*2ビタミン A 効力を示すレチノール，α- カロテンおよび β- カロテン等の合計量。

乳児用調製乳の表示許可基準（p.193 も参照）

標準濃度のエネルギー（100mL 当たり）		60 ～ 70kcal	
成　分	100kcal 当たりの組成	成　分	100kcal 当たりの組成
たんぱく質（窒素換算係数 6.25 として）	1.8 ～ 3.0g	イノシトール	4 ～ 40mg
		亜鉛	0.5 ～ 1.5mg
		塩素	50 ～ 160mg
脂質	4.4 ～ 6.0g	カリウム	60 ～ 180mg
炭水化物	9.0 ～ 14.0g	カルシウム	50 ～ 140mg
ナイアシン*1	300 ～ 1,500μg	鉄	0.45mg 以上
パントテン酸	400 ～ 2,000μg	銅	35 ～ 120μg
ビオチン	1.5 ～ 10μg	セレン	1 ～ 5.5μg
ビタミン A*2	60 ～ 180μg	ナトリウム	20 ～ 60mg
ビタミン B_1	60 ～ 300μg	マグネシウム	5 ～ 15mg
ビタミン B_2	80 ～ 500μg	リン	25 ～ 100mg
ビタミン B_6	35 ～ 175μg	α-リノレン酸	0.05g 以上
ビタミン B_{12}	0.1 ～ 1.5μg	リノール酸	0.3 ～ 1.4g
ビタミン C	10 ～ 70mg	Ca/P	1 ～ 2
ビタミン D	1.0 ～ 2.5μg	リノール酸 / α-リノレン酸	5 ～ 15
ビタミン E	0.5 ～ 5.0mg		
葉酸	10 ～ 50μg		

注）*1ニコチン酸およびニコチンアミドの合計量。
*2レチノール量。

★ p.367 ～ 372 の各表は，日本人の食事摂取基準等の改定に伴い変更の可能性があるため，今後の情報を随時，確認すること。

えん下困難者用食品の表示許可基準

規　格*	許可基準Ⅰ （均質なもの。 例：ゼリー状の食品）	許可基準Ⅱ （許可基準Ⅰを満たすものを除く。 例：ゼリー状またはムース状等の食品）	許可基準Ⅲ （許可基準Ⅰ・Ⅱを満たすものを除く。不均質なものも含む。 例：まとまりのよいおかゆ，やわらかいペースト状またはゼリー寄せ等の食品）
硬さ （一定速度で圧縮したときの抵抗） （N/m^2）	2.5×10^3～1×10^4	1×10^3～1.5×10^4	3×10^2～2×10^4
付着性（J/m^3）	4×10^2以下	1×10^3以下	1.5×10^3以下
凝集性	0.2～0.6	0.2～0.9	－

注）*常温および喫食の目安となる温度のいずれの条件であっても規格基準の範囲内であること。

えん下困難者用食品の表示許可基準区分

許可可基準区分を表す文言

許可基準Ⅰ

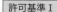

消費者庁許可　えん下困難者用食品　えん下 Ⅰ（○） Ⅱ Ⅲ
そのまま飲み込める性状のもの

やさしい ↑ 飲み込みやすさ

そのまま飲み込める性状のもの
均質なゼリー状 *

許可基準Ⅱ

消費者庁許可　えん下困難者用食品　えん下 Ⅰ Ⅱ（○） Ⅲ
口の中で少しつぶして飲み込める性状のもの

やさしい ↑ 飲み込みやすさ

口の中で少しつぶして
飲み込める性状のもの
均質なゼリー・プリン・ムース状 *

許可基準Ⅲ

消費者庁許可　えん下困難者用食品　えん下 Ⅰ Ⅱ Ⅲ（○）
少しそしゃくして飲み込める性状のもの

やさしい ↑ 飲み込みやすさ

少しそしゃくして
飲み込める性状のもの
不均質なものを含む，まとまりの良いおかゆ状 *

許可証票または承認証票の近接した場所に表示すること。
* 注釈は，容器包装以外に表示しても問題ないこととする。
資料）消費者庁：「特別用途食品の表示許可等について」の一部改正について，令和 5 年 5 月 19 日消食表第 237 号

とろみ調整食品の必要表示事項

- 「とろみ調整用食品」の文字
- 1回の使用量（主にとろみをつける代表的な食品に対する標準的な使用量について明記すること）
- 喫食の目安となる温度および喫食温度による粘度の違いに関する注意事項（10℃から45℃までの食品の温度に適している旨および喫食温度の違いによる添加量の調整に関する注意等）
- 1包装当たりの重量
- 1回の使用量または1包装当たりの熱量，たんぱく質，脂質，炭水化物およびナトリウム（食塩相当量に換算したもの）の量
- 医師，歯科医師，管理栄養士，薬剤師，言語聴覚士等の相談指導を得て使用することが適当である旨
- とろみをつける食品に関する注意事項（例：食品の違い，使用する量による粘度の違い等）
- とろみ調整用食品を加える際の手順（例：適切な粘度に調整するための撹拌速度および時間等）
- 摂取する際の注事事項（例：食品の温度が粘度に与える影響等）
- その他必要な特記事項

資料）消費者庁：「特別用途食品の表示許可等について」の一部改正について，令和4年4月1日消食表第120号

特別用途食品表示許可件数

食品群			令和5年9月1日現在
特別用途食品*1	病者用食品（許可基準型）	低たんぱく質食品	13
		アレルゲン除去食品	6 *2
		無乳糖食品	5 *3
		総合栄養食品	7
		糖尿病用組合せ食品	0
		腎臓病用組合せ食品	2
	病者用食品（個別評価型）		12
	妊産婦，授乳婦用粉乳		0
	乳児用調製乳	乳児用調製粉乳	9
		乳児用調製液状乳	5
	えん下困難者用食品	えん下困難者用食品	19
		とろみ調整用食品	12
合　計			90 *4

注）　*1 特定保健用食品を除く。
*2 無乳糖食品としても許可しているもの3件含む。
*3 アレルゲン除去食品としても許可しているもの3件含む。
*4 アレルゲン除去食品および無乳糖食品として許可しているもの3件については，それぞれの食品群で計上しているため，許可品数は87件。

資料）消費者庁ホームページ（https://www.caa.go.jp/policies/policy/food_labeling/foods_for_special_dietary_uses/）

健康増進に関する虚偽・誇大広告の禁止

健康増進法第 65 条，第 66 条では，健康の保持増進効果等についての虚偽・誇大広告等の表示の禁止について下のように規定している。

食品として販売されている物について，その健康の保持増進の効果等に関し，
①著しく事実に相違する　②著しく人を誤認させる
ような広告等の表示をしてはならない。

↓ 違反

国民の健康の保持増進に重大な影響を与えるおそれがある場合，その表示に関し必要な措置をとるべき旨の勧告（内閣総理大臣）

↓

正当な理由なく，勧告に係る措置をとらなかった場合，その者に対しその勧告に係る措置をとるべき旨の命令（内閣総理大臣）

↓

命令に従わなかった場合，罰則を適用（6 月以下の懲役または 100 万円以下の罰金）

★平成 28 年度 4 月より，誇大表示の禁止に係る勧告・命令権限が国から都道府県，保健所設置市及び特別区に移譲された。

「虚偽・誇大広告」の表示に該当する一例

●治療，予防を目的とする表現
「内臓を強くし，視力を回復させる作用があるとされています。」
「赤米の色素タンニンは血管の老化を防ぐ効果があると発表されました。」

●特定の保健の用途に適する旨や栄養成分の効果等に関する表現
「便通の改善」
「減塩効果を高める働きがあるカリウム」

●最高級の表現
「世界初！驚異のスーパーダイエット」
「最もヘルシーな食べ物」

●行政機関等が認めたような表現
「厚生労働省承認済み」
「××国政府許可○○食品」

●伝聞調の表現
「○○に効くといわれています。」

●認証等が健康保持増進効果等に係るものではない
「ダイエットに効く○○茶（特許番号××号）」

●起源・由来等の説明
「○○は昔から傷を癒すと人知れず言い伝えられてきました。」

●好転反応に関する表現
「○○を食べると，体質によってはお腹がゆるくなることがありますが，これは一過性のものですので心配はありません。」

●体外排出によるダイエットを謳う表現
「体に溜まった頑固な脂肪を溶かして完璧なダイエット」
「食物の余分な糖分や脂肪分を吸着・排出する働きがあるため無理なく減量できます。」
「高分子キトサンが脂肪分を吸着」

食品関係の各種マーク

JAS マーク（JAS 法）：日本農林規格に合格したもの。対象品目は飲料，食品，農林・畜・水産物とその加工品等（任意の制度である）。

有機 JAS マーク（JAS 法）：有機農産物，有機畜産物または有機加工食品の特定 JAS 規格に合格したものであることを保証する。

特定 JAS マーク（JAS 法）：特別な生産や製造方法を保証するもの。

生産情報公表 JAS マーク（JAS 法）：生産情報の正確な公表を保証する牛肉，豚肉，農産物などが対象。

定温管理流通 JAS マーク（JAS 法）：製造から販売まで一定の温度を保った流通を保証する弁当類が対象。

統合

[規格の内容]

・相当程度明確な特色のある規格を満たす製品等。

該当する製品については，令和 4 年 3 月 31 日までの間に順次新たな JAS マークに移行

総合衛生管理（HACCP）厚生労働大臣承認マーク：厚生労働大臣により承認された「総合衛生管理過程（HACCP システム）」により衛生管理が行われている工場等で製造された食品につけられる。現在，「食肉製品」，「乳及び乳製品・アイスクリーム」，「容器包装加圧加熱殺菌食品（レトルト食品）」，「魚肉練り製品」，「清涼飲料水」が HACCP 承認品目と定められ，承認の対象である。

地域食品認証（ミニ JAS）マーク（都道府県）：地域性が強く，保存性の低い食品（豆腐，油揚げ，納豆，こんにゃく，かまぼこ類など）が対象。

地域特産品認証マーク（E マーク）：地域の特色ある原材料や技術によって作られ，品質の優れた特産品につけられている。各都道府県が認証基準を定め，認証する。

飲用乳の公正マーク（全国飲用牛乳公正取引協議会）：飲用乳の表示に関する公正競争規約に従い，表示が適正であると認められるものにつけられる。

JHFA マーク（公益財団法人日本健康・栄養食品協会）：厚生労働省指導のもとに認定した品目別基準に基づき，公益財団法人日本健康・栄養食品協会の審査で適格と認められた製品につけられる。

ユニバーサルデザインフードのマーク（日本介護食品協議会）：「日本介護食品協議会」が定めた規格区分に従い表示された，会員の介護用加工食品（ユニバーサルデザインフード）に表示されている。

特殊容器マーク（計量法）：透明または半透明のガラス瓶の形状，寸法および容量公差の基準を定め，適合する瓶に表示する。一定の高さまで詰められたものは，計ることなく販売できる。

統一美化マーク（公益社団法人食品容器環境美化協会）：飲料容器の散乱防止やリサイクルの推進のために，会員である飲料製造業団体加盟の業者が製造する飲料容器等につける。

エコマーク（公益財団法人日本環境協会）：環境保全に配慮された商品として公益財団法人日本環境協会から認定されたものにつけられる。

注）特別用途食品・特定保健用食品のマークは 15 章，p.510。

＊ 2021 年 6 月 HACCP が完全義務化され，自治体などの独自の認証マークもある。

11
食品衛生・食品安全

食中毒

食中毒の分類

微生物性食中毒	細菌性食中毒	感染型[*1]	サルモネラ属菌[*4] エルシニア・エンテロコリチカ ナグビブリオ カンピロバクター・ジェジュニ / コリ[*4] 赤痢菌[*4] チフス菌 腸炎ビブリオ パラチフス A 菌 リステリア・モノサイトゲネス エロモナス・ヒドロフィラ エロモナス・ソブリア プレシオモナス・シゲロイデス その他
		生体内毒素型[*2]	腸管出血性大腸菌[*4] コレラ菌 ウエルシュ菌 セレウス菌（下痢型） その他の下痢性大腸菌 その他
		毒素型[*3]（食品内毒素型）	黄色ブドウ球菌 ボツリヌス菌 セレウス菌（嘔吐型）
	ウイルス性食中毒		ノロウイルス[*4] A 型肝炎ウイルス その他
	寄生虫		アニサキス[*5] サルコシスティス クドア その他
自然毒食中毒	自然毒	動物や植物に含まれる有害成分によって食中毒を起こす	ふぐ，有毒植物，毒きのこなど
化学性食中毒	化学物質	有害な化学物質が食品に混入し，食中毒を起こす	PCB，カドミウム，メチル水銀など
		物理的・化学的な作用や微生物などによって生成された物質により，食中毒を起こす	ヒスタミン，カビ毒など

注）[*1]食品に付着して増えた細菌を，食品と一緒に食べることにより発病する。
[*2]食品に付着して摂取した細菌が腸管内で増殖し，産生された毒素により発病する。
[*3]食品中で大量に増えた細菌が毒素を作り，この毒素を食品と一緒に食べることにより発病する。
[*4]少量でも発症する。
[*5]アニサキスは，60℃ 1 分以上，－ 20℃ 24 時間以上の冷凍で死滅する。

食中毒の分類と病因物質の種類

食中毒には，細菌やウイルスなどの微生物によるもののほかに，きのこやふぐなどの自然毒，ヒ素や有機水銀，ヒスタミンなどの化学物質によるものがあるが，食中毒患者数では，微生物による食中毒が全体の９割を超えている。したがって，微生物による食中毒防止対策が大切である。

食中毒を防ぐには，食中毒を起こす微生物の種類や特徴，汚染の状況や感染経路，発病に至るまでの過程などを知ることが重要である。

食中毒発生状況

近年，わが国の食中毒発生状況は年によってバラつきがあるが，1,000 件 / 年を超えることがほとんどで，患者数は 20,000 件 / 年を超えることが多かったが，ここ数年減少傾向にある。

平成８年，腸管出血性大腸菌 O157 による食中毒が学校給食施設などで多発して，社会問題になった。その後，腸管出血性大腸菌 O157 による食中毒は減少したが，感染性が強く症状も重いため，依然として注意を要する。

また，サルモネラや腸炎ビブリオによる食中毒にも注意を要するが，年間を通して発生が目立つノロウイルスの対策強化が求められている（冬季は特に多い）。なお，食中毒予防は年間を通しての対策が必要である。

●年次別食中毒事件数・患者数・死者数

	事件数	患者数	１事件当たり患者数	死者数
昭和 30 年	3,277	63,745	19.5	554
40	1,208	29,018	24.0	139
50	1,783	45,277	25.4	52
60	1,177	44,102	37.5	12
平成 2	926	37,561	40.6	5
12	2,247	43,307	19.3	4
22	1,254	25,972	20.7	—
29	1,014	16,464	16.2	3
30	1,330	17,282	13.0	3
令和 元	1,061	13,018	12.3	4
2	887	14,613	16.5	3
3	717	11,080	15.5	2
4	962	6,856	7.1	5

注）昭和 47 年までは沖縄県は含まれていない。
資料）厚生労働省：伝染病及び食中毒精密統計（～昭和 48 年），伝染病及び食中毒統計（昭和 49 ～ 55 年），食中毒統計（昭和 56 年～）

原因食品別食中毒事件数・患者数・死者数（令和４年）

		事件数（%）	患者数（%）	死者数（%）
総　数		962　(100.0)	6,856　(100.0)	5　(100.0)
原因食品判明		715　(74.3)	6,532　(95.3)	5　(100.0)
原因食品不明		247　(25.7)	324　(4.7)	—
原因食品判明数		715　(100.0)	6,532　(100.0)	5　(100.0)
魚介類およびその加工品	総　数	388　(54.3)	749　(11.5)	1　(20.0)
	貝　類	5　(0.7)	52　(0.8)	—
	ふ　ぐ	10　(1.4)	11　(0.2)	1　(20.0)
	魚肉練り製品	—	—	—
	その他	373　(52.2)	686　(10.5)	—
肉類およびその加工品		29　(4.1)	227　(3.5)	1　(20.0)
卵類およびその加工品		2　(0.3)	113　(1.7)	—
乳類およびその加工品		—	—	—
穀類およびその加工品		2　(0.3)	27　(0.4)	—
野菜およびその加工品	総　数	35　(4.9)	225　(3.4)	3　(60.0)
	豆　類	—	—	—
	きのこ類	9　(1.3)	27　(0.4)	—
	その他	26　(3.6)	198　(3.0)	3　(60.0)
菓子類		—	—	—
複合調理食品		50　(7.0)	2,060　(31.5)	—
その他		209　(29.2)	3,131　(47.9)	—

注）構成割合（%）は，原因食品が判明したもので算出。
　　掲載している数値は四捨五入のため，内訳合計が総数と合わないことがある。
資料）厚生労働省：食中毒統計より作表

原因物質が判明した食中毒患者数の構成割合（令和４年）

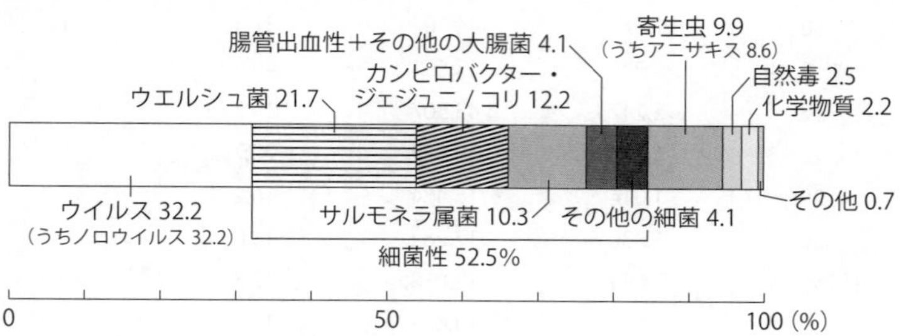

注）構成割合（%）は，原因物質が判明したもので算出。
　　その他の細菌に，ブドウ球菌，セレウス菌，ボツリヌス菌などを含めている。
　　掲載している数値は四捨五入のため，内訳合計が総数と合わないことがある。
資料）厚生労働省：食中毒統計より作図

細菌の増殖と温度の関係

細菌の増殖と温度

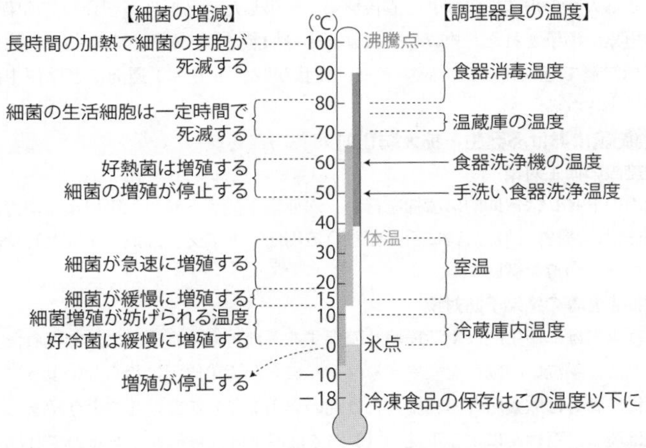

注）▬：高温微生物の発育温度域，▬：中温微生物の発育温度域，▬：低温微生物の発育温度域
資料）鈴木久乃，太田和枝，殿塚婦美子編：給食管理，第一出版（2012）を改変

微生物の発育温度域

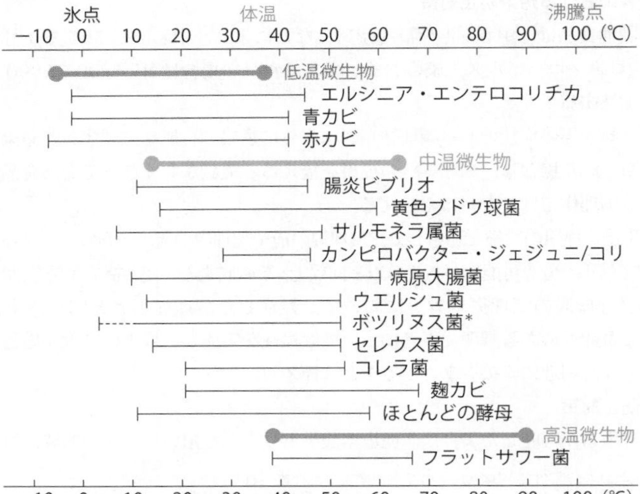

注）*E 型菌は低温域でも発育可能。
資料）阿部尚樹 / 全国栄養士養成施設協会，日本栄養士会監修：サクセス管理栄養士・栄養士養成講座 食品衛生学［食べ物と健康］，第一出版（2023）

ノロウイルスの食中毒対策

ノロウイルスの感染経路として，患者の糞便，嘔吐物から人の手などを介しての感染，人から人への飛沫感染などの直接感染，感染した食品担当者を介して汚染された食品の摂食，汚染された二枚貝の生食（不十分加熱含む）などがあり得る。感染力が強く，極微量で感染する上，感染者では症状が収まっても1週間ほどは便中にウイルスが排出される。

調理施設における発生・拡大防止対策

①調理施設の衛生対策

- 施設内のトイレは定期的に清掃を行い，次亜塩素酸ナトリウム等による消毒を行う。
- 調理施設の清掃，消毒，特に手指が触れる場所（ドアノブ，取っ手など）や調理器具の洗浄，消毒を徹底する。

②調理従事者等の感染予防対策

- 調理従事者は，衛生的な生活環境を確保する，流行期には十分に加熱された食品を摂取する，手洗いの励行を徹底するなど，自らが汚染原因にならないようにする。
- 調理従事者等は飲食店等の利用者とは別の専用トイレを設けることが望ましく，使用後は流水，石けんによる手洗い（1回では不十分な可能性があるので2回以上）が不可欠である。
- トイレ後は使い捨てペーパータオルを使用して手を拭き，タオルなどの共用はしない。
- 施設管理者は，職員の健康状態の把握を組織的・継続的に行う。

③調理等における汚染防止対策

- 加熱調理食品は，中心部温度計を用いるなどにより，中心部が75℃で1分間以上（二枚貝等ノロウイルス汚染のおそれのある食品の場合は85～90℃で90秒間以上）加熱する。
- 下痢，嘔吐等の症状のある調理従事者は直ちに感染の有無を確認する。感染症疾患と診断された場合は，調理等への従事を控える。症状がなくなっても，食品に直接触れる調理作業は1か月ほど控える。
- 常に手洗い専用の設備を利用して，調理等の前や調理中の流水・石けんによる手洗い（1回では不十分な可能性があるので2回以上）を徹底する。使い捨て手袋を活用する。
- 大量調理施設の調理従事者等において，発症した調理従事者と同一感染機会があった可能性のある調理従事者については検便を実施し，検査の結果が確認されるまでの間，調理に直接従事させることは控える。

④拡大防止対策

- 施設利用者が嘔吐した場合，次亜塩素酸ナトリウムを用い迅速かつ的確に処理する。

※なお，ノロウイルスに関するQ&Aも厚生労働省より作成されている。
詳細は厚生労働省ホームページ（https://www.mhlw.go.jp/stf/seisakunitsuite/bunya/kenkou_iryou/shokuhin/syokuchu/kanren/yobou/040204-1.html）

注）詳しくは，大量調理施設衛生管理マニュアル（p.398）に準じて行われる。

資料）薬事・食品衛生審議会食品衛生分科会食中毒部会：ノロウイルス食中毒対策について（提言）（平成19年10月12日）より作成

ノロウイルスによる食中毒予防のポイント

調理する人の 健康管理	作業前などの 手洗い	調理器具の 消　毒
○普段から感染しないように食べ物や家族の健康状態に注意する。 ○症状があるときは，食品を直接取り扱う作業をしない。 ○毎日作業開始前に調理従事者の健康状態を確認し，責任者に報告する仕組みを作る。	○洗うタイミング ◎トイレに行った後 ◎調理施設に入る前 ◎料理の盛りつけの前 ◎次の料理作業に入る前 ◎手袋を着用する前 ○汚れの残りやすいところをていねいに ◎指先，指の間，爪の間 ◎親指の周り ◎手首，手の甲	洗剤などで十分に洗浄し，熱湯で加熱する方法またはこれと同等の効果を有する方法で消毒する。

資料）厚生労働省：感染性胃腸炎（特にノロウイルス）について「ノロウイルス食中毒予防対策リーフレット」より

ノロウイルスの感染を広げないために

食器・環境・リネン類などの 消　毒	嘔吐物などの 処　理
○感染者が使ったり，嘔吐物がついたものは，ほかのものと分けて洗浄・消毒する。 ○食器等は，食後すぐ，厨房に戻す前に塩素消毒液に十分浸し，消毒する。 ○カーテン，衣類，ドアノブなども塩素消毒液などで消毒する。 ・次亜塩素酸ナトリウムは金属腐食性がある。金属部（ドアノブなど）消毒後は十分に薬剤を拭き取る。 ○洗濯するときは，洗剤を入れた水の中で静かにもみ洗いし，十分すすぐ。 ・85℃で１分間以上の熱水洗濯や，塩素消毒液による消毒が有効である。 ・高温の乾燥機などを使用すると，殺菌効果は高まる。	○患者の嘔吐物やおむつなどは，次のような方法で，速やかに処理し，二次感染を防止する。ノロウイルスは，乾燥すると空中に漂い，口に入って感染することがある。 ・使い捨てのマスクやガウン，手袋などを着用する。 ・ペーパータオル等（市販される凝固剤等を使用することも可能）で静かに拭き取り，塩素消毒後，水拭きをする。 ・拭き取った嘔吐物や手袋などは，ビニール袋に密閉して廃棄する。その際，できればビニール袋の中で1,000ppm の塩素消毒液に浸す。 ・しぶきなどを吸い込まないようにする。 ・終わったら，ていねいに手を洗う。

資料）厚生労働省：感染性胃腸炎（特にノロウイルス）について「ノロウイルス食中毒予防対策リーフレット」より

感染症

急性感染症の潜伏期・届出時間（全数報告対象）

	病　名	潜伏期	届出時間（保健所）
1類感染症	エボラ出血熱	2～21日	直ちに
	クリミア・コンゴ熱	2～9日	直ちに
	痘そう	約12日（7～17日）	直ちに
	南米出血熱	7～14日	直ちに
	ペスト	2～7日	直ちに
	マールブルグ熱	3～10日	直ちに
	ラッサ熱	7～18日	直ちに
2類感染症	急性灰白髄炎（ポリオ）	3～12日	直ちに
	結核	半年～2年	直ちに
	ジフテリア	2～5日	直ちに
	重症急性呼吸器感染症（病原体がベータコロナウイルス属SARSコロナウイルス）	2～7日	直ちに
	中東呼吸器症候群（病原体がベータコロナウイルス属 MERS コロナウイルス）	2～14日	直ちに
	鳥インフルエンザ（H5N1）*	2～8日	直ちに
	鳥インフルエンザ（H7N9）*	7～20日（発症から死亡まで）	直ちに
3類感染症	コレラ	数時間～5日	直ちに
	細菌性赤痢	1～5日	直ちに
	腸管出血性大腸菌感染症	2～9日	直ちに
	腸チフス・パラチフス	7～14日	直ちに
4類感染症	狂犬病	1～3か月 稀に1年以上	直ちに
	ジカウイルス感染症	2～12日	直ちに
	鳥インフルエンザ（*除く）	1～3日	直ちに
	つつが虫病	5～14日	直ちに
	日本脳炎	1～2週間	直ちに
5類感染症	風しん	2～3週間	直ちに
	麻しん	10～12日	直ちに
	侵襲性髄膜炎菌感染症	2～10日	直ちに
	梅毒	3～6週	7日以内
	水痘（入院例）	2～3週間	7日以内
	破傷風	3～21日	7日以内
	百日咳	5～10日	7日以内

注）その他の4類感染症：A・E型肝炎，ウエストナイル熱，エキノコックス症，エムポックス，黄熱，オウム病，オムスク出血熱，回帰熱，キャサヌル森林病，Q熱，コクシジオイデス症，重症熱性血小板減少症候群（病原体がフレボウイルス属 SFTS ウイルス），腎症候性出血熱，西部ウマ脳炎，ダニ媒介

脳炎，炭疽，チクングニア熱，デング熱，東部ウマ脳炎，ニパウイルス感染症，日本紅斑熱，ハンタウイルス肺症候群，B ウイルス病，鼻疽，ブルセラ症，ベネズエラウマ脳炎，ヘンドラウイルス感染症，発しんチフス，ボツリヌス症，マラリア，野兎病，ライム病，リッサウイルス感染症，リフトバレー熱，類鼻疽，レジオネラ症，レプトスピラ症，ロッキー山紅斑熱（直ちに）

その他の 5 類感染症：アメーバ赤痢，ウイルス性肝炎（A・E 型除く），カルバペネム耐性腸内細菌科細菌感染症，急性弛緩性麻痺，急性脳炎（4 類の脳炎及びリフトバレー熱除く），クリプトスポリジウム症，クロイツフェルト・ヤコブ病，劇症型溶血性レンサ球菌感染症，後天性免疫不全症候群，ジアレルジア症，侵襲性インフルエンザ菌感染症，侵襲性肺炎球菌感染症，先天性風しん症候群，播種性クリプトコックス症，バンコマイシン耐性黄色ブドウ球菌感染症，バンコマイシン耐性腸球菌感染症，薬剤耐性アシネトバクター感染症（7 日以内）

資料）厚生労働省ホームページ 感染症法に基づく医師の届出のお願いより（令和 5 年 5 月現在）

感染症予防法に基づく感染症の種類

1類感染症	●疾病：エボラ出血熱，クリミア・コンゴ出血熱，痘そう，南米出血熱，ペスト，マールブルグ病，ラッサ熱 ●性格：感染力，罹患した場合の重篤性等に基づく総合的な観点からみた危険性が極めて高い感染症
2類感染症	●疾病：急性灰白髄炎，結核，ジフテリア，重症急性呼吸器症候群（病原体がベータコロナウイルス属 SARS コロナウイルスであるものに限る），中東呼吸器症候群（病原体がベータコロナウイルス属 MERS コロナウイルスであるものに限る），鳥インフルエンザ（H5N1 および H7N9） ●性格：感染力，罹患した場合の重篤性等に基づく総合的な観点からみた危険性が高い感染症
3類感染症	●疾病：コレラ，細菌性赤痢，腸管出血性大腸菌感染症，腸チフス，パラチフス ●性格：感染力，罹患した場合の重篤性等に基づく総合的な観点からみた危険性が高くないが，特定の職業への就業によって感染症の集団発生を起こし得る感染症
4類感染症	●疾病：E 型肝炎，ウエストナイル熱，A 型肝炎，エキノコックス症，エムポックス，黄熱，オウム病，オムスク出血熱，回帰熱，キャサヌル森林病，Q 熱，狂犬病，コクシジオイデス症，ジカウイルス感染症，重症熱性血小板減少症候群（病原体がフレボウイルス属 SFTS ウイルスであるものに限る），腎症候性出血熱，西部ウマ脳炎，ダニ媒介脳炎，炭疽，チクングニア熱，つつが虫病，デング熱，東部ウマ脳炎，鳥インフルエンザ（鳥インフルエンザ（H5N1 および H7N9）を除く），ニパウイルス感染症，日本紅斑熱，日本脳炎，ハンタウイルス肺症候群，B ウイルス病，鼻疽，ブルセラ症，ベネズエラウマ脳炎，ヘンドラウイルス感染症，発しんチフス，ボツリヌス症，マラリア，野兎病，ライム病，リッサウイルス感染症，リフトバレー熱，類鼻疽，レジオネラ症，レプトスピラ症，ロッキー山紅斑熱 ●性格：動物，飲食物等の物件を介して人に感染し，国民の健康に影響を与えるおそれのある感染症（人から人への伝染はない）

5類感染症	●疾病：アメーバ赤痢，RS ウイルス感染症，咽頭結膜熱，インフルエンザ（鳥インフルエンザ及び新型インフルエンザ等感染症を除く），新型コロナウイルス感染症，ウイルス性肝炎（E 型肝炎およびA 型肝炎を除く），A 群溶血性レンサ球菌咽頭炎，カルバペネム耐性腸内細菌科細菌感染症，感染性胃腸炎，急性出血性結膜炎，急性弛緩性麻痺，急性脳炎（ウエストナイル脳炎，西部ウマ脳炎，ダニ媒介脳炎，東部ウマ脳炎，日本脳炎，ベネズエラウマ脳炎およびリフトバレー熱を除く），クラミジア肺炎（オウム病を除く），クリプトスポリジウム症，クロイツフェルト・ヤコブ病，劇症型溶血性レンサ球菌感染症，後天性免疫不全症候群，細菌性髄膜炎（侵襲性インフルエンザ菌感染症，侵襲性髄膜炎菌感染症および侵襲性肺炎球菌感染症を除く），ジアルジア症，侵襲性インフルエンザ菌感染症，侵襲性髄膜炎菌感染症，侵襲性肺炎球菌感染症，水痘，水痘（入院例に限る），性器クラミジア感染症，性器ヘルペスウイルス感染症，尖圭コンジローマ，先天性風しん症候群，手足口病，伝染性紅斑，突発性発しん，梅毒，播種性クリプトコックス症，破傷風，バンコマイシン耐性黄色ブドウ球菌感染症，バンコマイシン耐性腸球菌感染症，百日咳，風しん，ペニシリン耐性肺炎球菌感染症，ヘルパンギーナ，マイコプラズマ肺炎，麻しん，無菌性髄膜炎，メチシリン耐性黄色ブドウ球菌感染症，薬剤耐性アシネトバクター感染症，薬剤耐性緑膿菌感染症，流行性角結膜炎，流行性耳下腺炎，淋菌感染症
	●性格：国が感染症発生動向調査を行い，その結果等に基づいて必要な情報を一般国民や医療関係者に提供・公開していくことによって，発生・拡大を防止すべき感染症
新型インフルエンザ等感染症	●疾病：新型インフルエンザ
	●性格：新たに人から人に伝染する能力を有することとなったウイルスを病原体とするインフルエンザであって，一般に国民が当該感染症に対する免疫を獲得していないことから，当該感染症の全国的かつ急速なまん延により国民の生命および健康に重大な影響を与えるおそれがあると認められる感染症
	●疾病：再興型インフルエンザ
	●性格：かつて，世界的規模で流行したインフルエンザであって，その後流行することなく長期間が経過しているものとして厚生労働大臣が定めるものが再興した感染症 一般に現在の国民の大部分が当該感染症に対する免疫を獲得していないことから，当該感染症の全国的かつ急速なまん延により国民の生命および健康に重大な影響を与えるおそれがあると認められる感染症
指定感染症	●疾病：政令で 1 年間に限定して指定された感染症であるものに限る
	●性格：既知の感染症の中で 1 ～ 3 類感染症・新型インフルエンザ等感染症を除いた感染症であって，1 ～ 3 類感染症に準じた対応をしなければ，当該疾病のまん延により国民の生命および健康に重大な影響を与えるおそれがあるものとして政令で定める感染症
新感染症	●当初 都道府県知事が厚生労働大臣の技術的指導・助言を得て個別に応急対応する感染症 ●要件指定後 政令で症状等の要件指定をした後に 1 類感染症と同様の扱いをする感染症
	●性格：人から人に伝染すると認められる疾病であって，既知の感染症と症状等が明らかに異なり，その伝染力，罹患した場合の重篤度から判断した危険性が極めて高い感染症

注）令和 5 年 5 月現在。なお，分類は見直しが行われることがある。

鳥インフルエンザ（H5N1）

カモやアヒルなどの水禽類はインフルエンザウイルスを含むさまざまな種類のウイルスを保有しているが，通常，これらの鳥は病気を起こすことはない。ただし，インフルエンザウイルスは頻繁に遺伝子の変異を起こしているため，まれに鶏などに強い病原性を示すウイルスが出現することがある。これが，高病原性鳥インフルエンザ（H5N1）である。アジアやアフリカの一部の国などで確認されている。

鳥に感染するインフルエンザウイルスは，通常，人に感染することはない。しかし，感染した鳥またはその死骸と濃厚に接触（血液，体液，排泄物などとの接触）した場合にまれに感染することがあるといわれ，実際，近年には鳥から人に感染する事例が数多く報告されている。

このウイルスが変異し，やがて人から人への感染力をもつ新型インフルエンザが発生する可能性が危惧されている。新型インフルエンザが発生した場合，人類のほとんどが免疫をもっていないために，容易に人から人へ感染し，世界的な大流行（パンデミック）を引き起こすと推測され，大きな健康被害とこれに伴う社会的影響が懸念される。

鳥インフルエンザ予防としては，野鳥やその死骸・排泄物に近寄ったりしないことが挙げられる。海外では，家禽も含む鳥類に不用意に近づかないこと，鳥類の解体・調理を避けること（鳥類を扱った場合は手洗いを徹底する），鶏肉・卵類はよく加熱したものを食べることなどに注意する。

新型インフルエンザ（インフルエンザ A/H1N1）

新型インフルエンザとは，季節性インフルエンザと抗原性が大きく異なるインフルエンザであって，前述したとおり一般にほとんどの人が免疫をもっていないため，全国的かつ急速に感染が拡大しやすく，生命や健康に重大な影響を与えるおそれがあると認められるものをいう。インフルエンザ A/H1N1 は，平成 21 年にメキシコやアメリカなどで新たに発生が確認された新型インフルエンザであり，感染症法第 6 条第七号に規定する新型インフルエンザ等感染症に位置づけられた。同年 6 月には WHO が世界的流行病（パンデミック）であることを宣言して警戒水準をフェーズ 6 に引き上げ，感染の拡大を防止するさまざまな対応が，国際的な連携のもとに行われていた。

2010/2011 シーズンの流行状況については，12 月半ばに流行入りした後，1 月末には流行のピークを迎え，その後急速に治まった。死亡者や重症患者は，2009/2010 シーズンに比べて，高い年齢層に移ってきているほか，新型インフルエンザ（A/H1N1）のウイルスに加え，A 香港型や B 型のウイルスも検出されているなど，季節性インフルエンザと異なる大きな流行などの特別の事情は確認されなかった。

このような状況を踏まえ，平成23年3月31日に，感染症の予防及び感染症の患者に対する医療に関する法律（第44条の2第3項）の規定に基づき，今回の新型インフルエンザ（A/H1N1）については，「新型インフルエンザ等感染症」と認められなくなった。これにより，今回の新型インフルエンザ（A/H1N1）については，通常の季節性インフルエンザとして取り扱い，その対策も通常のインフルエンザ対策に移行することとなり，平成23年4月1日以降，その名称については，「インフルエンザ（H1N1 エイチイチエヌイチ）2009 ニセンキュウ」とすることとした。

●**症状**：突然の高熱（38℃以上），咳，咽頭痛，倦怠感に加えて，鼻汁・鼻閉，頭痛などの症状があるが，下痢などの消化器症状が多い可能性が指摘されている。

●**ハイリスク群**：慢性呼吸器疾患，慢性心疾患，糖尿病などの代謝性疾患，腎機能障害，ステロイド内服などによる免疫機能不全，妊婦，乳幼児，高齢者

定期予防接種

	対象疾病	ワクチン	接種		回数
			対象年齢等	標準的な接種年齢等[2]	
A類疾病[1]	ジフテリア 百日咳 破傷風 急性灰白髄炎（ポリオ）	沈降精製DPT-IPV混合ワクチン，沈降Tdap混合ワクチン，沈降ジフテリア破傷風混合トキソイド，不活化ポリオワクチン[3,4]	1期初回:生後2～90月未満	生後2～12月	3回
			1期追加:生後2～90月未満（1期初回接種（3回）終了後，6か月以上の間隔をおく）	1期初回接種（3回）後 12～18月	1回
		沈降DT混合トキソイド	2期：11～13歳未満	11～12歳	1回
	麻しん 風しん	乾燥弱毒生麻しん風しん混合ワクチン，乾燥弱毒生麻しんワクチン，乾燥弱毒生風しんワクチン	1期：生後12～24月未満		1回
			2期：5歳以上7歳未満の者であって，小学校就学の始期に達する日の1年前の日から当該始期に達する日の前日までの間にある者		1回
	日本脳炎[5]	乾燥細胞培養日本脳炎ワクチン	1期初回：生後6～90月未満	3～4歳	2回
			1期追加：生後6～90月未満（1期初回終了後概ね1年をおく）	4～5歳	1回
			2期：9～13歳未満	9～10歳	1回
	B型肝炎[5]	組換え沈降B型肝炎ワクチン	1歳未満	生後2～9月に至るまで	3回

A類疾病*1	結核	BCGワクチン		1歳未満	生後5～8月の間（ただし，結核の発生状況等市町村の実情に応じて，標準的な接種期間以外の期間に行うことも差し支えない	1回
	Hib感染症	乾燥ヘモフィルスb型ワクチン	初回3回	生後2月以上生後60月未満	初回接種開始は，生後2～7月に至るまで（接種開始が遅れた場合の回数等は別途規定）	3回
			追加1回			1回
	肺炎球菌（小児）	沈降13価肺炎球菌結合型ワクチン	初回3回	生後2月以上生後60月未満	初回接種開始は，生後2～7月に至るまで（接種開始が遅れた場合の回数等は別途規定）	3回
			追加1回		追加接種は，生後12～15月に至るまで	1回
	水痘	乾燥弱毒生水痘ワクチン	1回目	生後12～36月未満	1回目は生後12～15月，2回目は1回目後6～12月の間隔を置く	2回
			2回目			
	ヒトパピローマウイルス（HPV）感染症*6	組換え沈降2価ヒトパピローマウイルス様粒子ワクチン，組換え沈降4価ヒトパピローマウイルス様粒子ワクチン		12歳となる日の属する年度の初日から16歳となる日の属する年度の末日までの女子	13歳となる日の属する年度の初日から当該年度の末日まで	3回
	ロタウイルス	経口弱毒性ヒトロタウイルスワクチン	1回目	出生6週0日後から24週0日後までの間にある者	初回接種については，生後2月に至った日から出生14週6日後までの間	2回
			2回目			
		5価経口弱毒性ロタウイルスワクチン	1回目	出生6週0日後から32週0日後までの間にある者		3回
			2回目			
			3回目			
B類疾病*1	インフルエンザHAワクチン			① 65歳以上 ② 60歳以上65歳未満であって，心臓，腎臓または呼吸器の機能に自己の身辺の日常生活が極度に制限される程度の障害を有する者およびヒト免疫不全ウイルスにより免疫の機能に日常生活がほとんど不可能な程度の障害を有する者		毎年度1回

B類疾病*1	肺炎球菌感染症（高齢者）	23価肺炎球菌莢膜ポリサッカライドワクチン	①65歳以上 ②60歳以上65歳未満であって，心臓，腎臓または呼吸器の機能に自己の身辺の日常生活が極度に制限される程度の障害を有する者およびヒト免疫不全ウイルスにより免疫の機能に日常生活がほとんど不可能な程度の障害を有する者。ただし，②に該当する者として既に当該予防接種を受けたものは，①の対象から除く*7		1回

注）*1 平成13年の予防接種法の改正により，対象疾病が「1類疾病」，「2類疾病」に類型化され，平成25年の予防接種法の改正により，「A類疾病」，「B類疾病」とされた。両者は国民が予防接種を受けるよう努める義務（努力義務）の有無，法に基づく予防接種による健康被害が生じた場合の救済の内容などに違いがある。

*2 標準的な接種年齢とは，「定期接種実施要領」，厚生労働省健康局長通知の規定による。

*3 ジフテリア，百日咳，破傷風，急性灰白髄炎の予防接種の第1期は，原則として，沈降精製百日咳ジフテリア破傷風不活化ポリオ（DPT-IPV）混合ワクチンを使用する。

*4 DPT-IPV混合ワクチンの接種部位は上腕伸側で，かつ同一接種部位に反復して接種することはできるだけ避け，左右の腕を交代で接種する。

*5 平成7年4月2日～19年4月1日生まれの者については，積極的勧奨の差し控えにより接種の機会を逃した可能性があることから，90月～9歳未満，13歳～20歳未満も接種対象としている。同様に，19年4月2日から21年10月1日に生まれた者で，22年3月31日までに日本脳炎の第1期の予防接種が終了していない者は，9～13歳未満も1期の接種対象としている。

*6 HPVワクチンについては，広範な慢性の疼痛または運動障害を中心とする多様な症状が接種後にみられたことから，平成25（2013）年6月以来，この症状の発生頻度等がより明らかになり，国民に適切に情報提供できるまでの間，定期接種の積極的な勧奨を差し控えていたが，令和4年4月より，接種対象者への個別の接種勧奨を順次実施している。

*7 ⅰ対象者から除外される者：これまでに23価肺炎球菌莢膜ポリサッカライドワクチンを1回以上接種した者は，当該予防接種を定期接種として受けることはできない。

ⅱ接種歴の確認：高齢者の肺炎球菌感染症の予防接種を行うに当たっては，予診票により，当該予防接種の接種歴について確認を行う。

ⅲ予防接種の特例：平成31年4月1日から令和2年3月31日までの間，65歳以上の対象者については，平成31年3月31日において100歳以上の者および65歳，70歳，75歳，80歳，85歳，90歳，95歳または100歳となる日の属する年度の初日から当該年度の末日までの間にある者とする。

資料）厚生労働省健康・生活衛生局（令和5年5月現在）

経口感染する寄生虫

	寄生虫	第1中間宿主	第2中間宿主	寄生部位	侵入門戸	代表的症状
原虫類	トキソプラズマ	ブタ	ブタ	脳，臓器，リンパ節	胎盤，経口	早死早産，脈絡膜炎，リンパ節腫脹
吸虫類	肺吸虫	カワニナ（巻貝）	淡水産カニ（モクズガニ，サワガニ，ザリガニ）	肺	経口	咳，血痰
	肝吸虫	マメタニシ（巻貝）	淡水魚（コイ，ウグイ，タナゴ，フナ）	胆管	経口	下痢，肝肥大，腹水，浮腫，黄疸
	日本住血吸虫	ミヤイリ貝（巻貝）	なし	門脈系，腸間膜静脈	経皮	発熱，粘血便，肝脾腫，腹水，肝硬変

条虫類	広節裂頭条虫	ケンミジンコ	マス，サケ，ベニマス	小腸	経口	消化器障害，貧血
	無鉤条虫	ウシ	ウシ	小腸	経口	軽度の消化器障害
	有鉤条虫	ブタ	ブタ	小腸	経口	消化器障害
	小形条虫	なし（自家感染もある）	なし	小腸	経口	小児に多い，胃症状
鉤虫	アメリカ鉤虫・ズビニ鉤虫（十二指腸虫）	なし	なし	小腸	経皮，経口	消化器障害，貧血
その他	回虫	なし	なし	小腸	経口	一過性肺炎，消化器障害（下痢，上腹部痛）
	蟯虫	なし	なし	盲腸，大腸	経口	小児の不眠症状
	アニサキス	オキアミ	海産魚（アジ，サバ，ニシン，タラ）	胃壁，小腸粘膜（最終的宿主：海棲哺乳類）	経口	急性・慢性の胃腸炎症状
	有棘顎口虫	ケンミジンコ	淡水魚（雷魚，ドジョウ）	皮下組織（最終的宿主：犬，猫）	経口	皮膚腫脹（皮下爬行症）

注）近年，クドア・セプテンプンクタータ（粘液胞子虫類）が寄生したヒラメの刺身を食べ，あるいはサルコシスティス・フェアリー（住肉胞子虫類）が寄生した馬肉刺身を食べ，嘔吐や下痢を起こす食中毒事件が発生している。いずれも症状は軽度である。

★平成 23（2011）年 4 月の「薬事・食品衛生審議会食品衛生分科会食中毒・乳肉水産食品合同部会」において，標記有症事例に係る審議が行われ，生食用生鮮食品のヒラメおよび馬肉の摂取に関連した有症事例について，特定の寄生虫の関与が強く示唆され，食中毒発生リスクの低減を図るためにも必要な処理等を行うよう提言がなされた。そのため，厚生労働省では，関係自治体を通じ，当該寄生虫を起因とする食中毒について関係事業者等に対して指導している。

※詳細は，厚生労働省：生食用生鮮食品による原因不明有症事例への対応について（Q＆A）を参照。

新型コロナウイルス等感染症

新型コロナウイルス感染症は，新型コロナウイルスである SARS-CoV2 による感染症のこと（COVID-19 と総称）である。2022 年 10 月現在，全世界での感染者数は約 6.2 億人，死者も約 650 万人を超えている。世界で，約 2000 万人 / 月ペースで感染が続いている。日本国内でも，2022 年 7 月には第 7 波に入り，8 月 19 日には新規感染者数が 2 万 5,000 人を超えた。

日本政府は，2023 年 5 月 8 日から新型コロナウイルス感染症を感染症法上の 5 類感染症に位置付けることを決定し，それまで講じてきた各種の政策・措置について，見直しを行う。その際，新規感染者数は全国的に減少傾向にあるものの，今後も感染が継続していくことが見込まれることから，医療費等の公費負担，入院・外来や宿泊療養等の保健・医療体制，基本的な感染対策など，十分な準備期間を設けた上で，財政措置を含め，激変を緩和するための適切な経過措置を講じながら，段階的に移行していく必要がある，としている。

コロナウイルスは，ヒトを含めた哺乳類，鳥類などに広く存在するウイルスである。このウイルスにはアルコールで失活する，変異を起こしやすいという特徴がある。

なお，2002年に中国広東省から発生したSARS，2012年に中東地域を中心に発生したMERSなどもコロナウイルスの一種である。以下に感染経路，症状等を簡潔に示す。

症状：頻度が高い初期症状としては，発熱，せき，体のだるさ，息苦しさ，味覚・嗅覚障害等がある。患者の約80％はそのまま軽快，約20％に肺炎が生じ，呼吸困難，重症化に至る。

重症例では，急激に悪化し人工呼吸での管理が必要な肺炎に進行する。これらの重症化は高齢者や基礎疾患（心血管疾患，糖尿病，慢性呼吸器疾患など）を有するもので多く見られる。

そのほか，典型的な肺炎症状だけでなく，下痢や吐き気などの消化器症状，頭痛，全身倦怠感といった一見肺炎とは関係ないような症状が現れることも多い。

予防：こまめに手洗いをし，外出時にはマスクを着用する。PCR（ポリメラーゼ連鎖反応）検査を実施する。密閉空間・密集場所・密接場所といういわゆる「3つの密」を避ける。「3つの密」を避けるためには，こまめな換気や人混みを避けること，人との距離をとること（社会的距離）を意識する。

また，日々の健康管理，栄養バランスの取れた食事を摂ることや十分な睡眠，適度な運動などを心掛ける。

食品添加物・農薬

食品添加物と農薬の違い

	農　薬	食品添加物
使用目的	農作物を病害虫や雑草などから守るため，あるいは農作物などの生理機能の増進または抑制するために用いられる薬剤（天敵を含む）	食品の製造の過程においてまたは食品の加工・保存の目的で，食品に添加，混和，浸潤その他の方法によって使用する物質
登録および指定要件	農薬は農林水産大臣の登録を受けなければ販売ができない。 登録申請に当たっては有効成分，適用病害，使用方法や毒性および残留性などに関する試験成績などが調べられる。 農薬を使用するときの安全使用基準も決められている。	人の健康を損なうおそれのない場合として厚生労働大臣が薬事・食品衛生調査会の意見をきいて指定する場合を除いては，食品添加物として用いる化学的合成品の販売，製造等が禁止されている。また，食品添加物そのものについては規格を決め，ヒ素などの不純物の含有について規制している。 化学的合成品以外の天然物については，安全性などが確認された後，リスト化され使用が認められている。
種　類	有効成分として 619 種類	指定（化学的合成品）添加物 475 品目，既存添加物 357 品目

注）農薬の有効成分は令和５年11月，指定添加物は令和５年７月，既存添加物は令和５年５月現在の数値。

食品の残留農薬等（ポジティブリスト制度）

平成 18 年 5 月 29 日施行

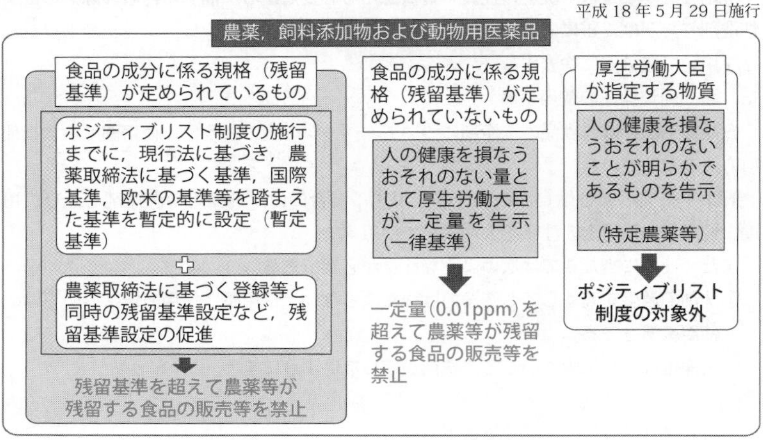

農薬，飼料添加物および動物用医薬品
食品の成分に係る規格（残留基準）が定められているもの
ポジティブリスト制度の施行までに，現行法に基づき，農薬取締法に基づく基準，国際基準，欧米の基準等を踏まえた基準を暫定的に設定（暫定基準）
＋
農薬取締法に基づく登録等と同時の残留基準設定など，残留基準設定の促進
残留基準を超えて農薬等が残留する食品の販売等を禁止
食品の成分に係る規格（残留基準）が定められていないもの
人の健康を損なうおそれのない量として厚生労働大臣が一定量を告示（一律基準）
一定量（0.01ppm）を超えて農薬等が残留する食品の販売等を禁止
厚生労働大臣が指定する物質
人の健康を損なうおそれのないことが明らかであるものを告示
（特定農薬等）
ポジティブリスト制度の対象外

★なお，食品中の残留農薬等については厚生労働省より公表されている。詳細は厚生労働省ホームページ参照。

衛生管理

消毒・殺菌などの用語について

消　毒	人畜に有害な微生物または目的の微生物のみ殺菌すること。滅菌のような無菌状態にはならない。
滅　菌	すべての微生物を殺すか除菌した状態にすること。完全な無菌状態にすること。殺菌と濾過がある。
殺　菌	微生物を死滅させること。
除　菌	微生物を物理的に分別して取り除くこと。

洗浄と消毒

（東京都食品衛生協会編：食品衛生講習会テキスト平成 27 年（東京都）より）

洗浄

（1）洗浄とは

洗浄とは，洗い清めることで，食品の原材料や調理器具，食器などに付着している異物や不潔物あるいは微生物，寄生虫卵などを除去し，常に清潔で衛生的な状態を保つために行う。

（2）洗浄剤

洗浄剤としては，石けん，炭酸ナトリウム，クレンザー，中性洗剤などが使用されている。

洗剤を選ぶときは，洗剤の性質や特徴を知る必要がある。油脂の汚れの除去には中性洗剤，たんぱく質にはアルカリ洗剤が有効であり，デンプンは，ブラシやタワシなどを用いて機械的に除去する。

（3）食品用洗浄剤の使用基準

食品衛生法では，食品の洗浄剤について次ページの表のように，使用濃度および使用方法を定めている。

野菜・果実および飲食器の洗浄に使用する場合には，食品用の洗浄剤を選び，用途，使用量，使用上の注意をよく読んで使用する。

また，使用に当たっては次のような注意が必要である。

①洗剤の濃度を高くしても洗浄力は強くならない。使用量と使用方法については，使用基準を守る。

②洗浄後は十分に水洗いして，洗剤が残らないようにする。

野菜・果実・飲食器の洗浄剤の使用基準

使用濃度		使用方法		
		野菜・果実	洗浄後のすすぎ時間	
脂肪酸系洗浄剤	非脂肪酸系洗浄剤 ※自動食器洗浄機専用の洗浄剤等を除く	溶液中に5分間以上浸してはいけない	野菜・果実	飲食器
			流水で30秒間以上	流水で5秒間以上
界面活性剤として…0.5%以下	界面活性剤として…0.1%以下		溜め水の場合は，水をかえて2回以上すすぐ	

消毒

(1) 消毒とは

消毒とは，物理的あるいは化学的方法により，病原微生物の活性を破壊して感染の危険を除くことで，消毒・滅菌・殺菌を含めて消毒という。

(2) 物理的消毒法

①乾熱消毒

水にぬらして都合の悪いような物の消毒は，乾熱滅菌器で高熱（150～180℃で30分以上）の乾燥した空気で行う。

②煮沸消毒

沸騰した湯の中に入れ，5～30分消毒する方法で，食器具・ふきんなどに適している。

③蒸気消毒

消毒釜を用いて流通蒸気で行う方法と，高圧蒸気で行う方法とがある。前者は，100℃の流通蒸気中で30分～1時間加熱するが，芽胞は死滅しないので，これを死滅させるためには，この消毒を1日1回ずつ3回繰り返す（間欠滅菌）。

高圧にするのは，圧力を加えて温度を高める方法で，2気圧あるいは15ポンド（122.5℃の高温）で15～20分の加熱を行う。この方法によると，一度で芽胞も含めて死滅させることができる。

消毒の方法

対象	方法		備考
食器具 ・金属，合成樹脂，陶磁器，耐熱ガラスなどの食器具，合成樹脂製まな板	煮沸	煮沸消毒器または大型鍋などにより煮沸する。 沸騰してから5分間以上 （100℃　30秒間 90℃以上　5分間以上 75℃以上　15分間以上）	消毒終了後はふきんを使用しないで，余熱で乾燥させる。
		・蒸気消毒器で100℃ 5分間 ・湿熱式食器消毒保管庫で80℃ 20分間以上	
加熱が不適当な食器具 ・漆器，普通ガラス製品，塩化ビニル製品	消毒用アルコール	希釈せず，スプレーするか，清潔なふきんに含ませたもので拭く。 食器などの表面がぬれていると効果がない。	消毒終了後は，清潔なふきんを使用するか，自然乾燥させる。
	次亜塩素酸ナトリウム	200～300倍希釈液（6％）に3分間以上浸漬し，水洗いする。	
まな板	熱湯 日光	熱湯をかけた後，（直射日光で）乾燥する。	包丁傷が多くなったときは，表面を削って平滑にすることが必要である。
	次亜塩素酸ナトリウム	200～300倍希釈液（6％）を表面に塗布し，3分間以上放置した後，水洗いし乾燥する。	
ふきん	日光	洗浄後，直射日光で乾燥する。	
	煮沸 日光	洗剤とともに煮沸し，水洗い後，直射日光で乾燥する。	汚れの多い場合
	次亜塩素酸ナトリウム	洗浄後，200～300倍希釈液（6％）に5分間以上浸漬した後，水洗いし，直射日光で乾燥する。	汚れに応じて10～30分間浸漬すると漂白することもできる。
作業衣 作業帽，前掛	日光	洗濯した後，直射日光で乾燥し，アイロンをかけて仕上げる。	
客用タオル（おしぼり）	蒸気	洗浄後，蒸気消毒器で100℃ 10分間以上	
手指	逆性石けん液	石けんでよく汚れを落とし，よく水洗いしてから，市販の液を0.2％溶液に希釈して，それを4～5滴たらし30秒以上もみ洗いしてから水洗いし，清潔な手ぬぐいまたはペーパータオルで拭く。	石けん分を十分に洗い落としてから使用すること。
	アルコール	75～80％アルコールを脱脂綿に含ませたもので手指を拭く。	

注）1. いずれの場合も，まず洗浄剤で汚れを十分除去してから消毒すること。
2. 消毒薬の使用に当たっては，使用方法および使用上の注意などをよく読んで，使用すること。

衛生管理に関するガイドライン

「大量調理施設衛生管理マニュアル」の改正について（抜粋）

「大量調理施設衛生管理マニュアル」については，「大規模食中毒対策等について」（平成9年3月24日付け衛食第85号（最終改正：平成28年10月6日付け生食発1006第1号）の別添で示している。本年3月の薬事・食品衛生審議会食品衛生分科会食中毒部会（以下「食中毒部会」という。）において，平成28年の食中毒発生状況を報告し，ノロウイルス対策，腸管出血性大腸菌対策等について議論が行われ，食中毒の発生防止対策については，調理従事者等の健康状態確認等の重要性が確認されたところである。毎日の調理従事者の健康状態の確認および記録の実施等について，本マニュアルの一部を別添のとおり改正する。

資料）厚生労働省：「大量調理施設衛生管理マニュアル」の改正について，生食発0616第1号（平成29年6月16日）

「大量調理施設衛生管理マニュアル」に基づく対応について（抜粋）

「大量調理施設衛生管理マニュアル」（平成9年3月24日付け衛食第85号別添）は，平成29年6月16日付けで改正された。調理従事者等の衛生管理については，当該マニュアルⅡの5.（4）⑪では，「食中毒が発生した時の原因究明を確実に行うため，原則として，調理従事者等は当該施設で調理された食品を喫食しないこと。ただし，原因究明に支障を来さないための措置が講じられている場合はこの限りでない。（試食担当者を限定すること等）」としている。当該措置について，調理員が少数であり試食担当者を限定することが困難な施設等においては，試食担当者を限定する場合のほか，記録の確認および必要に応じた検便検査により，調理従事者が体調不良者でないことが確認されている場合も含まれる。

資料）厚生労働省：「大量調理施設衛生管理マニュアル」に基づく対応について，事務連絡（平成29年9月22日）

大量調理施設衛生管理マニュアル

（平成 9 年 3 月 24 日衛食第 85 号別添）
（最終改正：平成 29 年 6 月 16 日付け生食発 0616 第 1 号）

Ⅰ 趣 旨

本マニュアルは，集団給食施設等における食中毒を予防するために，HACCP の概念に基づき，調理過程における重要管理事項として，

①原材料受入れ及び下処理段階における管理を徹底すること。

②加熱調理食品については，中心部まで十分加熱し，食中毒菌等（ウイルスを含む。以下同じ。）を死滅させること。

③加熱調理後の食品及び非加熱調理食品の二次汚染防止を徹底すること。

④食中毒菌が付着した場合に菌の増殖を防ぐため，原材料及び調理後の食品の温度管理を徹底すること。

等を示したものである。

集団給食施設等においては，衛生管理体制を確立し，これらの重要管理事項について，点検・記録を行うとともに，必要な改善措置を講じる必要がある。また，これを遵守するため，更なる衛生知識の普及啓発に努める必要がある。

なお，本マニュアルは同一メニューを 1 回 300 食以上又は 1 日 750 食以上を提供する調理施設に適用する。

Ⅱ 重要管理事項

1. 原材料の受入れ・下処理段階における管理

(1) 原材料については，品名，仕入元の名称及び所在地，生産者（製造又は加工者を含む。）の名称及び所在地，ロットが確認可能な情報（年月日表示又はロット番号）並びに仕入れ年月日を記録し，1 年間保管すること。

(2) 原材料について納入業者が定期的に実施する微生物及び理化学検査の結果を提出させること。その結果については，保健所に相談するなどして，原材料として不適と判断した場合には，納入業者の変更等適切な措置を講じること。検査結果については，1 年間保管すること。

(3) 加熱せずに喫食する食品（牛乳，発酵乳，プリン等容器包装に入れられ，かつ，殺菌された食品を除く。）については，乾物や摂取量が少ない食品も含め，製造加工業者の衛生管理の体制について保健所の監視票，食品等事業者の自主管理記録票等により確認するとともに，製造加工業者が従業者の健康状態の確認等ノロウイルス対策を適切に行っているかを確認すること。

(4) 原材料の納入に際しては調理従事者等が必ず立ち会い，検収場で品質，鮮度，品温（納入業者が運搬の際，別添 1 に従い，適切な温度管理を行っていたかどうかを含む。），異物の混入等につき，点検を行い，その結果を記録すること。

(5) 原材料の納入に際しては，缶詰，乾物，調味料等常温保存可能なものを除き，食肉類，魚介類，野菜類等の生鮮食品については 1 回で使い切る量を調理当日に仕入れるようにすること。

(6) 野菜及び果物を加熱せずに供する場合には，別添 2 に従い，流水（食品製造用水 *[1] として用いるもの。以下同じ。）で十分洗浄し，必要に応じて次亜塩素酸ナトリウム等で殺菌 *[2] し

（別添 1）原材料，製品等の保存温度

食品名	保存温度	食品名	保存温度
穀類加工品（小麦粉，デンプン）	室温	殻付卵	10℃以下
砂糖	室温	液卵	8℃以下
食肉・鯨肉	10℃以下	凍結卵	− 18℃以下
細切した食肉・鯨肉を凍結したものを容器包装に入れたもの	− 15℃以下	乾燥卵	室温
食肉製品	10℃以下	ナッツ類	15℃以下
鯨肉製品	10℃以下	チョコレート	15℃以下
冷凍食肉製品	− 15℃以下	生鮮果実・野菜	10℃前後
冷凍鯨肉製品	− 15℃以下	生鮮魚介類（生食用鮮魚介類を含む。）	5℃以下
ゆでだこ	10℃以下	乳・濃縮乳 脱脂乳 クリーム	10℃以下
冷凍ゆでだこ	− 15℃以下	バター チーズ 練乳	15℃以下
生食用かき	10℃以下	清涼飲料水（食品衛生法の食品，添加物等の規格基準に規定のあるものについては，当該保存基準に従うこと。）	室温
生食用冷凍かき	− 15℃以下		
冷凍食品	− 15℃以下		
魚肉ソーセージ，魚肉ハム及び特殊包装かまぼこ	10℃以下		
冷凍魚肉ねり製品	− 15℃以下		
液状油脂	室温		
固形油脂（ラード，マーガリン，ショートニング，カカオ脂）	10℃以下		

た後，流水で十分すすぎ洗いを行うこと。特に高齢者，若齢者及び抵抗力の弱い者を対象とした食事を提供する施設で，加熱せずに供する場合（表皮を除去する場合を除く。）には，殺菌を行うこと。

注）*[1]従前の「飲用適の水」に同じ。（「食品，添加物等の規格基準」（昭和 34 年厚生省告示第 370 号）の改正により用語のみ読み替えたもの。定義については同告示の「第 1　食品　B　食品一般の製造，加工及び調理基準」を参照のこと。）

*[2]次亜塩素酸ナトリウム溶液又はこれと同等の効果を有する亜塩素酸水（きのこ類を除く），亜塩素酸ナトリウム溶液（生食用野菜に限る。），過酢酸製剤，次亜塩素酸水並びに食品添加物として使用できる有機酸溶液。これらを使用する場合，食品衛生法で規程する「食品，添加物等の規格基準」を遵守すること。

2. 加熱調理食品の加熱温度管理

加熱調理食品は，別添 2 に従い，中心部温度計を用いるなどにより，中心部が 75℃で 1 分間以上（二枚貝等ノロウイルス汚染のおそれのある食品の場合は 85 ～ 90℃で 90 秒間以上）又はこれと同等以上まで加熱されていることを確認するとともに，温度と時間の記録を行うこと。

3. 二次汚染の防止

（1）調理従事者等（食品の盛付け・配膳等，食品に接触する可能性のある者及び臨時職員を含む。以下同じ。）は，次に定める場合には，別添 2 に従い，必ず流水・石けんによる手洗いによりしっかりと 2 回（その他の時には丁寧に 1 回）手指の洗浄及び消毒を行うこと。なお，使い捨て手袋を使用する場合にも，原則として次に定める場合に交換を行うこと。

（別添 2）標準作業書

手洗いマニュアル

1. 水で手をぬらし石けんをつける。
2. 指，腕を洗う。特に，指の間，指先をよく洗う（30 秒程度）。
3. 石けんをよく洗い流す（20 秒程度）。
4. 使い捨てペーパータオル等でふく（タオル等の共用はしないこと）。
5. 消毒用のアルコールをかけて手指によくすりこむ。

（本文のⅡ 3（1）で定める場合には，1 から 3 までの手順を 2 回実施する。）

器具等の洗浄・殺菌マニュアル

1. 調理機械

①機械本体・部品を分解する。なお，分解した部品は床にじか置きしないようにする。
②食品製造用水（40℃程度の微温水が望ましい）で 3 回水洗いする。
③スポンジタワシに中性洗剤又は弱アルカリ性洗剤をつけてよく洗浄する。
④食品製造用水（40℃程度の微温水が望ましい）でよく洗剤を洗い流す。
⑤部品は 80℃で 5 分間以上の加熱又はこれと同等の効果を有する方法で殺菌を行う。
⑥よく乾燥させる。
⑦機械本体・部品を組み立てる。
⑧作業開始前に 70%アルコール噴霧又はこれと同等の効果を有する方法で殺菌を行う。

2. 調理台

①調理台周辺の片づけを行う。
②食品製造用水（40℃程度の微温水が望ましい）で 3 回水洗いする。
③スポンジタワシに中性洗剤又は弱アルカリ性洗剤をつけてよく洗浄する。
④食品製造用水（40℃程度の微温水が望ましい）でよく洗剤を洗い流す。
⑤よく乾燥させる。
⑥ 70%アルコール噴霧又はこれと同等の効果を有する方法 *1 で殺菌を行う。
⑦作業開始前に⑥と同様の方法で殺菌を行う。

3. まな板，包丁，へら等

①食品製造用水（40℃程度の微温水が望ましい）で 3 回水洗いする。
②スポンジタワシに中性洗剤又は弱アルカリ性洗剤をつけてよく洗浄する。
③食品製造用水（40℃程度の微温水が望ましい）でよく洗剤を洗い流す。
④ 80℃で 5 分間以上の加熱又はこれと同等の効果を有する方法で *2 殺菌を行う。
⑤よく乾燥させる。
⑥清潔な保管庫にて保管する。

4. ふきん，タオル等

①食品製造用水（40℃程度の微温水が望ましい）で 3 回水洗いする。
②中性洗剤又は弱アルカリ性洗剤をつけてよく洗浄する。
③食品製造用水（40℃程度の微温水が望ましい）でよく洗剤を洗い流す。
④ 100℃で 5 分間以上煮沸殺菌を行う。
⑤清潔な場所で乾燥，保管する。

注）*1 塩素系消毒剤（次亜塩素酸ナトリウム，亜塩素酸水，次亜塩素酸水等）やエタノール系消毒剤には，ノロウイルスに対する不活化効果を期待できるものがある。使用する場合，濃度・方法等，製品の指示を守って使用すること。浸漬により使用することが望ましいが，浸漬が困難な場合にあっては，不織布等に十分浸み込ませて清拭すること。
（参考文献）「平成 27 年度ノロウイルスの不活化条件に関する調査報告書」（https://www. mhlw. go. jp/file/06-Seisakujouhou-11130500-Shokuhinanzenbu/0000125854.pdf）

*2 大型のまな板やざる等，十分な洗浄が困難な器具については，亜塩素酸水又は次亜塩素酸ナトリウム等の塩素系消毒剤に浸漬するなどして消毒を行うこと。

原材料等の保管管理マニュアル

1. 野菜・果物 *[3]

①衛生害虫，異物混入，腐敗・異臭等がないか点検する。異常品は返品又は使用禁止とする。
②各材料ごとに，50g 程度ずつ清潔な容器（ビニール袋等）に密封して入れ，－20℃以下で２週間以上保存する（検食用）。
③専用の清潔な容器に入れ替えるなどして，10℃前後で保存する（冷凍野菜は－15℃以下）。
④流水で３回以上水洗いする。
⑤中性洗剤で洗う。
⑥流水で十分すすぎ洗いする。
⑦必要に応じて，次亜塩素酸ナトリウム等 *[4] で殺菌 *[5] した後，流水で十分すすぎ洗いする。
⑧水切りする。
⑨専用のまな板，包丁でカットする。
⑩清潔な容器に入れる。
⑪清潔なシートで覆い（容器がふた付きの場合を除く），調理まで 30 分以上を要する場合には，10℃以下で冷蔵保存する。

注）*[3]表面の汚れが除去され，分割・細切されずに皮付きで提供されるみかん等の果物にあっては，③から⑧までを省略して差し支えない。

*[4]次亜塩素酸ナトリウム溶液（200mg/Lで５分間又は100mg/Lで10分間）又はこれと同等の効果を有する亜塩素酸水（きのこ類を除く。），亜塩素酸ナトリウム溶液（生食用野菜に限る。），次亜塩素酸水並びに食品添加物として使用できる有機酸溶液。

*[5]高齢者，若齢者及び抵抗力の弱い者を対象とした食事を提供する施設で，加熱せずに供する場合（表皮を除去する場合を除く。）には，殺菌を行うこと。

2. 魚介類，食肉類

①衛生害虫，異物混入，腐敗・異臭等がないか点検する。異常品は返品又は使用禁止とする。
②各材料ごとに，50g 程度ずつ清潔な容器（ビニール袋等）に密封して入れ，－20℃以下で２週間以上保存する（検食用）。
③専用の清潔な容器に入れ替えるなどして，食肉類については 10℃以下，魚介類については５℃以下で保存する（冷凍で保存するものは－15℃以下）。
④必要に応じて，次亜塩素酸ナトリウム等 *[6] で殺菌した後，流水で十分すすぎ洗いする。
⑤専用のまな板，包丁でカットする。
⑥速やかに調理へ移行させる。

注）*[6]次亜塩素酸ナトリウム溶液（200mg/L で５分間又は 100mg/L で 10 分間）又はこれと同等の効果を有する亜塩素酸水，亜塩素酸ナトリウム溶液（魚介類を除く。），過酢酸製剤（魚介類を除く。），次亜塩素酸水，次亜臭素酸水（魚介類を除く。）並びに食品添加物として使用できる有機酸溶液。これらを使用する場合，食品衛生法で規程する「食品，添加物等の規格基準」を遵守すること。

加熱調理食品の中心温度及び加熱時間の記録マニュアル

1. 揚げ物

①油温が設定した温度以上になったことを確認する。
②調理を開始した時間を記録する。
③調理の途中で適当な時間を見はからって食品の中心温度を校正された温度計で３点以上測定し，全ての点において 75℃以上に達していた場合には，それぞれの中心温度を記録するとともに，その時点からさらに１分以上加熱を続ける（二枚貝等ノロウイルス汚染のおそれのある食品の場合は 85 ～ 90℃で 90 秒間以上）。
④最終的な加熱処理時間を記録する。
⑤なお，複数回同一の作業を繰り返す場合には，油温が設定した温度以上であることを確認・記録し，①～④で設定した条件に基づき，加熱処理を行う。油温が設定した温度以上に達していない場合には，油温を上昇させるため必要な措置を講ずる。

2. 焼き物及び蒸し物

①調理を開始した時間を記録する。

②調理の途中で適当な時間を見はからって食品の中心温度を校正された温度計で3点以上測定し，全ての点において75℃以上に達していた場合には，それぞれの中心温度を記録するとともに，その時点からさらに1分以上加熱を続ける（二枚貝等ノロウイルス汚染のおそれのある食品の場合は85～90℃で90秒間以上）。

③最終的な加熱処理時間を記録する。

④なお，複数回同一の作業を繰り返す場合には，①～③で設定した条件に基づき，加熱処理を行う。この場合，中心温度の測定は，最も熱が通りにくいと考えられる場所の1点のみでもよい。

3. 煮物及び炒め物

調理の順序は食肉類の加熱を優先すること。食肉類，魚介類，野菜類の冷凍品を使用する場合には，十分解凍してから調理を行うこと。

①調理の途中で適当な時間を見はからって，最も熱が通りにくい具材を選び，食品の中心温度を校正された温度計で3点以上（煮物の場合は1点以上）測定し，全ての点において75℃以上に達していた場合には，それぞれの中心温度を記録するとともに，その時点からさらに1分以上加熱を続ける（二枚貝等ノロウイルス汚染のおそれのある食品の場合は85～90℃で90秒間以上）。

なお，中心温度を測定できるような具材がない場合には，調理釜の中心付近の温度を3点以上（煮物の場合は1点以上）測定する。

②複数回同一の作業を繰り返す場合にも，同様に点検・記録を行う。

---

①作業開始前及び用便後

②汚染作業区域から非汚染作業区域に移動する場合

③食品に直接触れる作業にあたる直前

④生の食肉類，魚介類，卵殻等微生物の汚染源となるおそれのある食品等に触れた後，他の食品や器具等に触れる場合

⑤配膳の前

(2) 原材料は，隔壁等で他の場所から区分された専用の保管場に保管設備を設け，食肉類，魚介類，野菜類等，食材の分類ごとに区分して保管すること。

この場合，専用の衛生的なふた付き容器に入れ替えるなどにより，原材料の包装の汚染を保管設備に持ち込まないようにするとともに，原材料の相互汚染を防ぐこと。

(3) 下処理は汚染作業区域で確実に行い，非汚染作業区域を汚染しないようにすること。

(4) 包丁，まな板などの器具，容器等は用途別及び食品別（下処理用にあっては，魚介類用，食肉類用，野菜類用の別，調理用にあっては，加熱調理済み食品用，生食野菜用，生食魚介類用の別）にそれぞれ専用のものを用意し，混同しないようにして使用すること。

(5) 器具，容器等の使用後は，別添2に従い，全面を流水で洗浄し，さらに80℃，5分間以上の加熱又はこれと同等の効果を有する方法*3で十分殺菌した後，乾燥させ，清潔な保管庫を用いるなどして衛生的に保管すること。

なお，調理場内における器具，容器等の使用後の洗浄・殺菌は，原則として全ての食品が調理場から搬出された後に行うこと。

また，器具，容器等の使用中も必要に応じ，同様の方法で熱湯殺菌を行うなど，衛生的に使用すること。この場

合，洗浄水等が飛散しないように行うこと。なお，原材料用に使用した器具，容器等をそのまま調理後の食品用に使用するようなことは，けっして行わないこと。

(6) まな板，ざる，木製の器具は汚染が残存する可能性が高いので，特に十分な殺菌 *4 に留意すること。なお，木製の器具は極力使用を控えることが望ましい。

(7) フードカッター，野菜切り機等の調理機械は，最低 1 日 1 回以上，分解して洗浄・殺菌 *5 した後，乾燥させること。

(8) シンクは原則として用途別に相互汚染しないように設置すること。特に，加熱調理用食材，非加熱調理用食材，器具の洗浄等に用いるシンクを必ず別に設置すること。また，二次汚染を防止するため，洗浄・殺菌 *5 し，清潔に保つこと。

(9) 食品並びに移動性の器具及び容器の取り扱いは，床面からの跳ね水等による汚染を防止するため，床面から 60cm 以上の場所で行うこと。ただし，跳ね水等からの直接汚染が防止できる食缶等で食品を取り扱う場合には，30cm以上の台にのせて行うこと。

(10) 加熱調理後の食品の冷却，非加熱調理食品の下処理後における調理場等での一時保管等は，他からの二次汚染を防止するため，清潔な場所で行うこと。

(11) 調理終了後の食品は衛生的な容器にふたをして保存し，他からの二次汚染を防止すること。

(12) 使用水は飲用適の水を用いること。また，使用水は，色，濁り，におい，異物のほか，貯水槽を設置している場合や井戸水等を殺菌・ろ過して使用する場合には，遊離残留塩素が 0.1mg/L 以上であることを始業前及び調理作業終了後に毎日検査し，記録すること。

注）*3 塩素系消毒剤（次亜塩素酸ナトリウム，亜塩素酸水，次亜塩素酸水等）やエタノール系消毒剤には，ノロウイルスに対する不活化効果を期待できるものがある。使用する場合，濃度・方法等，製品の指示を守って使用すること。浸漬により使用することが望ましいが，浸漬が困難な場合にあっては，不織布等に十分浸み込ませて清拭すること。

（参考文献）「平成 27 年度ノロウイルスの不活化条件に関する調査報告書」（https://www. mhlw. go. jp/file/06-Seisakujouhou-11130500-Shokuhinanzenbu/0000125854.pdf）

*4 大型のまな板やざる等，十分な洗浄が困難な器具については，亜塩素酸水又は次亜塩素酸ナトリウム等の塩素系消毒剤に浸漬するなどして消毒を行うこと。

*5 80℃で 5 分間以上の加熱又はこれと同等の効果を有する方法（*3 参照）。

4. 原材料及び調理済み食品の温度管理

(1) 原材料は，別添 1 に従い，戸棚，冷凍又は冷蔵設備に適切な温度で保存すること。また，原材料搬入時の時刻，室温及び冷凍又は冷蔵設備内温度を記録すること。

(2) 冷凍又は冷蔵設備から出した原材料は，速やかに下処理，調理を行うこと。非加熱で供される食品については，下処理後速やかに調理に移行すること。

(3) 調理後直ちに提供される食品以外の食品は，食中毒菌の増殖を抑制するために，10℃以下又は 65℃以上で管理することが必要である（別添3参照）。

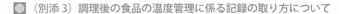

（別添 3）調理後の食品の温度管理に係る記録の取り方について

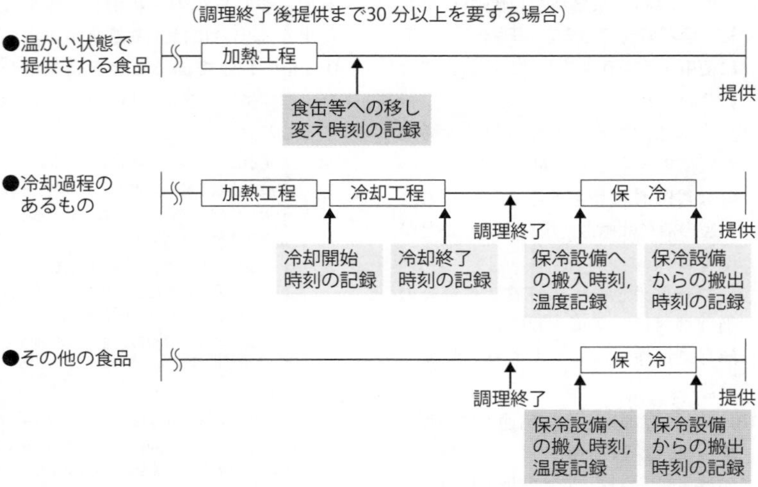

①加熱調理後，食品を冷却する場合には，食中毒菌の発育至適温度帯（約20℃～50℃）の時間を可能な限り短くするため，冷却機を用いたり，清潔な場所で衛生的な容器に小分けするなどして，30 分以内に中心温度を 20℃付近（又は 60 分以内に中心温度を 10℃付近）まで下げるよう工夫すること。

この場合，冷却開始時刻，冷却終了時刻を記録すること。

②調理が終了した食品は速やかに提供できるよう工夫すること。

調理終了後 30 分以内に提供できるものについては，調理終了時刻を記録すること。また，調理終了後提供まで 30 分以上を要する場合は次のア及びイによること。

ア　温かい状態で提供される食品については，調理終了後速やかに保温食缶等に移し保存すること。この場合，食缶等へ移し替えた時刻を記録すること。

イ　その他の食品については，調理終了後提供まで 10℃以下で保存すること。

この場合，保冷設備への搬入時刻，保冷設備内温度及び保冷設備からの搬出時刻を記録すること。

③配送過程においては保冷又は保温設備のある運搬車を用いるなど，10℃以下又は 65℃以上の適切な温度管理を行い配送し，配送時刻の記録を行うこと。

また，65℃以上で提供される食品以外の食品については，保冷設備への搬入時刻及び保冷設備内温度の記録を行うこと。

④共同調理施設等で調理された食品を受け入れ，提供する施設においても，温かい状態で提供される食品以外の食品であって，提供まで 30 分

以上を要する場合は提供まで10℃以下で保存すること。

この場合，保冷設備への搬入時刻，保冷設備内温度及び保冷設備からの搬出時刻を記録すること。

(4) 調理後の食品は，調理終了後から2時間以内に喫食することが望ましい。

5. その他

(1) 施設設備の構造

①隔壁等により，汚水溜，動物飼育場，廃棄物集積場等不潔な場所から完全に区別されていること。

②施設の出入口及び窓は極力閉めておくとともに，外部に開放される部分には網戸，エアカーテン，自動ドア等を設置し，ねずみや昆虫の侵入を防止すること。

③食品の各調理過程ごとに，汚染作業区域（検収場，原材料の保管場，下処理場），非汚染作業区域（さらに準清潔作業区域（調理場）と清潔作業区域（放冷・調製場，製品の保管場）に区分される。）を明確に区別すること。なお，各区域を固定し，それぞれを壁で区画する，床面を色別する，境界にテープをはる等により明確に区画することが望ましい。

④手洗い設備，履き物の消毒設備（履き物の交換が困難な場合に限る。）は，各作業区域の入り口手前に設置すること。

なお，手洗い設備は，感知式の設備等で，コック，ハンドル等を直接手で操作しない構造のものが望ましい。

⑤器具，容器等は，作業動線を考慮し，予め適切な場所に適切な数を配置しておくこと。

⑥床面に水を使用する部分にあっては，適当な勾配（100分の2程度）及び排水溝（100分の2から4程度の勾配を有するもの）を設けるなど排水が容易に行える構造であること。

⑦シンク等の排水口は排水が飛散しない構造であること。

⑧全ての移動性の器具，容器等を衛生的に保管するため，外部から汚染されない構造の保管設備を設けること。

⑨便所等

ア　便所，休憩室及び更衣室は，隔壁により食品を取り扱う場所と必ず区分されていること。なお，調理場等から3m以上離れた場所に設けられていることが望ましい。

イ　便所には，専用の手洗い設備，専用の履き物が備えられていること。また，便所は，調理従事者等専用のものが設けられていることが望ましい。

⑩その他

施設は，ドライシステム化を積極的に図ることが望ましい。

(2) 施設設備の管理

①施設・設備は必要に応じて補修を行い，施設の床面（排水溝を含む。），内壁のうち床面から1mまでの部分及び手指の触れる場所は1日に1回以上，施設の天井及び内壁のうち床面から1m以上の部分は1月に1回以上清掃し，必要に応じて，洗浄・消毒を行うこと。施設の清掃は全ての食品が調理場内から完全に搬出された後に行うこと。

②施設におけるねずみ，昆虫等の発生

状況を1月に1回以上巡回点検するとともに，ねずみ，昆虫の駆除を半年に1回以上（発生を確認した時にはその都度）実施し，その実施記録を1年間保管すること。また，施設及びその周囲は，維持管理を適切に行うことにより，常に良好な状態に保ち，ねずみや昆虫の繁殖場所の排除に努めること。

なお，殺そ剤又は殺虫剤を使用する場合には，食品を汚染しないようその取扱いに十分注意すること。

③施設は，衛生的な管理に努め，みだりに部外者を立ち入らせたり，調理作業に不必要な物品等を置いたりしないこと。

④原材料を配送用包装のまま非汚染作業区域に持ち込まないこと。

⑤施設は十分な換気を行い，高温多湿を避けること。調理場は湿度80％以下，温度は25℃以下に保つことが望ましい。

⑥手洗い設備には，手洗いに適当な石けん，爪ブラシ，ペーパータオル，殺菌液等を定期的に補充し，常に使用できる状態にしておくこと。

⑦水道事業により供給される水以外の井戸水等の水を使用する場合には，公的検査機関，厚生労働大臣の登録検査機関等に依頼して，年2回以上水質検査を行うこと。検査の結果，飲用不適とされた場合は，直ちに保健所長の指示を受け，適切な措置を講じること。なお，検査結果は1年間保管すること。

⑧貯水槽は清潔を保持するため，専門の業者に委託して，年1回以上清掃すること。

なお，清掃した証明書は1年間保管すること。

⑨便所については，業務開始前，業務中及び業務終了後等定期的に清掃及び殺菌剤による消毒を行って衛生的に保つこと*6。

⑩施設（客席等の飲食施設，ロビー等の共用施設を含む。）において利用者等が嘔吐した場合には，殺菌剤を用いて迅速かつ適切に嘔吐物の処理を行うこと*により，利用者及び調理従事者等へのノロウイルス感染及び施設の汚染防止に努めること。

注＊6 ノロウイルスに関するQ&A（厚生労働省）を参照のこと。

(3) 検食の保存

検食は，原材料及び調理済み食品を食品ごとに50g程度ずつ清潔な容器（ビニール袋等）に入れ，密封し，－20℃以下で2週間以上保存すること。

なお，原材料は，特に，洗浄・殺菌等を行わず，購入した状態で，調理済み食品は配膳後の状態で保存すること。

(4) 調理従事者等の衛生管理

①調理従事者等は，便所及び風呂等における衛生的な生活環境を確保すること。また，ノロウイルスの流行期には十分に加熱された食品を摂取する等により感染防止に努め，徹底した手洗いの励行を行うなど自らが施設や食品の汚染の原因とならないように措置するとともに，体調に留意し，健康な状態を保つよう努めること。

②調理従事者等は，毎日作業開始前に自らの健康状態を衛生管理者に報告し，衛生管理者はその結果を記録すること。

③調理従事者等は臨時職員も含め，定

期的な健康診断及び月に１回以上の検便を受けること。検便検査*7には，腸管出血性大腸菌の検査を含めることとし，10月から３月までの間には月に１回以上又は必要に応じて*8ノロウイルスの検便検査に努めること。

④ノロウイルスの無症状病原体保有者であることが判明した調理従事者等は，検便検査においてノロウイルスを保有していないことが確認されるまでの間，食品に直接触れる調理作業を控えるなど適切な措置をとることが望ましいこと。

⑤調理従事者等は下痢，嘔吐，発熱などの症状があった時，手指等に化膿創があった時は調理作業に従事しないこと。

⑥下痢又は嘔吐等の症状がある調理従事者等については，直ちに医療機関を受診し，感染性疾患の有無を確認すること。ノロウイルスを原因とする感染性疾患による症状と診断された調理従事者等は，リアルタイムPCR法等の高感度の検便検査においてノロウイルスを保有していないことが確認されるまでの間，食品に直接触れる調理作業を控えるなど適切な処置をとることが望ましいこと。

⑦調理従事者等が着用する帽子，外衣は毎日専用で清潔なものに交換すること。

⑧下処理場から調理場への移動の際には，外衣，履き物の交換等を行うこと。（履き物の交換が困難な場合には履き物の消毒を必ず行うこと。）

⑨便所には，調理作業時に着用する外衣，帽子，履き物のまま入らないこと。

⑩調理，点検に従事しない者が，やむを得ず，調理施設に立ち入る場合には，専用の清潔な帽子，外衣及び履き物を着用させ，手洗い及び手指の消毒を行わせること。

⑪食中毒が発生した時の原因究明を確実に行うため，原則として，調理従事者等は当該施設で調理された食品を喫食しないこと。

ただし，原因究明に支障を来さないための措置が講じられている場合はこの限りでない。（試食担当者を限定すること等）*9

注*7 ノロウイルスの検査に当たっては，遺伝子型によらず，概ね便1g当たり10^5オーダーのノロウイルスを検出できる検査法を用いることが望ましい。ただし，検査結果が陰性であっても検査感度によりノロウイルスを保有している可能性を踏まえた衛生管理が必要である。

*8 ノロウイルスの検便検査の実施に当たっては，調理従事者の健康確認の補完手段とする場合，家族等に感染性胃腸炎が疑われる有症者がいる場合，病原微生物検出情報においてノロウイルスの検出状況が増加している場合などの各食品等事業者の事情に応じ判断すること。

*9 当該措置について，調理員が少数であり試食担当者を限定することが困難な施設においては，試食担当者を限定する場合のほか，記録の確認及び必要に応じた検便検査により，調理従事者が体調不良者でないことが確認されている場合も含まれることとして差し支えない。（厚生労働省：食品衛生担当課宛事務連絡，平成29年９月22日）

(5) その他

①加熱調理食品にトッピングする非加熱調理食品は，直接喫食する非加熱調理食品と同様の衛生管理を行い，トッピングする時期は提供までの時間が極力短くなるようにすること。

②廃棄物（調理施設内で生じた廃棄物

及び返却された残渣をいう）の管理は，次のように行うこと。

ア　廃棄物容器は，汚臭，汚液がもれないように管理するとともに，作業終了後は速やかに清掃し，衛生上支障のないように保持すること。

イ　返却された残渣は非汚染作業区域に持ち込まないこと。

ウ　廃棄物は，適宜集積場に搬出し，作業場に放置しないこと。

エ　廃棄物集積場は,廃棄物の搬出後清掃するなど,周囲の環境に悪影響を及ぼさないよう管理すること。

Ⅲ　衛生管理体制

1．衛生管理体制の確立

(1) 調理施設の経営者又は学校長等施設の運営管理責任者（以下「責任者」という。）は，施設の衛生管理に関する責任者（以下「衛生管理者」という。）を指名すること。

なお，共同調理施設等で調理された食品を受け入れ，提供する施設においても，衛生管理者を指名すること。

(2) 責任者は，日頃から食材の納入業者についての情報の収集に努め，品質管理の確かな業者から食材を購入すること。また，継続的に購入する場合は，配送中の保存温度の徹底を指示するほか，納入業者が定期的に行う原材料の微生物検査等の結果の提出を求めること。

(3) 責任者は，衛生管理者に別紙点検表に基づく点検作業を行わせるとともに，そのつど点検結果を報告させ，適切に点検が行われたことを確認すること。点検結果については，1年間保管すること。

(4) 責任者は，点検の結果，衛生管理者から改善不能な異常の発生の報告を受けた場合，食材の返品，メニューの一部削除，調理済み食品の回収等必要な措置を講ずること。

(5) 責任者は，点検の結果，改善に時間を要する事態が生じた場合，必要な応急処置を講じるとともに，計画的に改善を行うこと。

(6) 責任者は，衛生管理者及び調理従事者等に対して衛生管理及び食中毒防止に関する研修に参加させるなど必要な知識・技術の周知徹底を図ること。

(7) 責任者は，調理従事者等を含め職員の健康管理及び健康状態の確認を組織的・継続的に行い，調理従事者等の感染及び調理従事者等からの施設汚染の防止に努めること。

(8) 責任者は，衛生管理者に毎日作業開始前に，各調理従事者等の健康状態を確認させ，その結果を記録させること。

(9) 責任者は，調理従事者等に定期的な健康診断及び月に1回以上の検便を受けさせること。検便検査には，腸管出血性大腸菌の検査を含めることとし，10月から3月までの間には月に1回以上又は必要に応じてノロウイルスの検便検査を受けさせるよう努めること。

(10) 責任者は，ノロウイルスの無症状病原体保有者であることが判明した調理従事者等を，検便検査においてノロウイルスを保有していないことが確認されるまでの間，食品に直接触れる調理作業を控えさせるなど適切な措置をとることが望ましいこと。

(11) 責任者は，調理従事者等が下痢,嘔吐，発熱などの症状があった時，手指等に化膿創があった時は調理作業に従事させないこと。

(12) 責任者は，下痢又は嘔吐等の症状がある調理従事者等について，直ちに医療機関を受診させ，感染性疾患の有無を確認すること。ノロウイルスを原因とする感染性疾患による症状と診断された調理従事者等は，リアルタイムPCR法等の高感度の検便検査においてノロウイルスを保有していないことが確認されるまでの間，食品に直接触れる調理作業を控えさせるなど適切な処置をとることが望ましいこと。

(13) 責任者は，調理従事者等について，ノロウイルスにより発症した調理従事者等と一緒に感染の原因と考えられる食事を喫食するなど，同一の感染機会があった可能性がある調理従事者等について速やかにノロウイルスの検便検査を実施し，検査の結果ノロウイルスを保有していないことが確認されるまでの間，調理に直接従事することを控えさせる等の手段を講じることが望ましいこと。

(14) 献立の作成に当たっては，施設の人員等の能力に余裕を持った献立作成を行うこと。

(15) 献立ごとの調理工程表の作成に当たっては，次の事項に留意すること。

ア　調理従事者等の汚染作業区域から非汚染作業区域への移動を極力行わないようにすること。

イ　調理従事者等の一日ごとの作業の分業化を図ることが望ましいこと。

ウ　調理終了後速やかに喫食されるよう工夫すること。

また，衛生管理者は調理工程表に基づき，調理従事者等と作業分担等について事前に十分な打合せを行うこと。

(16) 施設の衛生管理全般について，専門的な知識を有する者から定期的な指導，助言を受けることが望ましい。また，従事者の健康管理については，労働安全衛生法等関係法令に基づき産業医等から定期的な指導，助言を受けること。

(17) 高齢者や乳幼児が利用する施設等においては，平常時から施設長を責任者とする危機管理体制を整備し，感染拡大防止のための組織対応を文書化するとともに，具体的な対応訓練を行っておくことが望ましいこと。また，従業員あるいは利用者において下痢・嘔吐症の発生を迅速に把握するために，定常的に有症状者数を調査・監視することが望ましいこと。

（別紙）調理施設の点検表

年　月　日

責任者	衛生管理者

1．毎日点検

	点検項目	点検結果
1	施設へのねずみや昆虫の侵入を防止するための設備に不備はありませんか。	
2	施設の清掃は，全ての食品が調理場内から完全に搬出された後，適切に実施されましたか。（床面，内壁のうち床面から１m以内の部分及び手指の触れる場所）	
3	施設に部外者が入ったり，調理作業に不必要な物品が置かれていたりしませんか。	
4	施設は十分な換気が行われ，高温多湿が避けられていますか。	
5	手洗い設備の石けん，爪ブラシ，ペーパータオル，殺菌液は適切ですか。	

2．１か月ごとの点検

1	巡回点検の結果，ねずみや昆虫の発生はありませんか。	
2	ねずみや昆虫の駆除は半年以内に実施され，その記録が１年以上保存されていますか。	
3	汚染作業区域と非汚染作業区域が明確に区別されていますか。	
4	各作業区域の入り口手前に手洗い設備，履き物の消毒設備（履き物の交換が困難な場合に限る）が設置されていますか。	
5	シンクは用途別に相互汚染しないように設置されていますか。	
	加熱調理用食材，非加熱調理用食材，器具の洗浄等を行うシンクは別に設置されていますか。	
6	シンク等の排水口は排水が飛散しない構造になっていますか。	
7	全ての移動性の器具，容器等を衛生的に保管するための設備が設けられていますか。	
8	便所には，専用の手洗い設備，専用の履き物が備えられていますか。	
9	施設の清掃は，全ての食品が調理場内から完全に排出された後，適切に実施されましたか。（天井，内壁のうち床面から１m以上の部分）	

3．３か月ごとの点検

1	施設は隔壁等により，不潔な場所から完全に区別されていますか。	
2	施設の床面は排水が容易に行える構造になっていますか。	
3	便所，休憩室及び更衣室は，隔壁により食品を取り扱う場所と区分されていますか。	

〈改善を行った点〉
〈計画的に改善すべき点〉

（別紙）従事者等の衛生管理点検表

年　月　日

責任者	衛生管理者

氏　名	下痢	嘔吐	発熱等	化膿創	服装	帽子	毛髪	履き物	爪	指輪等	手洗い

	点検項目		点検結果
1	健康診断，検便検査の結果に異常はありませんか。		
2	下痢，嘔吐，発熱などの症状はありませんか。		
3	手指や顔面に化膿創がありませんか。		
4	着用する外衣，帽子は毎日専用で清潔のものに交換されていますか。		
5	毛髪が帽子から出ていませんか。		
6	作業場専用の履き物を使っていますか。		
7	爪は短く切っていますか。		
8	指輪やマニキュアをしていませんか。		
9	手洗いを適切な時期に適切な方法で行っていますか。		
10	下処理から調理場への移動の際には外衣，履き物の交換（履き物の交換が困難な場合には，履き物の消毒）が行われていますか。		
11	便所には，調理作業時に着用する外衣，帽子，履き物のまま入らないようにしていますか。		
12	調理，点検に従事しない者が，やむを得ず，調理施設に立ち入る場合には，専用の清潔な帽子，外衣及び履き物を着用させ，手洗い及び手指の消毒を行わせましたか。	立ち入った者	点検結果

〈改善を行った点〉
〈計画的に改善すべき点〉

（別紙）原材料の取扱い等点検表

年　月　日

責任者	衛生管理者

① 原材料の取扱い（毎日点検）

	点検項目	点検結果
1	原材料の納入に際しては調理従事者等が立ち会いましたか。	
	検収場で原材料の品質，鮮度，品温，異物の混入等について点検を行いましたか。	
2	原材料の納入に際し，生鮮食品については，１回で使い切る量を調理当日に仕入れましたか。	
3	原材料は分類ごとに区分して，原材料専用の保管場に保管設備を設け，適切な温度で保管されていますか。	
	原材料の搬入時の時刻及び温度の記録がされていますか。	
4	原材料の包装の汚染を保管設備に持ち込まないようにしていますか。	
	保管設備内での原材料の相互汚染が防がれていますか。	
5	原材料を配送用包装のまま非汚染作業区域に持ち込んでいませんか。	

② 原材料の取扱い（月１回点検）

	点検項目	点検結果
	原材料について納入業者が定期的に実施する検査結果の提出が最近１か月以内にありましたか。	
	検査結果は１年間保管されていますか。	

③ 検食の保存

	点検項目	点検結果
	検食は，原材料（購入した状態のもの）及び調理済み食品を食品ごとに 50g 程度ずつ清潔な容器に密封して入れ，−20℃以下で２週間以上保存されていますか。	

〈改善を行った点〉

〈計画的に改善すべき点〉

（別紙）検収の記録簿

年　月　日

責任者	衛生管理者

納品の時刻	納入業者名	品目名	生産地	期限表示	数量	鮮度	包装	品温	異物
：									
：									
：									
：									
：									
：									
：									
：									
：									
：									
：									

〈進言事項〉

（別紙）調理器具等及び使用水の点検表

年　月　日

責任者	衛生管理者

① 調理器具，容器等の点検表

	点検項目	点検結果
1	包丁，まな板等の調理器具は用途別及び食品別に用意し，混同しないように使用されていますか。	
2	調理器具，容器等は作業動線を考慮し，予め適切な場所に適切な数が配置されていますか。	
3	調理器具，容器等は使用後（必要に応じて使用中）に洗浄・殺菌し，乾燥されていますか。	
4	調理場内における器具，容器等の洗浄・殺菌は，全ての食品が調理場から搬出された後，行っていますか。（使用中等やむをえない場合は，洗浄水等が飛散しないように行うこと。）	
5	調理機械は，最低１日１回以上，分解して洗浄・消毒し，乾燥されていますか。	
6	全ての調理器具，容器等は衛生的に保管されていますか。	

② 使用水の点検表

採取場所	採取時期	色	濁り	臭い	異物	残留塩素濃度
						mg/L
						mg/L
						mg/L
						mg/L

③ 井戸水，貯水槽の点検表（月１回点検）

	点検項目	点検結果
1	水道事業により供給される水以外の井戸水等の水を使用している場合には，半年以内に水質検査が実施されていますか。	
	検査結果は１年間保管されていますか。	
2	貯水槽は清潔を保持するため，１年以内に清掃が実施されていますか。	
	清掃した証明書は１年間保管されていますか。	

〈改善を行った点〉
〈計画的に改善すべき点〉

（別紙）調理等における点検表

年　月　日

責任者	衛生管理者

① 下処理・調理中の取扱い

	点検項目	点検結果
1	非汚染作業区域内に汚染を持ち込まないよう，下処理を確実に実施していますか。	
2	冷凍又は冷蔵設備から出した原材料は速やかに下処理，調理に移行させていますか。	
	非加熱で供される食品は下処理後速やかに調理に移行していますか。	
3	野菜及び果物を加熱せずに供する場合には，適切な洗浄（必要に応じて殺菌）を実施していますか。	
4	加熱調理食品は中心部が十分〔75℃で１分間以上（二枚貝等ノロウイルス汚染のおそれのある食品の場合は85～90℃で90秒間以上）等〕加熱されていますか。	
5	食品及び移動性の調理器具並びに容器の取扱いは床面から60cm以上の場所で行われていますか。（ただし，跳ね水等からの直接汚染が防止できる食缶等で食品を取り扱う場合には，30cm以上の台にのせて行うこと。）	
6	加熱調理後の食品の冷却，非加熱調理食品の下処理後における調理場等での一時保管等は清潔な場所で行われていますか。	
7	加熱調理食品にトッピングする非加熱調理食品は，直接喫食する非加熱調理食品と同様の衛生管理を行い，トッピングする時期は提供までの時間が極力短くなるようにしていますか。	

② 調理後の取扱い

	点検項目	点検結果
1	加熱調理後，食品を冷却する場合には，速やかに中心温度を下げる工夫がされていますか。	
2	調理後の食品は，他からの二次汚染を防止するため，衛生的な容器にふたをして保存していますか。	
3	調理後の食品は適切に温度管理（冷却過程の温度管理を含む。）を行い，必要な時刻及び温度が記録されていますか。	
4	配送過程があるものは保冷又は保温設備のある運搬車を用いるなどにより，適切な温度管理を行い，必要な時間及び温度等が記録されていますか。	
5	調理後の食品は２時間以内に喫食されていますか。	

③ 廃棄物の取扱い

	点検項目	点検結果
1	廃棄物容器は，汚臭，汚液がもれないように管理するとともに，作業終了後は速やかに清掃し，衛生上支障のないように保持されていますか。	
2	返却された残渣は，非汚染作業区域に持ち込まれていませんか。	
3	廃棄物は，適宜集積場に搬出し，作業場に放置されていませんか。	
4	廃棄物集積場は，廃棄物の搬出後清掃するなど，周囲の環境に悪影響を及ぼさないよう管理されていますか。	

〈改善を行った点〉
〈計画的に改善すべき点〉

（別紙）食品保管時の記録簿

年　月　日

責任者	衛生管理者

① 原材料保管時

品目名	搬入時刻	搬入時設備内（室内）温度	品目名	搬入時刻	搬入時設備内（室内）温度

② 調理終了後30分以内に提供される食品

品目名	調理終了時刻	品目名	調理終了時刻

③ 調理終了後30分以上に提供される食品

ア 温かい状態で提供される食品

品目名	食缶等への移し替え時刻

イ 加熱後冷却する食品

品目名	冷却開始時刻	冷却終了時刻	保冷設備への搬入時刻	保冷設備内温度	保冷設備からの搬出時刻

ウ その他の食品

品目名	保冷設備への搬入時刻	保冷設備内温度	保冷設備からの搬出時刻

〈進言事項〉

（別紙）食品の加熱加工の記録簿

年　月　日

責任者	衛生管理者

品目名	No.1			No.2（No.1で設定した条件に基づき実施）	
（揚げ物）	①油温		℃	油温	℃
	②調理開始時刻		：	No.3（No.1で設定した条件に基づき実施）	
	③確認時の中心温度	サンプルA	℃	油温	℃
		B	℃	No.4（No.1で設定した条件に基づき実施）	
		C	℃	油温	℃
	④③確認後の加熱時間			No.5（No.1で設定した条件に基づき実施）	
	⑤全加熱処理時間			油温	℃

品目名	No.1			No.2（No.1で設定した条件に基づき実施）	
（焼き物，蒸し物）	①調理開始時刻		：	確認時の中心温度	℃
	②確認時の中心温度	サンプルA	℃	No.3（No.1で設定した条件に基づき実施）	
		B	℃	確認時の中心温度	℃
		C	℃	No.4（No.1で設定した条件に基づき実施）	
	③②確認後の加熱時間			確認時の中心温度	℃
	④全加熱処理時間				

品目名	No.1			No.2		
（煮物）	①確認時の中心温度	サンプル	℃	①確認時の中心温度	サンプル	℃
	②①確認後の加熱時間			②①確認後の加熱時間		
（炒め物）	①確認時の中心温度	サンプルA	℃	①確認時の中心温度	サンプルA	℃
		B	℃		B	℃
		C	℃		C	℃
	②①確認後の加熱時間			②①確認後の加熱時間		

〈改善を行った点〉

〈計画的に改善すべき点〉

（別紙）配送先記録簿

年　月　日

責任者	記録者

出発時刻		→	帰り時刻	

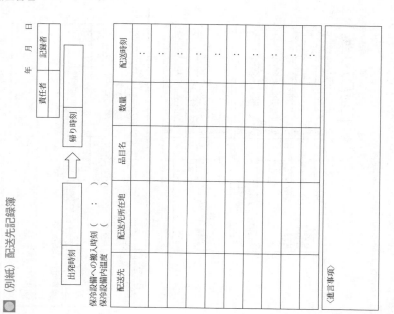

保冷設備への搬入時刻（　：　）
保冷設備内温度（　　）

配送先	配送先所在地	品目名	数量	配送時刻
				：
				：
				：
				：
				：
				：
				：
				：
				：
				：

〈進言事項〉

食品安全

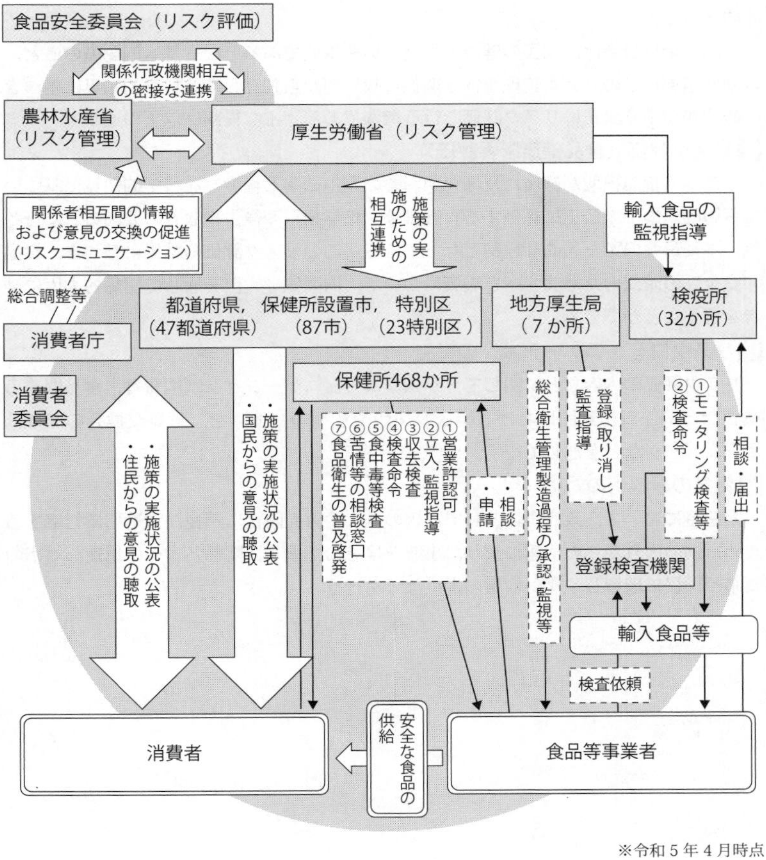

食品安全委員会（リスク評価）
関係行政機関相互の密接な連携
農林水産省（リスク管理）
厚生労働省（リスク管理）
関係者相互間の情報および意見の交換の促進（リスクコミュニケーション）
総合調整等
消費者庁
消費者委員会
施策の実施のための相互連携
都道府県，保健所設置市，特別区
（47都道府県）（87市）（23特別区）
地方厚生局（7か所）
輸入食品の監視指導
検疫所（32か所）
保健所468か所
・施策の実施状況の公表
・住民からの意見の聴取
・施策の実施状況の公表
・国民からの意見の聴取
①営業許認可
②立入，監視指導
③収去検査
④検査命令
⑤食中毒等検査
⑥苦情等の相談窓口
⑦食品衛生の普及啓発
・相談
・申請
総合衛生管理製造過程の承認・監視等
・登録（取り消し）
・監査指導
①モニタリング検査等
②検査命令
・相談・届出
登録検査機関
輸入食品等
検査依頼
消費者
安全な食品の供給
食品等事業者

※令和５年４月時点

資料）国民衛生の動向（2023/2024）

食品安全委員会の役割

平成 15 年 5 月に食品安全基本法が制定され，これに基づいて新たな食品安全行政を展開していくことになり，これに伴い，食品安全委員会が同年 7 月 1 日に内閣府に設置された。

食品安全委員会は，国民の健康の保護が最も重要であるという基本的認識のもと，規制や指導などのリスク管理を行う関係行政機関から独立して，科学的知見に基づき客観的かつ中立公正にリスク評価を行う機関である。主な役割は以下の通り。

リスク評価（食品健康影響評価）

リスク（食品摂取が健康に及ぼす悪影響の発生確率と程度）を科学的知見に基づいて客観的かつ中立公正に評価する。評価は，化学物質や微生物などの要因ごとに行われ，本委員会の第一義的な役割となっている。このリスク評価の結果に基づき，食品の安全性の確保のため講ずべき施策について，内閣総理大臣を通じて関係各大臣に勧告を行うことができる。

リスクコミュニケーションの実施

リスク評価の内容などに関して，リスクコミュニケーション（消費者，食品関連事業者など関係者相互間における幅広い情報や意見の交換）を，意見交換会の開催，ホームページなどを通じて行う。

緊急の事態への対応

緊急時において，政府全体として危害の拡大や再発防止に迅速かつ適切に対応するため，国の内外からの情報により，事態を早急に把握し，関係各省への迅速な対応の要請や国民に理解しやすい情報の提供などを行う。

各省との連携

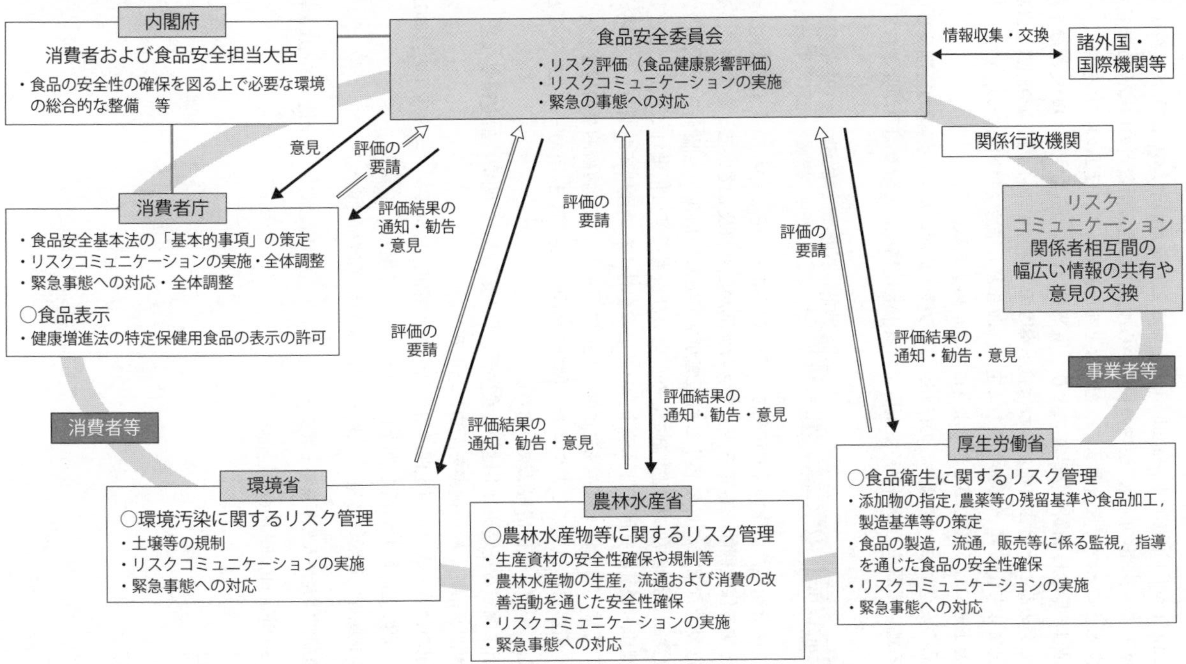
内閣府
消費者および食品安全担当大臣
・食品の安全性の確保を図る上で必要な環境の総合的な整備　等
食品安全委員会
・リスク評価（食品健康影響評価）
・リスクコミュニケーションの実施
・緊急の事態への対応
情報収集・交換
諸外国・国際機関等
関係行政機関
リスク
コミュニケーション
関係者相互間の幅広い情報の共有や意見の交換
事業者等
消費者等
意見
評価の要請
評価結果の通知・勧告・意見
消費者庁
・食品安全基本法の「基本的事項」の策定
・リスクコミュニケーションの実施・全体調整
・緊急事態への対応・全体調整
○食品表示
・健康増進法の特定保健用食品の表示の許可
評価の要請
評価結果の通知・勧告・意見
環境省
○環境汚染に関するリスク管理
・土壌等の規制
・リスクコミュニケーションの実施
・緊急事態への対応
評価の要請
評価結果の通知・勧告・意見
農林水産省
○農林水産物等に関するリスク管理
・生産資材の安全性確保や規制等
・農林水産物の生産，流通および消費の改善活動を通じた安全性確保
・リスクコミュニケーションの実施
・緊急事態への対応
評価の要請
評価結果の通知・勧告・意見
厚生労働省
○食品衛生に関するリスク管理
・添加物の指定，農薬等の残留基準や食品加工，製造基準等の策定
・食品の製造，流通，販売等に係る監視，指導を通じた食品の安全性確保
・リスクコミュニケーションの実施
・緊急事態への対応

資料）内閣府食品安全委員会ホームページより

トレーサビリティ

英語のtrace（追跡）と，ability（できること）を合わせた言葉で，「追跡可能性」と訳される。家畜の飼育，植物の栽培から加工，流通，消費者の口に入るまでのルートをたどることができるように，記録などを保持するシステムのことをいう。

平成15年の食品衛生法改正により，事業者は仕入れ元などについて記録を作成し保存に努めることとされた。これは食中毒等の事件発生時に，帳簿や記録文書をたどることにより，問題となる食品の特定，回収などの措置を早期に行い，被害の拡大の防止を迅速に行うことができるようにするためである。

食品の安全については，このほか，「牛の個体識別のための情報の管理及び伝達に関する特別措置法」の制定や生産情報公表JAS規格などの取り組みがなされている。

「健康食品」の安全性・有効性情報

食生活を通じた健康づくりに対する関心の高まりから，いわゆる「健康食品」をはじめとする保健機能を有する成分を含む食品が広く普及している。その中で，その健康増進効果などについて必ずしも根拠が十分でない情報が氾濫するなど，消費者が「健康食品」を適切に利用することが困難な状況も一部に生まれてきているとして，国立健康・栄養研究所では「健康食品」の安全性・有効性情報を開設している。

ここでは，安全性・有効性など健康食品に関する正確で客観的な情報を一元的に集め，消費者に提供することにより，「健康食品」の適切な利用の一助とすることを目的としている。提供情報は次の通り。

- 利用に関する基礎知識：健康と食生活，「健康食品」に関する制度概要など
- 被害関連情報：健康被害を起こした事例など
- 話題の食品・成分：特定保健用食品の個別情報，ビタミン・ミネラルの基礎知識など。その他流行の話題も随時トピックスとして掲載
- 「健康食品」の素材情報データベース：素材情報は毎月更新。

※国立研究開発法人医薬基盤・健康・栄養研究所　「健康食品」の安全性・有効性情報ホームページ
https://hfnet.nibiohn.go.jp

製造物責任法（PL法）

製品の欠陥が原因となって，人の生命，身体または財産に被害が生じた場合に，その製品を供給した企業が負う（特別の）法律上の損害賠償責任を製造物責任という。

PL（Product Liability）法（平成7年7月1日施行）では，製造者の「過失」を立証しなくても「製品の欠陥」を証明すれば損害賠償が請求できる。

過失から欠陥へ

民法709条
①損害 ②加害者の「過失」 ③損害と「過失」の因果関係

➡

PL法
①損害 ②製品の「欠陥」 ③損害と「欠陥」の因果関係

12
給食経営管理

給食の運営管理

給食の運営上の分類と概要

経営形態別	直営給食	対象集団の組織体が給食の運営を行う。
	委託給食	給食運営を，給食の専門業者に全部あるいは一部委託する。委託方法は，管理費契約，食単価契約など。
	準委託，協同組合方式	経営体と従業員の消費生活組合，あるいは経営体の系列会社が給食の運営を行う。
	公設民営方式	自治体が建物を建て，経営を民間業者に委託する。学校・福祉施設にみられる。
運営経費別	設置者負担， 設置者・喫食者負担， 喫食者負担	管理費は，国，地方自治体，保険，法人等設置者により支出。経費には，食材料費，人件費，光熱水費，減価償却費などがある。
食事回数別*	1 回食	昼食が主で，小・中学校，事業所など。夜間定時制高校は夕食が主。
	2 回食	朝・夕食が主で，寄宿舎，寮など。
	3 回食	朝・昼・夕食で，病院，福祉施設，自衛隊，船舶，矯正施設など。
	その他	事業所の早朝食，残業食，夜勤食，間食など。昼食とおやつの保育所，3 食に間食の妊産婦食など。
献立形態別	定食方式	① 1 食分がセットされた献立。1 種類の場合と複数の定食を供する場合がある。 ②定食と麺類，または料理の一部を選択したり，プラスすることが可能な方法。
	カフェテリア方式	何種類かの料理の中から，喫食者が好みで選択する。
供食形態別	カウンター配食	料理を盛りつけながら喫食者に手渡す。食堂が調理場に隣接している場合。
	パントリー配食	食堂まで料理を運び，盛りつける。食堂と調理場が離れている場合。病棟配膳もその 1 つ。
	食缶配食	学校給食で，食缶に入れた料理を教室まで運び，児童・生徒が自分たちで盛りつける。
	中央配膳，集中配膳	病院給食などにおいて，調理場で料理をセットして運ぶ。
	弁当配食	小規模施設や職場の分散している施設にみられ，センターで 1 食分ずつ弁当箱に詰めて配食する。
サービス方法別	セルフサービス	喫食者が食事を受け取り（配膳），食器を返却する（下膳）。
	ハーフセルフサービス	下膳のみ係が行う。
	フルサービス	配・下膳とも専門の係が行う。
調理・配食システム別	多様な選択食，適温供食などに対応した調理作業の合理化のために，調理を配食に合わせて行う方法。	
	調理を配食と切り離して，クックフリーズ，クックチル，真空調理などを用いて供食時に再加熱する方法（p.424，425 参照）。	

注）*年間の給食回数は，施設の種類により異なる。
資料）三好恵子 / 鈴木久乃，太田和枝，殿塚婦美子編：給食管理，第一出版（2012）を一部改変

給食会社本社における部門別管理栄養士の業務

	企画開発部門	事業所管理部門	事業所サポート部門
項目	・給食システムの構築 ・各種プランニング ・セールス活動とプレゼンテーション ・契約の締結 ・オープニング準備 ・関連部門との連携	・委託給食施設の運営管理 ・委託給食施設の巡回指導 ・契約遂行の運営管理 ・従業員の人員配置	・栄養管理・指導 ・食材料・食品購入管理 ・安全衛生管理 ・人事管理 ・教育・訓練 ・顧客管理
内容	・経営方針の確認 ・戦略策定事前打ち合わせ ・給食施設の環境分析 ・給食システムのプランニング ・給食システムのセールスとプレゼンテーション ・契約の締結 ・関係諸官庁等の諸手続き ・業務管理部門との引継ぎ	・給食施設の運営管理と全般指導 ・顧客の満足度分析 ・メニュー管理 ・調理管理 ・安全衛生管理 ・品質管理 ・品質保証管理 ・危機管理 ・採算性 ・労務管理	・メニュー，レシピの作成（新メニュー・レシピ開発含む） ・栄養管理・指導（栄養教育・食教育） ・食材料アイテムの把握 ・取引業者選定・管理 ・食材料の動向分析・購入折衝（価格含む） ・食材料のチェック（価格・品質・衛生・規格等） ・衛生基準・マニュアル作成 ・従業員の衛生教育・訓練 ・従業員の衛生チェックと指導 ・教育・訓練カリキュラムの作成と推進 ・職場内外の教育計画と実施 ・従業員の健康診断の計画と実施 ・顧客のクレーム処理と対応 ・各種法令・通知・改定等の伝達と指導・対策 ・品質保証システムの構築とISO等の取得・管理 ・対外的業務（給食委員会への出席，衛生協会・官庁等への協力と会合参加） ・全社の経営管理へ参加

原表）太田和枝・照井眞紀子

生産・提供システム要約図

1　給食施設でのコンベンショナルシステム（自己完結型システム）

食材料の調達から調理加工，提供サービスまですべての工程を同一施設で連続的に行う，従来からの給食経営管理システム。喫食当日に，配食時間に合わせて調理を行う。調理システムはクックサーブシステム。

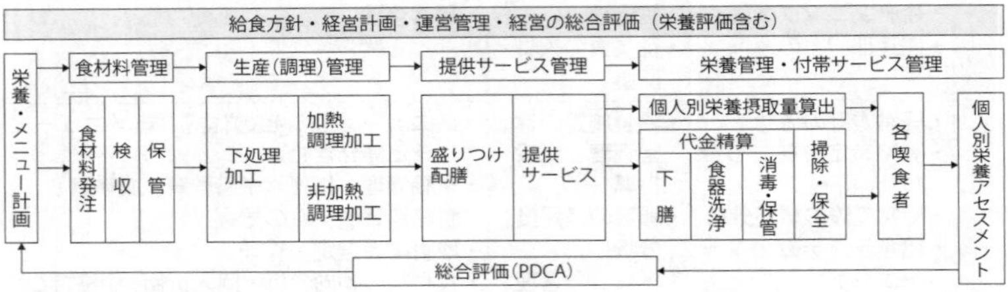

2　給食施設内レディフードシステム

事前にクックチル，クックフリーズ，真空調理などの調理システムで調理されたものを，喫食前に再加熱して提供。生産と提供の日付や施設が異なる。

○**クックチル**：加熱調理した食品を急速冷却（90 分以内に 0 ～ 3℃），氷温冷蔵保管（0 ～ 3℃）し，必要時に再加熱（通常は中心温度 75℃で 1 分間以上，ノロウイルスの発生のおそれがあるときは 85 ～ 90℃で 90 秒間以上）して提供する方法（1968 年，スウェーデンで開発・導入）。

○**ニュークックチル**：クックチルと同様に加熱調理，急速冷却，再加熱を行うが，配食，配膳，再加熱の方法や手順が異なる。加熱調理した食品を急速冷却（90 分以内に 0 ～ 3℃）し，チルド状態で盛り付け，トレイメイクを済ませてからカート（再加熱機能付き）内でチルド保存する。セットした料理は配膳時間に合わせてタイマーで自動再加熱される。再加熱の方法は，熱風式，電磁（IH），電気（EH）などがある。

①採用事例：新しい病院，介護施設など。

②メリット：給食経営管理システムとしては，全体が連動していて効率的である。技術者も少なくてすみ，かつ，早朝出勤がなく，日常のランニングコストも低減できるため良い評価を得ている。

③デメリット：急速冷却機と再加熱配膳車の初期導入のための資金投資を必要とする。

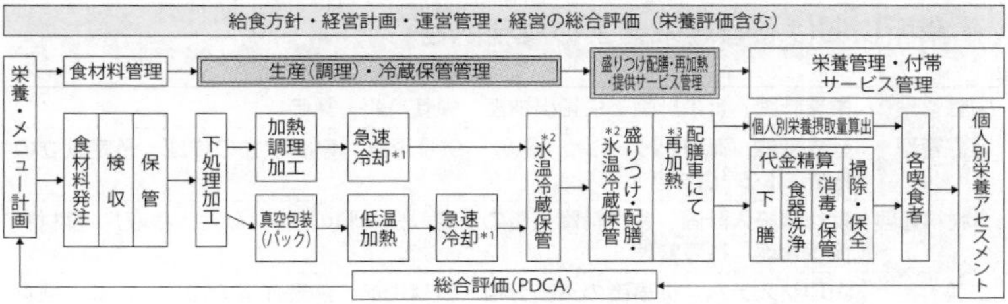

○**クックフリーズ**：加熱調理直後の食品を急速冷凍（－18℃）し，保管して提供直前に再加熱（中心温度はクックチルと同様）する方法（1969年，スウェーデンで開発）。

○**真空調理**：食品を真空パック（包装）し，減圧して空気を抜いて，低温加熱した後，急速冷却して氷温冷蔵保管し，必要時に再加熱して提供する方法（1979年，フランスで開発）。

①採用事例：新しい病院，介護施設，事業所など。

②メリット：事前に加熱調理をしておくため，食事提供時に合わせて加熱調理する場合と比べて，調理従事者数を削減できる。また，低温冷蔵保管することにより，食品の安全性を保証・確保できる。

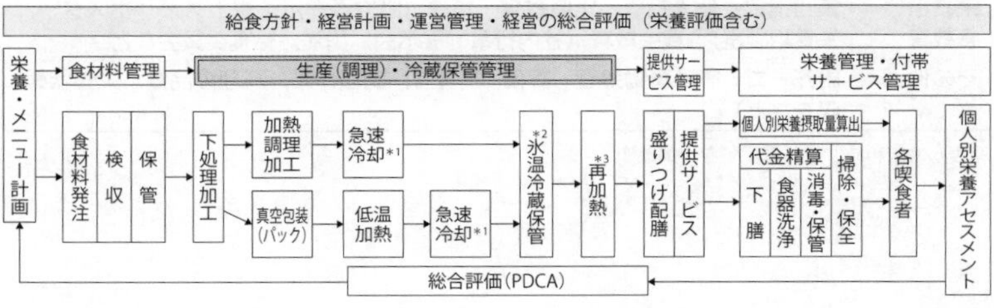

3　セントラルキッチンシステム

セントラルキッチンで集中調理を行い，各施設に配送するシステム。喫食前にサテライトキッチンで調理や再加熱を行う。食材の購入や調理を集中して行うことで，調理担当者の削減，コスト削減，品質の標準化が図りやすい。

4　アッセンブリーサーブシステム

でき上がった食品を購入し，調理室でトレイセット前に再加熱して提供するシステム。配膳人員のみが必要。

事業所における管理栄養士の業務内容

栄養管理	栄養計画　食事計画　栄養出納表　栄養月報　評価
献立管理	献立形態（献立パターン，種類）　供食形態　期間献立の作成　予定献立の作成　レシピ作成
食材料管理	食材料購入計画　食材料購入量の決定　食材料の仕入（発注，検収）　食材料保管管理　在庫管理
生産・調理管理	調理システム　従事者の業務分担　食事形態　調理作業の指示，指導・検食　調理操作の種類　調理工程　作業工程　時間，温度管理
安全衛生管理	調理環境　人，食材料，設備の管理（洗浄，消毒，清掃）　検査用保存食　水質検査
品質管理	料理別品質基準設定　調理方法，時間の標準化　温度，時間の管理　料理の品質（味，重量，温度）　提供管理
施設・設備管理	厨房設備計画　機器類の性能と使用方法　施設の立地条件　機器の点検および保守管理
危機管理	災害時管理（非常時備蓄品・施設設備・労働力の確保）　安全管理マニュアルと訓練　ネットワークづくり　食材，調理，衛生管理
事務管理	各種帳票管理　コンピュータ処理
労務管理	人員配置（勤務計画）　稼働管理　人事査定　従業員の健康管理（検便含む）
収支管理	予算管理（設定と進捗）　計数管理（食数，売り上げ，材料費，人件費，諸経費）　収支報告
顧客管理	顧客，関係者との渉外　苦情処理　品質保証システム
栄養指導・食教育	集団指導と個人指導　常時教育・指導（献立表掲示，卓上メモ，ポスター，栄養相談室）　機会教育（社内行事，展示会，講演，給食委員会など）
その他	厨芥・ゴミ等廃棄物処理　評価（喫食者，調理作業，料理の品質，栄養状態，収支など）

原表）太田和枝，照井眞紀子を一部改変

関連設備の保守管理チェックポイント

設備名	毎日または定期	年に1回
給水・給湯 蒸気管 ボイラー	・(その都度) 弁・その他の漏洩と付属機器の補修調整	・専用水道水質検査 ・ボイラー本体・付属機器の清掃および点検
排　水	・(毎日) 床と排水溝の清掃 ・(毎週) 管・トラップ・排水枡の清掃	
電　気	・定期巡視点検	・(毎年) 設備の点検
照　明	・(その都度) 破損器具の補修	
ガス設備	・(その都度) 導管・その他の漏洩の修理 (業者) ・(毎月) 設備の作業状況の点検 ・(毎月) 配管・付属設備の点検	・都市ガス：5年に1回導管その他の漏洩試験 ・プロパン：2年に1回配管と調整器の耐圧気密試験
換気設備	・(毎週) 換気扇・グリースフィルターの手入れ ・フード内外の清掃	・空気濾過器の点検整備 ・防火ダンパーの点検
厨房機器	・(毎日) 食品に直接または人手を介して接触するおそれのある部位の清掃・消毒と機器まわりの清掃	・点検整備 ・消耗補用部品の交換
電気機器	・(毎月) 移動機器のコード，プラグの点検，整備	・電気装置の点検
燃焼機器	・正常機能の保持 ・バーナー・ノズル・その他の手入れと調整	・燃焼器点検
蒸気機器	・機能保持 ・付属品の点検補修	・点検設備
冷凍機器		・安全装置・その他の点検とガス補充
貯米タンク	・(1～3月に1回) 内部を空にして器内外と関連機器の清掃	
消火設備	・(年2回) 消火器，簡易粉末消火設備，ファン停止スイッチなどの点検，整備	

注) 建設および一般諸設備関係を除く。
資料) 日本建築学会編：建築設計資料集成，丸善 (1980)
厨房工学監修委員会監修：厨房設備工学入門 第6版―関連設備―，日本厨房工業会 (2013)

営業施設の基準（東京都食品衛生法施行条例 / 抜粋）

第一　共通基準

	項　目	施設の基準
営業施設の構造	場所	営業施設（以下「施設」という）は，清潔な場所に位置すること。ただし，衛生上必要な措置の講じてあるものは，この限りでない。
	建物	建物は，鉄骨，鉄筋コンクリート，石材，木造モルタル，木造造り等十分な耐久性を有する構造であること。
	区画	施設は，それぞれ使用目的に応じて，壁，板その他の適当なものにより区画すること。
	面積	施設は，取扱量に応じた広さを有すること。
	床	施設の床は，タイル，コンクリート等の耐水性材料を使用し，排水がよく，かつ，清掃しやすい構造であること。ただし，水を使用しない場所においては，厚板等を使用することができる。
	内壁	施設の内壁は，床から少なくとも1メートルまでは耐水性材料または厚板で腰張りし，かつ，清掃しやすい構造であること。
	天井	施設の天井は，清掃しやすい構造であること。
	明るさ	施設の明るさは，50ルクス以上とすること。
	換気	施設には，ばい煙，蒸気等の排除設備を設けること。
	周囲の構造	施設の周囲の地面は，耐水性材料を用いて舗装し，排水がよく，清掃しやすい状態であること。
	ねずみ族，昆虫等の防除	施設は，ねずみ族，昆虫等の防除のための設備を設けること。
	洗浄設備	施設には，原材料，食品，器具および容器類を洗浄するのに便利で，かつ，十分な大きさの流水式の洗浄設備並びに従事者専用の流水受槽式手洗い設備および手指の消毒装置を，当該洗浄，手洗いおよび消毒に適した位置に設けること。
	更衣室	従事者の数に応じた清潔な更衣室または更衣箱を作業場外に設けること。
食品取扱設備	器具等の整備	施設には，その取扱量に応じた数の機械器具および容器包装を備え，衛生的に使用できるものとすること。
	器具等の配置	固定され，または移動し難い機械器具等は，作業に便利で，かつ，清掃および洗浄をしやすい位置に配置されていること。
	保管設備	取扱量に応じた原材料，食品，添加物並びに器具および容器包装を衛生的に保管することができる設備を設けること。
	器具等の材質	食品に直接接触する機械器具等は，耐水性で洗浄しやすく熱湯，蒸気または殺菌剤等で消毒が可能なものであること。
	運搬具	必要に応じ，防虫，防じんおよび保冷の装置のある清潔な食品運搬具を備えること。
	計器類	冷蔵，殺菌，加熱，圧搾等の設備には，見やすい箇所に温度計および圧力計を備えること。また，必要に応じて計量器を備えること。

給水および汚物処理	給水設備	①給水設備は，水道水または次のいずれかに該当する機関もしくは事業者が行う検査において飲用適と認められた水を豊富に供給することができるものであること。ただし，島しょ等で飲用適の水を，土質その他の事情により得られない場合には，濾過，殺菌等の設備を設けること。 ・国公立衛生試験機関 ・食品衛生法第4条第9項に規定する登録検査機関 ・水道法第20条第3項ただし書の規定に基づき，厚生労働大臣の登録を受けた検査機関 ・建築物における衛生的環境の確保に関する法律（昭和45年法律第20号）第12条の2第1項の規定に基づき，建築物における飲料水の水質検査を行う事業者として知事の登録を受けた者 ②貯水槽を使用する場合は，衛生上支障のない構造であること。
	便所	便所（し尿浄化槽を含む）は，作業場に影響のない位置および構造とし，従事者に応じた数を設け，使用に便利なもので，ねずみ族，昆虫等の侵入を防止する設備を設けること。 また，専用の流水受槽式手洗い設備および手指の消毒装置を設けること。
	汚物処理設備	廃棄物容器は，ふたがあり，耐水性で十分な容量を有し，清掃しやすく，汚液および汚臭が漏れないものであること。
	清掃器具の格納設備	作業場専用の清掃器具と格納設備を設けること。

第三　特定基準

	項　目	施設の基準
飲食店営業	冷蔵設備	食品を保存するために，十分な大きさを有する冷蔵設備を設けること。
	洗浄設備	洗浄槽は，2槽以上とすること。ただし，自動洗浄設備のある場合または食品の販売に付随するものであって，当該食品の販売に係る販売所の施設内の一画に調理場の区画を設け，簡易な調理を行う場合で衛生上支障ないと認められるときは，この限りでない。
	給湯設備	洗浄および消毒のための給湯設備を設けること。
	客席	客室および客席には，換気設備を設けること。 客室および客席の明るさは，10ルクス以上とすること。また，食品の調理のみを行い，客に飲食させない営業については，客室および客席を必要としない。なお，風俗営業等の規制及び業務の適正化等に関する法律（昭和23年法律第122号）または旅館業法（昭和23年法律第138号）の適用を受ける営業を除く。
	客用便所	客の使用する便所があること。ただし，客に飲食させない営業については，客用便所を必要としない。 なお，客の使用する便所は，調理場に影響のない位置および構造とし，使用に便利なもので，ねずみ族，昆虫等の侵入を防止する設備を設けること。 また，専用の流水受槽式手洗い設備があること。

資料）東京都：食品衛生法施行条例別表第二，条例第40号（平成12年3月31日，令和2年一部改正）

会計

原価の構成

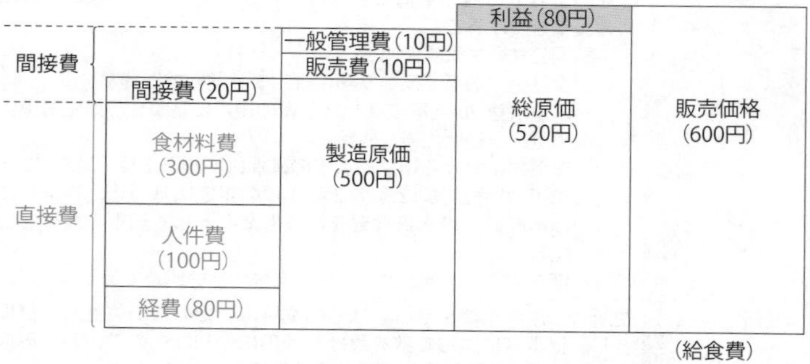

(　)の金額は例である。各会社の経営方針や料理の種類によって，原価に占める割合は異なってくる。

資料）日本給食経営管理学会監修：給食経営管理用語辞典，第一出版（2021）を一部改変

損益分岐図

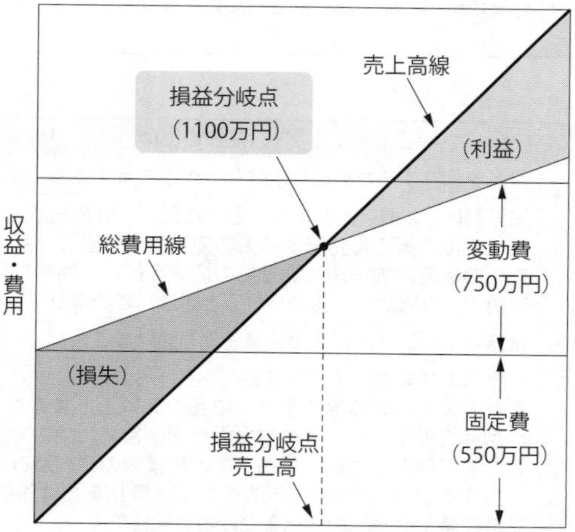

損益分岐点売上高＝固定費÷（1－変動費 / 売上高）
損益分岐点比率＝損益分岐点売上高÷売上高× 100
固定費：施設・設備費，人件費（正社員），
　　　　水光熱費（基本料金），減価償却費，他
変動費：食材料費，人件費（パートタイマー・アルバイター），水光熱費（使用料金分）など

資料）平澤マキ / 三好恵子，山部秀子編：テキストブックシリーズ 給食経営管理論　第 5 版，第一出版（2023），太田和枝・平澤マキ / 鈴木久乃，太田和枝，殿塚婦美子編：給食管理，第一出版（2012）より作図

給食管理

栄養・食事管理のステップ

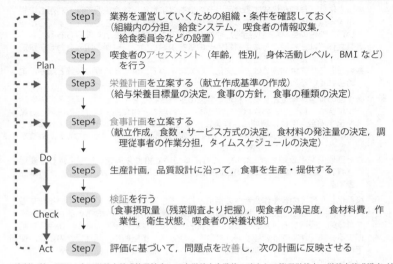

Plan	Step1	業務を運営していくための組織・条件を確認しておく（組織内の分担，給食システム，喫食者の情報収集，給食委員会などの設置）
	Step2	喫食者のアセスメント（年齢，性別，身体活動レベル，BMIなど）を行う
	Step3	栄養計画を立案する（献立作成基準の作成）（給与栄養目標量の決定，食事の方針，食事の種類の決定）
	Step4	食事計画を立案する（献立作成，食数・サービス方式の決定，食材料の発注量の決定，調理従事者の作業分担，タイムスケジュールの決定）
Do	Step5	生産計画，品質設計に沿って，食事を生産・提供する
Check	Step6	検証を行う〔食事摂取量（残菜調査より把握），喫食者の満足度，食材料費，作業性，衛生状態，喫食者の栄養状態〕
Act	Step7	評価に基づいて，問題点を改善し，次の計画に反映させる

資料）韓　順子 / 全国栄養士養成施設協会，日本栄養士会監修：サクセス管理栄養士・栄養士養成講座 給食経営管理論，第一出版（2022）を一部改変

献立作成

メニュー情報の入手とその内容

入手方法	①アンケート調査，喫食状況の分析，関連調査データ分析 ②給食委員会，検食簿 ③モニタリング ④市場調査，試食会，食べ歩き ⑤メニューコンクール，喫食者のメニュー作りへの参加 ⑥各種参考書，雑誌などの活用，各種展示会（ケータリングショー，フーデックスなど）
情報内容	①喫食者の健康状況 ②食意識，食行動 ③給食利用状況 ④嗜好状況，残食状況 ⑤給食に対する評価（メニュー，料理，サービス） ⑥市場（外食，中食，給食）のメニュー ⑦食材料の供給状況，調理加工食品の販売状況

資料）太田和枝 / 鈴木久乃，太田和枝，殿塚婦美子編：給食管理，第一出版（2012）を参考に作表

献立と献立表

献立（メニュー）	●１回の食事を構成する料理や食品の組み合わせのこと。主食を飯（米）とし，一汁二菜または三菜を組み合わせるパターンが代表的である。また，栄養的なバランスを整えやすいパターンとして，主食，主菜，副菜の組み合わせがある。 ●献立には，料理を構成する食品とその量も含まれる。給食施設では，利用者に提示する献立は１回に提供する食事を構成する料理名や食品名のみを示す場合が多いが，料理の主材料（食品名）や材料ごとの１人分の量を示す場合もある。 ●献立作成は，料理ごとに主材料とその量を決定しつつ，料理の組み合わせを決定し，１回の食事として組み立てていくことである。 ●客をもてなす供応食では，食文化，様式によって，供する料理の種類と順序が定められている。
献立表	●１回の食事を単位とする，料理や食品の組み合わせを示すもの。料理名のみを示す場合や，料理ごとの主材料を示す場合，料理ごとの食品・調味料の種類と分量を示す場合，時には調理法，作業指示なども記載するなど，その示し方は様々である。また，1回の食事のみではなく，一定の期間（1週間，1か月など）の献立を一覧にして示す献立一覧表もある。 ●計画段階を予定献立表といい，これに基づいて給食を実施した際に生じる変更（材料の変更，調味料などの重量の増減など）を訂正記入したものが，実施献立表である。
作業指示書（レシピ）	標準化した作業内容を作業者への指示として書き表したもの。給食で用いる作業指示書には，料理名，食品の種類と重量，調理作業の指示内容，食事の品質管理基準を具体的に表示する。食品の種類は材料名，重量では純使用量のほか，使用量を記述する。調理作業では調理手順，食品の処理方法，加熱条件，調理操作の要点，使用機器とその使用条件，調理時間，調味料割合，加水量など，品質に影響するポイントを記述する。

資料）日本給食経営管理学会監修：給食経営管理用語辞典，第一出版（2021）より作表

献立計画表と献立表（例）

献立計画表

印　印　担当印

平成　年　月　日～　月　日

		日（　）	日（　）	日（　）
朝		（献立名のみ記入）		
昼	A定食			
	B定食			
夕				

献立表

平成　年　月　日（　）

印　印　担当印

		献立名	食品名	総使用量	1人当たり純使用量	1人当たり使用量	備考
朝	予定　人						
	実施　人						
昼							
夕	実施　人						

■予定献立どおり実施できない場合は，変更事項を赤字で訂正し保管。
■献立表は図表ケース等に入れ，現場に提示。

メニューの分類

期間別	年間，月間，旬間，週間，1日，1食，料理単位
対象別	ライフステージ別（乳児～高齢者），状態別（健康者，病弱者），施設別（病院，保育所，学校，事業所，高齢者施設，矯正施設，ほか）
用途別	日常食，行事食，テーマメニュー，特別食（病態，来客，会議，ほか），個人対応食（病態，嗜好性，ほか），朝食・昼食・夕食・間食・時間外（残業，深夜，早朝，ほか）
供食形態別	献立形態別（定食，カフェテリア，バイキング，ビュッフェ，弁当，トレイセット，レギュラー，日替わり），サービス方法別（カウンターサービス，テーブルサービス，セルフサービス，フルサービス）
選択別・タイプ別	選択メニュー，限定（定食）メニュー，固定メニュー，日替わりメニュー，サイクルメニュー，セットメニュー，単品(アラカルト)メニュー
グレード別・規模別	大衆，高級，単品，コース，軽食，価格帯，大規模（給食センター），中規模，小規模
料理様式別	和・洋・中・オリエンタル・多国籍・無国籍・ミックス
料理分類別	主食，副食（主菜・副菜），汁物，デザート
主な食材別	肉，魚，卵，豆腐，ほか
料理方法別	揚げ物，煮物，焼き物，蒸し物，炒め物，和え物，ご飯もの，汁物，なま物，ほか
利用状況別	年間利用，季節利用，テーマメニュー

資料）平澤マキ / 三好恵子，山部秀子編：テキストブックシリーズ 給食経営管理論 第5版，第一出版（2023）を参考に作表

献立表作成の基本

1. 献立表とは

食事内容を具体的に表す計画表のこと ┈┈▶ ①喫食者の健康の保持増進が図れる ②作業能率が高まる ③バランスがとれ，季節感のある食事を供給できる

2. 献立作成のときに考慮すること

- 給与栄養目標量
- 喫食者の嗜好や食習慣
- 料理の変化・味，季節感，行事や地域の特性など
- 予算（食材料費，経費）
- 給食形態
- 食材料の購入方法
- 配食方法
- 衛生・安全性
- 調理の標準化
- 調理時間
- 調理機器，食器
- 調理従事者（人数，技能）

3. 献立表に盛り込むこと

・献立名　・食品名　・純使用量　・使用量　・総使用量　・作業指示

献立計画の内容

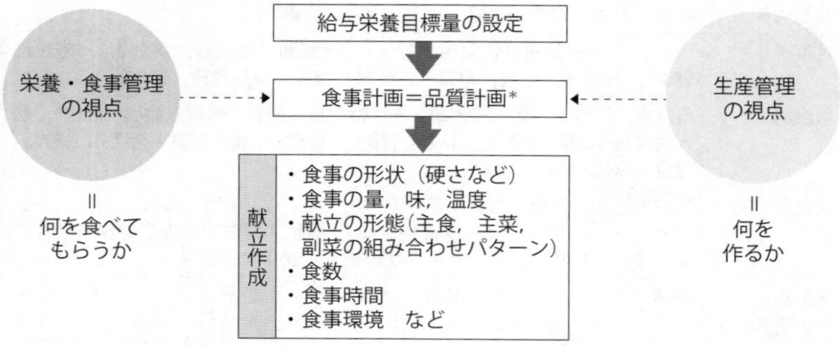

注）*食事計画と品質計画は視点の違いであり，内容はほとんど同じである。
資料）韓　順子 / 全国栄養士養成施設協会，日本栄養士会監修：サクセス管理栄養士・栄養士養成講座 給食経営管理論，第一出版（2022）

メニューの評価とチェックポイント

評価の立場による違い	作る側↔食べる側，売る側↔買う側，喫食者↔担当者， 管理栄養士・栄養士↔調理師↔管理者，常勤↔パートタイマー，直営↔委託
評価の対象	●料理：味（濃淡，おいしい・まずい），盛りつけ，量，季節感 ●メニュー：組み合わせ，栄養・食品のバランス，価格 ●レシピ：作業手順，方法，調味，テクスチャー，温度，風味 ●サービス：喫食環境，態度，サービス方法 ●その他：衛生，安全性，異物混入
チェックポイント	●メニューの組み合わせ：1食，1日，週，月，期間，調理法，食材料，和・洋・中，主菜・副菜・汁物・そのほか ●栄養のバランス：食事摂取基準との比較，栄養比較（摂取エネルギー構成比） ●予算との関係：1食，週，月，期間，料理別，セクション別 ●メニュー名と内容の合致 ●食材料の使用状況：食品種類数，季節食品，衛生 ●行事食，イベント食の導入状況 ●色彩感，形態，温度，食器の使用状況 ●作業状況：人手，機械，手順，調味指示，コスト ●新規メニューの導入状況：試作，試食，検討

資料）三好恵子，山部秀子編：テキストブックシリーズ 給食経営管理論　第5版，第一出版（2023）を参考に作表

食材料管理業務の流れ

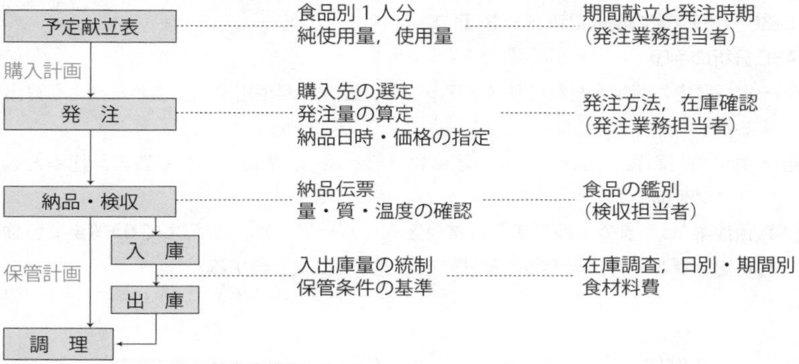

資料）太田和枝，堀端　薫 / 鈴木久乃，太田和枝，殿塚婦美子編：給食管理，第一出版（2012）

発注量の算定と発注係数

廃棄率（%）	可食部率（%）	発注係数	主な食品
0	100	1.00	カット野菜，冷凍さといも 魚切り身，液卵
5	95	1.05	レタス，きゅうり，たまねぎ，にら，トマト，いちご
10	90	1.11	にんじん，なす，ほうれん草，ししとう，大根，じゃがいも， さつまいも，かぼちゃ
15	85	1.18	ピーマン，キャベツ，小松菜，オクラ，りんご，レモン，鶏卵
20	80	1.25	アスパラガス，しょうが，生しいたけ みかん，キウイフルーツ
25	75	1.33	ラディッシュ
30	70	1.43	かぶ，とうがん，グレープフルーツ
35	65	1.54	ブロッコリー，セロリ
40	60	1.67	根深ねぎ，バナナ，オレンジ，すいか
45	55	1.82	枝豆，パイナップル
50	50	2.00	とうもろこし，カリフラワー，たけのこ，メロン
60	40	2.50	あさり，はまぐり

注）１人当たり純使用量×発注係数×予定食数＝総使用量

発注係数は，発注の際に発注量の計算を簡略にするために用いる係数で，可食部率の逆数を求めたものである。

発注係数（倉出し係数）＝（1 / 可食部率）× 100

食材料のコスト管理

食材料のコスト管理を効率的に行うために，管理すべき食材料の優先順位を決定し（ABC 分析），次の購入計画へつなげていく。

ABC 分析の手順

①一定期間内の使用食材料をリストアップし，総食材料使用金額に占める割合を算出する。

② X 軸に食材料費占有比率の高い順に食材料を並べ，Y 軸に食材料費累計比率としてグラフを描く。

③累積比率 75％までに該当する食材料を A グループ，75％を超えて 95％までの食材料を B グループ，その他の食材料を C グループに分類する。

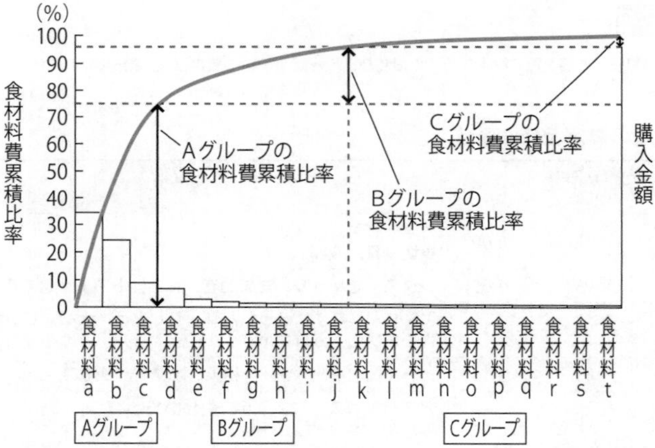

A グループに属する食材料は，単価×使用量が大きく，食材料原価に対する影響が大きい。食材料を効率よく使用するためには，A グループの食材料を集中管理することが望ましい。

資料）三好恵子，山部秀子編：テキストブックシリーズ 給食経営管理論　第 5 版，第一出版（2023）

食品構成

食品構成を立てるメリット

1. バランスのとれた献立が立てやすい。
2. 食材料費に見合った献立が立てやすい。
3. 使用食品の種類と使用量のムラや無駄がなくなる。
4. エネルギー・栄養素量の計算をしなくても，献立の栄養バランスの把握ができる。

現在では，献立作成業務がコンピュータ化されている場合が多く，献立の栄養量を食品群別に簡単に確認できるため，給与栄養量の計算を簡略化する目的での食品構成を立てる必要性は低くなるが，特定給食施設では，各監督官庁への給食の実施報告（栄養報告）を行う義務があるため，報告書に合わせた食品群別で作成するとよい。

食品構成の作成

食品構成は，給与栄養目標量を満たすための食品群の種類と量を示したもので，食品群は栄養成分量の類似した食品をいくつかの群に分類したものである。

給食の食品構成は，栄養計画を献立に表現するステップとして，各食品群の食品の種類や量が給食施設の栄養計画に沿っているかを検討しながら作成する。エネルギー・栄養素量の算出は，各食品群の荷重平均成分値をもって行う。なお，献立作成業務がコンピュータ化されている施設では，献立の栄養量を簡単に確認できるので，主に給与栄養量の計算を簡略化する目的で食品構成を作成する必要性はあまりない。しかし，食事は適切な量の確保も大切である。“食事としての量”を指定するのが不慣れな場合は，食品構成を活用するとよい。

給与栄養目標量の基準が同じでも，各施設の特性（喫食者の嗜好や食欲，食材料費）によって，例えば主食がご飯かパンか，主菜の主材料，副菜の料理数などの献立パターンが異なるので，食品構成は変わる。

1回の食事の献立は，主食，主菜，副菜の組み合わせで，それぞれを一定量そろえれば，栄養のバランスはほぼ満たすことができるので，主食，主菜（魚，肉，卵，豆・豆製品群および乳・乳製品），副菜（野菜，いも，きのこ，海藻，果実類）に分類して構成するとよい。

事業所の昼食給食を例として，作成の手順を示す。

①**主食としての穀類の量を決める。**食事摂取基準のＰ：Ｆ：Ｃ比から，主食のパターンに応じて，穀類エネルギー比の基準をもとに算出した穀類の量と喫食象者の平均的な主食の摂食量を勘案して決める。

②**主菜の食品群の量を決める。**主菜に用いる主要食品は魚・肉類，卵類，豆・豆製品，乳・乳製品で，たんぱく資源としての適量を考える。Ｐ：Ｆ：Ｃ比から設定したたんぱく質量の70％前後を主菜で充当する。献立の変化は，主菜の主材料の種類と調理法によって決まる。エネルギー，脂質量を計算しながら，各食品群の配分

（魚と肉料理の比率，豆製品の料理など）を検討する。

③**副菜の食品群の量を決める。**緑黄色野菜，その他の野菜，海藻，きのこ，いも，果物類は，ミネラル，ビタミン，食物繊維などが多く，エネルギー，たんぱく質，脂質が少ない。1 日に 500 ～ 600g をとることにより，ミネラル，ビタミンが充足できる。

①～③はいずれも，1 回の使用量（料理として成立する量も考慮する）とおよそ 1 週間当たりの使用回数から，1 回当たりの平均値として量が決定する。したがって，1 回の使用量と使用回数が，献立を立案する際には参考となる数値である。

④①～③の栄養量の総計を算出して，**微調整を行う。**

⑤**調味料としての砂糖と油脂の量を決める。**脂質エネルギー比に基づいた適正な油脂の使用量は，④の脂質量から油脂として使える量が計算できる。献立と脂質エネルギー比の両面から油脂量を決める。

⑥①～⑤の総計を算出して，**給与栄養目標量と比較する。**650kcal，850kcal の昼食の例（1 日の 35%を基準とする）を下表に示す。

表　食品構成（抜粋）

料理群	食品群	650kcal	850kcal
		重量（g）	重量（g）
主　食	穀類	95	125
主　菜	魚介類	30	40
	肉類	25	35
	卵	15	20
	豆・豆製品	25	30
	乳・乳製品	40	40
副　菜	緑黄色野菜	35	45
	その他の野菜	70	90
	いも類	35	40
	果物類	30	50
調味料	砂糖	5	7
	油脂類	10	13

資料）韓　順子 / 全国栄養士養成施設協会，日本栄養士会監修：サクセス管理栄養士・栄養士養成講座 給食経営管理論，第一出版（2022）

評価

給食管理の評価方法と評価例

分類	評価方法	例	評価対象となるサブシステム
評価の基準	絶対的評価 相対的評価	栄養月報 嗜好調査	栄養・食事管理 品質管理
評価の目的 (1)	計画の改善を目的とした評価 管理を目的とした評価 研究を目的とした評価	盛りつけ重量調査 盛りつけ重量調査 供食温度調査	作業管理 品質管理 品質管理
評価の目的 (2)	形成的評価 総括的評価	廃棄量調査 作業動線調査	食材料管理 作業管理
評価のスタイル	帳票類を用いての評価 調査・実験計画に基づく評価	栄養出納票 作業時間調査	栄養管理 作業管理
データの種類	質的評価 数量的評価	嗜好調査 売り上げ高	品質管理 経営管理
評価者の立場	喫食者による評価 管理者による評価 管理栄養士・栄養士による評価 調理作業者による評価 その他の者による評価	食事評価 検食簿 栄養出納票 調理作業者の献立内容についての意見 生理・生化学検査	品質管理 品質管理 栄養管理 作業管理 栄養管理
評価の時期	毎日（毎食）行う評価 週単位に行う評価 月単位に行う評価 年単位に行う評価 調査・実験計画に基づき設定する評価	食材料費日計票 保守・管理票 月間収支報告書 対象者の栄養状態の評価 食器洗浄テスト	経営管理・食材料管理 施設・設備管理 経営管理 栄養・食事管理 衛生・安全管理

資料）石田裕美 / 鈴木久乃，太田和枝，殿塚婦美子編：給食管理，第一出版（2012）

食事の品質評価の指標と方法

指標	内容		方法
味	設計品質：予定の味の濃度	・喫食者に好まれる味の設定であったか	満足度調査
	適合品質：実際の味の濃度	・予定の味の濃度に再現できたか	検食
外観	設計品質：予定の色，形状，大きさ	・喫食者に好まれる色や形状の設定であったか	満足度調査
	適合品質：実際の色，形状，大きさ	・予定の色や形状に仕上がったか	検食
温度	設計品質：予定の提供温度・喫食温度	・喫食者に好まれる温度の設定であったか	満足度調査
	適合品質：実際の提供温度・喫食温度	・予定の提供温度に仕上がったか，予定の喫食温度で配食できたか	検食，提供温度調査
量	設計品質：予定の量	・残食・不足のない量の設定であったか	満足度調査，残食調査，残菜調査
	適合品質：実際の量	・予定の量に盛り付けられたか	検食，盛り付け量調査
栄養	設計品質：予定給与栄養量	・喫食者の健康の維持・増進あるいは改善に適切な栄養量の設定であったか	栄養状態の調査（健康診断の結果）
	適合品質：実施給与栄養量	・予定給与栄養量を提供できたか	栄養出納表

資料）韓 順子 / 全国栄養士養成施設協会，日本栄養士会監修：サクセス管理栄養士・栄養士養成講座 給食経営管理論，第一出版（2022）

喫食者アンケート（例）

1）食事時間　　　時　　分～　　時　　分

2）本日の献立について該当する番号に○をつけ，4，5を選んだ場合は，理由をａ～ｅから選んで下さい。（複数回答可）

献立名	とてもおいしい　普通　とてもまずい	理由
玄米入りご飯	1 — 2 — 3 — 4 — 5	
ハンバーグ	1 — 2 — 3 — 4 — 5	
かぼちゃの含め煮	1 — 2 — 3 — 4 — 5	
みそ汁	1 — 2 — 3 — 4 — 5	
りんご	1 — 2 — 3 — 4 — 5	

〔ａ．嫌いなものが入っている　ｂ．適温でない　ｃ．味が濃い
ｄ．味が薄い　ｅ．その他〕

3）本日の献立と残菜量について該当するものに○をつけ，残菜がある場合，理由をａ～ｇから選んで下さい。（複数回答可）

献立名	外　観	残菜量	理由
玄米入りご飯	よい・普通・悪い	無・1/4・1/2・3/4・全	
ハンバーグ	よい・普通・悪い	無・1/4・1/2・3/4・全	
かぼちゃの含め煮	よい・普通・悪い	無・1/4・1/2・3/4・全	
みそ汁	よい・普通・悪い	無・1/4・1/2・3/4・全	
りんご	よい・普通・悪い	無・1/4・1/2・3/4・全	

〔ａ．嫌いなものが入っている　ｂ．量が多い　ｃ．味が濃い
ｄ．味が薄い　ｅ．おいしくない　ｆ．体調が悪い　ｇ．その他〕

給食・調理業務従事者の人事評価表（例：勤務員観察報告）

採用時の最初の１か月間の勤務について評価する。勤務員について，該当する評価基準にチェックする。勤務員として継続すべきかどうかも記入する。サイン，日時を記入し，完成後は所定の担当者に提出する。

職員名　　職　名
業　務　　番　号
報告提出日　　観察期日
観察開始の日　　評　価

約１か月の観察の結果，観察者の最上と信ずる成績は，“正職員として継続すべし”，“継続すべきでない”のどちらかチェックする。

〈評価表〉

基準　１．優秀である　２．要求水準以上である　３．水準並みである
　　　４．改善を要す　５．不満足である

	1	2	3	4	5
a．学習能力					
b．会社の方針，計画への忠実					
c．正確さ					
d．出　勤					
e．作業場と機器への注意					
f．同僚との協調					
g．監督者への協力					
h．気　質					
i．職務への熱意					
j．時間厳守					
k．作業のできばえ					
l．作業量					
m．信頼性					
n．速　度					
o．作業時間の使用					

勤務員との話し合い　　日　時
所　見
マネージャーのサイン　　日　時
監督者のサイン　　日　時
総マネージャーのサイン　　日　時

食中毒など事故発生時の確認・対応事項例

区分		✓	確認および対応事項	担当者	参考事項
直ちに行う事項	発生状況		発生日時・場所・数		
			主な症状		
			通所者などの発症の有無		
			調理従事者の発症の有無		
			配膳などホール担当者の発症の有無		
			職員，介護者などの発症の有無		
			発症者の健康状態（重症・軽症）		
			医療機関への受診者		医療機関にかかった人，診断名，受診期間，検便の有無
			入院者の有無		医療機関に入院した人の有無，その場合の状態・状況
			施設の階別・棟別発症状況		発症者が特定階・施設に偏っていないか
			施設見取り図の入手		発症者の部屋が確認できるもの
			調理場図面の入手（トイレなどの場所含む）		使用するトイレの位置が確認できるもの
			発症者の入浴利用状況（感染症）		
	給食関係		給食の提供状況		
			給食の献立（1週間前から）		
			給食以外の共通食（行事食，調理実習など）		
			施設内の給水系統（使用水，飲用適か否か）		水道直結，貯水槽使用，井戸水
			施設の空調方法，系統（換気のダクト）		
			施設の清掃方法(掃除機のダクト，モップなど，消毒)		
	連絡		保存食および残品の有無確認および確保		
			連絡担当者，責任者の選定		保健所との連絡担当，責任者の決定，連絡方法の決定
			保健所への連絡		
			施設嘱託医への連絡		
順次行う事項	名簿		入所者名簿の作成		
			職員・給食従事者・その他関係者名簿の作成		
	調査		発症者の発症日時などの詳細調査（食中毒調査用紙個人票に基づき行う）		
			喫食状況調査		
			給食の調理方法		
			水道水の使用時点検記録などの確認		水質検査の記録を含む
			給食材料の仕入れ先		
	検査		発症者の検便，嘔吐物		
			調理従事者の検便		
	予備措置ほか		施設内の消毒		発症者嘔吐物からの二次感染防止
			調理場の消毒		給食施設の衛生を確保
			代替食の確保		給食自粛時，原因が給食と決定した後
			報道機関への対応		窓口の一本化
			入所者家族への対応		対応者の決定

資料）実践給食実務研究会編：安全・衛生管理，給食実務必携，第一出版（2022）

栄養管理報告書（例）

栄養管理報告書　　（給食施設）

＿＿＿＿＿保健所長　殿

施設名
所在地
管理者名
電話番号
（健康増進法第21条による管理栄養士必置指定　1 有　2 無）

＿＿＿＿＿年 ＿＿＿＿＿月分

Ⅰ 施設種類	Ⅱ 食事区分別1日平均食数及び食材料費				Ⅲ 給食従事者数				
		食数及び食材料費				施設側（人）		委託先（人）	
		定食（□単一・□選択）	カフェテリア食	その他		常勤	非常勤	常勤	非常勤
1 学校 2 児童福祉施設（保育所以外） 3 社会福祉施設 4 事業所 5 寄宿舎 6 矯正施設 7 自衛隊 8 一般給食センター 9 その他（　　）	朝食	食（材・売）　円	食	食	管理栄養士				
	昼食	食（材・売）　円	食	食	栄養士				
	夕食	食（材・売）　円	食	食	調理師				
	夜食	食（材・売）　円	食	食	調理作業員				
	合計	食（材・売）　円	食	食	その他				
	再掲	職員食 ＿＿＿＿食	喫食率 ＿＿＿＿%		合計				

Ⅳ 対象者（利用者）の把握

【年1回以上，施設が把握しているもの】

1 対象者（利用者）数の把握　：□有　□無
2 身長の把握　：□有　□無
3 体重の把握　：□有　□無
4 BMIなど体格の把握
　□有（肥満　　%　やせ　　%）　□無
5 身体活動状況の把握　：□有　□無
6 食物アレルギーの把握　：□有　□無
　（健診結果・既往歴含む）
7 食物アレルギーへの対応
　□有（□除去　□代替　□その他（　　　））□無
8 疾病状況の把握（健診結果）：□有　□無
9 生活習慣の把握　：□有　□無
　（給食以外の食事状況，運動・飲酒・喫煙習慣等）

【利用者に関する把握・調査】該当に印をつけ頻度を記入する

1 食事の摂取量把握
　□実施している　（□全員　□一部）
　（□毎日　□＿＿回／月　□＿＿回／年）
　□実施していない
2 嗜好・満足度調査　□実施している　□実施していない
3 その他（　　　　　）

Ⅴ 給食の概要			
1 給食の位置づけ	□ 利用者の健康づくり □ 望ましい食習慣の確立 □ 十分な栄養素の摂取 □ 安価での提供 □ 楽しい食事 □ その他（　　　）		
1-2 健康づくりの一環として給食が機能しているか	□ 十分機能している □ まだ十分ではない □ 機能していない □ わからない		
2 給食会議	□ 有（頻度：　　回／年）		□ 無
2-2 有の場合	構成委員　□管理者 □管理栄養士・栄養士 □調理師・調理担当者 □給食利用者 □介護・看護担当者 □その他（　　　）		
3 衛生管理	衛生管理マニュアルの活用	□有	□無
	衛生点検表の活用	□有	□無
4 非常時危機管理対策	①食中毒発生時マニュアル	□有	□無
	②災害時マニュアル	□有	□無
	③食品の備蓄	□有	□無
	④他施設との連携	□有	□無
5 健康管理部門と給食部門との連携（事業所のみ記入）	□ 有	□ 無	

注）詳細は東京都福祉保健局ホームページ（https://www.fukushihoken.metro.tokyo.lg.jp/kenkou/kenko_zukuri/ei_syo/tokutei/houkoku.html）を参照。
資料）東京都

施設名＿＿＿＿＿＿＿＿＿＿＿＿＿＿＿＿

Ⅵ　栄養計画	
1　対象別に設定した給与栄養目標量の種類	□＿＿＿＿種類　□　作成していない
2　給与栄養目標量の設定対象の食事	□　朝食　□　昼食　□　夕食　□　夜食　□　おやつ
3　給与栄養目標量の設定日	平成　　年　　月
4　給与栄養目標量と給与栄養量（最も提供数の多い給食に関して記入）　対象：年齢＿＿歳～＿＿歳　性別：□男　□女　□男女共	

	エネルギー (kcal)	たんぱく質 (g)	脂質 (g)	カルシウム (mg)	鉄 (mg)	ビタミン A (μg) (RAE当量)	ビタミン B_1(mg)	ビタミン B_2(mg)	ビタミン C(mg)	食塩相当量 (g)	食物繊維総量 (g)	炭水化物エネルギー比 (%)	脂肪エネルギー比 (%)	たんぱく質エネルギー比 (%)
給与栄養目標量														
給与栄養量（実際）														

5　給与栄養目標量に対する給与栄養量（実際）の内容確認及び評価	□　実施している（□毎月　□報告月のみ）　□　実施していない

Ⅶ　栄養・健康情報提供	□有　□無（有の場合は下記にチェック）	
□栄養成分表示	□献立表の提供	□卓上メモ
□ポスターの掲示	□給食たより等の配布	□実物展示
□給食時の訪問	□健康に配慮したメニュー提示	
□推奨組合せ例の提示	□その他（　　　　）	

Ⅸ　課題と評価	□有　□無（有の場合は下記に記入）
（栄養課題）	
（栄養課題に対する取組）	
（施設の自己評価）	

Ⅺ　委託	□有　□無（有の場合は下記に記入）
名称：	
電話　　　　FAX	
委託内容：□献立作成　□発注　□調理　□盛付　□配膳 □食器洗浄　□その他（　　　　）	
委託契約内容の書類整備：□有　□無	

Ⅷ　栄養指導	□有・□無（有の場合は下記に記入）	
	実施内容	実施数
個別		延　　人
個別		延　　人
個別		延　　人
個別		延　　人
集団		回　人
集団		回　人
集団		回　人

Ⅹ　東京都の栄養関連施策項目（最も提供数の多い給食に対して記入）		
（Ⅵ－4の食事について記入）	目標量	提供量
野菜の1人当たりの提供量（□1食□1日）	g	g
果物の1人当たりの提供量（□1食□1日）	g	g

責任者と作成者	施設側責任者 役職	氏名
	作成者 所属	氏名
	電話	FAX
	職種：□管理栄養士　□栄養士　□調理師 □その他（　　　　）	
保健所記入欄	特定給食施設・その他の施設 （施設番号　　　　）	

給食施設の施設数，管理栄養士・栄養士配置状況等

特定給食施設数*の年次推移

年次	総数	学校	病院	介護老人保健施設	介護医療院	老人福祉施設	児童福祉施設	社会福祉施設	事業所	寄宿舎	矯正施設	一般給食センター	その他
昭和													
40年	31,745	18,675	3,126	—	—	—	2,380	345	5,738	—	118	—	1,363
45年	35,477	18,026	3,612	—	—	—	3,455	481	7,513	—	121	—	2,269
50年	37,507	16,169	3,957	—	—	—	5,991	770	8,314	—	86	—	2,280
55年	39,679	16,123	4,562	—	—	—	8,188	1,128	7,820	—	92	—	1,766
60年	40,489	16,727	5,222	—	—	—	7,509	1,325	7,916	—	106	—	1,684
平成													
2年	40,743	16,738	5,824	186	—	—	6,226	1,627	7,923	1,022	100	487	610
7年	41,657	17,207	5,772	597	—	—	5,834	2,081	8,028	919	119	588	512
12年	45,087	16,841	5,992	1,662	—	—	7,850	3,264	7,592	718	111	571	556
17年	46,708	16,628	5,881	2,286	—	3,346	9,472	889	6,533	628	122	460	463
22年	46,761	15,890	5,645	2,542	—	3,712	10,342	807	6,035	603	114	447	624
27年	49,744	15,769	5,659	2,811	—	4,672	12,467	791	5,607	574	116	402	876
29年	50,542	15,772	5,670	2,865	—	4,832	13,206	764	5,492	556	115	376	894
30年	50,985	15,631	5,666	2,853	—	4,899	13,749	774	5,495	554	112	367	696
令和													
2年	51,005	15,392	5,547	2,877	82	4,984	14,235	778	5,212	519	109	344	926
3年	51,087	15,369	5,535	2,858	92	4,991	14,500	790	5,051	526	105	330	940

注）*平成14年以前は「集団給食施設」としての数。

その他の給食施設数の年次推移

年次	総数	学校	病院	介護老人保健施設	介護医療院	老人福祉施設	児童福祉施設	社会福祉施設	事業所	寄宿舎	矯正施設	一般給食センター	その他
昭和													
40年	20,169	2,289	3,264	—	—	—	7,754	728	4,284	—	69	—	1,781
45年	23,877	2,071	3,278	—	—	—	9,619	994	5,169	—	76	—	2,670
50年	25,631	2,049	3,186	—	—	—	10,457	1,393	5,515	—	77	—	2,954
55年	27,272	1,728	3,382	—	—	—	12,083	1,967	5,315	—	68	—	2,729
60年	29,470	1,744	3,424	—	—	—	13,539	2,862	5,036	—	65	—	2,800
平成													
2年	30,819	1,587	3,553	239	—	—	14,032	3,303	4,879	2,476	64	32	654
7年	31,700	1,686	3,429	553	—	—	13,648	4,407	4,976	2,384	83	39	495
12年	35,974	2,160	3,910	779	—	—	13,674	6,210	5,661	2,714	49	34	783
17年	36,563	2,239	3,638	912	—	5,748	12,943	3,177	4,434	2,002	53	34	1,383
22年	36,880	2,114	3,185	899	—	6,875	12,541	3,143	3,938	1,734	47	21	2,383
27年	38,901	1,951	2,911	915	—	8,202	12,574	3,321	3,551	1,403	42	24	4,007
29年	40,460	1,993	2,775	923	—	8,686	13,426	3,425	3,394	1,329	40	18	4,451
30年	41,262	1,948	2,720	933	—	8,867	14,038	3,415	3,279	1,280	41	17	4,671
令和													
2年	43,007	1,995	2,628	913	169	8,979	15,122	3,455	3,206	1,224	37	16	5,263
3年	43,569	1,995	2,592	963	217	9,089	15,348	3,438	3,108	1,176	39	21	5,583

注）平成2年より施設の種類変更，各年12月末現在，平成9年より年度報告。
資料）厚生省：衛生行政業務報告（厚生省報告例），厚生労働省：衛生行政報告例

特定給食施設*の管理栄養士・栄養士充足状況

(%)

年次	総数	学校	病院	介護老人保健施設	介護医療院	老人福祉施設	児童福祉施設	社会福祉施設	事業所	寄宿舎	矯正施設	一般給食センター	その他
昭和													
40年	31.4	15.9	96.5	—	—	—	15.0	54.3	48.7	—	38.1	—	51.7
45年	40.2	25.9	98.6	—	—	—	12.6	75.9	51.8	—	40.5	—	57.2
50年	47.6	41.0	99.0	—	—	—	19.1	86.6	50.2	—	44.2	—	57.4
55年	52.0	51.4	98.9	—	—	—	21.7	92.1	50.1	—	47.8	—	59.7
60年	55.7	54.7	99.2	—	—	—	24.6	96.6	51.2	—	51.9	—	59.3
平成													
2年	58.3	55.8	99.2	94.6	—	—	26.2	96.8	49.1	57.2	47.0	64.1	65.9
7年	62.4	60.9	99.7	94.6	—	—	31.1	97.1	50.7	59.7	42.0	61.9	64.6
12年	64.5	62.7	99.3	99.0	—	—	36.8	95.4	50.1	61.4	31.5	64.3	62.2
17年	68.7	66.8	99.9	99.6	—	96.2	45.2	93.6	51.6	58.9	56.6	73.0	77.5
22年	70.5	67.9	99.9	99.7	—	99.1	52.5	90.8	48.5	57.4	64.0	77.2	74.0
27年	72.7	68.6	99.9	99.9	—	98.8	60.0	93.9	48.0	57.1	46.6	77.6	76.1
29年	73.4	68.6	99.9	99.8	—	98.5	63.0	94.5	30.5	46.0	54.8	78.5	78.5
30年	74.2	69.5	100.0	99.7	—	99.0	64.9	92.4	48.1	59.4	50.9	77.9	76.5
令和													
2年	75.5	71.6	100.0	99.7	92.7	98.5	67.4	91.9	48.0	58.4	51.4	77.3	73.1
3年	75.6	71.2	100.0	99.8	91.3	98.7	68.4	90.4	47.4	56.5	50.5	77.0	71.8

注）平成2年より施設の種類変更，各年12月末現在，平成9年より年度報告。
*平成14年以前は「集団給食施設」としての数。
その他に自衛隊を含む。
資料）厚生省：衛生行政業務報告（厚生省報告例），厚生労働省：衛生行政報告例

その他の給食施設の管理栄養士・栄養士充足状況

(%)

年次	総数	学校	病院	介護老人保健施設	介護医療院	老人福祉施設	児童福祉施設	社会福祉施設	事業所	寄宿舎	矯正施設	一般給食センター	その他
昭和													
40年	15.3	2.1	59.7	—	—	—	3.4	17.4	10.4	—	11.6	—	13.4
45年	19.0	7.3	72.2	—	—	—	6.1	26.5	13.1	—	27.6	—	16.9
50年	23.0	11.5	77.0	—	—	—	10.8	43.6	16.0	—	28.6	—	18.7
55年	29.1	17.4	82.4	—	—	—	15.3	76.4	16.1	—	32.4	—	23.2
60年	32.9	21.5	91.1	—	—	—	16.7	85.3	17.1	—	40.4	—	22.6
平成													
2年	34.3	22.6	90.5	82.4	—	—	18.6	90.8	15.3	15.3	28.1	31.3	28.3
7年	39.4	27.0	92.2	70.9	—	—	21.6	92.1	16.3	20.1	24.1	12.8	29.5
12年	43.2	26.8	89.1	94.1	—	—	25.0	87.1	16.7	19.8	38.8	23.5	52.0
17年	49.1	28.5	91.8	96.9	—	80.4	31.1	76.7	17.4	22.4	20.8	50.0	53.5
22年	51.7	27.2	93.8	96.0	—	77.7	38.3	73.5	14.3	19.9	6.4	33.3	53.2
27年	56.5	30.5	96.6	97.0	—	74.8	49.8	71.7	13.4	20.7	11.9	50.0	52.7
29年	57.5	31.5	96.6	96.5	—	73.5	54.2	71.3	13.8	22.1	15.0	55.6	49.4
30年	58.0	33.1	96.5	96.1	—	73.2	55.7	70.3	14.9	23.7	14.6	47.1	47.9
令和													
2年	58.5	33.7	97.3	95.5	84.0	71.8	59.2	68.6	14.8	22.0	10.8	37.5	45.6
3年	58.8	34.8	97.8	94.0	85.7	71.5	60.6	68.1	14.9	22.6	17.9	42.9	43.5

注）平成2年より施設の種類変更，各年12月末現在，平成9年より年度報告。
その他に自衛隊を含む。
資料）厚生省：衛生行政業務報告（厚生省報告例），厚生労働省：衛生行政報告例

特定給食施設の管理栄養士・栄養士配置状況・充足率

	総施設数	栄養士*のいる施設	栄養士*充足率（%）	総栄養士数	1施設当たり栄養士数*	管理栄養士のいる施設	管理栄養士充足率（%）	管理栄養士数	1施設当たり管理栄養士数	栄養士*のいない施設
総　数	51,087	38,641	75.6	95,112	2.46	26,479	51.8	53,555	2.02	12,446
学　校	15,369	10,943	71.2	16,016	1.46	7,217	47.0	8,824	1.22	4,426
病　院	5,535	5,535	100.0	35,469	6.41	5,529	99.9	24,437	4.42	0
介護老人保健施設	2,858	2,851	99.8	7,895	2.77	2,792	97.7	4,946	1.77	7
介護医療院	92	84	91.3	294	3.50	84	91.3	205	2.44	8
老人福祉施設	4,991	4,924	98.7	11,804	2.40	4,516	90.5	7,224	1.60	67
児童福祉施設	14,500	9,917	68.4	16,489	1.66	3,691	25.5	4,461	1.21	4,583
社会福祉施設	790	714	90.4	1,451	2.03	486	61.5	734	1.51	76
事業所	5,051	2,394	47.4	3,306	1.38	1,422	28.2	1,700	1.20	2,657
寄宿舎	526	297	56.5	391	1.32	131	24.9	153	1.17	229
矯正施設	105	53	50.5	73	1.38	51	48.6	57	1.12	52
一般給食センター	330	254	77.0	823	3.24	163	49.4	310	1.90	76
その他	940	675	71.8	1,101	1.63	397	42.2	504	1.27	265

注）*栄養士には管理栄養士を含む。
資料）厚生労働省：令和３年度衛生行政報告例

その他の給食施設の管理栄養士・栄養士配置状況・充足率

	総施設数	栄養士*のいる施設	栄養士*充足率（%）	総栄養士数	1施設当たり栄養士数*	管理栄養士のいる施設	管理栄養士充足率（%）	管理栄養士数	1施設当たり管理栄養士数	栄養士*のいない施設
総　数	43,569	25,634	58.8	41,917	1.64	14,242	32.7	19,049	1.34	17,935
学　校	1,995	695	34.8	839	1.21	371	18.6	392	1.06	1,300
病　院	2,592	2,534	97.8	6,626	2.61	2,479	95.6	4,459	1.80	58
介護老人保健施設	963	905	94.0	1,867	2.06	839	87.1	1,203	1.43	58
介護医療院	217	186	85.7	423	2.27	175	80.6	280	1.60	31
老人福祉施設	9,089	6,500	71.5	10,640	1.64	4,415	48.6	5,555	1.26	2,589
児童福祉施設	15,348	9,302	60.6	13,780	1.48	3,297	21.5	3,910	1.19	6,046
社会福祉施設	3,438	2,340	68.1	3,363	1.44	1,247	36.3	1,463	1.17	1,098
事業所	3,108	464	14.9	657	1.42	174	5.6	262	1.51	2,644
寄宿舎	1,176	266	22.6	326	1.23	117	9.9	130	1.11	910
矯正施設	39	7	17.9	9	1.29	5	12.8	5	1.00	32
一般給食センター	21	9	42.9	12	1.33	6	28.6	6	1.00	12
その他	5,583	2,426	43.5	3,375	1.39	1,117	20.0	1,384	1.24	3,157

注）*栄養士には管理栄養士を含む。
資料）厚生労働省：令和３年度衛生行政報告例

13
調理・調理科学

調味料

食物アレルギーの場合の調味料の代替

砂糖	➡	黒砂糖，ビート糖など
しょうゆ	➡	米，麦，あわ，キヌア，きび，ひえ，魚しょうゆなど
みそ	➡	米，麦，あわ，キヌア，きび，ひえみそなど
酢	➡	りんご酢，梅酢
油	➡	しそ油，コーン油，菜種油，ごま油，紅花油，オリーブ油など
マーガリン	➡	豆乳マーガリン，菜種マーガリン

注）7 章，p.230 ～ 236 参照。
資料）林　久子 / 戸谷誠之，他編：子どもの食事とアレルギー Q&A，第一出版（2006）を一部改変

塩分 1g の目安

濃口しょうゆ		小さじ 1 杯強（6g）	きゅうりぬか漬け	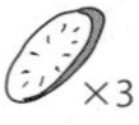 ×3	3 切れ （19g）
赤色辛みそ	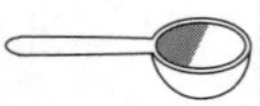	大さじ半杯弱（8g）	たくあん	 ×4	4 切れ （23g）
甘みそ	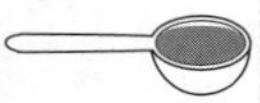	大さじ 1 杯弱（17g）	大根（みそ漬け）	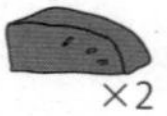 ×2	2 切れ （9g）
豆みそ	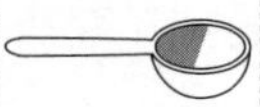	大さじ半杯（9g）	なすぬか漬け	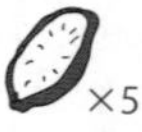 ×5	5 切れ （40g）
中濃ソース	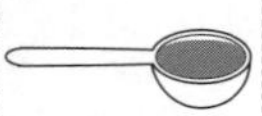	大さじ 1 杯弱（17g）	野沢菜漬け	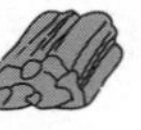	小鉢半杯（40g）
トマトケチャップ	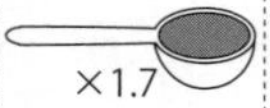 ×1.7	大さじ 1 杯半強 （30g）	白菜漬け	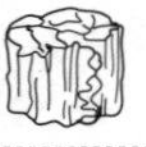	小鉢半杯（45g）
マヨネーズ	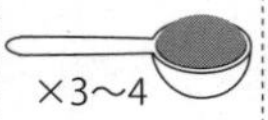 ×3～4	大さじ 3 強～4弱（45～55g）	福神漬け	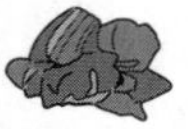	小皿 1 杯（20g）
バター	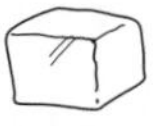	1/4 箱 （50g）	梅干し	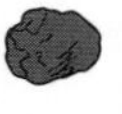	1 粒 （5g）
フレンチドレッシング	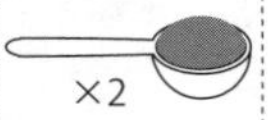 ×2	大さじ 2 杯強（33g）	食パン	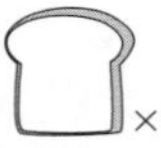 ×1.3	6 枚切り 1.3 枚（79g）

資料）橘　裕司，他編：食事療法に便利な食品成分早見表，第一出版（2013）より作図

塩分・糖分%

塩分・糖分％とは，材料重量に対しての割合である。計算法は以下の通り。

$$塩分・糖分\% = \frac{塩分または糖分の重量}{材料の重量} \times 100$$

①味つけの決め手は塩分・糖分％。油や酢，かたくり粉・小麦粉，だしなどについてもパーセントで覚えておくと便利。

②材料重量とは正味の重量（廃棄量を除いた加熱・調理直前の状態）を指すが，仕上がりで骨つきや尾頭つきの場合はその重量，乾物類は戻したときの状態，汁物などはだし汁に対していう。

塩分・糖分％は，調味料によって違う。

●塩分：食塩を基準とし，ほかの調味料は塩分をどれだけ含むかで使用量が変わる。

●糖分：砂糖を基準とし，ほかの甘味料は糖分をどれだけ含むかで使用量が変わる。

塩分・糖分の換算

塩分は塩を基準として（糖分は砂糖を基準にして），他の調味料は塩と同じ塩分をどれだけ含むかを基準にして使用量が変わる。

例）塩１ｇを薄口しょうゆに置き換える場合は，薄口しょうゆの塩分含有量が16.0％のため，食塩概算比は約６となり，食塩の重量の６倍量を用いる。上白糖１ｇを本みりんに置き換える場合は，上白糖を基準として，使用量の概算比（食塩と同じ塩分量にするための倍率）をすると約３となり，上白糖の重量の約３倍量を用いる。

使用量の概算比　－塩分－

食品名		塩分含有量（%）	使用量の概算比※
食塩		99.1	1
しょうゆ	濃口	14.5	7
	薄口	16.0	6
みそ	辛口	12.4 ～ 13.0	8
	甘口	6.1	16

－糖分－

食品名	ショ糖含有量（%）	使用量の概算比※
上白糖	97.8	1
みりん風調味料	41.2	2
本みりん	32.4	3

※上白糖と同じ糖分量にするための倍率

$$※使用量の概算比 = \frac{食塩の塩分含有量(\%)}{使用する調味料の塩分含有量(\%)}$$

調味料の重量の求め方

$$調味料の重量 = \frac{材料の重量(g) \times 調味パーセント(\%)}{100}$$

主な料理の調味パーセント

(%)

	料理名	塩分	糖分		料理名	塩分	糖分
主食	炊き込みご飯	0.5～0.8		煮物	魚の煮付け	2.0～2.5	1.0～3.0
汁物	スープ	0.5～0.6			野菜の煮浸し	1.2	1.0
	具の少ない汁	0.8			かぼちゃの甘煮	0.6	1.0
	具の多い汁	1.0			にんじんのグラッセ	0.5	1.5～2.0
焼き物	ハンバーグ	0.6～0.8		その他	野菜の炒め物	1.0～1.3	
	魚のムニエル	0.8～1.0			おひたし	1.0	
	豚肉のしょうが焼き	1.3～2.0	1.1～1.3		サラダ	0.5	
	鶏肉の照り焼き	1.3			野菜の即席漬け	1.0～2.0	

インスタントだしの塩分濃度・塩分量

	だしの種類	(形状)	塩分濃度(%)	塩分量(g)	
和風	だしの素(かつお風味)	(顆粒)	42.0	小さじ1	(1.3)
	だしの素(いりこ風味)	(顆粒)	42.0	小さじ1	(1.3)
	かつおだし	(液体)	13.7	小さじ1	(0.7)
中国風	中華あじ	(顆粒)	44.0	小さじ1	(1.8)
	鶏がらスープ	(顆粒)	38.9	小さじ1	(1.6)
洋風	コンソメ	(顆粒)	42.0	小さじ1	(1.7)
	チキンコンソメ	(固形)	38.1	1個	(2.7)
	ブイヨン	(固形)	58.5	1個	(2.3)

スパイス・ハーブ

フレッシュハーブの特徴

種　類	特　徴	適する料理
オレガノ	トマトとの相性がよい	ピザ
クレソン	ピリッとした辛味，爽やかな味	サラダ，ステーキなどのつけ合わせ
ペパーミント	清涼感	デザート，クリームチーズ，ミントティー
ディル	パセリに似た風味	マリネ，サラダ，ピクルス
タイム	すがすがしい芳香，微苦味	煮込み料理，肉・野菜料理
セージ	よもぎに似た香り，弱い苦味	豚肉料理，シチュー
レモンバーム	レモンの香りと酸味	魚の匂い消し，ハーブティー

注）日本のハーブ：みつば，みょうが，しそ，わさび，ねぎ，さんしょうなど。

ハーブの上手な使い方

ハーブバター	チャイブス，パセリ，タラゴン，チャービルなどを単味で，あるいはミックスしてバターに刻み込む。
ハーブビネガー	ディル，タイム，タラゴンなどをワインビネガー，りんご酢に漬け込む。
ハーブオイル	バジル，タイム，ローズマリー，ガーリックなどをオリーブ油やサフラワー油，サラダ油に漬け込む。

スパイス・ハーブの特徴

	芳香	辛味	苦味	甘味	脱臭性	食欲増進	防腐性	利用される部位名	適する料理・特徴
セージ			○		◎			葉茎	豚肉料理
シナモン	◎	○		○				木皮	紅茶，ケーキ，アイスクリーム
カルダモン	◎		○					種子	洋酒の香りづけ，カレー，ソース，ピクルス
オレガノ	○	○			◎			葉茎	イタリア料理，ピザ
クローブ	◎	○			○			花らい	肉料理
オールスパイス	◎	△	○		○			果実	ナツメグ・クローブ・シナモンの香りを持つ
さんしょう	○	◎			○	○	○	果実・葉茎	薬味
タイム	○		○		◎	○	○	葉茎	クラムチャウダー，ソーセージ，魚のソース
レッドペッパー		◎				○	○	果実	朝鮮漬け，メキシコ料理，調味料
ペッパー		◎			○	○	○	果実	肉料理，サラダ，スパゲティ
ローズマリー	○				◎			葉茎	肉料理，つけ焼きのたれ
マスタードシード		◎				○	○	種子	ドレッシング，調味料
ターメリック	○	○						根塊	カレー，ピクルス，ピラフ 黄色の着色性がある
ジンジャー	△	◎	○		○	○	○	根塊	飲料，レバー料理，カレー，ピクルス
キャラウェイ	◎		○		○			種子	ライ麦パン，ケーキ，チーズ
ナツメグ	◎	○	○					種子	ひき肉料理，ドーナッツ
ディル	◎					○		種子	サラダ，シュークルート
フェンネル	◎			○	○			種子	魚料理
ローリエ	○		△		◎			葉茎	煮込み料理，ピクルス
アニス	◎							種子	クッキー，ケーキ，リキュール

注）◎：優れた特徴あり，○：特徴あり，△：わずかではあるが存在

料理と調味料

調味料の割合

合わせ酢の割合

(%)

	酢	塩	しょうゆ	砂糖	その他
二杯酢	10	1			
	10		6		
三杯酢	10	1		1	
	10		6	1.5	
	10	0.5	3		
甘　酢	10	1		5	
ポン酢	柑橘類の汁 10		6	3	
ごま酢	10		6	5	ごま…10

注）材料に対する％。

すし飯の合わせ酢割合

種　類	砂　糖		酢		塩	
	糖分	目安量*	濃度	目安量*	塩分	目安量*
標準米（巻き・箱ずし）	ご飯の 1～1.5%	3～6g	ご飯の 6～7%	20～25g	ご飯の 0.7%くらい	2.5～4g
やや濃厚味（ちらし・いなりずし）	ご飯の 1.4～2%	5～7g	ご飯の 6～7%	20～25g	ご飯の 0.7～0.8%	2.5g
甘さ控えめ味（にぎり・棒ずし）	ご飯の 0.6～1%	2～4g	ご飯の 6%	25g	ご飯の 0.9%	3g

注）*米 1 カップ当たり。
米 1 カップ（150～160g）→ご飯 320～350g

和風和え衣の材料・調味料割合

（あえる材料の重量に対する%）

種類	主な材料	塩	しょうゆ	砂糖	その他	備考
ごま和え	白ごま 10 黒ごま 10	1.5	 7	5 5		
白和え	豆腐 50	1.5 （白みそ 20）		10	白ごま 5	塩のかわりに白みそを用いる場合もある
からし和え	からし 1		7	2		
酢味噌和え	味噌 20			5～10	酢 10	からしを用いる場合もある
木の芽和え	木の芽 2 味噌 20			2～5		

魚・肉の照り焼き用漬け汁の割合

(%)

種　類	しょうゆ	砂　糖	みりん
魚用 A タイプ	10	—	9
魚用 B タイプ	10	2	5
肉　用	5	—	6

注）材料に対する％。

丼類の調味料の割合

(%)

種　類	しょうゆ	砂　糖	酒
親子丼	5	3	1
蒲焼き丼	4	2	3

注）ご飯の重量に対する％。

汁物の調味料の割合

種　類	だし汁	みそ	塩	しょうゆ
みそ汁	150mL	10～12g （淡色辛みそ）	—	—
すまし汁	150mL	—	0.6g	2g （小さじ 1/3）

注）1人分。

ご飯・お粥の水加減

種　類	米：水 （容量比）	できあがり容量		できあがり重量	
		倍率	カップ	倍率	g
普通ご飯	1：1.2	2.3	2・1/3	2.4	385
全粥	1：5	4	4	5	800
七分粥	1：7	5.6	5・3/5	7	1,120
五分粥	1：10	8	8	10	1,600

注）米1カップ：150～160g。

炊き込みご飯の材料・調味料割合

種　類	炊き込む材料		体積に対する水加減	調味料
	主な材料	重量割合		
あずき飯	あずき，ささげ	米の 10%	米の 20%増	・塩：水の 1%
いもご飯	いも	米の 60%	米の 20%増	・塩：水の 1%
豆入りご飯	豆（グリンピース，枝豆など）	米の 30%	米の 20%増	・塩：水の 1%
栗ご飯	栗	米の 30%	米の 20%増	・塩：水の 1%
菜　飯	だいこん，かぶの葉など	米の 10%	米の 20%増	・塩：水の 1%
桜　飯	―	―	米の 15%増	・塩：水の 0.5% ・しょうゆ：水の 3% ・酒：水の 2%
まつたけご飯	まつたけ	米の 20%	米の 15%増	・塩：水の 0.5% ・しょうゆ：水の 3% ・酒：水の 2%
たけのこご飯	茹でたけのこ	米の 30%	米の 12%増	・塩：水の 0.6% ・しょうゆ：水の 3% ・砂糖：米の重さの 1% ・酒：水の 2%
鶏　飯	鶏肉	米の 30%	米の 12%増	・塩：水の 0.6% ・しょうゆ：水の 3% ・砂糖：米の重さの 1% ・酒：水の 2%
カキ飯	カキ	米の 40%	米の 12%増	・塩：水の 0.6% ・しょうゆ：水の 3% ・酒：水の 2%
ピラフ	鶏肉，えび，たまねぎ，グリンピースなど	米の 40%	米の 10%増	・塩：水の 1% ・バター：米の重さの 10% ・こしょう：少々

乾燥食品の戻し比率

食品名	重量（倍）	戻し方
豆類	2 ～ 2.5	煮る
乾麺	2 ～ 3	茹でる
干し貝柱	3	水に浸す
麸（車麸）	3 ～ 6	水に浸す
はるさめ（普通はるさめ・緑豆はるさめ）	3 ～ 4	熱湯に浸す（茹でる）
干ししいたけ	4 ～ 5	水に浸す
乾燥おから	4 ～ 5	水を加える
凍り豆腐（高野豆腐）	4 ～ 6	60℃程度の湯に浸す（戻さないものもある）
切り干し大根	5	水に浸す
干しぜんまい	5 ～ 6	水に浸し後，茹でる
かんぴょう	5 ～ 7	塩もみ後，茹でる
焼き麸	5 ～ 12	水に浸す
乾燥ひじき（長ひじき）	5	水に浸す
乾燥ひじき（芽ひじき）	6 ～ 10	水に浸す
焼き麸（小町麸、白玉麸）	8 ～ 13	水に浸す
きくらげ	10	水に浸す
カットわかめ	10 ～ 12	水に浸す
乾燥もずく	20 ～ 25	水に浸す

注）目安の倍率を示す。乾燥品の製法，戻す際の茹で湯量，水温等によっても異なってくる。

ゼリー濃度

種類		濃度（%）	ゲル化温度（℃）	備考
植物系	粉寒天	0.5 ～ 0.8	28 ～ 35	歯切れがよく，凝固力が安定している。冷蔵庫に入れなくても固まる。
	介護用寒天	0.3 ～ 1.0	40 前後	
	アガー（カラギーナン・ローカストビーンガム）	1.5 ～ 3.0	35 ～ 45	寒天よりも透過性がよく，軟らかい。また，ゼラチンよりは固まりやすい特徴をもつ。冷凍解凍の安定性がよい。
動物系	ゼラチン	1.5 ～ 3.0	5 ～ 12	口解けはよい。冷蔵庫に入れないと固まらない。25℃で崩れるので，夏場は注意。

調理方法・料理の種類

調理法の種類

加熱調理					なま物調理	なま物または加熱調理併用
加熱法	加熱温度	主要なもの	類似のもの	特殊なもの		
湿式加熱	煮汁または水の中で加熱する。 加熱温度 100℃	煮物	茹で物 汁物 鍋物	寄せ鍋 炊飯 飲み物の一部	刺身 あらい 酢の物 サラダ 漬物	酢の物 和え物 浸し物 サラダ 飲み物
	水蒸気の中で加熱する。 加熱温度 100℃ 食品により 85～90℃	蒸し物	蒸し焼き			
乾式加熱	食品を放射熱または金属板の熱で加熱する。 加熱温度 150～200℃	焼き物	煎り物 炒め物			
	適温の油の中で加熱する。 加熱温度 150～190℃	揚げ物				
マイクロ波加熱	食品の加熱温度 100℃まで 電子レンジによる調理					

電子レンジによる調理

マイクロ波の特徴	・陶磁器，ガラス，紙，一部のプラスチック類などは透過する。 ・金属は反射する。 ・食品や水は吸収し，発熱する。
電子レンジによる調理の特徴	・食品が発熱し，食品が触れている部分の容器は熱くなるが，その他の部分の容器は熱くならない。 ・短時間で加熱できる。食品の色の変化やビタミン類の損失が少ない。調理済みの料理の再加熱や冷凍食品の解凍に適する。 ・加熱中の水分の蒸発があるので，耐熱性のラップ類やふたを利用する。 ・オーブンによる加熱と異なり，焦げ目がつかない。 ・殺菌効果がある*。 ・金属の容器は放電するので，使用できない。 ・食品の量や型による加熱時間の違いや加熱ムラがあるので，それぞれに合った加熱をする必要がある。

注）* 電子レンジによる加熱でも破壊されない細菌も存在する：細菌はマイクロ波により死滅しても，芽胞を作るボツリヌス菌，セレウス菌，ウエルシュ菌は，この芽胞の形で食品中に生存する。また，黄色ブドウ球菌などの作る耐熱性毒素は破壊されない。

解凍方法の種類と適応する冷凍食品の例

解凍の種類		解凍方法	解凍機器	解凍温度	適応する冷凍食品の例
緩慢解凍	半解凍または生鮮状態にまで解かす方法	1. 低温解凍	冷蔵庫	庫内温度（5℃以下）	生鮮食品（魚介，畜肉，野菜，果実），菓子類，茶碗蒸し
		2. 自然（室温）解凍	室内	室温（常温）	
		3. 水中解凍	水槽（溜水，流水）	水温	
		4. 氷水中解凍	水槽（氷水）	0℃前後	生鮮食品（魚介，畜肉）
急速解凍（調理）	冷凍品の解凍と調理を同時に行う方法	5. スチーム（蒸煮）解凍	コンベクションスチーマー，蒸し器等	水蒸気加熱 80 ～ 120℃	シュウマイ，ギョウザ，まんじゅう，茶碗蒸し，真空包装食品（スープ，シチュー，カレー）野菜類
		6. ボイル（煮熟）解凍	湯煎器，鍋等	湯中加熱 80 ～ 100℃	（袋のまま）真空包装のミートボール，酢豚，うなぎの蒲焼等（袋から出して）豆類，ロールキャベツ，野菜類，麺類
		7. オーブン解凍	自然対流式オーブン，コンベクションオーブン，輻射式オーブン，オーブントースター等	加熱空気の対流と輻射熱 150 ～ 300℃	グラタン，ピザ，ハンバーグ，コキール，ロースト品，コーン，揚げ物食品類
		8. フライ（揚げ物）解凍	オートフライヤー，平鍋等	油中加熱 150 ～ 180℃	フライ，コロッケ，天ぷら，から揚げ，ギョウザ，シュウマイ，フレンチフライポテト
		9. ホットプレート（熱板）解凍	ホットプレート，フライパン等	鉄板上伝導加熱 150 ～ 300℃	ハンバーグ，ギョウザ，ピザ，ピラフ
	誘電加熱解凍（工場等で原料を大量に急速解凍する場合もある）	10. 誘電加熱解凍	電子レンジ	マイクロ波による高周波誘導加熱	生鮮品，各種煮熱食品，真空包装食品，野菜類，米飯類，各種調理食品
	加圧空気解凍（工場等で原料を大量に急速解凍する場合もある）	11. 加圧空気解凍	加圧（加熱）空気解凍器	15 ～ 20℃	魚肉，畜肉

資料）日本冷凍食品協会：冷凍食品取扱マニュアル，基礎知識と解凍・調理のポイント（2012）を一部改変

料理の種類

煮物の種類

種類		方法と例
湯煮 茹で煮		加熱だけを目的として熱湯の中で茹でる。吸い物椀種，和え物の材料に用いることが多い。洋風料理では野菜の煮だし汁の中で煮て，汁は使わない。
白煮 青煮		塩と砂糖で調味料の色がつかないように煮上げる。うど，ふき，さやえんどうなど。
塩煮		塩または塩とこしょうを用いる。
しょうゆ煮		しょうゆで味をつけ，食品によっては砂糖，酒やみりんを用いることもある。煮方によって，次のような種類に分けられる。
	煮しめ	根菜類などの野菜を，形を崩さず煮汁の残らないように味を十分しみ込ませて煮上げる。
	煮つけ	煮しめより短時間に煮上げるので煮汁は少なくする。魚を煮る場合に多く用いる。
	うま煮	野菜や鶏肉，魚介類の上質のものを煮しめより甘味をきかせて煮上げる。食品の取り合わせ，色，形などの調和もよくする。
	照り煮	砂糖やしょうゆの煮汁を煮立て，その中に，すでに加熱した食品を加えてさっと煮上げる”ごまめ*”の煮方である。
	炒め煮	少量の油を熱して材料を炒めてから調味して短時間に煮上げる。
	佃煮	保存を目的とし，調味を濃厚にして水分が少なくなるように煮上げる。
	くず煮	長時間煮ると硬くなったり口触わりが悪くなる食品や，短時間煮たのでは味がしみにくい食品を煮る場合，煮汁にデンプンを加えて“あん”にし，食品の表面にまとわせる。吉野煮，さくら煮ともいう。
砂糖煮		甘味を主とした煮物で，砂糖の味を引き立てるために塩やしょうゆをごく少量用いる場合もある。煮豆や“きんとん”の煮方である。
酢煮		酸味を主とした煮物で，塩，砂糖を配合する。れんこん，うど，ごぼうなどに用いる。
みそ煮		みそ味を主としたもので，砂糖，酒や少量のしょうゆを用いることもある。生臭味や脂肪の多い魚，または肉などに用いる。
炒り煮		調味して加熱しながら，かき混ぜて水分を蒸発させる。でんぶ，おから，ある種の炒り卵。
含め煮		食品が十分浸る程度の煮汁の中で煮る。食品がある程度軟らかくなったら火からおろして，余熱と調味料の拡散を利用して食品の中まで味を浸透させる。煮崩れしやすいもの，長く煮ると色の悪くなるものなどに応用する。いも類，栗など。
煮込み		比較的，大切りにした食品に，これが十分浸るくらいの煮だし汁を入れて調味し弱火でゆっくり煮込む。おでん，ロールキャベツ，シチューなどは代表的なものである。

注）*カタクチイワシの幼魚を干したもの。

汁物の種類

種　類	和　風	洋　風	中国風
澄んだ汁	吸い物 すまし汁 うしお汁	ポタージュ クレール Potage claire（仏） コンソメドブフ ・Consommé de bœuf（牛のコンソメ） コンソメドヴォライユ ・Consommé de volaille（鶏のコンソメ） コンソメドポワツソン ・Consommé de poisson（魚のコンソメ）	チンタン 清湯
デンプンで濃度をつけた汁	薄くず汁（吉野汁ともいう）	コンソメリエ Consommé liés（仏）	ホイゴン 会羹
濁った汁	みそ汁 かす汁 すり流し汁 とろろ汁 呉汁	ポタージュ リエ Potage liés（仏） ポタージュ ピュレ ・Potage purée（野菜，豆，じゃがいも，米などを煮て裏ごししたもので濃度をつけたスープ） ポタージュ クレーム ・Potage crème（野菜，肉，魚などのピュレとベシャメルソースで濃度をつけたスープ） ポタージュ ヴルーテ ・Potage velouté（ヴルーテソースを土台にして作ったスープに卵黄とクリームを入れて仕上げたスープ）	ナイタン 奶湯
その他	けんちん汁 さつま汁 のっぺい汁	ポタージュ スペショー Potage Spéciaul（仏） チャウダー Chowder（英） ブイヤベース Bouillabaisse（仏） ボールシュチュ Borshch（ボルシチ）（露）	

食材に応じたゆでる操作

食　材	ゆで水の種類	目　的
豆類，根菜類，卵（殻付き）	水	組織が硬い，内部と表面の温度差を少なくする。
れんこん，ごぼう	水＋食酢（1 ～ 3%）	白く仕上げる，歯切れのよい食感を残す。
たけのこ，だいこん	水＋ぬか（10 ～ 30%）または米のとき汁	えぐ味を除去する。
さつまいも，くり	水＋みょうばん（0.5 ～ 1%）	煮崩れを防止する。
乾麺	沸騰水	吸水とでんぷんを糊化させる。
緑黄色野菜	沸騰水＋食塩（1 ～ 2%）	鮮やかな緑色を保持する。
わらび，ぜんまい	沸騰水＋重曹（0.2 ～ 0.5%）	組織を軟化させ，アクを除去する。
ポーチドエッグ	沸騰水＋食塩（1%）＋食塩（3%）	たんぱく質の熱凝固を促進させる。

蒸し物の蒸し方による分類

蒸し方	例
100℃の温度を保ちながら加熱する場合	まんじゅう類，だんご・餅類，蒸しカステラ・蒸しパン類，冷や飯，いも類，魚介類，肉類，燉菜（トンツァイ）（スープ蒸し）など
100℃の温度を保ちながら，振り水または霧を吹く場合	強飯，硬くなった冷や飯やパン類，まんじゅう・餅類
85 ～ 90℃を保つために弱火にしたり，ふたをずらして温度調節をしながら蒸す場合	卵豆腐，茶碗蒸し，カスタードプディングなど

焼き物の種類と方法

直火焼き

種類		方法	調味料（%）					
			塩	しょうゆ	みりん	酒	砂糖	みそ
串焼き Brochette（仏）	素焼き	主に下ごしらえの１つとして味をつけずに焼く。これを保存用，照り焼き，汁の身，和え物，煮物にする。						
	塩焼き	塩を振って焼く。鮮度のよいものは持ち味が生かされる。	1～1.5					
網焼き Grilling Broiling	照り焼き	魚や鶏肉を素焼きにした後，たれをかけて乾かす程度に焼く。2～3回繰り返して味をつけ，照りを出す。		8	8	5	2～3	
機器焼き（グリル - ガスレンジ）	つけ焼き*	たれの中に魚や肉類を浸してから焼く。		8	8	8	2～3	
Grilling（電気ロースター）	蒲焼き	うなぎを素焼きにしてさらに蒸してから“たれ”をつけて焼く。さんまやいわしの場合は蒸さない。		10～12	8	8	2～3	
	みそ漬け焼き	塩をした魚の水気を取り，ガーゼに包んで酒・砂糖を混ぜたみそにつけてから焼く。				10	5～10	50～60
	みそ焼き	素焼きした魚に調味したみそをつけて焼く。	（煮出し汁5）		3		2	10
（トースター）Toasting オーブントースター		トースターでは6～8枚切りの食パンをトーストする。オーブントースターは厚切りのパン，グラタンやメレンゲの焦げ目つけ，目玉焼きなどにも用いる。						

注）*つけ焼きと同様にして照りを出す焼き方を照り焼きとする場合もある。

間接焼き

種　類	方　法
鍋焼き Pan broiling	高温のフライパンまたは卵焼き鍋に適量の油を入れるか，薄くひいて，あらかじめ調味した材料を入れて焼く。 ムニエル，ハンバーグステーキ，ビーフステーキ，卵焼きなど。 目玉焼きや焼きギョウザの場合は水を補給してふたをすれば，蒸し焼きにすることもできる。
鉄板焼き Griddling	高温の厚手の鉄板または電気ホットプレートでケーキ生地，または肉類，野菜を焼く。鉄板には油をひく。 ワッフル，たい焼きなどの焼き型は一種の鉄板焼きである。
機器焼き （天火焼き） Roasting Baking	ガスオーブン，電気オーブン，ガス高速レンジなどは，熱源からの熱が一定容器内に閉じ込められており，上火もきくことから全面から加熱される。そのため食品を裏返す必要がない。食品から出る水分は蒸気となって器内に残るので，蒸し焼きの状態になる。 洋菓子の生地，和風焼き菓子，パン生地，ロースト用肉類，魚介類などを焼く。
包み焼き Papillote（仏）	アルミ箔，パラフィン紙，硫酸紙，和紙を適当に切り，加熱中，汁が出て流れやすいもの，風味の逃げやすいもの，細かくて網の目から落ちやすいもの，比較的淡白な味のものなどを包んで，網，フライパン，オーブンなどで焼く。
石焼き （埋み火焼き）	高温にした小石の中でいも類，栗（皮に切り目を入れる）を焼く。 たき火の後の熱い灰の中で焼く埋み火焼きもこれに類する焼き方である。
ほうろく焼き	素焼きの平たい土鍋で淡白な魚，えび，貝類，ぎんなん，きのこ類を，ふたをして蒸し焼きにする。

揚げ物

揚げ油の温度と揚げ時間

材　料	油の温度（℃）	揚げ時間（分）
ドーナツ	160	3
天ぷら（さつまいも・れんこん 0.7㎝厚）	160	3
天ぷら（魚介類）	180 ～ 190	1 ～ 2
かき揚げ（魚介類・野菜）	180 ～ 190	1 ～ 2
コロッケ	190 ～ 200	1

注）でんぷん性の食品は，でんぷんの糊化に時間がかかるので低温で長い時間加熱する。たんぱく質性の食品（魚介類など）は，変性して収縮しないように高温で短時間の過熱が適する。

揚げ物の種類と方法

種類			方法
和風	素揚げ		食品そのままを揚げる。なす，かぼちゃなど。
和風	から揚げ		デンプンまたは小麦粉をまぶして揚げる。魚，肉など。
和風	衣揚げ	天ぷら	卵を冷水で溶いた中に，小麦粉を加えて軽く混ぜた衣をつけて揚げる。主に魚介類を用い野菜も添える。
和風	衣揚げ	精進揚げ	動物性のものを除いて野菜，いも，きのこ類などを揚げる。
和風	衣揚げ	道明寺揚げ	小麦粉，溶き卵をつけた上に道明寺粉をつけて揚げる。
和風	衣揚げ	はるさめ揚げ	小麦粉，溶き卵をつけた上に長さ 2 cm に切った“はるさめ”をつけて揚げる。
和風	衣揚げ	その他	そばを切って上と同様にして揚げる。麩を砕いてつける場合もある。
洋風	素揚げ French frying		食品をそのまま揚げる。じゃがいも，パセリ，パンなど。
洋風	から揚げ Frit（仏）		魚を牛乳に浸して水気をきってから小麦粉をまぶして揚げる。ます，小あじなどの三枚おろし，白魚，わかさぎなど。
洋風	衣揚げ	Fritter Beignet（ベーニェー）（仏）	小麦粉を牛乳で溶き，泡立てた卵白を混ぜて作った衣をつけて揚げる。卵黄を小麦粉に加えることもある。魚，小えび，貝柱など。
洋風	衣揚げ	Fry Frire（フリール）（仏）	食品に小麦粉をつけ，溶き卵をくぐらせて，その上にパン粉をつけて揚げる。魚介類，肉などを用いる。フライ，カツレツ，コロッケなどといわれるもの。
中国風	から揚げ 清炸（チンザ）		調味した材料をそのまま揚げる。肉だんご，もつなど。
中国風	衣揚げ	乾炸（カンザ）	下味をつけた材料に，デンプン，小麦粉，米粉など乾いた粉をつけて揚げる。肉，魚など。
中国風	衣揚げ	軟炸（ロアンザ）	デンプン，小麦粉，米粉などを水や卵で溶いた衣をつけて揚げる。肉，魚など。
中国風	衣揚げ	高麗（カオリー）	泡立てた卵白に少量の水を加えて，デンプン，小麦粉または米粉を混ぜ合わせた軽い衣をつけて白く揚げる。白身魚，鶏肉，バナナなど。

揚げ物の吸油率

食品			吸油率（%）	吸油量（g）
素揚げ	じゃがいも（くし形切り）	100g	2	2
	じゃがいも（5mm角 拍子木切り）	100g	7	7
	じゃがいも（1mm厚さ薄切り）	100g	15	15
	ししとうがらし（1本）	5g	10	0.5
	なす（1本）	80g	15	12
	春巻き（1本）	60g	13	8
から揚げ	鶏もも肉	100g	8	8
	サバの竜田揚げ	60g	6	3.5
天ぷら	えび（1本）	25g	10	2.5
	さつまいも（斜め切り1枚）	10g	10	1
	なす（斜め切り1枚）	10g	15	1.5
	ししとうがらし（1本）	5g	15	0.8
	かき揚げ（1個）	20g	40	8
パン粉揚げ	エビフライ（1本）	25g	14	3.5
	アジフライ（1枚）	70g	15	10
	コロッケ（1個）	60g	15	9

注）吸油率は、衣をつける前の食材料の重量に対する％。

卵料理

卵の特性を利用した料理

熱で固まる性質	主材料	茹で卵，落とし卵，しめ卵，揚げ卵，目玉焼き，オムレツ，薄焼き卵，厚焼き卵，炒り卵，茶碗蒸し，だて巻き，卵豆腐，かきたま汁，カスタードプディング
	つなぎ・つや・色	卵とじ，ひき肉に混ぜる（ハンバーグや肉団子），カツレツの衣，パイ，せんべい，まんじゅうや焼き魚に塗る
泡立つ性質		メレンゲ，淡雪かん，スポンジケーキ，フリッター
乳化する性質		マヨネーズ，シュークリームの皮，カスタードクリーム

卵液を使った料理と希釈割合

種　類	卵（mL）	だし汁（mL）	だし汁の割合
厚焼き卵（だし巻き卵）	50	12 ～ 16	卵の 1/3 ～ 1/4
卵豆腐	50	50 ～ 70	卵の 1 ～ 1.5 倍
牛乳豆腐	卵白 50	牛乳 50	卵と同量
茶碗蒸し	50	150 ～ 200	卵の 3 ～ 4 倍
カスタードプディング	50	牛乳 120	卵の 2.5 倍
スクランブルエッグ	50	牛乳 8	卵の 1/6

枝肉各部の名称と適する料理法

牛肉

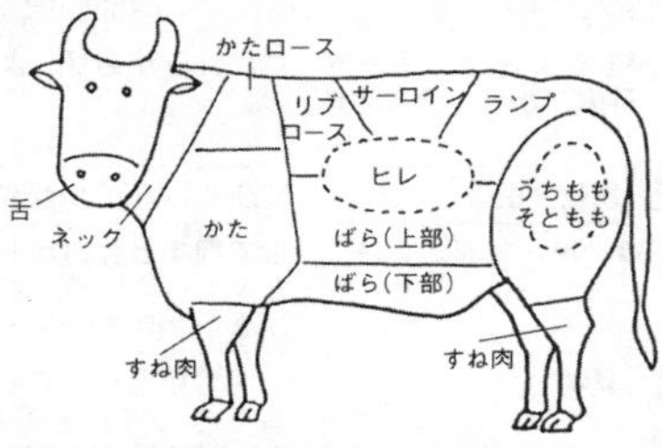

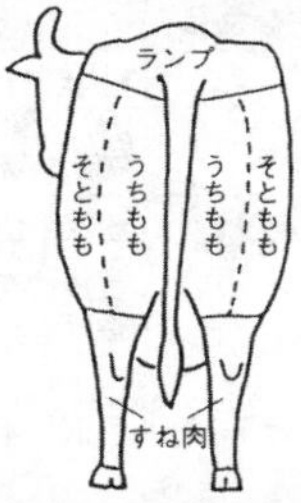

部　位	特徴・料理名
かたロース，リブロース，サーロイン	最上肉，ステーキ，すき焼き
ヒレ	脂肪が少なく，軟らかい上質な肉，ステーキ，カツレツ
ランプ	赤身，ロースト，バーベキュー，ステーキ
かた，ばら	挽肉，炒め，煮込み，カレー
もも	カツレツ，炒め
すね，ネック	煮込み，スープ
舌	煮込み，焼く，炒め

豚肉

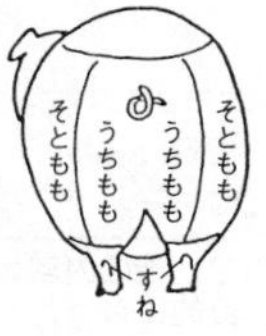

部　位	特徴・料理名
かたロース	カツレツ，炒め，ロースト，ハム，ベーコン
ロース，ヒレ	軟らかい上質な肉，カツレツ，ロースト，炒め
かた	挽肉，炒め，煮込み
ばら	三枚肉，炒め，煮込み，カレー，ベーコン
もも	軟らかい上質な肉，カツレツ，ロースト，炒め，ハム
すね	煮込み，スープ，蒸し

鶏肉

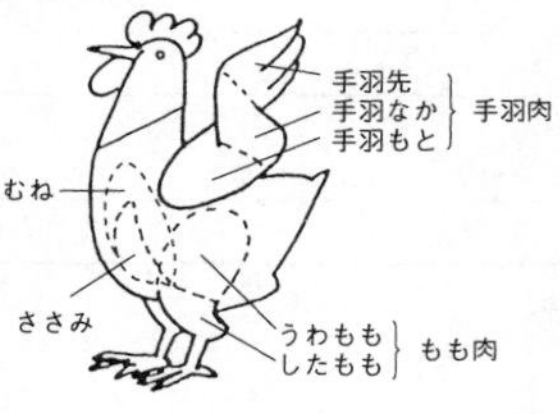

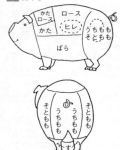

部　位	特徴・料理名
むね	脂肪が少なく色が白い。揚げ物，焼き物，煮物，蒸し物
もも	脂肪が多く赤身。から揚げ，ロースト，ソテー
ささみ	脂肪が少なくやわらかい。和え物，刺身
手羽	から揚げ，煮込み，スープ

主要食品の鑑別事項

食品群別	主な食品	鑑別の項目	鑑別ポイント
穀類	米	粒状（形，粒の大きさ，色，光沢），重量，砕米，水分，硬さ，異物，食味	粒に丸みがあり，よく乾燥したもの。
	小麦粉	粉状，色沢，異物，虫害	製造後1年くらいが賞味期限の目安。
	パン	表皮の色・質，形，触感，食味，香り	指で押すと弾力があり，ふっくらとふくれている。表面の色にムラがなく，厚さが均一なもの。
	スパゲティ類	色沢，組織，異物	透明感が高く，琥珀色でつやがあるもの。折ると澄んだ音をたてる。断面がガラス状になるもの。
いも類	さつまいも	形状，表皮，肉質，色沢，味，病虫害，傷	中くらいの太さで，ふっくらとし，くぼみが浅く，紅色が濃く，つやがあるもの。
	じゃがいも	種類，産地，形状，色，食味	皮にしわや傷がなく，外皮が薄く，芽の浅いもの。
豆・豆製品	大豆	色沢，整粒，夾雑物，未熟粒，異物，虫害	粒がそろって光沢があるもの。
	豆腐	表面のきめ，硬さ，形状，臭い	
魚介類およびその加工品	鮮魚	鮮度，眼球，うろこ，えら，肉の弾力，臭い	眼が生き生きとして血液やにごりがない。うろこに光沢があり身が張っているもの。切り身では切り口にみずみずしさがあるもの。
	練製品	色沢，変色，損傷，異臭，異物，弾力，ねと	
肉類	獣鳥肉	色，臭い，香り，弾力，脂肪の割合，硬さ	牛肉：光沢のある鮮赤色で，脂肪が淡い黄色みを帯びた白色 豚肉：肉の色が淡紅色で，脂肪は純白 鶏肉：ももは淡紅色で，むねは濃い肌色
	ハム・ソーセージ	色沢，形，損傷，異臭，異物，弾力，ねと，ケーシング，表示	
鶏卵		色沢，粒形，手触わり，舌感，透視，卵白・卵黄の状態，卵黄係数，卵白係数（比重）	
乳類	牛乳	色沢，粘稠度，味，臭い，容器，包装，表示	種類が多いので，その内容表示をよく確認し，目的に合ったものを選ぶ。
	チーズ	斑点，組織，風味，異臭，包装，表示	香味がよく，色や光沢がよい。
	バター	色調，香味，異物，包装，表示	
野菜類		鮮度，廃棄率，色，光，形状，重量，農薬	
果物類		成熟度，色，形，光，形状，重量	

資料）日本学校給食会：学校給食用物資選定の知識（1973）

包丁の種類

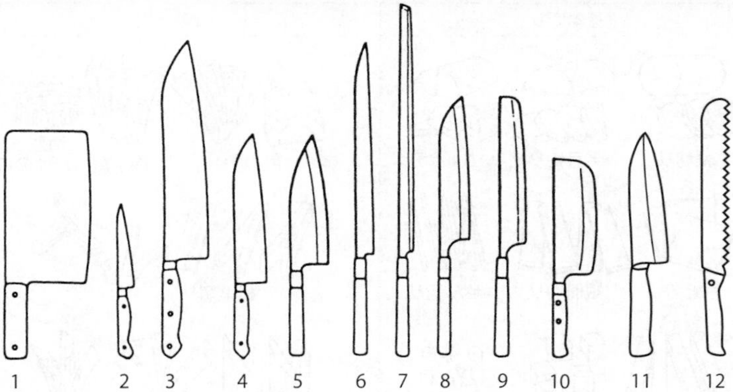

1. 中華包丁
2. ペティナイフ
3. 牛刀（大）
4. 牛刀（小）
5. 出刃包丁
6. 刺身包丁（やなぎ刃）
7. 刺身包丁（たこ引き）
8. 薄刃（鎌包丁・関西）
9. 薄刃（関東）
10. 菜切り包丁
11. 三徳包丁（文化包丁，万能包丁）
12. パン切り包丁

包丁の部位名称と適する使用部分

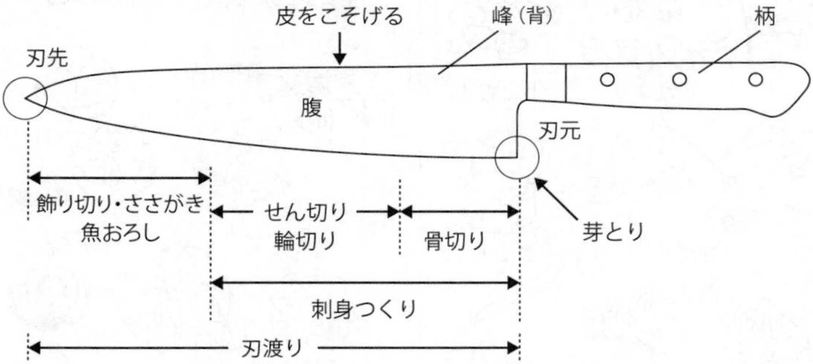

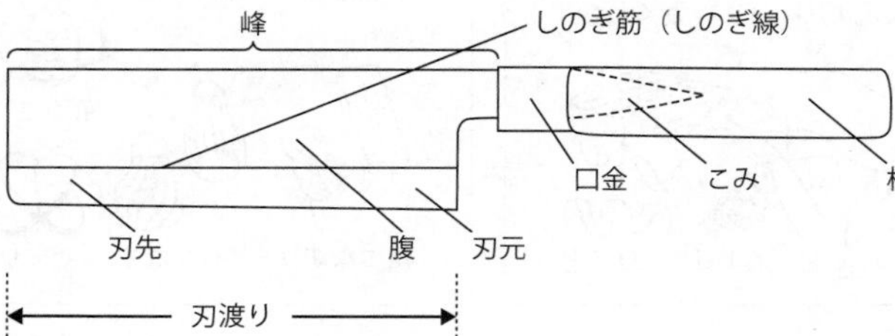

食品の各種切り方

基本切り

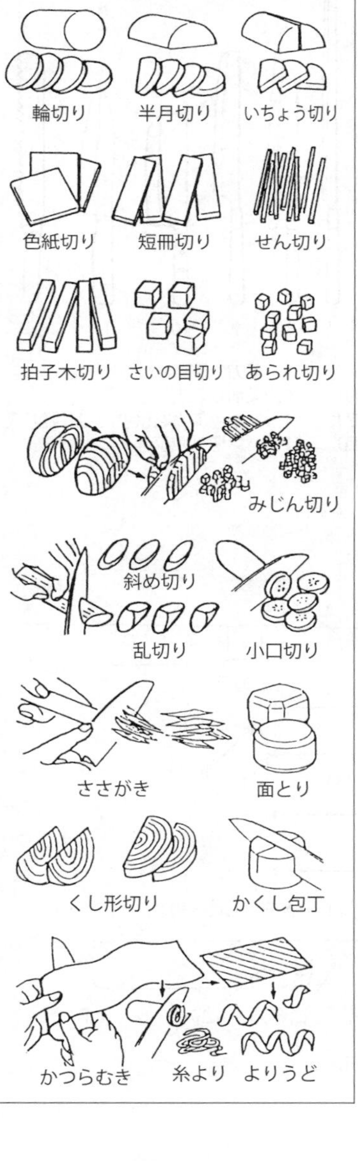
輪切り
半月切り
いちょう切り
色紙切り
短冊切り
せん切り
拍子木切り
さいの目切り
あられ切り
みじん切り
斜め切り
乱切り
小口切り
ささがき
面とり
くし形切り
かくし包丁
かつらむき
糸より
よりうど

飾り切り

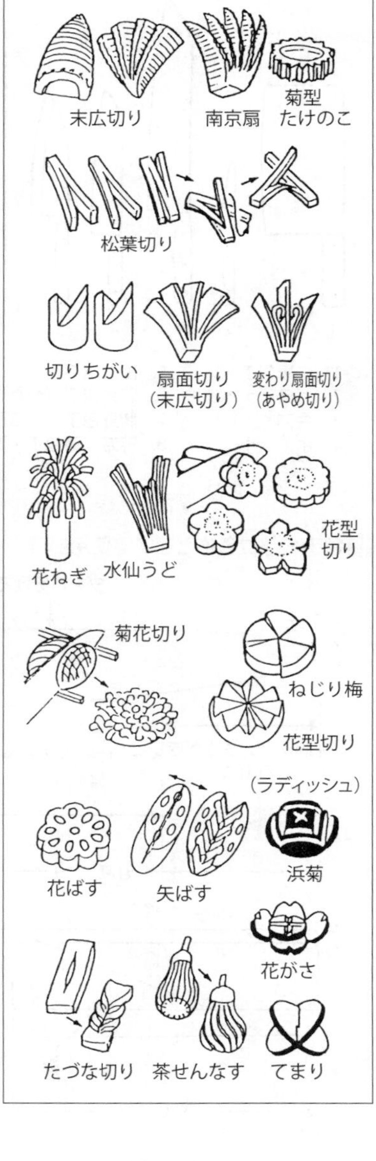
末広切り
南京扇
菊型
たけのこ
松葉切り
切りちがい
扇面切り
(末広切り)
変わり扇面切り
(あやめ切り)
花ねぎ
水仙うど
花型
切り
菊花切り
ねじり梅
花型切り
(ラディッシュ)
花ばす
矢ばす
浜菊
花がさ
たづな切り
茶せんなす
てまり

14

管理栄養士・栄養士・調理師の免許と業務

管理栄養士・栄養士

管理栄養士・栄養士免許手続き

管理栄養士

区分	必要書類等	提出先	根拠法	備　考
免許申請	1. 申請書 2. 管理栄養士国家試験合格証書 3. 戸籍抄（謄）本又は本籍（外国籍の方は国籍等）の記載のある住民票の写し*（発行日6か月以内）。ただし，外国籍の場合のうち，在留資格が短期滞在であるなどの理由により住民票の写しが交付されない場合は，旅券その他の身分を証する書類の写し 4. 栄養士免許証の原本又は写し 5. 身分証明書（運転免許証等） 6. 収入印紙 15,000 円	住所地の保健所または都道府県庁等を経由して厚生労働大臣へ（都道府県によって違う）	栄養士法施行令第1条第2項 栄養士法施行規則第1条第3，4，5項	
名簿訂正・免許証書換え交付申請	1. 名簿訂正・免許証書換え交付申請書 2. 管理栄養士免許（登録）証原本 3. 戸籍抄（謄）本（発行日6か月以内・従前戸籍の記載があるもの） 4. 身分証明書（運転免許証等） 5. 収入印紙 3,300 円〔名簿訂正分 950 円（変更回数により異なる），書換え交付分 2,350 円〕	住所地の保健所または都道府県庁等を経由して厚生労働大臣へ	栄養士法施行令第3条第3，4項・第5条第2項から第5項 栄養士法施行規則第4条，第6条	・管理栄養士免許証の記載事項に変更が生じたとき ・本籍地（都道府県名）・国籍・氏名を変更したときは30日以内に申請する
免許証再交付申請	1. 再交付申請書 2. 身分証明書（運転免許証等） 3. 管理栄養士登録番号・登録年月日の控え 4. 破り，又は汚した場合はその免許証の原本 5. 収入印紙 3,300 円	住所地の保健所または都道府県庁等を経由して厚生労働大臣へ	栄養士法施行令第6条第2項から第6項 栄養士法施行規則第7条	・管理栄養士免許証を破り，汚し，または失ったとき ・失った免許証を発見したときは5日以内に返納する

栄養士

区分	必要書類等	提出先	根拠法	備　考
免許申請	1. 申請書 2. 栄養士養成施設卒業証明書 3. 栄養士養成課程単位履修証明書 4. 戸籍抄（謄）本又は本籍（外国籍の方は国籍等）の記載のある住民票の写し*（発行日6か月以内）。ただし，外国籍の場合のうち，在留資格が短期滞在であるなどの理由により住民票の写しが交付されない場合は，旅券その他の身分を証する書類の写し 5. 身分証明書（運転免許証等） 6. 手数料 5,600円（現金）**	住所地の都道府県庁等（都道府県によって異なるので問い合わせること）	栄養士法施行令第1条第1項 栄養士法施行規則第1条第1，2項 栄養士法施行細則	
名簿訂正・免許証書換え交付申請	1. 名簿訂正・免許証書換え交付申請書 2. 栄養士免許証（原本） 3. 戸籍抄（謄）本（発行日6か月以内・従前戸籍の記載があるもの） 4. 身分証明書（運転免許証等） 5. 手数料 3,200円（現金）**	免許を与えた都道府県知事に申請（保健所または都道府県庁等）	栄養士法施行令第3条第1，2項・第5条第1，4項 栄養士法施行細則	・本籍地（都道府県名）・国籍・氏名を変更したときは30日以内に申請する
免許証再交付申請	1. 再交付申請書 2. 破り，又は汚した場合はその免許証の原本 3. 身分証明書（運転免許証等） 4. 手数料 3,600円（現金）**	免許を与えた都道府県知事に申請（保健所または都道府県庁等）	栄養士法施行令第6条第1，4，5項 栄養士法施行細則	・免許証を破り，汚しまたは失ったとき ・失った免許証を発見したときは，5日以内に返納する

注）*住民票の写しの場合は，個人番号（マイナンバー）の記載のないものに限る。
**東京都の例。都道府県により異なる。年度により改正することがある。

管理栄養士国家試験受験資格

下記は，栄養士法に基づき平成 17 年度の国家試験から適応されている受験資格である。

栄養士養成施設卒業者にあっては，栄養士の免許を受けた後，厚生労働省令で定める施設において，実務経験が必要である。

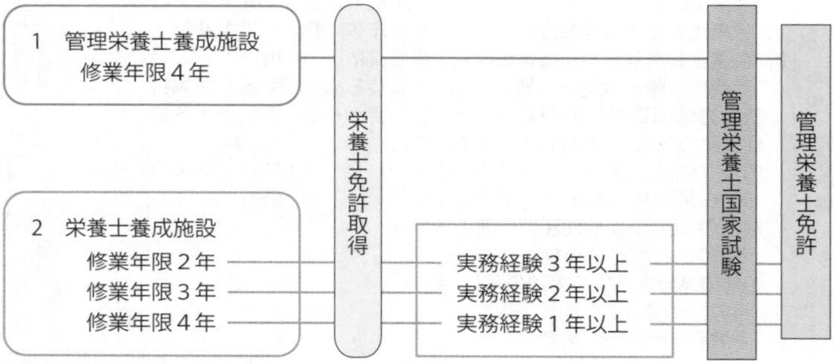

●問合せ先：厚生労働省健康局健康課栄養指導室管理栄養士国家試験担当
（TEL 03-5253-1111，https://www.mhlw.go.jp）

管理栄養士国家試験の受験状況

回次	受験者数	合格者数	合格率	回次	受験者数	合格者数	合格率
第 1 回	5,760	2,338	40.6%	第 20 回	20,570	5,504	26.8%
第 2 回	4,890	2,112	43.2%	第 21 回	21,571	7,592	35.2%
第 3 回	5,240	1,947	37.2%	第 22 回	22,073	6,968	31.6%
第 4 回	5,617	2,518	44.8%	第 23 回	23,744	6,877	29.0%
第 5 回	6,295	3,350	53.2%	第 24 回	25,047	8,058	32.2%
第 6 回	7,583	3,786	49.9%	第 25 回	19,923	8,067	40.5%
第 7 回	9,865	4,715	47.8%	第 26 回	21,268	10,480	49.3%
第 8 回	10,550	4,662	44.2%	第 27 回	20,455	7,885	38.5%
第 9 回	12,387	5,179	41.8%	第 28 回	21,302	10,411	48.9%
第 10 回	13,194	5,334	40.4%	第 29 回	19,884	11,068	55.7%
第 11 回	13,681	5,464	39.9%	第 30 回	19,086	8,538	44.7%
第 12 回	14,213	4,492	31.6%	第 31 回	19,472	10,622	54.6%
第 13 回	15,819	4,767	30.1%	第 32 回	17,222	10,472	60.8%
第 14 回	20,775	4,716	22.7%	第 33 回	17,864	10,796	60.4%
第 15 回	21,748	4,662	21.4%	第 34 回	15,943	9,874	61.9%
第 16 回	22,114	4,621	20.9%	第 35 回	16,019	10,292	64.2%
第 17 回	23,897	4,732	19.8%	第 36 回	16,426	10,692	65.1%
第 18 回	27,871	4,350	15.6%	第 37 回	16,351	9,254	56.6%
第 19 回	30,475	7,705	25.3%				

栄養士免許交付数・養成施設数の年次推移

	免許交付数（管理栄養士再掲）	養成施設総数（管理栄養士再掲）
昭22～33年（1947～1958）	34,616	…
35（1960）	7,334	…
45（1970）	16,603　（801）	…
55（1980）	19,197（1,835）	274　（31）
平2（1990）	20,621（4,740）	274　（29）
12（2000）	19,539（4,850）	304　（41）
17（2005）	18,873（7,637）	320（102）
22（2010）	17,298（8,017）	314（130）
24（2012）	18,012（10,351）	303（131）
25（2013）	18,567（7,838）	296（132）
26（2014）	19,090（10,216）	301（135）
27（2015）	18,600（10,822）	305（137）
28（2016）	19,166（8,459）	305（140）
29（2017）	18,551（10,351）	309（144）
30（2018）	18,037（10,119）	304（148）
令元（2019）	17,331（10,291）	318（150）
2（2020）	17,521（9,736）	319（152）
3（2021）	16,771（9,958）	−　（−）

資料）厚生省：衛生行政業務報告（厚生省報告例），厚生労働省：衛生行政報告例，
厚生労働省：全国健康関係主管課長会議資料

管理栄養士・栄養士養成施設卒業生の就職先内訳

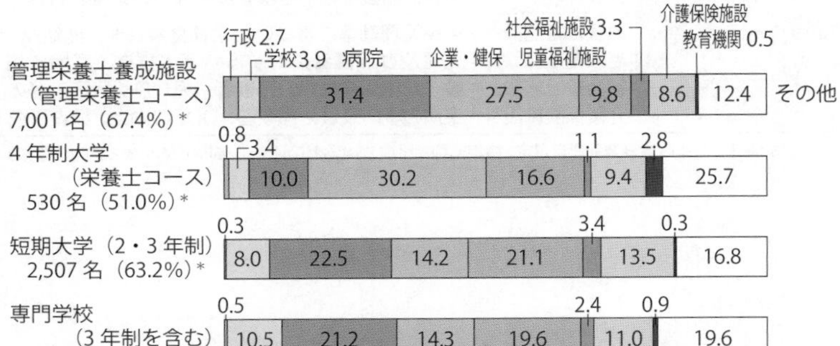

注）*（　）内の%は卒業生全員に占める栄養士業務就職者の割合。
掲載している数値は四捨五入のため，内訳合計が総数と合わないことがある。
資料）全国栄養士養成施設協会：全栄施協月報　卒業生の就職状況（令和4年度）

公益社団法人日本栄養士会の職域の定義

職域の名称	主な就業施設	主な専門業務
医療	病院等の医療施設，診療所，在宅医療，歯科医療，保険薬局等	個々の患者に対応した栄養・食事管理。疾病の重症化の予防及び治癒・改善。臨床研究
学校健康教育	幼稚園，小・中学校・特別支援教育諸学校及び夜間定時制高校等	栄養管理基準に基づいた栄養食事管理。学童等を対象とした食育の推進
勤労者支援	企業（給食会社，食品会社等），事業所，矯正施設，自衛隊等	栄養管理基準に基づいた栄養食事管理。勤労者を対象とした生活習慣病の予防・食育の推進
研究教育	管理栄養士・栄養士養成施設等教育機関（大学・短大・専門学校），研究機関，企業等	管理栄養士・栄養士等の養成教育。健康・栄養分野に関する研究並びに科学的根拠の構築
公衆衛生	都道府県庁，保健所，市町村等	地域住民に対する各種健康・栄養指導の実施。特定給食施設への指導・調査と評価。健康増進計画等の作成と推進と評価。災害危機管理の食支援。食育の計画・実施・評価
地域活動	開業，フリー活動者等	すべてのライフステージを通じた栄養食事指導，食育，給食管理，各種養成施設での栄養教育等
福祉	児童福祉施設，老人福祉施設，社会福祉施設，介護保険施設等	栄養管理基準に基づいた栄養食事管理。乳幼児・児童及び保護者に対する食育の推進。高齢者施設・介護保険施設，障害者（児）施設入所者等の疾病の予防及び治療改善，QOL の向上。調査研究

資料）日本栄養士会：職域事業部運営規定（制定施行：平成25年3月24日　一部改正：平成26年12月1日）

調理師

調理師免許手続き

区分	必要書類等	提出先	根拠法	備　考
免許申請	1. 申請書 2. 次の①，②いずれかの書類 ①調理師養成施設の卒業証明書又は卒業証書の写し（原本持参）及び調理師養成課程履修証明書（昭和55年3月以前の卒業者は調理師養成課程履修証明書不要） ②調理師試験合格証書又は合格通知書（原本を添付） 3. 本籍地又は国籍の表示のある住民票の写し*又は戸籍抄（謄）本（発行日6か月以内）。在留資格が短期滞在等で，住民票が交付されない場合は，旅券その他の身分を証する書類の写し 4. 診断書（発行日3か月以内）（麻薬，あへん，大麻及び覚せい剤等の中毒の有無） 5. 手数料5,600円（現金）**	住所地の保健所（都道府県によって違うので問い合わせること）	調理師法施行令第1条 調理師法施行規則第1条	
名簿訂正・免許証書換え交付申請	1. 名簿訂正・免許証書換え交付申請書 2. 調理師免許証（原本） 3. 戸籍抄（謄）本（発行日6か月以内） 4. 手数料3,200円（現金）**	免許を与えた都道府県知事に申請（保健所または都道府県庁等）	調理師法施行令第11条・第13条	・調理師免許証の記載事項に変更が生じたとき（名簿訂正申請と同時に行う） ・本籍地（都道府県名）・国籍・氏名を変更したときは30日以内に申請する
免許証再交付申請	1. 再交付申請書 2. 本人確認ができる書類 3. 手数料3,600円（現金）**	免許を与えた都道府県知事に申請（保健所または都道府県庁等）	調理師法施行令第14条	・免許を破り，汚しまたは失ったとき ・失った免許証を発見したときは5日以内に返納する

注）*住民票の写しの場合は，個人番号（マイナンバー）の記載のないものに限る。
**東京都の例。都道府県により異なる。年度により改正することがある。

調理師免許交付数・養成施設数の年次推移

	免許交付数	指定養成施設卒業者	都道府県知事試験合格者	養成施設総数
昭35（1960）年	163,004	272	9,691	…
45（1970）	63,902	9,292	48,808	140
55（1980）	82,621	20,562	62,004	235
平2（1990）	61,669	23,202	38,401	251
12（2000）	59,438	20,997	38,433	260
22（2010）	41,690	15,546	26,143	274
30（2018）	30,612	13,459	17,153	283
令2（2020）	28,294	13,118	15,176	283
3（2021）	28,123	12,961	15,162	—

資料）厚生省：衛生行政業務報告（厚生省報告例），厚生労働省：衛生行政報告例，厚生労働省：全国健康関係主管課長会議資料，全国調理師養成施設協会：調理師養成施設統計

調理師の就業届出数

寄宿舎	学校	病院	事業所	社会福祉施設	介護老人保健施設
1,327	41,109	20,524	6,652	49,361	8,211
矯正施設	**飲食店営業**	**魚介類販売業**	**そうざい製造業**	**その他**	**合計**
55	66,136	3,005	2,787	6,062	205,229

資料）厚生労働省：令和2年度衛生行政報告例

調理技術技能審査実施状況

	証書交付数	累計	試験科目					
			日本料理	西洋料理	麺料理	すし料理	中国料理	給食用特殊料理
平7(1995)年度	1,568	16,613	500 (6,825)	202 (3,310)	18 (240)	30 (892)	87 (1,330)	731 (4,016)
17(2005)	1,109	28,663	258 (10,522)	178 (5,044)	13 (400)	24 (1,138)	113 (2,562)	523 (8,997)
27(2015)	627	37,071	177 (13,077)	109 (6,420)	10 (532)	20 (1,335)	93 (3,526)	218 (12,181)
令2(2020)	243	39,450	57 (13,853)	40 (6,773)	5 (567)	7 (1,410)	25 (3,840)	109 (13,007)
3(2021)	357	39,807	115 (13,968)	59 (6,832)	6 (573)	10 (1,420)	26 (3,866)	141 (13,148)
4(2022)	295	40,102	70 (14,038)	40 (6,872)	4 (577)	7 (1,427)	36 (3,902)	138 (13,286)

注）（　）内は，試験科目別累計。
資料）調理技術技能センター：年度別専門調理師（試験科目別）認定証書交付数，厚生労働省健康局健康課：調理師及び専門調理師免許交付数より

健康・栄養・食品関連の諸資格

資格名	概　要	取得方法などの問合せ先
健康運動指導士	公的資格。医学的基礎知識，運動生理学の知識などに基づき，個々人に対して，安全で効果的な運動を実施するための運動プログラムの作成および指導を行う。	公益財団法人健康・体力づくり事業財団 TEL　03-6430-9111（代）
健康運動実践指導者	公的資格。健康づくりのために効果的な運動の指導を行う。	公益財団法人健康・体力づくり事業財団 TEL　03-6430-9111（代）
介護支援専門員	公的資格。介護保険法に基づき，要介護者等からの相談に応じ，要介護者等が心身の状況などに応じ，適切な介護サービスを利用できるよう市町村，介護保険施設等との連絡調整を行う。	公益財団法人社会福祉振興・試験センター TEL　03-3486-7511
食品衛生管理者	公的資格。飲食店や食品製造業などの施設の清潔保持や衛生管理を行うための責任者。	公益社団法人日本食品衛生協会事業部 TEL　03-3403-2112
患者給食受託責任者	国家資格。患者給食を受託した給食事業者の病院における責任者として，病院の管理者などとの協議，給食事業者側の人事・労務管理，業務の遂行管理などを行う。	公益社団法人日本メディカル給食協会 TEL　03-5298-4161
NR・サプリメントアドバイザー	民間資格。健康・栄養食品に関する正確な情報・知識をもち，消費者に健康・栄養食品に関する適切な情報を提供することを主な業務とする。平成25年度より国立栄養研究所が実施していたNRが，日本臨床栄養協会が実施するサプリメントアドバイザーと統合された資格。	一般社団法人日本臨床栄養協会 TEL　03-3467-0446
NST専門療法士	一般社団法人日本静脈経腸栄養学会認定資格。静脈栄養・経腸栄養を用いた臨床栄養学に関する優れた知識と技能を有して指導を行う。	一般社団法人日本臨床栄養代謝学会 TEL　03-6263-2580
日本糖尿病療養指導士	一般社団法人日本糖尿病療養指導士認定機構の認定資格。糖尿病とその療養指導全般に関する正しい知識を有し，医師の指示のもとで患者に熟練した療養指導を行う医療従事者。	一般社団法人日本糖尿病療養指導士認定機構 TEL　03-3815-1481
特定保健指導担当管理栄養士	公益社団法人日本栄養士会認定資格。特定保健指導において，生活習慣を是正するための対象者の行動変容を実現する質の高い指導能力などの資質，活動実績を備えた管理栄養士。	公益社団法人日本栄養士会 TEL　03-5425-6555

資格名	概　要	取得方法などの問合せ先
公認スポーツ栄養士	公益社団法人日本栄養士会，公益財団法人日本体育協会の共同認定資格。地域におけるスポーツ活動現場や都道府県レベルの競技者育成において，スポーツ栄養の知識をもつ専門家として栄養サポートを行う。	特定非営利活動法人日本スポーツ栄養学会 https://jsna.org/
静脈経腸栄養（TNT-D）管理栄養士	公益社団法人日本栄養士会認定資格。栄養管理教育プログラム（TNT-D）を通して経腸栄養管理の実践力をつけ，医療チームの連携のもとで患者の栄養状態を改善し，疾病治療に貢献する。	公益社団法人日本栄養士会 TEL　03-5425-6555
食物アレルギー管理栄養士・栄養士	公益社団法人日本栄養士会認定資格。根拠に基づいた診断と治療の最前線を学びながら現場を振り返り，リスクマネージメントを考慮した安全な食の提供と栄養教育をめざす専門家。	公益社団法人日本栄養士会 TEL　03-5425-6555
在宅訪問管理栄養士	公益社団法人日本栄養士会と一般社団法人日本在宅栄養管理学会の認定資格。在宅医療とかかわる多職種と連携し，かつ在宅療養者の疾患・病状・栄養状態に適した栄養食事指導をし，療養者や介護者の支援を行う。	一般社団法人日本在宅栄養管理学会 TEL　03-3981-7281
小児栄養分野管理栄養士・栄養士	公益社団法人日本栄養士会認定資格。小児にかかわる管理栄養士・栄養士として広い知識・技術を修得し，疾患・症状・栄養状態に適した栄養食事指導（支援）ができるスペシャリストとして，指定する研修プログラムを修了し，かつ認定試験に合格した者。	公益社団法人日本栄養士会 TEL　03-5425-6555
在宅栄養専門管 理栄養士	公益社団法人日本栄養士会と一般社団法人日本在宅栄養管理学会の認定資格。在宅訪問管理栄養士の資格取得者であって，さらに高度な知識と技術を修得した管理栄養士。	公益社団法人日本栄養士会 TEL　03-5425-6555
がん病態栄養専門管理栄養士	一般社団法人日本病態栄養学会・公益社団法人日本栄養士会認定資格。がんの栄養管理・栄養療法に関する実践に即した高度な知識と技術を修得した管理栄養士。	公益社団法人日本栄養士会 TEL　03-5425-6555
摂食嚥下リハビリテーション栄養専門管理栄養士	公益社団法人日本栄養士会と一般社団法人日本摂食嚥下リハビリテーション学会の認定資格。摂食嚥下障がい患者の栄養・食事療法に関する，より高度な知識，技術と臨床経験を備え，管理栄養士としての専門性を生かした適正かつ良質な栄養・食事療法を提供し，家庭，地域，医療・介護・福祉施設と連携を図り，摂食嚥下障がい患者の医療・福祉に貢献できる管理栄養士。	公益社団法人日本栄養士会 TEL　03-5425-6555
腎臓病病態栄養専門管理栄養士	腎臓病に関連する病態と栄養の知識，専門の技術を有し，臨床経験を積んだ管理栄養士。	公益社団法人日本栄養士会 TEL　03-5425-6555
糖尿病病態栄養専門管理栄養士	糖尿病に関連する病態と栄養の知識，専門の技術を有し，臨床経験を積んだ管理栄養士。	公益社団法人日本栄養士会 TEL　03-5425-6555
その他	公益社団法人日本栄養士会では，8つの専門分野〔臨床栄養，学校栄養，健康・スポーツ栄養，給食管理，公衆栄養，地域栄養，福祉栄養（高齢・障がい），福祉栄養（児童）〕ごとに認定試験を実施し，認定管理栄養士・栄養士制度が創設された。	

（令和5年6月末現在）

15
栄養関連法規

＊（抄）については，法令の一部について省略しているものの，記載されている部分に限れば完全であることを示している。（抜粋）については，まさに抜粋であって，記載されている部分についても完全とはいい切らないことを示す。
実際の使い分けとしては，手元にないので「確かこうだった」というようなレベルになるが，おおよそ次のとおりである。
（抄）：法令の全体像が分かる記載方法がされているが，一部省略されている。
（抜粋）：必要な条文だけを取り出して記載している。

管理栄養士・栄養士関連

栄養士法（抄）

（昭和22年12月29日法律第245号）
（最終改正　平成4年6月17日法律第68号）

〔栄養士及び管理栄養士の定義〕

第1条　この法律で栄養士とは，都道府県知事の免許を受けて，栄養士の名称を用いて栄養の指導に従事することを業とする者をいう。

2　この法律で管理栄養士とは，厚生労働大臣の免許を受けて，管理栄養士の名称を用いて，傷病者に対する療養のため必要な栄養の指導，個人の身体の状況，栄養状態等に応じた高度の専門的知識及び技術を要する健康の保持増進のための栄養の指導並びに特定多数人に対して継続的に食事を供給する施設における利用者の身体の状況，栄養状態，利用の状況等に応じた特別の配慮を必要とする給食管理及びこれらの施設に対する栄養改善上必要な指導等を行うことを業とする者をいう。

〔免許〕

第2条　栄養士の免許は，厚生労働大臣の指定した栄養士の養成施設（以下「養成施設」という。）において2年以上栄養士として必要な知識及び技能を修得した者に対して，都道府県知事が与える。

2　養成施設に入所することができる者は，学校教育法（昭和22年法律第26号）第90条に規定する者とする。

3　管理栄養士の免許は，管理栄養士国家試験に合格した者に対して，厚生労働大臣が与える。

〔免許の欠格条項〕

第3条　次の各号のいずれかに該当する者には，栄養士又は管理栄養士の免許を与えないことがある。

一　罰金以上の刑に処せられた者

二　前号に該当する者を除くほか，第1条に規定する業務に関し犯罪又は不正の行為があった者

第3条の2　都道府県に栄養士名簿を備え，栄養士の免許に関する事項を登録する。

2　厚生労働省に管理栄養士名簿を備え，管理栄養士の免許に関する事項を登録する。

〔免許証〕

第4条　栄養士の免許は，都道府県知事が栄養士名簿に登録することによって行う。

2　都道府県知事は，栄養士の免許を与えたときは，栄養士免許証を交付する。

3　管理栄養士の免許は，厚生労働大臣が管理栄養士名簿に登録することによって行う。

4　厚生労働大臣は，管理栄養士の免許を与えたときは，管理栄養士免許証を交付する。

〔免許の取消等〕

第5条　栄養士が第3条各号のいずれかに該当するに至ったときは，都道府県知事は，当該栄養士に対する免許を取り消し，又は1年以内の期間を定めて栄養士の名称の使用の停止を命ず

ることができる。

2　管理栄養士が第3条各号のいずれかに該当するに至ったときは，厚生労働大臣は，当該管理栄養士に対する免許を取り消し，又は1年以内の期間を定めて管理栄養士の名称の使用の停止を命ずることができる。

3　都道府県知事は，第1項の規定により栄養士の免許を取り消し，又は栄養士の名称の使用の停止を命じたときは，速やかに，その旨を厚生労働大臣に通知しなければならない。

4　厚生労働大臣は，第2項の規定により管理栄養士の免許を取り消し，又は管理栄養士の名称の使用の停止を命じたときは，速やかに，その旨を当該処分を受けた者が受けている栄養士の免許を与えた都道府県知事に通知しなければならない。

〔管理栄養士国家試験〕

第5条の2　厚生労働大臣は，毎年少なくとも1回，管理栄養士として必要な知識及び技能について，管理栄養士国家試験を行う。

〔受験資格〕

第5条の3　管理栄養士国家試験は，栄養士であって次の各号のいずれかに該当するものでなければ，受けることができない。

一　修業年限が2年である養成施設を卒業して栄養士の免許を受けた後厚生労働省令で定める施設において3年以上栄養の指導に従事した者

二　修業年限が3年である養成施設を卒業して栄養士の免許を受けた後厚生労働省令で定める施設において2年以上栄養の指導に従事した者

三　修業年限が4年である養成施設を卒業して栄養士の免許を受けた後厚生労働省令で定める施設において1年以上栄養の指導に従事した者

四　修業年限が4年である養成施設であって，学校（学校教育法第1条の学校並びに同条の学校の設置者が設置している同法第124条の専修学校及び同法第134条の各種学校をいう。以下この号において同じ。）であるものにあっては文部科学大臣及び厚生労働大臣が，学校以外のものにあっては厚生労働大臣が，政令で定める基準により指定したもの（以下「管理栄養士養成施設」という。）を卒業した者

〔主治医の指導〕

第5条の5　管理栄養士は，傷病者に対する療養のため必要な栄養の指導を行うに当たっては，主治の医師の指導を受けなければならない。

〔名称の使用制限〕

第6条　栄養士でなければ，栄養士又はこれに類似する名称を用いて第1条第1項に規定する業務を行ってはならない。

2　管理栄養士でなければ管理栄養士又はこれに類似する名称を用いて第1条第2項に規定する業務を行ってはならない。

〔国家試験委員〕

第6条の2　管理栄養士国家試験に関する事務をつかさどらせるため，厚生労働省に管理栄養士国家試験委員を置く。

栄養士法施行令（抄）

（昭和 28 年 8 月 31 日政令第 231 号）
（最終改正　平成 13 年 9 月 5 日政令第 287 号）

〔免許の申請等〕

第 1 条　栄養士の免許を受けようとする者は，申請書に厚生労働省令で定める書類を添え，これを住所地の都道府県知事に提出しなければならない。

2　管理栄養士の免許を受けようとする者は，申請書に厚生労働省令で定める書類を添え，住所地の都道府県知事を経由して，これを厚生労働大臣に提出しなければならない。

3　管理栄養士免許証の交付は，住所地の都道府県知事を経由して行うものとする。

〔名簿の登録事項〕

第 2 条　栄養士名簿には，次に掲げる事項を登録する。

一　登録番号及び登録年月日

二　本籍地都道府県名（日本の国籍を有しない者については，その国籍），氏名，生年月日及び性別

三　免許の取消し又は名称の使用の停止の処分に関する事項

四　その他厚生労働省令で定める事項

2　管理栄養士名簿には，次に掲げる事項を登録する。

一　登録番号及び登録年月日

二　本籍地都道府県名（日本の国籍を有しない者については，その国籍），氏名，生年月日及び性別

三　管理栄養士国家試験合格の年月（栄養士法及び栄養改善法の一部を改正する法律（昭和 60 年法律第 73 号）附則第 6 条の規定により管理栄養士になった者については，同条の登録を受けた年月）

四　免許の取消し又は名称の使用の停止の処分に関する事項

五　その他厚生労働省令で定める事項

〔名簿の訂正〕

第 3 条　栄養士は，前条第 1 項第二号の登録事項に変更を生じたときは，30 日以内に，栄養士名簿の訂正を申請しなければならない。

2　前項の申請をするには，申請書に申請の原因たる事実を証する書類を添え，これを免許を与えた都道府県知事に提出しなければならない。

3　管理栄養士は，前条第 2 項第二号の登録事項に変更を生じたときは，30 日以内に，管理栄養士名簿の訂正を申請しなければならない。

4　前項の申請をするには，申請書に申請の原因たる事実を証する書類を添え，住所地の都道府県知事を経由して，これを厚生労働大臣に提出しなければならない。

〔免許証の書換え交付〕

第 5 条　栄養士は，栄養士免許証の記載事項に変更を生じたときは，免許を与えた都道府県知事に栄養士免許証の書換え交付を申請することができる。

2　管理栄養士は，管理栄養士免許証の記載事項に変更を生じたときは，住所地の都道府県知事を経由して，厚生労働大臣に管理栄養士免許証の書換え交付を申請することができる。

3　前項の申請をするには，厚生労働省令で定める額の手数料を納めなければ

ならない。

4 第1項又は第2項の申請をするには，申請書に栄養士免許証又は管理栄養士免許証を添えなければならない。

5 第1条第3項の規定は，管理栄養士免許証の書換え交付について準用する。

〔免許証の再交付〕

第6条 栄養士は，栄養士免許証を破り，汚し，又は失ったときは，免許を与えた都道府県知事に栄養士免許証の再交付を申請することができる。

2 管理栄養士は，管理栄養士免許証を破り，汚し，又は失ったときは，厚生労働大臣に管理栄養士免許証の再交付を申請することができる。

3 前項の申請をするには，厚生労働省令で定める額の手数料を納めなければならない。

4 栄養士免許証又は管理栄養士免許証（以下この条において「免許証」と総称する。）を破り，又は汚した栄養士又は管理栄養士が第1項又は第2項の申請をするには，申請書にその免許証を添えなければならない。

5 栄養士又は管理栄養士は，免許証の再交付を受けた後，失った免許証を発見したときは，5日以内に，これを免許を与えた都道府県知事又は厚生労働大臣に返納しなければならない。

6 管理栄養士に係る第2項の申請及び前項の免許証の返納は，住所地の都道府県知事を経由して行わなければならない。

7 第1条第3項の規定は，管理栄養士免許証の再交付について準用する。

〔栄養士免許の取消し等に関する通知〕

第7条 都道府県知事は，他の都道府県知事の免許を受けた栄養士又は管理栄養士について，栄養士法（以下「法」という。）第5条の処分が行われる必要があると認めるときは，理由を付して，免許を与えた都道府県知事又は厚生労働大臣に，その旨を通知しなければならない。

〔養成施設又は管理栄養士養成施設の指定〕

第9条 法第2条第1項の規定による養成施設の指定の申請又は法第5条の3第四号の規定による管理栄養士養成施設の指定の申請は，その施設の所在地の都道府県知事を経由して行わなければならない。この場合において，都道府県知事は，必要な意見を付さなければならない。

〔養成施設の指定の基準〕

第10条 法第2条第1項の規定による養成施設の指定の基準は，次のとおりとする。

一 入所資格は，法第2条第2項又は第12条第1項に規定する者であること。

二 修業年限は，2年以上であること。

三 教育の内容，施設の長の資格，教員の組織，数及び資格，学生又は生徒の定員，同時に授業を行う学生又は生徒の数，施設の構造設備，機械，器具，図書その他の備品並びに施設の経営の方法に関し，それぞれ厚生労働省令で定める基準に適合するものであること。

〔管理栄養士養成施設の指定の基準〕

第11条 法第5条の3第四号の政令で定める基準は，管理栄養士として必要な知識及び技能を修得させるための教育の内容，教員の組織，数及び資格並びに施設の構造設備，機械，器具，図書その他の備品に関し，それぞれ主務省令で定める基準に適合するものであることとする。

〔指定養成施設の内容変更〕

第12条　法第2条第1項に規定する養成施設又は法第5条の3第四号に規定する管理栄養士養成施設（以下「指定養成施設」と総称する。）の設置者は，指定養成施設における学生若しくは生徒の定員，同時に授業を行う学生若しくは生徒の数，修業年限又は教育の内容の変更をしようとするときは，主務大臣の承認を得なければならない。

2　第9条の規定は，前項の承認の申請について準用する。

〔管理栄養士国家試験〕

第17条　法第5条の2の規定による管理栄養士国家試験は，学科試験とする。

〔管理栄養士国家試験委員〕

第18条　管理栄養士国家試験委員（以下「委員」という。）は，管理栄養士国家試験を行うについて必要な学識経験のある者のうちから，厚生労働大臣が任命する。

2　委員の数は，58人以内とする。

3　委員の任期は，2年とする。ただし，補欠の委員の任期は，前任者の残任期間とする。

4　委員は，非常勤とする。

栄養士法施行規則（抄）

（昭和23年1月16日厚生省令第2号）
（最終改正　令和5年3月6日厚生労働省令第17号）

第1章　免　許

〔免許の申請手続〕

第1条　栄養士法施行令（昭和28年政令第231号。以下「令」という。）第1条第1項の栄養士の免許の申請書には，次に掲げる事項を記載しなければならない。

一　本籍地都道府県名（日本の国籍を有しない者については，その国籍）

二　住所及び氏名

三　罰金以上の刑に処せられたことの有無並びに罰金以上の刑に処せられたことがある場合には，その罪，刑及び刑の確定年月日

四　栄養士法（昭和22年法律第245号。以下「法」という。）第1条の業務に関し犯罪又は不正の行為を行つたことの有無並びに業務に関する犯罪又は不正の行為を行つたことがある場合には，違反の事実及び年月日

2　前項の申請書には，次に掲げる書類を添えなければならない。

一　法第2条第1項に規定する養成施設において2年以上栄養士として必要な知識及び技能を修得した者又は栄養士法及び栄養改善法の一部を改正する法律（昭和60年法律第73号）附則第5条第1項に規定する者であることを証する書類

二　戸籍謄本若しくは戸籍抄本又は住民票の写し（住民基本台帳法（昭和42年法律第81号）第7条第五号に掲げる事項（出入国管理及び難民認定法（昭和26年政令第319号）第19条の3に規定する中長期在留者及び日本国との平和条約に基づき日本の国籍を離脱した者等の出入国

管理に関する特例法（平成３年法律第71号）に定める特別永住者については，住民基本台帳法第30条の45に規定する国籍等）を記載したものに限る。第４項第二号において同じ。）（出入国管理及び難民認定法第19条の三各号に掲げる者については，旅券その他の身分を証する書類の写し。第４項第二号において同じ。）

3　令第１条第２項の管理栄養士の免許の申請書は，別記第一号様式（略）によらなければならない。

4　前項の申請書には，次に掲げる書類を添えなければならない。

一　管理栄養士国家試験の合格証又は栄養士法の一部を改正する法律（平成12年法律第38号）附則第３条に規定する者であることを証する書類

二　戸籍謄本若しくは戸籍抄本又は住民票の写し

5　第３項の申請書には，登録免許税の領収書又は登録免許税の額に相当する収入印紙をはらなければならない。

〔名簿の登録事項〕

第２条　令第２条第１項第四号の規定により，同条第一号から第三号までに掲げる事項以外で栄養士名簿に登録する事項は，次のとおりとする。

一　養成施設卒業の年月（栄養士法及び栄養改善法の一部を改正する法律（昭和60年法律第73号）附則第５条第１項の規定により栄養士の免許を受けた者については，同条の栄養士試験に合格した年月）

二　栄養士免許証を書換え交付し，又は再交付した場合には，その旨並びにその理由及び年月日

三　登録の抹消をした場合には，その旨並びにその理由及び年月日

2　令第２条第２項第五号の規定により，同条第一号から第四号までに掲げる事項以外で管理栄養士名簿に登録する事項は，次のとおりとする。

一　管理栄養士免許証を書換え交付し，又は再交付した場合には，その旨並びにその理由及び年月日

二　登録の抹消をした場合には，その旨並びにその理由及び年月日

〔免許証の様式〕

第３条　法第４条第２項に規定する栄養士免許証は，別記第二号様式（略）によらなければならない。

2　法第４条第４項に規定する管理栄養士免許証は，別記第三号様式（略）によらなければならない。

〔名簿の訂正の申請手続〕

第４条　令第３条第４項の申請書は，別記第四号様式（略）によらなければならない。

2　前項の申請書には，手数料として950円の額に相当する収入印紙をはらなければならない。

〔免許証の書換え交付申請〕

第６条　令第５条第２項の申請に係る申請書は，別記第四号様式（略）によらなければならない。

2　前項の申請書には，手数料として2,350円の額に相当する収入印紙をはらなければならない。

〔免許証の再交付申請〕

第７条　令第６条第２項の申請に係る申請書は，別記第六号様式（略）によらなければならない。

2　前項の申請書には，手数料として3,300円の額に相当する収入印紙をは

らなければならない。

第2章　養成施設

〔養成施設の指定申請手続〕

第8条　法第2条第1項の規定による養成施設の指定を受けようとするときは，その設置者は，指定を受けようとする年度の前年度の9月30日までに，次の各号に掲げる事項を記載した申請書を厚生労働大臣に提出しなければならない。

一　名称，所在地及び指定を受けようとする年度

二　設置者の氏名及び住所（法人にあつては，名称，主たる事務所の所在地並びに代表者の氏名及び住所。以下同じ。）

三　長の氏名及び住所

四　修業年限及び教育課程

五　教員の氏名，職名，担当科目及び専任又は兼任の別

六　学生又は生徒の定員及び同時に授業を行う学生又は生徒の数

七　校地及び校舎の配置及び面積

八　校舎の各室の用途，構造及び面積

九　機械，器具，標本，模型及び図書の種類及び数

十　実習施設として利用しようとする施設の名称及び所在地

十一　設置者の資産状況及び経営の方法

十二　指定後2年間の財政計画及びこれに伴う収支予算

2　前項の申請書には，次に掲げる書類を添えなければならない。

一　設置者の履歴書（法人にあつては，定款，寄附行為又は条例）

二　長の履歴書

三　教員の履歴書

四　校地及び校舎の配置図並びに校舎の平面図

〔管理栄養士養成施設の指定申請手続〕

第10条　法第5条の3第四号の規定による管理栄養士養成施設（学校であるものを除く。）の指定を受けようとするときは，その設置者は，指定を受けようとする年度の前年度の9月30日までに，第8条第1項第一号，第二号，第四号から第六号まで及び第八号から第十号までに掲げる事項を記載した申請書に，同条第2項第一号，第三号及び第四号に掲げる書類を添えて，これを厚生労働大臣に提出しなければならない。

〔内容変更の承認〕

第12条　令第12条第1項の規定による指定養成施設（法第5条の3第四号の規定による指定を受けた学校であるものを除く。次条及び第14条において同じ。）の設置者であつて，令第12条第1項の規定による内容変更の承認を受けようとするものは，学生若しくは生徒の定員又は修業年限を変更しようとする場合は変更しようとする年度の前年度の9月30日までに，同時に授業を行う学生若しくは生徒の数を変更しようとする場合又は教育内容ごとの単位数若しくは履修方法を変更しようとする場合は変更しようとする日の2月前までに，変更の内容を記載した申請書を厚生労働大臣に提出しなければならない。

第3章　試　験

〔試験科目〕

第15条　管理栄養士国家試験の科目は，次のとおりとする。

社会・環境と健康

人体の構造と機能及び疾病の成り立ち

食べ物と健康
基礎栄養学
応用栄養学
栄養教育論
臨床栄養学
公衆栄養学
給食経営管理論

〔施設の指定〕

第16条　法第5条の3第一号から第三号までの規定による厚生労働省令で定める施設は，次のとおりとする。

一　寄宿舎，学校，病院等の施設であつて，特定多数人に対して継続的に食事を供給するもの

二　食品の製造，加工，調理又は販売を業とする営業の施設

三　学校教育法第1条に規定する学校，同法第124条に規定する専修学校及び同法第134条第1項に規定する各種学校並びに就学前の子どもに関する教育，保育等の総合的な提供の推進に関する法律（平成18年法律第77号）第2条第7項に規定する幼保連携型認定こども園

四　栄養に関する研究施設及び保健所その他の栄養に関する事務を所掌する行政機関

五　前各号に掲げる施設のほか，栄養に関する知識の普及向上その他の栄養の指導の業務が行われる施設

〔受験の申請〕

第18条　管理栄養士国家試験を受けようとする者は，別記第七号様式（略）による受験願書に，次に掲げる書類を添えて，これを厚生労働大臣に提出しなければならない。

一　法第5条の3各号のいずれか又は栄養士法の一部を改正する法律附則第5条第3項又は第4項に該当する者であることを証する書類

二　写真（縦6センチメートル，横4センチメートルとし，出願前6月以内に脱帽正面で撮影した上半身像であつて，その裏面に撮影年月日及び氏名を記載したものとする。）

2　前項の者は，手数料として6,800円を納付しなければならない。

3　第1項の受験願書には，前項に規定する手数料の額に相当する収入印紙をはらなければならない。

〔合格証書の交付〕

第19条　管理栄養士国家試験に合格した者には，別記第八号様式（略）による合格証書を交付する。

栄養士・管理栄養士配置規定

施設の種類	配置規定法令	配置規定条文（抜粋・要約）など
特定給食施設	健康増進法（第 21 条第 1 項），同法施行規則（第 5 条，第 7 条）	●管理栄養士を置かなければならない施設[注)]（法第 21 条第 1 項） ①医学的な管理を必要とする者に食事を供給する特定給食施設であって，継続的に 1 回 300 食以上又は 1 日 750 食以上の食事を供給するもの（規則第 7 条第 1 号）。 ②①以外の，管理栄養士による特別な栄養管理を必要とする特定給食施設であって，継続的に 1 回 500 食以上又は 1 日 1,500 食以上の食事を供給するもの（規則第 7 条第 2 号）。 注） ① 1 号施設：病院，介護老人保健施設又は介護医療院に設置される特定給食施設 ・1 回 300 食以上又は 1 日 750 食以上の食事を供給する施設 ・許可病床数と入所定員の一方又は合計が 300 以上の施設 ② 2 号施設：以下の施設で，1 回 500 食以上又は 1 日 1500 食以上の食事を供給するもの ・救護施設及び更生施設（生活保護法第 38 条） ・養護老人ホーム，特別養護老人ホーム，軽費老人ホーム（老人福祉法第 5 条の 3） ・乳児院（児童福祉法第 37 条） ・児童養護施設（児童福祉法第 41 条） ・福祉型障害児入所施設（児童福祉法第 42 条第一号） ・児童心理治療施設（児童福祉法第 43 条の 2） ・児童自立支援施設（児童福祉法第 44 条） ・独立行政法人国立重度知的障害者総合施設のぞみの園法第 11 条第 1 項の規定により設置する施設 ・障害者の日常生活及び社会生活を総合的に支援するための法律第 5 条第 11 項に規定する障害者支援施設 ・事業所，寄宿舎，矯正施設，自衛隊等 （令和 2 年 3 月 31 日健健発 0331 第 2 号別添 1）
	健康増進法（第 21 条第 2 項），同法施行規則（第 5 条，第 8 条）	●管理栄養士の必置規定（指定施設）以外の特定給食施設（法第 21 条第 2 項） ① 1 回 100 食以上又は 1 日 250 食以上の食事を供給する施設は，栄養士又は管理栄養士を置くように努めなければならない（法第 21 条第 2 項，規則第 5 条）。 ② 1 回 300 食以上又は 1 日 750 食以上の食事を供給する施設の栄養士のうち少なくとも 1 人は管理栄養士であるように努めなければならない（規則第 8 条）。
病院，特定機能病院	医療法施行規則（第 19 条，第 22 条の 2）	栄養士…病床数 100 以上で 1 人。 特定機能病院においては管理栄養士 1 人以上。

施設の種類		配置規定法令	配置規定条文（抜粋・要約）など
事業所，寄宿舎		労働基準法…事業附属寄宿舎規程（昭和22年労働省令第7号 第26条）	1回300食以上の給食では栄養士を置かなければならない。
		労働安全衛生規則（第632条）	1回100食以上又は1日250食以上の給食では栄養士を置くように努めなければならない。
児童福祉施設	乳児院	児童福祉法…児童福祉施設の設備及び運営に関する基準（昭和23年厚生省令第63号 第21条）	小児科の診療に相当の経験を有する医師又は嘱託医，看護師，個別対応職員，家庭支援専門相談員，栄養士及び調理員を置かなければならない（乳児10人未満の乳児院を除く）。
	児童養護施設	児童福祉法…児童福祉施設の設備及び運営に関する基準（昭和23年厚生省令第63号 第42条）	児童指導員，嘱託医，保育士，個別対応職員，家庭支援専門相談員，栄養士及び調理員並びに乳児が入所している施設にあっては看護師を置かなければならない（児童40人以下の施設では栄養士を置かないことができる）。
	福祉型障害児入所施設	児童福祉法…児童福祉施設の設備及び運営に関する基準（昭和23年厚生省令第63号 第49条）	●主として知的障害のある児童（「自閉症児」を除く）を入所させる施設（第1項） 嘱託医，児童指導員，保育士，栄養士，調理員及び児童発達支援管理責任者を置かなければならない（児童40人以下の施設では栄養士を置かないことができる）。 ●主として自閉症児を入所させる施設（第4項） 嘱託医，児童指導員，保育士，栄養士，調理員及び児童発達支援管理責任者並びに医師及び看護師を置かなければならない（児童40人以下の施設では栄養士を置かないことができる）。 ●主として盲ろうあ児を入所させる施設（第9項） ●主として肢体不自由児を入所させる施設（第12項） 嘱託医，児童指導員，保育士，栄養士，調理員及び児童発達支援管理責任者及び看護師を置かなければならない（児童40人以下の施設では栄養士を置かないことができる）。
	医療型障害児入所施設	児童福祉法…児童福祉施設の設備及び運営に関する基準（昭和23年厚生省令第63号 第58条）	●主として自閉症児を入所させる施設（第1項） 医療法に規定する病院として必要な職員のほか，児童指導員，保育士及び児童発達支援管理責任者を置かなければならない。 ●主として肢体不自由児を入所させる施設（第3項） 医療法に規定する病院として必要な職員のほか，児童指導員，保育士及び児童発達支援管理責任者及び理学療法士又は作業療法士を置かなければならない。 ●主として重症心身障害児を入所させる施設（第6項） 医療法に規定する病院として必要な職員のほか，児童指導員，保育士及び児童発達支援管理責任者及び理学療法士又は作業療法士及び心理指導を担当する職員を置かなければならない。

施設の種類		配置規定法令	配置規定条文（抜粋・要約）など
児童福祉施設	福祉型児童発達支援センター	児童福祉法…児童福祉施設の設備及び運営に関する基準（昭和23年厚生省令第63号　第63条）	●主として難聴児，重症心身障害児を通わせる施設を除いた施設（第1項） 嘱託医，児童指導員，保育士，栄養士，調理員及び児童発達支援管理責任者のほか，機能訓練を行う場合には，機能訓練担当職員を，医療的ケアを行う場合には看護職員を置かなければならない（児童40人以下の施設では栄養士を置かないことができる）。 ●主として重症心身障害児を通わせる施設（第7項） 嘱託医，児童指導員，保育士，栄養士，調理員，児童発達支援管理責任者及び看護職員のほか，機能訓練を行う場合には，機能訓練担当職員を置かなければならない（児童40人以下の施設では栄養士を置かないことができる）。
	児童心理治療施設	児童福祉法…児童福祉施設の設備及び運営に関する基準（昭和23年厚生省令第63号　第73条）	医師，心理療法担当職員，児童指導員，保育士，看護師，個別対応職員，家庭支援専門相談員，栄養士及び調理員を置かなければならない。
	児童自立支援施設	児童福祉法…児童福祉施設の設備及び運営に関する基準（昭和23年厚生省令第63号　第80条）	児童自立支援専門員，児童生活支援員，嘱託医及び精神科の診療に相当の経験を有する医師又は嘱託医，個別対応職員，家庭支援専門相談員，栄養士並びに調理員を置かなければならない（児童40人以下の施設では栄養士を置かないことができる）。
老人福祉施設	特別養護老人ホーム	老人福祉法…特別養護老人ホームの設備及び運営に関する基準（平成11年厚生省令第46号　第12条）	栄養士…1人以上。 （入所定員が40人を超えない特別養護老人ホームにあっては，他の社会福祉施設等の栄養士との連携を図ることにより当該特別養護老人ホームの効果的な運営を期待することができる場合であって，入所者の処遇に支障がないときは，栄養士を置かないことができる）
	養護老人ホーム	老人福祉法…養護老人ホームの設備及び運営に関する基準（昭和41年厚生省令第19号　第12条）	栄養士…1人以上。 〔特別養護老人ホームに併設する入所定員50人未満の養護老人ホーム（併設する特別養護老人ホームの栄養士との連携を図ることにより当該養護老人ホームの効果的な運営を期待することができ，かつ，入所者の処遇に支障がないものに限る）にあっては栄養士を置かないことができる〕
	軽費老人ホーム	社会福祉法…軽費老人ホームの設備及び運営に関する基準（平成20年厚生労働省令第107号　第11条）	栄養士…1人以上。 〔入所定員が40人以下又は他の社会福祉施設等の栄養士との連携を図ることにより効果的な運営を期待することができる軽費老人ホーム（入所者に提供するサービスに支障がない場合に限る）にあっては，栄養士を置かないことができる〕

施設の種類		配置規定法令	配置規定条文（抜粋・要約）など
老人福祉施設	都市型軽費老人ホーム	社会福祉法…軽費老人ホームの設備及び運営に関する基準（平成20年厚生労働省令第107号　第37条）	栄養士… 1 人以上 入所者に提供するサービスに支障がない都市型軽費老人ホームにあっては，栄養士を置かないことができる。
介護保険施設	指定介護老人福祉施設	介護保険法…指定介護老人福祉施設の人員，設備及び運営に関する基準（平成11年厚生省令第39号　第2条）	栄養士又は管理栄養士…1 人以上。 （入所定員が 40 人を超えない指定介護老人福祉施設にあっては，他の社会福祉施設等の栄養士又は管理栄養士との連携を図ることにより当該指定介護老人福祉施設の効果的な運営を期待することができる場合であって，入所者の処遇に支障がないとき[注)]は，栄養士又は管理栄養士を置かないことができる） 注）隣接の他の社会福祉施設や病院等の栄養士との兼務や地域の栄養指導員（健康増進法第 19 条）との連携を図ることにより，適切な栄養管理が行われている場合であること。（指定介護老人福祉施設の人員，設備及び運営に関する基準について　平成 12 年老企第 43 号通知）
	介護老人保健施設	介護保険法…介護老人保健施設の人員，施設及び設備並びに運営に関する基準（平成11年厚生省令第40号　第2条）	栄養士又は管理栄養士…入所定員 100 人以上で 1 人以上。 サテライト型小規模老人保健施設（本体施設とは別の場所で運営され，入所者の在宅への復帰の支援を目的とする定員 29 名以下の介護老人保健施設及び医療機関併設型小規模介護老人保健施設）が，本体の介護老人保健施設，介護医療院，病院の間に密接な連携が確保されている場合には，栄養士又は管理栄養士を置かないことができる。
	介護医療院	介護保険法…介護医療院の人員，施設及び設備並びに運営に関する基準（平成30年厚生労働省令第5号　第4条）	栄養士又は管理栄養士…入所定員 100 人以上で 1 人以上。
学校給食		学校給食法（第 7 条）	学校給食栄養管理者…義務教育諸学校又は共同調理場において学校給食の栄養に関する専門的事項をつかさどる職員は，教育職員免許法第 4 条第 2 項に規定する栄養教諭の免許状を有する者又は栄養士法第 2 条第 1 項の規定による栄養士の免許を有する者で学校給食の実施に必要な知識若しくは経験を有するものでなければならない。
		学校栄養職員の職務内容（昭和 61 年文体給第 88 号通知）	学校給食に関する基本計画への参画・栄養管理・学校給食指導・衛生管理・検食等・物資管理・調査研究等。

施設の種類	配置規定法令	配置規定条文（抜粋・要約）など
学校給食	公立義務教育諸学校の学級編制及び教職員定数の標準に関する法律（第8条の2，第13条の2）	●単独実施校…学校給食（ミルク給食を除く）実施対象児童・生徒数550人以上は栄養教諭等1人，549人以下は4校に1人。学校数が3以下でいずれも549人以下の学校である市町村は栄養教諭等1人。 ●共同調理場…学校給食（ミルク給食を除く）実施対象児童・生徒数6,001人以上は栄養教諭等3人，1,501～6,000人は2人，1,500人以下は1人。 ●特別支援学校…学校給食を実施する学校は栄養教諭等1人。
救護施設，更生施設	生活保護法…救護施設，更生施設，授産施設及び宿所提供施設の設備及び運営に関する最低基準（昭和41年厚生省令第18号　第11条，第19条）	栄養士を置かなければならない。
保健所	地域保健法施行令（第5条）	医師，歯科医師，薬剤師，獣医師，保健師，助産師，看護師，診療放射線技師，臨床検査技師，管理栄養士，栄養士，歯科衛生士，統計技術者，その他保健所の業務を行う者のうち，地方公共団体の長が必要と認める職員。
	健康増進法（第19条）	栄養指導員…医師又は管理栄養士の資格を有する職員。
管理栄養士・栄養士養成施設	栄養士法…栄養士養成施設指導要領について（平成13年健医発第936号　別添第6　改正：平成22年健発0331第29号別添第6　教員に関する事項）	●社会生活と健康，人体の構造と機能，又は食品と衛生のいずれかを担当する教員，栄養と健康，栄養の指導，給食の運営を担当する教員はそれぞれ1人以上が専任。専任の助手の数は，3人以上であり，そのうち2人以上は管理栄養士であること。 ●栄養の指導及び給食の運営を担当する専任の教員のうち，それぞれ1人以上は，管理栄養士又は同等の知識及び経験を有する者であること。
	栄養士法…管理栄養士学校指定規則（昭和41年文部省令・厚生省令第2号　第2条）	●専任の助手の数は，5人以上であり，そのうち3人以上は基礎栄養学，応用栄養学，栄養教育論，臨床栄養学，公衆栄養学，給食経営管理論，総合演習，臨地実習を担当する者であり，かつ，管理栄養士であること。 ●栄養教育論，臨床栄養学，公衆栄養学及び給食経営管理論を担当する専任の教員のうち，それぞれ1人以上は，管理栄養士又は同等の知識及び経験を有する者であること。

施設の種類	配置規定法令	配置規定条文（抜粋・要約）など
調理師養成施設	調理師法…調理師養成施設指導ガイドラインについて（平成27年健発0331第57号 別紙第5教員に関する事項）	食生活と健康，食品と栄養の特性，食品の安全と衛生，調理理論と食文化概論を担当する教員は，学校教育法に基づく大学等を卒業した後2年以上，教育内容に関し教育研究若しくは実地指導に従事した経験を有するもの若しくはこれと同等以上の能力があると認められるもの*又は特殊な分野について教育上の能力があると認められるものであること。 *専門調理師又は管理栄養士の免許を受けた後，2年以上その担当する教育内容に関し教育研究若しくは実地指導に従事した経験を有するもの
	栄養士法施行規則（第九条）	教員に関する事項は，以下のとおりである。 ●社会生活と健康，人体の構造と機能又は食品と衛生のいずれかを担当する教員，栄養と健康を担当する教員，栄養の指導を担当する教員及び給食の運営を担当する教員については，それぞれ1人以上が専任であること。 ●施行規則別表第1（略）に掲げる教育内容を担当する専任の助手の数は，3人以上であり，そのうち2人以上は管理栄養士であること。 ●人体の構造と機能を担当する教員のうち1人以上は，医師であること。栄養の指導及び給食の運営を担当する専任の教員のうちそれぞれ1人以上は，管理栄養士又は管理栄養士と同等の知識及び経験を有するものであること。
	管理栄養士学校指定規則の一部を改正する省令の施行について（平成13年文科高第405号・健発第938号 第2条）	次に掲げる者は「管理栄養士と同等の知識及び経験を有する者」であること。 ●外国において取得された管理栄養士に相当する資格を有する者 ●担当する教育内容に関連する専攻分野に係る修士又は博士の学位（外国において授与されたこれに相当する学位を含む。）を有し，担当する教育内容に関する教育研究上の業績若しくは実地指導歴を有する者

（令和5年10月末現在）

健康増進・食育関連

健康増進法（抜粋）

（平成 14 年 8 月 2 日法律第 103 号）
（最終改正　令和 4 年 6 月 22 日法律第 77 号）

第 1 章　総　則

〔目的〕

第 1 条　この法律は，我が国における急速な高齢化の進展及び疾病構造の変化に伴い，国民の健康の増進の重要性が著しく増大していることにかんがみ，国民の健康の増進の総合的な推進に関し基本的な事項を定めるとともに，国民の栄養の改善その他の国民の健康の増進を図るための措置を講じ，もって国民保健の向上を図ることを目的とする。

〔国民の責務〕

第 2 条　国民は，健康な生活習慣の重要性に対する関心と理解を深め，生涯にわたって，自らの健康状態を自覚するとともに，健康の増進に努めなければならない。

〔国及び地方公共団体の責務〕

第 3 条　国及び地方公共団体は，教育活動及び広報活動を通じた健康の増進に関する正しい知識の普及，健康の増進に関する情報の収集，整理，分析及び提供並びに研究の推進並びに健康の増進に係る人材の養成及び資質の向上を図るとともに，健康増進事業実施者その他の関係者に対し，必要な技術的援助を与えることに努めなければならない。

〔健康増進事業実施者の責務〕

第 4 条　健康増進事業実施者は，健康教育，健康相談その他国民の健康の増進のために必要な事業（以下「健康増進事業」という。）を積極的に推進するよう努めなければならない。

〔関係者の協力〕

第 5 条　国，都道府県，市町村（特別区を含む。以下同じ。），健康増進事業実施者，医療機関その他の関係者は，国民の健康の増進の総合的な推進を図るため，相互に連携を図りながら協力するよう努めなければならない。

〔定義〕

第 6 条　この法律において「健康増進事業実施者」とは，次に掲げる者をいう。

一　健康保険法（大正 11 年法律第 70 号）の規定により健康増進事業を行う全国健康保険協会，健康保険組合又は健康保険組合連合会

二　船員保険法（昭和 14 年法律第 73 号）の規定により健康増進事業を行う全国健康保険協会

三　国民健康保険法（昭和 33 年法律第 192 号）の規定により健康増進事業を行う市町村，国民健康保険組合又は国民健康保険団体連合会

四　国家公務員共済組合法（昭和 33 年法律第 128 号）の規定により健康増進事業を行う国家公務員共済組合又は国家公務員共済組合連合会

五　地方公務員等共済組合法（昭和 37 年法律第 152 号）の規定により健康増進事業を行う地方公務員共済組合又は全国市町村職員共済組合連合会

六　私立学校教職員共済法（昭和28年法律第245号）の規定により健康増進事業を行う日本私立学校振興・共済事業団

七　学校保健安全法（昭和33年法律第56号）の規定により健康増進事業を行う者

八　母子保健法（昭和40年法律第141号）の規定により健康増進事業を行う市町村

九　労働安全衛生法（昭和47年法律第57号）の規定により健康増進事業を行う事業者

十　高齢者の医療の確保に関する法律（昭和57年法律第80号）の規定により健康増進事業を行う全国健康保険協会，健康保険組合，市町村，国民健康保険組合，共済組合，日本私立学校振興・共済事業団又は後期高齢者医療広域連合

十一　介護保険法（平成9年法律第123号）の規定により健康増進事業を行う市町村

十二　この法律の規定により健康増進事業を行う市町村

十三　その他健康増進事業を行う者であって，政令で定めるもの

第2章　基本方針等

〔基本方針〕

第7条　厚生労働大臣は，国民の健康の増進の総合的な推進を図るための基本的な方針（以下「基本方針」という。）を定めるものとする。

2　基本方針は，次に掲げる事項について定めるものとする。

一　国民の健康の増進の推進に関する基本的な方向

二　国民の健康の増進の目標に関する事項

三　次条第1項の都道府県健康増進計画及び同条第2項の市町村健康増進計画の策定に関する基本的な事項

四　第10条第1項の国民健康・栄養調査その他の健康の増進に関する調査及び研究に関する基本的な事項

五　健康増進事業実施者間における連携及び協力に関する基本的な事項

六　食生活，運動，休養，飲酒，喫煙，歯の健康の保持その他の生活習慣に関する正しい知識の普及に関する事項

七　その他国民の健康の増進の推進に関する重要事項

3　厚生労働大臣は，基本方針を定め，又はこれを変更しようとするときは，あらかじめ，関係行政機関の長に協議するものとする。

4　厚生労働大臣は，基本方針を定め，又はこれを変更したときは，遅滞なく，これを公表するものとする。

〔都道府県健康増進計画等〕

第8条　都道府県は，基本方針を勘案して，当該都道府県の住民の健康の増進の推進に関する施策についての基本的な計画（以下「都道府県健康増進計画」という。）を定めるものとする。

2　市町村は，基本方針及び都道府県健康増進計画を勘案して，当該市町村の住民の健康の増進の推進に関する施策についての計画（以下「市町村健康増進計画」という。）を定めるよう努めるものとする。

3　国は，都道府県健康増進計画又は市町村健康増進計画に基づいて住民の健康増進のために必要な事業を行う都道府県又は市町村に対し，予算の範囲内

において，当該事業に要する費用の一部を補助することができる。

〔健康診査の実施等に関する指針〕

第9条　厚生労働大臣は，生涯にわたる国民の健康の増進に向けた自主的な努力を促進するため，健康診査の実施及びその結果の通知，健康手帳（自らの健康管理のために必要な事項を記載する手帳をいう。）の交付その他の措置に関し，健康増進事業実施者に対する健康診査の実施等に関する指針（以下「健康診査等指針」という。）を定めるものとする。

2　厚生労働大臣は，健康診査等指針を定め，又はこれを変更しようとするときは，あらかじめ，総務大臣，財務大臣及び文部科学大臣に協議するものとする。

3　厚生労働大臣は，健康診査等指針を定め，又はこれを変更したときは，遅滞なく，これを公表するものとする。

第3章　国民健康・栄養調査等

〔国民健康・栄養調査の実施〕

第10条　厚生労働大臣は，国民の健康の増進の総合的な推進を図るための基礎資料として，国民の身体の状況，栄養摂取量及び生活習慣の状況を明らかにするため，国民健康・栄養調査を行うものとする。

2　厚生労働大臣は，国立研究開発法人医薬基盤・健康・栄養研究所（以下「研究所」という。）に，国民健康・栄養調査の実施に関する事務のうち集計その他の政令で定める事務の全部又は一部を行わせることができる。

3　都道府県知事（保健所を設置する市又は特別区にあっては，市長又は区長。以下同じ。）は，その管轄区域内の国民健康・栄養調査の執行に関する事務を行う。

〔調査世帯〕

第11条　国民健康・栄養調査の対象の選定は，厚生労働省令で定めるところにより，毎年，厚生労働大臣が調査地区を定め，その地区内において都道府県知事が調査世帯を指定することによって行う。

2　前項の規定により指定された調査世帯に属する者は，国民健康・栄養調査の実施に協力しなければならない。

〔国民健康・栄養調査員〕

第12条　都道府県知事は，その行う国民健康・栄養調査の実施のために必要があるときは，国民健康・栄養調査員を置くことができる。

2　前項に定めるもののほか，国民健康・栄養調査員に関し必要な事項は，厚生労働省令でこれを定める。

〔国の負担〕

第13条　国は，国民健康・栄養調査に要する費用を負担する。

〔調査票の使用制限〕

第14条　国民健康・栄養調査のために集められた調査票は，第10条第1項に定める調査の目的以外の目的のために使用してはならない。

〔省令への委任〕

第15条　第10条から前条までに定めるもののほか，国民健康・栄養調査の方法及び調査項目その他国民健康・栄養調査の実施に関して必要な事項は，厚生労働省令で定める。

〔生活習慣病の発生の状況の把握〕

第16条　国及び地方公共団体は，国民の健康の増進の総合的な推進を図るための基礎資料として，国民の生活習慣とがん，循環器病その他の政令で定める生活習慣病（以下単に「生活習慣病」という。）との相関関係を明らかにするため，生活習慣病の発生の状況の把握に努めなければならない。

〔食事摂取基準〕

第16条の2　厚生労働大臣は，生涯にわたる国民の栄養摂取の改善に向けた自主的な努力を促進するため，国民健康・栄養調査その他の健康の保持増進に関する調査及び研究の成果を分析し，その分析の結果を踏まえ，食事による栄養摂取量の基準（以下この条において「食事摂取基準」という。）を定めるものとする。

2　食事摂取基準においては，次に掲げる事項を定めるものとする。

一　国民がその健康の保持増進を図る上で摂取することが望ましい熱量に関する事項

二　国民がその健康の保持増進を図る上で摂取することが望ましい次に掲げる栄養素の量に関する事項

イ　国民の栄養摂取の状況からみてその欠乏が国民の健康の保持増進を妨げているものとして厚生労働省令で定める栄養素

ロ　国民の栄養摂取の状況からみてその過剰な摂取が国民の健康の保持増進を妨げているものとして厚生労働省令で定める栄養素

3　厚生労働大臣は，食事摂取基準を定め，又は変更したときは，遅滞なく，これを公表するものとする。

第4章　保健指導等

〔市町村による生活習慣相談等の実施〕

第17条　市町村は，住民の健康の増進を図るため，医師，歯科医師，薬剤師，保健師，助産師，看護師，准看護師，管理栄養士，栄養士，歯科衛生士その他の職員に，栄養の改善その他の生活習慣の改善に関する事項につき住民からの相談に応じさせ，及び必要な栄養指導その他の保健指導を行わせ，並びにこれらに付随する業務を行わせるものとする。

2　市町村は，前項に規定する業務の一部について，健康保険法第63条第3項各号に掲げる病院又は診療所その他適当と認められるものに対し，その実施を委託することができる。

〔都道府県による専門的な栄養指導その他の保健指導の実施〕

第18条　都道府県，保健所を設置する市及び特別区は，次に掲げる業務を行うものとする。

一　住民の健康の増進を図るために必要な栄養指導その他の保健指導のうち，特に専門的な知識及び技術を必要とするものを行うこと。

二　特定かつ多数の者に対して継続的に食事を供給する施設に対し，栄養管理の実施について必要な指導及び助言を行うこと。

三　前二号の業務に付随する業務を行うこと。

2　都道府県は，前条第1項の規定により市町村が行う業務の実施に関し，市町村相互間の連絡調整を行い，及び市町村の求めに応じ，その設置する保健所による技術的事項についての協力その他当該市町村に対する必要な援助を行うものとする。

〔栄養指導員〕

第19条　都道府県知事は，前条第1項に規定する業務（同項第一号及び第三号に掲げる業務については，栄養指導に係るものに限る。）を行う者として，医師又は管理栄養士の資格を有する都道府県，保健所を設置する市又は特別区の職員のうちから，栄養指導員を命ずるものとする。

〔市町村による健康増進事業の実施〕

第19条の2　市町村は，第17条第1項に規定する業務に係る事業以外の健康増進事業であって厚生労働省令で定めるものの実施に努めるものとする。

第5章　特定給食施設

〔特定給食施設の届出〕

第20条　特定給食施設（特定かつ多数の者に対して継続的に食事を供給する施設のうち栄養管理が必要なものとして厚生労働省令で定めるものをいう。以下同じ。）を設置した者は，その事業の開始の日から一月以内に，その施設の所在地の都道府県知事に，厚生労働省令で定める事項を届け出なければならない。

2　前項の規定による届出をした者は，同項の厚生労働省令で定める事項に変更を生じたときは，変更の日から一月以内に，その旨を当該都道府県知事に届け出なければならない。その事業を休止し，又は廃止したときも，同様とする。

〔特定給食施設における栄養管理〕

第21条　特定給食施設であって特別の栄養管理が必要なものとして厚生労働省令で定めるところにより都道府県知事が指定するものの設置者は，当該特定給食施設に管理栄養士を置かなければならない。

2　前項に規定する特定給食施設以外の特定給食施設の設置者は，厚生労働省令で定めるところにより，当該特定給食施設に栄養士又は管理栄養士を置くように努めなければならない。

3　特定給食施設の設置者は，前2項に定めるもののほか，厚生労働省令で定める基準に従って，適切な栄養管理を行わなければならない。

〔指導及び助言〕

第22条　都道府県知事は，特定給食施設の設置者に対し，前条第1項又は第3項の規定による栄養管理の実施を確保するため必要があると認めるときは，当該栄養管理の実施に関し必要な指導及び助言をすることができる。

〔勧告及び命令〕

第23条　都道府県知事は，第21条第1項の規定に違反して管理栄養士を置かず，若しくは同条第3項の規定に違反して適切な栄養管理を行わず，又は正当な理由がなくて前条の栄養管理をしない特定給食施設の設置者があるときは，当該特定給食施設の設置者に対し，管理栄養士を置き，又は適切な栄養管理を行うよう勧告をすることができる。

2　都道府県知事は，前項に規定する勧告を受けた特定給食施設の設置者が，正当な理由がなくてその勧告に係る措置をとらなかったときは，当該特定給食施設の設置者に対し，その勧告に係る措置をとるべきことを命ずることができる。

〔立入検査等〕

第24条　都道府県知事は，第21条第1項又は第3項の規定による栄養管理の実施を確保するため必要があると認めるときは，特定給食施設の設置者若しくは管理者に対し，その業務に関し報告をさせ，又は栄養指導員に，当該施設に立ち入り，業務の状況若しくは帳簿，書類その他の物件を検査させ，若しくは関係者に質問させることができる。

2　前項の規定により立入検査又は質問をする栄養指導員は，その身分を示す証明書を携帯し，関係者に提示しなければならない。

3　第１項の規定による権限は，犯罪捜査のために認められたものと解釈してはならない。

第６章　受動喫煙防止

第１節　総則

〔国及び地方公共団体の責務〕

第25条　国及び地方公共団体は，望まない受動喫煙が生じないよう，受動喫煙に関する知識の普及，受動喫煙の防止に関する意識の啓発，受動喫煙の防止に必要な環境の整備その他の受動喫煙を防止するための措置を総合的かつ効果的に推進するよう努めなければならない。

〔関係者の協力〕

第26条　国，都道府県，市町村，多数の者が利用する施設（敷地を含む。以下この章において同じ。）及び旅客運送事業自動車等の管理権原者（施設又は旅客運送事業自動車等の管理について権原を有する者をいう。以下この章において同じ。）その他の関係者は，望まない受動喫煙が生じないよう，受動喫煙を防止するための措置の総合的かつ効果的な推進を図るため，相互に連携を図りながら協力するよう努めなければならない。

〔喫煙をする際の配慮義務等〕

第27条　何人も，特定施設及び旅客運送事業自動車等（以下この章において「特定施設等」という。）の第29条第一項に規定する喫煙禁止場所以外の場所において喫煙をする際，望まない受動喫煙を生じさせることがないよう周囲の状況に配慮しなければならない。

2　特定施設等の管理権原者は，喫煙をすることができる場所を定めようとするときは，望まない受動喫煙を生じさせることがない場所とするよう配慮しなければならない。

第２節　受動喫煙を防止するための措置

〔特定施設等における喫煙の禁止等〕

第29条　何人も，正当な理由がなくて，特定施設等においては，次の各号に掲げる特定施設等の区分に応じ，当該特定施設等の当該各号に定める場所（以下この節において「喫煙禁止場所」という。）で喫煙をしてはならない。

一　第一種施設　次に掲げる場所以外の場所
　イ　特定屋外喫煙場所
　ロ　喫煙関連研究場所

二　第二種施設　次に掲げる場所以外の屋内の場所
　イ　第33条第３項第一号に規定する喫煙専用室の場所
　ロ　喫煙関連研究場所

三　喫煙目的施設　第35条第３項第一号に規定する喫煙目的室以外の屋内の場所

四　旅客運送事業自動車及び旅客運送事業航空機　内部の場所

五　旅客運送事業鉄道等車両及び旅客運送事業船舶　第33条第３項第一号に規定する喫煙専用室以外の内部の場所

2　都道府県知事は，前項の規定に違反して喫煙をしている者に対し，喫煙の中止又は同項第一号から第三号までに掲げる特定施設の喫煙禁止場所からの退出を命ずることができる。

第７章　特別用途表示等

〔特別用途表示の許可〕

第43条　販売に供する食品につき，乳児用，幼児用，妊産婦用，病者用その他内閣府令で定める特別の用途に適する旨の表示（以下「特別用途表示」という。）をしようとする者は，内閣総理大臣の許可を受けなければならない。

2　前項の許可を受けようとする者は，製品見本を添え，商品名，原材料の配合割合及び当該製品の製造方法，成分分析表，許可を受けようとする特別用途表示の内容その他内閣府令で定める事項を記載した申請書を内閣総理大臣に提出しなければならない。

3　内閣総理大臣は，研究所又は内閣総理大臣の登録を受けた法人（以下「登録試験機関」という。）に，第１項の許可を行うについて必要な試験（以下「許可試験」という。）を行わせるものとする。

4　第１項の許可を申請する者は，実費（許可試験に係る実費を除く。）を勘案して政令で定める額の手数料を国に，研究所の行う許可試験にあっては許可試験に係る実費を勘案して政令で定める額の手数料を研究所に，登録試験機関の行う許可試験にあっては当該登録試験機関が内閣総理大臣の認可を受けて定める額の手数料を当該登録試験機関に納めなければならない。

5　内閣総理大臣は，第１項の許可をしようとするときは，あらかじめ，厚生労働大臣の意見を聴かなければならない。

6　第１項の許可を受けて特別用途表示をする者は，当該許可に係る食品（以下「特別用途食品」という。）につき，内閣府令で定める事項を内閣府令で定めるところにより表示しなければならない。

7　内閣総理大臣は，第１項又は前項の内閣府令を制定し，又は改廃しようとするときは，あらかじめ，厚生労働大臣に協議しなければならない。

〔特別用途食品の検査及び収去〕

第61条　内閣総理大臣又は都道府県知事は，必要があると認めるときは，当該職員に特別用途食品の製造施設，貯蔵施設又は販売施設に立ち入らせ，販売の用に供する当該特別用途食品を検査させ，又は試験の用に供するのに必要な限度において当該特別用途食品を収去させることができる。

2　前項の規定により立入検査又は収去をする職員は，その身分を示す証明書を携帯し，関係者に提示しなければならない。

3　第１項に規定する当該職員の権限は，食品衛生法第30条第１項に規定する食品衛生監視員が行うものとする。

4　第１項の規定による権限は，犯罪捜査のために認められたものと解釈してはならない。

5　内閣総理大臣は，研究所に，第１項の規定により収去された食品の試験を行わせるものとする。

〔特別用途表示の許可の取消し〕

第62条　内閣総理大臣は，第43条第１項の許可を受けた者が次の各号のいずれかに該当するときは，当該許可を取り消すことができる。

一　第43条第６項の規定に違反した

とき。

二　当該許可に係る食品につき虚偽の表示をしたとき。

三　当該許可を受けた日以降における科学的知見の充実により当該許可に係る食品について当該許可に係る特別用途表示をすることが適切でないことが判明するに至ったとき。

〔特別用途表示の承認〕

第63条　本邦において販売に供する食品につき，外国において特別用途表示をしようとする者は，内閣総理大臣の承認を受けることができる。

2　第43条第2項から第7項まで及び前条の規定は前項の承認について，第61条の規定は同項の承認に係る食品について，それぞれ準用する。この場合において，同条第1項中「製造施設，貯蔵施設」とあるのは，「貯蔵施設」と読み替えるものとする。

〔特別用途表示がされた食品の輸入の許可〕

第64条　本邦において販売に供する食品であって，第43条第1項の規定による許可又は前条第1項の規定による承認を受けずに特別用途表示がされたものを輸入しようとする者については，その者を第43条第1項に規定する特別用途表示をしようとする者とみなして，同条及び第72条第二号の規定を適用する。

〔誇大表示の禁止〕

第65条　何人も，食品として販売に供する物に関して広告その他の表示をするときは，健康の保持増進の効果その他内閣府令で定める事項（次条第3項において「健康保持増進効果等」という。）について，著しく事実に相違する表示をし，又は著しく人を誤認させるような表示をしてはならない。

2　内閣総理大臣は，前項の内閣府令を制定し，又は改廃しようとするときは，あらかじめ，厚生労働大臣に協議しなければならない。

〔勧告等〕

第66条　内閣総理大臣又は都道府県知事は，前条第1項の規定に違反して表示をした者がある場合において，国民の健康の保持増進及び国民に対する正確な情報の伝達に重大な影響を与えるおそれがあると認めるときは，その者に対し，当該表示に関し必要な措置をとるべき旨の勧告をすることができる。

2　内閣総理大臣又は都道府県知事は，前項に規定する勧告を受けた者が，正当な理由がなくてその勧告に係る措置をとらなかったときは，その者に対し，その勧告に係る措置をとるべきことを命ずることができる。

3　第61条の規定は，食品として販売に供する物であって健康保持増進効果等についての表示がされたもの（特別用途食品及び第63条第1項の承認を受けた食品を除く。）について準用する。

4　都道府県知事は，第1項又は第2項の規定によりその権限を行使したときは，その旨を内閣総理大臣に通知するものとする。

健康増進法施行令（抄）

（平成 14 年 12 月 4 日政令第 361 号）
（最終改正　令和元年 12 月 13 日政令第 183 号）

〔国立研究開発法人医薬基盤・健康・栄養研究所の行う事務〕

第１条　健康増進法（以下「法」という。）第 10 条第２項の政令で定める事務は，集計とする。

〔発生の状況の把握を行う生活習慣病〕

第２条　法第 16 条の政令で定める生活習慣病は，がん及び循環器病とする。

健康増進法施行規則（抜粋）

（平成 15 年 4 月 30 日厚生労働省令第 86 号）
（最終改正　令和 4 年 3 月 30 日厚生労働省令第 48 号）

〔国民健康・栄養調査の調査事項〕

第１条　健康増進法（平成 14 年法律第 103 号。以下「法」という。）第 10 条第１項に規定する国民健康・栄養調査は，身体状況，栄養摂取状況及び生活習慣の調査とする。

2　前項に規定する身体状況の調査は，国民健康・栄養調査に関する事務に従事する公務員又は国民健康・栄養調査員（以下「調査従事者」という。）が，次に掲げる事項について測定し，若しくは診断し，その結果を厚生労働大臣の定める調査票に記入すること又は被調査者ごとに，当該調査票を配布し，次に掲げる事項が記入された調査票の提出を受けることによって行う。

一　身長
二　体重
三　血圧
四　その他身体状況に関する事項

3　第１項に規定する栄養摂取状況の調査は，調査従事者が，調査世帯ごとに，厚生労働大臣の定める調査票を配布し，次に掲げる事項が記入された調査票の提出を受けることによって行う。

一　世帯及び世帯員の状況
二　食事の状況
三　食事の料理名並びに食品の名称及びその摂取量
四　その他栄養摂取状況に関する事項

4　第１項に規定する生活習慣の調査は，調査従事者が，被調査者ごとに，厚生労働大臣の定める調査票を配布し，次に掲げる事項が記入された調査票の提出を受けることによって行う。

一　食習慣の状況
二　運動習慣の状況
三　休養習慣の状況
四　喫煙習慣の状況
五　飲酒習慣の状況
六　歯の健康保持習慣の状況
七　その他生活習慣の状況に関する事項

〔調査世帯の選定〕

第２条　法第 11 条第１項の規定による対象の選定は，無作為抽出法によるものとする。

2　都道府県知事（保健所を設置する市又は特別区にあっては，市長又は区長。以下同じ。）は，法第11条第1項の規定により調査世帯を指定したときは，その旨を当該世帯の世帯主に通知しなければならない。

〔国民健康・栄養調査員〕

第3条　国民健康・栄養調査員は，医師，管理栄養士，保健師その他の者のうちから，毎年，都道府県知事が任命する。

2　国民健康・栄養調査員は，非常勤とする。

〔国民健康・栄養調査員の身分を示す証票〕

第4条　国民健康・栄養調査員は，その職務を行う場合には，その身分を示す証票を携行し，かつ，関係者の請求があるときには，これを提示しなければならない。

2　前項に規定する国民健康・栄養調査員の身分を示す証票は，別記様式第一号（略）による。

〔市町村による健康増進事業の実施〕

第4条の2　法第19条の2の厚生労働省令で定める事業は，次の各号に掲げるものとする。

一　歯周疾患検診

二　骨粗鬆（しょう）症検診

三　肝炎ウイルス検診

四　40歳以上74歳以下の者であって高齢者の医療の確保に関する法律（昭和57年法律第80号）第20条の特定健康診査の対象とならない者（特定健康診査及び特定保健指導の実施に関する基準第1条第1項の規定に基づき厚生労働大臣が定める者（平成20年厚生労働省告示第3号）に規定する者を除く。次号において「特定健康診査非対象者」という。）及び75歳以上の者であって同法第51条第一号又は第二号に規定する者に対する健康診査

五　特定健康診査非対象者に対する保健指導

六　がん検診

〔特定給食施設〕

第5条　法第20条第1項の厚生労働省令で定める施設は，継続的に1回100食以上又は1日250食以上の食事を供給する施設とする。

〔特定給食施設の届出事項〕

第6条　法第20条第1項の厚生労働省令で定める事項は，次のとおりとする。

一　給食施設の名称及び所在地

二　給食施設の設置者の氏名及び住所（法人にあっては，給食施設の設置者の名称，主たる事務所の所在地及び代表者の氏名）

三　給食施設の種類

四　給食の開始日又は開始予定日

五　1日の予定給食数及び各食ごとの予定給食数

六　管理栄養士及び栄養士の員数

〔特別の栄養管理が必要な給食施設の指定〕

第7条　法第21条第1項の規定により都道府県知事が指定する施設は，次のとおりとする。

一　医学的な管理を必要とする者に食事を供給する特定給食施設であって，継続的に1回300食以上又は1日750食以上の食事を供給するもの

二　前号に掲げる特定給食施設以外の管理栄養士による特別な栄養管理を必要とする特定給食施設であって，継続的に1回500食以上又は1日

1,500食以上の食事を供給するもの

〔特定給食施設における栄養士等〕

第8条　法第21条第2項の規定により栄養士又は管理栄養士を置くように努めなければならない特定給食施設のうち，1回300食又は1日750食以上の食事を供給するものの設置者は，当該施設に置かれる栄養士のうち少なくとも1人は管理栄養士であるように努めなければならない。

〔栄養管理の基準〕

第9条　法第21条第3項の厚生労働省令で定める基準は，次のとおりとする。

一　当該特定給食施設を利用して食事の供給を受ける者（以下「利用者」という。）の身体の状況，栄養状態，生活習慣等（以下「身体の状況等」という。）を定期的に把握し，これらに基づき，適当な熱量及び栄養素の量を満たす食事の提供及びその品質管理を行うとともに，これらの評価を行うよう努めること。

二　食事の献立は，身体の状況等のほか，利用者の日常の食事の摂取量，嗜好等に配慮して作成するよう努めること。

三　献立表の掲示並びに熱量及びたんぱく質，脂質，食塩等の主な栄養成分の表示等により，利用者に対して，栄養に関する情報の提供を行うこと。

四　献立表その他必要な帳簿等を適正に作成し，当該施設に備え付けること。

五　衛生の管理については，食品衛生法（昭和22年法律第223号）その他関係法令の定めるところによること。

〔法第16条の2第2項第二号の厚生労働省令で定める栄養素〕

第11条　法第16条の2第2項第二号イの厚生労働省令で定める栄養素は，次のとおりとする。

一　たんぱく質

二　n-6系脂肪酸及びn-3系脂肪酸

三　炭水化物及び食物繊維

四　ビタミンA，ビタミンD，ビタミンE，ビタミンK，ビタミンB_1，ビタミンB_2，ナイアシン，ビタミンB_6，ビタミンB_{12}，葉酸，パントテン酸，ビオチン及びビタミンC

五　カリウム，カルシウム，マグネシウム，リン，鉄，亜鉛，銅，マンガン，ヨウ素，セレン，クロム及びモリブデン

2　法第16条の2第2項第二号ロの厚生労働省令で定める栄養素は，次のとおりとする。

一　脂質，飽和脂肪酸及びコレステロール

二　糖類（単糖類又は二糖類であって，糖アルコールでないものに限る。）

三　ナトリウム

健康増進法に規定する特別用途表示の許可等に関する内閣府令（抄）

（平成21年8月31日内閣府令第57号）
（最終改正　令和5年9月28日内閣府令第68号）

〔特別の用途〕

第1条　健康増進法（以下「法」という。）第43条第1項の内閣府令で定める特別の用途は，次のとおりとする。

一　授乳婦用

二　えん下困難者用

三　特定の保健の用途

〔特別用途表示の許可の申請書の記載事項等〕

第2条　法第43条第2項の内閣府令で定める事項は，次のとおりとする。

一　申請者の氏名，住所及び生年月日（法人にあっては，その名称，主たる事務所の所在地，代表者の氏名及び定款又は寄附行為）

二　営業所の名称及び所在地

三　許可を受けようとする理由

四　熱量

五　食生活において特定の保健の目的で摂取をする者に対し，その摂取により当該保健の目的が期待できる旨の表示をするもの（以下「特定保健用食品」という。）にあっては，当該食品が食生活の改善に寄与し，その摂取により国民の健康の維持増進が図られる理由，1日当たり摂取目安量及び摂取をする上での注意事項

六　摂取，調理又は保存の方法に関し，特に注意を必要とするものについては，その注意事項

2　前項の規定は，法第63条第2項において準用する法第43条第2項の規定による申請書について準用する。この場合において，前項中「法第43条第2項」とあるのは「法第63条第2項において準用する法第43条第2項」と，同項第三号中「許可」とあるのは「承認」と読み替えるものとする。

3　法第43条第2項（法第63条第2項において準用する場合を含む。）の規定による申請書は，邦文で記載されていなければならない。

4　消費者庁長官は，法第43条第1項の許可又は法第63条第1項の承認について必要があると認めるときは，申請者に対して基礎実験資料その他の参考資料の提出を求めることができる。

第3条　特定保健用食品にあっては，前条の記載事項を記載した申請書のほか，表示の見本及び別表に掲げる資料を消費者庁長官に直接提出するものとする。

〔審査〕

第4条　前条に規定する書類が提出された場合，内閣総理大臣は，特定保健用食品の安全性及び効果について，食品安全委員会（安全性に係るものに限る。）及び消費者委員会の意見を聴くものとする。ただし，次の各号のいずれかに該当する場合は，この限りではない。

一　規格基準型（消費者庁長官が法第43条第1項の許可を行った特定保健用食品のうち，その安全性及び効果について十分に知見が得られており，かつ同一の分類に属する特定保健用食品が多数存在するものをいう。）に係る申請の場合

二　再許可（消費者庁長官が法第43条第1項の許可を行った特定保健用食品に軽微な変更をするものをいう。）に係る申請の場合

三　食品安全委員会が食品安全基本法（平成15年法律第48号）第11条第1項第一号に規定する食品健康影響評価を行うことが明らかに必要でないと認める場合であって，消費者委員会が特定保健用食品の安全性及び効果の審査を行う必要がないと認める場合

2　消費者庁長官は，前項の意見を踏まえ，当該特定保健用食品に係る法第43条第1項の許可を行うものとする。

〔再審査〕

第5条　特定保健用食品に係る法第43条第1項の許可を受けた者は，当該特定保健用食品の安全性又は効果についての新たな知見が得られたときは，その旨及び当該知見の内容を消費者庁長官に報告しなければならない。

2　内閣総理大臣は，消費者庁長官が法第43条第1項の許可を行った特定保健用食品について，前項の報告があった場合その他の場合において必要があると認めるときは，食品安全委員会（安全性に係るものに限る。）及び消費者委員会の意見を聴くものとする。

3　消費者庁長官は，前項の意見を踏まえ，再審査を行い，必要に応じ，当該特定保健用食品に係る法第43条第1項の許可を法第62条第3号の規定により取り消すものとする。

第6条　第4条第2項及び前条の規定は，法第63条第1項の承認について準用する。この場合において，第4条第2項及び前条中「法第43条第1項の許可」とあるのは「法第63条第1項の承認」と，前条第3項中「法第62条第3号」とあるのは「法第63条第2項で準用する法第62条第3号」と読み替えるものとする。

〔手数料の納付方法〕

第7条　法第43条第4項（法第63条第2項において準用する場合を含む。）の規定による国庫に納付すべき手数料は，申請書に手数料の額に相当する額の収入印紙をはることにより納付しなければならない。

〔特別用途食品の表示事項等〕

第8条　法第43条第6項の内閣府令で定める事項は，次のとおりとする。ただし，内閣総理大臣の承認を受けた事項については，その記載を省略することができる。

一　商品名

二　定められた方法により保存した場合において品質が急速に劣化しやすい食品にあっては，消費期限（定められた方法により保存した場合において，腐敗，変敗その他の品質の劣化に伴い安全性を欠くこととなるおそれがないと認められる期限を示す年月日をいう。）である旨の文字を冠したその年月日及びその他の食品にあっては，賞味期限（定められた方法により保存した場合において，期待されるすべての品質の保持が十分に可能であると認められる期限を示す年月日をいう。ただし，当該期限を超えた場合であっても，これらの品質が保持されていることがあるものとする。以下同じ。）である旨の文字を冠したその年月日（製造又は加工の日から賞味期限までの期間

が３月を超える場合にあっては，賞味期限である旨の文字を冠したその年月）

三　保存の方法（常温で保存する旨の表示を除く。）

四　製造所所在地

五　製造者の氏名（法人にあっては，その名称）

六　別記様式第二号（特定保健用食品にあっては，別記様式第三号（許可の際，その摂取により特定の保健の目的が期待できる旨について条件付きの表示をすることとされたもの（以下「条件付き特定保健用食品」という。）にあっては，別記様式第四号））による許可証票

七　許可を受けた表示の内容

八　栄養成分量，熱量及び原材料の名称

九　特定保健用食品にあっては，特定保健用食品である旨（条件付き特定保健用食品にあっては，条件付き特定保健用食品である旨），内容量，１日当たりの摂取目安量，摂取の方法，摂取をする上での注意事項及びバランスの取れた食生活の普及啓発を図る文言

十　特定保健用食品であって，保健の目的に資する栄養成分について国民の健康の維持増進等を図るために性別及び年齢階級別の摂取量の基準が示されているものにあっては，１日当たりの摂取目安量に含まれる当該栄養成分の，当該基準における摂取量を性及び年齢階級（18 歳以上に限る。）ごとの人口により加重平均した値に対する割合

十一　摂取，調理又は保存の方法に関し，特に注意を必要とするものについては，その注意事項

十二　許可を受けた者が，製造者以外のものであるときは，その許可を受けた者の営業所所在地及び氏名（法人にあっては，その名称）

2　前項の規定は，法第 63 条第２項において準用する法第 43 条第６項の規定による表示について準用する。この場合において，前項中「法第 43 条第６項」とあるのは「法第 63 条第２項において準用する法第 43 条第６項」と，同項第六号中「別記様式第二号（特定保健用食品にあっては，別記様式第三号（許可の際，その摂取により特定の保健の目的が期待できる旨について条件付きの表示をすることとされたもの（以下「条件付き特定保健用食品」という。）にあっては，別記様式第四号））による許可証票」とあるのは「別記様式第五号（略）（特定保健用食品にあっては，別記様式第六号（略）（承認の際，その摂取により特定の保健の目的が期待できる旨について条件付きの表示をすることとされたもの（以下「条件付き特定保健用食品」という。）にあっては，別記様式第七号（略）））による承認証票」と，同項第七号及び第十二号中「許可」とあるのは「承認」と読み替えるものとする。

3　法第 43 条第６項（法第 63 条第２項において準用する場合を含む。）の規定により表示すべき事項は，邦文で当該食品の容器包装（容器包装が小売のために包装されている場合は，当該包装）を開かないでも容易に見ることができるように当該容器包装若しくは包装の見やすい場所又はこれに添付す

様式第二号（第８条関係）

備考：区分欄には，乳児用食品にあっては「乳児用食品」と，幼児用食品にあっては「幼児用食品」と，妊産婦用食品にあっては「妊産婦用食品」と，病者用食品にあっては「病者用食品」と，その他の特別の用途に適する食品にあっては，当該特別の用途を記載すること。

様式第三号（第８条関係）

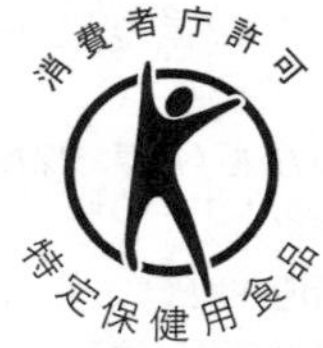

様式第四号（第８条関係）

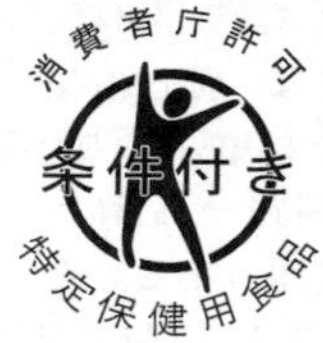

る文書に記載されていなければならない。

〔食品の収去証〕

第18条　法第61条第１項（法第63条第２項及び第66条第３項において準用する場合を含む。）の規定により，食品衛生監視員が食品を収去したときは，被収去者に別記様式第九号（略）による収去証を交付しなければならない。

〔法第65条第１項の内閣府令で定める事項〕

第19条　法第65条第１項の内閣府令で定める事項は，次のとおりとする。

一　含有する食品又は成分の量

二　特定の食品又は成分を含有する旨

三　熱量

四　人の身体を美化し，魅力を増し，容ぼうを変え，又は皮膚若しくは毛髪を健やかに保つことに資する効果

地域における行政栄養士による健康づくり及び栄養・食生活の改善について（抄）

（平成25年３月29日健発0329第９号）

1　都道府県及び市町村（特別区を含む。以下同じ。）は，健康日本21（第二次）の着実な推進に向け，栄養・食生活の改善が，生活習慣病の発症予防と重症化予防の徹底，子どもや高齢者の健康，社会環境の整備の促進に関わることから，健康づくりや栄養・食生活の改善の重要な担い手である行政栄養士が，優先されるべき施策の企画，実施及び評価を行うことができる体制を整備すること。

特に，医療費の適正化等，持続可能な地域社会の実現に向け，予防可能な疾患の発症及び重症化予防の徹底を図るために，多職種協働により，特定健診・特定保健指導の結果や各種調査結果等の総合的な分析を通して，地域の優先的な健康課題を

明確にするとともに，行政栄養士がその背景にある食事内容，食習慣及び食環境を特定し，改善に取り組む体制の確保に努めること。

2　都道府県及び市町村は，行政栄養士の職務の重要性にかんがみ，行政栄養士の計画的かつ継続的な確保に努めること。この際，健康づくり，母子保健，介護予防及び介護保険，国民健康保険等の地域保健対策の推進のための業務を担当する各部門（企画調整部門を含む。）に，地域の実情に応じ，行政栄養士を配置するよう努めること。

あわせて，都道府県においては，行政栄養士が未配置である市町村に対し，その配置を促すため，当該市町村における行政栄養士の配置計画の作成等に関して必要な支援を行うよう努めること。

3　都道府県及び市町村は，健康づくり及び栄養・食生活の改善に関する施策の推進及び行政栄養士の育成に当たって，配置の現状と施策の成果が最大に得られるような配置の姿を勘案し，職位や業務年数に応じて求められる能力が発揮できる適切な配置に努めるとともに，求められる能力が獲得できるよう，行政栄養士に対する現任教育を体系的に実施すること。

地域における行政栄養士による健康づくり及び栄養・食生活の改善の基本指針について（抄）

（平成 25 年 3 月 29 日健が発 0329 第 4 号）

地域における行政栄養士による健康づくり及び栄養・食生活の改善の基本指針

この指針は，地域における健康づくり及び栄養・食生活の改善を推進するに当たり，行政栄養士が，都道府県，保健所設置市及び特別区，市町村において，「健康日本 21（第二次）」の推進を踏まえ，健康づくりや栄養・食生活の改善に取り組むための基本的な考え方とその具体的な内容を示したものである。

1　都道府県

(1)　組織体制の整備

栄養・食生活の改善は，生活習慣病の発症予防と重症化予防の徹底のほか，子どもや高齢者の健康，社会環境の整備の促進にも関わるため，該当施策を所管する課の施策の方向性に関する情報を共有し，優先されるべき有効な施策の企画立案及び実施に関わることができるよう，関係部局や関係者と協議の上，その体制を確保すること。

また，本庁における行政栄養士の配置数は 1 都道府県当たり平均 2 ～ 3 名と少なく，保健所（福祉事務所等を含む。）における行政栄養士の配置数は 1 都道府県当たり平均 14 名であることから，本庁及び保健所が施策の基本方針を共有し，施策の成果が最大に得られるような体制を確保すること。都道府県施策の質の向上の観点から，都道府県内の保健所設置市及び特別区と有益な施策について共有する体制を確保すること。

健康・栄養課題の明確化を図るためには，住民の身近でサービス提供を行い，各種健診等を実施している市町村が有する地域集団のデータ及び地域の観察力を活用することも重要であることから，市町村との協働体制を確保すること。

(2) 健康・栄養課題の明確化とPDCAサイクルに基づく施策の推進

人口や医療費等の構造や推移を踏まえ，優先的な健康・栄養課題を明確にするため，市町村の健診等の結果や都道府県等の各種調査結果を収集・整理し，総合的に分析すること。明確化された健康・栄養課題の解決に向け，計画を策定し，その計画において施策の成果が評価できるよう，目標を設定すること。目標設定に当たってはできる限り数値目標とし，設定した主要目標に対して，PDCAサイクルに基づき，施策を推進すること。

また，健康・栄養状態や食生活に関する市町村の状況の差を明らかにし，健康・栄養状態に課題がみられる地域に対しては，保健所が計画的に支援を行い，その課題解決を図るとともに，健康・栄養状態が良好な地域やその改善に成果をあげている地域の取組を他地域に広げていく仕組みづくりを進めること。

特に専門的な知識及び技術を必要とする栄養指導としては，地域の優先的な健康課題を解決するために，対象とすべき人々の食事内容や食行動，食習慣とともに，それらを改善するために介入可能な食環境を特定し，市町村や関係機関等との調整の下，それらのネットワークを活用して，下記の（3）から（5）までの施策を効率的かつ効果的に推進し，課題解決に向けた成果をあげるための指導を行うこと。その際，市町村の状況の差を拡大させないような指導に配慮すること。

(3) 生活習慣病の発症予防と重症化予防の徹底のための施策の推進

適切な栄養・食生活を実践することで予防可能な疾患について予防の徹底を図るためには，地域における優先的な健康・栄養課題を選択する必要があることから，市町村や保険者等の協力を得て，特定健診・特定保健指導等の結果を共有し，施策に活かすための体制の整備を進めること。共有された情報を集約・整理し，市町村の状況の差に関する情報を還元する仕組みづくりを進めること。

また，優先的な課題を解決するため，地域特性を踏まえた疾病の構造と食事や食習慣の特徴を明らかにし，明らかになった結果については，予防活動に取り組む関係機関及び関係者に広く周知・共有し，発症予防の効果的な取組を普及拡大する仕組みづくりを進めること。

(4) 社会生活を自立的に営むために必要な機能の維持及び向上のための施策の推進

市町村の各種健診結果や調査結果等の情報として，乳幼児の肥満や栄養不良，高齢者の低栄養傾向や低栄養の状況の実態等を集約・整理し，市町村の状況の差に関する情報について還元する仕組みづくりを進めること。

児童・生徒における健康・栄養状態の課題がみられる場合は，その課題解決に向けた対応方針及び方策について，教育委員会と調整を行うこと。

子どもの健やかな発育・発達，高齢者の身体及び生活機能の維持・低下の防止に資する効果的な栄養・食生活支援の取組事例の収集・整理を行い，市町村の取組に役立つ情報について還元する仕組みづくりを進めること。

(5) 食を通じた社会環境の整備の促進

① 特定給食施設における栄養管理状況の把握及び評価に基づく指導・支援

特定給食施設の指導・支援に当たっては，「特定給食施設における栄養管理に関する指導及び支援について」（平成25年3月29日がん対策・健康増進課長通知）を踏まえ，効率的かつ効果的な指導及び支援を行うこと。

特定給食施設の管理栄養士・栄養士の配置率は，施設の種類によって異なり，さらに都道府県によっても異なることから，改善が必要な課題が明確になるよう，施設の種類別等の評価を行い，指導計画の改善を図ること。

特に，健康増進に資する栄養管理の質の向上を図る観点から，管理栄養士・栄養士の配置促進に関する取組を推進するとともに，全国的に一定の方法を用いて施設における栄養管理の状況の把握を行うことで，施設ごと，保健所管内ごと，都道府県ごとの状況の差が明らかとなることから，改善の成果が明確になるよう，栄養管理の状況を的確に評価する仕組みを整備すること。

② 飲食店によるヘルシーメニューの提供等の促進

食塩や脂肪の低減などヘルシーメニューの提供に取り組む飲食店について，その数を増大させていく取組を推進するに当たっては，波及効果をより大きなものとしていくため，どのような種類の店舗でヘルシーメニューを実践することが効果的かを検証し，より効果の期待できる店舗での実践を促していくこと。

また，栄養表示の活用については，健康増進に資するよう制度の普及に努め，その上で食品事業者が表示を行うに当たって不明な内容がある場合には，消費者庁に問い合わせるよう促すこと。なお，販売に供する食品であって栄養表示がされたものの検査及び収去に関する業務を行う場合は，食品衛生監視員の業務として行うものであること。その結果，食品事業者に係る表示の適正さに関する疑義が生じた場合については，栄養表示基準を定めている消費者庁に問い合わせること。

③ 地域の栄養ケア等の拠点の整備

高齢化の一層の進展に伴い在宅療養者が増大することを踏まえ，地域の在宅での栄養・食生活に関するニーズの実態把握を行う仕組みを検討するとともに，在宅の栄養・食生活の支援を担う管理栄養士の育成や確保を行うため，地域の医師会や栄養士会等関係団体と連携し，地域のニーズに応じた栄養ケアの拠点の整備に努めること。

また，地域の状況の把握・分析に

ついては，専門的な分析技術が求められ，かつ，災害等の緊急時には速やかな分析が求められることから，管理栄養士の養成課程を有する大学等と連携し，地域の技術力を生かした栄養情報の拠点の整備に努めること。

④　保健，医療，福祉及び介護領域における管理栄養士・栄養士の育成

行政栄養士の育成に当たっては，都道府県及び管内市町村の行政栄養士の配置の現状と施策の成果が最大に得られるような配置の姿を勘案し，職位や業務年数に応じて求められる到達能力を明らかにし，求められる能力が発揮できる配置体制について人事担当者や関係部局と調整するとともに，関係職種の協力のもと求められる能力が獲得できる仕組みづくりを進めること。

また，地域の医療や福祉，介護の質の向上を図る観点から，管内の医療機関や子ども又は高齢者が入所・利用する施設等の管理栄養士・栄養士の活動状況を通して，それぞれの領域において専門職種の技能の向上が必要とされる場合は，職能団体等と調整し，その資質の向上を図ること。

さらに，管理栄養士養成施設等の学生の実習の受け入れに当たっては，当該養成施設等と調整し，求められる知識や技能の修得に必要な実習内容を計画的に提供する体制を確保すること。

⑤　健康増進に資する食に関する多領域の施策の推進

食に関する施策を所管する部局は，健康増進のほか，子育て支援，保育，教育，福祉，農政，産業振興，環境保全など多岐にわたることから，健康増進が多領域の施策と有機的かつ効果的に推進されるよう，食育推進に係る計画の策定，実施及び評価等について，関係部局と調整を図ること。

特に，健康増進と産業振興との連携による施策の推進に当たっては，健康増進に資する良質なものが普及拡大するよう，科学的根拠に基づき，一定の質を確保するための仕組みづくりを進めること。

⑥　健康危機管理への対応

災害，食中毒，感染症，飲料水汚染等の飲食に関する健康危機に対して，発生の未然防止，発生時に備えた準備，発生時における対応，被害回復の対応等について，市町村や関係機関等と調整を行い，必要なネットワークの整備を図ること。

特に，災害の発生に備え，都道府県の地域防災計画に栄養・食生活支援の具体的な内容を位置づけるよう，関係部局との調整を行うとともに，保健医療職種としての災害発生時の被災地への派遣の仕組みや支援体制の整備に関わること。また，地域防災計画に基づく的確な対応を確保するため，市町村の地域防災計画における栄養・食生活の支援内容と連動するよう調整を行うとともに，関係機関や関係者等との支援体制の整備を行うこと。

2　保健所設置市及び特別区

(1)　組織体制の整備

栄養・食生活の改善は，生活習慣

病の発症予防と重症化予防の徹底のほか，子どもや高齢者の健康，社会環境の整備の促進にも関わるため，該当施策を所管する課に行政栄養士がそれぞれ配置されている場合は，各種施策の推進とともに，行政栄養士の育成が円滑に進むよう，関係部局や関係者と協議の上，栄養・食生活に関連する施策全体の情報を集約し，共有する体制を確保すること。

また，行政栄養士の配置が健康増進施策の所管課に限られている場合は，該当施策を所管する課の施策の方向性に関する情報を共有し，優先されるべき有効な施策の企画立案及び実施に関わることができるよう，関係部局や関係者と協議の上，その体制を確保すること。

(2) 健康・栄養課題の明確化と PDCA サイクルに基づく施策の推進

人口や医療費等の構造や推移を踏まえ，優先的な健康・栄養課題を明確にするため，健診結果等の分析を行うこと。その際，背景となる食事内容や食習慣等の特徴について，各種調査結果とともに地域や暮らしの観察も含め，総合的に分析すること。それらの分析結果により明確化された健康・栄養課題の解決に向け，計画を策定し，その計画において施策の成果が評価できるよう，目標を設定すること。目標設定に当たってはできる限り数値目標とし，設定した主要目標に対して，PDCA サイクルに基づき，施策を推進すること。

特に専門的な知識及び技術を必要とする栄養指導としては，地域の優先的な健康課題を解決するために，対象とすべき人々の食事内容や食行動，食習慣とともに，それらを改善するために介入可能な食環境を特定し，関係機関等との調整の下，それらのネットワークを活用して，下記の（3）から（5）までの施策を効率的かつ効果的に推進し，課題解決に向けた成果をあげるための指導を行うこと。

(3) 生活習慣病の発症予防と重症化予防の徹底のための施策の推進

適切な栄養・食生活を実践することで予防可能な疾患について予防の徹底を図るために，集団全体の健康・栄養状態の特徴を特定健診・特定保健指導の結果をはじめ，レセプトデータ，介護保険データ，その他統計資料等に基づいて分析し，優先的に取り組む健康・栄養課題を明確にし，効果が期待できる目標を設定し，効率的かつ効果的に栄養指導を実施すること。

栄養指導の実施に当たっては，対象者が代謝等の身体のメカニズムと食習慣との関係を理解し，食習慣の改善を自らが選択し，行動変容につなげるように進めること。実施後は，検査データの改善度，行動目標の達成度，食習慣の改善状況等を評価することで，より効率的かつ効果的な指導方法や内容となるよう改善を図ること。

さらに，集団全体の健康・栄養状態の改善状況，生活習慣病の有病者・予備群の減少，生活習慣病関連の医療費の適正化など，設定した目標に対する評価・検証を行い，これらの検証結果に基づき，課題解決に向けた計画の修正，健康・栄養課題を明確にした戦略的取組の検討を行うこと。

(4) 社会生活を自立的に営むために必要な機能の維持及び向上のための施策の推進

① 次世代の健康

母子保健部門における国民運動計画である「健やか親子21」の取組と連動した目標設定を行い，効果的な取組を進めること。

乳幼児健診で得られるデータについて，子どもの栄養状態を反映する代表的な指標である身体発育状況の集計・解析を行い，集団の年次推移の評価を通して，肥満や栄養不良など優先される課題を選定するとともに，個人の状況の変化の評価を通して，栄養・食生活の個別支援が必要とされる子どもの特定を図ること。集団で優先される課題の解決，特定化された個人の課題の解決に向けて，その背景にある食事内容，食習慣及び養育環境等の観察・分析を行い，他職種や関係機関と連携した取組を行うこと。

また，低出生体重児の減少に向けては，妊娠前の母親のやせや低栄養など予防可能な要因について，他職種と連携し，その改善に向けた取組を行うこと。

さらに，児童・生徒について，肥満ややせなど将来の健康にも影響を及ぼす課題がみられた場合は，教育委員会と基本的な対応方針にかかる情報を共有した上で，家庭，学校及び関係機関と連携した取組を行うこと。

② 高齢者の健康

地域全体の高齢者の食と健康を取り巻く状況を捉え，健康増進，介護予防及び介護保険等での栄養・食生活支援を効果的に行う体制を確保すること。

高齢期の適切な栄養は，身体機能を維持し生活機能の自立を確保する上で重要であることから，低栄養傾向や低栄養の高齢者の実態把握及びその背景の分析等を進め，改善に向けた効果的な計画を立案し，必要な取組を行うこと。

また，地域によって高齢者を取り巻く社会資源の状況が異なることから，地域包括ケア体制全体の中で，優先的に解決すべき栄養の課題について，他職種と連携し取り組む体制を確保するとともに，必要な栄養・食生活支援について関係部局や関係機関と調整を行うこと。

(5) 食を通じた社会環境の整備の促進

① 特定給食施設における栄養管理状況の把握及び評価に基づく指導・支援

特定給食施設の指導・支援に当たっては，「特定給食施設における栄養管理に関する指導及び支援について」（平成25年3月29日がん対策・健康増進課長通知）を踏まえ，効率的かつ効果的な指導及び支援を行うこと。

特定給食施設の管理栄養士・栄養士の配置率は，施設の種類等によって異なることから，改善が必要な課題が明確になるよう，施設の種類別等の評価を行い，指導計画の改善を図ること。

特に，健康増進に資する栄養管理の質の向上を図る観点から，管理栄養士・栄養士の配置促進に関する取組を推進するとともに，全国的に一定の方法を用いて施設における栄養管理の状況の把握を行うことで，施設ごと，保健所管内ごと，都道府県ごとの状況の差が明らかとなることから，改善の成果が明確になるよう，栄養管理の状況を的確に評価する仕組みを整備すること。

② 飲食店によるヘルシーメニューの提供等の促進

食塩や脂肪の低減などヘルシーメニューの提供に取り組む飲食店について，その数を増大させていく取組を推進するに当たっては，波及効果をより大きなものとしていくため，どのような種類の店舗でヘルシーメニューを実践することが効果的かを検証し，より効果の期待できる店舗での実践を促していくこと。

また，栄養表示の活用については，健康増進に資するよう制度の普及に努め，その上で食品事業者が表示を行うに当たって不明な内容がある場合には，消費者庁に問い合わせるよう促すこと。なお，販売に供する食品であって栄養表示がされたものの検査及び収去に関する業務を行う場合は，食品衛生監視員の業務として行うものであること。その結果，食品事業者に係る表示の適正さに関する疑義が生じた場合については，栄養表示基準を定めている消費者庁に問い合わせること。

③ 保健，医療，福祉及び介護領域における管理栄養士・栄養士の育成

行政栄養士の育成に当たっては，行政栄養士の配置の現状と施策の成果が最大に得られるような配置の姿を勘案し，職位や業務年数に応じて求められる到達能力を明らかにし，求められる能力が発揮できる配置体制について人事担当者や関係部局と調整するとともに，関係職種の協力のもと求められる能力が獲得できる仕組みづくりを進めること。

また，地域の医療や福祉，介護の質の向上を図る観点から，管内の医療機関や子ども又は高齢者が入所・利用する施設等の管理栄養士・栄養士の活動状況を通して，それぞれの領域において専門職種の技能の向上が必要とされる場合は，職能団体等と調整し，その資質の向上を図ること。

さらに，管理栄養士養成施設等の学生の実習の受け入れに当たっては，当該養成施設等と調整し，求められる知識や技能の修得に必要な実習内容を計画的に提供する体制を確保すること。

④ 食育推進のネットワークの構築

食に関する施策を所管する部局は，健康増進のほか，子育て支援，保育，教育，福祉，農政，産業振興，環境保全など多岐にわたることから，健康増進が多領域の施策と有機的かつ効果的に推進されるよう，食育推進に係る計画の策定，実施及び評価等について，関係部局と調整を図ること。

また，住民主体の活動やソーシャルキャピタルを活用した健康づくり

活動を推進するため，食生活改善推進員等に係るボランティア組織の育成や活動の活性化が図られるよう，関係機関等との幅広いネットワークの構築を図ること。

⑤　健康危機管理への対応

災害，食中毒，感染症，飲料水汚染等の飲食に関する健康危機に対して，発生の未然防止，発生時に備えた準備，発生時における対応，被害回復の対応等について，住民に対して適切な情報の周知を図るとともに，近隣自治体や関係機関等と調整を行い，的確な対応に必要なネットワークの構築や支援体制の整備を図ること。

特に，災害の発生に備え，保健所設置市又は特別区の地域防災計画に栄養・食生活支援の具体的な内容を位置づけるよう，関係部局との調整を行うとともに，保健医療職種としての災害発生時の被災地への派遣の仕組みや支援体制の整備に関わること。

3　市町村

(1)　組織体制の整備

栄養・食生活の改善は，生活習慣病の発症予防と重症化予防の徹底のほか，子どもや高齢者の健康，社会環境の整備の促進にも関わるため，該当施策を所管する課に行政栄養士がそれぞれ配置されている場合は，各種施策の推進とともに，行政栄養士の育成が円滑に進むよう，関係部局や関係者と協議の上，栄養・食生活に関連する施策全体の情報を集約し，共有する体制を確保すること。また，行政栄養士の配置が健康増進施策の所管課に限られている場合は，該当施策を所管する課の施策の方向性に関する情報を共有し，優先されるべき有効な施策の企画立案及び実施に関わることができるよう，関係部局や関係者と協議の上，その体制を確保すること。

(2)　健康・栄養課題の明確化と PDCA サイクルに基づく施策の推進

人口や医療費等の構造や推移を踏まえ，優先的な健康・栄養課題を明確にするため，健診結果等の分析を行うこと。その際，背景となる食事内容や食習慣等の特徴について，各種調査結果とともに地域や暮らしの観察も含め，総合的に分析すること。それらの分析結果により明確化された健康・栄養課題の解決に向け，計画を策定し，その計画に応じて施策の成果が評価できるよう，目標を設定すること。目標設定に当たってはできる限り数値目標とし，設定した主要目標に対して，PDCA サイクルに基づき，施策を推進すること。

なお，地域の健康・栄養問題の特徴や課題を明らかにする上で，都道府県全体の状況や管内の市町村ごとの状況の差に関する情報が有益と考えられる場合や，栄養指導の対象者の明確化や効率的かつ効果的な指導方法や内容を改善していく上で，既に改善に取り組んでいる管内の市町村の情報が有益と考えられる場合には，都道府県に対し技術的助言として情報提供を求めること。

(3)　生活習慣病の発症予防と重症化予防の徹底のための施策の推進

適切な栄養・食生活を実践することで予防可能な疾患について予防の徹底を図るために，集団全体の健康・栄養状態の特徴を特定健診・特定保健指導の結果をはじめ，レセプトデータ，介護保険データ，その他統計資料等に基づいて分析し，優先的に取り組む健康・栄養課題を明確にし，効果が期待できる目標を設定し，効率的・効果的に栄養指導を実施すること。

栄養指導の実施に当たっては，対象者が代謝等の身体のメカニズムと食習慣との関係を理解し，食習慣の改善を自らが選択し，行動変容につなげるように進めること。実施後は，検査データの改善度，行動目標の達成度，食習慣の改善状況等を評価することで，より効率的かつ効果的な指導方法や内容となるよう改善を図ること。

さらに，集団全体の健康・栄養状態の改善状況，生活習慣病の有病者・予備群の減少，生活習慣病関連の医療費の適正化など，設定した目標に対する評価・検証を行い，これらの検証結果に基づき，課題解決に向けた計画の修正，健康・栄養課題を明確にした戦略的取組の検討を行うこと。

(4) 社会生活を自立的に営むために必要な機能の維持及び向上のための施策の推進

① 次世代の健康

母子保健部門における国民運動計画である「健やか親子 21」の取組と連動した目標設定を行い，効果的な取組を進めること。

乳幼児健診で得られるデータについて，子どもの栄養状態を反映する代表的な指標である身体発育状況の集計・解析を行い，集団の年次推移の評価を通して，肥満や栄養不良など優先される課題を選定するとともに，個人の状況の変化の評価を通して，栄養・食生活の個別支援が必要とされる子どもの特定を図ること。集団で優先される課題の解決，特定化された個人の課題の解決に向けて，その背景にある食事内容，食習慣及び養育環境等の観察・分析を行い，他職種や関係機関と連携した取組を行うこと。

また，低出生体重児の減少に向けては，妊娠前の母親のやせや低栄養など予防可能な要因について，他職種と連携し，その改善に向けた取組を行うこと。

さらに，児童・生徒について，肥満ややせなど将来の健康にも影響を及ぼす課題が見られた場合は，教育委員会と基本的な対応方針に係る情報を共有した上で，家庭，学校及び関係機関と連携した取組を行うこと。

② 高齢者の健康

地域全体の高齢者の食と健康を取り巻く状況を捉え，健康増進，介護予防及び介護保険等での栄養・食生活支援を効果的に行う体制を確保すること。

高齢期の適切な栄養は，身体機能を維持し生活機能の自立を確保する上で重要であることから，低栄養傾向や低栄養の高齢者の実態把握及びその背景の分析等を進め，改善に向けた効果的な計画を立案し，必要な取組を行うこと。

また，地域によって高齢者を取り巻く社会資源の状況が異なることから，地域包括ケア体制全体の中で，優先的に解決すべき栄養の課題について，他職種と連携し取り組む体制を確保するとともに，必要な栄養・食生活支援について関係部局や関係機関と調整を行うこと。

(5) 食を通じた社会環境の整備の促進

① 保健，医療，福祉及び介護領域における管理栄養士・栄養士の育成

行政栄養士の育成に当たっては，行政栄養士の配置の現状と施策の成果が最大に得られるような配置の姿を勘案し，職位や業務年数に応じて求められる到達能力を明らかにし，求められる能力が発揮できる配置体制について人事担当者や関係部局と調整するとともに，関係職種の協力のもと求められる能力が獲得できる仕組みづくりを進めること。

また，地域の医療や福祉，介護の質の向上を図る観点から，管内の医療機関や子ども又は高齢者が入所・利用する施設等の管理栄養士・栄養士の活動状況を通して，それぞれの領域において専門職種の技能の向上が必要とされる場合は，都道府県や職能団体等と調整し，その資質の向上を図ること。

さらに，管理栄養士養成施設等の学生の実習の受け入れに当たっては，当該養成施設等と調整し，求められる知識や技能の修得に必要な実習内容を計画的に提供する体制を確保すること。

② 食育推進のネットワークの構築

食に関する施策を所管する部局は，健康増進のほか，子育て支援，保育，教育，福祉，農政，産業振興，環境保全など多岐にわたることから，健康増進が多領域の施策と有機的かつ効果的に推進されるよう，食育推進に係る計画の策定，実施及び評価等について，関係部局と調整を図ること。

また，住民主体の活動やソーシャルキャピタルを活用した健康づくり活動を推進するため，食生活改善推進員等に係るボランティア組織の育成や活動の活性化が図られるよう，関係機関等との幅広いネットワークの構築を図ること。

③ 健康危機管理への対応

災害，食中毒，感染症，飲料水汚染等の飲食に関する健康危機に対して，発生の未然防止，発生時に備えた準備，発生時における対応，被害回復の対応等について，住民に対して適切な情報の周知を図るとともに，都道府県や関係機関等と調整を行い，的確な対応に必要なネットワークの構築や支援体制の整備を図ること。

特に，災害の発生に備え，都道府県の地域防災計画等を踏まえ，市町村の地域防災計画に栄養・食生活支援の具体的な内容を位置づけるよう，関係部局と調整を行うこと。

日本国憲法（抄）

（昭和 21 年 11 月 3 日憲法）

〔生存権及び国民生活の社会的進歩向上に努める国の義務〕

第 25 条　すべて国民は，健康で文化的な最低限度の生活を営む権利を有する。

②　国は，すべての生活部面について，社会福祉，社会保障及び公衆衛生の向上及び増進に努めなければならない。

地域保健法（抄）

（昭和 22 年 9 月 5 日法律第 101 号）
（最終改正　令和 5 年 6 月 7 日法律第 47 号）

第 1 章　総　則

第 1 条　この法律は，地域保健対策の推進に関する基本指針，保健所の設置その他地域保健対策の推進に関し基本となる事項を定めることにより，母子保健法（昭和 40 年法律第 141 号）その他の地域保健対策に関する法律による対策が地域において総合的に推進されることを確保し，もつて地域住民の健康の保持及び増進に寄与することを目的とする。

第 2 条　地域住民の健康の保持及び増進を目的として国及び地方公共団体が講ずる施策は，我が国における急速な高齢化の進展，保健医療を取り巻く環境の変化等に即応し，地域における公衆衛生の向上及び増進を図るとともに，地域住民の多様化し，かつ，高度化する保健，衛生，生活環境等に関する需要に適確に対応することができるように，地域の特性及び社会福祉等の関連施策との有機的な連携に配慮しつつ，総合的に推進されることを基本理念とする。

第 3 条　市町村（特別区を含む。以下同じ。）は，当該市町村が行う地域保健対策が円滑に実施できるように，必要な施設の整備，人材の確保及び資質の向上等に努めなければならない。

2　都道府県は，当該都道府県が行う地域保健対策が円滑に実施できるように，必要な施設の整備，人材の確保及び資質の向上，調査及び研究等に努めるとともに，市町村に対し，前項の責務が十分に果たされるように，その求めに応じ，必要な技術的援助を与えることに努めなければならない。

3　国は，地域保健に関する情報の収集，整理及び活用並びに調査及び研究並びに地域保健対策に係る人材の養成及び資質の向上に努めるとともに，市町村及び都道府県に対し，前 2 項の責務が十分に果たされるように必要な技術的及び財政的援助を与えることに努めなければならない。

第 3 章　保健所

第 5 条　保健所は，都道府県，地方自治法（昭和 22 年法律第 67 号）第 252 条の 19 第 1 項の指定都市，同法第 252 条の 22 第 1 項の中核市その他の政令で定める市又は特別区が，これを設置する。

② 都道府県は，前項の規定により保健所を設置する場合においては，保健医療に係る施策と社会福祉に係る施策との有機的な連携を図るため，医療法（昭和23年法律第205号）第30条の4第2項第十四号に規定する区域及び介護保険法（平成9年法律第123号）第118条第2項に規定する区域を参酌して，保健所の所管区域を設定しなければならない。

第6条 保健所は，次に掲げる事項につき，企画，調整，指導及びこれらに必要な事業を行う。

一 地域保健に関する思想の普及及び向上に関する事項
二 人口動態統計その他地域保健に係る統計に関する事項
三 栄養の改善及び食品衛生に関する事項
四 住宅，水道，下水道，廃棄物の処理，清掃その他の環境の衛生に関する事項
五 医事及び薬事に関する事項
六 保健師に関する事項
七 公共医療事業の向上及び増進に関する事項
八 母性及び乳幼児並びに老人の保健に関する事項
九 歯科保健に関する事項
十 精神保健に関する事項
十一 治療方法が確立していない疾病その他の特殊の疾病により長期に療養を必要とする者の保健に関する事項
十二 感染症その他の疾病の予防に関する事項
十三 衛生上の試験及び検査に関する事項
十四 その他地域住民の健康の保持及び増進に関する事項

〔職員〕
第10条 保健所に，政令の定めるところにより，所長その他所要の職員を置く。

第4章 市町村保健センター

〔市町村保健センター〕
第18条 市町村は，市町村保健センターを設置することができる。

② 市町村保健センターは，住民に対し，健康相談，保健指導及び健康診査その他地域保健に関し必要な事業を行うことを目的とする施設とする。

地域保健法施行令（抄）

（昭和23年4月2日政令第77号）
（最終改正 令和5年4月26日号外政令第175号）

〔保健所を設置する市〕
第1条 地域保健法（以下「法」という。）第5条第1項の政令で定める市は，次のとおりとする。

一 地方自治法（昭和22年法律第67号）第252条の19第1項の指定都市
二 地方自治法第252条の22第1項の中核市
三 小樽市，町田市，藤沢市，茅ヶ崎市，及び四日市市

〔職員〕
第5条 保健所には，医師，歯科医師，薬剤師，獣医師，保健師，助産師，看護師，診療放射線技師，臨床検査技師，管理栄養士，栄養士，歯科衛生

士，統計技術者その他保健所の業務を行うために必要な者のうち，当該保健所を設置する法第5条第1項に規定する地方公共団体の長が必要と認める職員を置くものとする。

② 前条第2項（略）の規定により医師でない法第5条第1項に規定する地方公共団体の長の補助機関である職員をもつて保健所の所長に充てる場合（前条第3項（略）の規定により当該期間を延長する場合を含む。）においては，当該保健所に医師を置かなければならない。

母子保健法（抜粋）

（昭和40年8月18日法律第141号）
（最終改正　令和4年6月22日号外法律第77号）

第1章　総　則

〔目的〕

第1条　この法律は，母性並びに乳児及び幼児の健康の保持及び増進を図るため，母子保健に関する原理を明らかにするとともに，母性並びに乳児及び幼児に対する保健指導，健康診査，医療その他の措置を講じ，もつて国民保健の向上に寄与することを目的とする。

第2章　母子保健の向上に関する措置

〔健康診査〕

第12条　市町村は，次に掲げる者に対し，厚生労働省令の定めるところにより，健康診査を行わなければならない。

一　満1歳6か月を超え満2歳に達しない幼児

二　満3歳を超え満4歳に達しない幼児

2　前項の厚生労働省令は，健康増進法（平成14年法律第103号）第9条第1項に規定する健康診査等指針（第16条第4項において単に「健康診査等指針」という。）と調和が保たれたものでなければならない。

第13条　前条の健康診査のほか，市町村は，必要に応じ，妊産婦又は乳児若しくは幼児に対して，健康診査を行い，又は健康診査を受けることを勧奨しなければならない。

2　厚生労働大臣は，前項の規定による妊婦に対する健康診査についての望ましい基準を定めるものとする。

〔母子健康手帳〕

第16条　市町村は，妊娠の届出をした者に対して，母子健康手帳を交付しなければならない。

2　妊産婦は，医師，歯科医師，助産師又は保健師について，健康診査又は保健指導を受けたときは，その都度，母子健康手帳に必要な事項の記載を受けなければならない。乳児又は幼児の健康診査又は保健指導を受けた当該乳児又は幼児の保護者についても，同様とする。

3　母子健康手帳の様式は，厚生労働省令で定める。

4　前項の厚生労働省令は，健康診査等指針と調和が保たれたものでなければならない。

〔低体重児の届出〕

第18条　体重が2,500グラム未満の乳児が出生したときは，その保護者は，速やかに，その旨をその乳児の現在地の市町村に届け出なければならない。

〔未熟児の訪問指導〕

第19条　市町村長は，その区域内に現在地を有する未熟児について，養育上必要があると認めるときは，医師，保健師，助産師又はその他の職員をして，その未熟児の保護者を訪問させ，必要な指導を行わせるものとする。

2　第11条第2項（略）の規定は，前項の規定による訪問指導に準用する。

〔養育医療〕

第20条　市町村は，養育のため病院又は診療所に入院することを必要とする未熟児に対し，その養育に必要な医療（以下「養育医療」という。）の給付を行い，又はこれに代えて養育医療に要する費用を支給することができる。

次世代育成支援対策推進法（抜粋）

（平成15年7月16日法律第120号）
（最終改正　令和4年6月22日法律第77号）

〔目的〕

第1条　この法律は，我が国における急速な少子化の進行並びに家庭及び地域を取り巻く環境の変化にかんがみ，次世代育成支援対策に関し，基本理念を定め，並びに国，地方公共団体，事業主及び国民の責務を明らかにするとともに，行動計画策定指針並びに地方公共団体及び事業主の行動計画の策定その他の次世代育成支援対策を推進するために必要な事項を定めることにより，次世代育成支援対策を迅速かつ重点的に推進し，もって次代の社会を担う子どもが健やかに生まれ，かつ，育成される社会の形成に資することを目的とする。

第2章　行動計画

第1節　行動計画策定指針

第7条　主務大臣は，次世代育成支援対策の総合的かつ効果的な推進を図るため，基本理念にのっとり，次条第1項の市町村行動計画及び第9条第1項の都道府県行動計画並びに第12条第1項（略）の一般事業主行動計画及び第19条第1項（略）の特定事業主行動計画（次項（略）において「市町村行動計画等」という。）の策定に関する指針（以下「行動計画策定指針」という。）を定めなければならない。

第2節　市町村行動計画及び都道府県行動計画

〔市町村行動計画〕

第8条　市町村は，行動計画策定指針に即して，5年ごとに，当該市町村の事務及び事業に関し，5年を1期として，地域における子育ての支援，母性並びに乳児及び幼児の健康の確保及び増進，子どもの心身の健やかな成長に資する教育環境の整備，子どもを育成する家庭に適した良質な住宅及び良好な居住環境の確保，職業生活と家庭生活との両立の推進その他の次世代育成支援対策の実施に関する計画（以下「市町村行動計画」という。）を策定することができる。

〔都道府県行動計画〕

第９条　都道府県は，行動計画策定指針に即して，５年ごとに，当該都道府県の事務及び事業に関し，５年を１期として，地域における子育ての支援，保護を要する子どもの養育環境の整備，母性並びに乳児及び幼児の健康の確保及び増進，子どもの心身の健やかな成長に資する教育環境の整備，子どもを育成する家庭に適した良質な住宅及び良好な居住環境の確保，職業生活と家庭生活との両立の推進その他の次世代育成支援対策の実施に関する計画（以下「都道府県行動計画」という。）を策定することができる。

食育基本法（抄）

（平成 17 年 6 月 17 日法律第 63 号）
（最終改正　平成 27 年 9 月 11 日法律第 66 号）

第１章　総　則

〔目的〕

第１条　この法律は，近年における国民の食生活をめぐる環境の変化に伴い，国民が生涯にわたって健全な心身を培い，豊かな人間性をはぐくむための食育を推進することが緊要な課題となっていることにかんがみ，食育に関し，基本理念を定め，及び国，地方公共団体等の責務を明らかにするとともに，食育に関する施策の基本となる事項を定めることにより，食育に関する施策を総合的かつ計画的に推進し，もって現在及び将来にわたる健康で文化的な国民の生活と豊かで活力ある社会の実現に寄与することを目的とする。

〔国民の心身の健康の増進と豊かな人間形成〕

第２条　食育は，食に関する適切な判断力を養い，生涯にわたって健全な食生活を実現することにより，国民の心身の健康の増進と豊かな人間形成に資することを旨として，行われなければならない。

〔食に関する感謝の念と理解〕

第３条　食育の推進に当たっては，国民の食生活が，自然の恩恵の上に成り立っており，また，食に関わる人々の様々な活動に支えられていることについて，感謝の念や理解が深まるよう配慮されなければならない。

〔食育推進運動の展開〕

第４条　食育を推進するための活動は，国民，民間団体等の自発的意思を尊重し，地域の特性に配慮し，地域住民その他の社会を構成する多様な主体の参加と協力を得るものとするとともに，その連携を図りつつ，あまねく全国において展開されなければならない。

〔子どもの食育における保護者，教育関係者等の役割〕

第５条　食育は，父母その他の保護者にあっては，家庭が食育において重要な役割を有していることを認識するとともに，子どもの教育，保育等を行う者にあっては，教育，保育等における食育の重要性を十分自覚し，積極的に子どもの食育の推進に関する活動に取り組むこととなるよう，行われなければならない。

〔食に関する体験活動と食育推進活動の

実践〕

第6条　食育は，広く国民が家庭，学校，保育所，地域その他のあらゆる機会とあらゆる場所を利用して，食料の生産から消費等に至るまでの食に関する様々な体験活動を行うとともに，自ら食育の推進のための活動を実践することにより，食に関する理解を深めることを旨として，行われなければならない。

〔伝統的な食文化，環境と調和した生産等への配意及び農山漁村の活性化と食料自給率の向上への貢献〕

第7条　食育は，我が国の伝統のある優れた食文化，地域の特性を生かした食生活，環境と調和のとれた食料の生産とその消費等に配意し，我が国の食料の需要及び供給の状況についての国民の理解を深めるとともに，食料の生産者と消費者との交流等を図ることにより，農山漁村の活性化と我が国の食料自給率の向上に資するよう，推進されなければならない。

〔食品の安全性の確保等における食育の役割〕

第8条　食育は，食品の安全性が確保され安心して消費できることが健全な食生活の基礎であることにかんがみ，食品の安全性をはじめとする食に関する幅広い情報の提供及びこれについての意見交換が，食に関する知識と理解を深め，国民の適切な食生活の実践に資することを旨として，国際的な連携を図りつつ積極的に行われなければならない。

〔国の責務〕

第9条　国は，第2条から前条までに定める食育に関する基本理念（以下「基本理念」という。）にのっとり，食育の推進に関する施策を総合的かつ計画的に策定し，及び実施する責務を有する。

〔地方公共団体の責務〕

第10条　地方公共団体は，基本理念にのっとり，食育の推進に関し，国との連携を図りつつ，その地方公共団体の区域の特性を生かした自主的な施策を策定し，及び実施する責務を有する。

〔教育関係者等及び農林漁業者等の責務〕

第11条　教育並びに保育，介護その他の社会福祉，医療及び保健（以下「教育等」という。）に関する職務に従事する者並びに教育等に関する関係機関及び関係団体（以下「教育関係者等」という。）は，食に関する関心及び理解の増進に果たすべき重要な役割にかんがみ，基本理念にのっとり，あらゆる機会とあらゆる場所を利用して，積極的に食育を推進するよう努めるとともに，他の者の行う食育の推進に関する活動に協力するよう努めるものとする。

2　農林漁業者及び農林漁業に関する団体（以下「農林漁業者等」という。）は，農林漁業に関する体験活動等が食に関する国民の関心及び理解を増進する上で重要な意義を有することにかんがみ，基本理念にのっとり，農林漁業に関する多様な体験の機会を積極的に提供し，自然の恩恵と食に関わる人々の活動の重要性について，国民の理解が深まるよう努めるとともに，教育関係者等と相互に連携して食育の推進に関する活動を行うよう努めるものとする。

〔食品関連事業者等の責務〕

第12条　食品の製造，加工，流通，販

売又は食事の提供を行う事業者及びその組織する団体（以下「食品関連事業者等」という。）は，基本理念にのっとり，その事業活動に関し，自主的かつ積極的に食育の推進に自ら努めるとともに，国又は地方公共団体が実施する食育の推進に関する施策その他の食育の推進に関する活動に協力するよう努めるものとする。

〔国民の責務〕

第13条　国民は，家庭，学校，保育所，地域その他の社会のあらゆる分野において，基本理念にのっとり，生涯にわたり健全な食生活の実現に自ら努めるとともに，食育の推進に寄与するよう努めるものとする。

〔年次報告〕

第15条　政府は，毎年，国会に，政府が食育の推進に関して講じた施策に関する報告書を提出しなければならない。

第２章　食育推進基本計画等

〔食育推進基本計画〕

第16条　食育推進会議は，食育の推進に関する施策の総合的かつ計画的な推進を図るため，食育推進基本計画を作成するものとする。

2　食育推進基本計画は，次に掲げる事項について定めるものとする。

一　食育の推進に関する施策についての基本的な方針

二　食育の推進の目標に関する事項

三　国民等の行う自発的な食育推進活動等の総合的な促進に関する事項

四　前３号に掲げるもののほか，食育の推進に関する施策を総合的かつ計画的に推進するために必要な事項

3　食育推進会議は，第１項の規定により食育推進基本計画を作成したときは，速やかにこれを農林水産大臣に報告し，及び関係行政機関の長に通知するとともに，その要旨を公表しなければならない。

4　前項の規定は，食育推進基本計画の変更について準用する。

〔都道府県食育推進計画〕

第17条　都道府県は，食育推進基本計画を基本として，当該都道府県の区域内における食育の推進に関する施策についての計画（以下「都道府県食育推進計画」という。）を作成するよう努めなければならない。

2　都道府県（都道府県食育推進会議が置かれている都道府県にあっては，都道府県食育推進会議）は，都道府県食育推進計画を作成し，又は変更したときは，速やかに，その要旨を公表しなければならない。

〔市町村食育推進計画〕

第18条　市町村は，食育推進基本計画（都道府県食育推進計画が作成されているときは，食育推進基本計画及び都道府県食育推進計画）を基本として，当該市町村の区域内における食育の推進に関する施策についての計画（以下「市町村食育推進計画」という。）を作成するよう努めなければならない。

2　市町村（市町村食育推進会議が置かれている市町村にあっては，市町村食育推進会議）は，市町村食育推進計画を作成し，又は変更したときは，速やかに，その要旨を公表しなければならない。

第３章　基本的施策

〔家庭における食育の推進〕

第19条　国及び地方公共団体は，父母その他の保護者及び子どもの食に対す

る関心及び理解を深め，健全な食習慣の確立に資するよう，親子で参加する料理教室その他の食事についての望ましい習慣を学びながら食を楽しむ機会の提供，健康美に関する知識の啓発その他の適切な栄養管理に関する知識の普及及び情報の提供，妊産婦に対する栄養指導又は乳幼児をはじめとする子どもを対象とする発達段階に応じた栄養指導その他の家庭における食育の推進を支援するために必要な施策を講ずるものとする。

〔学校，保育所等における食育の推進〕

第20条　国及び地方公共団体は，学校，保育所等において魅力ある食育の推進に関する活動を効果的に促進することにより子どもの健全な食生活の実現及び健全な心身の成長が図られるよう，学校，保育所等における食育の推進のための指針の作成に関する支援，食育の指導にふさわしい教職員の設置及び指導的立場にある者の食育の推進において果たすべき役割についての意識の啓発その他の食育に関する指導体制の整備，学校，保育所等又は地域の特色を生かした学校給食等の実施，教育の一環として行われる農場等における実習，食品の調理，食品廃棄物の再生利用等様々な体験活動を通じた子どもの食に関する理解の促進，過度の痩身又は肥満の心身の健康に及ぼす影響等についての知識の啓発その他必要な施策を講ずるものとする。

〔地域における食生活の改善のための取組の推進〕

第21条　国及び地方公共団体は，地域において，栄養，食習慣，食料の消費等に関する食生活の改善を推進し，生活習慣病を予防して健康を増進するため，健全な食生活に関する指針の策定及び普及啓発，地域における食育の推進に関する専門的知識を有する者の養成及び資質の向上並びにその活用，保健所，市町村保健センター，医療機関等における食育に関する普及及び啓発活動の推進，医学教育等における食育に関する指導の充実，食品関連事業者等が行う食育の推進のための活動への支援等必要な施策を講ずるものとする。

〔食育推進運動の展開〕

第22条　国及び地方公共団体は，国民，教育関係者等，農林漁業者等，食品関連事業者等その他の事業者若しくはその組織する団体又は消費生活の安定及び向上等のための活動を行う民間の団体が自発的に行う食育の推進に関する活動が，地域の特性を生かしつつ，相互に緊密な連携協力を図りながらあまねく全国において展開されるようにするとともに，関係者相互間の情報及び意見の交換が促進されるよう，食育の推進に関する普及啓発を図るための行事の実施，重点的かつ効果的に食育の推進に関する活動を推進するための期間の指定その他必要な施策を講ずるものとする。

2　国及び地方公共団体は，食育の推進に当たっては，食生活の改善のための活動その他の食育の推進に関する活動に携わるボランティアが果たしている役割の重要性にかんがみ，これらのボランティアとの連携協力を図りながら，その活動の充実が図られるよう必要な施策を講ずるものとする。

〔生産者と消費者との交流の促進，環境と調和のとれた農林漁業の活性化等〕

第23条　国及び地方公共団体は，生産者と消費者との間の交流の促進等により，生産者と消費者との信頼関係を構築し，食品の安全性の確保，食料資源の有効な利用の促進及び国民の食に対する理解と関心の増進を図るとともに，環境と調和のとれた農林漁業の活性化に資するため，農林水産物の生産，食品の製造，流通等における体験活動の促進，農林水産物の生産された地域内の学校給食等における利用その他のその地域内における消費の促進，創意工夫を生かした食品廃棄物の発生の抑制及び再生利用等必要な施策を講ずるものとする。

〔食文化の継承のための活動への支援等〕

第24条　国及び地方公共団体は，伝統的な行事や作法と結びついた食文化，地域の特色ある食文化等我が国の伝統のある優れた食文化の継承を推進するため，これらに関する啓発及び知識の普及その他の必要な施策を講ずるものとする。

〔食品の安全性，栄養その他の食生活に関する調査，研究，情報の提供及び国際交流の推進〕

第25条　国及び地方公共団体は，すべての世代の国民の適切な食生活の選択に資するよう，国民の食生活に関し，食品の安全性，栄養，食習慣，食料の生産，流通及び消費並びに食品廃棄物の発生及びその再生利用の状況等について調査及び研究を行うとともに，必要な各種の情報の収集，整理及び提供，データベースの整備その他食に関する正確な情報を迅速に提供するために必要な施策を講ずるものとする。

2　国及び地方公共団体は，食育の推進に資するため，海外における食品の安全性，栄養，食習慣等の食生活に関する情報の収集，食育に関する研究者等の国際的交流，食育の推進に関する活動についての情報交換その他国際交流の推進のために必要な施策を講ずるものとする。

第4章　食育推進会議等

〔食育推進会議の設置及び所掌事務〕

第26条　農林水産省に，食育推進会議を置く。

2　食育推進会議は，次に掲げる事務をつかさどる。

一　食育推進基本計画を作成し，及びその実施を推進すること。

二　前号に掲げるもののほか，食育の推進に関する重要事項について審議し，及び食育の推進に関する施策の実施を推進すること。

〔組織〕

第27条　食育推進会議は，会長及び委員25人以内をもって組織する。

〔都道府県食育推進会議〕

第32条　都道府県は，その都道府県の区域における食育の推進に関して，都道府県食育推進計画の作成及びその実施の推進のため，条例で定めるところにより，都道府県食育推進会議を置くことができる。

2　都道府県食育推進会議の組織及び運営に関し必要な事項は，都道府県の条例で定める。

〔市町村食育推進会議〕

第33条　市町村は，その市町村の区域における食育の推進に関して，市町村食育推進計画の作成及びその実施の推進のため，条例で定めるところにより，市町村食育推進会議を置くことができる。

2　市町村食育推進会議の組織及び運営に関し必要な事項は，市町村の条例で定める。

食料・農業・農村基本法（抄）

（平成 11 年 7 月 16 日法律第 106 号）
（最終改正　令和 4 年 5 月 27 日法律第 55 号）

〔食料消費に関する施策の充実〕

第 16 条　国は，食料の安全性の確保及び品質の改善を図るとともに，消費者の合理的な選択に資するため，食品の衛生管理及び品質管理の高度化，食品の表示の適正化その他必要な施策を講ずるものとする。

2　国は，食料消費の改善及び農業資源の有効利用に資するため，健全な食生活に関する指針の策定，食料の消費に関する知識の普及及び情報の提供その他必要な施策を講ずるものとする。

学校保健安全法（抜粋）

（昭和 33 年 4 月 10 日法律第 56 号）
（最終改正　平成 27 年 6 月 24 日法律第 46 号）

第 2 章　学校保健

第 1 節　学校の管理運営等

〔学校保健に関する学校の設置者の責務〕

第 4 条　学校の設置者は，その設置する学校の児童生徒等及び職員の心身の健康の保持増進を図るため，当該学校の施設及び設備並びに管理運営体制の整備充実その他の必要な措置を講ずるよう努めるものとする。

〔学校環境衛生基準〕

第 6 条　文部科学大臣は，学校における換気，採光，照明，保温，清潔保持その他環境衛生に係る事項（学校給食法（昭和 29 年法律第 160 号）第 9 条第 1 項（夜間課程を置く高等学校における学校給食に関する法律（昭和 31 年法律第 157 号）第 7 条及び特別支援学校の幼稚部及び高等部における学校給食に関する法律（昭和 32 年法律第 118 号）第 6 条において準用する場合を含む。）に規定する事項を除く。）について，児童生徒等及び職員の健康を保護する上で維持されることが望ましい基準（以下この条において「学校環境衛生基準」という。）を定めるものとする。

2　学校の設置者は，学校環境衛生基準に照らしてその設置する学校の適切な環境の維持に努めなければならない。

3　校長は，学校環境衛生基準に照らし，学校の環境衛生に関し適正を欠く事項があると認めた場合には，遅滞なく，その改善のために必要な措置を講じ，又は当該措置を講ずることができないときは，当該学校の設置者に対し，その旨を申し出るものとする。

〔保健室〕

第 7 条　学校には，健康診断，健康相

談，保健指導，救急処置その他の保健に関する措置を行うため，保健室を設けるものとする。

第２節　健康相談等

〔健康相談〕

第８条　学校においては，児童生徒等の心身の健康に関し，健康相談を行うものとする。

〔保健指導〕

第９条　養護教諭その他の職員は，相互に連携して，健康相談又は児童生徒等の健康状態の日常的な観察により，児童生徒等の心身の状況を把握し，健康上の問題があると認めるときは，遅滞なく，当該児童生徒等に対して必要な指導を行うとともに，必要に応じ，その保護者（学校教育法第16条に規定する保護者をいう。第24条及び第30条において同じ。）に対して必要な助言を行うものとする。

〔地域の医療機関等との連携〕

第10条　学校においては，救急処置，健康相談又は保健指導を行うに当たっては，必要に応じ，当該学校の所在する地域の医療機関その他の関係機関との連携を図るよう努めるものとする。

第３節　健康診断

〔就学時の健康診断〕

第11条　市（特別区を含む。以下同じ。）町村の教育委員会は，学校教育法第17条第１項の規定により翌学年の初めから同項に規定する学校に就学させるべき者で，当該市町村の区域内に住所を有するものの就学に当たつて，その健康診断を行わなければならない。

第12条　市町村の教育委員会は，前条の健康診断の結果に基づき，治療を勧告し，保健上必要な助言を行い，及び学校教育法第17条第１項に規定する義務の猶予若しくは免除又は特別支援学校への就学に関し指導を行う等適切な措置をとらなければならない。

〔児童生徒等の健康診断〕

第13条　学校においては，毎学年定期に，児童生徒等（通信による教育を受ける学生を除く。）の健康診断を行わなければならない。

2　学校においては，必要があるときは，臨時に，児童生徒等の健康診断を行うものとする。

第14条　学校においては，前条の健康診断の結果に基づき，疾病の予防処置を行い，又は治療を指示し，並びに運動及び作業を軽減する等適切な措置をとらなければならない。

〔職員の健康診断〕

第15条　学校の設置者は，毎学年定期に，学校の職員の健康診断を行わなければならない。

2　学校の設置者は，必要があるときは，臨時に，学校の職員の健康診断を行うものとする。

第16条　学校の設置者は，前条の健康診断の結果に基づき，治療を指示し，及び勤務を軽減する等適切な措置をとらなければならない。

〔健康診断の方法及び技術的基準等〕

第17条　健康診断の方法及び技術的基準については，文部科学省令で定める。

2　第11条から前条までに定めるもののほか，健康診断の時期及び検査の項目その他健康診断に関し必要な事項は，前項に規定するものを除き，第11条の健康診断に関するものについては政令で，第13条及び第15条の健康診断に関するものについては文部科学省令で定める。

3 前2項の文部科学省令は，健康増進法（平成14年法律第103号）第9条第1項に規定する健康診査等指針と調和が保たれたものでなければならない。

〔保健所との連絡〕

第18条 学校の設置者は，この法律の規定による健康診断を行おうとする場合その他政令で定める場合においては，保健所と連絡するものとする。

第4節 感染症の予防

〔出席停止〕

第19条 校長は，感染症にかかっており，かかっている疑いがあり，又はかかるおそれのある児童生徒等があるときは，政令で定めるところにより，出席を停止させることができる。

〔臨時休業〕

第20条 学校の設置者は，感染症の予防上必要があるときは，臨時に，学校の全部又は一部の休業を行うことができる。

第5節 学校保健技師並びに学校医，学校歯科医及び学校薬剤師

〔学校保健技師〕

第22条 都道府県の教育委員会の事務局に，学校保健技師を置くことができる。

2 学校保健技師は，学校における保健管理に関する専門的事項について学識経験がある者でなければならない。

3 学校保健技師は，上司の命を受け，学校における保健管理に関し，専門的技術的指導及び技術に従事する。

〔学校医，学校歯科医及び学校薬剤師〕

第23条 学校には，学校医を置くものとする。

2 大学以外の学校には，学校歯科医及び学校薬剤師を置くものとする。

3 学校医，学校歯科医及び学校薬剤師は，それぞれ医師，歯科医師又は薬剤師のうちから，任命し，又は委嘱する。

4 学校医，学校歯科医及び学校薬剤師は，学校における保健管理に関する専門的事項に関し，技術及び指導に従事する。

5 学校医，学校歯科医及び学校薬剤師の職務執行の準則は，文部科学省令で定める。

アレルギー疾患対策基本法（抄）

（平成26年6月27日法律第98号）
（最終改正 平成26年6月13日法律第67号）

第1章 総 則

〔目的〕

第1条 この法律は，アレルギー疾患を有する者が多数存在すること，アレルギー疾患には急激な症状の悪化を繰り返し生じさせるものがあること，アレルギー疾患を有する者の生活の質が著しく損なわれる場合が多いこと等アレルギー疾患が国民生活に多大な影響を及ぼしている現状及びアレルギー疾患が生活環境に係る多様かつ複合的な要因によって発生し，かつ，重症化する

ことに鑑み，アレルギー疾患対策の一層の充実を図るため，アレルギー疾患対策に関し，基本理念を定め，国，地方公共団体，医療保険者，国民，医師その他の医療関係者及び学校等の設置者又は管理者の責務を明らかにし，並びにアレルギー疾患対策の推進に関する指針の策定等について定めるとともに，アレルギー疾患対策の基本となる事項を定めることにより，アレルギー疾患対策を総合的に推進することを目的とする。

〔定義〕

第２条　この法律において「アレルギー疾患」とは，気管支ぜん息，アトピー性皮膚炎，アレルギー性鼻炎，アレルギー性結膜炎，花粉症，食物アレルギーその他アレルゲンに起因する免疫反応による人の生体に有害な局所的又は全身的反応に係る疾患であって政令で定めるものをいう。

〔学校等の設置者等の責務〕

第９条　学校，児童福祉施設，老人福祉施設，障害者支援施設その他自ら十分に療養に関し必要な行為を行うことができない児童，高齢者又は障害者が居住し又は滞在する施設（以下「学校等」という。）の設置者又は管理者は，国及び地方公共団体が講ずるアレルギー疾患の重症化の予防及び症状の軽減に関する啓発及び知識の普及等の施策に協力するよう努めるとともに，その設置し又は管理する学校等において，アレルギー疾患を有する児童，高齢者又は障害者に対し，適切な医療的，福祉的又は教育的配慮をするよう努めなければならない。

アレルギー疾患対策の推進に関する基本的な指針（抜粋）

（平成 29 年 3 月 21 日策定厚生労働省告示第 76 号）
（令和 4 年 3 月 14 日改正厚生労働省告示第 65 号）

本指針は，この基本理念に基づき，アレルギー疾患を有する者が安心して生活できる社会の構築を目指し，国，地方公共団体が取り組むべき方向性を示すことにより，アレルギー疾患対策の総合的な推進を図ることを目的として法第 11 条第 1 項の規定に基づき策定するものである。

第３　アレルギー疾患医療を提供する体制の確保に関する事項

（1）今後の取組の方針について

国民がその居住する地域や世代に関わらず，等しくそのアレルギーの状態に応じて適切なアレルギー疾患医療を受けることができるよう，アレルギー疾患医療全体の質の向上を進めることが必要である。

具体的には，アレルギー疾患医療の専門的な知識及び技能を有する医師，歯科医師，薬剤師，看護師，臨床検査技師，管理栄養士その他の医療従事者の知識や技能の向上に資する施策を通じ，アレルギー疾患医療に携わる医療従事者全体の知識の普及及び技能の向上を図る。

第５　その他アレルギー疾患対策の推進に関する重要事項

（3）災害時の対応

イ　国は，平時から，避難所における食物アレルギーを有する者への適切な対応に資する取組を地方公共団体と連携して行うとともに，災害時においては，乳アレルギーに対応したミルク等の確実な集積と適切な分配に資するため，それらの確保及び輸送を行う。また，地方公共団体は，食物アレルギーに対応した食品等を適切なタイミングで必要な者へ届けられるよう，防災担当部署等の被災者支援に関わる部署とアレルギー疾患対策に関わる部署等が連携し，可能な場合には，関係団体や専門的な知識を有する関係職種の協力を得て避難所における食物アレルギーを有する者のニーズの把握やアセスメントの実施，国及び関係団体からの食料支援も活用した食物アレルギーに配慮した食品の確保等に努める。

食品安全・食品衛生・食品表示関連

食品安全基本法（抄）

（平成 15 年 5 月 23 日法律第 48 号）
（最終改正　令和 5 年 6 月 7 日法律第 47 号）

第 1 章　総　則

〔目的〕

第 1 条　この法律は，科学技術の発展，国際化の進展その他の国民の食生活を取り巻く環境の変化に適確に対応することの緊要性にかんがみ，食品の安全性の確保に関し，基本理念を定め，並びに国，地方公共団体及び食品関連事業者の責務並びに消費者の役割を明らかにするとともに，施策の策定に係る基本的な方針を定めることにより，食品の安全性の確保に関する施策を総合的に推進することを目的とする。

〔定義〕

第 2 条　この法律において「食品」とは，全ての飲食物（医薬品，医療機器等の品質，有効性及び安全性の確保等に関する法律（昭和 35 年法律第 145 号）に規定する医薬品，医薬部外品及び再生医療等製品を除く。）をいう。

〔食品の安全性の確保のための措置を講ずるに当たっての基本的認識〕

第 3 条　食品の安全性の確保は，このために必要な措置が国民の健康の保護が最も重要であるという基本的認識の下に講じられることにより，行われなければならない。

〔食品供給行程の各段階における適切な措置〕

第 4 条　農林水産物の生産から食品の販売に至る一連の国の内外における食品供給の行程（以下「食品供給行程」という。）におけるあらゆる要素が食品の安全性に影響を及ぼすおそれがあることにかんがみ，食品の安全性の確保は，このために必要な措置が食品供給行程の各段階において適切に講じられることにより，行われなければならない。

〔国民の健康への悪影響の未然防止〕

第 5 条　食品の安全性の確保は，このために必要な措置が食品の安全性の確保に関する国際的動向及び国民の意見に十分配慮しつつ科学的知見に基づいて講じられることによって，食品を摂取することによる国民の健康への悪影響が未然に防止されるようにすることを旨として，行われなければならない。

〔国の責務〕

第 6 条　国は，前 3 条に定める食品の安全性の確保についての基本理念（以下「基本理念」という。）にのっとり，食品の安全性の確保に関する施策を総合的に策定し，及び実施する責務を有する。

〔地方公共団体の責務〕

第 7 条　地方公共団体は，基本理念にのっとり，食品の安全性の確保に関し，国との適切な役割分担を踏まえて，その地方公共団体の区域の自然的経済的社会的諸条件に応じた施策を策定し，及び実施する責務を有する。

〔食品関連事業者の責務〕

第 8 条　肥料，農薬，飼料，飼料添加

物，動物用の医薬品その他食品の安全性に影響を及ぼすおそれがある農林漁業の生産資材，食品（その原料又は材料として使用される農林水産物を含む。）若しくは添加物（食品衛生法（昭和22年法律第233号）第4条第2項に規定する添加物をいう。）又は器具（同条第4項に規定する器具をいう。）若しくは容器包装（同条第5項に規定する容器包装をいう。）の生産，輸入又は販売その他の事業活動を行う事業者（以下「食品関連事業者」という。）は，基本理念にのっとり，その事業活動を行うに当たって，自らが食品の安全性の確保について第一義的責任を有していることを認識して，食品の安全性を確保するために必要な措置を食品供給行程の各段階において適切に講ずる責務を有する。

2　前項に定めるもののほか，食品関連事業者は，基本理念にのっとり，その事業活動を行うに当たっては，その事業活動に係る食品その他の物に関する正確かつ適切な情報の提供に努めなければならない。

3　前2項に定めるもののほか，食品関連事業者は，基本理念にのっとり，その事業活動に関し，国又は地方公共団体が実施する食品の安全性の確保に関する施策に協力する責務を有する。

〔消費者の役割〕

第9条　消費者は，食品の安全性の確保に関する知識と理解を深めるとともに，食品の安全性の確保に関する施策について意見を表明するように努めることによって，食品の安全性の確保に積極的な役割を果たすものとする。

〔法制上の措置等〕

第10条　政府は，食品の安全性の確保に関する施策を実施するため必要な法制上又は財政上の措置その他の措置を講じなければならない。

第3章　食品安全委員会

〔設置〕

第22条　内閣府に，食品安全委員会（以下「委員会」という。）を置く。

〔所掌事務〕

第23条　委員会は，次に掲げる事務をつかさどる。

一　第21条第2項(略)の規定により，内閣総理大臣に意見を述べること。

二　次条（略）の規定により，又は自ら食品健康影響評価を行うこと。

三　前号の規定により行った食品健康影響評価の結果に基づき，食品の安全性の確保のため講ずべき施策について内閣総理大臣を通じて関係各大臣に勧告すること。

四　第二号の規定により行った食品健康影響評価の結果に基づき講じられる施策の実施状況を監視し，必要があると認めるときは，内閣総理大臣を通じて関係各大臣に勧告すること。

五　食品の安全性の確保のため講ずべき施策に関する重要事項を調査審議し，必要があると認めるときは，関係行政機関の長に意見を述べること。

六　第二号から前号までに掲げる事務を行うために必要な科学的調査及び研究を行うこと。

七　第二号から前号までに掲げる事務に係る関係者相互間の情報及び意見の交換を企画し，及び実施すること。

2　委員会は，前項第二号の規定に基づき食品健康影響評価を行ったときは，遅滞なく，関係各大臣に対して，その食品健康影響評価の結果を通知しなければならない。

3　委員会は，前項の規定による通知を行ったとき，又は第1項第三号若しくは第四号の規定による勧告をしたときは，遅滞なく，その通知に係る事項又はその勧告の内容を公表しなければならない。

4　関係各大臣は，第1項第三号又は第四号の規定による勧告に基づき講じた施策について委員会に報告しなければならない。

食品衛生法（抄）

（昭和22年12月24日法律第233号）
（最終改正　令和5年6月14日法律第52号）

第1章　総則

〔目的〕

第1条　この法律は，食品の安全性の確保のために公衆衛生の見地から必要な規制その他の措置を講ずることにより，飲食に起因する衛生上の危害の発生を防止し，もつて国民の健康の保護を図ることを目的とする。

〔国等の責務〕

第2条　国，都道府県，地域保健法（昭和22年法律第101号）第5条第1項の規定に基づく政令で定める市（以下「保健所を設置する市」という。）及び特別区は，教育活動及び広報活動を通じた食品衛生に関する正しい知識の普及，食品衛生に関する情報の収集，整理，分析及び提供，食品衛生に関する研究の推進，食品衛生に関する検査の能力の向上並びに食品衛生の向上にかかわる人材の養成及び資質の向上を図るために必要な措置を講じなければならない。

②　国，都道府県，保健所を設置する市及び特別区は，食品衛生に関する施策が総合的かつ迅速に実施されるよう，相互に連携を図らなければならない。

③　国は，食品衛生に関する情報の収集，整理，分析及び提供並びに研究並びに輸入される食品，添加物，器具及び容器包装についての食品衛生に関する検査の実施を図るための体制を整備し，国際的な連携を確保するために必要な措置を講ずるとともに，都道府県，保健所を設置する市及び特別区（以下「都道府県等」という。）に対し前2項の責務が十分に果たされるように必要な技術的援助を与えるものとする。

〔食品等事業者の責務〕

第3条　食品等事業者（食品若しくは添加物を採取し，製造し，輸入し，加工し，調理し，貯蔵し，運搬し，若しくは販売すること若しくは器具若しくは容器包装を製造し，輸入し，若しくは販売することを営む人若しくは法人又は学校，病院その他の施設において継続的に不特定若しくは多数の者に食品を供与する人若しくは法人をいう。以下同じ。）は，その採取し，製造し，輸入し，加工し，調理し，貯蔵し，運搬し，販売し，不特定若しくは多数の者に授与し，又は営業上使用する食品，添加物，器具又は容器包装（以下「販売食品等」という。）について，自らの責任においてそれらの安全性を確保するため，販売食品等の安全性の確保に係る知識及び技術の習得，販売食品等の原材料の安全性の確保，販売食品等の自主検査の実施その他の必要な措置を講ずるよう努めなければならない。

② 食品等事業者は，販売食品等に起因する食品衛生上の危害の発生の防止に必要な限度において，当該食品等事業者に対して販売食品等又はその原材料の販売を行つた者の名称その他必要な情報に関する記録を作成し，これを保存するよう努めなければならない。

③ 食品等事業者は，販売食品等に起因する食品衛生上の危害の発生を防止するため，前項に規定する記録の国，都道府県等への提供，食品衛生上の危害の原因となつた販売食品等の廃棄その他の必要な措置を適確かつ迅速に講ずるよう努めなければならない。

第２章 食品及び添加物

〔清潔衛生の原則〕

第５条 販売（不特定又は多数の者に対する販売以外の授与を含む。以下同じ。）の用に供する食品又は添加物の採取，製造，加工，使用，調理，貯蔵，運搬，陳列及び授受は，清潔で衛生的に行われなければならない。

〔不衛生食品等の販売等の禁止〕

第６条 次に掲げる食品又は添加物は，これを販売し（不特定又は多数の者に授与する販売以外の場合を含む。以下同じ。），又は販売の用に供するために，採取し，製造し，輸入し，加工し，使用し，調理し，貯蔵し，若しくは陳列してはならない。

一 腐敗し，若しくは変敗したもの又は未熟であるもの。ただし，一般に人の健康を損なうおそれがなく飲食に適すると認められているものは，この限りでない。

二 有毒な，若しくは有害な物質が含まれ，若しくは付着し，又はこれらの疑いがあるもの。ただし，人の健康を損なうおそれがない場合として厚生労働大臣が定める場合においては，この限りでない。

三 病原微生物により汚染され，又はその疑いがあり，人の健康を損なうおそれがあるもの。

四 不潔，異物の混入又は添加その他の事由により，人の健康を損なうおそれがあるもの。

〔新開発食品の販売禁止〕

第７条 厚生労働大臣は，一般に飲食に供されることがなかつた物であつて人の健康を損なうおそれがない旨の確証がないもの又はこれを含む物が新たに食品として販売され，又は販売されることとなつた場合において，食品衛生上の危害の発生を防止するため必要があると認めるときは，薬事・食品衛生審議会の意見を聴いて，それらの物を食品として販売することを禁止することができる。

② 厚生労働大臣は，一般に食品として飲食に供されている物であつて当該物の通常の方法と著しく異なる方法により飲食に供されているものについて，人の健康を損なうおそれがない旨の確証がなく，食品衛生上の危害の発生を防止するため必要があると認めるときは，薬事・食品衛生審議会の意見を聴いて，その物を食品として販売することを禁止することができる。

③ 厚生労働大臣は，食品によるものと

疑われる人の健康に係る重大な被害が生じた場合において，当該被害の態様からみて当該食品に当該被害を生ずるおそれのある一般に飲食に供されることがなかつた物が含まれていることが疑われる場合において，食品衛生上の危害の発生を防止するため必要があると認めるときは，薬事・食品衛生審議会の意見を聴いて，その食品を販売することを禁止することができる。

④ 厚生労働大臣は，前３項の規定による販売の禁止をした場合において，厚生労働省令で定めるところにより，当該禁止に関し利害関係を有する者の申請に基づき，又は必要に応じ，当該禁止に係る物又は食品に起因する食品衛生上の危害が発生するおそれがないと認めるときは，薬事・食品衛生審議会の意見を聴いて，当該禁止の全部又は一部を解除するものとする。

⑤ 厚生労働大臣は，第１項から第３項までの規定による販売の禁止をしたとき，又は前項の規定による禁止の全部若しくは一部の解除をしたときは，官報で告示するものとする。

〔特定の食品等の販売等の禁止〕

第８条 食品衛生上の危害の発生を防止する見地から特別の注意を必要とする成分又は物であつて，厚生労働大臣が薬事・食品衛生審議会の意見を聴いて指定したもの（第３項及び第70条第１項において「指定成分等」という。）を含む食品（以下この項において「指定成分等含有食品」という。）を取り扱う業者は，その取り扱う指定成分等含有食品が人の健康に被害を生じ，又は生じさせるおそれがある旨の情報を得た場合は，当該情報を，厚生労働省令で定めるところにより，遅滞なく，都道府県知事，保健所を設置する市の市長又は特別区の区長（「以下「都道府県知事等」という。）に届け出なければならない。

② 都道府県知事等は，前項の規定による届出があつたときは，当該届出に係る事項を厚生労働大臣に報告しなければならない。

③ 医師，歯科医師，薬剤師その他の関係者は，指定成分等の摂取によるものと疑われる人の健康に係る被害の把握に努めるとともに，都道府県知事等が，食品衛生上の危害の発生を防止するため指定成分等の摂取によるものと疑われる人の健康に係る被害に関する調査を行う場合において，当該調査に関し必要な協力を要請されたときは，当該要請に応じ，当該被害に関する情報の提供その他必要な協力をするよう努めなければならない。

第９条 厚生労働大臣は，特定の国若しくは地域において採取され，製造され，加工され，調理され，若しくは貯蔵され，又は特定の者により採取され，製造され，加工され，調理され，若しくは貯蔵される特定の食品又は添加物について，第26条第１項から第３項まで（略）又は第28条第１項の規定による検査の結果次に掲げる食品又は添加物に該当するものが相当数発見されたこと，生産地における食品衛生上の管理の状況その他の厚生労働省令で定める事由からみて次に掲げる食品又は添加物に該当するものが相当程度含まれるおそれがあると認められる場合において，人の健康を損なうおそれの程度その他の厚生労働省令で定める事項を勘案して，当該特定の食品又は添加物に起因する食品衛生上の危害の発生を防止するため特に必要があると認めるときは，薬事・食品衛生審議会の意見を聴いて，当該特定の食品又は添加物を販売し，又は販売の用に供するために，採取し，製造し，輸入し，加工し，使用し，若しくは調理することを禁止することができる。

一　第6条各号に掲げる食品又は添加物

二　第12条に規定する食品

三　第13条第1項の規定により定められた規格に合わない食品又は添加物

四　第13条第1項の規定により定められた基準に合わない方法により添加物を使用した食品

五　第13条3項に規定する食品

② 厚生労働大臣は，前項の規定による禁止をしようとするときは，あらかじめ，関係行政機関の長に協議しなければならない。

③ 厚生労働大臣は，第1項の規定による禁止をした場合において，当該禁止に関し利害関係を有する者の申請に基づき，又は必要に応じ，厚生労働省令で定めるところにより，当該禁止に係る特定の食品又は添加物に起因する食品衛生上の危害が発生するおそれがないと認めるときは，薬事・食品衛生審議会の意見を聴いて，当該禁止の全部又は一部を解除するものとする。

④ 厚生労働大臣は，第1項の規定による禁止をしたとき，又は前項の規定による禁止の全部若しくは一部の解除をしたときは，官報で告示するものとする。

第11条　食品衛生上の危害の発生を防止するために特に重要な工程を管理するための措置が講じられていることが必要なものとして厚生労働省令で定める食品又は添加物は，当該措置が講じられていることが確実であるものとして厚生労働大臣が定める国若しくは地域又は施設において製造し，又は加工されたものでなければ，これを販売の用に供するために輸入してはならない。

② 第6条各号に掲げる食品又は添加物のいずれにも該当しないことその他厚生労働省令で定める事項を確認するために生産地における食品衛生上の管理の状況の証明が必要であるものとして厚生労働省令で定める食品又は添加物は，輸出国の政府機関によって発行され，かつ，当該事項を記載した証明書又はその写しを添付したものでなければ，これを販売の用に供するために輸入してはならない。

〔化学的合成品等の販売等の制限〕

第12条　人の健康を損なうおそれのない場合として厚生労働大臣が薬事・食品衛生審議会の意見を聴いて定める場合を除いては，添加物（天然香料及び一般に食品として飲食に供されている物であつて添加物として使用されるものを除く。）並びにこれを含む製剤及び食品は，これを販売し，又は販売の用に供するために，製造し，輸入し，加工し，使用し，貯蔵し，若しくは陳列してはならない。

〔食品等の規格及び基準〕

第13条　厚生労働大臣は，公衆衛生の見地から，薬事・食品衛生審議会の意見を聴いて，販売の用に供する食品若しくは添加物の製造，加工，使用，調理若しくは保存の方法につき基準を定め，又は販売の用に供する食品若しくは添加物の成分につき規格を定めることができる。

② 前項の規定により基準又は規格が定められたときは，その基準に合わない方法により食品若しくは添加物を製造し，加工し，使用し，調理し，若しくは保存し，その基準に合わない方法による食品若しくは添加物を販売し，若しくは輸入し，又はその規格に合わない食品若しくは添加物を製造し，輸入し，加工し，使用し，調理し，保存し，若しくは販売してはならない。

第3章　器具及び容器包装

〔清潔衛生の原則〕

第15条　営業上使用する器具及び容器包装は，清潔で衛生的でなければならない。

第4章　表示及び広告

〔表示の基準〕

第19条　内閣総理大臣は，一般消費者に対する器具又は容器包装に関する公衆衛生上必要な情報の正確な伝達の見地から，消費者委員会の意見を聴いて，前条第1項（略）の規定により規格又は基準が定められた器具又は容器包装に関する表示につき，必要な基準を定めることができる。

② 前項の規定により表示につき基準が定められた器具又は容器包装は，その基準に合う表示がなければ，これを販売し，販売の用に供するために陳列し，又は営業上使用してはならない。

③ 販売の用に供する食品及び添加物に関する表示の基準については，食品表示法（平成25年法律第70号）で定めるところによる。

〔虚偽表示等の禁止〕

第20条　食品，添加物，器具又は容器包装に関しては，公衆衛生に危害を及ぼすおそれがある虚偽の又は誇大な表示又は広告をしてはならない。

第5章　食品添加物公定書

〔食品添加物公定書〕

第21条　厚生労働大臣及び内閣総理大臣は，食品添加物公定書を作成し，第13条第1項の規定により基準又は規格が定められた添加物及び食品表示法第4条第1項の規定により基準が定められた添加物につき当該基準及び規格を収載するものとする。

第6章　監視指導

第21条の2　国及び都道府県等は，食品，添加物，器具又は容器包装に起因する中毒患者又はその疑いのある者（以下「食中毒患者等」という。）の広域にわたる発生又はその拡大を防止し，及び広域にわたり流通する食品，添加物，器具又は容器包装に関してこの法律又はこの法律に基づく命令若しくは処分に係る違反を防止するため，その行う食品衛生に関する監視又は指導（以下「監視指導」という。）が総合的かつ迅速に実施されるよう，相互に連携を図りながら協力しなければならない。

第21条の3　厚生労働大臣は，監視指導の実施に当たつての連携協力体制の整備を図るため，厚生労働省令で定めるところにより，国，都道府県等その他関係機関により構成される広域連携協議会（以下この条及び第66条において「協議会」という。）を設けることができる。

② 協議会は，必要があると認めるとき

は，当該協議会の構成員以外の都道府県等その他協議会が必要と認める者をその構成員として加えることができる。

③　協議会において協議が調つた事項については，協議会の構成員は，その協議の結果を尊重しなければならない。

④　前３項に定めるもののほか，協議会の運営に関し必要な事項は，協議会が定める。

〔監視指導指針〕

第22条　厚生労働大臣及び内閣総理大臣は，国及び都道府県等が行う監視指導の実施に関する指針（以下「指針」という。）を定めるものとする。

②　指針は，次に掲げる事項について定めるものとする。

一　監視指導の実施に関する基本的な方向

二　重点的に監視指導を実施すべき項目に関する事項

三　監視指導の実施体制に関する事項

四　監視指導の実施に当たつての国，都道府県等その他関係機関相互の連携協力の確保に関する事項

五　その他監視指導の実施に関する重要事項

③　厚生労働大臣及び内閣総理大臣は，指針を定め，又はこれを変更したときは，遅滞なく，これを公表するとともに，都道府県知事等に通知しなければならない。

〔都道府県等食品衛生監視指導計画〕

第24条　都道府県知事等は，指針に基づき，毎年度，翌年度の当該都道府県等が行う監視指導の実施に関する計画（以下「都道府県等食品衛生監視指導計画」という。）を定めなければならない。

②　都道府県等食品衛生監視指導計画は，次に掲げる事項について定めるものとする。

一　重点的に監視指導を実施すべき項目に関する事項

二　食品等事業者に対する自主的な衛生管理の実施に係る指導に関する事項

三　監視指導の実施に当たつての国，他の都道府県等その他関係機関との連携協力の確保に関する事項

四　その他監視指導の実施のために必要な事項

③　都道府県等食品衛生監視指導計画は，当該都道府県等の区域における食品等事業者の施設の設置の状況，食品衛生上の危害の発生の状況その他の地域の実情を勘案して定められなければならない。

④　都道府県知事等は，都道府県等食品衛生監視指導計画を定め，又はこれを変更したときは，遅滞なく，これを公表するとともに，厚生労働省令・内閣府令で定めるところにより，厚生労働大臣及び内閣総理大臣に報告しなければならない。

⑤　都道府県知事等は，都道府県等食品衛生監視指導計画の実施の状況について，厚生労働省令・内閣府令で定めるところにより，公表しなければならない。

第７章　検査

〔食品等の輸入の届出〕

第27条　販売の用に供し，又は営業上使用する食品，添加物，器具又は容器包装を輸入しようとする者は，厚生労働省令で定めるところにより，その都度厚生労働大臣に届け出なければなら

ない。

〔報告徴収，検査及び収去〕

第28条　厚生労働大臣，内閣総理大臣又は都道府県知事等は，必要があると認めるときは，営業者その他の関係者から必要な報告を求め，当該職員に営業の場所，事務所，倉庫その他の場所に臨検し，販売の用に供し，若しくは営業上使用する食品，添加物，器具若しくは容器包装，営業の施設，帳簿書類その他の物件を検査させ，又は試験の用に供するのに必要な限度において，販売の用に供し，若しくは営業上使用する食品，添加物，器具若しくは容器包装を無償で収去させることができる。

② 前項の規定により当該職員に臨検検査又は収去をさせる場合においては，これにその身分を示す証票を携帯させ，かつ，関係者の請求があるときは，これを提示させなければならない。

③ 第1項の規定による権限は，犯罪捜査のために認められたものと解釈してはならない。

④ 厚生労働大臣，内閣総理大臣又は都道府県知事等は，第1項の規定により収去した食品，添加物，器具又は容器包装の試験に関する事務を登録検査機関に委託することができる。

〔食品衛生監視員〕

第30条　第28条第1項に規定する当該職員の職権及び食品衛生に関する指導の職務を行わせるために，厚生労働大臣，内閣総理大臣又は都道府県知事等は，その職員のうちから食品衛生監視員を命ずるものとする。

② 都道府県知事等は，都道府県等食品衛生監視指導計画の定めるところにより，その命じた食品衛生監視員に監視指導を行わせなければならない。

③ 内閣総理大臣は，指針に従い，その命じた食品衛生監視員に食品，添加物，器具及び容器包装の表示又は広告に係る監視指導を行わせるものとする。

④ 厚生労働大臣は，輸入食品監視指導計画の定めるところにより，その命じた食品衛生監視員に食品，添加物，器具及び容器包装の輸入に係る監視指導を行わせるものとする。

⑤ 前各項に定めるもののほか，食品衛生監視員の資格その他食品衛生監視員に関し必要な事項は，政令で定める。

第9章　営業

〔食品衛生管理者〕

第48条　乳製品，第12条の規定により厚生労働大臣が定めた添加物その他製造又は加工の過程において特に衛生上の考慮を必要とする食品又は添加物であつて政令で定めるものの製造又は加工を行う営業者は，その製造又は加工を衛生的に管理させるため，その施設ごとに，専任の食品衛生管理者を置かなければならない。ただし，営業者が自ら食品衛生管理者となつて管理する施設については，この限りでない。

② 営業者が，前項の規定により食品衛生管理者を置かなければならない製造業又は加工業を2以上の施設で行う場合において，その施設が隣接しているときは，食品衛生管理者は，同項の規定にかかわらず，その2以上の施設を通じて1人で足りる。

③ 食品衛生管理者は，当該施設においてその管理に係る食品又は添加物に関

してこの法律又はこの法律に基づく命令若しくは処分に係る違反が行われないように，その食品又は添加物の製造又は加工に従事する者を監督しなければならない。

④ 食品衛生管理者は，前項に定めるもののほか，当該施設においてその管理に係る食品又は添加物に関してこの法律又はこの法律に基づく命令若しくは処分に係る違反の防止及び食品衛生上の危害の発生の防止のため，当該施設における衛生管理の方法その他の食品衛生に関する事項につき，必要な注意をするとともに，営業者に対し必要な意見を述べなければならない。

⑤ 営業者は，その施設に食品衛生管理者を置いたときは，前項の規定による食品衛生管理者の意見を尊重しなければならない。

⑥ 次の各号のいずれかに該当する者でなければ，食品衛生管理者となることができない。

一 医師，歯科医師，薬剤師又は獣医師

二 学校教育法（昭和22年法律第26号）に基づく大学，旧大学令（大正7年勅令第388号）に基づく大学又は旧専門学校令（明治36年勅令第61号）に基づく専門学校において医学，歯学，薬学，獣医学，畜産学，水産学又は農芸化学の課程を修めて卒業した者（当該課程を修めて同法に基づく専門職大学の前期課程を修了した者を含む。）

三 都道府県知事の登録を受けた食品衛生管理者の養成施設において所定の課程を修了した者

四 学校教育法に基づく高等学校若しくは中等教育学校若しくは旧中等学校令（昭和18年勅令第36号）に基づく中等学校を卒業した者又は厚生労働省令で定めるところによりこれらの者と同等以上の学力があると認められる者で，第1項の規定により食品衛生管理者を置かなければならない製造業又は加工業において食品又は添加物の製造又は加工の衛生管理の業務に3年以上従事し，かつ，都道府県知事の登録を受けた講習会の課程を修了した者

⑦ 前項第四号に該当することにより食品衛生管理者たる資格を有する者は，衛生管理の業務に3年以上従事した製造業又は加工業と同種の製造業又は加工業の施設においてのみ，食品衛生管理者となることができる。

⑧ 第1項に規定する営業者は，食品衛生管理者を置き，又は自ら食品衛生管理者となつたときは，15日以内に，その施設の所在地の都道府県知事に，その食品衛生管理者の氏名又は自ら食品衛生管理者となつた旨その他厚生労働省令で定める事項を届け出なければならない。食品衛生管理者を変更したときも，同様とする。

〔有毒・有害物質の混入防止措置等に関する基準〕

第50条 厚生労働大臣は，食品又は添加物の製造又は加工の過程において有毒な又は有害な物質が当該食品又は添加物に混入することを防止するための措置に関し必要な基準を定めることができる。

② 営業者（食鳥処理の事業の規制及び食鳥検査に関する法律第6条第1項に規定する食鳥処理業者を除く。）

は，前項の規定により基準が定められたときは，これを遵守しなければならない。

第51条　厚生労働大臣は，営業（器具又は容器包装を製造する営業及び食鳥処理の事業の規制及び食鳥検査に関する法律第2条第五号に規定する食鳥処理の事業（第54条及び第57条第1項において「食鳥処理の事業」という。）を除く。）の施設の衛生的な管理その他公衆衛生上必要な措置（以下この条において「公衆衛生上必要な措置」という。）について，厚生労働省令で，次に掲げる事項に関する基準を定めるものとする。

一　施設の内外の清潔保持，ねずみ及び昆虫の駆除その他一般的な衛生管理に関すること。

二　食品衛生上の危害の発生を防止するために特に重要な工程を管理するための取組（小規模な営業者（器具又は容器包装を製造する営業者及び食鳥処理の事業の規制及び食鳥検査に関する法律第6条第1項に規定する食鳥処理業者を除く。次項において同じ。）その他の政令で定める営業者にあつては，その取り扱う食品の特性に応じた取組）に関すること。

②　営業者は，前項の規定により定められた基準に従い，厚生労働省令で定めるところにより公衆衛生上必要な措置を定め，これを遵守しなければならない。

③　都道府県知事等は，公衆衛生上必要な措置について，第1項の規定により定められた基準に反しない限り，条例で必要な規定を定めることができる。

〔営業施設の基準〕

第54条　都道府県は，公衆衛生に与える影響が著しい営業（食鳥処理の事業を除く。）であつて，政令で定めるものの施設につき，厚生労働省令で定める基準を参酌して，条例で，業種別に，公衆衛生の見地から必要な基準を定めなければならない。

〔営業の許可〕

第55条　前条に規定する営業を営もうとする者は，厚生労働省令で定めるところにより，都道府県知事の許可を受けなければならない。

②　前項の場合において，都道府県知事は，その営業の施設が前条の規定による基準に合うと認めるときは，許可をしなければならない。ただし，同条に規定する営業を営もうとする者が次の各号のいずれかに該当するときは，同項の許可を与えないことができる。

一　この法律又はこの法律に基づく処分に違反して刑に処せられ，その執行を終わり，又は執行を受けることがなくなつた日から起算して2年を経過しない者

二　第59条から第61条までの規定により許可を取り消され，その取消しの日から起算して2年を経過しない者

三　法人であつて，その業務を行う役員のうちに前2号のいずれかに該当する者があるもの

③　都道府県知事は，第1項の許可に5年を下らない有効期間その他の必要な条件を付けることができる。

第57条　営業（第54条に規定する営業，公衆衛生に与える影響が少ない営業で政令で定めるもの及び食鳥処理の

事業を除く。）を営もうとする者は，厚生労働省令で定めるところにより，あらかじめ，その営業所の名称及び所在地その他厚生労働省令で定める事項を都道府県知事に届け出なければならない。

② 前条（略）の規定は，前項の規定による届出をした者について準用する。この場合において，同条第1項中「前条第1項の許可を受けた者」とあるのは「次条第1項の規定による届出をした者」と，「許可営業者」とあるのは「届出営業者」と，同条第2項中「許可営業者」とあるのは「届出営業者」と読み替えるものとする。

〔廃棄命令等〕

第59条 厚生労働大臣又は都道府県知事は，営業者が第6条，第10条から第12条まで，第13条第2項若しくは第3項（略），第16条（略）若しくは第18条第2項（略）若しくは第3項の規定に違反した場合又は第9条第1項若しくは第17条第1項（略）の規定による禁止に違反した場合においては，営業者若しくは当該職員にその食品，添加物，器具若しくは容器包装を廃棄させ，又はその他営業者に対し食品衛生上の危害を除去するために必要な処置をとることを命ずることができる。

② 内閣総理大臣又は都道府県知事は，営業者が第20条の規定に違反した場合においては，営業者若しくは当該職員にその食品，添加物，器具若しくは容器包装を廃棄させ，又はその他営業者に対し虚偽の若しくは誇大な表示若しくは広告による食品衛生上の危害を除去するために必要な処置をとることを命ずることができる。

〔改善命令等〕

第61条 都道府県知事は，営業者がその営業の施設につき第54条の規定による基準に違反した場合においては，その施設の整備改善を命じ，又は第55条第1項の許可を取り消し，若しくはその営業の全部若しくは一部を禁止し，若しくは期間を定めて停止することができる。

第63条 食中毒患者等を診断し，又はその死体を検案した医師は，直ちに最寄りの保健所長にその旨を届け出なければならない。

② 保健所長は，前項の届出を受けたときその他食中毒患者等が発生していると認めるときは，速やかに都道府県知事等に報告するとともに，政令で定めるところにより，調査しなければならない。

③ 都道府県知事等は，前項の規定により保健所長より報告を受けた場合であつて，食中毒患者等が厚生労働省令で定める数以上発生し，又は発生するおそれがあると認めるときその他厚生労働省令で定めるときは，直ちに，厚生労働大臣に報告しなければならない。

④ 保健所長は，第2項の規定による調査を行つたときは，政令で定めるところにより，都道府県知事等に報告しなければならない。

⑤ 都道府県知事等は，前項の規定による報告を受けたときは，政令で定めるところにより，厚生労働大臣に報告しなければならない。

第10章 雑則

〔食中毒の調査・報告〕

第65条 厚生労働大臣は，食中毒患者

等が厚生労働省令で定める数以上発生し，若しくは発生するおそれがある場合又は食中毒患者等が広域にわたり発生し，若しくは発生するおそれがある場合であつて，食品衛生上の危害の発生を防止するため緊急を要するときは，都道府県知事等に対し，期限を定めて，食中毒の原因を調査し，調査の結果を報告するように求めることができる。

第66条　前条に規定する場合において，厚生労働大臣は，必要があると認めるときは，協議会を開催し，食中毒の原因調査及びその結果に関する必要な情報を共有し，関係機関等の連携の緊密化を図るとともに，食中毒患者等の広域にわたる発生又はその拡大を防止するために必要な対策について協議を行うよう努めなければならない。

〔食品等事業者に対する援助及び食品衛生推進員〕

第67条　都道府県等は，食中毒の発生を防止するとともに，地域における食品衛生の向上を図るため，食品等事業者に対し，必要な助言，指導その他の援助を行うように努めるものとする。

②　都道府県等は，食品等事業者の食品衛生の向上に関する自主的な活動を促進するため，社会的信望があり，かつ，食品衛生の向上に熱意と識見を有する者のうちから，食品衛生推進員を委嘱することができる。

③　食品衛生推進員は，飲食店営業の施設の衛生管理の方法その他の食品衛生に関する事項につき，都道府県等の施策に協力して，食品等事業者からの相談に応じ，及びこれらの者に対する助言その他の活動を行う。

〔国民等の意見の反映等〕

第71条　厚生労働大臣，内閣総理大臣及び都道府県知事等は，食品衛生に関する施策に国民又は住民の意見を反映し，関係者相互間の情報及び意見の交換の促進を図るため，当該施策の実施状況を公表するとともに，当該施策について広く国民又は住民の意見を求めなければならない。

食品衛生法施行令（抄）

（昭和28年8月31日政令第229号）
（最終改正　令和元年10月9日政令第123号）

〔食品衛生監視員の資格〕

第9条　食品衛生監視員は，次の各号のいずれかに該当する者でなければならない。

一　都道府県知事の登録を受けた食品衛生監視員の養成施設において，所定の課程を修了した者

二　医師，歯科医師，薬剤師又は獣医師

三　学校教育法（昭和22年法律第26号）に基づく大学若しくは高等専門学校，旧大学令（大正7年勅令第388号）に基づく大学又は旧専門学校令（明治36年勅令第61号）に基づく専門学校において医学，歯学，薬学，獣医学，畜産学，水産学又は農芸化学の課程を修めて卒業した者

四　栄養士で2年以上食品衛生行政

に関する事務に従事した経験を有するもの

〔食品等の指定〕

第13条　法第48条第1項に規定する政令で定める食品及び添加物は，全粉乳（その容量が1,400グラム以下である缶に収められるものに限る。），加糖粉乳，調製粉乳，食肉製品（ハム，ソーセージ，ベーコンその他これらに類するものをいう。），魚肉ハム，魚肉ソーセージ，放射線照射食品，食用油脂（脱色又は脱臭の過程を経て製造されるものに限る。），マーガリン，ショートニング及び添加物（法第13条第1項の規定により規格が定められたものに限る。）とする。

〔小規模な営業者等〕

第34条の2　法第51条第1項第二号の政令で定める営業者は、次のとおりとする。

一　食品を製造し、又は加工する営業者であつて、食品を製造し、又は加工する施設に併設され、又は隣接した店舗においてその施設で製造し、又は加工した食品の全部又は大部分を小売販売するもの

二　飲食店営業（食品を調理し、又は設備を設けて客に飲食させる営業をいう。次条第一号において同じ。）又は調理の機能を有する自動販売機（容器包装に入れられず、又は容器包装で包まれない状態の食品に直接接触するものに限る。同条第二号において同じ。）により食品を調理し、調理された食品を販売する営業を行う者その他の食品を調理する営業者であつて厚生労働省令で定めるもの

〔営業の指定〕

第35条　法第51条の規定により都道府県が施設についての基準を定めるべき営業は，次のとおりとする。

一　飲食店営業

二　調理の機能を有する自動販売機（容器包装に入れられず，又は容器包装で包まれない状態の食品に直接接触する部分を自動的に洗浄するための装置その他の食品衛生上の危害の発生を防止するために必要な装置を有するものを除く。）により食品を調理し，調理された食品を販売する営業

三　食肉販売業（食肉を専ら容器包装に入れられた状態で仕入れ，そのままの状態で販売する営業を除く。）

四　魚介類販売業（店舗を設け，鮮魚介類（冷凍したものを含む。以下この号及び次号において同じ。）を販売する営業をいい，魚介類を生きているまま販売するもの，鮮魚介類を専ら容器包装に入れられた状態で仕入れ，そのままの状態で販売するもの及び同号に該当するものを除く。）

五　魚介類競り売り営業（鮮魚介類を魚介類市場において競り売りその他の厚生労働省令で定める取引の方法で販売する営業をいう。）

六　集乳業（生乳を集荷し，これを保存する営業をいう。）

七　乳処理業（生乳を処理し，若しくは飲用に供される乳の製造（小分けを含む。以下この号において同じ。）をする営業又は生乳を処理し，若しくは飲用に供される乳の製造をし，併せて乳製品（飲料に限る。）若しくは清涼飲料水の製造を

する営業をいう。）
八　特別牛乳搾取処理業（牛乳を搾取し，殺菌しないか，又は低温殺菌の方法によつて，これを厚生労働省令で定める成分規格を有する牛乳に処理する営業をいう。）
九　食肉処理業（食用に供する目的で食鳥処理の事業の規制及び食鳥検査に関する法律（平成２年法律第70号）第２条第一号に規定する食鳥以外の鳥若しくはと畜場法（昭和28年法律第104号）第３条第１項に規定する獣畜以外の獣畜をとさつし，若しくは解体し，又は解体された鳥獣の肉，内臓等を分割し，若しくは細切する営業をいい，第二十六号又は第二十八号に該当するものを除く。）
十　食品の放射線照射業
十一　菓子製造業（菓子（パン及びあん類を含む。）を製造する営業をいい，第二十六号又は第二十八号に該当するものを除く。）
十二　アイスクリーム類製造業（アイスクリーム，アイスシャーベット，アイスキャンデーその他液体食品又はこれに他の食品を混和したものを凍結させた食品を製造する営業をいう。）
十三　乳製品製造業（粉乳，練乳，発酵乳，クリーム，バター，チーズ，乳酸菌飲料その他の厚生労働省令で定める乳を主原料とする食品の製造（小分け（固形物の小分けを除く。）を含む。）をする営業をいう。）
十四　清涼飲料水製造業（生乳を使用しない清涼飲料水又は生乳を使用しない乳製品（飲料に限る。）の製造（小分けを含む。）をする営業をいう。）
十五　食肉製品製造業（ハム，ソーセージ，ベーコンその他これらに類するもの（以下この号において「食肉製品」という。）を製造する営業又は食肉製品と併せて食肉若しくは食肉製品を使用したそうざいを製造する営業をいう。）
十六　水産製品製造業（魚介類その他の水産動物若しくはその卵（以下この号において「水産動物等」という。）を主原料とする食品を製造する営業又は当該食品と併せて当該食品若しくは水産動物等を使用したそうざいを製造する営業をいい，第二十六号又は第二十八号に該当するものを除く。）
十七　氷雪製造業
十八　液卵製造業（鶏卵から卵殻を取り除いたものの製造（小分けを含む。）をする営業をいう。）
十九　食用油脂製造業（マーガリン又はショートニング製造業を含む。）
二十　みそ又はしょうゆ製造業（みそ若しくはしょうゆを製造する営業又はこれらと併せてこれらを主原料とする食品を製造する営業をいう。）
二十一　酒類製造業（酒類の製造（小分けを含む。）をする営業をいう。）
二十二　豆腐製造業（豆腐を製造する営業又は豆腐と併せて豆腐若しくは豆腐の製造に伴う副産物を主原料とする食品を製造する営業をいう。）
二十三　納豆製造業
二十四　麺類製造業（麺類を製造する営業をいい，第二十六号又は第二十八号に該当するものを除く。）

二十五　そうざい製造業（通常副食物として供される煮物（つくだ煮を含む。），焼物（いため物を含む。），揚物，蒸し物，酢の物若しくはあえ物又はこれらの食品と米飯その他の通常主食と認められる食品を組み合わせた食品を製造する営業をいい，第十五号，第十六号，第二十二号又は次号から第二十八号までに該当するものを除く。）

二十六　複合型そうざい製造業（前号に規定する営業と併せて第九号に規定する営業に係る食肉の処理をする営業（法第 51 条第 1 項第二号に規定する食品衛生上の危害の発生を防止するために特に重要な工程を管理するための取組（以下この号において「重要工程管理」という。）を行う場合に限る。第二十八号において同じ。）又は第十一号，第十六号（魚肉練り製品（魚肉ハム，魚肉ソーセージ，鯨肉ベーコンその他これらに類するものを含む。）の製造に係る営業を除く。第二十八号において同じ。）若しくは第二十四号に規定する営業に係る食品を製造する営業（重要工程管理を行う場合に限る。第二十八号において同じ。）をいう。）

二十七　冷凍食品製造業（第二十五号に規定する営業に係る食品を製造し，その製造された食品の冷凍品を製造する営業をいい，次号に該当するものを除く。）

二十八　複合型冷凍食品製造業（前号に規定する営業と併せて第九号に規定する営業に係る食肉の処理をする営業又は第十一号，第十六号若しくは第二十四号に規定する営業に係る食品（冷凍品に限る。）を製造する営業をいう。）

二十九　漬物製造業（漬物を製造する営業又は漬物と併せて漬物を主原料とする食品を製造する営業をいう。）

三十　密封包装食品製造業（密封包装食品（レトルトパウチ食品，缶詰，瓶詰その他の容器包装に密封された食品をいう。）であつて，その保存に冷凍又は冷蔵を要しないもの（冷凍又は冷蔵によらない方法により保存した場合においてボツリヌス菌その他の耐熱性の芽胞を形成する嫌気性の細菌が増殖するおそれのないことが明らかな食品であつて厚生労働省令で定めるものを除く。）を製造する営業（前各号に該当するものを除く。）をいう。）

三十一　食品の小分け業（専ら第十一号，第十三号（固形物の製造に係る営業に限る。），第十五号，第十六号，第十九号，第二十号又は第二十二号から第二十九号までに該当する営業において製造された食品を小分けして容器包装に入れ，又は容器包装で包む営業をいう。）

三十二　添加物製造業（法第十三条第一項の規定により規格が定められた添加物の製造（小分けを含む。）をする営業をいう。）

〔中毒原因の調査〕

第 36 条　法第 63 条第 2 項（法第 68 条第 1 項において準用する場合を含む。次条第 1 項において同じ。）の規定により保健所長が行うべき調査は，次のとおりとする。

一　中毒の原因となつた食品，添加物，器具，容器包装又はおもちゃ

（以下この条及び次条第２項において「食品等」という。）及び病因物質を追及するために必要な疫学的調査

二　中毒した患者若しくはその疑いのある者若しくはその死体の血液，ふん便，尿若しくは吐物その他の物又は中毒の原因と思われる食品等についての微生物学的若しくは理化学的試験又は動物を用いる試験による調査

〔中毒に関する報告〕

第37条　保健所長は，法第63条第２項の規定による調査（以下この条において「食中毒調査」という。）について，前条各号に掲げる調査の実施状況を逐次都道府県知事，保健所を設置する市の市長又は特別区の区長（以下この条において「都道府県知事等」という。）に報告しなければならない。

2　都道府県知事等は，法第63条第３項（法第68条第１項において準用する場合を含む。）の規定による報告を行つたときは，前項の規定により報告を受けた事項のうち，中毒した患者の数，中毒の原因となつた食品等その他の厚生労働省令で定める事項を逐次厚生労働大臣に報告しなければならない。

3　保健所長は，食中毒調査が終了した後，速やかに，厚生労働省令で定めるところにより報告書を作成し，都道府県知事等にこれを提出しなければならない。

4　都道府県知事等は，前項の報告書を受理したときは，厚生労働省令で定めるところにより報告書を作成し，厚生労働大臣にこれを提出しなければならない。

食品衛生法施行規則（抄）

（昭和23年７月13日厚生省令第23号）
（最終改正　令和５年７月26日厚生労働省令第99号）

第８章　営業

第66条の２

③　営業者は，法第51条の２第２項（法第68条第３項において準用する場合を含む。）の規定に基づき，前２項の基準に従い，次に定めるところにより公衆衛生上必要な措置を定め，これを遵守しなければならない。

一　食品衛生上の危害の発生の防止のため，施設の衛生管理及び食品又は添加物の取扱い等に関する計画（以下「衛生管理計画」という。）を作成し，食品又は添加物を取り扱う者及び関係者に周知徹底を図ること。

二　施設設備，機械器具の構造及び材質並びに食品の製造，加工，調理，運搬，貯蔵又は販売の工程を考慮し，これらの工程において公衆衛生上必要な措置を適切に行うための手順書（以下「手順書」という。）を必要に応じて作成すること。

三　衛生管理の実施状況を記録し，保存すること。なお，記録の保存期間は，取り扱う食品又は添加物が使用され，又は消費されるまでの期間を踏まえ，合理的に設定すること。

四　衛生管理計画及び手順書の効果を検証し，必要に応じてその内容を見直すこと。

第66条の３　令第34条の２第二号の

厚生労働省令で定める営業者は，次のとおりとする。

一　令第35条第一号に規定する飲食店営業を行う者（喫茶店営業（喫茶店，サロンその他設備を設けて酒類以外の飲物又は茶菓を客に飲食させる営業をいう。）を行う者及び法第68条第3項に規定する学校，病院その他の施設における当該施設の設置者又は管理者を含む。）

二　令第35条第二号に規定する調理の機能を有する自動販売機により食品を調理し，調理された食品を販売する営業を行う者

三　令第35条第十一号に規定する菓子製造業のうち，パン（比較的短期間に消費されるものに限る。）を製造する営業を行う者

四　令第35条第二十五号に規定するそうざい製造業を行う者

五　調理の機能を有する自動販売機により食品を調理し，調理された食品を販売する営業を行う者（第一号又は第二号に規定する営業を行う者を除く。）

別表第17（第66条の2第1項関係）

1　食品衛生責任者等の選任

イ　法第51条第1項に規定する営業を行う者（法第68条第3項において準用する場合を含む。以下この表において「営業者」という。）は，食品衛生責任者を定めること。ただし，第66条の2第4項各号に規定する営業者についてはこの限りではない。なお，法第48条に規定する食品衛生管理者は，食品衛生責任者を兼ねることができる。

ロ　食品衛生責任者は次のいずれかに該当する者とすること。

(1)　法第30条に規定する食品衛生監視員又は法第48条に規定する食品衛生管理者の資格要件を満たす者

(2)　調理師，製菓衛生師，栄養士，船舶料理士，と畜場法（昭和28年法律第114号）第7条に規定する衛生管理責任者若しくは同法第十条に規定する作業衛生責任者又は食鳥処理の事業の規制及び食鳥検査に関する法律（平成2年法律第70号）第12条に規定する食鳥処理衛生管理者

(3)　都道府県知事等が行う講習会又は都道府県知事等が適正と認める講習会を受講した者

ハ　食品衛生責任者は次に掲げる事項を遵守すること。

(1)　都道府県知事等が行う講習会又は都道府県知事等が認める講習会を定期的に受講し，食品衛生に関する新たな知見の習得に努めること（法第54条の営業（法第68条第3項において準用する場合を含む。）に限る。）。

(2)　営業者の指示に従い，衛生管理に当たること。

ニ　営業者は，食品衛生責任者の意見を尊重すること。

第67条　法第55条第1項の規定による営業の許可を受けようとする者は，次に掲げる事項を記載した申請書を，その施設の所在地を管轄する都道府県知事等に提出しなければならない。

一　申請者の氏名（ふりがなを付す。），生年月日及び住所（法人にあつては，その名称（ふりがなを付

す。），所在地及び代表者の氏名（ふりがなを付す。））

二　施設の所在地（自動車において調理をする営業にあつては，当該自動車の自動車登録番号）及び名称，屋号又は商号（ふりがなを付す。）

三　申請する営業の種類，形態及び主として取り扱う食品又は添加物に関する情報

四　食品衛生管理者又は食品衛生責任者の氏名（ふりがなを付す。），資格の種類及び受講した講習会

五　施設の構造及び設備を示す図面（水道法（昭和32年法律第177号）第3条第2項に規定する水道事業，同条第6項に規定する専用水道及び同条第7項に規定する簡易専用水道により供給される水以外の飲用に適する水（以下別表第17及び別表第19（略）において「飲用に適する水」という。）を使用する場合にあつては，同法第20条第3項に規定する地方公共団体の機関又は厚生労働大臣の指定する者の行う当該使用しようとする水に係る水質検査の結果を証する書類の写しを含む。）

六　食品衛生上の危害の発生を防止するために特に重要な工程を管理するための取組又は取り扱う食品の特性に応じた取組の種別（令第35条各号に掲げる営業の許可の有効期間満了に際し引き続き営業の許可を受けようとする場合に限る。ただし，同条第26号又は第28号に掲げる営業の許可を申請する者にあつては，新規に申請をする場合を含む。）

七　法第55条第2項各号のいずれかに該当することの有無及び該当するときは，その内容

八　ただし書の規定の適用を受ける場合にあつては，当該営業を譲り受けたことを証する旨

食品衛生監視票について　（別添）食品衛生監視票

（令和3年3月26日薬生食監発0326第5号）

食品衛生法等の一部を改正する法律（平成30年法律第46号。以下「改正法」という。）の施行及び同法の経過措置期間の終了に伴い，令和3年6月1日から，食品衛生法第51条第2項（条項番号は令和3年6月1日時点）に基づき，全ての食品等事業者がHACCPに沿った衛生管理を実施することとなった。食品衛生法施行規則の関係規程等を反映した食品衛生監視票を別添1のとおり定める。なお，平成16年4月1日付け食安発第0401001号「食品衛生監視票について」および平成27年3月31日付け食安監発0331第6号「HACCPを用いた衛生管理についての自主点検票及び確認票について」は，令和3年5月31日に廃止する。

食品衛生監視票

許可番号・届出番号：　　　　　　　　　　　　施設の名称：
食品等事業者氏名：
施設所在地：
営業の種類：　□営業許可（　　　　　　　　　　　）　　□届出（　　　　　　　　　　　）
取扱食品：

（※ 許可業種、届出業種、必要に応じて取り扱っている食品や業種の特徴も記載すること）

HACCPに沿った衛生管理
□ HACCPに基づく衛生管理
□ HACCPの考え方を取り入れた衛生管理
使用又は参考とした手引き書（　　　　　　　　　　　　）
取得している第三者認証（　　　　　　　　　　　　）

食品衛生管理者が必要な業種
□食品衛生管理者（氏名　　　　　　　　　　　　）

	監視項目	基準点※1	採点

※1 施設に応じて基準点を修正することができる。

Ⅰ　全体的な事項（HACCPの考え方を取り入れた衛生管理を実施する施設は、1～5においてHACCPの内容も評価する）			
1. 営業者の責務			
1	衛生管理計画を作成している	4	
2	必要に応じて手順書を作成している	6	
3	食品取扱者等に教育訓練を実施している	8	
4	衛生管理の実施状況を記録し、保存している	4	
5	効果を検証し、計画・手順書を見直している	4	

Ⅱ　一般的な衛生管理に関する事項			
1. 食品衛生責任者を選任			
6	食品衛生責任者を選任している	1	
2. 施設の衛生管理			
7	施設及び周辺の清潔な状態を維持している	2	
8	不必要な物品を置いていない	1	
9	施設内の内壁、天井及び床を清潔に維持している	1	
10	施設内の採光、照明、換気が十分である	2	
11	窓及び出入口の管理が適切である	1	
12	排水溝の管理が適切である	2	
13	便所を清潔に管理している	2	
3. 設備等の衛生管理			
14	機械器具の洗浄・消毒・補修を適切に行っている	2	
15	計器類・殺菌装置等の定期点検を実施している	2	
16	化学物質を適切に使用・管理している	1	
17	手洗設備に必要な備品が備えられている	3	
18	洗浄設備が清潔に保たれている	1	
4. 使用水の管理			
19	水道事業等により供給される水又は飲用に適する水を用いている	2	
20	貯水槽を定期的に清掃している	1	
21	殺菌装置・浄水装置の定期点検を実施している	2	
5. ねずみ及び昆虫対策			
22	定期的な駆除又は調査に基づく防除を実施している	4	
6. 廃棄物及び排水の取扱い			
23	廃棄物・排水を適切に処理している	2	
24	廃棄物の保管場所を適切に管理している	1	

7．食品取扱者の衛生管理

25	食品取扱者の健康状態を把握している	1	
26	食品取扱者は衛生的な服装をしている	2	
27	食品取扱者は不衛生な行動をしていない	5	

8．検査の実施

28	検食を保存している	1	
29	提供先・時刻・提供数量を記録している	1	

9．回収・廃棄

30	回収・廃棄の手順を定めている	1	

Ⅲ　HACCPに基づく衛生管理に関する事項（HACCPの考え方を取り入れた衛生管理を実施する施設は採点の対象外）

1．危害要因の分析

31	危害要因の一覧表を作成し、管理措置を適切に定めている	6	

2．重要管理点の決定

32	重要管理点（CCP）を適切に決定している	2	

3．管理基準の設定

33	32で定めたCCPに適切な管理基準（CL）を定めている	4	

4．モニタリング方法の設定

34	33で設定したCLのモニタリング方法を適切に定めている	6	

5．改善措置の設定

35	CL逸脱時の改善措置の内容を適切に定めている	6	

6．検証方法の設定

36	31～35の効果を定期的に検証する手順を定め、実施している	8	

7．記録の作成

37	モニタリング・改善措置・検証の実施結果の記録がある	6	

Ⅳ　その他
（下記の事項が遵守されている場合には☑を入れること）

38	講習会を定期的に受講している	□	
39	仕入元・出荷先等の記録を保存している	□	
40	自主検査を実施し、結果を保存している	□	

【点数】

点数＝（A：適用する項目の採点の合計点）［　　］／（B：適用する項目の総基準点（施設に適用しない項目を除く））［　　］×100

＝［　　］

【特記事項】

監視年月日：　　　　年　　月　　日	保健所名：
食品衛生監視員氏名：	

食品表示法（抄）

（平成 25 年 6 月 28 日法律第 70 号）
（最終改正　令和 4 年 6 月 17 日法律第 68 号）

第 1 章　総則

〔目的〕

第 1 条　この法律は，食品に関する表示が食品を摂取する際の安全性の確保及び自主的かつ合理的な食品の選択の機会の確保に関し重要な役割を果たしていることに鑑み，販売（不特定又は多数の者に対する販売以外の譲渡を含む。以下同じ。）の用に供する食品に関する表示について，基準の策定その他の必要な事項を定めることにより，その適正を確保し，もって一般消費者の利益の増進を図るとともに，食品衛生法（昭和 22 年法律第 233 号），健康増進法（平成 14 年法律第 103 号）及び日本農林規格等に関する法律（昭和 25 年法律第 175 号）による措置と相まって，国民の健康の保護及び増進並びに食品の生産及び流通の円滑化並びに消費者の需要に即した食品の生産の振興に寄与することを目的とする。

〔定義〕

第 2 条　この法律において「食品」とは，全ての飲食物（医薬品，医療機器等の品質，有効性及び安全性の確保等に関する法律（昭和 35 年法律第 145 号）第 2 条第 1 項に規定する医薬品，同条第 2 項に規定する医薬部外品及び同条第 9 項に規定する再生医療等製品を除き，食品衛生法第 4 条第 2 項に規定する添加物（第 4 条第 1 項第一号及び第 11 条において単に「添加物」という。）を含む。）をいう。

2　この法律において「酒類」とは，酒税法（昭和 28 年法律第 6 号）第 2 条第 1 項に規定する酒類をいう。

3　この法律において「食品関連事業者等」とは，次の各号のいずれかに該当する者をいう。

一　食品の製造，加工（調整及び選別を含む。）若しくは輸入を業とする者（当該食品の販売をしない者を除く。）又は食品の販売を業とする者（以下「食品関連事業者」という。）

二　前号に掲げる者のほか，食品の販売をする者

〔基本理念〕

第 3 条　販売の用に供する食品に関する表示の適正を確保するための施策は，消費者基本法（昭和 43 年法律第 78 号）第 2 条第 1 項に規定する消費者政策の一環として，消費者の安全及び自主的かつ合理的な選択の機会が確保され，並びに消費者に対し必要な情報が提供されることが消費者の権利であることを尊重するとともに，消費者が自らの利益の擁護及び増進のため自主的かつ合理的に行動することができるよう消費者の自立を支援することを基本として講ぜられなければならない。

2　販売の用に供する食品に関する表示の適正を確保するための施策は，食品の生産，取引又は消費の現況及び将来の見通しを踏まえ，かつ，小規模の食品関連事業者の事業活動に及ぼす影響及び食品関連事業者間の

公正な競争の確保に配慮して講ぜられなければならない。

第２章　食品表示基準

〔食品表示基準の策定等〕

第４条　内閣総理大臣は，内閣府令で，食品及び食品関連事業者等の区分ごとに，次に掲げる事項のうち当該区分に属する食品を消費者が安全に摂取し，及び自主的かつ合理的に選択するために必要と認められる事項を内容とする販売の用に供する食品に関する表示の基準を定めなければならない。

一　名称，アレルゲン（食物アレルギーの原因となる物質をいう。第６条第８項及び第11条において同じ。），保存の方法，消費期限（食品を摂取する際の安全性の判断に資する期限をいう。第６条第８項及び第11条において同じ。），原材料，添加物，栄養成分の量及び熱量，原産地その他食品関連事業者等が食品の販売をする際に表示されるべき事項

二　表示の方法その他前号に掲げる事項を表示する際に食品関連事業者等が遵守すべき事項

2　内閣総理大臣は，前項の規定により販売の用に供する食品に関する表示の基準を定めようとするときは，あらかじめ，厚生労働大臣，農林水産大臣及び財務大臣に協議するとともに，消費者委員会の意見を聴かなければならない。

3　厚生労働大臣は，第１項の規定により販売の用に供する食品に関する表示の基準が定められることにより，国民の健康の保護又は増進が図られると認めるときは，内閣総理大臣に対し，当該基準の案を添えて，その策定を要請することができる。

4　農林水産大臣は，第１項の規定により販売の用に供する食品に関する表示の基準が定められることにより，当該基準に係る食品（酒類を除く。）の生産若しくは流通の円滑化又は消費者の需要に即した当該食品の生産の振興が図られると認めるときは，内閣総理大臣に対し，当該基準の案を添えて，その策定を要請することができる。

5　財務大臣は，第１項の規定により販売の用に供する食品に関する表示の基準が定められることにより，当該基準に係る酒類の生産若しくは流通の円滑化又は消費者の需要に即した当該酒類の生産の振興が図られると認めるときは，内閣総理大臣に対し，当該基準の案を添えて，その策定を要請することができる。

6　第２項から前項までの規定は，第１項の規定により定められた販売の用に供する食品に関する表示の基準（以下「食品表示基準」という。）の変更について準用する。

〔食品表示基準の遵守〕

第５条　食品関連事業者等は，食品表示基準に従った表示がされていない食品の販売をしてはならない。

第３章　不適正な表示に対する措置等

〔指示等〕

第６条　食品表示基準に定められた第４条第１項第一号に掲げる事項（以下「表示事項」という。）が表示されていない食品（酒類を除く。以下この項において同じ。）の販売をし，又は販売の用に供する食品に関して表示事項を表示する際に食品表示基準に定められ

た同条第１項第二号に掲げる事項（以下「遵守事項」という。）を遵守しない食品関連事業者があるときは，内閣総理大臣又は農林水産大臣（内閣府令・農林水産省令で定める表示事項が表示されず，又は内閣府令・農林水産省令で定める遵守事項を遵守しない場合にあっては，内閣総理大臣）は，当該食品関連事業者に対し，表示事項を表示し，又は遵守事項を遵守すべき旨の指示をすることができる。

〔公表〕

第７条　内閣総理大臣，農林水産大臣又は財務大臣は，前条の規定による指示又は命令をしたときは，その旨を公表しなければならない。

給食・衛生管理関連

学校給食法（抄）

（昭和 29 年 6 月 3 日法律第 160 号）
（最終改正　平成 27 年 6 月 24 日法律第 46 号）

第 1 章　総　則

〔この法律の目的〕

第 1 条　この法律は，学校給食が児童及び生徒の心身の健全な発達に資するものであり，かつ，児童及び生徒の食に関する正しい理解と適切な判断力を養う上で重要な役割を果たすものであることにかんがみ，学校給食及び学校給食を活用した食に関する指導の実施に関し必要な事項を定め，もつて学校給食の普及充実及び学校における食育の推進を図ることを目的とする。

〔学校給食の目標〕

第 2 条　学校給食を実施するに当たつては，義務教育諸学校における教育の目的を実現するために，次に掲げる目標が達成されるよう努めなければならない。

一　適切な栄養の摂取による健康の保持増進を図ること。

二　日常生活における食事について正しい理解を深め，健全な食生活を営むことができる判断力を培い，及び望ましい食習慣を養うこと。

三　学校生活を豊かにし，明るい社交性及び協同の精神を養うこと。

四　食生活が自然の恩恵の上に成り立つものであることについての理解を深め，生命及び自然を尊重する精神並びに環境の保全に寄与する態度を養うこと。

五　食生活が食にかかわる人々の様々な活動に支えられていることについての理解を深め，勤労を重んずる態度を養うこと。

六　我が国や各地域の優れた伝統的な食文化についての理解を深めること。

七　食料の生産，流通及び消費について，正しい理解に導くこと。

〔定義〕

第 3 条　この法律で「学校給食」とは，前条各号に掲げる目標を達成するために，義務教育諸学校において，その児童又は生徒に対し実施される給食をいう。

2　この法律で「義務教育諸学校」とは，学校教育法（昭和 22 年法律第 26 号）に規定する小学校，中学校，中等教育学校の前期課程又は特別支援学校の小学部若しくは中学部をいう。

〔義務教育諸学校の設置者の任務〕

第 4 条　義務教育諸学校の設置者は，当該義務教育諸学校において学校給食が実施されるように努めなければならない。

〔国及び地方公共団体の任務〕

第 5 条　国及び地方公共団体は，学校給食の普及と健全な発達を図るように努めなければならない。

第 2 章　学校給食の実施に関する基本的な事項

〔2 以上の義務教育諸学校の学校給食の実施に必要な施設〕

第 6 条　義務教育諸学校の設置者は，その設置する義務教育諸学校の学校給食を実施するための施設として，2以上の義務教育諸学校の学校給食の実施に必要な施設（以下「共同調理場」という。）を設けることができる。

〔学校給食栄養管理者〕

第7条　義務教育諸学校又は共同調理場において学校給食の栄養に関する専門的事項をつかさどる職員（第10条第3項において「学校給食栄養管理者」という。）は，教育職員免許法（昭和24年法律第147号）第4条第2項に規定する栄養教諭の免許状を有する者又は栄養士法（昭和22年法律第245号）第2条第1項の規定による栄養士の免許を有する者で学校給食の実施に必要な知識若しくは経験を有するものでなければならない。

〔学校給食実施基準〕

第8条　文部科学大臣は，児童又は生徒に必要な栄養量その他の学校給食の内容及び学校給食を適切に実施するために必要な事項（次条第1項に規定する事項を除く。）について維持されることが望ましい基準（次項において「学校給食実施基準」という。）を定めるものとする。

2　学校給食を実施する義務教育諸学校の設置者は，学校給食実施基準に照らして適切な学校給食の実施に努めるものとする。

〔学校給食衛生管理基準〕

第9条　文部科学大臣は，学校給食の実施に必要な施設及び設備の整備及び管理，調理の過程における衛生管理その他の学校給食の適切な衛生管理を図る上で必要な事項について維持されることが望ましい基準（以下この条において「学校給食衛生管理基準」という。）を定めるものとする。

2　学校給食を実施する義務教育諸学校の設置者は，学校給食衛生管理基準に照らして適切な衛生管理に努めるものとする。

3　義務教育諸学校の校長又は共同調理場の長は，学校給食衛生管理基準に照らし，衛生管理上適正を欠く事項があると認めた場合には，遅滞なく，その改善のために必要な措置を講じ，又は当該措置を講ずることができないときは，当該義務教育諸学校若しくは共同調理場の設置者に対し，その旨を申し出るものとする。

第3章　学校給食を活用した食に関する指導

第10条　栄養教諭は，児童又は生徒が健全な食生活を自ら営むことができる知識及び態度を養うため，学校給食において摂取する食品と健康の保持増進との関連性についての指導，食に関して特別の配慮を必要とする児童又は生徒に対する個別的な指導その他の学校給食を活用した食に関する実践的な指導を行うものとする。この場合において，校長は，当該指導が効果的に行われるよう，学校給食と関連付けつつ当該義務教育諸学校における食に関する指導の全体的な計画を作成することその他の必要な措置を講ずるものとする。

2　栄養教諭が前項前段の指導を行うに当たつては，当該義務教育諸学校が所在する地域の産物を学校給食に活用することその他の創意工夫を地域の実情に応じて行い，当該地域の食文化，食に係る産業又は自然環境の恵沢に対する児童又は生徒の理解の増進を図るよう努めるものとする。

3　栄養教諭以外の学校給食栄養管理者は，栄養教諭に準じて，第1項前段の指導を行うよう努めるものとする。この場合においては，同項後段及び前項の規定を準用する。

第11条以降略。

学校給食実施基準（抄）

（平成21年3月31日文部科学省告示第61号）
（最終改正　令和3年2月12日文部科学省告示第10号）

〔学校給食の実施の対象〕

第1条　学校給食（学校給食法第3条第1項に規定する「学校給食」をいう。以下同じ。）は，これを実施する学校においては，当該学校に在学するすべての児童又は生徒に対し実施されるものとする。

〔学校給食の実施回数等〕

第2条　学校給食は，年間を通じ，原則として毎週5回，授業日の昼食時に実施されるものとする。

〔児童生徒の個別の健康状態への配慮〕

第3条　学校給食の実施に当たっては，児童又は生徒の個々の健康及び生活活動等の実態並びに地域の実情等に配慮するものとする。

〔学校給食に供する食物の栄養内容〕

第4条　学校給食に供する食物の栄養内容の基準は，別表（1章，p.32）に掲げる児童又は生徒1人1回当たりの学校給食摂取基準とする。

学校給食実施基準の一部改正について（抄）

（令和3年2月12日2文科初第1684号）

この度，学校給食法（昭和29年法律第160号。以下「法」という。）第8条第1項の規定に基づき，児童又は生徒1人1回当たりの学校給食摂取基準（以下「学校給食摂取基準」という。）（1章，p.32）を改正する学校給食実施基準（平成21年文部科学省告示第61号。以下「本基準」という。）の一部改正について，令和3年2月12日に告示され，令和3年4月1日から施行された。

1　学校給食摂取基準の概要（略）

2　学校給食における食品構成について（略）

3　学校給食の食事内容の充実等について

（1）学校給食の食事内容については，学校における食育の推進を図る観点から，学級担任や教科担任と栄養教諭等とが連携しつつ，給食時間はもとより，各教科等において，学校給食を活用した食に関する指導を効果的に行えるよう配慮すること。また，食に関する指導の全体計画と各教科等の年間指導計画等とを関連付けながら，指導が行われるよう留意すること。

①献立に使用する食品や献立のねらいを明確にした献立計画を示すこと。

②各教科等の食に関する指導と意図的に関連させた献立作成とするこ

と。

③学校給食に地場産物を使用し，食に関する指導の「生きた教材」として使用することは，児童生徒に地域の自然，文化，産業等に関する理解や生産者の努力，食に関する感謝の念を育む上で重要であるとともに，地産地消の有効な手段であり，食料の輸送に伴う環境負荷の低減等にも資するものであることから，その積極的な使用に努め，農林漁業体験等も含め，地場産物に係る食に関する指導に資するよう配慮すること。

④我が国の伝統的食文化について興味・関心を持って学び，郷土に関心を寄せる心を育むとともに，地域の食文化の継承につながるよう，郷土に伝わる料理を積極的に取り入れ，児童生徒がその歴史，ゆかり，食材などを学ぶ取組に資するよう配慮すること。また，地域の食文化等を学ぶ中で，世界の多様な食文化等の理解も深めることができるよう配慮すること。

⑤児童生徒が学校給食を通して，日常又は将来の食事作りにつなげることができるよう，献立名や食品名が明確な献立作成に努めること。

⑥食物アレルギー等のある児童生徒に対しては，校内において校長，学級担任，栄養教諭，学校栄養職員，養護教諭，学校医等による指導体制を整備し，保護者や主治医との連携を図りつつ，可能な限り，個々の児童生徒の状況に応じた対応に努めること。なお，実施に当たっては，公益財団法人日本学校保健会で取りまとめられた「学校生活管理指導表（アレルギー疾患用）」及び「学校のアレルギー疾患に対する取り組みガイドライン」並びに文部科学省が作成した「学校給食における食物アレルギー対応指針」を参考とすること。

(2) 献立作成に当たっては，常に食品の組合せ，調理方法等の改善を図るとともに，児童生徒のし好の偏りをなくすよう配慮すること。

①魅力あるおいしい給食となるよう，調理技術の向上に努めること。

②食事は調理後できるだけ短時間に適温で提供すること。調理に当たっては，衛生・安全に十分配慮すること。

③家庭における日常の食生活の指標になるように配慮すること。

(3) 学校給食に使用する食品については，食品衛生法（昭和 22 年法律第 233 号）第 11 条第 1 項に基づく食品中の放射性物質の規格基準に適合していること。

(4) 食器具については，安全性が確保されたものであること。また，児童生徒の望ましい食習慣の形成に資するため，料理形態に即した食器具の使用に配慮するとともに，食文化の継承や地元で生産される食器具の使用に配慮すること。

(5) 喫食の場所については，食事にふさわしいものとなるよう改善工夫を行うこと。

(6) 給食の時間については，給食の準備から片付けを通して，計画的・継続的に指導することが重要であり，そのための必要となる適切な給食時間を確保すること。

（7）望ましい生活習慣を形成するため，適度な運動，調和のとれた食事，十分な休養・睡眠という生活習慣全体を視野に入れた指導に配慮すること。また，ナトリウム（食塩相当量）の摂取過剰や鉄の摂取不足など，学校給食における対応のみでは限界がある栄養素もあるため，望ましい栄養バランスについて，児童生徒への食に関する指導のみならず，家庭への情報発信を行うことにより，児童生徒の食生活全体の改善を促すことが望まれること。

4　特別支援学校における食事内容の改善について

（1）特別支援学校の児童生徒については，障害の種類と程度が多様であり，身体活動レベルも様々であることから，「学校給食摂取基準」の適用に当たっては，児童生徒の個々の健康や生活活動等の実態並びに地域の実情等に十分配慮し，弾力的に運用するとともに次の点に留意すること。

①障害のある児童生徒が無理なく食べられるような献立及び調理について十分配慮すること。

②食に関する指導の教材として，学校給食が障害に応じた効果的な教材となるよう創意工夫に努めること。

（2）特別支援学校における児童生徒に対する食事の管理については，家庭や寄宿舎における食生活や病院における食事と密接に関連していることから，学級担任，栄養教諭，学校栄養職員，養護教諭，学校医，主治医及び保護者等の関係者が連携し，共通理解を図りながら，児童生徒の生活習慣全体を視野に入れた食事管理に努めること。

学校給食衛生管理基準（抄）

（平成 21 年 3 月 31 日文部科学省告示第 64 号）

第 1　総則

1　学校給食を実施する都道府県教育委員会及び市区町村教育委員会（以下「教育委員会」という。），附属学校を設置する国立大学法人及び私立学校の設置者（以下「教育委員会等」という。）は，自らの責任において，必要に応じて，保健所の協力，助言及び援助〔食品衛生法（昭和 22 年法律第 233 号）に定める食品衛生監視員による監視指導を含む。〕を受けつつ，HACCP〔コーデックス委員会（国連食糧農業機関 / 世界保健機関合同食品規格委員会）総会において採択された「危害分析・重要管理点方式とその適用に関するガイドライン」に規定された HACCP（Hazard Analysis and Critical Control Point：危害分析・重要管理点）の考え方に基づき単独調理場，共同調理場（調理等の委託を行う場合を含む。以下「学校給食調理場」という。）並びに共同調理場の受配校の施設及び設備，食品の取扱い，調理作業，衛生管理体制等について実態把握に努め，衛生管理上の問題がある場合には，学校医又は学校薬剤師の協力を得て速やかに改善措置を図ること。

第２　学校給食施設及び設備の整備及び管理に係る衛生管理基準

１　学校給食施設及び設備の整備及び管理に係る衛生管理基準は，次の各号に掲げる項目ごとに，次のとおりとする。

（１）学校給食施設

①共通事項

１　学校給食施設は，衛生的な場所に設置し，食数に適した広さとすること。また，随時施設の点検を行い，その実態の把握に努めるとともに，施設の新増築，改築，修理その他の必要な措置を講じること。

２　学校給食施設は，別添の「学校給食施設の区分」に従い区分することとし，調理場（学校給食調理員が調理又は休憩等を行う場所であって，別添中区分の欄に示す「調理場」をいう。以下同じ。）は，二次汚染防止の観点から，汚染作業区域，非汚染作業区域及びその他の区域（それぞれ別添中区分の欄に示す「汚染作業区域」，「非汚染作業区域」及び「その他の区域（事務室等を除く。）」をいう。以下同じ。）に部屋単位で区分すること。ただし，洗浄室は，使用状況に応じて汚染作業区域又は非汚染作業区域に区分することが適当であることから，別途区分すること。また，検収，保管，下処理，調理及び配膳の各作業区域並びに更衣休憩にあてる区域及び前室に区分するよう努めること。

３　ドライシステムを導入するよう努めること。また，ドライシステムを導入していない調理場においてもドライ運用を図ること。

４　作業区域（別添中区分の欄に示す「作業区域」をいう。以下同じ。）の外部に開放される箇所にはエアカーテンを備えるよう努めること。

５　学校給食施設は，設計段階において保健所及び学校薬剤師等の助言を受けるとともに，栄養教諭又は学校栄養職員（以下「栄養教諭等」という。）その他の関係者の意見を取り入れ整備すること。

（２）学校給食設備

①共通事項

１　機械及び機器については，可動式にするなど，調理過程に合った作業動線となるよう配慮した配置であること。

２　全ての移動性の器具及び容器は，衛生的に保管するため，外部から汚染されない構造の保管設備を設けること。

３　給水給湯設備は，必要な数を使用に便利な位置に設置し，給水栓は，直接手指を触れることのないよう，肘等で操作できるレバー式等であること。

４　共同調理場においては，調理した食品を調理後２時間以内に給食できるようにするための配送車を必要台数確保すること。

（３）学校給食施設及び設備の衛生管理

１　学校給食施設及び設備は，清潔で衛生的であること。

２　冷蔵庫，冷凍庫及び食品の保

管室は，整理整頓すること。また，調理室には，調理作業に不必要な物品等を置かないこと。

3　調理場は，換気を行い，温度は25℃以下，湿度は80％以下に保つよう努めること。また，調理室及び食品の保管室の温度及び湿度並びに冷蔵庫及び冷凍庫内部の温度を適切に保ち，これらの温度及び湿度は毎日記録すること。

4　調理場内の温度計及び湿度計は，定期的に検査を行うこと。

5　調理場の給水，排水，採光，換気等の状態を適正に保つこと。また，夏期の直射日光を避ける設備を整備すること。

6　学校給食施設及び設備は，ねずみ及びはえ，ごきぶり等衛生害虫の侵入及び発生を防止するため，侵入防止措置を講じること。また，ねずみ及び衛生害虫の発生状況を1ヶ月に1回以上点検し，発生を確認したときには，その都度駆除をすることとし，必要な場合には，補修，整理整頓，清掃，清拭，消毒等を行い，その結果を記録すること。なお，殺そ剤又は殺虫剤を使用する場合は，食品を汚染しないようその取扱いに十分注意すること。さらに，学校給食従事者専用の便所については，特に衛生害虫に注意すること。

7　学校給食従事者専用の便所には，専用の履物を備えること。また，定期的に清掃及び消毒を行うこと。

8　学校給食従事者専用の手洗い設備は，衛生的に管理するとともに，石けん液，消毒用アルコール及びペーパータオル等衛生器具を常備すること。また，布タオルの使用は避けること。さらに，前室の手洗い設備には個人用爪ブラシを常備すること。

9　食器具，容器及び調理用の器具は，使用後，でん粉及び脂肪等が残留しないよう，確実に洗浄するとともに，損傷がないように確認し，熱風保管庫等により適切に保管すること。また，フード カッター，野菜切り機等調理用の機械及び機器は，使用後に分解して洗浄及び消毒した後，乾燥させること。さらに，下処理室及び調理室内における機械，容器等の使用後の洗浄及び消毒は，全ての食品が下処理室及び調理室から搬出された後に行うよう努めること。

10　天井の水滴を防ぐとともに，かびの発生の防止に努めること。

11　床は破損箇所がないよう管理すること。

12　清掃用具は，整理整頓し，所定の場所に保管すること。また，汚染作業区域と非汚染作業区域の共用を避けること。

第3　調理の過程等における衛生管理に係る衛生管理基準（略）

第4　衛生管理体制に係る衛生管理基準

（1）衛生管理体制

1　学校給食調理場においては，栄養教諭等を衛生管理責任者として定めること。ただし，栄養教諭等が現にいない場合は，調理師資格を有する学校給食調理員等を衛生管理責任者として定めること。

2　衛生管理責任者は，施設及び設備の衛生，食品の衛生及び学校給食調理員の衛生の日常管理等に当たること。また，調理過程における下処理，調理，配送等の作業工程を分析し，各工程において清潔かつ迅速に加熱及び冷却調理が適切に行われているかを確認し，その結果を記録すること。

3　校長又は共同調理場の長（以下「校長等」という。）は，学校給食の衛生管理について注意を払い，学校給食関係者に対し，衛生管理の徹底を図るよう注意を促し，学校給食の安全な実施に配慮すること。

4　校長等は，学校保健委員会等を活用するなどにより，栄養教諭等，保健主事，養護教諭等の教職員，学校医，学校歯科医，学校薬剤師，保健所長等の専門家及び保護者が連携した学校給食の衛生管理を徹底するための体制を整備し，その適切な運用を図ること。

5　校長等は，食品の検収等の日常点検の結果，異常の発生が認められる場合，食品の返品，献立の一部又は全部の削除，調理済食品の回収等必要な措置を講じること。

6　校長等は，施設及び設備等の日常点検の結果，改善が必要と認められる場合，必要な応急措置を講じること。また，改善に時間を要する場合，計画的な改善を行うこと。

7　校長等は，栄養教諭等の指導及び助言が円滑に実施されるよう，関係職員の意思疎通等に配慮すること。

8　教育委員会等は，栄養教諭等の衛生管理に関する専門性の向上を図るため，新規採用時及び経験年数に応じた研修その他の研修の機会が確保されるよう努めること。

9　教育委員会等は，学校給食調理員を対象とした研修の機会が確保されるよう努めること。また，非常勤職員等も含め可能な限り全員が等しく研修を受講できるよう配慮すること。

10　教育委員会等は，設置する学校について，計画を立て，登録検査機関〔食品衛生法（昭和22年法律第233号）第4条第9項に規定する「登録検査機関」をいう。〕等に委託するなどにより，定期的に原材料及び加工食品について，微生物検査，理化学検査を行うこと。

11　調理に直接関係のない者を調理室に入れないこと。調理及び点検に従事しない者が，やむを得ず，調理室内に立ち入る場合には，食品及び器具等には触らせず，（3）3に規定する学校給食従事者の健康状態等を点検し，その状態を記録すること。また，専用の清潔な調理衣，マスク，帽子及び履物を着用させること。さらに，調理作業後の調理室等は施錠するなど適切な管理を行うこと。

（2）学校給食従事者の衛生管理

1　学校給食従事者は，身体，衣服を清潔に保つこと。

2　調理及び配食に当たっては，せき，くしゃみ，髪の毛等が食器，食品等につかないよう専用で清潔な調理衣，エプロン，マスク，帽子，履物等を着用すること。

3　作業区域用の調理衣等及び履物を着用したまま便所に入らないこと。

4　作業開始前，用便後，汚染作業区域から非汚染作業区域に移動する前，食品に直接触れる作業の開始直前及び生の食肉類，魚介類，卵，調理前の野菜類等に触れ，他の食品及び器具等に触れる前に，手指の洗浄及び消毒を行うこと。

（3）学校給食従事者の健康管理

1　学校給食従事者については，日常的な健康状態の点検を行うとともに，年1回健康診断を行うこと。また，当該健康診断を含め年3回定期に健康状態を把握することが望ましい。

2　検便は，赤痢菌，サルモネラ属菌，腸管出血性大腸菌血清型O157その他必要な細菌等について，毎月2回以上実施すること。

3　学校給食従事者の下痢，発熱，腹痛，嘔吐，化膿性疾患及び手指等の外傷等の有無等健康状態を，毎日，個人ごとに把握するとともに，本人若しくは同居人に，感染症予防及び感染症の患者に対する医療に関する法律（平成10年法律114号。以下「感染症予防法」という。）に規定する感染症又はその疑いがあるかどうか毎日点検し，これらを記録すること。また，下痢，発熱，腹痛，嘔吐をしており，感染症予防法に規定する感染症又はその疑いがある場合には，医療機関に受診させ感染性疾患の有無を確認し，その指示を励行させること。さらに，化膿性疾患が手指にある場合には，調理作業への従事を禁止すること。

4　ノロウイルスを原因とする感染性疾患による症状と診断された学校給食従事者は，高感度の検便検査においてノロウイルスを保有していないことが確認されるまでの間，食品に直接触れる調理作業を控えさせるなど適切な処置をとること。また，ノロウイルスにより発症した学校給食従事者と一緒に食事を喫食する，又は，ノロウイルスによる発症者が家族にいるなど，同一の感染機会 があった可能性がある調理従事者について速やかに高感度の検便検査を実施し，検査の結果ノロウイルスを保有していないことが確認されるまでの間，調理に直接従事することを控えさせる等の手段を講じるよう努めること。

第5　日常及び臨事の衛生検査（略）

第6　雑則

1　本基準に基づく記録は，1年間保存すること。

2　クックチル方式により学校給食を提供する場合には，教育委員会等の責任において，クックチル専用の施設設備の整備，二次汚染防止のための措置，学校給食従事者の研修の実施，衛生管理体制の整備等衛生管理のための必要な措置を講じたうえで実施すること。

別添（略）

特定給食施設における栄養管理に関する指導・支援等について（抄）

（令和２年３月31日健健発0331第２号別添１）

第１　特定給食施設等に関する基本的事項について

1　特定給食施設は，健康増進法（平成14年法律第103号。以下「法」という。）第20条第１項に規定される施設であり，特定かつ多数の者に対して継続的に食事を供給する施設のうち栄養管理が必要なもの（継続的に１回100食以上又は１日250食以上の食事を供給する施設）をいう。

なお，施設外で調理された弁当等を供給する施設であっても，当該施設の設置者が，当該施設を利用して食事の供給を受ける者に一定の食数を継続的に供給することを目的として，弁当業者等と契約をしている場合には特定給食施設の対象となること。

2　特定給食施設に対する指導を効率的に行う観点から，関係施設の設置者，管理者等の理解と協力を得ながら，法第20条第１項の届出が適切に行われるよう対応すること。

なお，同一敷地内に施設の種類や利用者（特定給食施設を利用して食事の供給を受ける者をいう。以下同じ。）の特性が明らかに異なる特定給食施設が複数設置されている場合は，それぞれ別の特定給食施設として届出をさせることが適当である。

3　法第22条に基づく特定給食施設の設置者に対する指導及び助言は，都道府県知事（保健所を設置する市又は特別区にあっては市長又は区長。）が法第21条第１項又は第３項の規定による栄養管理の実施を確保するために必要があると認めるときに行うものである。そのため，法第22条に基づく指導及び助言を行う場合には，その内容等については慎重に判断すること。

4　法第24条に基づく立入検査等は，法第22条に基づく指導及び助言や法第23条に基づく勧告及び命令を行うことを前提としたものである。

5　法第18条第１項第２号に基づく指導及び助言は，特定給食施設のほか，特定かつ多数の者に対して継続的に食事を供給する施設として各自治体の条例等に基づき把握される特定給食施設以外の施設（以下「その他の施設」という。）も対象となる。

また，当該指導及び助言は，栄養指導員が栄養管理の実施に関し必要な事項について行うものであり，例えば，特定給食施設及びその他の施設（以下「特定給食施設等」という。）において最低限の栄養管理が行われているものの，よりよい食事の供給を目指すために助言をするような場合も想定される。

第２　法第18条第１項第２号に基づく指導・助言等に係る留意事項について

1　現状分析に基づく効率的・効果的な指導・支援等の実施について

(1)　地域全体の食環境が向上するよう，管内施設全体の栄養管理状況及び地域の課題を踏まえた上で，課題解決に向けて効果的な指導計画を作成し，計画的に指導・支援等を行うこと。

⑵ 管理栄養士又は栄養士の配置状況を分析し，未配置施設においても適切な栄養管理がなされるよう指導計画を作成するとともに，管理栄養士又は栄養士の配置が促進するよう助言すること。

⑶ 病院・介護老人保健施設等については，地域の医療・介護等の質の向上を図る観点から，管内の医療機関等と必要なネットワークの構築に向けた調整を行い，入退院（入退所）前後の連携を促す支援も行うこと。

⑷ 専門職としての高度な技能の確保に向けた取組については，職能団体の協力が得られるよう調整することとし，自治体が行う研修等と連携又は棲み分けを行い，計画的に当該地域の管理栄養士・栄養士の教育を行うこと。

⑸ 事業所については，利用者に応じた食事の提供とともに，特定健診・特定保健指導等の実施もあわせ，利用者の身体状況の改善が図られるよう，指導・支援等を行うこと。

⑹ 特定給食施設等に対して，他法令に基づく指導等を行う部署とは定期的に情報共有を行い，効果的な指導・助言のための連携体制の確保に努めること。

なお，学校への指導については，教育委員会と連携して行うこと。

⑺ 給食業務を委託している場合は，栄養管理の責任は施設側にあるので，委託事業者の業務の状況を定期的に確認させ，必要な指示を行わせること。

⑻ 栄養改善の効果を挙げている好事例を収集し，他の特定給食施設へ情報提供するなど，効果的な実践につながる仕組みづくりに努めること。

⑼ その他の施設に対する指導・支援等に関しては，地域全体の健康増進への効果の程度を勘案し，より効率的・効果的に行うこと。

2 特定給食施設等における栄養管理の評価と指導計画の改善について

⑴ 各施設の栄養管理の状況について，施設の種類別，管理栄養士・栄養士の配置の有無別等に評価を行うなど，改善が必要な課題が明確となるような分析を行うこと。

⑵ 評価結果に基づき，課題解決が効率的・効果的に行われるよう，指導計画の改善を図ること。また，評価結果については，研修等の企画・立案の参考にするとともに，関係機関や関係者と共有する体制の確保に努めること。

⑶ 利用者の身体状況の変化や栄養管理の状況等について評価を行い，栄養管理上の課題を抽出し，その課題から指導・支援等を重点的に行う施設の抽出を行うこと。

⑷ 栄養管理上の課題抽出に当たっては，特に児童福祉施設，学校，事業所，寄宿舎等の健康増進を目的とした施設において提供される食事のエネルギー量の過不足の評価については，肥満及びやせに該当する者の割合の変化を参考にすること。

なお，提供栄養量の評価に当たっては，身体状況等の変化から給与栄養目標量の設定が適切であるかの確認を併せて行うことが重要であり，単に施設が設定した目標量と提供量が乖離していることをもって不足又は過剰と判断することは適切ではないこと。

(5) 特定給食施設等に対し，栄養管理の状況について報告を求める場合には，客観的に効果が評価できる主要な項目とすること。例えば，医学的な栄養管理を個々人に実施する施設に対し，給与栄養目標量や摂取量の平均的な数値の報告を求める必要性は乏しく，身体状況の変化等から栄養管理に課題のある可能性の高い利用者に提供される食事の内容等を優先的に確認し，評価すること。

ただし，利用者の多くに栄養管理上の課題が見受けられる場合には，基本となる献立（個別対応用に展開する前の献立）に課題がある可能性が高いため，施設の状況に応じて指導・助言等を行うこと。

(6) 病院・介護老人保健施設等については，栄養管理を行うために必要な連携体制が構築され，適切に機能しているかを確認すること。

(7) 栄養管理上の課題が見られる場合には，施設長に対し，評価結果を踏まえた課題解決への取組を促すこと。また，必要に応じて，改善状況又は改善計画について報告を求めること。

3 危機管理対策について

(1) 健康危機管理対策の一環として，災害等に備え，食料備蓄の確保を促すとともに，期限前の有効活用について助言すること。

(2) 災害等発生時でも適切な食事が供給されるよう，特定給食施設が担う役割を整理し，施設内及び施設間の協力体制の整備に努めること。

第3 管理栄養士を置かなければならない特定給食施設について

（略）

特定給食施設のうち，健康増進法施行規則（平成15年厚生労働省令第86号。以下「規則」という。）第7条各号に掲げる施設については，法第21条第1項の規定により管理栄養士を置かなければならないこととされているところ，これらの施設を指定する場合の運用の留意点は以下のとおりである。

なお，特定給食施設に該当するか否かの判断において，例えば，病院内の職員食堂など当該施設の利用者以外の者に供給される食数も含めることとしても差し支えないが，管理栄養士を置かなければならない施設として指定する際の食数については，除外することが適当である。

1 規則第7条第1号の指定の対象施設（一号施設）について

(1) 規則第7条第1号に掲げる特定給食施設（以下「一号施設」という。）とは，病院，介護老人保健施設又は介護医療院（以下「病院等」という。）に 設置される特定給食施設であって，1回300食以上又は1日750食以上の食事を供給するものをいうこと。

(2) 供給食数の実績が1回300食未満及び1日750食未満の特定給食施設であっても，許可病床数（又は入所定員）300床（人）以上の病院等に設置されている特定給食施設は，一号施設とすること。

なお，(1)で示したとおり，1日の食事の供給数が750食以上であれば，許可病床数（又は入所定員）が300床（人）未満の場合であっても，一号施設とすること。

(3) 病院等を含む複数の施設を対象に食事を供給する特定給食施設については，当該病院等の許可病床数（入所定員）の合計が300床（人）以上である場合に，一号施設とすること。

2 一号施設以外の特定給食施設

(1) 規則第7条第2号に掲げる特定給食施設（以下「二号施設」という。）とは，以下の①から⑥に該当する施設のうち，継続して1回500食以上又は1日1,500以上の食事を供給するものをいうこと。

① 生活保護法第38条に規定する救護施設及び更正施設

② 老人福祉法第5条の3に規定する養護老人ホーム，特別養護老人ホーム及び軽費老人ホーム

③ 児童福祉法第37条に規定する乳児院，同法第41条に規定する児童養護施設，同法第42条第1号に規定する福祉型障害児入所施設，同法第43条の2に規定する児童心理治療施設，同法第44条に規定する児童自立支援施設

④ 独立行政法人国立重度知的障害者総合施設のぞみの園法第11条第1項の規定により設置する施設

⑤ 障害者の日常生活及び社会生活を総合的に支援するための法律第5条第11項に規定する障害者支援施設

⑥ 事業所，寄宿舎，矯正施設，自衛隊等（以下「事業所等」という。）

(2) 複数施設を対象に食事を供給する特定給食施設については，1(3)に該当する場合を除き，一号施設又は二号施設の対象となる施設種別である施設に供給する食事数の合計が1回500食以上又は1日1,500食以上である場合には，二号施設とすること。

この場合，病院等に対し1回に供給する食数については，供給食数の実績ではなく，許可病床数又は入所定員数（1日に供給する食事数については，許可病床数又は入所定員数の3倍の数）として取り扱うものとすること。

3 その他，社会福祉施設等に食事を供給する特定給食施設について

(1) 法第21条第1項の指定の対象施設となる特定給食施設のうち，法令等により栄養士を必置とされている複数の社会福祉施設及び児童福祉施設（以下「社会福祉施設等」という。）に限り食事を供給する施設にあっては，それぞれの社会福祉施設等に配置されている栄養士が各施設において栄養業務を行っていることに鑑み，法第21条第1項の指定の対象施設となる社会福祉施設等に供給される食事数が1回500食以上又は1日1,500食以上となるものがある場合には，二号施設とみなされること。

(2) 特定給食施設が複数の施設に食事を供給する場合であって，当該供給先の施設に法令等により栄養士を必置としない施設を含むときは，特定

の対象者に継続的に食事を供給し，一号施設又は二号施設の対象となる施設種別である施設に供給される食事数が1回500食以上又は1日1,500食以上となる場合に，二号施設とみなされること。

ただし，供給先の施設を特定給食施設等として把握し，個別に管理する場合には，食数から除外することとし，重複することのないようにすること。

(3) 事業所等に対し食事を供給する特定給食施設にあっては，当該特定給食施設により事業所等に供給される食事が主として事業所等に勤務又は居住する者により喫食され，かつ，事業所等で勤務又は居住する者の概ね8割以上が当該給食施設で供給する食事を喫食するものであって1回500食以上又は1日1,500食以上供給する場合，二号施設とみなされること。

（管理栄養士の配置規定については，p.490参照）。

特定給食施設が行う栄養管理に係る留意事項について（上記通知の別添2）

（令和2年3月31日健健発0331第2号）

第1 趣旨

健康増進法（平成14年法律第103号。以下「法」という。）第20条の規定に基づき設置・届出された特定給食施設において，当該特定給食施設の設置者は，法第21条第3項の規定により，健康増進法施行規則（平成15年厚生労働省令第86号）第9条の基準（以下「栄養管理基準」という。）に従って適切な栄養管理を行わなければならないこととされているところ，本留意事項は，その運用上の留意点を示したものである。

特定給食施設の設置者及び管理者は，適切な栄養管理がなされるよう，体制を整えること。

なお，給食業務を委託している場合にあっては，栄養管理の責任は施設側にあるので，委託事業者の業務の状況を定期的に確認し，必要な指示を行うこと。

第2 特定給食施設が行う栄養管理について

1 身体の状況，栄養状態等の把握，食事の提供，品質管理及び評価について

(1) 利用者の性，年齢，身体の状況，食事の摂取状況，生活状況等を定期的に把握すること。

なお，食事の摂取状況については，可能な限り，給食以外の食事の状況も把握するよう努めること。

(2) (1)で把握した情報に基づき給与栄養量の目標を設定し，食事の提供に関する計画を作成すること。

なお，利用者間で必要な栄養量に差が大きい場合には，複数献立の提供や量の調整を行う等，各利用者に対して適切な選択肢が提供できるよう，工夫すること。複数献立とする場合には，各献立に対して給与栄養量の目標を設定すること。

(3) (2)で作成した計画に基づき，食材料の調達，調理及び提供を行うこと。

(4) (3)で提供した食事の摂取状況を定期的に把握するとともに，身体状況の変化を把握するなどし，これらの総合的な評価を行い，その結果に基づき，食事計画の改善を図ること。

(5) なお，提供エネルギー量の評価には，個々人の体重，体格の変化並びに肥満及びやせに該当する者の割合の変化を参考にすること。

ただし，より適切にエネルギー量の過不足を評価できる指標が他にある場合はこの限りではない。

2 提供する食事（給食）の献立について

(1) 給食の献立は，利用者の身体の状況，日常の食事の摂取量に占める給食の割合，嗜好等に配慮するとともに，料理の組合せや食品の組合せにも配慮して作成するよう努めること。

(2) 複数献立や選択食（カフェテリア方式）のように，利用者の自主性により料理の選択が行われる場合には，モデル的な料理の組合せを提示するよう努めること。

3 栄養に関する情報の提供について

(1) 利用者に対し献立表の掲示や熱量，たんぱく質，脂質，食塩等の主要栄養成分の表示を行うなど，健康や栄養に関する情報の提供を行うこと。

(2) 給食は，利用者が正しい食習慣を身に付け，より健康的な生活を送るために必要な知識を習得する良い機会であるため，各々の施設の実情に応じ利用者等に対して各種の媒体を活用することなどにより知識の普及に努めること。

4 書類の整備について

(1) 献立表など食事計画に関する書類とともに，利用者の身体状況など栄養管理の評価に必要な情報について適正に管理すること。

(2) 委託契約を交わしている場合は，委託契約の内容が確認できるよう委託契約書等を備えること。

5 衛生管理について

給食の運営は，衛生的かつ安全に行われること。具体的には，食品衛生法（昭和 22 年法律第 233 号），「大規模食中毒対策等について」（平成 9 年 3 月 24 日付け衛食第 85 号生活衛生局長通知）の別添「大量調理施設衛生管理マニュアル」その他関係法令等の定めるところによること。

第3 災害等の備え

災害等発生時であっても栄養管理基準に沿った適切な栄養管理を行うため，平時から災害等発生時に備え，食料の備蓄や対応方法の整理など，体制の整備に努めること。

医療法（抄）

（昭和 23 年 7 月 30 日法律第 205 号）
（最終改正 令和 5 年 5 月 19 日法律第 31 号）

〔病院・診療所の定義〕

第1条の5 この法律において，「病院」とは，医師又は歯科医師が，公衆又は特定多数人のため医業又は歯科医業を行う場所であって，20人以上の患者を入院させるための施設を有するものをいう。病院は，傷病者が，科学的でかつ適正な診療を受けることができる便宜を与えることを主たる目的として組織され，かつ，運営されるものでなければならない。

2　この法律において，「診療所」とは，医師又は歯科医師が，公衆又は特定多数人のため医業又は歯科医業を行う場所であって，患者を入院させるための施設を有しないもの又は19人以下の患者を入院させるための施設を有するものをいう。

第1条の6　この法律において，「介護老人保健施設」とは，介護保険法（平成9年法律第123号）の規定による介護老人保健施設をいう。

2　この法律において，「介護医療院」とは，介護保険法の規定による介護医療院をいう。

〔病院の法定人員及び施設等の委任〕

第21条　病院は，厚生労働省令（第一号に掲げる従業者（医師及び歯科医師を除く。）及び第十二号に掲げる施設にあっては，都道府県の条例）の定めるところにより，次に掲げる人員及び施設を有し，かつ，記録を備えて置かなければならない。

一　当該病院の有する病床の種別に応じ，厚生労働省令で定める員数の医師及び歯科医師のほか，都道府県の条例で定める員数の看護師その他の従業者

八　給食施設

医療法施行規則（抄）

（昭和23年11月5日厚生省令第50号）
（最終改正　令和5年7月31日厚生労働省令第100号）

第2章　病院，診療所及び助産所の管理

第10条　病院，診療所又は助産所の管理者は，患者，妊婦，産婦又はじよく婦を入院させ，又は入所させるに当たり，次の各号に掲げる事項を遵守しなければならない。（後略）

七　病毒感染の危険ある患者の用に供した被服，寝具，食器等で病毒に汚染し又は汚染の疑あるものは，消毒した後でなければこれを他の患者の用に供しないこと。

第3章　病院，診療所及び助産所の構造設備

〔構造設備の基準〕

第16条　法第23条第1項の規定による病院又は診療所の構造設備の基準は，次のとおりとする。（後略）

十五　火気を使用する場所には，防火上必要な設備を設けること。

〔病院の人員等の基準〕

第19条　法第21条第1項第一号の規定による病院に置くべき医師及び歯科医師の員数の標準は，次のとおりとする。

2　法第21条第3項の厚生労働省令で定める基準（病院の従業者及びその員数に係るものに限る。次項において同じ。）であつて，都道府県が条例を定めるに当たつて従うべきものは，次のとおりとする。

四　栄養士　病床数100以上の病院にあっては，1

〔病院の施設等の基準〕

第20条　法第21条第1項第二号から第六号まで，第八号，第九号及び第十一号の規定による施設及び記録は，次の各号による。

八　給食施設は入院患者のすべてに給食することのできる施設とし，調理室の床は耐水材料をもつて洗浄及び排水又は清掃に便利な構造とし，食器の消毒設備を設けなければならない。

九　前号の規定にかかわらず，給食施設は，法第15条の3第2項の規定により調理業務又は洗浄業務を委託する場合にあつては，当該業務に係る設備を設けないことができる。

第21条　法第21条第3項の厚生労働省令で定める基準（病院の施設及びその構造設備に係るものに限る。）であつて，都道府県が条例を定めるに当たつて参酌すべきものは，次の各号に掲げる施設の区分に応じ，当該各号に定める構造設備を有することとする。

三　食堂（療養病床を有する病院に限る。）内法による測定で，療養病床の入院患者1人につき一平方メートル以上の広さを有しなければならないこと。

第22条の2　法第22条の2第一号の規定による特定機能病院に置くべき医師，歯科医師，薬剤師，看護師その他の従業者の員数は，次に定めるところによる。

五　管理栄養士　1以上

労働安全衛生法（抄）

（昭和47年6月8日法律第57号）
（最終改正　令和4年6月17日法律第68号）

第1章　総　則

〔目的〕

第1条　この法律は，労働基準法（昭和22年法律第49号）と相まつて，労働災害の防止のための危害防止基準の確立，責任体制の明確化及び自主的活動の促進の措置を講ずる等その防止に関する総合的計画的な対策を推進することにより職場における労働者の安全と健康を確保するとともに，快適な職場環境の形成を促進することを目的とする。

第4章　労働者の危険又は健康障害を防止するための措置

〔事業者の構ずべき措置等〕

第23条　事業者は，労働者を就業させる建設物その他の作業場について，通路，床面，階段等の保全並びに換気，採光，照明，保温，防湿，休養，避難及び清潔に必要な措置その他労働者の健康，風紀及び生命の保持のため必要な措置を講じなければならない。

第7章　健康の保持増進のための措置

〔健康教育等〕

第69条　事業者は，労働者に対する健康教育及び健康相談その他労働者の健康の保持増進を図るため必要な措置を継続的かつ計画的に講ずるように努めなければならない。

2　労働者は，前項の事業者が講ずる措

置を利用して，その健康の保持増進に努めるものとする。

第7章の2　快適な職場環境の形成のための措置

〔事業者の講ずる措置〕

第71条の2　事業者は，事業場における安全衛生の水準の向上を図るため，次の措置を継続的かつ計画的に講ずることにより，快適な職場環境を形成するように努めなければならない。

一　作業環境を快適な状態に維持管理するための措置

二　労働者の従事する作業について，その方法を改善するための措置

三　作業に従事することによる労働者の疲労を回復するための施設又は設備の設置又は整備

四　前三号に掲げるもののほか，快適な職場環境を形成するため必要な措置

労働安全衛生規則（抄）

（昭和47年9月30日労働省令第32号）
（最終改正　令和5年8月30日厚生労働省令第108号）

第三編　衛生基準

第8章　食堂及び炊事場

〔食堂〕

第629条　事業者は，第614条（略）本文に規定する作業場においては，作業場外に適当な食事の設備を設けなければならない。ただし，労働者が事業場内において食事をしないときは，この限りでない。

〔食堂及び炊事場〕

第630条　事業者は，事業場に附属する食堂又は炊事場については，次に定めるところによらなければならない。

一　食堂と炊事場とは区別して設け，採光及び換気が十分であつて，そうじに便利な構造とすること。

二　食堂の床面積は，食事の際の1人について，一平方メートル以上とすること。

三　食堂には，食卓及び労働者が食事をするためのいすを設けること（いすについては，坐食の場合を除く。）。

四　便所及び廃物だめから適当な距離のある場所に設けること。

五　食器，食品材料等の消毒の設備を設けること。

六　食器，食品材料及び調味料の保存のために適切な設備を設けること。

七　はえその他のこん虫，ねずみ，犬，猫等の害を防ぐための設備を設けること。

八　飲用及び洗浄のために，清浄な水を十分に備えること。

九　炊事場の床は，不浸透性の材料で造り，かつ，洗浄及び排水に便利な構造とすること。

十　汚水及び廃物は，炊事場外において露出しないように処理し，沈でん槽を設けて排出する等有害とならないようにすること。

十一　炊事従業員専用の休憩室及び便所を設けること。

十二　炊事従業員には，炊事に不適当な伝染性の疾病にかかつている者を従事させないこと。

十三　炊事従業員には，炊事専用の清

潔な作業衣を使用させること。

十四　炊事場には，炊事従業員以外の者をみだりに出入りさせないこと。

十五　炊事場には，炊事場専用の履物を備え，土足のまま立ち入らせないこと。

〔栄養の確保及び向上〕

第631条　事業者は，事業場において労働者に対し給食を行なうときは，当該給食に関し，栄養の確保及び向上に必要な措置を講ずるように努めなければならない。

〔栄養士〕

第632条　事業者は，事業場において，労働者に対し，1回100食以上又は1日250食以上の給食を行なうときは，栄養士を置くように努めなければならない。

2　事業者は，栄養士が，食品材料の調査又は選択，献立の作成，栄養価の算定，廃棄量の調査，労働者のし好調査，栄養指導等を衛生管理者及び給食関係者と協力して行なうようにさせなければならない。

事業附属寄宿舎規程（抄）

（昭和22年10月31日労働省令第7号）

（最終改正　令和2年12月22日厚生労働省令第203号）

第2章　第一種寄宿舎安全衛生基準

第24条　常時30人以上の労働者を寄宿させる寄宿舎には，食堂を設けなければならない。但し，寄宿舎に近接した位置に労働安全衛生規則（昭和47年労働省令第32号）第629条の規定による事業場の食堂がある場合においては，この限りでない。

第25条　食堂又は炊事場を設ける場合においては，次の各号による外，常に清潔を保持するため，必要な措置を講じなければならない。

一　照明及び換気が十分であること。

二　食器及び炊事用器具をしばしば消毒するとともに，これらを清潔に保管する設備を設けること。

三　はえその他のこん虫，ねずみ等の害を防ぐための措置を講ずること。

四　食堂には，食卓を設け，且つ，ざ食をする場合以外の場合においては，いすを設けること。

五　食堂には，寒冷時に，適当な採暖の設備を設けること。

六　炊事場の床は，洗浄及び排水に便利な構造とすること。

七　炊事従業員には，炊事専用の清潔な作業衣を着用させること。

八　炊事従業員の専用の便所を設けること。（昭30労令五・全改）

第25条の2　飲用水及び炊事用水は，地方公共団体の水道から供給されるものでなければならない。但し，地方公共団体等の行う水質検査を受け，これに合格した水と同質の水を用いる場合においては，この限りでない。

②　汚水及び汚物は，寝室，食堂及び炊事場から隔離された一定の場所において露出しないようにしなければならない。

第26条　1回300食以上の給食を行う場合には，栄養士をおかなければならない。

第31条　寄宿舎に寄宿する労働者につ

いては，毎年2回以上次の各号の検査を行わなければならない。

一　体重測定による発育及び栄養状態の検査

児童福祉施設の設備及び運営に関する基準（抄）

（昭和23年12月29日厚生省令第63号）
（最終改正　令和5年4月1日厚生労働省令第48号）

第1章　総　則

〔衛生管理等〕

第10条　児童福祉施設に入所している者の使用する設備，食器等又は飲用に供する水については，衛生的な管理に努め，又は衛生上必要な措置を講じなければならない。

2　児童福祉施設は，当該児童福祉施設において感染症又は食中毒が発生し，又はまん延しないように必要な措置を講ずるよう努めなければならない。

3　障害児入所施設等は，当該障害児入所施設等において感染症又は食中毒が発生し，又はまん延しないように，次の各号に掲げる措置を講じなければならない。

一　当該障害児入所施設等における感染症及び食中毒の予防及びまん延の防止のための対策を検討する委員会（テレビ電話装置その他の情報通信機器を活用して行うことができるものとする。）を定期的に開催するとともに，その結果について，職員に周知徹底を図ること。

二　当該障害児入所施設等における感染症及び食中毒の予防及びまん延の防止のための指針を整備すること。

三　当該障害児入所施設等において，職員に対し，感染症及び食中毒の予防及びまん延の防止のための研修並びに感染症の予防及びまん延の防止のための訓練を定期的に実施すること。

4　児童福祉施設（助産施設，保育所及び児童厚生施設を除く。）においては，入所している者の希望等を勘案し，清潔を維持することができるよう適切に，入所している者を入浴させ，又は清拭しなければならない。

5　児童福祉施設には，必要な医薬品その他の医療品を備えるとともに，それらの管理を適正に行わなければならない。

〔食事〕

第11条　児童福祉施設（助産施設を除く。以下この項において同じ。）において，入所している者に食事を提供するときは，当該児童福祉施設内で調理する方法（第8条（略）の規定により，当該児童福祉施設の調理室を兼ねている他の社会福祉施設の調理室において調理する方法を含む。）により行わなければならない。

2　児童福祉施設において，入所している者に食事を提供するときは，その献立は，できる限り，変化に富み，入所している者の健全な発育に必要な栄養量を含有するものでなければならない。

3　食事は，前項の規定によるほか，食品の種類及び調理方法について栄養並びに入所している者の身体的状況及び嗜好を考慮したものでなければならない。

4　調理は，あらかじめ作成された献立

に従つて行わなければならない。ただし，少数の児童を対象として家庭的な環境の下で調理するときは，この限りでない。

5　児童福祉施設は，児童の健康な生活の基本としての食を営む力の育成に努めなければならない。

（なお，栄養士・管理栄養士配置規定は p.490 参照）

食品ロスの削減の推進に関する法律（抄）

（令和元年 5 月 31 日法律第 19 号）
（施行日：令和元年 10 月 1 日）

我が国においては，まだ食べることができる食品が，生産，製造，販売，消費等の各段階において日常的に廃棄され，大量の食品ロスが発生している。食品ロスの問題については，2015 年 9 月 25 日の国際連合総会において採択された持続可能な開発のための 2030 アジェンダにおいて言及されるなど，その削減が国際的にも重要な課題となっており，また，世界には栄養不足の状態にある人々が多数存在する中で，とりわけ，大量の食料を輸入し，食料の多くを輸入に依存している我が国として，真摯に取り組むべき課題である。

食品ロスを削減していくためには，国民各層がそれぞれの立場において主体的にこの課題に取り組み，社会全体として対応していくよう，食べ物を無駄にしない意識の醸成とその定着を図っていくことが重要である。また，まだ食べることができる食品については，廃棄することなく，貧困，災害等により必要な食べ物を十分に入手することができない人々に提供することを含め，できるだけ食品として活用するようにしていくことが重要である。

ここに，国，地方公共団体，事業者，消費者等の多様な主体が連携し，国民運動として食品ロスの削減を推進するため，この法律を制定する。

第 1 章　総　則

〔目的〕

第 1 条　この法律は，食品ロスの削減に関し，国，地方公共団体等の責務等を明らかにするとともに，基本方針の策定その他食品ロスの削減に関する施策の基本となる事項を定めること等により，食品ロスの削減を総合的に推進することを目的とする。

〔定義〕

第 2 条　この法律において「食品」とは，飲食料品のうち医薬品，医療機器等の品質，有効性及び安全性の確保等に関する法律（昭和 35 年法律第 145 号）第 2 条第 1 項に規定する医薬品，同条第 2 項に規定する医薬部外品及び同条第 9 項に規定する再生医療等製品以外のものをいう。

2　この法律において「食品ロスの削減」とは，まだ食べることができる食品が廃棄されないようにするための社会的な取組をいう。

〔国の責務〕

第 3 条　国は，食品ロスの削減に関する施策を総合的に策定し，及び実施する責務を有する。

〔地方公共団体の責務〕

第4条　地方公共団体は，食品ロスの削減に関し，国及び他の地方公共団体との連携を図りつつ，その地域の特性に応じた施策を策定し，及び実施する責務を有する。

〔事業者の責務〕

第5条　事業者は，その事業活動に関し，国又は地方公共団体が実施する食品ロスの削減に関する施策に協力するよう努めるとともに，食品ロスの削減について積極的に取り組むよう努めるものとする。

〔消費者の役割〕

第6条　消費者は，食品ロスの削減の重要性についての理解と関心を深めるとともに，食品の購入又は調理の方法を改善すること等により食品ロスの削減について自主的に取り組むよう努めるものとする。

〔関係者相互の連携及び協力〕

第7条　国，地方公共団体，事業者，消費者，食品ロスの削減に関する活動を行う団体その他の関係者は，食品ロスの削減の総合的かつ効果的な推進を図るため，相互に連携を図りながら協力するよう努めなければならない。

〔食品廃棄物の発生の抑制等に関する施策における食品ロスの削減の推進〕

第8条　国及び地方公共団体は，食品循環資源の再生利用等の促進に関する法律（平成12年法律第106号）その他の関係法律に基づく食品廃棄物の発生の抑制等に関する施策を実施するに当たっては，この法律の趣旨及び内容を踏まえ，食品ロスの削減を適切に推進しなければならない。

〔食品ロス削減月間〕

第9条　国民の間に広く食品ロスの削減に関する理解と関心を深めるため，食品ロス削減月間を設ける。

2　食品ロス削減月間は，10月とし，特に同月30日を食品ロス削減の日とする。

3　国及び地方公共団体は，食品ロス削減の日をはじめ食品ロス削減月間において，その趣旨にふさわしい事業が実施されるよう努めるものとする。

〔財政上の措置等〕

第10条　政府は，食品ロスの削減に関する施策を実施するため必要な財政上の措置その他の措置を講ずるよう努めるものとする。

第2章　基本方針等

〔基本方針〕

第11条　政府は，食品ロスの削減に関する施策の総合的な推進を図るため，食品ロスの削減の推進に関する基本的な方針（以下「基本方針」という。）を定めなければならない。

2　基本方針は，次に掲げる事項について定めるものとする。

一　食品ロスの削減の推進の意義及び基本的な方向に関する事項

二　食品ロスの削減の推進の内容に関する事項

三　その他食品ロスの削減の推進に関する重要事項

3　内閣総理大臣は，基本方針の案につき閣議の決定を求めなければならない。

4　内閣総理大臣は，前項の規定による閣議の決定があったときは，遅滞なく，基本方針を公表しなければならない。

5　前2項の規定は，基本方針の変更に

ついて準用する。

〔都道府県食品ロス削減推進計画〕

第12条　都道府県は，基本方針を踏まえ，当該都道府県の区域内における食品ロスの削減の推進に関する計画（以下この条及び次条第1項において「都道府県食品ロス削減推進計画」という。）を定めるよう努めなければならない。

2　都道府県は，都道府県食品ロス削減推進計画を定めるに当たっては，廃棄物の処理及び清掃に関する法律（昭和45年法律第137号）第5条の5第1項に規定する廃棄物処理計画その他の法律の規定による計画であって食品ロスの削減の推進に関連する事項を定めるものと調和を保つよう努めなければならない。

3　都道府県は，都道府県食品ロス削減推進計画を定めたときは，遅滞なく，これを公表するよう努めるものとする。

4　前2項の規定は，都道府県食品ロス削減推進計画の変更について準用する。

〔市町村食品ロス削減推進計画〕

第13条　市町村は，基本方針（都道府県食品ロス削減推進計画が定められているときは，基本方針及び都道府県食品ロス削減推進計画）を踏まえ，当該市町村の区域内における食品ロスの削減の推進に関する計画（次項において「市町村食品ロス削減推進計画」という。）を定めるよう努めなければならない。

2　前条第2項から第4項までの規定は，市町村食品ロス削減推進計画について準用する。この場合において，同条第2項（同条第4項において準用する場合を含む。）中「第5条の5第1項に規定する廃棄物処理計画」とあるのは，「第6条第1項に規定する一般廃棄物処理計画」と読み替えるものとする。

第3章　基本的施策

〔教育及び学習の振興，普及啓発等〕

第14条　国及び地方公共団体は，消費者，事業者等が，食品ロスの削減について，理解と関心を深めるとともに，それぞれの立場から取り組むことを促進するよう，教育及び学習の振興，啓発及び知識の普及その他の必要な施策を講ずるものとする。

2　前項の施策には，必要量に応じた食品の販売及び購入，販売及び購入をした食品を無駄にしないための取組その他の消費者と事業者との連携協力による食品ロスの削減の重要性についての理解を深めるための啓発が含まれるものとする。

〔食品関連事業者等の取組に対する支援〕

第15条　国及び地方公共団体は，食品の生産，製造，販売等の各段階における食品ロスの削減についての食品関連事業者（食品の製造，加工，卸売若しくは小売又は食事の提供を行う事業者をいう。第19条第1項において同じ。）及び農林漁業者並びにこれらの者がそれぞれ組織する団体（次項において「食品関連事業者等」という。）の取組に対する支援に関し必要な施策を講ずるものとする。

2　国及び地方公共団体は，食品の生産から消費に至る一連の過程における食品ロスの削減の効果的な推進を図るため，食品関連事業者等の相互の連携の強化のための取組に対する支援に関し必要な施策を講ずるものとする。

〔表彰〕

第16条　国及び地方公共団体は，食品ロスの削減に関し顕著な功績があると認められる者に対し，表彰を行うよう努めるものとする。

〔実態調査等〕

第17条　国及び地方公共団体は，食品ロスの削減に関する施策の効果的な実施に資するよう，まだ食べることができる食品の廃棄の実態に関する調査並びにその効果的な削減方法等に関する調査及び研究を推進するものとする。

〔情報の収集及び提供〕

第18条　国及び地方公共団体は，食品ロスの削減について，先進的な取組に関する情報その他の情報を収集し，及び提供するよう努めるものとする。

〔未利用食品等を提供するための活動の支援等〕

第19条　国及び地方公共団体は，食品関連事業者その他の者から未利用食品等まだ食べることができる食品の提供を受けて貧困，災害等により必要な食べ物を十分に入手することができない者にこれを提供するための活動が円滑に行われるよう，当該活動に係る関係者相互の連携の強化等を図るために必要な施策を講ずるものとする。

2　前項に定めるもののほか，国及び地方公共団体は，民間の団体が行う同項の活動を支援するために必要な施策を講ずるものとする。

3　国は，第1項の活動のための食品の提供等に伴って生ずる責任の在り方に関する調査及び検討を行うよう努めるものとする。

第4章　食品ロス削減推進会議

〔設置及び所掌事務〕

第20条　内閣府に，特別の機関として，食品ロス削減推進会議（以下「会議」という。）を置く。

2　会議は，次に掲げる事務をつかさどる。

一　基本方針の案を作成すること。

二　前号に掲げるもののほか，食品ロスの削減の推進に関する重要事項について審議し，及び食品ロスの削減に関する施策の実施を推進すること。

診療報酬・高齢者医療・介護保険関連

診療報酬の算定方法（抜粋）

（平成 20 年 3 月 5 日厚生労働省告示第 59 号）
（最終改正　令和 4 年 3 月 4 日厚生労働省告示第 54 号）

別表第一　医科診療報酬点数表

A233-2　栄養サポートチーム加算

（週 1 回）200 点

注 1* 栄養管理体制その他の事項につき別に厚生労働大臣が定める施設基準に適合しているものとして地方厚生局長等に届け出た保険医療機関において，栄養管理を要する患者として別に厚生労働大臣が定める患者に対して，当該保険医療機関の保険医，看護師，薬剤師，管理栄養士等が共同して必要な診療を行った場合に，当該患者（第 1 節の入院基本料（特別入院基本料等を除く。）又は第 3 節の特定入院料のうち，栄養サポートチーム加算を算定できるものを現に算定している患者に限る。）について，週 1 回（療養病棟入院基本料，結核病棟入院基本料，精神病棟入院基本料又は特定機能病院入院基本料（結核病棟又は精神病棟に限る。）を算定している患者については，入院した日から起算して 1 月以内の期間にあっては週 1 回，入院した日から起算して 1 月を超え 6 月以内の期間にあっては月 1 回）（障害者施設等入院基本料を算定している患者については，月 1 回）に限り所定点数に加算する。この場合において，区分番号 B001 の 10 に掲げる入院栄養食事指導料，区分番号 B001 の 11 に掲げる集団栄養食事指導料及び区分番号 B001-2-3 に掲げる乳幼児育児栄養指導料は別に算定できない。

2** 特定地域　　100 点（週 1 回）

医療提供体制の確保の状況に鑑み別に厚生労働大臣が定める地域に所在する保険医療機関であって，別に厚生労働大臣が定める施設基準に適合しているものとして地方厚生局長等に届け出たものについては，注 1 に規定する届出の有無にかかわらず，当該加算の点数に代えて，栄養サポートチーム加算（特定地域）として，100 点を所定点数に加算することができる。

3　歯科医師　　50 点（週 1 回）

注 1 の場合において，歯科医師が，注 1 の必要な診療を保険医等と共同して行った場合は，歯科医師連携加算として，50 点を更に所定点数に加算する。

*施設基準

①当該保険医療機関内に，専任の栄養管理に係る所定の研修を修了した①常勤医師，②常勤看護師，③常勤薬剤師，④常勤管理栄養士により構成される栄養管理に係るチーム（以下「栄養サポートチーム」という。）が設置されていること。また，そのうちのいずれか 1 人は専従であること。

そのほか，歯科医師，歯科衛生士，臨床検査技師，理学療法士，作業療法士，社会福祉士，言語聴覚士が配置されていることが望ましい。

②1 日当たりの算定患者数は，1 チームにつき概ね 30 人以内とする。

③栄養管理に係る診療を行うにつき十分な体制が整備されていること。
④当該加算の対象患者について栄養治療実施計画を作成するとともに，当該患者に対して当該計画が文書により交付され，説明がなされるものであること。
⑤当該患者の栄養管理に係る診療の終了時に栄養治療実施報告書を作成するとともに，当該患者に対して当該報告書が文書により交付され，説明がなされるものであること。

**施設基準
①当該保険医療機関に，専任の栄養管理に係る所定の研修を修了した①常勤医師，②看護師，③薬剤師，④管理栄養士により構成される栄養サポートチームが設置されていること。
②「基本診療科の施設基準等」の別表6の2に掲げる地域に所在する保険医療機関（特定機能病院，200床以上の病院，DPC対象病院及び一般病棟7対1，10対1入院基本料を算定している病院を除く）であること。
③1日当たりの算定患者数は，1チームにつき概ね15人以内とする。
④一般病棟入院基本料（急性期一般入院料1を除く。）を算定する病棟（特定機能病院及び許可病床数が四百床以上の病院の病棟並びに診療報酬の算定方法第一号ただし書に規定する別に厚生労働大臣が指定する病院の病棟を除く。）であること。
⑤栄養管理に係る診療を行うにつき必要な体制が整備されていること。
⑥当該加算の対象患者について栄養治療実施計画を作成するとともに，当該患者に対して当該計画が文書により交付され，説明がなされるものであること。
⑦当該患者の栄養管理に係る診療の終了時に栄養治療実施報告書を作成するとともに，当該患者に対して当該報告書が文書により交付され，説明がなされるものであること。

(1) 栄養サポートチーム加算は，栄養障害の状態にある患者や栄養管理をしなければ栄養障害の状態になることが見込まれる患者に対し，患者の生活の質の向上，原疾患の治癒促進及び感染症等の合併症予防等を目的として，栄養管理に係る専門的知識を有した多職種からなるチーム（以下「栄養サポートチーム」という。）が診療することを評価したものである。
(2) 栄養サポートチーム加算は，栄養管理計画を策定している患者のうち，次のアからエまでのいずれかに該当する者について算定できる。
ア　栄養管理計画の策定に係る栄養スクリーニングの結果，血中アルブミン値が3.0g/dL以下であって，栄養障害を有すると判定された患者
イ　経口摂取又は経腸栄養への移行を目的として，現に静脈栄養法を実施している患者
ウ　経口摂取への移行を目的として，現に経腸栄養法を実施している患者
エ　栄養サポートチームが，栄養治療により改善が見込めると判断した患者
(3) 1日当たりの算定患者数は，1チームにつき概ね30人以内とする。ただし，「注2」に規定する点数を算定する場合，1日当たりの算定患者数は，1チームにつき概ね15人以内とする。
(4) 療養病棟，結核病棟及び精神病棟においては栄養サポートチーム加算は入院日から起算して180日以内に限り算定可能とするが，180

日を超えても定期的に栄養サポートチームによる栄養管理を行うことが望ましい。

(5) 栄養サポートチームは，以下の診療を通じ，栄養状態を改善させ，また，必要に応じて経口摂取への円滑な移行を促進することが必要である。

ア 栄養状態の改善に係るカンファレンス及び回診が週１回程度開催されており，栄養サポートチームの構成員及び必要に応じて，当該患者の診療を担当する保険医，看護師等が参加している。

イ カンファレンス及び回診の結果を踏まえて，当該患者の診療を担当する保険医，看護師等と共同の上で，別紙様式５（略）又はこれに準じた栄養治療実施計画を作成し，その内容を患者等に説明の上交付するとともに，その写しを診療録等に添付する。

ウ 栄養治療実施計画に基づいて適切な治療を実施し，適宜フォローアップを行う。

エ 治療終了時又は退院・転院時に，治療結果の評価を行い，それを踏まえてチームで終了時指導又は退院時等指導を行い，その内容を別紙様式５（略）又はこれに準じた栄養治療実施報告書として記録し，その写しを患者等に交付するとともに診療録に添付する。

オ 当該患者の退院・転院時に，紹介先保険医療機関等に対して診療情報提供書を作成した場合は，当該報告書を添付する。

(6) 栄養サポートチームは，以下の診療を通じ，当該保険医療機関における栄養管理体制を充実させるとともに，当該保険医療機関において展開されている様々なチーム医療の連携を図ることが必要である。

ア 現に当該加算の算定対象となっていない患者の診療を担当する保険医，看護師等からの相談に速やかに応じ，必要に応じて栄養評価等を実施する。

イ 褥瘡対策チーム，感染対策チーム，緩和ケアチーム，摂食嚥下支援チーム等，当該保険医療機関において活動している他チームとの合同カンファレンスを，必要に応じて開催し，患者に対する治療及びケアの連携に努めること。

(7)「注２」に規定する点数は，「基本診療料の施設基準等」別表第六の二に掲げる地域に所在する保険医療機関（特定機能病院，許可病床数が400 床以上の病院，DPC 対象病院及び一般病棟入院基本料に係る届出において急性期一般入院料１のみを届け出ている病院を除く。）の一般病棟において，算定可能である。なお，「基本診療料の施設基準等及びその届出に関する手続きの取扱いについて」別添２「入院基本料等の施設基準」第５の６の規定により看護配置の異なる病棟ごとに一般病棟入院基本料（急性期一般入院料１を除く。）を算定する病棟で当該点数を算定できる。

(8)「注３」に規定する歯科医師連携加算は，栄養サポートチームに歯科医師が参加し，当該チームとしての診療に従事した場合に，所定点数に加算する。

なお，栄養サポートチームに参加する歯科医師は，院外の歯科医師であっても差し支えないが，当該チームの構成員として継続的に診療に従事していることが必要である。

B001 特定疾患治療管理料

9 外来栄養食事指導料

イ 外来栄養食事指導料１

（1）初回

① 対面で行った場合 260点

② 情報通信機器等を用いた場合 235点

（2）２回目以降

① 対面で行った場合 200点

② 情報通信機器等を用いた場合 180点

ロ 外来栄養食事指導料２

（1）初回

① 対面で行った場合 250点

② 情報通信機器等を用いた場合 225点

（2）２回目以降

① 対面で行った場合 190点

② 情報通信機器等を用いた場合 170点

注 イの（1）の①及び（2）の①については，入院中の患者以外の患者であって，別に厚生労働大臣が定めるものに対して，保険医療機関の医師の指示に基づき当該保険医療機関の管理栄養士が具体的な献立等によって指導を行った場合に，初回の指導を行った月にあっては月２回に限り，その他の月にあっては月１回に限り算定する。

２ 別に厚生労働大臣が定める施設基準に適合しているものとして地方厚生局長等に届け出た保険医療機関において，外来化学療法を実施している悪性腫瘍の患者に対して，医師の指示に基づき当該保険医療機関の管理栄養士が具体的な献立等によって月２回以上の指導を行った場合に限り，月の２回目の指導時にイの（2）の①の点数を算定する。ただし，外来化学療法加算を算定した日と同日であること。

３ 別に厚生労働大臣が定める施設基準に適合しているものとして地方厚生局長等に届け出た保険医療機関において，外来化学療法を実施している悪性腫瘍の患者に対して，医師の指示に基づき当該保険医療機関の専門的な知識を有する管理栄養士が具体的な献立等によって指導を行った場合に限り，月１回に限り260点を算定する。

４ イの（1）の②及び（2）の②については，入院中の患者以外の患者であって，別に厚生労働大臣が定めるものに対して，保険医療機関の医師の指示に基づき当該保険医療機関以外の管理栄養士が電話又は情報通信機器によって必要な献立等によって指導を行った場合に，初回の指導を行った月にあっては月２回に限り，その他の月にあっては月１回に限り算定する。

５ ロの（1）の①及び（2）の①については，入院中の患者以外の患者であって，別に厚生労働大臣が定めるものに対して，保険医療機関（診療所に限る。）の医師の指示に基づき当該保険医療機関以外の管理栄養士が具体的な献立等によって指導を行った場合に，初回の指導を行った月にあっては月２回に限り，その他の月にあっては月１回に限り算定する。

６ ロの（1）の②及び（2）の②については，入院中の患者以外の患者であって，別に厚生労働大臣が定めるものに対して，保険医療機関（診療所に限る。）の医師の指示に基づき当該保険医療機関以外の管理栄養士が電話又は情報通信機器によって必要な指導を行った場合に，初回の指導を行った月にあっては月２回に限り，その他の月にあっては月１回に限り算定する。

［施設基準］（新設）

（6）の２　外来栄養食事指導料の注３に規定する基準

悪性腫瘍の患者の栄養管理に係る専門の研修を修了し，当該患者の栄養管理を行うにつき十分な経験を有する専任の常勤の管理栄養士が配置されていること。

10　入院栄養食事指導料（週１回）

イ　入院栄養食事指導料１

（1）　初回　260点

（2）　２回目　200点

ロ　入院栄養食事指導料２

（1）　初回　250点

（2）　２回目　190点

注１　イについては，入院中の患者であって，別に厚生労働大臣が定めるものに対して，保険医療機関の医師の指示に基づき当該保険医療機関の管理栄養士が具体的な献立等によって指導を行った場合に，入院中２回を限度として算定する。

２　ロについては，診療所において，入院中の患者であって，別に厚生労働大臣が定めるものに対して，保険医療機関の医師の指示に基づき当該保険医療機関以外の管理栄養士が具体的な献立等によって指導を行った場合に，入院中２回に限り算定する。

３　別に厚生労働大臣が定める患者に対して，退院後の栄養食事管理について指導するとともに，入院中の栄養管理に関する情報を示す文書を用いて患者に説明し，これを他の保険医療機関，介護老人保健施設等又は障害者の日常生活及び社会生活を総合的に支援する法律（平成17年法律第123号）第34条第１項に規定する指定障害者支援施設等若しくは児童福祉法第42条第１号に規定する福祉型障害児入所施設の医師又は管理栄養士と共有した場合に，入院中１回に限り，栄養情報提供加算として50点を所定点数に加算する。この場合において，区分番号B005に掲げる退院時共同指導料２は別に算定できない。

11　集団栄養食事指導料　80点

注　別に厚生労働大臣が定める特別食を必要とする複数の患者に対して，保険医療機関の医師の指示に基づき当該保険医療機関の管理栄養士が栄養指導を行った場合に，患者１人につき月１回に限り算定する。

C009　在宅患者訪問栄養食事指導料

１　在宅患者訪問栄養食事指導料１

イ　単一建物診療患者が１人の場合　530点

ロ　単一建物診療患者が２人以上９人以下の場合　480点

ハ　イ及びロ以外の場合　440点

２　在宅患者訪問栄養食事指導料２

イ　単一建物診療患者が１人の場合　510点

ロ　単一建物診療患者が２人以上９人以下の場合　460点

ハ　イ及びロ以外の場合　420点

注１　１については，在宅で療養を行っており通院が困難な患者であって，別に厚生労働大臣が定めるものに対して，診療に基づき計画的な医学管理を

継続して行い，かつ，保険医療機関の医師の指示に基づき当該保険医療機関の管理栄養士が訪問して具体的な献立等によって栄養管理に係る指導を行った場合に，単一建物診療患者（当該患者が居住する建物に居住する者のうち，管理栄養士が訪問し栄養食事指導を行っているものをいう。注２において同じ。）の人数に従い，患者１人につき月２回に限り所定点数を算定する。

２　２については，在宅で療養を行っており通院が困難な患者であって，別に厚生労働大臣が定めるものに対して，診療に基づき計画的な医学管理を継続して行い，かつ，保険医療機関の医師の指示に基づき当該保険医療機関以外の管理栄養士が訪問して具体的な献立等によって栄養管理に係る指導を行った場合に，単一建物診療患者の人数に従い，患者１人につき月２回に限り所定点数を算定する。

３　在宅患者訪問栄養食事指導に要した交通費は，患家の負担とする。

C013　在宅患者訪問褥瘡管理指導料

750 点

注１　別に厚生労働大臣が定める施設基準に適合しているものとして地方厚生局長等に届け出た保険医療機関において，重点的な褥瘡管理を行う必要が認められる患者（在宅での療養を行っているものに限る。）に対して，当該患者の同意を得て，当該保険医療機関の保険医，管理栄養士又は当該保険医療機関以外の管理栄養士及び看護士又は連携する他の保険医療機関等の看護師が共同して，褥瘡管理に関する計画的な指導管理を行った場合には，初回のカンファレンスから起算して６月以内に限り，当該患者１人につき３回に限り所定点数を算定する。

２　区分番号 C001 に掲げる在宅患者訪問診療料（I），区分番号 C001-2 に掲げる在宅患者訪問診療料（Ⅱ），区分番号 C005 に掲げる在宅患者訪問看護・指導料又は区分番号 C009 に掲げる在宅患者訪問栄養食事指導料は別に算定できない。ただし，カンファレンスを行う場合にあっては，この限りでない。

別表第二　歯科診療報酬点数表

B004-1-4　入院栄養食事指導料（週１回）

１　入院栄養食事指導料１

イ	初回	260 点
ロ	２回目	200 点

２　入院栄養食事指導料２

イ	初回	250 点
ロ	２回目	190 点

注１　１については，入院中の患者であって，別に厚生労働大臣が定めるものに対して，保険医療機関の歯科医師と医師との連携の下に当該保険医療機関の管理栄養士が具体的な献立等によって指導を行った場合に，入院中２回に限り算定する。

２　２については，診療所において，入院中の患者であって，別に厚生労働大臣が定めるものに対して，保険医療機関の歯科医師と医師との連携の下に当該保険医療機関以外の管理栄養士が具体的な献立等によって指導を行った場合に，入院中２回に限り算定する。

３　別に厚生労働大臣が定める患者に対して，退院後の栄養食事管理について指導するとともに，入院中の栄養管理に関する情報を示す文書を用いて患者に説明し，これを他の保険医療機関，介護老人保健施設等又は障害者の日常生活及び社会生活を総合的に支援する法律第 34 条第１項に規定する指定障害者支援施設等若しくは児童福祉法第42条第1号に規定する福祉型障害児入所施設の医師又は管理栄養士と共有した場合に，入院中1回に限り，栄養情報提供加算として50点を所定点数に加算する。この場合において，区分番号B015に掲げる退院時共同指導料2は別に算定できない。

A226-2　緩和ケア診療加算（1日につき）

390点

●個別栄養食事管理加算　70点

注4　別に厚生労働大臣が定める施設基準を満たす保険医療機関において，緩和ケアを要する患者に対して，緩和ケアに係る必要な栄養食事管理を行った場合には，個別栄養食事管理加算として，70点を更に所定点数に加算する。

入院時食事療養費に係る食事療養及び入院時生活療養費に係る生活療養の費用の額の算定に関する基準（抄）

（平成18年3月6日厚生労働省告示第99号）
（最終改正　平成30年3月5日厚生労働省告示第51号）

別表　食事療養及び生活療養の費用算定表

第一　食事療養

1　入院時食事療養（Ⅰ）（1食につき）

（1）（2）以外の食事療養を行う場合　640円

（2）流動食のみを提供する場合　575円

注1　（1）については，別に厚生労働大臣が定める基準に適合しているものとして地方厚生局長等に届け出て当該基準による食事療養を行う保険医療機関に入院している患者について，当該食事療養を行ったときに，1日につき3食を限度として算定する。

2　（2）については，別に厚生労働大臣が定める基準に適合しているものとして地方厚生局長等に届け出て当該食事療養として流動食（市販されているものに限る。以下同じ。）のみを経管栄養法により提供したときに，1日3食を限度として算定する。

3　別に厚生労働大臣が定める特別食を提供したときは，1食につき76円を，1日につき3食を限度として加算する。ただし，（2）を算定する患者については，算定しない。

4　当該患者（療養病棟に入院する患者を除く。）について，食堂における食事療養を行ったときは，1日につき50円を加算する。

2　入院時食事療養（Ⅱ）（1食につき）

（1）（2）以外の食事療養を行う場合　506円

（2）流動食のみを提供する場合　460円

注1　（1）については，入院時食事療養（Ⅰ）を算定する保険医療機関以外の保険医療機関に入院している患者について，食事療養を行ったときに，1日につき3食を限度として算定する。

2　（2）については，入院時食事療養（Ⅰ）を算定する保険医療機関以外の保険医療機関に入院している患者について，食事療養として流動食のみを経管栄養法により提供したときに，1日につき3食を限度として算定する。

入院時食事療養及び入院時生活療養の食事の提供たる療養の基準等（抄）

（平成6年8月5日厚生省告示第238号）
（最終改正　平成28年3月4日厚生労働省告示第63号）

1　入院時食事療養（Ⅰ）を算定すべき食事療養及び入院時生活療養（Ⅰ）を算定すべき生活療養の基準

（1）原則として，当該保険医療機関を単位として行うものであること。

（2）入院時食事療養及び入院時生活療養の食事の提供たる療養は，管理栄養士又は栄養士によって行われていること。

（3）患者の年齢，病状によって適切な栄養量及び内容の入院時食事療養及び入院時生活療養の食事の提供たる療養が適時に，かつ適温で行われていること。

（4）地方厚生局長又は地方厚生支局長（以下「地方厚生局長等」という。）に対して当該届出を行う前6月間において当該届出に係る事項に関し，不正又は不当な届出（法令の規定に基づくものに限る。）を行ったことがないこと。

（5）地方厚生局長等に対して当該届出を行う前6月間において療担規則及び薬担規則並びに療担基準に基づき厚生労働大臣が定める掲示事項等（平成18年厚生労働省告示第107号）第3に規定する基準に違反したことがなく，かつ，現に違反していないこと。

（7）地方厚生局長等に対して当該届出を行う前6月間において，健康保険法（大正11年法律第70号）第78条第1項の規定に基づく検査等の結果，診療内容又は診療報酬の請求に関し，不正又は不当な行為が認められたことがないこと。

2　入院時食事療養及び入院時生活療養の食事の提供たる療養に係る特別食

疾病治療の直接手段として，医師の発行する食事箋に基づき提供された適切な栄養量及び内容を有する腎（じん）臓食，肝臓食，糖尿食，胃潰瘍（かいよう）食，貧血食，膵（すい）臓食，脂質異常症食，痛風食，てんかん食，フェニールケトン尿症食，楓（かえで）糖尿症食，ホモシスチン尿症食，ガラクトース血症食，治療乳，無菌食及び特別な場合の検査食（単なる流動食及び軟食を除く。）

医療スタッフの協働・連携によるチーム医療の推進について（抜粋）

（平成22年4月30日医政発0430第1号）

2　各医療スタッフが実施することができる業務の具体例

（3）　管理栄養士

近年，患者の高齢化や生活習慣病の

有病者の増加に伴い，患者の栄養状態を改善・維持し，免疫力低下の防止や治療効果及びQOLの向上等を推進する観点から，傷病者に対する栄養管理・栄養指導や栄養状態の評価・判定等の専門家として医療現場において果たし得る役割は大きなものとなっている。

以下に掲げる業務については，現行制度の下において管理栄養士が実施することができることから，管理栄養士を積極的に活用することが望まれる。

① 一般食（常食）について，医師の包括的な指導を受けて，その食事内容や形態を決定し，又は変更すること。

② 特別治療食について，医師に対し，その食事内容や形態を提案すること（食事内容等の変更を提案することを含む。）。

③ 患者に対する栄養指導について，医師の包括的な指導（クリティカルパスによる明示等）を受けて，適切な実施時期を判断し，実施すること。

④ 経腸栄養療法を行う際に，医師に対し，使用する経腸栄養剤の種類の選択や変更等を提案すること。

高齢者の医療の確保に関する法律（抄）

（昭和57年8月17日法律第80号）
（最終改正　令和5年6月9日法律第48号）

第1章　総　則

〔目的〕

第1条　この法律は，国民の高齢期における適切な医療の確保を図るため，医療費の適正化を推進するための計画の作成及び保険者による健康診査等の実施に関する措置を講ずるとともに，高齢者の医療について，国民の共同連帯の理念等に基づき，前期高齢者に係る保険者間の費用負担の調整，後期高齢者に対する適切な医療の給付等を行うために必要な制度を設け，もつて国民保健の向上及び高齢者の福祉の増進を図ることを目的とする。

〔基本的理念〕

第2条　国民は，自助と連帯の精神に基づき，自ら加齢に伴つて生ずる心身の変化を自覚して常に健康の保持増進に努めるとともに，高齢者の医療に要する費用を公平に負担するものとする。

2　国民は，年齢，心身の状況等に応じ，職域若しくは地域又は家庭において，高齢期における健康の保持を図るための適切な保健サービスを受ける機会を与えられるものとする。

〔国の責務〕

第3条　国は，国民の高齢期における医療に要する費用の適正化を図るための取組が円滑に実施され，高齢者医療制度（第3章（略）に規定する前期高齢者に係る保険者間の費用負担の調整及び第4章（略）に規定する後期高齢者医療制度をいう。以下同じ。）の運営が健全に行われるよう必要な各般の措置を講ずるとともに，第1条に規定する目的の達成に資するため，医療，公衆衛生，社会福祉その他の関連施策を積極的に推進しなければならない。

〔地方公共団体の責務〕

第4条　地方公共団体は，この法律の趣旨を尊重し，住民の高齢期における医療に要する費用の適正化を図るための取組及び高齢者医療制度の運営が適切かつ円滑に行われるよう所要の施策を実施しなければならない。

〔保険者の責務〕

第5条　保険者は，加入者の高齢期における健康の保持のために必要な事業を積極的に推進するよう努めるとともに，高齢者医療制度の運営が健全かつ円滑に実施されるよう協力しなければならない。

〔医療の担い手等の責務〕

第6条　医師，歯科医師，薬剤師，看護師その他の医療の担い手並びに医療法（昭和23年法律第205号）第1条の2第2項に規定する医療提供施設の開設者及び管理者は，前3条に規定する各般の措置，施策及び事業に協力しなければならない。

第2章　医療費適正化の推進

第1節　医療費適正化計画等

〔医療費適正化基本方針及び全国医療費適正化計画〕

第8条　厚生労働大臣は，国民の高齢期における適切な医療の確保を図る観点から，医療に要する費用の適正化（以下「医療費適正化」という。）を総合的かつ計画的に推進するため，医療費適正化に関する施策についての基本的な方針（以下「医療費適正化基本方針」という。）を定めるとともに，6年ごとに，6年を1期として，医療費適正化を推進するための計画（以下「全国医療費適正化計画」という。）を定めるものとする。

2　医療費適正化基本方針においては，次に掲げる事項を定めるものとする。

一　次条第1項に規定する都道府県医療費適正化計画において定めるべき目標に係る参酌すべき標準その他の当該計画の作成に当たつて指針となるべき基本的な事項

二　次条第1項に規定する都道府県医療費適正化計画の達成状況の評価に関する基本的な事項

三　医療に要する費用の調査及び分析に関する基本的な事項

四　前3号に掲げるもののほか，医療費適正化の推進に関する重要事項

3　医療費適正化基本方針は，医療法第30条の3第1項に規定する基本方針，介護保険法（平成9年法律第123号）第116条第1項に規定する基本指針及び健康増進法（平成14年法律第103号）第7条第1項に規定する基本方針と調和が保たれたものでなければならない。

4　全国医療費適正化計画においては，次に掲げる事項を定めるものとする。

一　国民の健康の保持の推進に関し，国が達成すべき目標に関する事項

二　医療の効率的な提供の推進に関し，国が達成すべき目標に関する事項

三　前二号の目標を達成するために国が取り組むべき施策に関する事項

四　第一号及び第二号の目標を達成するための保険者，第48条（略）に規定する後期高齢者医療広域連合（以下この条から第16条（略）までにおいて「後期高齢者医療広域連合」という。），医療機関その他の関係者の連携及び協力に関する事項

五　各都道府県の医療計画（医療法第30条の4第1項（略）に規定す

る医療計画をいう。以下同じ。）に基づく事業の実施による病床の機能（同法第30条の3第2項第六号（略）に規定する病床の機能をいう。以下同じ。）の分化及び連携の推進の成果，国民の健康の保持の推進及び医療の効率的な提供の推進により達成が見込まれる医療費適正化の効果その他厚生労働省令で定める事項を踏まえて，厚生労働省令で定めるところにより算定した計画の期間における医療に要する費用の見込み（第11条第8項において「国の医療に要する費用の目標」という。）に関する事項

六　計画の達成状況の評価に関する事項

七　前各号に掲げるもののほか，医療費適正化の推進のために必要な事項

〔都道府県医療費適正化計画〕

第9条　都道府県は，医療費適正化基本方針に即して，6年ごとに，6年を1期として，当該都道府県における医療費適正化を推進するための計画（以下「都道府県医療費適正化計画」という。）を定めるものとする。

2　都道府県医療費適正化計画においては，当該都道府県の医療計画に基づく事業の実施による病床の機能の分化及び連携の推進の成果並びに住民の健康の保持の推進及び医療の効率的な提供の推進により達成が見込まれる医療費適正化の効果を踏まえて，厚生労働省令で定めるところにより算定した計画の期間における医療に要する費用の見込み（第11条第4項において「都道府県の医療に要する費用の目標」という。）に関する事項を定めるものとする。

3　都道府県医療費適正化計画においては，前項に規定する事項のほか，おおむね都道府県における次に掲げる事項について定めるものとする。

一　住民の健康の保持の推進に関し，当該都道府県において達成すべき目標に関する事項

二　医療の効率的な提供の推進に関し，当該都道府県において達成すべき目標に関する事項

三　前二号の目標を達成するために都道府県が取り組むべき施策に関する事項

四　第一号及び第二号の目標を達成するための保険者，後期高齢者医療広域連合，医療機関その他の関係者の連携及び協力に関する事項

五　当該都道府県における医療に要する費用の調査及び分析に関する事項

六　計画の達成状況の評価に関する事項

4　都道府県は，前項第一号から第三号までに掲げる事項を定めるに当たつては，地域における病床の機能の分化及び連携の推進並びに地域包括ケアシステムの構築に向けた取組の重要性に留意するものとする。

5　都道府県は，第3項第五号に掲げる事項を定めるに当たつては，当該都道府県以外の都道府県における医療に要する費用その他厚生労働省令で定める事項を踏まえるものとする。

6　都道府県医療費適正化計画は，医療計画，介護保険法第118条第1項に規定する都道府県介護保険事業支援計画及び健康増進法第8条第1項に規定する都道府県健康増進計画と調和が保たれたものでなければならない。

7　都道府県は，都道府県医療費適正化

計画を定め，又はこれを変更しようとするときは，あらかじめ，関係市町村（第157条（略）の2第1項の保険者協議会（以下この項及び第10項において「保険者協議会」という。）が組織されている都道府県にあつては，関係市町村及び保険者協議会）に協議しなければならない。

8　都道府県は，都道府県医療費適正化計画を定め，又はこれを変更したときは，遅滞なく，これを公表するよう努めるとともに，厚生労働大臣に提出するものとする。

9　都道府県は，都道府県医療費適正化計画の作成及び都道府県医療費適正化計画に基づく施策の実施に関して必要があると認めるときは，保険者，後期高齢者医療広域連合，医療機関その他の関係者に対して必要な協力を求めることができる。

10　保険者協議会が組織されている都道府県が，前項の規定により当該保険者協議会を組織する保険者又は後期高齢者医療広域連合に対して必要な協力を求める場合においては，当該保険者協議会を通じて協力を求めることができる。

〔厚生労働大臣の助言〕

第10条　厚生労働大臣は，都道府県に対し，都道府県医療費適正化計画の作成の手法その他都道府県医療費適正化計画の作成上重要な技術的事項について必要な助言をすることができる。

〔計画の進捗状況の公表等〕

第11条　都道府県は，厚生労働省令で定めるところにより，年度（毎年4月1日から翌年3月31日までをいう。以下同じ。）（次項の規定による結果の公表及び次条第1項の評価を行つた年度を除く。）ごとに，都道府県医療費適正化計画の進捗状況を公表するよう努めるものとする。

2　都道府県は，次期の都道府県医療費適正化計画の作成に資するため，厚生労働省令で定めるところにより，都道府県医療費適正化計画の期間（以下この項から第5項までにおいて「計画期間」という。）の終了の日の属する年度において，当該計画期間における当該都道府県医療費適正化計画の進捗状況に関する調査及び分析の結果を公表するよう努めるものとする。

3　都道府県は，医療費適正化基本方針の作成に資するため，前項の調査及び分析を行つたときは，厚生労働省令で定めるところにより，その結果を厚生労働大臣に報告するよう努めるものとする。

4　都道府県は，計画期間において，当該都道府県における医療に要する費用が都道府県の医療に要する費用の目標を著しく上回ると認める場合には，その要因を分析するとともに，当該都道府県における医療提供体制（医療法第30条の3第1項に規定する医療提供体制をいう。）の確保に向けて，保険者，後期高齢者医療広域連合，医療機関その他の関係者と協力して必要な対策を講ずるよう努めるものとする。

5　都道府県は，計画期間において，第9条第3項第一号及び第二号の目標を達成できないと認める場合には，その要因を分析するとともに，同項第一号及び第二号の目標の達成のため，保険者，後期高齢者医療広域連合，医療機関その他の関係者と協力して必要な対策を講ずるよう努めるものとする。

6 厚生労働大臣は，厚生労働省令で定めるところにより，年度（次項（略）の規定による結果の公表及び次条第3項の評価を行つた年度を除く。）ごとに，全国医療費適正化計画の進捗状況を公表するものとする。

〔計画の実績に関する評価〕

第12条 都道府県は，厚生労働省令で定めるところにより，都道府県医療費適正化計画の期間の終了の日の属する年度の翌年度において，当該計画の目標の達成状況及び施策の実施状況の調査及び分析を行い，当該計画の実績に関する評価を行うものとする。

2 都道府県は，前項の評価を行つたときは，厚生労働省令で定めるところにより，その結果を公表するよう努めるとともに，厚生労働大臣に報告するものとする。

3 厚生労働大臣は，厚生労働省令で定めるところにより，全国医療費適正化計画の期間の終了の日の属する年度の翌年度において，当該計画の目標の達成状況及び施策の実施状況の調査及び分析を行い，当該計画の実績に関する評価を行うとともに，前項の報告を踏まえ，関係都道府県の意見を聴いて，各都道府県における都道府県医療費適正化計画の実績に関する評価を行うものとする。

4 厚生労働大臣は，前項の評価を行つたときは，これを公表するものとする。

第2節 特定健康診査等基本指針等

〔特定健康診査等基本指針〕

第18条 厚生労働大臣は，特定健康診査（糖尿病その他の政令で定める生活習慣病に関する健康診査をいう。以下同じ。）及び特定保健指導（特定健康診査の結果により健康の保持に努める必要がある者として厚生労働省令で定めるものに対し，保健指導に関する専門的知識及び技術を有する者として厚生労働省令で定めるものが行う保健指導をいう。以下同じ。）の適切かつ有効な実施を図るための基本的な指針（以下「特定健康診査等基本指針」という。）を定めるものとする。

2 特定健康診査等基本指針においては，次に掲げる事項を定めるものとする。

一 特定健康診査及び特定保健指導（以下「特定健康診査等」という。）の実施方法に関する基本的な事項

二 特定健康診査等の実施及びその成果に係る目標に関する基本的な事項

三 前二号に掲げるもののほか，次条第1項に規定する特定健康診査等実施計画の作成に関する重要事項

3 特定健康診査等基本指針は，健康増進法第9条第1項に規定する健康診査等指針と調和が保たれたものでなければならない。

4 厚生労働大臣は，特定健康診査等基本指針を定め，又はこれを変更しようとするときは，あらかじめ，関係行政機関の長に協議するものとする。

5 厚生労働大臣は，特定健康診査等基本指針を定め，又はこれを変更したときは，遅滞なく，これを公表するものとする。

〔特定健康診査等実施計画〕

第19条 保険者（国民健康保険法の定めるところにより都道府県が当該都道府県内の市町村とともに行う国民健康保険（以下「国民健康保険」という。）にあつては，市町村。以下この節において同じ。）は，特定健康診査等基本指

針に即して，6年ごとに，6年を1期として，特定健康診査等の実施に関する計画（以下「特定健康診査等実施計画」という。）を定めるものとする。

2　特定健康診査等実施計画においては，次に掲げる事項を定めるものとする。

一　特定健康診査等の具体的な実施方法に関する事項

二　特定健康診査等の実施及びその成果に関する具体的な目標

三　前二号に掲げるもののほか，特定健康診査等の適切かつ有効な実施のために必要な事項

3　保険者は，特定健康診査等実施計画を定め，又はこれを変更したときは，遅滞なく，これを公表しなければならない。

〔特定健康診査〕

第20条　保険者は，特定健康診査等実施計画に基づき，厚生労働省令で定めるところにより，40歳以上の加入者に対し，特定健康診査を行うものとする。ただし，加入者が特定健康診査に相当する健康診査を受け，その結果を証明する書面の提出を受けたとき，又は第26条第2項の規定により特定健康診査に関する記録の送付を受けたときは，この限りでない。

〔他の法令に基づく健康診断との関係〕

第21条　保険者は，加入者が，労働安全衛生法（昭和47年法律第57号）その他の法令に基づき行われる特定健康診査に相当する健康診断を受けた場合又は受けることができる場合は，厚生労働省令で定めるところにより，前条の特定健康診査の全部又は一部を行ったものとする。

2　労働安全衛生法第2条第三号に規定する事業者その他の法令に基づき特定健康診査に相当する健康診断を実施する責務を有する者（以下「事業者等」という。）は，当該健康診断の実施を保険者に対し委託することができる。この場合において，委託をしようとする事業者等は，その健康診断の実施に必要な費用を保険者に支払わなければならない。

〔特定健康診査に関する記録の保存〕

第22条　保険者は，第20条の規定により特定健康診査を行つたときは，厚生労働省令で定めるところにより，当該特定健康診査に関する記録を保存しなければならない。同条ただし書の規定により特定健康診査の結果を証明する書面の提出若しくは特定健康診査に関する記録の送付を受けた場合又は第27条第3項の規定により特定健康診査若しくは健康診断に関する記録の写しの提供を受けた場合においても，同様とする。

〔特定健康診査の結果の通知〕

第23条　保険者は，厚生労働省令で定めるところにより，特定健康診査を受けた加入者に対し，当該特定健康診査の結果を通知しなければならない。第26条第2項の規定により，特定健康診査に関する記録の送付を受けた場合においても，同様とする。

〔特定保健指導〕

第24条　保険者は，特定健康診査等実施計画に基づき，厚生労働省令で定めるところにより，特定保健指導を行うものとする。

〔特定保健指導に関する記録の保存〕

第25条　保険者は，前条の規定により特定保健指導を行つたときは，厚生労働省令で定めるところにより，当該特定保健指導に関する記録を保存しなけ

ればならない。次条第2項の規定により特定保健指導に関する記録の送付を受けた場合又は第27条第3項の規定により特定保健指導に関する記録の写しの提供を受けた場合においても，同様とする。

〔他の保険者の加入者への特定健康診査等〕

第26条　保険者は，その加入者の特定健康診査等の実施に支障がない場合には，他の保険者の加入者に係る特定健康診査又は特定保健指導を行うことができる。この場合において，保険者は，当該特定健康診査又は特定保健指導を受けた者に対し，厚生労働省令で定めるところにより，当該特定健康診査又は特定保健指導に要する費用を請求することができる。

2　保険者は，前項の規定により，他の保険者の加入者に対し特定健康診査又は特定保健指導を行つたときは，厚生労働省令で定めるところにより，当該特定健康診査又は特定保健指導に関する記録を，速やかに，その者が現に加入する当該他の保険者に送付しなければならない。

3　保険者は，その加入者が，第1項の規定により，他の保険者が実施する特定健康診査又は特定保健指導を受け，その費用を当該他の保険者に支払つた場合には，当該加入者に対して，厚生労働省令で定めるところにより，当該特定健康診査又は特定保健指導に要する費用として相当な額を支給する。

4　第1項及び前項の規定にかかわらず，保険者は他の保険者と協議して，当該他の保険者の加入者に係る特定健康診査又は特定保健指導の費用の請求及び支給の取扱いに関し，別段の定めをすることができる。

〔特定健康診査等に関する記録の提供〕

第27条　保険者は，加入者の資格を取得した者（国民健康保険にあつては，同一の都道府県内の他の市町村の区域内から住所を変更した被保険者を含む。）があるときは，当該加入者が加入していた他の保険者に対し，当該他の保険者が保存している当該加入者に係る特定健康診査又は特定保健指導に関する記録の写しを提供するよう求めることができる。

2　保険者は，加入者を使用している事業者等又は使用していた事業者等に対し，厚生労働省令で定めるところにより，労働安全衛生法その他の法令に基づき当該事業者等が保存している当該加入者に係る健康診断に関する記録の写しを提供するよう求めることができる。

3　前2項の規定により，特定健康診査若しくは特定保健指導に関する記録又は健康診断に関する記録の写しの提供を求められた他の保険者又は事業者等は，厚生労働省令で定めるところにより，当該記録の写しを提供しなければならない。

〔実施の委託〕

第28条　保険者は，特定健康診査等について，健康保険法第63条第3項各号に掲げる病院又は診療所その他適当と認められるものに対し，その実施を委託することができる。この場合において，保険者は，受託者に対し，委託する特定健康診査等の実施に必要な範囲内において，厚生労働省令で定めるところにより，自らが保存する特定健康診査又は特定保健指導に関する記録の写しその他必要な情報を提供することができる。

〔関係者との連携〕

第29条　保険者は，第32条第1項（略）に規定する前期高齢者である加入者に対して特定健康診査等を実施するに当たつては，前期高齢者である加入者の心身の特性を踏まえつつ，介護保険法第115条の45第1項及び第2項の規定により地域支援事業を行う市町村との適切な連携を図るよう留意するとともに，当該特定健康診査等が効率的に実施されるよう努めるものとする。

2　保険者は，前項に規定するもののほか，特定健康診査の効率的な実施のために，他の保険者，医療機関その他の関係者との連携に努めなければならない。

〔秘密保持義務〕

第30条　第28条の規定により保険者から特定健康診査等の実施の委託を受けた者（その者が法人である場合にあつては，その役員）若しくはその職員又はこれらの者であつた者は，その実施に関して知り得た個人の秘密を正当な理由がなく漏らしてはならない。

〔健康診査等指針との調和〕

第31条　第18条第1項，第20条，第21条第1項，第22条から第25条まで，第26条第2項，第27条第2項及び第3項並びに第28条に規定する厚生労働省令は，健康増進法第9条第1項に規定する健康診査等指針と調和が保たれたものでなければならない。

高齢者の医療の確保に関する法律施行令（抜粋）

（平成19年10月19日政令第318号）
（最終改正　令和5年1月18日政令第10号）

第2章　特定健康診査（第1条の3）

〔法第18条第1項に規定する政令で定める生活習慣病〕

第1条　高齢者の医療の確保に関する法律第18条第1項に規定する政令で定める生活習慣病は，高血圧症，脂質異常症，糖尿病その他の生活習慣病であって，内臓脂肪（腹腔内の腸間膜，大網等に存在する脂肪細胞内に貯蔵された脂肪をいう。）の蓄積に起因するものとする。

指定居宅サービスについて

指定居宅サービスは，2006年4月の介護保険制度改正に伴い新設されたもので，要介護・要支援者が現在の居宅に住んだまま提供を受けられるサービスである。高齢者が住み慣れた地域環境において自宅で生活を継続していけるように支援するサービスであるとも言える。

介護保険サービスを提供する指定居宅サービス事業者は，その提供するサービス内容の種類に応じて細かく指定されている。大きくは①指定居宅介護支援事業者（市町村指定），②指定居宅サービス事業者（都道府県指定），③介護保険施設（都道府県指定〕の3つの種類がある。

なお，指定居宅サービスは以下のような内容になっている。
●訪問介護費　●訪問入浴介護費　●訪問看護費　●訪問リハビリテーション費
●居宅療養管理指導費　●通所介護費　●通所リハビリテーション費
●短期入所生活介護費　●短期入所療養介護費（病院）
●短期入所療養介護費（診療所）
●短期入所療養介護費（老人性認知症疾患療養病棟を有する病院）
●短期入所療養介護費（介護医療院）　●特定施設入居者生活介護費
●福祉用具貸与費

以下には，主に指定居宅サービスに要する費用の額の算定に関する基準（抜粋)」（以下「告示基準」という。）について，栄養関係部分だけを抜粋して記載するが，告示基準に関する追加解説等は，それに関連する各種「報酬関連通知（留意事項)」（以下「関連通知」という。）をもって追加説明されているので，それを参照されたい。

指定居宅サービスに要する費用の額の算定に関する基準（抜粋）

（平成 12 年 2 月 10 日厚生省告示第 19 号）
（最終改正　令和 5 年 3 月 31 日厚生労働省告示第 125 号：令和 6 年 4 月 1 日から施行）

別表　指定居宅サービス介護給付費単位数表
5　居宅療養管理指導費
二　管理栄養士が行う場合
（1）居宅療養管理指導費（Ⅰ）
（一）単一建物居住者 1 人に対して行う場合　544 単位
（二）単一建物居住者 2 人以上 9 人以下に対して行う場合　486 単位
（三）（一）及び（二）以外の場合　443 単位
（2）居宅療養管理指導費（Ⅱ）
（一）単一建物居住者 1 人に対して行う場合　524 単位
（二）単一建物居住者 2 人以上 9 人以下に対して行う場合　466 単位
（三）（一）及び（二）以外の場　423 単位
注 1　在宅の利用者であって通院又は通所が困難なものに対して，(1) については次に掲げるいずれの基準にも適合する指定居宅療養管理指導事業所（指定居宅サービス基準第 85 条第 1 項第 1 号に規定する指定居宅療養管理指導事業所をいう。以下この注から注 4 までにおいて同じ。）の管理栄養士が，(2) については次に掲げるいずれの基準にも適合する指定居宅療養管理指導事業所において当該指定居宅療養管理指導事業所以外の医療機関，介護保険施設（指定施設サービス等に要する費用の額の算定に関する基準（平成 12 年厚生省告示第 21 号）別表指定施設サービス等介護給付費単位数表（以下「指定施設サービス等介護給付費単位数表」という。）の介護福祉施設サービスのへ，介護保健施設サービスのト若しくは介護医療院サービスのヌに規定する厚生労働大臣が定める基準に定める管理栄養士の員数を超えて管理栄養士を置いているもの又は常勤の管理栄養士を1名以上配置しているものに限る。）又は栄養士会が運営する栄養ケア・ステーションとの連携により確保した管理栄養士が，計画的な医学的管理を行っている医師の指示に基づき，当該利用者を訪問し，栄養管理に係る情報提供及び指導又は助言を行った場合に，単一建物居住者（当該利用者が居住する建物に居住する者のうち，当該指定居宅療養管理指導事業所の管理栄養士が，同一月に指定居宅療養管理指導を行っているものをいう。）の人数に従い，1月に2回を限度として，所定単位数を算定する。

イ　別に厚生労働大臣が定める特別食を必要とする利用者又は低栄養状態にあると医師が判断した者に対して，医師，歯科医師，管理栄養士，看護師，薬剤師その他の職種の者が共同して，利用者ごとの摂食・嚥（えん）下機能及び食形態にも配慮した栄養ケア計画を作成していること。

ロ　利用者ごとの栄養ケア計画に従い栄養管理を行っているとともに，利用者又はその家族等に対して，栄養管理に係る情報提供及び指導又は助言を行い，利用者の栄養状態を定期的に記録していること。

ハ　利用者ごとの栄養ケア計画の進捗状況を定期的に評価し，必要に応じて当該計画を見直していること。

6　通所介護費

イ　通常規模型通所介護費

ロ　大規模型通所介護費（Ⅰ）

ハ　大規模型通所介護費（Ⅱ）

（以下，6イ～ハ共通）

●栄養アセスメント加算　50単位

注15　次に掲げるいずれの基準にも適合しているものとして都道府県知事に届け出た指定通所介護事業所において，利用者に対して，管理栄養士が介護職員等と共同して栄養アセスメント（利用者ごとの低栄養状態のリスク及び解決すべき課題を把握することをいう。以下この注において同じ。）を行った場合は，栄養アセスメント加算として，1月につき50単位を所定単位数に加算する。ただし，当該利用者が栄養改善加算の算定に係る栄養改善サービスを受けている間及び当該栄養改善サービスが終了した日の属する月は，算定しない。

(1) 当該事業所の従業者として又は外部との連携により管理栄養士を1名以上配置していること。

(2) 利用者ごとに，管理栄養士，看護職員，介護職員，生活相談員その他の職種の者（注16において「管理栄養士等」という。）が共同して栄養アセスメントを実施し，当該利用者又はその家族に対してその結果を説明し，相談等に必要に応じ対応すること。

(3) 利用者ごとの栄養状態等の情報を厚生労働省に提出し，栄養管理の実施に当たって，当該情報その他栄養管理の適切かつ有効な実施のために必要な情報を活用していること。

(4) 別に厚生労働大臣が定める基準に適合している指定通所介護事業所であること。

●栄養改善加算　200単位

注16　次に掲げるいずれの基準にも適合しているものとして都道府県知事に届け出て，低栄養状態にある利用者又はそのおそれのある利用者に対して，当該利用者の低栄養状態の改善等を目的として，個別的に実施される栄養食事相談等の栄養管理であって，利用者の心身の状態の維持又は向上に資すると認められるもの（以下「栄養改善サービス」という。）を行った場合は，栄養改善加算として，3月以内の期間に限り1月に2回を限度として1回につき200単位を所定単位数に加算する。ただし，栄養改善サービスの開始から3月ごとの利用者の栄養状態の評価の結果，低栄養状態が改善せず，栄養改善サービスを引き続き行うことが必要と認められる利用者については，引き続き算定することができる。

イ　当該事業所の従業者として又は外部との連携により管理栄養士を1名以上配置していること。

ロ　利用者の栄養状態を利用開始時に把握し，管理栄養士等が共同して，利用者ごとの摂食・嚥（えん）下機能及び食形態にも配慮した栄養ケア計画を作成していること。

ハ　利用者ごとの栄養ケア計画に従い，必要に応じて当該利用者の居宅を訪問し，管理栄養士等が栄養改善サービスを行っているとともに，利用者の栄養状態を定期的に記録していること。

ニ　利用者ごとの栄養ケア計画の進捗状況を定期的に評価していること。

ホ　別に厚生労働大臣の定める基準に適合している指定通所介護事業所であること。

●口腔（くう）・栄養スクリーニング加算

イ　口腔（くう）・栄養スクリーニング加算（Ⅰ）　20単位

ロ　口腔（くう）・栄養スクリーニング加算（Ⅱ）　5単位

注17　別に厚生労働大臣が定める基準に適合する指定通所介護事業所の従業者が，利用開始時及び利用中6月ごとに利用者の口腔（くう）の健康状態のスクリーニング又は栄養状態のスクリーニングを行った場合に，口腔（くう）・栄養スクリーニング加算として，次に掲げる区分に応じ，1回につき次に掲げる単位数を所定単位数に加算する。ただし，次に掲げるいずれかの加算を算定している場合においては，次に掲げるその他の加算は算定せず，当該利用者について，当該事業所以外で既に口腔（くう）・栄養スクリーニン

グ加算を算定している場合にあっては算定しない。

7　通所リハビリテーション費
イ　通常規模型リハビリテーション費
ロ　大規模型通所リハビリテーション費（Ⅰ）
ハ　大規模型通所リハビリテーション費（Ⅱ）
（以下，7イ～ハ共通）

●栄養アセスメント加算　50単位

注13　次に掲げるいずれの基準にも適合しているものとして都道府県知事に届け出た指定通所リハビリテーション事業所において，利用者に対して，管理栄養士が介護職員等と共同して栄養アセスメント（利用者ごとの低栄養状態のリスク及び解決すべき課題を把握することをいう。以下この注において同じ。）を行った場合は，栄養アセスメント加算として，1月につき50単位を所定単位数に加算する。ただし，当該利用者が栄養改善加算の算定に係る栄養改善サービスを受けている間及び当該栄養改善サービスが終了した日の属する月は，算定しない。

（1）当該事業所の従業者として又は外部との連携により管理栄養士を1名以上配置していること。
（2）利用者ごとに，医師，管理栄養士，理学療法士，作業療法士，言語聴覚士，看護職員，介護職員その他の職種の者が共同して栄養アセスメントを実施し，当該利用者又はその家族に対してその結果を説明し，相談等に必要に応じ対応すること。
（3）利用者ごとの栄養状態等の情報を厚生労働省に提出し，栄養管理の実施に当たって，当該情報その他栄養管理の適切かつ有効な実施のために必要な情報を活用していること。
（4）別に厚生労働大臣が定める基準に適合している指定通所リハビリテーション事業所であること。

●栄養改善加算　200単位

注14　別に厚生労働大臣が定める基準に適合しているものとして都道府県知事に届け出て，低栄養状態にある利用者又はそのおそれのある利用者に対し，栄養改善サービスを行った場合は，栄養改善加算として，3月以内の期間に限り1月に2回を限度として1回につき200単位を所定単位数に加算する。ただし，栄養改善サービスの開始から3月ごとの利用者の栄養状態の評価の結果，低栄養状態が改善せず，栄養改善サービスを引き続き行うことが必要と認められる利用者については，引き続き算定することができる。

●口腔（くう）・栄養スクリーニング加算
イ　口腔（くう）・栄養スクリーニング加算（Ⅰ）　20単位
ロ　口腔（くう）・栄養スクリーニング加算（Ⅱ）　5単位

注15　別に厚生労働大臣が定める基準に適合する指定通所リハビリテーション事業所の従業者が，

利用開始時及び利用中6月ごとに利用者の口腔の健康状態のスクリーニング又は栄養状態のスクリーニングを行った場合に，口腔・栄養スクリーニング加算として，次に掲げる区分に応じ，1回につき次に掲げる単位数を所定単位数に加算する。ただし，次に掲げるいずれかの加算を算定している場合においては，次に掲げるその他の加算は算定せず，当該利用者について，当該事業所以外で既に口腔・栄養スクリーニング加算を算定している場合にあっては算定しない。

8　短期入所生活介護費（1日につき）

イ　短期入所生活介護費

ロ　ユニット型短期入所生活介護費

（以下，8イ，ロ共通）

●療養食加算　8単位

注　次に掲げるいずれの基準にも適合するものとして都道府県知事に届け出て当該基準による食事の提供を行う指定短期入所生活介護事業所が，別に厚生労働大臣が定める療養食を提供したときは，1日につき3回を限度として，所定単位数を加算する。

イ　食事の提供が管理栄養士又は栄養士によって管理されていること。

ロ　利用者の年齢，心身の状況によって適切な栄養量及び内容の食事の提供が行われていること。

ハ　食事の提供が，別に厚生労働大臣が定める基準に適合する指定短期入所生活介護事業所において行われていること。

9　短期入所療養介護費

イ　介護老人保健施設における短期入所療養介護費

ロ　療養病床を有する病院における短期入所療養介護費

ハ　診療所における短期入所療養介護費

ニ　老人性認知症疾患療養病棟を有する病院における短期入所療養介護費

ホ　介護医療院における短期入所療養介護費

（以下，9イ～ホ共通）

●療養食加算　8単位

注　次に掲げるいずれの基準にも適合するものとして都道府県知事に届け出て当該基準による食事の提供を行う指定短期入所療養介護事業所が，別に厚生労働大臣が定める療養食を提供したときは，1日につき3回を限度として，所定単位数を加算する。

（以下，8療養食加算のイ～ハと共通）

イ　食事の提供が管理栄養士又は栄養士によって管理されていること。

ロ　利用者の年齢，心身の状況によって適切な栄養量及び内容の食事の提供が行われていること。

ハ　食事の提供が，別に厚生労働大臣が定める基準に適合する指定短期入所療養介護事業所において行われていること。

指定施設サービスについて

指定施設サービスは，都道府県が指定・監督を行うサービスで，介護給付である。当該サービスは，介護保険施設（①介護福祉施設「特別養護老人ホーム」，②介護老人保健施設，③介護療養型医療施設，④介護医療院）に入所した要介護状態にある高齢者に対して提供されるサービスである。

特別養護老人ホームでは主に食事・排泄・入浴などの介護が提供されるのに対して，介護老人保健施設や介護療養型医療施設，介護医療院では，医学管理下における介護やリハビリ，療養上の管理や看護などのサービスも提供されている。

指定施設サービス等に要する費用の額の算定に関する基準（抜粋）

（平成12年2月10日厚生省告示第21号）
（最終改正　令和4年4月14日厚生労働省告示第161号）

別表　指定施設サービス等介護給付費単位数表

1　介護福祉施設サービス

イ　介護福祉施設サービス費（1日につき）

ロ　ユニット型介護福祉施設サービス費（1日につき）

（以下，1イ，ロ共通）

●栄養ケア・マネジメントの未実施　14単位減算

注6　栄養管理について，別に厚生労働大臣が定める基準を満たさない場合は，1日につき14単位を所定単位数から減算する。［経過措置：令和6年3月31日までは適用しない］

●再入所時栄養連携加算　200単位

注　別に厚生労働大臣が定める基準に適合する指定介護老人福祉施設に入所（以下この注において「一次入所」という。）している者が退所し，当該者が病院又は診療所に入院した場合であって，当該者が退院した後に再度当該指定介護老人福祉施設に入所（以下この注において「二次入所」という。）する際，二次入所において必要となる栄養管理が，一次入所の際に必要としていた栄養管理とは大きく異なるため，当該指定介護老人福祉施設の管理栄養士が当該病院又は診療所の管理栄養士と連携し当該者に関する栄養ケア計画を策定した場合に，入所者1人につき1回を限度として所定単位数を加算する。ただし，イ及びロの注6を算定している場合は，算定しない。

●栄養マネジメント強化加算　11単位

注　別に厚生労働大臣が定める基準に適合するものとして都道府県知事に届け出た指定介護老人福祉施設において，入所者ごとの継続的な栄養管理を強化して実施した場合，栄養マネジメント強化加算として，1日につき所定単位数を加算する。ただし，イ及びロの注6を算定している場合は，算定しない。

●経口移行加算　28単位

注1　別に厚生労働大臣が定める基準

に適合する指定介護老人福祉施設において，医師の指示に基づき，医師，歯科医師，管理栄養士，看護師，介護支援専門員その他の職種の者が共同して，現に経管により食事を摂取している入所者ごとに経口による食事の摂取を進めるための経口移行計画を作成している場合であって，当該計画に従い，医師の指示を受けた管理栄養士又は栄養士による栄養管理及び言語聴覚士又は看護職員による支援が行われた場合は，当該計画が作成された日から起算して180日以内の期間に限り，1日につき所定単位数を加算する。ただし，イ及びロの注6を算定している場合は，算定しない。

注2　経口による食事の摂取を進めるための経口移行計画に基づき，管理栄養士又は栄養士が行う栄養管理及び言語聴覚士又は看護職員が行う支援が，当該計画が作成された日から起算して180日を超えた期間に行われた場合であっても，経口による食事の摂取が一部可能な者であって，医師の指示に基づき継続して経口による食事の摂取を進めるための栄養管理及び支援が必要とされるものに対しては，引き続き当該加算を算定できるものとする。

●経口維持加算

(1) 経口維持加算（Ⅰ）　400単位

(2) 経口維持加算（Ⅱ）　100単位

注1　(1)については，別に厚生労働大臣が定める基準に適合する指定介護老人福祉施設において，現に経口により食事を摂取する者であって，摂食機能障害を有し，誤嚥（えん）が認められる入所者に対して，医師又は歯科医師の指示に基づき，医師，歯科医師，管理栄養士，看護師，介護支援専門員その他の職種の者が共同して，入所者の栄養管理をするための食事の観察及び会議等を行い，入所者ごとに，経口による継続的な食事の摂取を進めるための経口維持計画を作成している場合であって，当該計画に従い，医師又は歯科医師の指示（歯科医師が指示を行う場合にあっては，当該指示を受ける管理栄養士等が医師の指導を受けている場合に限る。）を受けた管理栄養士又は栄養士が，栄養管理を行った場合に，1月につき所定単位数を加算する。ただし，イ及びロの注6又は経口移行加算を算定している場合は算定しない。

注2　(2)については，協力歯科医療機関を定めている指定介護老人福祉施設が，経口維持加算（Ⅰ）を算定している場合であって，入所者の経口による継続的な食事の摂取を支援するための食事の観察及び会議等に，医師（指定介護老人福祉施設の人員，設備及び運営に関する基準第2条第1項第一号に規定する医師を除く。），歯科医師，歯科衛生士又は言語聴覚士が加わった場合は，1月につき所定単位数を加算する。

●療養食加算　6単位

注　次に掲げるいずれの基準にも適合するものとして都道府県知事に届け

出た指定介護老人福祉施設が，別に厚生労働大臣が定める療養食を提供したときは，1日につき3回を限度として，所定単位数を加算する。

イ　食事の提供が管理栄養士又は栄養士によって管理されていること。

ロ　入所者の年齢，心身の状況によって適切な栄養量及び内容の食事の提供が行われていること。

ハ　食事の提供が，別に厚生労働大臣が定める基準に適合する指定介護老人福祉施設において行われていること。

●褥瘡マネジメント加算

注　別に厚生労働大臣が定める基準に適合しているものとして都道府県知事に届け出た指定介護老人福祉施設において，継続的に入所者ごとの褥瘡管理をした場合は，当該基準に掲げる区分に従い，1月につき所定単位数を加算する。ただし，次に掲げるいずれかの加算を算定している場合においては，次に掲げるその他の加算は算定しない。

(1) 褥瘡マネジメント加算（Ⅰ）　3単位

(2) 褥瘡マネジメント加算（Ⅱ）　13単位

2　介護保険施設サービス

イ　介護保険施設サービス費（1日につき）

ロ　ユニット型介護保健施設サービス費（1日につき）

（以下，2イ，ロ共通）

以下の項目については，介護福祉施設サービス（p.604）と同様。

●栄養ケア・マネジメントの未実施　14単位減算（注5）

●再入所時栄養連携加算　200単位

●栄養マネジメント強化加算　11単位

●経口移行加算　28単位

●経口維持加算

(1) 経口維持加算（Ⅰ）　400単位

(2) 経口維持加算（Ⅱ）　100単位

●療養食加算　6単位

●褥瘡マネジメント加算

(1) 褥瘡マネジメント加算（Ⅰ）　3単位

(2) 褥瘡マネジメント加算（Ⅱ）　13単位

3　介護療養施設サービス

イ　療養病床*を有する病院における介護療養施設サービス

（1）療養型介護療養施設サービス費（1日につき）

（2）療養型経過型介護療養施設サービス費（1日につき）

（3）ユニット型療養型介護療養施設サービス費（1日につき）

（4）ユニット型療養型経過型介護療養施設サービス費（1日につき）

以下の項目については，介護福祉施設サービス（p.604）と同様。

●栄養ケア・マネジメントの未実施　14単位減算（注9）

●低栄養リスク改善加算　300単位

注1　別に厚生労働大臣が定める基準に適合する指定介護療養型医療施設において，低栄養状態にある入院患者又は低栄養状態のおそれのある入院患者に対して，医師，歯科医師，管理栄養士，看護師，介護支援専門員その他の職種の者が共同して，入院患者の栄養管理をするための会議を行い，入院患者

ごとに低栄養状態の改善等を行うための栄養管理方法等を示した計画を作成した場合であって，当該計画に従い，医師又は歯科医師の指示を受けた管理栄養士又は栄養士（歯科医師が指示を行う場合にあっては，当該指示を受けた管理栄養士又は栄養士が，医師の指導を受けている場合に限る。）が，栄養管理を行った場合に，当該計画が作成された日の属する月から6月以内の期間に限り，1月につき所定単位数を加算する。ただし，(1) から (4) までの注9，経口移行加算又は経口維持加算を算定している場合は，算定しない。

注2　低栄養状態の改善等を行うための栄養管理方法等を示した計画に基づき，管理栄養士又は栄養士が行う栄養管理が，当該計画が作成された日から起算して6月を超えた期間に行われた場合であっても，低栄養状態の改善等が可能な入所者であって，医師の指示に基づき継続して栄養管理が必要とされるものに対しては，引き続き当該加算を算定できるものとする。

●経口移行加算　28単位

以下の項目については，介護福祉施設サービス（p.604）と同様。

●経口維持加算

(1) 経口維持加算（Ⅰ）　400単位

(2) 経口維持加算（Ⅱ）　100単位

●療養食加算　6単位

ロ　療養病床*を有する診療所における介護療養施設サービス

(1) 診療所型介護療養施設サービス費（1日につき）

(2) ユニット型診療所型介護療養施設サービス費（1日につき）

以下の項目については，介護福祉施設サービス（p.604）と同様。

●栄養ケア・マネジメントの未実施　14単位減算（注8）

●低栄養リスク改善加算　300単位

●経口移行加算　28単位

●経口維持加算

(1) 経口維持加算（Ⅰ）　400単位

(2) 経口維持加算（Ⅱ）　100単位

●療養食加算　6単位

ハ　老人性認知症疾患療養病棟を有する病院における介護療養施設サービス

(1) 認知症疾患型介護療養施設サービス費（1日につき）

(2) 認知症疾患型経過型介護療養施設サービス費（1日につき）

(3) ユニット型認知症疾患型介護療養施設サービス費（1日につき）

以下の項目については，介護福祉施設サービス（p.604）と同様。

●栄養ケア・マネジメントの未実施　14単位減算（注7）

●低栄養リスク改善加算　300単位

イ　療養病床を有する病院における介護療養施設サービス（p.606）と同様。

●経口移行加算　28単位

●経口維持加算

(1) 経口維持加算（Ⅰ）　400単位

(2) 経口維持加算（Ⅱ）　100単位

●療養食加算　6単位

4　介護医療院*サービス

イ　Ⅰ型介護医療院サービス費（1日につき）
ロ　Ⅱ型介護医療院サービス費（1日につき）
ハ　特別介護医療院サービス費（1日につき）
ニ　ユニット型Ⅰ型介護医療院サービス費（1日につき）
ホ　ユニット型Ⅱ型介護医療院サービス費（1日につき）
ヘ　ユニット型特別介護医療院サービス費（1日につき）
（以下，4イ～ヘ共通）
以下の項目については，介護福祉施設サービス（p.604）と同様。
●栄養ケア・マネジメントの未実施　14単位減算（注5）
●再入所時栄養連携加算　200単位
●栄養マネジメント強化加算　11単位
●経口移行加算　28単位
注1，2（略）
●経口維持加算
（1）経口維持加算（Ⅰ）　400単位
（2）経口維持加算（Ⅱ）　100単位
注1，2（略）
●療養食加算　6単位
注，イ～ロ（略）

注）*介護保険法等の一部を改正する法律（平成29年法律第52号）により，慢性期の医療・介護ニーズへの対応のため，「日常的な医学管理が必要な重介護者の受入れ」や「看取り・ターミナル」等の機能と，「生活施設」としての機能を兼ね備えた介護保険施設として，介護医療院が創設された。また，平成29年度末に廃止する予定であった指定介護療養型医療施設について，廃止の期限が6年間延長された

指定介護予防サービスについて（都道府県が指定・監督）

指定介護予防サービスは都道府県が指定・監督を行うサービスで，予防給付である。

介護予防サービスとは，2006年4月の介護保険制度改正に伴い新設されたもので，高齢者ができる限り要介護状態に陥ることなく，また，状態の悪化を防ぐために生活機能の維持向上や改善を目的としたサービスである。住み慣れた地域環境で自立した生活を継続していけるように支援するサービスである。

サービスの対象は基本的に自立した生活のできる要介護状態の1，2の者で，その状況に応じて，自立した生活が継続できるよう支援するものである。

なお，要介護1および2の介護予防サービスは以下のようになっている。

●介護予防訪問入浴介護　●介護予防訪問看護　●介護予防訪問リハビリテーション
●介護予防通所リハビリテーション　●介護予防福祉用具貸与
●介護予防短期入所生活介護　●介護予防短期入所療養介護
●介護予防居宅療養管理指導　●介護予防特定施設入居者生活介護

以下には，主に「指定居宅サービスに要する費用の額の算定に関する基準（抜粋）」（以下「告示基準」という。）について，栄養関係部分だけを抜粋して記載するが，告示基準に関する追加解説等は，それに関連する各種「報酬関連通知（留意事項）」（以下「関連通知」という。）をもって追加説明されているので，それを参照されたい。

指定介護予防サービスに要する費用の額の算定に関する基準（抜粋）

（平成18年3月14日厚生労働省告示第127号）
（最終改正　令和4年4月14日厚生労働省告示第161号）

別表　指定介護予防サービス介護給付費単位数表

4　介護予防居宅療養管理指導費

二　管理栄養士が行う場合

（1）介護予防居宅療養管理指導費（Ⅰ）

（一）単一建物居住者1人に対して行う場合　544単位

（二）単一建物居住者2人以上9人以下に対して行う場合　486単位

（三）（一）及び（二）以外の場合　443単位

（2）介護予防居宅療養管理指導費（Ⅱ）

（一）単一建物居住者1人に対して行う場合　524単位

（二）単一建物居住者2人以上9人以下に対して行う場合　466単位

（三）（一）及び（二）以外の場合　423単位

注1　在宅の利用者であって通院又は通所が困難なものに対して，（1）については次に掲げるいずれの基準にも適合する指定介護予防居宅療養管理指導事業所（指定介護予防サービス基準第88条第1項第1号に規定する指定介護予防居宅療養管理指導事業所をいう。以下この注から注4までにおいて同じ。）の管理栄養士が，（2）については次に掲げるいずれの基準にも適合する指定介護予防居宅療養管理指導事業所において当該指定介護予防居宅療養管理指導事業所以外の医療機関，介護保険施設（指定施設サービス等に要する費用の額の算定に関する基準（平成12年厚生省告示第21号）別表指定施設サービス等介護給付費単位数表（以下「指定施設サービス等介護給付費単位数表」という。）の介護福祉施設サービスのへ，介護保健施設サービスのト若しくは介護医療院サービスのヌに規定する厚生労働大臣が定める基準に定める管理栄養士の員数を超えて管理栄養士を置いているもの又は常勤の管理栄養士を1名以上配置しているものに限る。）又は栄養士会が運営する栄養ケア・ステーションとの連携により確保した管理栄養士が，計画的な医学的管理を行っている医師の指示に基づき，当該利用者を訪問し，栄養管理に係る情報提供及び指導又は助言を行った場合に，単一建物居住者（当該利用者が居住する建物に居住する者のうち，当該指定介護予防居宅療養管理指導事業所の管理栄養士が，同一月に指定介護予防居宅療養管理指導を行っているものをいう。）の人数に従い，1月に2回を限度として，所定単位数を算定する。

イ　別に厚生労働大臣が定める特別食を必要とする利用者又は低栄養態にあると医師が判断した者に対して，医師，歯科医師，管理栄養士，看護師，薬剤師その他の職種の者が共同して，利用者ごとの摂食・嚥下機能及び食形態にも配慮した栄養ケア計画を作成していること。

ロ　利用者ごとの栄養ケア計画に従い栄養管理を行っているとともに，利用者又はその家族等に対して，栄養管理に係る情報提供及び指導又は助言を行い，利用者の栄養状態を定期的に記録していること。

ハ　利用者ごとの栄養ケア計画の進捗状況を定期的に評価し，必要に応じて当該計画を見直していること。

２～４（略）

5　介護予防通所リハビリテーション費（１月につき）

●栄養アセスメント加算　50 単位

注　次に掲げるいずれの基準にも適合しているものとして都道府県知事に届け出た指定介護予防通所リハビリテーション事業所が，利用者に対して，管理栄養士が介護職員等と共同して栄養アセスメント（利用者ごとの低栄養状態のリスク及び解決すべき課題を把握することをいう。以下この注において同じ。）を行った場合は，１月につき所定単位数を加算する。ただし，当該利用者が栄養改善加算又は選択的サービス複数実施加算の算定に係る栄養改善サービスを受けている間及び当該栄養改善サービスが終了した日の属する月は，算定しない。

(1)　当該事業所の従業者として又は外部との連携により管理栄養士を１名以上配置していること。

(2)　利用者ごとに，医師，管理栄養士，理学療法士，作業療法士，言語聴覚士，看護職員，介護職員その他の職種の者（ニにおいて「管理栄養士等」という。）が共同して栄養アセスメントを実施し，当該利用者又はその家族に対してその結果を説明し，相談等に必要に応じ対応すること。

(3)　利用者ごとの栄養状態等の情報を厚生労働省に提出し，栄養管理の実施に当たって，当該情報その他栄養管理の適切かつ有効な実施のために必要な情報を活用していること。

(4)　別に厚生労働大臣の定める基準に適合している指定介護予防通所リハビリテーション事業所であること。

●栄養改善加算　200 単位

注　次に掲げるいずれの基準にも適合しているものとして都道府県知事に届け出て，低栄養状態にある利用者又はそのおそれのある利用者に対して，当該利用者の低栄養状態の改善等を目的として，個別的に実施される栄養食事相談等の栄養管理であって，利用者の心身の状態の維持又は向上に資すると認められるもの（以下「栄養改善サービス」という。）を行った場合は，１月につき所定単位数を加算する。

(1)　当該事業所の従業者として又は外部との連携により管理栄養士を１名以上配置していること。

(2) 利用者の栄養状態を利用開始時に把握し，管理栄養士等が共同して，利用者ごとの摂食・嚥下機能及び食形態にも配慮した栄養ケア計画を作成していること。
(3) 利用者ごとの栄養ケア計画に従い，必要に応じて当該利用者の居宅を訪問し，管理栄養士等が栄養改善サービスを行っているとともに，利用者の栄養状態を定期的に記録していること。
(4) 利用者ごとの栄養ケア計画の進捗状況を定期的に評価していること。
(5) 別に厚生労働大臣が定める基準に適合している指定介護予防通所リハビリテーション事業所であること。

●口腔・栄養スクリーニング加算
(1) 口腔・栄養スクリーニング加算（Ⅰ） 20単位
(2) 口腔・栄養スクリーニング加算（Ⅱ） 5単位
注　別に厚生労働大臣が定める基準に適合する指定介護予防通所リハビリテーション事業所の従業者が，利用開始時及び利用中6月ごとに利用者の口腔の健康状態のスクリーニング又は栄養状態のスクリーニングを行った場合に，口腔・栄養スクリーニング加算として，次に掲げる区分に応じ，1回につき次に掲げる所定単位数を加算する。ただし，次に掲げるいずれかの加算を算定している場合においては，次に掲げるその他の加算は算定せず，当該利用者について，当該事業所以外で既に口腔・栄養スクリーニング加算を算定している場合にあっては算定しない。

●ト　選択的サービス複数実施加算
(1) 選択的サービス複数実施加算（Ⅰ） 480単位
(2) 選択的サービス複数実施加算（Ⅱ） 700単位
注　別に厚生労働大臣が定める基準に適合しているものとして，都道府県知事に届け出た指定介護予防通所リハビリテーション事業所が，利用者に対し，運動器機能向上サービス，栄養改善サービス又は口腔機能向上サービスのうち複数のサービスを実施した場合に，1月につき次に掲げる単位数を所定単位数に加算する。ただし，この場合において，同月中に利用者に対し，運動器機能向上サービス，栄養改善サービス又は口腔機能向上サービスを算定している場合は，次に掲げる加算は算定しない。また，次に掲げるいずれかの加算を算定している場合においては，次に掲げるその他の加算は算定しない。

6　介護予防短期入所生活介護費（1日につき）
イ　介護予防短期入所生活介護費
ロ　ユニット型介護予防短期入所生活介護費
（以下，6イ，ロ共通）

●療養食加算 8単位
注　次に掲げるいずれの基準にも適合しているものとして都道府県知事に届け出て当該基準による食事の提供を行う指定介護予防短期入所生活介護事業所が，別に厚生労働大臣が定める療養食を提供したときは，1日につき3回を限度として所定単位数を加算する。

イ　食事の提供が管理栄養士又は栄養士によって管理されていること。

ロ　利用者の年齢，心身の状況によって適切な栄養量及び内容の食事の提供が行われていること。

ハ　食事の提供が，別に厚生労働大臣が定める基準に適合する指定介護予防短期入所生活介護事業所において行われていること。

7　介護予防短期入所療養介護費

イ　介護老人保健施設における介護予防短期入所療養介護費

ロ　療養病床を有する病院における介護予防短期入所療養介護費

ハ　診療所における介護予防短期入所療養介護費

ニ　老人性認知症疾患療養病棟を有する病院における介護予防短期入所療養介護費

ホ　介護医療院における介護予防短期入所療養介護費（1日につき）

（以下，7イ～ホ共通）

●療養食加算　8単位

以下の項目については，介護予防短期入所生活介護費（p.611）と同様。

指定地域密着型サービスについて

指定地域密着型サービスは市町村が指定・監督を行うサービスで，介護給付である。

地域密着型サービスとは，2006年4月の介護保険制度改正に伴い新設されたもので，今後増加が見込まれる認知症高齢者や中重度の要介護高齢者が、できる限り住み慣れた地域環境で生活を継続できるように、市町村指定の事業者が地域住民に提供するサービスである。

具体的には、地域の特性を活かし、その地域に添ったサービスを提供するために、市町村が事業者の指定や監督を行う。施設などの規模が小さいので、利用者のニーズにきめ細かく応えることができると期待されており、事業者が所在する市町村に居住するものが利用対象者である。

なお，地域密着型サービスは以下のようになっている。

●定期巡回・臨時対応型訪問介護看護費　●夜間対応型訪問介護費
●地域密着型通所介護費　●認知症対応型通所介護費
●小規模多機能型居宅介護費　●認知症対応型共同生活介護費
●地域密着型特定施設入居者生活介護費
●地域密着型介護老人福祉施設入居者生活介護費　●複合型サービス費

以下には，主に「指定地域密着型サービスに要する費用の額の算定に関する基準（抜粋）」（以下「告示基準」という。）について，栄養関係部分だけを抜粋して記載するが，告示基準に関する追加解説等は，それに関連する各種「報酬関連通知（留意事項）」（以下「関連通知」という。）をもって追加説明されているので，それを参照されたい。

指定地域密着型サービスに要する費用の額の算定に関する基準（抜粋）

（平成 18 年 3 月 14 日厚生労働省告示第 126 号）
（最終改正　令和 4 年 4 月 14 日厚生労働省告示第 161 号）

別表　指定地域密着型サービス介護給付費単位数表

2－2 地域密着型通所介護費

●栄養アセスメント加算　50 単位

注 17　イについて，次に掲げるいずれの基準にも適合しているものとして市町村長に届け出た指定地域密着型通所介護事業所が，利用者に対して，管理栄養士が介護職員等と共同して栄養アセスメント（利用者ごとの低栄養状態のリスク及び解決すべき課題を把握することをいう。以下この注において同じ。）を行った場合は，栄養アセスメント加算として，1 月につき 50 単位を所定単位数に加算する。ただし，当該利用者が栄養改善加算の算定に係る栄養改善サービスを受けている間及び当該栄養改善サービスが終了した日の属する月は，算定しない。

(1)　当該事業所の従業者として又は外部との連携により管理栄養士を 1 名以上配置していること。

(2)　利用者ごとに，管理栄養士，看護職員，介護職員，生活相談員その他の職種の者（注 18 において「管理栄養士等」という。）が共同して栄養アセスメントを実施し，当該利用者又はその家族に対してその結果を説明し，相談等に必要に応じ対応すること。

(3)　利用者ごとの栄養状態等の情報を厚生労働省に提出し，栄養管理の実施に当たって，当該情報その他栄養管理の適切かつ有効な実施のために必要な情報を活用していること。

(4)　別に厚生労働大臣が定める基準に適合している指定地域密着型通所介護事業所であること。

●栄養改善加算　200 単位

注 18　イについて，次に掲げるいずれの基準にも適合しているものとして市町村長に届け出て，低栄養状態にある利用者又はそのおそれのある利用者に対して，当該利用者の低栄養状態の改善等を目的として，個別的に実施される栄養食事相談等の栄養管理であって，利用者の心身の状態の維持又は向上に資すると認められるもの（以下「栄養改善サービス」という。）を行った場合は，栄養改善加算として，3 月以内の期間に限り 1 月に 2 回を限度として 1 回につき 200 単位を所定単位数に加算する。ただし，栄養改善サービスの開始から 3 月ごとの利用者の栄養状態の評価の結果，低栄養状態が改善せず，栄養改善サービスを引き続き行うことが必要と認められる利用者については，引き続き算定することができる。

(1) 当該事業所の従業者として又は外部との連携により管理栄養士を1名以上配置していること。

(2) 利用者の栄養状態を利用開始時に把握し，管理栄養士等が共同して，利用者ごとの摂食・嚥下機能及び食形態にも配慮した栄養ケア計画を作成していること。

(3) 利用者ごとの栄養ケア計画に従い，必要に応じて当該利用者の居宅を訪問し，管理栄養士等が栄養改善サービスを行っているとともに，利用者の栄養状態を定期的に記録していること。

(4) 利用者ごとの栄養ケア計画の進捗状況を定期的に評価していること。

(5) 別に厚生労働大臣の定める基準に適合している指定地域密着型通所介護事業所であること。

●口腔・栄養スクリーニング加算（Ⅰ） 20単位

●口腔・栄養スクリーニング加算（Ⅱ） 5単位

注19 別に厚生労働大臣が定める基準に適合する指定地域密着型通所介護事業所の従業者が，利用開始時及び利用中6月ごとに利用者の口腔の健康状態のスクリーニング又は栄養状態のスクリーニングを行った場合に，口腔・栄養スクリーニング加算として，次に掲げる区分に応じ，1回につき次に掲げる単位数を所定単位数に加算する。ただし，次に掲げるいずれかの加算を算定している場合においては，次に掲げるその他の加算は算定せず，当該利用者について，当該事業所以外で既に口腔・栄養スクリーニング加算を算定している場合は算定しない。

3 認知症対応型通所介護費

イ 認知症対応型通所介護費（Ⅰ）

ロ 認知症対応型通所介護費（Ⅱ）

（以下，3イ，ロ共通）

以下の項目は，2－2地域密着型通所介護費に準用。

●栄養アセスメント加算 50単位

●栄養改善加算 200単位

●口腔・栄養スクリーニング加算

(1) 口腔・栄養スクリーニング加算（Ⅰ） 20単位

(2) 口腔・栄養スクリーニング加算（Ⅱ） 5単位

4 小規模多機能型居宅介護費

イ 小規模多機能型居宅介護費

●口腔・栄養スクリーニング加算 20単位

ヲ イについて，別に厚生労働大臣が定める基準に適合する指定小規模多機能型居宅介護事業所の従業者が，利用開始時及び利用中6月ごとに利用者の口腔の健康状態のスクリーニング及び栄養状態のスクリーニングを行った場合に，1回につき所定単位数を加算する。ただし，当該利用者について，当該事業所以外で既に口腔・栄養スクリーニング加算を算定している場合にあっては算定しない。

5 認知症対応型共同生活介護費

イ 認知症対応型共同生活介護費（1日につき）

●チ 栄養管理体制加算 30単位

注 イについて，別に厚生労働大臣が定める基準に適合する指定認知症対応型共同生活介護事業所において，管理栄養士（当該事業所の従業者以外の管理栄養士を含む。）が，従業者に対する栄養ケアに係る技術的助言及び指導を月1回以上行っている場合に，1月につき所定単位数を加算する。

●ヌ 口腔・栄養スクリーニング加算 20単位

注 イについて，別に厚生労働大臣が定める基準に適合する指定認知症対応型共同生活介護事業所の従業者が，利用開始時及び利用中6月ごとに利用者の口腔の健康状態のスクリーニング及び栄養状態のスクリーニングを行った場合に，1回につき所定単位数を加算する。ただし，当該利用者について，当該事業所以外で既に口腔・栄養スクリーニング加算を算定している場合にあっては算定しない。

6 地域密着型特定施設入居者生活介護費

イ 小規模多機能型居宅介護費

●口腔・栄養スクリーニング加算 20単位

注12 イについて，別に厚生労働大臣が定める基準に適合する指定地域密着型特定施設の従業者が，利用開始時及び利用中6月ごとに利用者の口腔の健康状態のスクリーニング及び栄養状態のスクリーニングを行った場合に，口腔・栄養スクリーニング加算として1回につき20単位を所定単位数に加算する。ただし，当該利用者について，当該事業所以外で既に口腔・栄養スクリーニング加算を算定している場合にあっては算定しない。

7 地域密着型介護老人福祉施設入所者生活介護費

イ 地域密着型介護老人福祉施設入所者生活介護費（1日につき）

ロ ユニット型地域密着型介護老人福祉施設入所者生活介護費（1日につき）

ハ 経過的地域密着型介護老人福祉施設入所者生活介護費（1日につき）

ニ 経過的ユニット型経過的地域密着型介護老人福祉施設入所者生活介護費（1日につき）

（以下，7イ～ニ共通）

注6 栄養管理について，別に厚生労働大臣が定める基準を満たさない場合は，1日につき14単位を所定単位数から減算する。［経過措置：令和6年3月31日までは適用しない］

●へ 再入所時栄養連携加算200単位

注 別に厚生労働大臣が定める基準に適合する指定地域密着型介護老人福祉施設に入所（以下この注において「一次入所」という。）している者が退所し，当該者が病院又は診療所に入院した場合であって，当該者が退院した後に再度当該指定地域密着型介護老人福祉施設に入所（以下この注において「二次入所」という。）する際，二次入所において必要となる栄養管理が，一次入所の際に必要としていた栄養管理とは大きく異なるため，当該指定地域密着型介護老人福祉施設の管理栄養士が当該病院又は診療所の管理栄養士と連携し当該者に関する栄養ケア計画を策定した場合に，入所者１人につき１回を限度として所定単位数を加算する。ただし，イからニまでの注６を算定している場合は，算定しない。

●栄養マネジメント強化加算　11 単位

注　別に厚生労働大臣が定める基準に適合するものとして市町村長に届け出た指定地域密着型介護老人福祉施設において，入所者ごとの継続的な栄養管理を強化して実施した場合，栄養マネジメント強化加算として，１日につき所定単位数を加算する。ただし，イからニまでの注６を算定している場合は，算定しない。

●経口移行加算　28 単位

注１　別に厚生労働大臣が定める基準に適合する指定地域密着型介護老人福祉施設において，医師の指示に基づき，医師，歯科医師，管理栄養士，看護師，介護支援専門員その他の職種の者が共同して，現に経管により食事を摂取している入所者ごとに経口による食事の摂取を進めるための経口移行計画を作成している場合であって，当該計画に従い，医師の指示を受けた管理栄養士又は栄養士による栄養管理及び言語聴覚士又は看護職員による支援が行われた場合は，当該計画が作成された日から起算して 180 日以内の期間に限り，１日につき所定単位数を加算する。ただし，イからニまでの注６を算定している場合は，算定しない。

注２　経口による食事の摂取を進めるための経口移行計画に基づき，管理栄養士又は栄養士が行う栄養管理及び言語聴覚士又は看護職員が行う支援が，当該計画が作成された日から起算して 180 日を超えた期間に行われた場合であっても，経口による食事の摂取が一部可能な者であって，医師の指示に基づき継続して経口による食事の摂取を進めるための栄養管理及び支援が必要とされるものに対しては，引き続き当該加算を算定できるものとする。

●経口維持加算

(1) 経口維持加算（Ⅰ）　400 単位

(2) 経口維持加算（Ⅱ）　100 単位

注１　(1) については，別に厚生労働大臣が定める基準に適合する指定地域密着型介護老人福祉施設において，現に経口により食事を摂取する者であって，摂食機能障害を有し，誤嚥（えん）が認められる入所者に対して，医師又は歯科医師の指示に基づき，医師，歯科医師，管理栄養士，看護師，介護支援専門員その他の職種の者が共同して，入所者の栄養管理をするための食事の観察及び会議等を行い，入所者ごとに，経口による継続的な食事の摂取を進めるための経口維持計画を作成している場合であって，当該計画に従い，医師又は歯

科医師の指示（歯科医師が指示を行う場合にあっては，当該指示を受ける管理栄養士等が医師の指導を受けている場合に限る。）を受けた管理栄養士又は栄養士が，栄養管理を行った場合に，1月につき所定単位数を加算する。ただし，イからニまでの注6又は経口移行加算を算定している場合は算定しない。

注2 (2) については，協力歯科医療機関を定めている指定地域密着型介護老人福祉施設が，経口維持加算（Ⅰ）を算定している場合であって，入所者の経口による継続的な食事の摂取を支援するための食事の観察及び会議等に，医師（指定地域密着型サービス基準第131条第1項第一号に規定する医師を除く。），歯科医師，歯科衛生士又は言語聴覚士が加わった場合は，1月につき所定単位数を加算する。

●療養食加算　6単位

注　次に掲げるいずれの基準にも適合するものとして市町村長に届け出て当該基準による食事の提供を行う指定地域密着型介護老人福祉施設が，別に厚生労働大臣が定める療養食を提供したときは，1日につき3回を限度として，所定単位数を加算する。

イ　食事の提供が管理栄養士又は栄養士によって管理されていること。

ロ　入所者の年齢，心身の状況によって適切な栄養量及び内容の食事の提供が行われていること。

ハ　食事の提供が，別に厚生労働大臣が定める基準に適合する指定地域密着型介護老人福祉施設において行われていること。

● (1) 褥瘡（じょくそう）マネジメント加算（Ⅰ）　3単位

● (2) 褥瘡（じょくそう）マネジメント加算（Ⅱ）　13単位

注　別に厚生労働大臣が定める基準に適合しているものとして市町村長に届け出た指定地域密着型介護老人福祉施設において，継続的に入所者ごとの褥瘡（じょくそう）管理をした場合は，当該基準に掲げる区分に従い，1月につき次に掲げる所定単位数を加算する。ただし，次に掲げるいずれかの加算を算定している場合においては，次に掲げるその他の加算は算定しない。

8　複合型サービス費

イ　看護小規模多機能型居宅介護費（1月につき）

ロ　短期利用居宅介護費（1日につき）

（以下，8イ・ロ共通）

●栄養アセスメント加算　50単位

注　イについて，次に掲げるいずれの基準にも適合しているものとして市町村長に届け出た指定看護小規模多機能型居宅介護事業所が，利用者に対して，管理栄養士が介護職員等と共同して栄養アセスメント（利用者ごとの低栄養状態のリスク及び解決すべき課題を把握することをいう。以下この注において同じ。）を行った場合は，1月につき所定単位数を加算する。ただし，当該利用者が栄養改善加算の算定に係る栄養改善サービスを受けている間及び当該栄養改善サービスが終了した日の属する月は，算定しない。

（1）当該事業所の従業者として又は外部との連携により管理栄養士を1名以上配置していること。

（2）利用者ごとに，管理栄養士，看護職員，介護職員，生活相談員その他の職種の者（チにおいて「管理栄養士等」という。）が共同して栄養アセスメントを実施し，当該利用者又はその家族等に対してその結果を説明し，相談等に必要に応じ対応すること。

（3）利用者ごとの栄養状態等の情報を厚生労働省に提出し，栄養管理の実施に当たって，当該情報その他栄養管理の適切かつ有効な実施のために必要な情報を活用していること。

（4）別に厚生労働大臣が定める基準に適合している指定看護小規模多機能型居宅介護事業所であること。

●栄養改善加算　200単位

注　イについて，次に掲げるいずれの基準にも適合しているものとして市町村長に届け出て，低栄養状態にある利用者又はそのおそれのある利用者に対して，栄養改善サービスを行った場合は，栄養改善加算として，3月以内の期間に限り1月に2回を限度として1回につき所定単位数を加算する。ただし，栄養改善サービスの開始から3月ごとの利用者の栄養状態の評価の結果，低栄養状態が改善せず，栄養改善サービスを引き続き行うことが必要と認められる利用者については，引き続き算定することができる。

（1）当該事業所の従業者として又は外部との連携により管理栄養士を1名以上配置していること。

（2）利用者の栄養状態を利用開始時に把握し，管理栄養士等が共同して，利用者ごとの摂食・嚥（えん）下機能及び食形態にも配慮した栄養ケア計画を作成していること。

（3）利用者ごとの栄養ケア計画に従い，必要に応じて当該利用者の居宅を訪問し，管理栄養士等が栄養改善サービスを行っているとともに，利用者の栄養状態を定期的に記録していること。

（4）利用者ごとの栄養ケア計画の進捗状況を定期的に評価していること。

（5）別に厚生労働大臣が定める基準に適合している指定看護小規模多機能型居宅介護事業所であること。

●口腔（くう）・栄養スクリーニング加算

(1) 口腔（くう）・栄養スクリーニング加算（Ⅰ）　20単位

(2) 口腔（くう）・栄養スクリーニング加算（Ⅱ）　5単位

注　イについて，別に厚生労働大臣が定める基準に適合する指定看護小規模多機能型居宅介護事業所の従業者が，利用開始時及び利用中6月ごとに利用者の口腔（くう）の健康状態のスクリーニング又は栄養状態のスクリーニングを行った場合に，次に掲げる区分に応じ，１回につき次に掲げる所定単位数を加算する。ただし，次に掲げるいずれかの加算を算定している場合においては，次に掲げるその他の加算は算定せず，当該利用者について，当該事業所以外で既に口腔（くう）・栄養スクリーニング加算を算定している場合にあっては算定しない。

指定地域密着型介護予防サービスについて

指定地域密着型介護予防サービスは、市町村が指定・監督を行うサービスで，予防給付である。

指定地域密着型介護予防サービスとは，2006 年 4 月の介護保険制度改正に伴い新設されたもので，原則として指定した市町村に居住する被保険者が利用可能である。当該サービスを提供する施設等は、規模が小さいので、利用者のニーズにきめ細かく応えることが可能で、地域住民と交流がもてる場に立地している。

なお，地域密着型介護予防サービスは以下のような内容になっている。

●介護予防認知症対応型通所介護　●介護予防小規模多機能型居宅介護
●介護予防認知症対応型共同生活介護

以下には，主に「指定地域密着型介護予防サービスに要する費用の額の算定に関する基準（抜粋）」（以下「告示基準」という。）について，栄養関係部分だけを抜粋して記載するが，告示基準に関する追加解説等は，それに関連する各種「報酬関連通知（留意事項）」（以下「関連通知」という。）をもって追加説明されているので，それを参照されたい。

指定地域密着型介護予防サービスに要する費用の額の算定に関する基準（抜粋）

（平成 18 年 3 月 14 日厚生労働省告示第 128 号）
（最終改正　令和 4 年 4 月 14 日厚生労働省告示第 161 号）

別表　指定地域密着型介護予防サービス介護給付費単位数表

1　介護予防認知症対応型通所介護費

イ　介護予防認知症対応型通所介護費（Ⅰ）

ロ　介護予防認知症対応型通所介護費（Ⅱ）

（以下，１イ・ロ共通）

●栄養アセスメント加算　　50 単位

注 10　次に掲げるいずれの基準にも適合しているものとして市町村長に届け出た単独型・併設型指定介護予防認知症対応型通所介護事業所又は共用型指定介護予防認知症対応型通所介護事業所が，利用者に対して，管理栄養士が介護職員等と共同して栄養アセスメント（利用者ごとの低栄養状態のリスク及び解決すべき課題を把握することをいう。

15 栄養関連法規

以下この注において同じ。）を行った場合は，栄養アセスメント加算として，１月につき50単位を所定単位数に加算する。ただし，当該利用者が栄養改善加算の算定に係る栄養改善サービスを受けている間及び当該栄養改善サービスが終了した日の属する月は，算定しない。

（1）当該事業所の従業者として又は外部との連携により管理栄養士を１名以上配置していること。

（2）利用者ごとに，管理栄養士，看護職員，介護職員，生活相談員その他の職種の者（注11において「管理栄養士等」という。）が共同して栄養アセスメントを実施し，当該利用者又はその家族等に対してその結果を説明し，相談等に必要に応じ対応すること。

（3）利用者ごとの栄養状態等の情報を厚生労働省に提出し，栄養管理の実施に当たって，当該情報その他栄養管理の適切かつ有効な実施のために必要な情報を活用していること。

（4）別に厚生労働大臣の定める基準に適合している単独型・併設型指定介護予防認知症対応型通所介護事業所又は共用型指定介護予防認知症対応型通所介護事業所であること。

●栄養改善加算　200単位

注11　次に掲げるいずれの基準にも適合しているものとして市町村長に届け出て，低栄養状態にある利用者又はそのおそれのある利用者に対して，当該利用者の低栄養状態の改善等を目的として，個別的に実施される栄養食事相談等の栄養管理であって，利用者の心身の状態の維持又は向上に資すると認められるもの（以下「栄養改善サービス」という。）を行った場合は，栄養改善加算として，１月につき200単位を所定単位数に加算する。

（1）当該事業所の従業者として又は外部との連携により管理栄養士を１名以上配置していること。

（2）利用者の栄養状態を利用開始時に把握し，管理栄養士等が共同して，利用者ごとの摂食・嚥下機能及び食形態にも配慮した栄養ケア計画を作成していること。

（3）利用者ごとの栄養ケア計画に従い，必要に応じて当該利用者の居宅を訪問し，管理栄養士等が栄養改善サービスを行っているとともに，利用者の栄養状態を定期的に記録していること。

（4）利用者ごとの栄養ケア計画の進捗状況を定期的に評価していること。

（5）別に厚生労働大臣の定める基準に適合している単独型・併設型指定介護予防認知症対応型通所介護事業所又は共用型指定介護予防認知症対応型通所介護事業所であること。

●口腔・栄養スクリーニング加算

(1) 口腔・栄養スクリーニング加算（Ⅰ） 20単位

(2) 口腔・栄養スクリーニング加算（Ⅱ） 5単位

注12　別に厚生労働大臣が定める基準に適合する単独型・併設型指定介護予防認知症対応型通所介護事業所又は共用型指定介護予防認知症対応型通所介護事業所の従業者が，利用開始時及び利用中６月ごとに利用者の口腔の健康状態のスクリーニング又は栄養状態のスクリーニングを行った場合に，口腔・栄養スクリーニング加算として，次に掲げる区分に応じ，１回につき次に掲げる所定単位数を加算する。ただし，次に掲げるいずれかの加算を算定している場合においては，次に掲げるその他の加算は算定せず，当該利用者について，当該事業所以外で既に口腔・栄養スクリーニング加算を算定している場合にあっては算定しない。

調理師関連

調理師法（抄）

（昭和 33 年 5 月 10 日法律第 147 号）
（最終改正　令和 4 年 6 月 17 日法律第 68 号）

〔目的〕

第 1 条　この法律は，調理師の資格等を定めて調理の業務に従事する者の資質を向上させることにより調理技術の合理的な発達を図り，もって国民の食生活の向上に資することを目的とする。

〔定義〕

第 2 条　この法律で「調理師」とは，調理師の名称を用いて調理の業務に従事することができる者として都道府県知事の免許を受けた者をいう。

〔調理師の免許〕

第 3 条　調理師の免許は，次の各号のいずれかに該当する者に対し，その申請に基づいて都道府県知事が与える。

一　学校教育法（昭和 22 年法律第 26 号）第 57 条（高等学校の入学資格）に規定する者で，都道府県知事の指定する調理師養成施設において，1 年以上，調理，栄養及び衛生に関して調理師たるに必要な知識及び技能を修得したもの

二　学校教育法第 57 条に規定する者で，多数人に対して飲食物を調理して供与する施設又は営業で厚生労働省令の定めるものにおいて 2 年以上調理の業務に従事した後，調理師試験に合格したもの

〔調理師試験〕

第 3 条の 2　調理師試験は，厚生労働大臣の定める基準により，調理，栄養及び衛生に関して必要な知識及び技能について，都道府県知事が行う。

2　都道府県知事は，厚生労働省令で定めるところにより，一般社団法人又は一般財団法人であって，調理師試験の実施に関する事務（以下「試験事務」という。）を適正かつ確実に実施することができると認められるものとして厚生労働大臣があらかじめ指定する者（以下「指定試験機関」という。）に試験事務の全部又は一部を行わせることができる。

3　指定試験機関の役員若しくは職員又はこれらの職にあった者は，試験事務に関して知り得た秘密を漏らしてはならない。

4　試験事務に従事する指定試験機関の役員又は職員は，刑法（明治 40 年法律第 45 号）その他の罰則の適用については，法令により公務に従事する職員とみなす。

5　都道府県は，地方自治法（昭和 22 年法律第 67 号）第 227 条の規定に基づき調理師試験に係る手数料を徴収する場合においては，第 2 項の規定により指定試験機関が行う調理師試験を受けようとする者に，条例で定めるところにより，当該手数料を当該指定試験機関へ納めさせ，その収入とすることができる。

〔絶対的欠格事由〕

第 4 条　第 6 条第二号に該当し，同条の規定により免許の取消処分を受けた

後1年を経過しない者には，第3条の免許を与えない。

〔相対的欠格事由〕

第4条の2　次の各号のいずれかに該当する者には，第3条の免許を与えないことがある。

一　麻薬，あへん，大麻又は覚せい剤の中毒者

二　罰金以上の刑に処せられた者

〔調理師名簿，登録及び免許証の交付〕

第5条　都道府県に調理師名簿を備え，免許に関する事項を登録する。

2　免許は，調理師名簿に登録することによって行う。

3　都道府県知事は，免許を与えたときは，調理師免許証を交付する。

〔届出〕

第5条の2　多数人に対して飲食物を調理して供与する施設又は営業で厚生労働省令の定めるものにおいて調理の業務に従事する調理師は，厚生労働省令で定める2年ごとの年の12月31日現在における氏名，住所その他厚生労働省令で定める事項を，当該年の翌年1月15日までに，その就業地の都道府県知事に届け出なければならない。

2　都道府県知事は，厚生労働省令で定めるところにより，一般社団法人又は一般財団法人であって，前項の規定による届出の受理に係る事務（以下「届出受理事務」という。）を適正かつ確実に実施することができると認められるものとして当該都道府県知事があらかじめ指定する者（以下「指定届出受理機関」という。）に届出受理事務の全部又は一部を行わせることができる。

3　指定届出受理機関の役員若しくは職員又はこれらの職にあった者は，届出受理事務に関して知り得た第1項の規定による届出に係る事項を漏らしてはならない。

〔免許の取消し〕

第6条　都道府県知事は，調理師が次の各号のいずれかに該当するときは，その免許を取り消すことができる。

一　第4条の2各号のいずれかに該当するに至ったとき。

二　その責めに帰すべき事由により，調理の業務に関し食中毒その他衛生上重大な事故を発生させたとき。

〔政令への委任〕

第7条　この法律に定めるもののほか，調理師の免許，登録，調理師養成施設，指定試験機関及びその行う試験事務並びに指定届出受理機関に関して必要な事項は，政令で定める。

〔名称の使用制限〕

第8条　調理師でなければ，調理師又はこれに紛らわしい名称を用いてはならない。

〔調理師の設置〕

第8条の2　多数人に対して飲食物を調理して供与する施設又は営業で厚生労働省令の定めるものの設置者又は営業者は，当該施設又は営業における調理の業務を行わせるため，当該施設又は営業の施設ごとに，調理師を置くように努めなければならない。

〔調理技術の審査〕

第8条の3　厚生労働大臣は，調理師の資質の向上に資するため，調理技術に関する審査を行うことができる。

2　厚生労働大臣は，前項の調理技術に関する審査の事務で厚生労働省令の定めるものをその指定する団体に委託することができる。

3 第1項の調理技術に関する審査に関し必要な事項は，厚生労働省令で定める。

〔調理師会〕

第9条 調理師は，調理師の資質の向上及び合理的な調理技術の発達に寄与することを目的として，調理師会を組織することができる。

2 調理師会は，調理師の指導及び連絡，調理技術の研究，調理師の福祉の増進その他前項の目的を達するために必要な事業を行う。

3 2以上の調理師会は，相互の連絡及び事業の調整を行うため，連合会を組織することができる。

〔権限の委任〕

第9条の2 この法律に規定する厚生労働大臣の権限は，厚生労働省令で定めるところにより，地方厚生局長に委任することができる。

2 前項の規定により地方厚生局長に委任された権限は，厚生労働省令で定めるところにより，地方厚生支局長に委任することができる。

〔罰則〕

第10条 第3条の2第3項の規定に違反した者は，1年以下の懲役又は100万円以下の罰金に処する。

第11条 第8条の規定に違反した者は，30万円以下の罰金に処する。

調理師法施行規則（抜粋）

（昭和33年12月13日厚生省令第46号）
（最終改正 令和5年3月6日厚生労働省令第17号）

第1章 調理師の免許等

〔免許の申請手続〕

第1条 調理師法施行令（昭和33年政令第303号。以下「令」という。）第1条の調理師の免許の申請書は，様式第一（略）によるものとする。

2 令第1条に規定する厚生労働省令で定める書類は，次のとおりとする。

一 調理師法（昭和33年法律第147号。以下「法」という。）第3条各号の1に該当する者であることを証する書類

二 戸籍の謄本若しくは抄本又は住民票の写し（住民基本台帳法（昭和42年法律第81号）第7条第五号に掲げる事項（出入国管理及び難民認定法（昭和26年政令第319号）第19条の3に規定する中長期在留者及び日本国との平和条約に基づき日本の国籍を離脱した者等の出入国管理に関する特例法（平成3年法律第71号）に定める特別永住者については，住民基本台帳法第30条の45に規定する国籍等）を記載したものに限る。）（出入国管理及び難民認定法第19条の三各号に掲げる者については，旅券その他の身分を証する書類の写し）

三 麻薬，あへん，大麻又は覚せい剤の中毒者であるかないかに関する医師の診断書

〔登録事項〕

第2条 令第10条第五号に規定する厚生労働省令で定める事項は，次のとおりとする。

一 免許証を書換交付し，又は再交付

した場合には，その旨並びにその理由及び年月日

二　登録の消除をした場合には，その旨並びにその理由及び年月日

〔免許証の様式〕

第3条　法第5条第3項の免許証は，様式第二（略）によるものとする。

〔施設又は営業の指定〕

第4条　法第3条第二号，法第5条の2第1項及び法第8条の2に規定する厚生労働省令で定める施設又は営業は，次のとおりとする。

一　寄宿舎，学校，病院等の施設であつて飲食物を調理して供与するもの

二　食品衛生法施行令（昭和28年政令第229号）第35条第一号，第四号，第二十五号又は第二十六号に掲げる営業（喫茶店営業（喫茶店，サロンその他設備を設けて酒類以外の飲物又は茶菓を客に飲食させる営業をいう。）を除く。）

〔届出〕

第4条の2　法第5条の2第1項の厚生労働省令で定める2年ごとの年は，平成6年を初年とする同年以後の2年ごとの各年とする。

2　法第5条の2第1項の厚生労働省令で定める事項は，次のとおりとする。

一　氏名，年齢及び性別

二　住所

三　登録を受けた都道府県名，調理師名簿登録番号及び登録年月日

四　業務に従事する場所の所在地及び名称

3　前項各号に掲げる事項についての届出は，様式第二の二（略）によらなければならない。

16

その他の関連資料

日本人の新身体計測基準値（JARD2001）（中央値）

男　性	体重 (kg)	上腕周囲長 (AC) (cm)	下腿周囲長 (CC) (cm)	上腕三頭筋皮下脂肪厚 (TSF) (mm)	上腕筋囲 (AMC)[*1] (cm)	上腕筋面積 (AMA)[*2] (cm^2)
計	62.40	27.20	35.00	10.00	23.73	44.83
18～24歳	61.50	27.00	35.85	10.00	23.23	42.97
25～29歳	64.00	27.35	36.45	11.00	23.69	44.70
30～34歳	69.00	28.60	38.00	13.00	24.41	47.45
35～39歳	68.00	28.00	37.45	12.00	24.10	45.77
40～44歳	67.00	27.98	37.67	11.00	24.36	47.25
45～49歳	64.00	27.80	36.90	10.17	24.00	45.88
50～54歳	65.45	27.60	36.92	10.00	23.82	45.19
55～59歳	63.00	27.00	35.60	9.00	23.68	44.65
60～64歳	61.90	26.75	34.80	9.00	23.35	43.39
65～69歳	60.28	27.50	34.00	10.00	24.04	45.99
70～74歳	57.90	26.80	33.40	10.00	23.57	44.25
75～79歳	55.00	26.20	32.80	9.25	22.86	41.61
80～84歳	53.95	25.00	31.90	10.00	21.80	37.85
85歳～	50.50	24.00	30.00	8.00	21.43	36.57

女　性	体重 (kg)	上腕周囲長 (AC) (cm)	下腿周囲長 (CC) (cm)	上腕三頭筋皮下脂肪厚 (TSF) (mm)	上腕筋囲 (AMC)[*1] (cm)	上腕筋面積 (AMA)[*2] (cm^2)
計	50.00	25.20	32.80	15.00	20.18	32.40
18～24歳	50.35	24.60	34.50	14.00	19.90	31.54
25～29歳	50.00	24.25	33.90	14.00	19.47	30.18
30～34歳	49.50	24.30	33.80	14.00	19.90	31.53
35～39歳	52.00	25.00	34.60	15.00	20.23	32.57
40～44歳	52.00	26.40	34.95	15.50	21.09	35.42
45～49歳	53.00	26.00	34.30	16.00	20.60	33.80
50～54歳	52.00	25.60	33.60	14.50	20.78	34.38
55～59歳	52.00	26.20	33.10	16.00	20.52	33.52
60～64歳	51.90	25.70	32.50	15.10	20.56	33.64
65～69歳	51.95	26.20	32.20	20.00	20.08	32.10
70～74歳	48.35	25.60	31.60	16.00	20.28	32.73
75～79歳	46.70	24.78	30.60	14.00	20.16	32.36
80～84歳	43.95	24.00	29.60	12.50	19.96	31.72
85歳～	40.50	22.60	28.30	10.00	19.25	28.81

注）[*1] AMC＝上腕周囲長（AC）－3.14×上腕三頭筋皮下脂肪厚（TSF）/10

[*2] $AMA = \frac{(AC - 3.14 \times TSF/10)^2}{4 \times 3.14}$

統計で用いられる主な比率

（人口動態）

（1）出生率・（粗）死亡率・自然増減率・婚姻率・離婚率＝$\dfrac{\text{件数}}{\text{人口}}\times 1{,}000$

（2）死産率＝$\dfrac{\text{死産数}}{\text{出生数}+\text{死産数}}\times 1{,}000$

死産：妊娠満 12 週（妊娠第 4 月）以後の死児の出産

妊娠満 22 週以後の死産率＝$\dfrac{\text{妊娠満 22 週以後の死産数}}{\text{出生数}+\text{妊娠満 22 週以後の死産数}}\times 1{,}000$

（3）乳児死亡率・新生児死亡率・早期新生児死亡率＝$\dfrac{\text{乳児・新生児・早期新生児死亡数}}{\text{出生数}}\times 1{,}000$

乳児死亡：生後 1 年未満の死亡
新生児死亡：生後 4 週（28 日）未満の死亡
早期新生児死亡：生後 1 週（7 日）未満の死亡

（4）周産期死亡率＝$\dfrac{\text{妊娠満 22 週以後の死産数}+\text{早期新生児死亡数}}{\text{出生数}+\text{妊娠満 22 週以後の死産数}}\times 1{,}000$

（5）母の年齢（年齢階級）別出生率＝$\dfrac{\text{ある年齢（年齢階級）の母の出生数}}{\text{同年齢（年齢階級）の女子人口}}\times 1{,}000$

この場合の女子人口は，WHO では妊娠可能な年齢（再生産年齢）を 15 ～ 49 歳に限定している。このように分母に女子人口，妊娠可能年齢女子人口などの特定の集団を用いるものを特殊出生率という。

（6）合計特殊出生率＝$\left\{\dfrac{\text{母の年齢別出生数}}{\text{同年齢の女子人口}}\right\}$の 15 歳から 49 歳までの合計

合計特殊出生率は，15 歳から 49 歳までの女子の年齢別出生率を合計したもので，次の 2 つの種類がある。

○**「期間」合計特殊出生率**：ある期間の出生状況に着目したもので，その時点における各年代（15 ～ 49 歳）の女性の出生率を合計したもの。女子人口の年齢構成の違いを除いた出生率として，年次比較，国際比較，地域比較に用いられている。

○**「コーホート」合計特殊出生率**：ある世代の出生状況に着目したもので，同一年生まれ（コーホート）の女性の出生率（15 ～ 49 歳）を合計したもので，実際に 1 人の女子が一生の間に生む子どもの数。

実際に「1 人の女性が一生の間に生む子どもの数」は，コーホート合計特殊出生率であるが，それに相当するものとして一般に用いられているのは期間合計特殊出生率である。これは，各年齢の出生率が世代（コーホート）によらず同じであれば，この 2 つの「合計特殊出生率」は同じ値になるからである。

晩婚化・晩産化が進行している状況では，各世代の結婚や出産の行動に違いがあり，各年齢の出生率が世代により異なるため，別々の世代の出生率の合計である期間合計特殊出生率は，同一世代のコーホート合計特殊出生率の値と異なる。

このような意味で，期間合計特殊出生率は，1人の女子が仮にその年次の年齢別出生率で一生の間に生むとしたときの子どもの数に相当する。

(7) $死因別死亡率 = \dfrac{ある死因の死亡数}{人口} \times 100{,}000$

(8) 年齢調整死亡率

$$= \frac{\left\{\begin{matrix}観察集団の年齢\\階級別死亡率\end{matrix} \times \begin{matrix}年齢階級別\\基準人口\end{matrix}\right\} \begin{matrix}の各年齢\\階級合計\end{matrix}}{基準人口の総数（昭和60年モデル人口）} \times 1{,}000\ （または100{,}000）$$

年齢構成が著しく異なる人口集団の間での死亡率や特定の年齢層に偏在する死因別死亡率などについて，その年齢構成の差を取り除いて比較する場合に用いる。これを標準化死亡率という場合もある。基準人口には「昭和60年モデル人口」を用いている。

(保健統計)

(9) $罹患率（年間） = \dfrac{1年間の届出患者数}{人口} \times 100{,}000$…〔食中毒統計〕

(10) $有訴者率 = \dfrac{有訴者数}{世帯人数} \times 1{,}000$…〔国民生活基礎調査〕

有訴者数：世帯員（入院者を除く）のうち，病気やけがなどで自覚症状のある者。

(11) $病床利用率 = \dfrac{月間在院患者延数の1〜12月の合計}{（月間日数×月末病床数）の1〜12月の合計} \times 100$…〔病院報告〕

(12) 平均在院日数

$$= \frac{年間在院患者延数}{\frac{1}{2} \times（年間新入院患者数＋年間退院患者数）}$$ …〔病院報告〕

(13) 受療率

$$= \frac{\begin{matrix}調査日（3日間のうち医療施設ごとに指定した1日間）\\に医療施設で受療した推計患者数\end{matrix}}{人口} \times 100{,}000$$ …〔患者調査〕

以上の諸率に共通しているものとして，地域と期間の問題がある。そのため，以下の点に注意する。

①地域は，分母と分子の地域範囲を同一にすること。

②期間は，分母が人口である場合には，その期間の中央の人口をとるが，わが国では1年間の場合，10月1日現在の人口を用いる。また，月率や週率の場合は年換算を行う。出生率の例を以下に示す。

$$月別出生率 = \frac{1か月間の出生数}{その月の人口} \times \frac{その年の日数}{その月の日数} \times 1{,}000$$

（その他）

小児の成長具合（栄養状態）を見る指標として，日本では，SD（標準偏差）スコアが一般的によく使われる。国際的には，WHO で以下の指標が用いられている。

● HAZ　Height/Length for Age Z-score
年齢に対する身長（cm）の Z 値

● WAZ　Weight for Age Z-score
年齢に対する体重（kg）の Z 値

● WHZ　Weight for Height Z-score
身長に対する体重の Z 値

● BAZ あるいは BMIAZ　Body Mass Index (BMI) for Age Z-score
年齢に対する BMI（kg/m^2）の Z 値

Z 値：計測値が，平均値から SD（標準偏差）の何倍分ずれているかを示す値

WHO Child Growth Standards

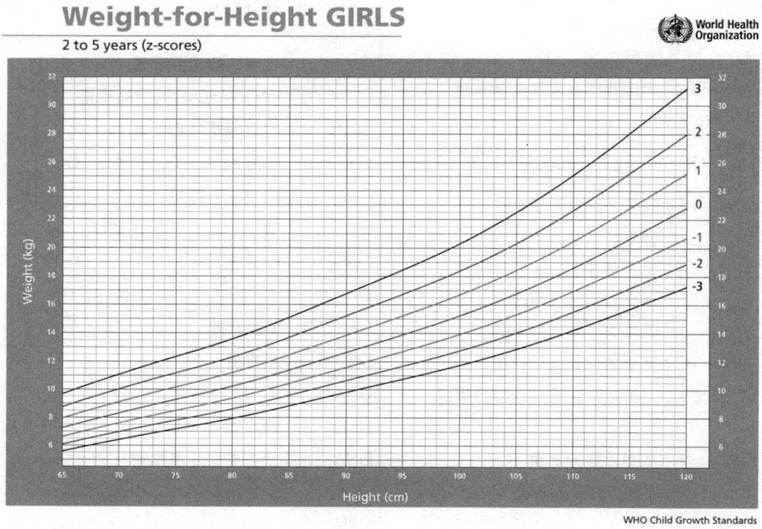

※子どもの成長基準に関するアプリケーションツールなど，WHO ウェブサイトで紹介されている。
https://www.who.int/tools/child-growth-standards/standards

略語表

A	
a.c.	食前
ACh	アセチルコリン
AcP	酸性ホスファターゼ
ACTH	副腎皮質刺激ホルモン
AD	アトピー性皮膚炎
ADH	抗利尿ホルモン
ADP	アデノシン二リン酸
ADS	抗利尿物質
AG	血管撮影・動脈撮影
Ag	抗原
A/G	アルブミン / グロブリン
AI	目安量
Alb	アルブミン
Ala	アラニン
Al-Pase (ALP)	アルカリホスファターゼ
ALT	アラニンアミノトランスフェラーゼ（＝ GPT）
AMP	アデノシン一リン酸
Arg	アルギニン
Asp	アスパラギン酸
AST	アスパラギン酸アミノトランスフェラーゼ（＝ GOT）
ATP	アデノシン三リン酸
ATPase	アデノシン三リン酸分解酵素
B	
BAO	基礎胃酸分泌量
BAZ	年齢に対する BMI (kg/m^2) の Z 値
BMI	ボディ・マス・インデックス
BMR	基礎代謝量
BOD	生物化学的酸素要求量
BP	血圧
BS	血糖
BSP (-test)	ブロムサルファレイン試験
BSR	赤血球沈降速度（＝ ESR）
BUN	血中尿素窒素
BV	生物価
C	
CAC	コーデックス委員会
cAMP	サイクリック AMP
CCK-PZ	コレシストキニンパンクレオザイミン
CCU	冠動脈疾患集中治療室
ChE	コリンエステラーゼ
Chol	コレステロール
CMC	臨界ミセル濃度
CMI	コーネル - メディカルインデックス
CoA (SH)	補酵素 A
COD	化学的酸素要求量
CODEX	FAO/WHO 合同食品規格
COPD	慢性閉塞性肺疾患
CoQ	補酵素（コエンザイム）Q
cpm	カウント毎分
CT	コンピュータ断層撮影
Cys	シスチン
D	
DF	食物繊維
DG	目標量
DHA	ドコサヘキサエン酸
DM	糖尿病
DNA	デオキシリボ核酸
DOPA	ジオキシフェニルアラニン
DPN	ジホスホピリジンヌクレオチド（＝ NAD）
DRIs	食事摂取基準
E	
EAA	必須アミノ酸（不可欠アミノ酸）
EAR	推定平均必要量
ECG	心電図

ED	成分栄養
ED_{50}	50%有効量
EER	推定エネルギー必要量
EFA	必須脂肪酸
EH	本態性高血圧症
EMG	筋電図
EPA	エイコサペンタエン酸
Eq	当量
ESR	赤血球沈降速度（＝ BSR）
EU	欧州連合
F	
FA	脂肪酸
FAD	フラビンアデニンジヌクレオチド
FAO	国連食糧農業機関
FBS	空腹時血糖
FDA	米国食品薬品局
FFA	遊離脂肪酸
FFM	除脂肪体重
G	
G-6-P	グルコース -6- リン酸
GABA	γ - アミノ酪酸
GH	成長ホルモン
GI hormone	消化管ホルモン
Glu	グルタミン酸
Gly	グリシン
GMP	グルコースーリン酸
GOT	グルタミン酸オキサロ酢酸トランスアミナーゼ（＝ AST）
GPT	グルタミン酸ピルビン酸トランスアミナーゼ（＝ ALT）
GTT	ブドウ糖負荷試験
H	
HA	A 型肝炎
HAAg	A 型肝炎抗原
HAV	A 型肝炎ウイルス
HAZ	年齢に対する身長（cm）のＺ値
HB	B 型肝炎
Hb	血色素
HbA1c	ヘモグロビン A1c
HBAg	B 型肝炎抗原
HBBC	ヘモグロビン結合能
HBV	B 型肝炎ウイルス
HDL	高比重リポたんぱく質
HGH	ヒト成長ホルモン
His	ヒスチジン
HMP	ヘキソースーリン酸回路
HPT	副甲状腺機能亢進症
HR	心拍数
HT	高血圧
Ht	ヘマトクリット
Hyp	ヒドロキシプロリン
I	
ICD	国際疾病分類
ICU	集中治療部
IDDM	インスリン依存型糖尿病
Ig	免疫グロブリン
Ile	イソロイシン
ILO	国際労働機関
i.m.	筋肉内
i.p.	腹腔内
IQ	知能指数
IR	赤外線
IU	国際単位
i.v.	静脈内
IVH	静脈内高カロリー輸液
J	
JARD	日本人の身体計測基準値
JAS	日本農林規格
JIS	日本工業規格
K	
Kcell	キラー細胞
Km	ミカエリス定数
L	
LAP	ロイシンアミノペプチダーゼ

LBM	除脂肪体重
LBW	低出生体重児
LD_{50}	50%致死量
LDL	低比重リポたんぱく質
Leu	ロイシン
LOAEL	最低健康障害発現量
LPL	リポたんぱく質リパーゼ
Lys	リシン（リジン）
M	
Mb	ミオグロビン
MCT	中鎖脂肪酸トリグリセライド
MD	医師
ME	医用電子
Met	メチオニン
MOC	最大酸素消費量
mRNA	メッセンジャーリボ核酸
MRSA	メチシリン耐性黄色ブドウ球菌
MSW	医療ソーシャルワーカー
MUFA	一価不飽和脂肪酸
N	
NA	ノルアドレナリン
NAD	ニコチンアミドアデニンジヌクレオチド（= DPN）
NADH	ジヒドロニコチンアミドアデニンジヌクレオチド
NADP	ニコチンアミドアデニンジヌクレオチドリン酸（= TPN）
NADPH	還元型 NADP
NAFLD	非アルコール性脂肪肝疾患
NASH	非アルコール性脂肪肝炎
NCD	非感染性疾患
NEFA	非エステル型脂肪酸
NF	中性脂肪
NIDDM	インスリン非依存型糖尿病
NIH	米国国立保健研究所
NOAEL	健康障害非発現量
NPN	非たんぱく性窒素
NPO	絶食
NPU	正味たんぱく質利用率
O	
OGTT	経口ブドウ糖負荷試験
OT	作業療法士
P	
PABA	パラアミノ安息香酸
PAL	身体活動レベル
PCB	ポリ塩化ビフェニル
PEM	たんぱく質・エネルギー栄養障害
PER	たんぱく質効率
PG	プロスタグランジン
Phe	フェニルアラニン
PHN	保健師
PK	ピルビン酸キナーゼ
pk	平衡定数
PKU	フェニルケトン尿症
PL	リン脂質
ppm	100 万分率（= 10^{-6}）
Pro	プロリン
PSW	精神医学ソーシャルワーカー
PT	理学療法士
PUFA	多価不飽和脂肪酸
R	
RA	慢性関節リウマチ
RBC	赤血球
RBP	レチノール結合たんぱく質
RCV	赤血球容積
RDA	推奨量
RI	放射性同位元素
RIA	ラジオイムノアッセイ
RMR	エネルギー代謝率
RNA	リボ核酸
Rp.	服用，処方
rpm	毎分～回転
RQ	呼吸商

RTP	短半減期たんぱく質
S	
SD	標準偏差
SDGs	持続可能な開発目標
Ser	セリン
SFA	飽和脂肪酸
SI	国際単位系
SIDS	乳幼児突然死症候群
SLE	全身性エリテマトーデス
ST	言語療法士
T	
T_4	テトラヨードチロニン（サイロキシン）
TC	血清総コレステロール
TCAcycle	クエン酸回路
T cell	T 細胞
TG	トリグリセライド（トリグリセリド，トリアシルグリセロール，中性脂肪）
Thr	トレオニン（スレオニン）
TPN	トリホスホピリジンヌクレオチド（＝ NADP）
TPN	完全静脈栄養
Trp	トリプトファン
TTT	チモール混濁試験
Tyr	チロシン
U	
UDPG	ウリジン二リン酸グルコース
UK	ウロキナーゼ
UL	耐容上限量
UMP	ウリジン一リン酸
UVray	紫外線
V	
V	ビタミン
Val	バリン
VHDL	超高比重リポたんぱく質
VLDL	超低比重リポたんぱく質
W	
WAZ	年齢に対する体重（kg）のＺ値
WBC	白血球
WHO	世界保健機関
WHZ	身長に対する体重のＺ値
WTO	世界貿易機関
X	
X-ray	Ｘ（エックス）線
Z	
ZTT（ZnTT，ZST）	硫酸亜鉛混濁試験

よく使われるギリシャ小文字

文字	読み方	文字	読み方	文字	読み方
α	アルファ	θ	シータ	ρ	ロー
β	ベータ	λ	ラムダ	σ	シグマ
γ	ガンマ	μ	ミュー	φ	ファイ
δ	デルタ	ν	ニュー	χ	カイ
ε	イプシロン	π	パイ	ω	オメガ

よく使われるSI単位とその他の単位

項目	記号	読み方	換算
長さ	Å ly	オングストローム 光年	$1\,Å = 10^{-10}m$ $1\,ly = 9.46053 \times 10^{15}m$
面積	a ha	アール ヘクタール	$1\,a = 100m^2$ $1\,ha = 100a = 10^4m^2$
重量	car	カラット	1 car = 200mg
物質量	mol	モル	炭素 ^{12}C の原子量 12 が基本
光度	cd	カンデラ	
照度	lx	ルクス	1 lx = 1 lm（ルーメン）/ m^2
温度	℃，K	度，ケルビン	K =℃＋ 273.15
力	N dyn kgw	ニュートン ダイン 重量キログラム	$1\,N = 1\,kg \cdot m / s^2$ $1\,dyn = 10^{-5}N$ 1 kgw = 9.80665N
圧力	Pa bar atm mHg	パスカル バール 気圧 水銀柱メートル	$1\,Pa = N/m^2$ $1\,bar = 10^5Pa$ $1\,atm = 101{,}325N / m^2$ 1 mHg = 101,325/0.76Pa
熱量	kJ kcal	キロジュール キロカロリー	1 kJ = 1,000J 1 kcal = 4.18605kJ
放射能	Ci	キュリー	$1\,Ci = 3.7 \times 10^{10}Bq$（ベクレル）
吸収線量	rad	ラド	$1\,rad = 10^{-2}Gy$（グレイ）

温度換算表

摂氏（C）	華氏（F）	摂氏（C）	華氏（F）	摂氏（C）	華氏（F）
0	32.0	30	86.0	70	158.0
1	33.8	40	104.0	80	176.0
10	50.0	50	122.0	90	194.0
20	68.0	60	140.0	100	212.0

注）摂氏(C)＝〔(華氏－32)×5〕÷9，　華氏(F)＝〔(摂氏×9)÷5〕＋32

度量衡換算早見表

長さ	1 cm	3分3厘	0.39371 インチ
	1 m	3尺3寸	39.371 インチ 3.2809 フィート
	1 km	550 間 9町10間	0.62138 マイル
	1寸	3.0303cm	1.1931 インチ
	1尺	30.303cm	11.9305 インチ 0.9421 フィート
	1間	181.82cm	2.4403 マイル
	1里	3.9273km	
	1インチ	2.540cm	0.83818 寸
	1フィート	30.479cm	1.0058 尺
	1ヤード	0.91438m	3.0175 尺 0.50291 間
	1マイル	1.6093km	14町45間1
	1シー・マイル（海里）	1.852km	
面積	1 m^2	0.3025 坪	1.1960 平方ヤード
	1坪	3.3058m^2	0.00333 反 3.9538 平方ヤード
重量	1 g	0.26667 匁	15.432 グレーン 0.035273 オンス
	1 kg	1.6667 斤 0.26667 貫	2.2046 ポンド
	1匁	3.75g	0.13228 オンス
	1斤	0.6kg	1.3228 ポンド
	1貫	3.75kg	8.2673 ポンド
	1オンス	28.350g	7.5599 匁
	1ポンド	0.45359kg	120.958 匁 0.75599 斤
容積・体積	1 L（1,000mL）	0.55435 升	0.21998 英ガロン 0.26419 米ガロン
	1クオート	6合強	2パイント
	1合	0.18039L	6.3482 液量オンス 0.31746 パイント
	1升	1.8039L	0.39682 英ガロン 0.4765 米ガロン
	1石	180.39L	5.119 米ブッシェル

情報収集に役立つ Web サイト

行政・法人関係

公益社団法人日本栄養士会　https://www.dietitian.or.jp/
管理栄養士・栄養士に関わる最新のニュースや養成校一覧など

厚生労働省　https://www.mhlw.go.jp/
栄養・食品衛生などに関する法令，統計調査など

文部科学省　https://www.mext.go.jp/
学校給食に関する情報，法令，統計調査など

農林水産省　https://www.maff.go.jp/
食料需給や食育などに関する情報など

消費者庁　https://www.caa.go.jp/
食品表示に関する情報，法令など

スポーツ庁　https://mext.go.jp/sports/
スポーツ基本計画などに関する情報

法令データ検索システム　https://elaws.e-gov.go.jp/
各府省提供。法令名，キーワードから検索が可能

国立研究開発法人医薬基盤・健康・栄養研究所 国立健康・栄養研究所
https://www.nibiohn.go.jp/eiken/
健康増進と栄養に関する研究情報など

国立保健医療科学院　https://niph.go.jp/
保健医療・社会福祉事業関係の講習会案内，研究成果など

国立医薬品食品衛生研究所　http://www.nihs.go.jp/
食品の健康や安全性に関する情報など

一般社団法人全国栄養士養成施設協会　https://www.eiyo.or.jp/
管理栄養士・栄養士養成校案内など

公益財団法人健康・体力づくり事業財団　https://www.health-net.or.jp/
健康評価や生活習慣病改善，健康運動指導士に関する情報など

公益社団法人日本食品衛生協会　http://www.n-shokuei.jp/
食中毒や食品衛生についての情報など

公益財団法人日本健康・栄養食品協会　https://www.jhnfa.org/
健康・栄養食品の説明や最新ニュース

健康日本 21　https://www.kenkounippon21.gr.jp/
健康日本 21 の目標値などについて詳しく紹介

栄養関係等データベース

健やか親子21（第2次）ホームページ　https://sukoyaka21.cfa.go.jp/

こども家庭庁による妊娠・出産・子育て期の健康に関する情報サイト

公益社団法人日本栄養・食糧学会　https://www.jsnfs.or.jp/

特定非営利活動法人日本栄養改善学会　https://jsnd.jp/

「健康食品」の安全性・有効性情報　https://hfnet.nibiohn.go.jp/

国立研究開発法人医薬基盤・健康・栄養研究所国立健康・栄養研究所提供。健康食品の利用に関する基礎知識，安全，被害等に関する情報など

医療保険者によるデータヘルス／予防・健康づくり

https://www.mhlw.go.jp/stf/seisakunitsuite/bunya/kenkou_iryou/iryouhoken/hokenjigyou/index.html

医療保険者が健康医療情報分析を行った上で実施する，加入者の健康状態に即したより効果的・効率的な保健事業のためのデータ

国民健康・栄養調査

https://www.mhlw.go.jp/bunya/kenkou/kenkou_eiyou_chousa.html

厚生労働省提供。2003年以降の国民健康・栄養調査について，結果の概要および報告書のすべてを提供

食品成分データベース　https://fooddb.mext.go.jp/

日本食品標準成分表2020年版（八訂），をデータソースとした食品成分に関するデータを提供

PubMed（パブメド）　https://pubmed.ncbi.nlm.nih.gov/

米国国立医学図書館（NLM）の国立生物工学情報センター（NCBI）が運営している医学や生物学に関する文献検索サービス

特定非営利活動法人医学中央雑誌刊行会　https://www.jamas.or.jp/

国内で発行されている医学・歯学・薬学および関連領域の定期刊行物，約5,000誌を収録

Minds（マインズ）ガイドラインライブラリ　https://minds.jcqhc.or.jp/

患者と医療者が，十分に科学的合理性が高いと考えられる診療方法の選択肢について情報を共有。診療ガイドラインと関連情報を提供

東邦大学・医中誌診療ガイドライン情報データベース　https://guideline.jamas.or.jp/

日本の医学・医療における情報サービスの発展に資することを目的に，従来，それぞれが個別に作成・提供していた診療ガイドライン情報データベースを一本化

国立国会図書館　https://www.ndl.go.jp/

和図書の書籍情報検索が可能

（令和5年10月末現在）

索引
INDEX

1　食事摂取基準

2　健康づくり対策

3　健康・栄養・食品関連統計

4　公衆衛生関連統計

5　栄養指導・栄養教育

6　栄養生理・生化学

7　母子栄養

8　高齢者栄養・介護・福祉

9　臨床栄養

10　食品の成分・表示

11　食品衛生・食品安全

12　給食経営管理

13　調理・調理科学

14　管理栄養士・栄養士・調理師の免許と業務

15　栄養関連法規

16　その他の関連資料

URL https://daiichi-shuppan.co.jp

上記の弊社ホームページにアクセスしてください。

＊データの更新や正誤等の追加情報を公表しております。

＊書籍の内容、お気づきの点、出版案内等に関するお問い合わせは、「ご意見・お問い合わせ」専用フォームよりご送信ください。

＊書籍のご注文も承ります。

＊書籍のデザイン、価格等は、予告なく変更される場合がございます。ご了承ください。

管理栄養士・栄養士必携　―データ・資料集―

昭和29(1954)年3月30日　初版第1刷発行
平成22(2010)年4月10日　新装改訂版第1刷発行
令和5(2023)年12月25日　新装改訂第15版第1刷発行

編　者　公益社団法人日本栄養士会

発行者　井上由香

発行所　第一出版株式会社
〒105-0004 東京都港区新橋5-13-5 新橋MCVビル7階
電話 (03) 5473-3100　FAX (03) 5473-3166

印刷・製本　ダイヤモンド・グラフィック社

※ 著者の了解により検印は省略
定価は表紙に表示してあります。乱丁・落丁本は、お取替えいたします。

ISBN978-4-8041-1471-2　C2177